Omics Approaches in Breast Cancer

Towards Next-Generation Diagnosis, Prognosis, and Therapy

乳腺癌组学技术：新一代诊断、预后评估和治疗技术

主　编　〔印〕德马亚·巴

主　译　张　亮　王　颀

天津出版传媒集团

天津科技翻译出版有限公司

著作权合同登记号:图字:02-2015-211

图书在版编目(CIP)数据

乳腺癌组学技术：新一代诊断、预后评估和治疗技术 /(印)德马亚·巴(Debmalya Barh)主编；张亮等译.—天津：天津科技翻译出版有限公司，2017.3

书名原文：Omics Approaches in Breast Cancer：Towards Next-Generation Diagnosis,Prognosis,and Therapy

ISBN 978-7-5433-3675-9

Ⅰ.①乳… Ⅱ.①德… ②张… Ⅲ.①乳腺癌一诊疗一研究 Ⅳ.①R737.9

中国版本图书馆 CIP 数据核字(2017)第 055171 号

授权单位:Springer-Verlag GmbH
出　　版:天津科技翻译出版有限公司
出 版 人:刘 庆
地　　址:天津市南开区白堤路 244 号
邮政编码:300192
电　　话:022-87894896
传　　真:022-87895650
网　　址:www. tsttpc. com
印　　刷:山东鸿君杰文化发展有限公司
发　　行:全国新华书店
版本记录:787×1092　16 开本　32.5 印张　500 千字
2017 年 3 月第 1 版　2017 年 3 月第 1 次印刷
定价:158.00 元

(如发现印装问题,可与出版社调换)

主译简介

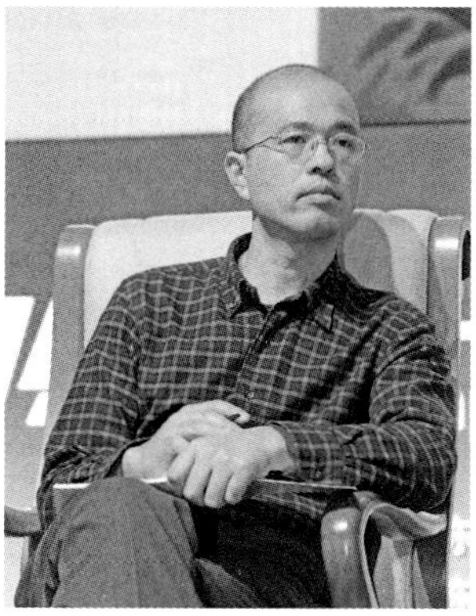

张亮，广东省妇幼保健院转化医学中心主任，精准医学研究项目总顾问，清华大学生物科学与技术系博士。一直从事生物芯片等高通量技术的研究和应用。2007年以“系统化生物芯片和相关仪器设备的研制及应用”成果获国家技术发明奖二等奖。曾于2004年主持翻译生物芯片之父——美国斯坦福大学的Mark Schena编写的《生物芯片分析》一书，并由科学出版社出版发行。

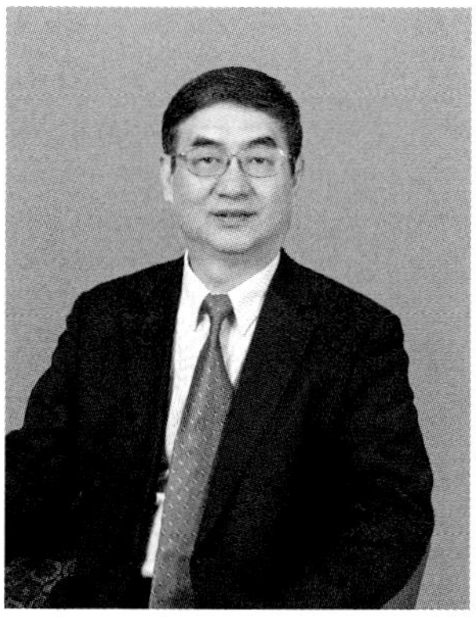

王颀，广东省妇幼保健院副院长，主任医师，博士生导师。中国妇幼保健协会乳腺保健专业委员会主任委员，中国医师协会外科分会乳腺外科医师委员会副主任委员，中华预防医学会妇女保健分会乳腺学组副组长，广东省妇幼保健院乳腺病防治中心教授、妇幼代谢与遗传病医学重点实验室主任等。从事乳腺癌的临床和基础研究多年，在乳腺癌的精准诊疗和临床转化应用研究方面处于国内前沿。2005年，“乳管内视镜诊治乳管内肿瘤的临床应用研究”获广东省科学技术进步三等奖。出版《乳腺癌筛查与诊断技术手册》（主编）和《现代乳腺肿瘤学（第2版）》（副主编）图书两部。

主编简介

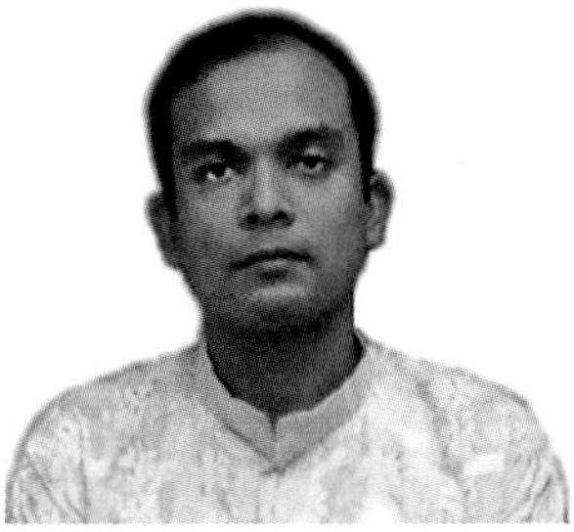

德马亚•巴,理学硕士、工学硕士、人类学硕士、博士和管理学硕士。印度整合组学和应用生物技术研究所的创始人,该研究所是一个全球性多学科交叉的研究平台。他是一位生物技术专家,也是一位用多种组学技术发现靶向药物和个体化用药领域中的生物标志物方面活跃的研究者。在国际上有影响的杂志上发表了125篇论文以及出版了著作。他是一位在全球范围编纂组学领域的研究型参考书的知名编辑,以及多家国际知名学术刊物的编辑和审稿者。由于他运用独特的研究策略促进了生物医药研究的进步,2010年入选美国出版的《世界名人录》,并在2014年入选印度出版的《利马记录之书》。

译者名单

主　译　张　亮　王　颀

译　者　（按姓氏笔画顺序排序）

马　健　方　瑞　邓　华　许　娟

杨　梅　连臻强　张　宴　张　嫣

编者名单

Duygu Abbasoğlu , MSc Faculty of Pharmacy , Yunusemre Campus, Anadolu University , Eskişehir , Turkey

Muradiye Acar , PhD Department of Medical Genetics , Turgut Özal University Medical School , Ankara , Turkey

Margarita Aguilera , PhD Centre for Biomedical Research (CIBM), Insituto Biosanitario de Granada (ibs.GRANADA), Hospitales Universitarios de Granada-Universidad de Granada , Granada , Spain

Kaneez Fatima Ali , MD Tulane Cancer Center, Tulane University School of Medicine , New Orleans , LA , USA

Bilge Atar , BS, MSc Department of Medical Genetics , Turgut Özal University Medical School , Ankara , Turkey

Orna Barash, PhD Department of Chemical Engineering , Russel Berrie Nanotechnology Institute, Technion-Israel Institute of Technology , Haifa , Israel

Debmalya Barh, MSc, MTech, MPhil, PhD, PGDM Centre for Genomics and Applied Gene Technology, Institute of Integrative Omics and Applied Biotechnology (IIOAB), Nonakuri , Purba Medinipur , West Bengal, India

Gülay Büyükköroğlu , PhD Pharmaceutical Biotechnology, Faculty of Pharmacy , Anadolu University , Tepebaşı , Eskişehir , Turkey

Jennifer A. Byrne , PhD Molecular Oncology Laboratory, Children's Cancer Research Unit , Kids Research Institute, The Children's Hospital at Westmead , Westmead , NSW , Australia

Maria C. Calomarde , MD Department of Gynecologic Oncology , La Paz University Hospital , Madrid , Spain

Marcos Cuerva , PhD Gynecologic Oncology Unit , La Paz University Hospital , Madrid , Spain

Mariana Panal Cusati , MD Department of Gynecologic Oncology , La Paz University Hospital , Madrid , Spain

Maria Herrera de la Muela , MD, PhD Department of Gynecologic Oncology , La Paz University Hospital , Madrid , Spain

Esin Demir , BS, MSc Department of Medical Genetics , Turgut Özal

University Medical School , Ankara , Turkey

Javier De Santiago , MD, PhD Department of Gynecologic Oncology , La Paz University Hospital , Madrid , Spain

Dipali Dhawan , PhD Institute of Life Sciences, Ahmedabad University , Ahmedabad , Gujarat , India

Shailendra Dwivedi , MSc, PhD Department of Biochemistry , All India Institute of Medical Sciences , Jodhpur , India

E. A. El-Abd , PhD Department of Radiation Sciences , Medical Research Institute, Alexandria University , Alexandria , Egypt Faculty of Science , Biology Department , University of Hail, Saudi Arabia

Melvin George , MBBS, MD, DM Clinical Trials and Research Unit, Department of Cardiology , SRM Medical College Hospital and Research Centre , Chennai , Tamil Nadu , India

M. Mar Gil , MD Gynecologic Oncology Unit , La Paz University Hospital , Madrid , Spain

Apul Goel , MS, Mch Department of Urology , King George Medical University , Lucknow , India

Esra Gunduz , PhD Department of Medical Genetics , Turgut Özal University Medical School , Ankara , Turkey

Mehmet Gunduz , MD, PhD Department of Medical Genetics , Turgut Özal University Medical School , Ankara , Turkey

Hossam Haick, BSc, PhD Department of Chemical Engineering , Russel Berrie Nanotechnology Institute, Technion-Israel Institute of Technology , Haifa , Israel

Tarique N. Hasan , MSc Department of Biotechnology, R & D Center, Bharathiar University , Coimbatore , Tamil Nadu , India

Enrique Hernández-Lemus , PhD Computational Genomics Department, National Institute of Genomic Medicine, , Mexico City , Mexico

Candan Hizel , PhD Faculty of Pharmacy , Anadolu University , l Tepebaşı, Eskişehir , Turkey

Sara Iacoponi , PhD Gynecologic Oncology Unit , La Paz University Hospital , Madrid , Spain

Robert Iliev, MS Department of Molecular Oncology II – Solid Cancer , CEITEC: Central European Institute of Technology , Brno , Czech Republic

Jaroslav Juráček , BS Department of Molecular Oncology II – Solid Cancer , CEITEC: Central European Institute of Technology , Brno , Czech Republic

Alvin Kamili , PhD Molecular Oncology Laboratory, Children's Cancer Research Unit , Kids Research Institute, The Children's Hospital at Westmead , Westmead , NSW , Australia

Ertugrul Kaya , MD Department of Medical Pharmacology , School of Medicine, Duzce University , Duzce , Turkey

Gülhan Kaya , BS, MSc Department of Medical Genetics , Turgut Özal University Medical School , Ankara , Turkey

Sanjay Khattri , MBBS, MD Department of Pharmacology and Therapeutics , King George Medical University , Lucknow , India

Birendra Kumar , PhD Department of Pathology , Vardman Mahavir Medical College and Safdarjung Hospital , New Delhi , India

F. Matalkah , MSC Department of Biomedical Sciences , School of Medicine, West Virginia University , Morgantown, WV , USA

Catherine A. Moroski-Erkul , BA Department of Medical Genetics , Turgut Özal Üniversity Medical School , Ankara , Turkey

Anjana Munshi , PhD Department of Molecular Biology, Centre for Human Genetics, School of Health Sciences, Central University of Punjab , Bathinda , Punjab , India

Ananta Paine , PhD Deparment of Medicine , Karolinska University Hospital, Karolinska Institute , Stockholm , Sweden

Kamlesh Kumar Pant , MBBS, MD Department of Pharmacology and Therapeutics , King George Medical University , Lucknow , India

Ida Pucci-Minafra , PhD Centro di Oncobiologia Sperimentale, Palermo University, La Maddalena Oncology Clinic , Palermo , Italy

William R. Robinson III , MD Maxwell E Lapham Professor of Gynecologic Oncology, Department of Obstetrics and Gynecology , Tulane University School of Medicine , New Orleans , LA , USA

Sadashiv , PhD Department of Physiology, King George Medical University , Lucknow , India

Jose I. Sanchez-Mendez , PhD Gynecologic Oncology Unit , La Paz University Hospital , Madrid , Spain

Sandhiya Selvarajan , MBBS, MD, DNB, DM Department of Clinical Pharmacology , Jawaharlal Institute of Postgraduate Medical Education and Research (JIPMER) , Puducherry , India

Gowhar Shafi , PhD Department of Medicine , Karolinska University Hospital, Karolinska Institute , Stockholm , Sweden

E. A. Shalaby , PhD Biochemistry Department , Cairo University , Giza , Egypt

Praveen Sharma , MSc, PhD Department of Biochemistry , All India Institute of Medical Sciences , Jodhpur , India

Vandana Sharma , MSc Centre for Human Genetics, School of Health Sciences, Central University of Punjab , Bathinda , Punjab , India

Shailja Shukla , BDS, PhD Department of Pharmacology and

Therapeutics , King George Medical University , Lucknow , India

Ondrej Slaby , PhD Research Group Molecular Oncology II, Central European Institute of Technology, Masaryk University , Brno , Czech Republic

Ahmed Samir Sultan, MSc, PhD, MPH Biochemistry Department, Faculty of Science , Alexandria University , Alexandria , Egypt

Marek Svoboda , PhD, MD Department of Molecular Onocology II – Solid Cancer , CEITEC: Central European Institute of Technology , Brno , Czech Republic

Naveed Ahmed Syed , MSc Department of Biotechnology, R & D Center, Bharathiar University , Coimbatore , Tamil Nadu , India

Jesper Tegner , PhD Department of Medicine , Karolinska University Hospital, Karolinska Institute , Stockholm , Sweden

Eyyup Uctepe, PhD Department of Medical Genetics , Turgut Özal Üniversity Medical School , Ankara , Turkey

Zahide Nur Unal , BS, MSc Department of Medical Genetics , Turgut Özal University Medical School , Ankara , Turkey

Phuc Van Pham , PhD Laboratory of Stem Cell Research and Application , University of Science, Vietnam National University , Ho Chi Minh City , Vietnam

Arti Verma , MSc, PhD Department of Physiology , King George Medical University , Lucknow , India

Mukesh Verma , PhD Epidemiology and Genomics Research Program , National Cancer Institute, National Institutes of Health (NIH) , Rockville , MD , USA

Emine Yaykasli , MSc Department of Medical Genetics and Biology , Graduate School of Health Sciences, Duzce University , Duzce , Turkey

Kursat Oguz Yaykasli , PhD Department of Medical Genetics , School of Medicine, Duzce University , Duzce , Turkey

Eugenia Ch Yiannakopoulou , MD, MSc, PhD Faculty of Health and Caring Professions , Technological Educational Institute of Athens , Athens , Greece

Burak Yilmaz , BA Department of Medical Genetics , Turgut Özal Üniversity Medical School , Ankara , Turkey

Ignacio Zapardiel , MD, PhD Department of Gynecologic Oncology , La Paz University Hospital , Madrid , Spain

Juan Antonio Marchal , MD, PhD Department of Human Anatomy and Embryology, Faculty of Medicine, Centre for Biomedical Research (CIBM), Insituto Biosanitario de Granada (ibs.GRANADA), Hospitales Universitarios de Granada-Universidad de Granada , Granada , Spain

中文版序言

人类有时对自身的认识远不如对自然了解得多，就拿疾病来说，其像海上的一座冰山，过去我们只了解浮在海平面上的部分，这是疾病的表象，所以我们只知“冰山一角”，而隐藏在海平面以下的部分才是冰山的大部分，是疾病的秘密与真相所在，但人类对此的认识还远远不够。

要认识它就得从人类基因组计划说起。1990年启动的人类基因组计划宗旨是测定组成人类染色体包含的30亿个碱基对组成的核苷酸序列，辨识其载有的基因及其序列，并于2001年完成了人类基因组谱草图的绘制。但人类基因组计划的最终目的是解码生命、了解生命的起源、了解生命体生长发育的规律、认识种属之间和个体之间存在差异的起因、认识疾病发生机制和长寿与衰老等生命现象，为疾病的个体化诊疗提供更加科学的依据。20多年过去了，人类基因组计划取得了一系列举世瞩目的成就，诞生了生命科学工业、生物信息学与功能基因组学，使我们进入到了后基因组计划时代：努力读懂每个基因的功能，研究基因组多样性，了解遗传疾病发生的原因、基因表达调控的协调作用和蛋白质产物的功能等一系列生命密码，解码那海平面下的冰山的秘密。我们期待，在不远的将来，人类可以实现全新医学突破，迈向精准医学的个体化诊疗时代。

众所周知，目前癌症组学的研究是精准医学研究的热点，而肿瘤预防和诊疗模式的研究往往从乳腺癌开始，继而推广到其他肿瘤。德马亚·巴(Debmalya Barh)主编的《乳腺癌组学技术：新一代诊断、预后评估和治疗技术》一书让我们从“组学”角度深度理解了乳腺癌的未来展望，它代表了乳腺癌最高水平的组学进展和作者对乳腺癌研究的未来展望。本书是来自全世界的65位乳腺癌领域专家撰写的，其最大特点是将乳腺癌的基本生物学、预防与常规诊断、治疗与预后评估方面的主题与新一代组学技术在乳腺癌应用的最新研究成果有机地整合起来，侧重于临床研究与应用，内容覆盖面广。本书主编Debmalya Barh博士是印度整合组学和应用生物技术研究所的创始人，也是一位在全球范围编纂组学领域的研究型参考书的知名编辑，以及多家国际知名学术刊物的编辑和审稿者。

本书的确是一部难得的生物医学专业的重要参考书，为将本书尽快出版，我们组织了相关专家进行了近半年的翻译，为体现原版的编写思路，我们仍将本书分为两大部分。第 1 部分描述各种组学技术和这些技术在乳腺癌研究中的应用；第 2 部分主要阐述最新的组学技术在乳腺癌诊断、预后评估和治疗上的临床应用。本书包含了代谢组学、营养基因组学、转录组学、干细胞和细胞组学、药物基因组学、动物和计算机模型、呼气挥发性有机化合物、微创或无创的分子标志物、靶向治疗、个体化医学和乳腺癌基因治疗等领域的最新进展；也涉及乳腺癌领域的各个主题，包括乳腺癌分型、常规治疗策略和目前在用的诊断方法等，以便让大家对乳腺癌领域现在和未来的认识有一个全新的开阔视野。我们希望本书既能为临床工作者和研究者提供利用组学技术解决乳腺癌或其他疾病临床问题的研究思路，也能帮助生物技术产学研方面的工作者打开应该如何将组学技术与临床问题相结合并最终找到解决临床问题的思路。

本书专业术语繁多而新颖，特别是基因、蛋白等专业术语门类繁杂，给翻译工作增加了不少难度。为避免因无标准翻译或不同翻译人员的理解不同而出现翻译上的差异，方便读者阅读理解，我们尽量统一了各种专业术语的翻译或进行了注释，但难免还是有不尽如人意的地方。最后，希望大家提出宝贵意见和建议，以便我们摒除错误和不足。

中国妇幼保健协会乳腺保健专业委员会主任委员
中国医师协会外科分会乳腺外科医师委员会副主任委员
中华预防医学会妇女保健分会乳腺学组副组长
广东省妇幼保健院乳腺病防治中心教授、妇幼代谢与遗传病医学重点实验室主任

2017 年于广州

中文版前言

围绕着生物学的“中心法则”,生物技术自20世纪90年代逐步发展进入到组学技术时代。组学技术是在一次实验中即可对细胞或组织中的各种组分进行高通量、大范围的检测;根据所检测的组分不同,组学目前可以分为基因组、表观基因组、转录组、蛋白质组、代谢组、脂质组等不同领域。当把组学技术应用到研究临床问题中时,就可以从“高屋建瓴,势如破竹”的高度来分析疾病的主要因素,克服了从单个基因、单个蛋白来研究疾病那种“一叶障目,不见泰山”的缺陷。

当利用组学技术来解决临床问题时,乳腺癌是一个最理想的研究和应用模型。一方面,乳腺癌是西方女性发病率最高的恶性肿瘤,并且存在明显的异质性,需要组学技术对复杂的异质性进行解释;另一方面,对乳腺癌患者实施手术或活检可以获取癌组织,从而使组学技术研究成果走向临床应用成为可能。

事实上,也正是在乳腺癌领域,组学技术的研究成果在临床上已有所应用。例如在21世纪初期,通过转录组学技术中的表达谱基因芯片分析乳腺癌组织,把乳腺癌分成管腔样A型、管腔样B型、HER2阳性型、基底样、类正常型等5种分子层面的亚型,目前临床上已经针对这些不同亚型的乳腺癌患者采取了不同的治疗方法。

欧美等国家也正是通过组学技术中的表达谱基因芯片,在表达水平上筛选出多个基因,形成了两个商业性的分子诊断方法。一个是MammaPrint方法,通过检测70个基因的表达情况来确定患者是否属于低风险的亚型,从而可以避免化疗。另一个是Oncotype DX方法,通过分析21个基因的表达情况,对雌激素受体和孕激素受体阳性以及淋巴结阴性的乳腺癌患者进行个体化诊断,以避免过度化疗。

在翻译Debmalya Barh主编的《乳腺癌组学技术:新一代诊断、预后评估和治疗技术》一书的过程中,我们明显感到需要分子生物技术背景和乳腺癌临床诊治背景两方面的人员参与,才能把原作者的意思表达清楚。因此参与翻译的人员包括来自广东省妇幼保健院乳腺病防治中心的临床工作者,以及来自广东省妇幼保健院转化医学中心、药学部、放射科、病理科的医技工作者。

尽管本书描述的是组学技术在乳腺癌领域的应用，但我们相信，对于关注其他疾病的临床工作者，若所关注的临床问题也存在早期诊断、预后评估和个体化治疗的需求，都可以参考本书所描述的组学技术和解决乳腺癌临床问题的思路；同时对生物技术产学研方面的工作者，本书也能帮助其了解组学技术该如何同临床问题相结合并最终找到解决临床问题的思路。

在翻译过程中，我们力求译稿与原作者的意思保持一致，但在一些国际上已经形成业内共识的知识点上，可能会出现作者的写法与业内共识的不符，对此我们进行了注释或参考业内共识进行了修正。例如在第18章中，原文提到"计算机断层扫描(CT)可用于特定个体乳腺癌的筛查"，我们删除了此句话。另外，组学技术中许多基因、蛋白和标志物等多种名称有多种译法，我们对此也进行了统一或注释。当然在翻译本书的过程中难免存在翻译不妥和疏漏之处，敬请广大同道们批评指正，以便不断修正和充实。

本书在翻译过程中，参与本书翻译的专家结合自身的组学技术和临床工作经验，对各章翻译的内容进行了反复修改和审校，以求达到深入浅出、通俗易懂的效果。本书的翻译还得到了广东省妇幼保健院的妇幼代谢与遗传病医学重点实验室、转化医学中心、产前诊断中心和乳腺病防治中心的大力支持。在此，对所有参与本书翻译的人员及给予关心和支持的部门和同仁们表示衷心的感谢!

广东省妇幼保健院转化医学中心主任

精准医学研究项目总顾问

张亮 博士

2017年于广州

序言

现代医学对疾病进行诊断、预后评估和治疗的趋势正在从传统诊疗向个体化诊疗转变,而以组学为基础的新一代技术正在推进这种趋势的转变。乳腺癌作为女性最致命的疾病之一,也在发生这种趋势的转变。

Debmalya Barh 主编的《乳腺癌组学技术:新一代诊断、预后评估和治疗技术》一书是组学方法在乳腺癌诊断、预后评估、治疗领域的最新研究成果,是临床上最新的应用成果汇编。这本书的编纂思路是把基本的生物学、常规诊断、治疗方面的主题和新一代组学技术在乳腺癌方面的最新研究成果有机地整合起来。本书着重强调了在代谢组学、营养基因组学、转录组学、干细胞和细胞组学、药物基因组学、动物和计算机模型、呼气挥发性有机化合物、微创或无创的分子标志物、靶向治疗、个体化医学和乳腺癌基因治疗等领域的最新进展。男性乳腺癌尽管很罕见,在本书中也进行了阐述。本书共分 27 章,由来自全世界的 65 位乳腺癌领域的专家撰写。因此,本书提供了乳腺癌最高水平的组学进展、每位作者的真实经验和对乳腺癌研究的未来展望。

为了方便读者的理解,本书分为两大部分。第 1 部分描述各种组学技术和这些技术在乳腺癌研究中的应用;第 2 部分主要描述最新的组学技术在新一代乳腺癌诊断、预后评估和治疗上的临床应用。第 1 部分各章包括:乳腺癌研究的组学技术概述,遗传性乳腺癌研究的组学技术,作为乳腺癌生物标志物的癌基因和抑癌基因,乳腺癌基因组学,乳腺癌表观基因组学,乳腺癌营养基因组学,乳腺癌发病、诊断和治疗中长非编码 RNA 的应用,微小 RNA 作为乳腺癌临床诊断和治疗的生物标志物,乳腺癌蛋白质组学,乳腺癌代谢组学,乳腺癌脂质组学,乳腺癌干细胞和细胞组学,男性乳腺癌组学,转移性乳腺癌和化疗抗性的组学,乳腺癌的动物和计算机模型,乳腺癌的系统生物学和整合组学技术。第 2 部分各章包括:乳腺癌妇女的妇科问题,现代影像技术在乳腺癌早期诊断和预后评估的应用,微创或无创的分子标志物用于乳腺癌的风险评估、筛查、检测、诊断和预后评估,循环肿瘤细胞用于乳腺癌的诊断和预后评估,将体液活检用于转移性乳腺癌的分子诊断,乳腺癌的挥发性有机化合物,乳腺癌传统和靶向治疗,乳腺癌的个体化医学,乳腺癌的基因治疗,乳腺癌临床试验的终点。

由 Debmalya Barh 主编的这本书基本覆盖了组学技术在乳腺癌各个领域的应用进展。内容覆盖面宽、收集的文献新、内容丰富是本书的特点。这些特点毫无疑问会促进我们对乳腺癌新一代诊断、预后评估和治疗的理解。因此,我极力推荐本书给乳腺癌研究、诊断和治疗相关领域的读者。

临床医学学士(MBBS),理科硕士(MS),外科学博士(MCh),
英格兰和格拉斯哥皇家外科医学院荣誉院士(FRCS),
国际外科医师学会会员(FICS),美国外科医师学会会员(FACS),
美国医学专科研究院院士(FAMS),
全印度医学科学研究所主任及 CEO

Sanjeev Misra 于印度焦特布尔

前　言

乳腺癌是女性特异性癌死亡的主要原因。早期筛查和早期诊断能明显提高治疗效果和降低死亡率。随着新一代组学技术的到来,几个早期诊断标志物、新靶标和个体化靶向治疗现已在临床应用或正在研发中。然而,由于对乳腺癌多个方面的机制还没有彻底了解,乳腺癌新发病例的发生率和死亡率并没有显著下降。因此,在更深层次上来了解乳腺癌的生物学问题,寻找金标准分子标志物用于筛查、早期诊断、预后评估和新的治疗方法,而不用乳腺癌分型,该研究工作将不断推进,直到找出来为止。在组学研究时代,产生了乳腺癌各个方面的大量实验数据,通过分析这些数据将有助于达到这个目标。但目前这些数据没有被有效地整合在一起,因此我们希望通过一种方式把这些资料整合在一起以介绍乳腺癌这些方面的最新进展。

《乳腺癌组学技术:新一代诊断、预后评估和治疗技术》就是为了达到这个目的,把各种组学技术在乳腺癌研究领域取得的进展整合在一起。本书也涉及乳腺癌领域的各个主题,包括乳腺癌分型、常规治疗策略、目前在用的诊断方法等,以便让读者对乳腺癌领域有一个完整的认识。

本书是由来自20个国家的65位包括研究、临床、药物专业背景的专家合作写成,他们或者是在用组学技术研究乳腺癌的生物学特征,或者是在研发乳腺癌的生物标志物及乳腺癌治疗方法。因此,本书是迄今在乳腺癌领域中内容最丰富、更新最为及时的一本书,不仅是每位作者的亲身经历和感受的总结,最重要的是,它提供了乳腺癌未来的研究方向。

本书包括27章,覆盖了乳腺癌组学研究的各个方面。本书分为两大部分,第1部分包括各种组学技术的介绍和组学技术在乳腺癌领域取得的成果,第2部分包括组学研究成果在乳腺癌诊断、预后评估和治疗上的及时应用,同时介绍了乳腺癌的基本临床特征。第1部分还专设一章来介绍男性乳腺癌以及组学技术在这种罕见乳腺癌研究上的进展。

第1部分的第1章是由Cusati博士及其同事介绍各种组学技术在乳腺癌研究中应用的总概述。第2章是由Catherine博士团队描述了遗传性乳腺癌的组学技术。第3章是Uctepe博士等深入描述了癌基因和抑癌基因是如何作为乳腺癌的生物标志物。Kumar博士和Mandal博士合写的第4章描述了乳腺癌基因组学的各种特征。在第5章Yaykasli博士及其同事描述了乳腺癌研究中的表观基因组学方法。在第6章Dwivedi博士及其同事描述乳腺癌发展过程中营养物质和基因是如何互作的。在第7章Juráček博士及其同事讨论了长非编码RNA在乳腺癌发病、诊断和治疗方面的应用。在第8章Shafi博士团队详细描述了微小RNA是如何作为一种临床生物标志物在乳腺癌的诊断和治疗方面发挥作用的。在第9章Minafra教授对乳腺癌蛋白质组学进行了详细描述。在第10章Calomarde博士等描述的是乳腺癌代谢组学。在第11章Kamili博士和Byrne博士描述了乳腺癌脂质组学。在第12章Demir博士及其同事写的是乳腺癌干细胞和细胞组学,描述了正在兴起的干细胞治疗乳腺癌的潜在可能性。在本书中,乳腺癌一般是指女性乳腺癌,但也有男性乳腺癌的病例。本书的第13章是由Nur Unal博士等编写的男性乳腺癌组学技术,描述了这种罕见疾病最新的组学研究策略、研究成果及其他信息。在第14章Aguilera博士讨论了组学技术在乳腺癌化疗抗性和远处转移中的应用。在接下来的15章、16章, El-Abd博士和Munshi博士分别描述了乳腺癌研究中用到的动物模型和计算机模型。最后的第17章Hernández-Lemus博士描述了在乳腺癌领域关于系统生物学和各种组学技术整合在一起的最新进展。

第2部分主要描述组学的研究成果如何应用于乳腺癌临床诊断、预后评估和治疗。第18章是由Robinson博士和Ali博士撰写的,描述了女性患乳腺癌后的基本临床和妇科问题。Mar Gil博士及其同事在第19章详细描述了影像技术在乳腺癌诊断和预后评估中的应用。在第20章Verma博士和我描述了目前正在研发或者已经进入应用的各种分子标志物在乳腺癌风险评估、筛查、检测、诊断以及预后评估中的应用。接下来的3章描述了通过微创或无创方法进行乳腺癌诊断和预后评估。Van Pham博士在第21章中描述了循环肿瘤细胞是如何应用于乳腺癌诊断和预后评估的。在第22章Dwivedi博士及其同事描述了利用体液活检样品来对乳腺癌的转移进行分子诊断。在第23章Barash博士和Haick博士描述了正在出现的利用呼气中的挥发性有机化合物诊断乳腺癌; 第24~26章描述的是乳腺癌治疗方面的工作。Ch Yiannakopoulou博士在第24章详细描述了乳腺癌的传统治疗和靶向治疗中的药物靶标。在第25章中Ch Yiannakopoulou博士和我讨论了药物基因组学或者说个体化医学在乳腺癌中的治疗应用。在第26章中Büyükköroğlu博士及其同事讨论了基因治疗乳腺癌的现状和展望。在最后的第27章中, George博士和Selvarajan博士讲述如何决定治疗乳腺癌药物临床试验的最佳终点,以便筛选出疗效最好且毒副作用最小的药物。

我相信本书以最新的内容和广阔的覆盖率的特点值得处在最前沿的乳腺癌研究、诊断和临床应用专业人士阅读。我非常期待读者提出建议,以便在本书的下一版中进行改进。

Debmalya Barh

于印度孟加拉邦(West Bengal)Purba Medinipur

缩略语

2DE　二维电泳
2D-PAGE　二维聚丙烯酰胺凝胶电泳
ABC　ATP 结合盒转运家族
aCGH　微阵列比较基因组杂交
ACOG　美国妇产科医师学会
ACP　美国病理学会
ACR　美国放射学会
ACS　美国癌症协会
ADP　二磷酸腺苷
AE　不良反应
AI　芳香酶抑制剂
AIDS　获得性免疫缺陷综合征
ALA　α- 亚麻酸
ALDH　乙醛脱氢酶活性
AMBP　α1- 微球蛋白 / 间 α- 胰蛋白酶抑制剂轻链前体
ANN　人工神经网络
A-T　毛细血管扩张性共济失调
ATAC　阿纳托唑和他莫昔芬单独或联合使用(临床实验或研究中)
ATM　毛细血管扩张性共济失调突变
BBN　贝叶斯置信网络
BC　乳腺癌
BCC　乳腺癌细胞
BCI　乳腺癌指数
BCRAT　乳腺癌风险评估工具
BCSC　乳腺癌干细胞
BIG　乳腺癌国际小组（1~98 号研究 / 临床实验）
BIP　免疫球蛋白重链结合蛋白质
BI-RAD　乳腺影像和报告数据系统
BLBC　基底样乳腺癌
BM　骨髓
BMAC　呼气甲基化烷烃
BSE　乳腺自我检查
CAF　癌症相关的成纤维细胞
CAGE　基因表达的加帽分析
CAN　拷贝数变异
CAV1　陷窝蛋白 1
CD　分化抗原簇(分子或标志物)
cDNA　互补 DNA
CGH　比较基因组杂交
CMTC　临床分子三分类
CNV　拷贝数变异
COMT　儿茶酚 -O- 甲基转移酶
CT　计算机断层扫描
CTC　循环肿瘤细胞
CTOP　癌症治疗结果预测模型
DCIS　导管原位癌
DCR　疾病控制率
DEP　介电电泳
DFS　无病生存期
DIC　浸润性导管癌
DIGE　差异凝胶电泳
DNMT　DNA 甲基化转移酶
DTC　播散性肿瘤细胞
ECD　外功能域
ECGC　表没食子儿茶素没食子酸酯

ECM　细胞外基质
EGF　表皮生长因子
EGFR　表皮生长因子受体
EMT　上皮细胞－间充质细胞转化
EORTC　欧洲癌症研究与治疗组织
EpCAM　上皮细胞黏附分子
ER　雌激素受体
ERR-α　雌激素相关受体 α
ERα　雌激素受体 α
ERβ　雌激素受体 β
ESI　电子喷射离子化
ESR1　雌激素受体 1
FA　先天性再生障碍性贫血
FASN　脂肪酸合成酶
FAST　光纤阵列扫描技术
FC　流式细胞术
FDG　2- 脱氧 -2- 氟 -D- 葡萄糖
FFA　游离脂肪酸
FFPE　甲醛固定石蜡包埋样本
FGFR　成纤维细胞生长因子受体
FISH　荧光原位杂交
FK-228　罗米地辛
FM　荧光显微镜
FNA　细针抽吸细胞学检查
FDTD　有限差分模型
GASP-1　G 蛋白偶联受体相关分选蛋白 1
GC　气相色谱
GES　基因表达标签
GLA　γ- 亚麻酸
GNP　金纳米颗粒
GnRH　促性腺激素释放激素
GR　糖皮质激素受体
GRN　基因调控网络
GS　谷氨酰胺合成酶
GSEA　基因集合富集分析
GWAS　全基因组关联研究
HAT　组蛋白乙酰化转移酶
HBOC　遗传性乳腺癌和卵巢癌
HDAC　组蛋白脱乙酰酶
HDM　组蛋白去甲基化酶
HER2　人类表皮生长因子 2
HIC-1　癌症超甲基化基因 1
HIV　人类免疫缺陷病毒
HME　人乳腺上皮(细胞)
hNMSC　人正常乳腺干细胞(标签)
HNPCC　遗传性非息肉病性结直肠癌
HPLC　高效液相色谱
HPV　人乳头状瘤病毒
HR　同源重组
HR-MAS　高分辨魔角旋转
HSV　单纯疱疹病毒
HTOT　高通量组学技术
IDC　浸润性导管癌
IDFS　无浸润癌生存期
IEL　上皮内病变
IGF　胰岛素样生长因子
IHC　免疫组织化学
ILC　浸润性小叶癌
ITC　孤立肿瘤细胞
IVD　体外诊断
IVF　体外受精
LC-MS/MS　高效液相色谱－串联质谱法
LD　连锁不平衡
LN　淋巴结
lncRNA　长非编码 RNA
LSINCT5　长应激诱导的非编码转录因子 5
LV　潜在变量
m/e　质荷比
MALDI　基质辅助激光解吸电离
MAP　微管相关蛋白
MATES　多药毒素外排蛋白
MBC　男性乳腺癌
MBP　甲基化 CpG 结合蛋白

MEK 丝裂原活化蛋白激酶
miRNA 微小 RNA
MPA 代谢表型分析
MRG 主调节基因
MRI 磁共振成像
mRNA 信使 RNA
MS 质谱法
MSP 甲基化特异 PCR
mTOR 哺乳动物西罗莫司靶蛋白
Mud Pit 多维蛋白鉴定技术
MUFA 单不饱和脂肪酸
NCBI GEO 美国国家生物技术信息中心基因表达数据库
NCI 美国国家癌症研究所
NCCN 美国国家综合癌症网
ncRNA 非编码 RNA
NGS 二代测序
NIH 美国国立卫生研究所
NLST 国家肺癌筛查试验
NMR 核磁共振
NPV 阴性预测值
ODE 常微分方程
ORR 客观缓解率
OS 总生存期
PAM50 微阵列 50 预测分析
PB 外周血
PC 主成分
PCA 主成分分析
pCR 病理完全缓解率
PCR 聚合酶链反应
PET 正电子发射断层扫描
PFS 无进展生存期
PHGDH 磷酸甘油酸脱氢酶
PLS-DA 偏最小二乘法判别分析
PNN 概率神经网络
ppb 十亿分率
ppt 万亿分率
PR 孕激素受体
PTM 翻译后修饰
PtNP 铂金纳米颗粒
PTR 质子传递
PUFA 多不饱和脂肪酸
QM-MSP 定量多重甲基化特异 PCR
QOL 生活质量
qRT-PCR 实时定量 PCR
RASSF1A Ras 相关功能家族蛋白 1
RECIST 实体瘤的反应评价标准
RIP RNA 免疫沉淀
RNAi RNA 干扰
ROLL 放射性核素病变定位
ROS 活性氧类
RT 反转录
SAGE 基因表达的系列分析
SAHA 伏立诺他
SELDI-MS 表面增强激光解离质谱
SERM 选择性雌激素受体调节剂
SLN 前哨淋巴结
SLNB 前哨淋巴结活检
SNP 单核苷酸多态性
SNRI 5- 羟色胺去甲肾上腺素再摄取抑制剂
SNS 单核测序
SP 侧群技术 / 细胞
SPME 固相微萃取
SRA 类固醇受体 RNA 激活剂
SSRI 5- 羟色胺再摄取抑制剂
TCA 三羧酸
TCGA 癌症基因组图谱
TERRA（or Tel RNA） 端粒重复序列含有 RNA
TGF-β 转化生长因子 β
TKI 酪氨酸激酶抑制剂
TLC 薄层色谱
TOF 飞行时间
TRAM 横行腹直肌肌皮瓣
TTF 治疗失败时间

T-UCR　转录超保守区域

UGT　葡萄糖醛酸转移酶

UPSIO　超顺磁性氧化铁

VEGF　血管内皮生长因子

VOC　挥发性有机化合物

VOM　挥发性有机代谢产物

XIST　X 染色体失活特异转录本

Zfas1　锌指反义链 1

目 录

第 1 部分

乳腺癌组学方法

第1章

乳腺癌研究的组学技术

Mariana Panal Cusati，Maria Herrera de la Muela，Ignacio Zapardiel

摘 要

组学技术是大范围定量检测细胞内组分的技术。用高通量的基因表达谱方法研究基因组已经在分子水平加深了对各种疾病特别是肿瘤的发病机制的了解。组学技术从一诞生起就用于乳腺癌的研究，它揭示了肿瘤的异质性、基因组复杂性以及驱动肿瘤发生的分子事件。组学技术产生的整套遗传信息使我们了解到乳腺癌是一种异质性的疾病，包括多变的形态、不同的分子特征以及不同的临床表现。因此，组学技术目前可用于鉴别基因标签，以对肿瘤进行更精准的诊断、预后和治疗。多个研究团队从乳腺癌研究中获得大量宝贵的遗传信息并保存在公共数据库中，以供科学家进行分析、整合，以便获得对乳腺癌更深入、更彻底的了解，且最终改善乳腺癌患者的临床治疗效果。

关键词

乳腺癌 组学技术 高通量 基因表达谱 分子谱学技术 基因组学 表观基因组学 蛋白质组学 转录组学

引言

虽然都用相同的名字，但现在则认为乳腺癌指的不是单纯的一种疾病，它可分为不同的亚型，有不同的组织学、生物学及分子特征。这些变异性导致癌组织对治疗会产生不同的反应，因此就存在不同的预后[1]。目前在临床上，肿瘤大小、组织分级、淋巴结状态、激素受体表达情况被用于制订治疗方案和临床预后评估。但由于乳腺癌的很多遗传和分子机制还没有充分研究清楚，这些预后指标缺乏精确性[2]。由于害怕肿瘤复发，一些患者被过度治疗。因此，发现乳腺癌新的标志物来对它进行检测并进行更细致的亚型分类以及预测患者对治疗的反应有着重要的意义[3,4]。

组学时代的诞生

1920年，植物学家 Hans Wrinkler 使用了一个新词“genome（基因组）”来描述动物或植物的遗传物质，genome 是由 gene（基因）和 chromosome（染色体）合并而来的。一些科学家解释后缀“ome”是单元的集合，例如基因是一个单元，基因组就是基因的集合。随后“ome”这个后缀用来生成新的词汇。第一个新词汇是“proteome”,它描述的是从基因组产生的整套蛋白。在 1990 年末,单词“genomics(基因组学)”开始用于描述研究和应用基因组上的信息,这样就产生了“omics”这个单词后缀。这个新的遗传语言开启了 omics(组学)时代,现在组学是指对生物系统的综合分析[5]。

组学是高通量技术,用于大范围定量分析细胞内的组分,例如基因组和蛋白质组。这种技术上的突破已产生了肿瘤基因组学,或者说是通过各种层次的方法学,例如 DNA 拷贝数、DNA 甲基化、转录水平和基因组测序对肿瘤细胞产生的谱学数据。肿瘤基因组学使得我们认识了肿瘤的遗传通路,让我们更深入了解了肿瘤生物学,并且由此发现了新的诊断、预后判断和治疗方法。组学技术揭示了基因组的复杂性、肿瘤的异质性和驱动肿瘤发生的分子事件,通过识别这些现象,可以提高肿瘤治疗的特异性[6]。

总之,我们可利用组学技术来深入研究肿瘤细胞,包括使用 DNA 或 RNA 拷贝数、转录水平、DNA 甲基化多种水平的遗传信息,直至代谢信息,这些来自组学技术所产生的数据[7]。我们将描述与分子生物学中心法则“基因 -DNA-RNA- 蛋白”相对应的组学研究“基因组学 - 表观基因组学 - 转录组学 - 蛋白质组学”策略,展示它们是如何应用在乳腺癌研究中的。图 1.1 解释了组成分子生物学中心法则的基因、DNA、RNA 和蛋白质,以及获得中心法则中组分信息的组学技术之间的关系。

基因组学

基因组学是指对基因、DNA 结构和功能进行综合分析或者寻找整个基因组信息的学科。在组学技术诞生之前,科学家是对一个一个的基因进行 DNA 测序;但在基因组学方法中,改进的信息分析方法和生物技术整合到一起后,能对多种生物的完整基因组 DNA 进行测序,并对其进行分类后存储在基因组数据库中。基因或 DNA 序列的变异表现在基因扩增、基因缺失或基因重排中[8]。

拷贝数变异(copy number aberrations,CNA;或 copy number variations,CNV)是指一个细胞内的 DNA 量或结构发生改变。这些遗传性的改变包括染色体缺失、重复、倒位、易

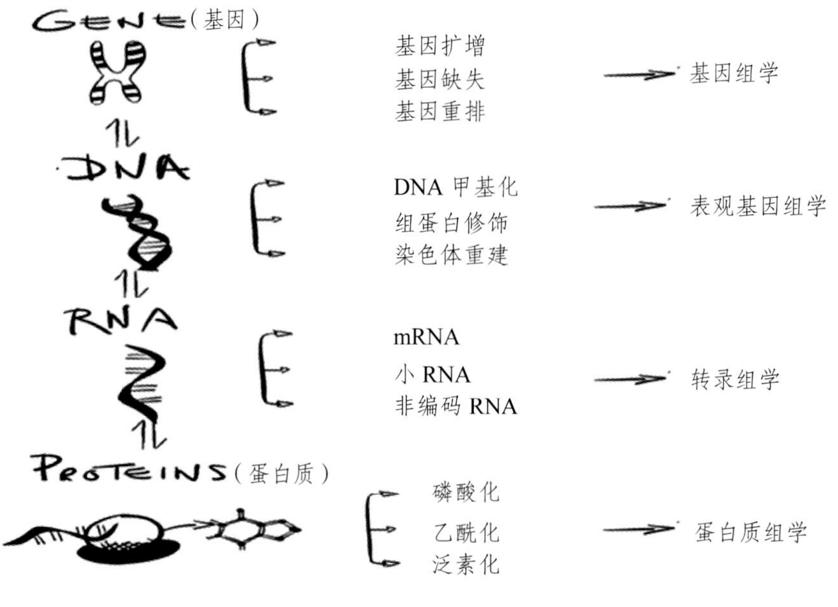

图 1.1 分子生物学中心法则中的各种组学技术包括的基因、DNA、RNA 和蛋白之间的关系。

位，而且这些变异是可遗传的。拷贝数变异能改变基因转录的活性，增强或减弱基因的表达水平[9]。

基因扩增是导致基因过表达的原因之一，也是癌基因被激活的原因之一，与疾病的发展和不良的预后相关。在肿瘤发生过程中，基因扩增常在染色体上包含癌基因的特定区域发生，导致癌基因被激活[10]。HER2 基因在乳腺癌中是研究得最多的癌基因，它位于染色体 17q21.1 区段。HER2 基因编码一个跨膜蛋白，与表皮生长因子 HER1 类似。一个正常的细胞包含 2 个拷贝的 HER2 基因，表达 5 万个拷贝的 mRNA。而在乳腺癌细胞中，有多个 HER2 基因拷贝出现，编码超过 100 万个 mRNA 拷贝[11]。

高通量技术可用来发现、监测、定量这些 DNA 改变。用得最广的组学技术是微阵列芯片技术，它最初用来监测成千上万个基因表达水平。微阵列芯片技术发展很快，现在可以在芯片表面固定组织或一组 DNA/RNA 分子、蛋白、抗体，这样的芯片可同时用于研究一个样本中的所有 DNA、RNA、蛋白和抗体。基因组微阵列芯片也称为比较基因组杂交芯片（array-CGH），可在整个基因组水平用于定量研究染色体数目异常、微缺失、微重复以及拷贝数变异。之前的比较基因组染色体杂交（chromosomal-CGH）只能大致定位 DNA 缺失或重复的基因位置，而 array-CGH 则可精细定位[1,12]。

chromosomal-CGH 技术发现 16q 缺失是在浸润性小叶癌（ILC）中最常见的染色体变异。Etzell 等在研究原位小叶癌（LCIS）基因组变异时，他们用 array-CGH 发现 LCIS 患者中 88% 都出现了 16q 缺失[13]。Mastracci 等在研究非典型性小叶增生（ALH）和 LCIS 时，用 array-CGH 发现在 ALH 和 LCIS 患者中都存在 16q21-q23.1 的缺失[14]。共同的遗传缺失区段表明 ILC 和 LCIS 之间存在联系，ILC 和 LCIS 可能是同一种疾病的两种状态。LCIS 可能是 ILC 的前体形式，16q 缺失也就成为预测乳腺癌风险的一种标志物。这就是一个利用基因组学研究成果应用于发现乳腺癌的发生、进展和转移标志物的例子[13,14]。

乳腺癌组织基因表达谱可检测肿瘤细胞中所有基因的表达信息，包括基因之间互作、基因和环境之间互作引起的基因表达改变。具有相同表达特征或和某一临床症状相关的一组基因称为基因谱或基因标签。基因表达谱已用于乳腺癌的分子分型。临床上不同特点的乳腺癌同其基因表达谱的多样性是相吻合的，这种基因表达谱信息多是通过 DNA 微阵列芯片技术得到的[1]。Perou 等利用 DNA 微阵列芯片技术比较乳腺癌组织和正常乳腺组织发现了一组基因，他们称之为“内在基因”，因为这些基因固定在某一个患者的样本中表达，而不在其他患者的样本中表达。Perou 等通过这组基因表达的信息，把乳腺癌分成了 4 种分子亚型，包括管腔样（ER+/luminal-like）、基底样（basal-like）、HER2 阳性型（HER2 enriched）以及类正常型（normal breast-like）[15]。分子分型后，每种分型可适用不同的治疗方法[16, 17]。表 1.1 总结了几个研究乳腺癌分子分型的新发现以及所使用的技术。

基于基因表达谱对乳腺癌进行的分型

管腔样

这种亚型的乳腺癌患者行内分泌治疗是有效的，化疗敏感性差，但其在所有亚型中预后是最好的。Sorlie 等发现管腔样还可分为 A 型和 B 型，A 型的预后要好于 B 型[18]。在管腔样 B 型中，HER2 的表达要高于 A 型，B 型对化疗的反应略好于 A 型，但 A 型复发的风险较低[18, 19]。

基底样

基底样乳腺癌有细胞角蛋白的表达，但没

表 1.1 几个乳腺癌内在亚型的研究

研究者	所用的主要技术	其他技术	新发现
Sørlie 等,2001[18]	cDNA 微阵列芯片	等阶聚类	发现管腔样还可分为 A 型和 B 型
Sørlie 等,2003[19]	cDNA 微阵列芯片	等阶聚类	BRCA1 基因和基底样的关系
Sørlie 等,2003[19]	cDNA 微阵列芯片	等阶聚类	ER 状态和内在亚型之间的关系
Abd El-Rehim 等,2004[21]	组织微阵列芯片	免疫组织化学	细胞因子之间的关系
Carey 等,2006[22]	微阵列芯片	免疫组织化学	各亚型在乳腺癌患者中的比例
Hu 等,2006[65]	微阵列芯片	等阶聚类	预测生存率

有雌激素受体(ER)和 HER2 的表达。无论淋巴结的大小和状态是什么情况,基底样乳腺癌的预后都是很差的。当患者出现 BRCA1 基因突变时,该亚型的乳腺癌是最常见的[16,19,20]。

HER2 阳性型

这类乳腺癌 HER2 基因高表达(指 IHC+3 或 FISH 阳性),并且在管腔样中特异表达的基因在该类型的乳腺癌中不表达。并不是所有经过免疫组织化学检出 HER2 表达的样本在分子分型上都属于 HER2 阳性型。基底样和 HER2 阳性型乳腺癌患者预后最差,管腔样 A 型预后最好,管腔样 B 型预后中等[18,19]。

目前乳腺癌通过激素受体的表达情况分成生物学性质不同的表型,这已成为临床预后评估和治疗的基础。基因组学通过研究乳腺癌的内在亚型和临床特征的关系,把表型和基因型联系起来。乳腺癌的分子分型和预后的关系通过基因表达谱得到了深入研究。通过表达谱研究,发现了激素受体表达情况、HER2 基因表达情况和其他一些基因的表达特性在乳腺癌组织中是不同的,从而奠定了这些差异特征在临床进行应用的基础。在乳腺癌各亚型中,管腔样 A 型和 B 型激素受体高表达,而 HER2 阳性型和基底样的激素受体低表达。在后续的研究中,有发现乳腺癌中还存在紧密连接蛋白低表达型(low claudin)、干扰素高表达型(interferon rich)、雄激素受体型(androgen receptor)、类正常型(normal-like)等新亚型[19]。还有很多研究发现传统的预后因素和基因表达标签之间存在联系[21-23]。

基因组测试

乳腺癌的分子分型已揭示了乳腺癌具有不同的肿瘤特征,包括侵袭能力和对化疗反应的不同。乳腺癌癌细胞根据侵袭不同组织的倾向性而表现出不同的转移性。Smid 等利用微阵列芯片和芯片统计学显著性分析软件(SAM 软件)研究了乳腺癌不同分型具有器官偏向性的转移能力,转移处的癌细胞和原发灶的癌细胞具有相同的遗传特性[24]。

由于采用了基因表达分析技术,我们发现乳腺癌分成不同的亚型。并且新的实验数据表明,乳腺癌的亚型可能会更多,但这些新亚型目前还未进入到临床应用,除非针对这些新的亚型乳腺癌能找到针对性的治疗方案[11,15]。

基于乳腺癌相关的基因表达信息和以此做出的乳腺癌内在分型,目前已经有几种分子诊断技术在实验室得到应用,用于患者的个体化诊断,以评估预后和治疗方案。这些来自基因组学的分子诊断方法计算出临床的风险性,例如若患者不用化疗或只用激素治疗,患者复发的风险有多大?或者患者用任意的方法治疗,复发的风险有多大?这些分子诊断方法尽管选择的基因不同,但在对乳腺癌患者预后进行评估时,结果是类似的。MammaPrint 和 Oncotype DX 目前是两种用得最多的检测方法[1,3]。

MammaPrint 方法通过检测70个基因的表达情况来确定患者是属于低风险的亚型，从而可以避免化疗。它也能鉴别出哪些表面上临床指标较好的患者，但预示预后不良的基因表达，这意味着这些患者的预后并不好[1, 3, 4]。发现 MammaPrint 方法的 Van de Vijver 是使用了喷墨技术合成的寡聚核苷酸微阵列芯片来发现与乳腺癌患者预后相关的70个基因的，这70个基因的表达可预测患者在5年内远处转移的可能性[25]。

Oncotype DX 是用21个基因的表达情况对雌激素和孕激素受体阳性以及淋巴结阴性的乳腺癌患者进行个体化诊断，以避免过度化疗[1, 3]。Paik 等利用反转录 PCR 发现这21个基因的表达情况与接受他莫昔芬治疗、淋巴结阴性患者的癌细胞远处复发转移有关，并且可以给每个受检的患者注明复发的风险系数[26,27]。

尽管这些分子诊断方法开始应用于临床的日常工作，但由于这些检测的效果还没有经过长时间的考验，因此对这些检测的可靠性还没有形成统一的认识，也还没有形成统一的临床指南。但业内人士都认为，这些新型的检测方法需要同传统方法结合起来应用[16,17]。

区分哪些患者需要接受化疗、哪些患者不需要是个体化医学要做的事情，此时需要找到一组基因，这组基因的表达情况和患者的临床结局是相关的[4, 11]。为了获得更多的科学数据，前瞻性的临床试验——针对 MammPrint 检测的临床试验（MINDACT）和针对 Oncotype DX（TAILORx），都在进行当中，以期待改善这些检测的准确性[28-30]。

把基因组学得到的数据应用在临床上最大的不足是这些数据往往基于较少的临床样本数目。因此，最新的研究倾向于采用更多的活检组织样本，并检测其中更多的遗传信息，从而产生了乳腺癌的基因组数据图谱[6]。利用大样本来整合研究乳腺癌的基因组、转录组，并寻找肿瘤事件的驱动基因，得到数据的准确性肯定要好于小样本[6, 31]。现在很多医院开始建立生物样本库，保存了不同患者、不同肿瘤、不同治疗方案的样本。生物样本库中的样本，可按照是否属于同一个家系、治疗前和治疗后以及种族特性等不同的标准来提供样本，使得基因组学获得的数据库范围得以延伸。但在使用生物样品库中的样本时，针对不同的研究目的，必须要考虑伦理问题[32]。

一个存储新产生的癌基因组公共数据库的例子就是癌症基因组图谱（the Cancer Genome Atlas，TCGA）。这个数据库是多方协助努力的结果，力求通过应用基因组分析技术，包括大规模基因组测序技术，来促进对癌症分子基础的理解。TCGA 数据库最初是由美国国家癌症研究所（NCI）和美国人类基因组研究所（NHGRI）发起创建的，应用了多种组学技术来分析可以同癌症关联的 DNA、RNA、蛋白和其他生物成分。目前这些数据已经有多个癌症组织的样本，产生了一系列的基因突变数据。

现在针对乳腺癌已产生了海量的遗传学数据，但还缺乏同患者临床症状的最终关联[6, 11]。Curtis 等从2000多个乳腺癌组织样本中分析了基因组和转录组水平的信息，包括肿瘤体细胞 DNA 拷贝数变异、单核苷酸多态性。他们发现了乳腺癌新的分子分型[33]。TCGA 协作组在2012年通过该数据库中用 DNA 拷贝数芯片、DNA 甲基化、外显子测序、信使 RNA 芯片和 microRNA 测序以及反相蛋白芯片等技术产生的数据，发现通过几个基因的突变和一组蛋白的表达信息，可以把乳腺癌分成4个主要的类别。他们还发现基底样乳腺癌和高级别严重卵巢癌之间存在分子水平的相似性[34]。

表观基因组学

表观遗传修饰是不改变 DNA 一级序列结构变化的，例如 DNA 甲基化、组蛋白修饰、染色质或核小体重建。这些改变是可遗传的，也是可逆的。表观基因组学就是研究以上全部表观遗传修饰现象的学科[7,35]。

DNA 甲基化、组蛋白修饰、染色质或核小体重建相互作用来调节基因表达。这些遗传修饰有时会导致细胞的正常基因表达失调。表观遗传学修饰过程中包括染色质形成疏松的状态，从而使上面的基因转录变得活跃，此时的染色质称为常染色质；若形成聚缩的状态，基因转录静止态，此时的染色质称为异染色质。这些过程就可调控基因的表达或关闭。

癌症似乎是这些表观遗传改变所驱动的，这些改变使得与细胞增殖、生存、分化相关的基因表达过程失调。因此，在乳腺癌细胞中，DNA 甲基化、组蛋白修饰、染色质或核小体重建可引起肿瘤的发生、发展和转移，以及治疗手段的失败。为了找到表观基因组学在临床上的应用，了解表观遗传改变如何触发和维持癌细胞中抑癌基因沉默和癌基因激活，是十分必要的[36-38]。

DNA 甲基化

DNA 甲基化是指 DNA 甲基化转移酶把 -CH3 甲基基团加到 DNA 的某个区域上。甲基化现象可导致基因组 DNA 不稳定及重排、癌基因被激活、抑癌基因被抑制，最后导致细胞的癌变[36]。在一个细胞内可能发生原有的甲基化丢失，出现去甲基化（hypomethylation）或原不发生甲基化的位置出现过度甲基化（hypermethylation）的现象。目前我们已经可以检出乳腺癌组织中发生的甲基化事件。通过甲基化图谱检出技术，我们能够筛选出一组基因的甲基化谱来区分乳腺癌的亚型，诊断乳腺癌患者的临床分期和预后情况。

DNA 甲基化分析方法可分为基因组学甲基化分析和单基因特异性甲基化分析。前者是用于测试细胞内甲基化的胞嘧啶总体水平，后者是通过甲基化特异性酶切方式确定到具体甲基化的基因。单基因特异性甲基化分析中需要用到 PCR 技术，该技术在组学中经常用到。PCR 是通过酶学反应，可将目标区段扩增上百万倍。而甲基化 PCR 技术（MSP-PCR）则可检出基因组中发生甲基化的区段[39,40]。

Dejeux 等在进展期乳腺癌患者接受阿霉素新辅助化疗之前，用焦磷酸测序法分析了癌组织中数个基因的甲基化情况，发现 14 个基因中有 9 个基因出现了甲基化程度的改变，其中 3 个基因的甲基化改变可能用于判断患者的预后以及预测患者对新辅助化疗的反应[41]。

Hsu 等通过 MSP-PCR 方法研究了 BRCA1 基因启动子区域的甲基化情况。他们发现，BRCA1 基因的甲基化情况和三阴性乳腺癌患者的生存期存在明显的相关性[42]。

组蛋白

组蛋白和 DNA 一起组装成核小体，形成了染色质的基本单位。核小体由 DNA 分子缠绕 4 个组蛋白分子组成。组蛋白修饰和染色质重建是通过各种酶的作用来完成的。当正常的 DNA 排列模式出现异常后，会启动组蛋白的修饰过程，引起染色质上基因转录的激活或抑制，包括抑癌基因和癌基因的激活或抑制[37]。

研究组蛋白修饰较 DNA 甲基化难度大，需要高通量的蛋白质组学技术，这些技术在后续的蛋白质组学这一章中会进行专门的描述。其中有一项技术称为基于质谱方法，在培养细胞中对氨基酸进行稳定同位素标记（stable isotope labeling with amino acids in cell culture，SILAC）[43]。Cuomo 等利用 SILAC 技术比较了乳腺癌细胞系和正常乳腺组织的组蛋白修饰差异，他们发现，在乳腺癌细胞系上的组蛋白修饰发生了很大的改变，这些改变可作为生物标志物，他们称之为“乳腺癌特异的表观遗传标签”[39]。

免疫组织化学（IHC）

另外一项配合组学研究的技术是 IHC，IHC 可在组织微阵列芯片上，通过荧光物质标记的抗体检出组织中特异的抗原[44]。Elsheikh 等使用该技术来检测乳腺癌组织中特异的组蛋白标志物，他们发现当组蛋白标志物含量不同时，乳腺癌患者的临床和病理特性也相差很大，组蛋白修饰也与乳腺癌类型相关，还与乳腺癌生物标志物和表型，例如雌激素受体、孕激素受体、管腔角蛋白表达和其他都有联系[45]。

转录组学

转录是指遗传信息从 DNA 复制到 RNA 的过程。RNA 可作为模板翻译出多肽蛋白组。RNA 还可参与基因调控和酶活性调节[46]。转录组是指细胞内所有的 RNA 集合，而转录组学是指研究转录组的技术，对一个细胞内的所有 RNA 进行检测和分类。转录组包括不同类型的转录本，例如 mRNA、非编码 RNA 和小 RNA。基因的结构决定了转录的起始位点以及在不同条件下转录本的表达丰度[47]。转录组学技术描述所有类型的转录本，发现基因转录的起始点，评估转录后修饰，解码所有的 RNA 序列，定量后绘制出 RNA 表达图谱[46]。

基因表达

基因表达是对基因活性的研究，需要定量测量 DNA 转录到 mRNA 以及从 mRNA 翻译出蛋白[12]。了解癌基因的表达后就可清楚驱动肿瘤发生的遗传机制。各种高通量的组学技术，包括 cDNA 芯片、Oligo 芯片和新一代测序可用于检测转录组[46]。

互补 DNA(cDNA)

cDNA 是指一段和 mRNA 序列互补的 DNA 序列。在实验室中，可通过先提取 mRNA，然后以 mRNA 为模板来形成 cDNA。cDNA 芯片可以通过把 cDNA 片段固定在玻璃片表面，然后把 mRNA 通过化学或荧光方式进行标记，再后通过杂交来检测 mRNA 的表达丰度。

寡核苷酸（oligonucleotide）是一段短的核苷酸序列。Oliog 芯片是把人工合成的 Oligo 探针放在芯片上。由于 Oligo 探针是选择性地设计合成，因此杂交的特异性会更好[1,46]。Yao 等用 cDNA 芯片分析了导管原位癌、浸润性乳腺癌和淋巴结转移乳腺癌样本的基因组拷贝数差异，同时用 SAGE 方法分析这些样本的表达变化，找到了两个过表达的基因 H2AFJ 和 EPS8 是由于 DNA 拷贝数扩增导致的。他们还发现，在浸润性的肿瘤中，DNA 拷贝数变化频率要高于导管原位癌。这项研究表明，cDNA 芯片可作为检测基因表达变化的工具，而这些表达改变的基因可能作为乳腺癌治疗的靶标[12]。

把新一代测序技术用于 RNA 测序是一种新型检测 RNA 丰度的方法。该方法中，先把 RNA 通过已知的序列转化成 cDNA 文库，然后对 cDNA 文库中的 cDNA 片段进行单分子测序，这些片段化的序列再和 mRNA 的参考序列进行比对拼接就能鉴别出具体是哪个基因表达的 RNA[47]。Huber-Keener 等用 RNA 测序比较了药物他莫昔芬抗性和敏感的乳腺癌细胞系中转录组基因表达的差异情况。他们发现一些 mRNA 和小 RNA 的表达改变和他莫昔芬抗性产生的机制相关，这些基因涉及雌激素受体功能、细胞调节、转录调控、线粒体功能等。因此，通过检测基因表达的改变可用于预测是否会产生他莫昔芬抗性[48]。

蛋白质组学

蛋白质组学是通过系统性研究蛋白来综合了解它们的结构、功能以及对生物系统的调节作用[49, 50]。蛋白质是细胞功能的最终体现形式，它们能催化酶学反应、参与细胞构成、传递细胞信号，以及行使其他细胞内和细胞间的功能。蛋白质组的复杂性和可变性超过了基因组[7,50]。

蛋白可发生多种形式的修饰，例如磷酸化、乙酰化、泛素化等，这些修饰都称为翻译后修饰（PTM）。多项蛋白质组学技术被用于分离、鉴定、定量、分类乳腺癌组织中低丰度的蛋白。这些技术包括电泳、质谱以及表面增强激光解离质谱（SELDI-MS）、二维差异凝胶电泳（DIGE）和多维蛋白鉴定技术（Mud Pit）等多技术联合使用新技术。

蛋白质组学也采用微阵列芯片技术。蛋白芯片是在芯片表面固定组织或者一组蛋白、抗体，然后可用来检测样品中的蛋白或抗体。利用蛋白芯片来发现乳腺癌组织中特异的蛋白，可用于未来特异性药物治疗靶标的鉴别，以及发现诊断乳腺癌的新标志物[40,44,51]。

双向电泳（2DE）是研究蛋白谱的一项技术，它是根据不同蛋白的一些特性不同，例如等电点、分子量不同，通过凝胶电泳把蛋白进行分离，然后再通过质谱法（MS）对分离的蛋白进行鉴定。质谱法是蛋白质组学研究的一项基础技术，它能检出蛋白中的不同多肽，使其中的化学组分离子化产生带电荷的分子，然后测量这些分子的质量和电荷的比值。质谱法能直接鉴定通过凝胶分离到的蛋白[44]。结合双向电泳和质谱法，Rowell 等研究了大豆中提取的主要异黄酮成分（木黄酮）对大鼠乳腺组织的影响。他们发现经过异黄酮处理的乳腺组织，细胞中的蛋白质组发生了变化，这些变化促进了细胞增殖、细胞分化以及腺体成熟，从而增加了患乳腺癌的风险[52]。这个例子说明蛋白质组学研究可以让我们加深理解乳腺癌是如何启动的以及发现乳腺癌新的分子标志物和治疗靶标。

表面增强激光解离质谱是一项用于蛋白质组学分析的高通量技术，它能根据蛋白或多肽的表面色谱性质差异选择性进行分析[44]。Hu 等用 SELDI-MS 技术研究乳腺癌患者的蛋白质组学，在比较了乳腺癌患者、良性乳腺疾病患者和正常女性对照后发现了 4 个新的标志物，并能用它创造了一种具有显著灵敏性和特异性的诊断模式[53]。

二维差异凝胶电泳是指在同一块胶上从不同的样本中分离蛋白，因此，可在同一张二维凝胶上定量分析 2 个或 3 个样本之间的蛋白差异点，使得蛋白质组中相对意义上的大部分蛋白可以同时可视化[54, 55]。Davalieva 等用 DIGE 分析浸润性导管癌患者的癌组织和癌旁的正常组织的蛋白质组学，他们发现了在癌组织中过表达的蛋白，这些蛋白在以前没有发现它们与乳腺癌有关，但确实在肿瘤发生的通路中[56]。

多维蛋白鉴定技术把二维液相色谱和质谱法结合在一起来鉴别多肽，它能改善不同样本中的蛋白分类准确性。Sandhu 等利用该技术来研究乳腺癌细胞的蛋白谱，他们发现与癌细胞恶化程度相关的蛋白发生改变，包括细胞周期、信号转导、细胞凋亡、转录调控、细胞代谢等关键的调控蛋白水平发生了改变[57]。

其他的组学技术

代谢组学

代谢组学是对所检测有机液体中所有小分子物质的研究，这些液体包含细胞生命过程中的终产物[7]。目前实验室新技术能检出更多种类的细胞代谢产物。全代谢组分析和全套分子检测在有机液体或组织中产生的细胞代谢产物的应用，包括疾病诊断、药物鉴定或化学暴露。利用代谢组学技术可知道一个个体的代谢组谱和预测某些药物的毒性，主要依据患者的代谢能力判别。随着能力检测、高准确性和代谢组学水平这些新方法的应用，我们将发现生物治疗的分子反应和肿瘤细胞的不同代谢特征[58]。

药物基因组学

药物基因组学是研究患者的基因型对不同药物反应的一种组学技术，它的目的是根据人的基因型来获得对疾病的最好治疗效果，同时避免药物副作用。药物基因组学能找出患者的基因型和药物反应之间的关系，是个体化诊疗的基础。药物基因组学的内容包括药物靶点、药物代谢、药物分子运输、疾病易感性和药物安全性[59]。

相互作用组学

一个细胞中的分子和蛋白所发生的所有

相互作用称为相互作用组学，因此它是研究相互作用过程以及相互作用所产生结果的技术[60]。蛋白–蛋白、蛋白–分子之间的完整网络使得信号通路、代谢通路、细胞过程等细胞生存必要的活动协调一致。对相互作用组学的深入研究能加深我们对包括肿瘤在内的疾病的了解[61,62]。

总结与展望

个体化肿瘤用药是指通过分子检测技术，针对恰当的人、在恰当的时间、找出恰当的治疗策略，以及先要在人群水平上找出患病的易感位点，然后给出预防的策略[63]。

癌细胞的遗传物质发生改变，如果对癌细胞是如何演化来的每一步都有所了解，那么就会发现更好的治疗策略。一个肿瘤会包含许多遗传性质的改变，但只有少数的几个因素是可以干预后让肿瘤消失的，这些就是我们需要寻找的治疗肿瘤的靶点[7,64]。每个肿瘤患者的遗传改变不同，因此需要根据每个人具体的遗传改变来确定治疗方案，有的肿瘤患者还会接受针对不同靶点的组合治疗方案[64]。

曲妥珠单抗是一种单克隆抗体，它可以和HER2受体结合，而HER2受体是可调节基因开关的蛋白，从而刺激细胞的增殖。作为一个经典的肿瘤个体化用药案例，若在不知乳腺癌患者HER2的情况下针对每个患者都用曲妥珠单抗（商品名为赫赛汀）和只针对HER2阳性型的患者才使用曲妥珠单抗，后者的疗效肯定要好，因为曲妥珠单抗只针对HER2阳性型的乳腺癌患者才有效[7,64]。

利用之前研究出来的针对最合适的人群来进行治疗的手段将通过降低医疗费用、增加药物疗效、减少药物毒性来改善医疗健康服务效果。组学研究的目的是尽可能少用侵入性的方法，而能鉴别出高风险的患者，从而应用针对性的肿瘤筛查和预防方法[7,63,64]。

高通量分子谱学方法加快了我们对肿瘤生物学的认识，研究者有望把组学方法得出的海量数据用于癌症患者管理的新领域。组学技术的应用正在日益得到拓展，目前组学技术所获得的成果尽管只有一小部分在临床上得到应用，但不妨碍它被认为是标准的研究方法。组学技术创新性地应用在乳腺癌研究中，欲解开乳腺癌的发病机制，并利用更多的分子特征来对乳腺癌进行分子分型，从而做到精准预测疾病预后，并针对疾病发生的靶标分子找到最有疗效的药物。

（张亮　译）

参考文献

1. Gevaert O, De Moor B: Prediction of cancer outcome using DNA microarray technology: past, present and future. Expert Opin Med Diagn 2009, 3(2):157-165.
2. Dowsett M, Dunbier AK: Emerging biomarkers and new understanding of traditional markers in personalized therapy for breast cancer. Clin Cancer Res 2008, 14(24):8019-8026.
3. Daidone MG, Zaffaroni N, Cappelletti V: Strategies to translate preclinical information to breast cancer patient benefit. J Natl Cancer Inst Monogr 2011, 2011(43):55-59.
4. van 't Veer LJ, Dai H, van de Vijver MJ, He YD, Hart AA, Mao M, Peterse HL, van der Kooy K, Marton MJ, Witteveen AT et al: Gene expression profiling predicts clinical outcome of breast cancer. Nature 2002, 415(6871):530-536.
5. Lederberg J MA: 'Ome Sweet 'Omics-- A Genealogical Treasury of Words. Scientist 2001, 15(7):8.
6. Ellis MJ, Perou CM: The genomic landscape of breast cancer as a therapeutic roadmap. Cancer Discov 2013, 3(1):27-34.
7. Damia G, Broggini M, Marsoni S, Venturini S, Generali D: New omics information for clinical trial utility in the primary setting. J Natl Cancer Inst Monogr 2011, 2011(43):128-133.
8. Institute NHGR: A brief guide to genomics. 2010. In: Genomegov Retrieved 2011.
9. Redon R, Ishikawa S, Fitch KR, Feuk L, Perry GH, Andrews TD, Fiegler H, Shapero MH, Carson AR, Chen W et al: Global variation in copy number in the human genome. Nature 2006, 444(7118):444-454.
10. Savelyeva L, Schwab M: Amplification of oncogenes revisited: from expression profiling to clinical application. Cancer Lett 2001, 167(2):115-123.
11. Vucic EA, Thu KL, Robison K, Rybaczyk LA, Chari R, Alvarez CE, Lam WL: Translating cancer 'omics' to improved outcomes. Genome Res 2012, 22(2):188-195.

12. Yao J, Weremowicz S, Feng B, Gentleman RC, Marks JR, Gelman R, Brennan C, Polyak K: Combined cDNA array comparative genomic hybridization and serial analysis of gene expression analysis of breast tumor progression. Cancer Res 2006, 66(8):4065-4078.
13. Etzell JE, Devries S, Chew K, Florendo C, Molinaro A, Ljung BM, Waldman FM: Loss of chromosome 16q in lobular carcinoma in situ. Hum Pathol 2001, 32(3):292-296.
14. Mastracci TL, Shadeo A, Colby SM, Tuck AB, O'Malley FP, Bull SB, Lam WL, Andrulis IL: Genomic alterations in lobular neoplasia: a microarray comparative genomic hybridization signature for early neoplastic proliferationin the breast. Genes Chromosomes Cancer 2006, 45(11):1007-1017.
15. Perou CM, Sorlie T, Eisen MB, van de Rijn M, Jeffrey SS, Rees CA, Pollack JR, Ross DT, Johnsen H, Akslen LA et al: Molecular portraits of human breast tumours. Nature 2000, 406(6797):747-752.
16. Strehl JD, Wachter DL, Fasching PA, Beckmann MW, Hartmann A: Invasive Breast Cancer: Recognition of Molecular Subtypes. Breast Care (Basel) 2011, 6(4):258-264.
17. Kao J, Salari K, Bocanegra M, Choi YL, Girard L, Gandhi J, Kwei KA, Hernandez-Boussard T, Wang P, Gazdar AF et al: Molecular profiling of breast cancer cell lines defines relevant tumor models and provides a resource for cancer gene discovery. PLoS One 2009, 4(7):e6146.
18. Sørlie T, Perou CM, Tibshirani R, Aas T, Geisler S, Johnsen H, Hastie T, Eisen MB, van de Rijn M, Jeffrey SS et al: Gene expression patterns of breast carcinomas distinguish tumor subclasses with clinical implications. Proc Natl Acad Sci USA 2001, 98(19):10869-10874.
19. Sørlie T, Tibshirani R, Parker J, Hastie T, Marron JS, Nobel A, Deng S, Johnsen H, Pesich R, Geisler S et al: Repeated observation of breast tumor subtypes in independent gene expression data sets. Proc Natl Acad Sci U S A 2003, 100(14):8418-8423.
20. Nielsen TO, Hsu FD, Jensen K, Cheang M, Karaca G, Hu Z, Hernandez-Boussard T, Livasy C, Cowan D, Dressler L et al: Immunohistochemical and clinical characterization of the basal-like subtype of invasive breast carcinoma. Clin Cancer Res 2004, 10(16):5367-5374.
21. Wirapati P, Sotiriou C, Kunkel S, Farmer P, Pradervand S, Haibe-Kains B, Desmedt C, Ignatiadis M, Sengstag T, Schutz F et al: Meta-analysis of gene expression profiles in breast cancer: toward a unified understanding of breast cancer subtyping and prognosis signatures. Breast Cancer Res 2008, 10(4):R65.
22. Carey LA, Perou CM, Livasy CA, Dressler LG, Cowan D, Conway K, Karaca G, Troester MA, Tse CK, Edmiston S et al: Race, breast cancer subtypes, and survival in the Carolina Breast Cancer Study. JAMA 2006, 295(21):2492-2502.
23. Abd El-Rehim DM, Pinder SE, Paish CE, Bell J, Blamey RW, Robertson JF, Nicholson RI, Ellis IO: Expression of luminal and basal cytokeratins in human breast carcinoma. J Pathol 2004, 203(2):661-671.
24. Smid M, Wang Y, Zhang Y, Sieuwerts AM, Yu J, Klijn JG, Foekens JA, Martens JW: Subtypes of breast cancer show preferential site of relapse. Cancer Res 2008, 68(9):3108-3114.
25. van de Vijver MJ, He YD, van't Veer LJ, Dai H, Hart AA, Voskuil DW, Schreiber GJ, Peterse JL, Roberts C, Marton MJ et al: A gene-expression signature as a predictor of survival in breast cancer. N Engl J Med 2002, 347(25):1999-2009.
26. Paik S, Tang G, Shak S, Kim C, Baker J, Kim W, Cronin M, Baehner FL, Watson D, Bryant J et al: Gene expression and benefit of chemotherapy in women with node-negative, estrogen receptor-positive breast cancer. J Clin Oncol 2006, 24(23):3726-3734.
27. Paik S, Shak S, Tang G, Kim C, Baker J, Cronin M, Baehner FL, Walker MG, Watson D, Park T et al: A multigene assay to predict recurrence of tamoxifen-treated, node-negative breast cancer. N Engl J Med 2004, 351(27):2817-2826.
28. Perou CM, Borresen-Dale AL: Systems biology and genomics of breast cancer. Cold Spring Harb Perspect Biol 2011, 3(2):1.
29. Lyng MB, Laenkholm AV, Tan Q, Vach W, Gravgaard KH, Knoop A, Ditzel HJ: Gene expression signatures that predict outcome of tamoxifen-treated estrogen receptor-positive, high-risk, primary breast cancer patients: a DBCG study. PLoS One 2013, 8(1):e54078.
30. Cardoso F, Van't Veer L, Rutgers E, Loi S, Mook S, Piccart-Gebhart MJ: Clinical application of the 70-gene profile: the MINDACT trial. J Clin Oncol 2008, 26(5):729-735.
31. Stephens PJ, Tarpey PS, Davies H, Van Loo P, Greenman C, Wedge DC, Nik-Zainal S, Martin S, Varela I, Bignell GR et al: The landscape of cancer genes and mutational processes in breast cancer. Nature 2012, 486(7403):400-404.
32. Cambon-Thomsen A, Ducournau P, Gourraud PA, Pontille D: Biobanks for genomics and genomics for biobanks. Comp Funct Genomics 2003, 4(6):628-634.
33. Curtis C, Shah SP, Chin SF, Turashvili G, Rueda OM, Dunning MJ, Speed D, Lynch AG, Samarajiwa S, Yuan Y et al: The genomic and transcriptomic architecture of 2,000 breast tumours reveals novel subgroups. Nature 2012, 486(7403):346-352.
34. Cancer-Genome-Atlas-Network: Comprehensive molecular portraits of human breast tumours. Nature 2012, 490(7418):61-70.
35. Bernstein BE, Meissner A, Lander ES: The mammalian epigenome. Cell 2007, 128(4):669-681.
36. Widschwendter M, Jones PA: DNA methylation and breast carcinogenesis. Oncogene 2002, 21(35):5462-5482.
37. Esteller M: Cancer epigenomics: DNA methylomes

and histone-modification maps. Nat Rev Genet 2007, 8(4):286-298.
38. Baylin SB, Ohm JE: Epigenetic gene silencing in cancer - a mechanism for early oncogenic pathway addiction?Nat Rev Cancer 2006, 6(2):107-116.
39. Cuomo A, Moretti S, Minucci S, Bonaldi T: SILAC-based proteomic analysis to dissect the "histone modification signature" of human breast cancer cells. Amino Acids 2011, 41(2):387-399.
40. Herman JG, Graff JR, Myohanen S, Nelkin BD, Baylin SB: Methylation-specific PCR: a novel PCR assay for methylation status of CpG islands. Proc Natl Acad Sci U S A 1996, 93(18):9821-9826.
41. Dejeux E, Ronneberg JA, Solvang H, Bukholm I, Geisler S, Aas T, Gut IG, Borresen-Dale AL, Lonning PE, Kristensen VN et al: DNA methylation profiling in doxorubicin treated primary locally advanced breast tumours identifies novel genes associated with survival and treatment response. Mol Cancer 2010, 9:68.
42. Hsu NC, Huang YF, Yokoyama KK, Chu PY, Chen FM, Hou MF: Methylation of BRCA1 promoter region is associated with unfavorable prognosis in women with early-stage breast cancer. PLoS One 2013, 8(2):e56256.
43. Lo PK, Sukumar S: Epigenomics and breast cancer. Pharmacogenomics 2008, 9(12):1879-1902.
44. Lau TY, O'Connor DP, Brennan DJ, Duffy MJ, Pennington SR, Gallagher WM: Breast cancer proteomics: clinical perspectives. Expert Opin Biol Ther 2007, 7(2):209-219.
45. Elsheikh SE, Green AR, Rakha EA, Powe DG, Ahmed RA, Collins HM, Soria D, Garibaldi JM, Paish CE, Ammar AA et al: Global histone modifications in breast cancer correlate with tumor phenotypes, prognostic factors, and patient outcome. Cancer Res 2009, 69(9):3802-3809.
46. Culhane AC, Howlin J: Molecular profiling of breast cancer: transcriptomic studies and beyond. Cell Mol Life Sci 2007, 64(24):3185-3200.
47. Wang Z, Gerstein M, Snyder M: RNA-Seq: a revolutionary tool for transcriptomics. Nat Rev Genet 2009, 10(1):57-63.
48. Huber-Keener KJ, Liu X, Wang Z, Wang Y, Freeman W, Wu S, Planas-Silva MD, Ren X, Cheng Y, Zhang Y et al: Differential gene expression in tamoxifen-resistant breast cancer cells revealed by a new analytical model of RNA-Seq data. PLoS One 2012, 7(7):e41333.
49. Anderson NL, Anderson NG: Proteome and proteomics: new technologies, new concepts, and new words. Electrophoresis 1998, 19(11):1853-1861.
50. Goncalves A, Bertucci F: Clinical application of proteomics in breast cancer: state of the art and perspectives. Med Princ Pract 2011, 20(1):4-18.
51. Stein RC, Zvelebil MJ: The application of 2D gel-based proteomics methods to the study of breast cancer. J Mammary Gland Biol Neoplasia 2002, 7(4):385-393.
52. Rowell C, Carpenter DM, Lamartiniere CA: Chemoprevention of breast cancer, proteomic discovery of genistein action in the rat mammary gland. J Nutr 2005, 135(12 Suppl):2953S-2959S.
53. Hu Y, Zhang S, Yu J, Liu J, Zheng S: SELDI-TOF-MS: the proteomics and bioinformatics approaches in the diagnosis of breast cancer. Breast 2005, 14(4):250-255.
54. Gharbi S, Gaffney P, Yang A, Zvelebil MJ, Cramer R, Waterfield MD, Timms JF: Evaluation of two-dimensional differential gel electrophoresis for proteomic expression analysis of a model breast cancer cell system. Mol Cell Proteomics 2002, 1(2):91-98.
55. Marouga R, David S, Hawkins E: The development of the DIGE system: 2D fluorescence difference gel analysis technology. Anal Bioanal Chem 2005, 382(3):669-678.
56. Davalieva K, Kiprijanovska S, Broussard C, Petrusevska G, Efremov GD: Proteomic analysis of infiltrating ductal carcinoma tissues by coupled 2-D DIGE/MS/MS analysis. Mol Biol (Mosk) 2012, 46(3):469-480.
57. Sandhu C, Connor M, Kislinger T, Slingerland J, Emili A: Global protein shotgun expression profiling of proliferating mcf-7 breast cancer cells. J Proteome Res 2005, 4(3):674-689.
58. Yang C, Richardson AD, Smith JW, Osterman A: Comparative metabolomics of breast cancer. Pac Symp Biocomput 2007:181-192.
59. Ma Q, Lu AY: Pharmacogenetics, pharmacogenomics, and individualized medicine. Pharmacol Rev 2011, 63(2):437-459.
60. Kiemer L, Cesareni G: Comparative interactomics: comparing apples and pears?Trends Biotechnol 2007, 25(10):448-454.
61. Rak J: Extracellular vesicles - biomarkers and effectors of the cellular interactome in cancer. Front Pharmacol 2013, 4:21.
62. Lo SH: Reverse interactomics: from peptides to proteins and to functions. ACS Chem Biol 2007, 2(2):93-95.
63. Gonzalez-Angulo AM, Hennessy BT, Mills GB: Future of personalized medicine in oncology: a systems biology approach. J Clin Oncol 2010, 28(16):2777-2783.
64. Ocana A, Pandiella A: Personalized therapies in the cancer "omics" era. Mol Cancer 2010, 9:202.
65. Hu Z, Fan C, Oh DS, Marron JS, He X, Qaqish BF, et al. The molecular portraits of breast tumors are conserved across microarray platforms. BMC Genomics. 2006;7:96.

第2章

遗传性乳腺癌的组学分析

Catherine A. Moroski-Erkul，Burak Yilmaz，Esra Gunduz，Mehmet Gunduz

摘　要

乳腺癌是世界范围内女性癌症死亡的首要原因。尽管在过去的10年内，我们对于这种疾病的理解取得了进展，但有的乳腺癌有效治疗手段仍然不足，对于某些种类的难治性乳腺癌尤其如此。遗传性或家族性的乳腺癌治疗是一个严峻的挑战，因为目前我们只确定了少量高外显率的易感基因，即BRCA1和BRCA2。现在猜测大多数的遗传性或家族性乳腺癌是由几个中等和(或)低外显率基因的不同组合协同作用导致的。生物学在研究方法和概念框架上的最新发展已经彻底改变了癌症的研究方式。这种系统研究方法强调生物系统的全面理解，被统称为"组学"。经过10年来的组学研究探索，已有许多新的治疗靶标和生物标志物被鉴定，使得我们能够更精确、早期地诊断和治疗一系列乳腺癌。在此，我们对数个组学领域在遗传性和家族性乳腺癌研究中取得的成就做一个综述，包括基因组学、转录组学、蛋白质组学和代谢组学。

关键词

遗传性乳腺癌　基因组学　转录组学　蛋白质组学　代谢组学

引言

随着人类基因组测序的完成，生物学的研究系统经历了重大转变。许多研究者将他们的工作向更全局化的方向靠拢。由高通量大数据组成的对新领域的研究方法已经发展起来，其目的是了解我们周围及生活在其中的错综复杂的生物系统。自动化高通量技术的发展能够执行复杂的实验程序，获取详细的成像或其他类型的数据，与传统的劳动密集型的方法相比，这种新技术消耗更少的时间，引领我们进入了一个数据繁多难于掌握的时代（表2.1示出了可公开获取的微阵列芯片数据的表单）。伴随着这些实验室新技术的发展，计算机科学也取得了长足的进步，使没有或缺少软件工程背景的研究者们能够从如山的数据中筛选得到有意义的信息[1]。这些全新而又令人兴奋的研究领域逐渐被统称为"组学"[2]。

各种组学领域发挥它们巨大威力的基础在于现在可以从一个生物样品相对快速和容易地提取到大量而详细的信息。如图2.1所示，数个组学领域（如基因组学、蛋白质组学和代谢组学）的数据整合可为待研究的系统提供更丰富、更全面的视野。这将引领我们在疾病预防（基因组测序）和检测（生物标志物）领域

表 2.1 网络上公开可获得的微阵列芯片数据库

数据库	管理者	参考文献
基因表达数据库（Gene Expression Omnibus ,GEO）	美国国家生物技术信息中心（National Center for Biotechnology Information,NCBI）	[3]
Riken 表达阵列数据库（Riken Expression Array Database,READ）	Riken	[4]
ArrayTrack	美国食品与药物管理局（Food and Drug Administration,FDA）	[5]
ArrayExpress	欧洲分子生物学实验室－欧洲生物信息研究所（European Molecular Biology Laboratory-European Bioinformatics Institute,EMBL-EBI）	[6]
BioGPS	诺华制药基因组学研究所（Genomics Institute of the Novartis Research Institute）	[7]
Microarray Retriever(MaRe)	莱顿大学医学中心（Leiden University Medical Center,LUMC）	[8]

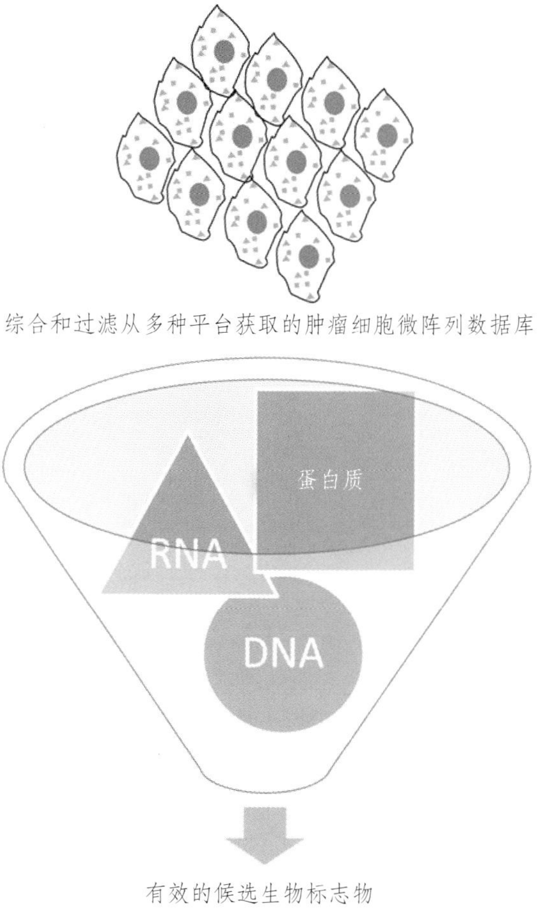

图 2.1 可视化显示用于识别更可靠生物标志物的高通量数据的整合。

取得进步，为患者提供更好、更个体化的治疗（药物基因组学分析）以及对疾病的预后进行更全面和准确的分析（生物分子谱）。

尽管在 21 世纪的第一个 10 年内，新研究方法的爆炸式发展使我们对生物系统的探索更加详细和全面，但组学的检测和分析方法仍然需要改进 [1, 9, 10]。最终，在医药应用方面，组学革命的最终目的是为了更好地理解病理进程，对疾病进行预防、诊断、干预和治疗。本章旨在介绍目前在癌症研究领域应用的主要组学方法以及这些方法如何提升了我们当前对遗传性乳腺癌的认识。

一个日益增长的问题

癌症为卫生保健系统带来了沉重的经济负担，对于癌症的早期诊断和更有效的治疗不仅是医疗上的当务之急，同时也是一个经济问题 [11-13]。目前的治疗手段虽然不断进步并且更具有靶向性，但仍然有害于健康的细胞和组织。对健康细胞的这种伤害引发令人不快的副作用，并有可能导致继发性癌症的产生 [14-16]。

癌症在高收入国家是导致死亡的第一原因,而在低收入和中等收入国家的致死原因中也排名第二。对于女性来说,乳腺癌是致死率最高的癌症。2008 年,乳腺癌占到了所有女性新发癌症的 23%,同时导致了 14% 的癌症相关死亡。50% 的乳腺癌发生在发展中国家,而 60% 的乳腺癌相关死亡也发生在这些国家,这意味着我们更迫切地需要更好的早期诊断方式以及更有针对性的、更经济划算的治疗方法 [17, 18]。乳腺癌对患者及其家庭造成了身体上和精神上的双重毁灭性打击,在某些缺乏完善医疗保障体系的国家,例如美国,乳腺癌还会使患者的家庭陷入沉重的经济负担。尽管在早期诊断和新方法认定上我们已经迈出了一大步,但仍然有大量的工作要做,需要我们集中精力提高对影响乳腺癌发生发展的基因、生化和环境因素的认识。

异质性

认识任何癌症的主要挑战之一是癌症本身固有的异质性 [18]。事实上,当“癌症”这个词被用作一般的描述时,就已经给非专业人士带来了大量的困惑和不解,他们难于理解不同类型的癌症之间与某种癌症之中都存在着极大的异质性。我们能够更好地领会癌症的这种特性,这归功于组学领域认识的突破。通常乳腺癌是说明异质性这个术语的一个特别好的例子,但同时乳腺癌又不能完全代表肿瘤异质性 [19]。乳腺癌常常被分为遗传性或家族性乳腺癌和散发性乳腺癌,基于各种病理、遗传和生物分子特性也被分为各种亚型。过去 10 年来的研究,越来越清楚每个类型的肿瘤既与其他肿瘤有许多相似的特性,却也有自己独一无二的特性。因此,当我们在寻找新的靶标时,既要集中不同亚型的相似特性,同时还必须意识到每个肿瘤的独自特性,这可能导致其对多种有效治疗方法产生抵抗。组学革命的目标就是让常规的、廉价的个体肿瘤分子生物学分析引领真正的个体化治疗模式。

致癌性转化

致癌性转化是一个复杂的、多步骤的过程,在不同癌症之间,甚至相同癌症的不同亚型之间有着广泛的差异。然而,每个癌症病例可能是不同的,而共同的是原癌基因激活和抑癌基因突变的特性,以及涉及大量不同信号通路的其他基因,累积产生一个癌细胞的表型 [20]。使用转录组学、代谢组学和蛋白质组学等方法对高风险患者的生物样本（如血液、血清或尿液）进行长时间监测,可能有助于我们了解癌症转化过程中出现的早期变化。最近的一些研究已经利用乳腺癌细胞系和（或）患者来源的样本来检测癌症转移转化过程的全局变化,以期寻找更加特异和敏感的分子标志物。人们希望的是早期诊断和治疗可阻止一个癌症的转移 [21]。也许有一天,随着检测技术的进步,我们对于癌症的认识甚至能使我们检测到致癌性转化被阻断的一个阶段。

在本章的内容中,我们将描述 4 个组学学科以及它们在研究遗传性乳腺癌过程的贡献:基因组学、转录组学、蛋白质组学和代谢组学。它们的排列顺序代表了分子信息产生的流程:首先是基因组学,生命中相对固定的分子密码;然后是转录组学,遗传密码翻译成“有用”成分的第一步;接下来是蛋白质组学,细胞活性的中心;最后以代谢组学结束,经过上述复杂的细胞进程后形成下游“最终产物”。

癌症基因组学

基因组学现今已是众所周知的一门学科,始于 20 世纪 70 年代的 DNA 克隆的发明及随后的人类基因组测序 [22]。“经典”基因组学主要关注基因组测序,包含特定基因组内的所有基因的鉴定以及已知基因结构和基因与环境之间复杂的相互作用。现如今在这个领域已有许多亚学科出现,比如结构和功能基因组学、表观基因组学、病理和毒理基因组学。而这些都是为了更好地了解基因序列和生物学进程或结果之间的关系。

我们目前正处于所谓的“后基因组”时代。现已检测出会增加人们患上各种癌症风险的基因突变。在高风险乳腺癌家系中，实施基因筛查以便开展预防措施是可行的，比如改变生活方式、尽早开始乳腺 X 线检查或接受预防性乳腺切除术 [23-26]。

遗传性乳腺癌基因组学

我们已经在将乳腺癌分成有意义的亚型方面进行了许多尝试，希望在确定乳腺癌诊断、最佳诊疗方式及预后上提供帮助。随着我们对乳腺癌异质性认识的不断提升，对乳腺癌分类系统也在不断发展。根据临床和治疗特征乳腺癌可被分成 4 个主要类型。第一类是管腔样乳腺癌，往往被细分为管腔样 A 型和管腔样 B 型，是最复杂的乳腺癌亚型，目前有数个基因组检测能够预测内分泌治疗的疗效。第二类是 HER2 阳性型（或 HER2 过表达型），该类型对于靶向 HER2 单克隆抗体反应良好。第三类被称为类正常型。最后一类被称为三阴性（或基底样），因为该类型乳腺癌缺少雌激素受体（ER）、孕激素受体（PR）和 HER2 表达 [27]。它们在 BRCA1 突变的种系或非洲裔人群中高发，发病率占到所有乳腺癌的 15%[28]。

2009 年，Parker 等报道了一种通过定量 RT-PCR 和基因芯片技术来预测乳腺癌亚型的方法，后来被称为微阵列 50 预测分析（PAM50），常用来预测最佳的个体化治疗方案 [29]。2011 年，Ebbert 等报道称，PAM50 系统通常是准确的，该测定用来分类的多变量分析（MVA）很少出现错误。然而，在肿瘤与现有参数符合度不太好的情况下，该系统可能会导致不准确的结论 [30]。2012 年，IMPAKT 工作组比较了 PAM50 与 ER、HER2 和 Ki67 三联免疫组织化学两种方法的有效性，结果发现用前者来决定全身性治疗方案还是“不够健全”，他们建议通过联合 ER 和 HER2 的 IHC 应用来替代。

除了 PAM50，还有针对 BRCA1、BRCA2 和 CYP2D6 的生殖细胞基因检测和乳腺癌指数（BCI）评估。Oncotype DX 和 MammaPrint 检测已在美国和欧洲应用于临床决策 [31]。最近通过大样本基因组（以及其他组学）谱分析已经使得更广泛和有意义的亚型分类成为可能 [18, 32]。这种分型对于识别并应用合理的治疗组合至关重要。

首个与遗传性乳腺癌相关基因也可能最广为人知的是 BRCA1 和 BRCA2；这两个乳腺癌易感基因，具有常染色体显性遗传的特性并具有较高的外显率 [33, 34]。这两个基因引发了约 30% 的家族性乳腺癌病例 [35]。这些基因中生殖细胞基因突变会导致所谓的遗传性乳腺癌和卵巢癌（HBOC）综合征，使得携带者终身有 50%~80% 患乳腺癌和 30%~50% 患卵巢癌的风险 [36]。有趣的是，尽管 BRCA 基因主要与乳腺癌关联，但它们与卵巢癌关联度更高，在诊断为卵巢癌的女性中约有 12% 的总突变率 [37]。这些基因的确定让人兴奋，人们希望能够发现更多高外显率基因。然而，事实却并非如此，这也是为何寄希望于通过组学方法来进一步了解乳腺癌的一个原因。

虽然两个 BRCA 基因作用于相同的 DNA 修复通路，即同源重组（HR）修复（图 2.2），但由 BRCA1 和 BRCA2 基因突变所造成的肿瘤却有着显著的差异。BRCA2 肿瘤有类似散发病例的特点，另一方面，BRCA1 肿瘤更具有侵袭性，难以治疗，并且通常是 ER 阴性 [36, 38]。在最近一篇综述中，Roy 等提出几种理论来解释，为什么参与相同 DNA 修复通路的两个基因所产生的肿瘤在遗传性和临床特性上显著不同。这可能是由于其他基因突变或多态性是 BRCA1 连锁遗传造成的，虽然他们指出目前没有可用来支持这一理论的证据；他们提出另一种可能性是 BRCA1 的转录共激活或共抑制能够修饰 ER 的表达，而 BRCA2 不具有这种功能。为了证明这种理论，需要对 ER 阴性 BRCA1 和 ER 阴性散发性肿瘤的表达谱进

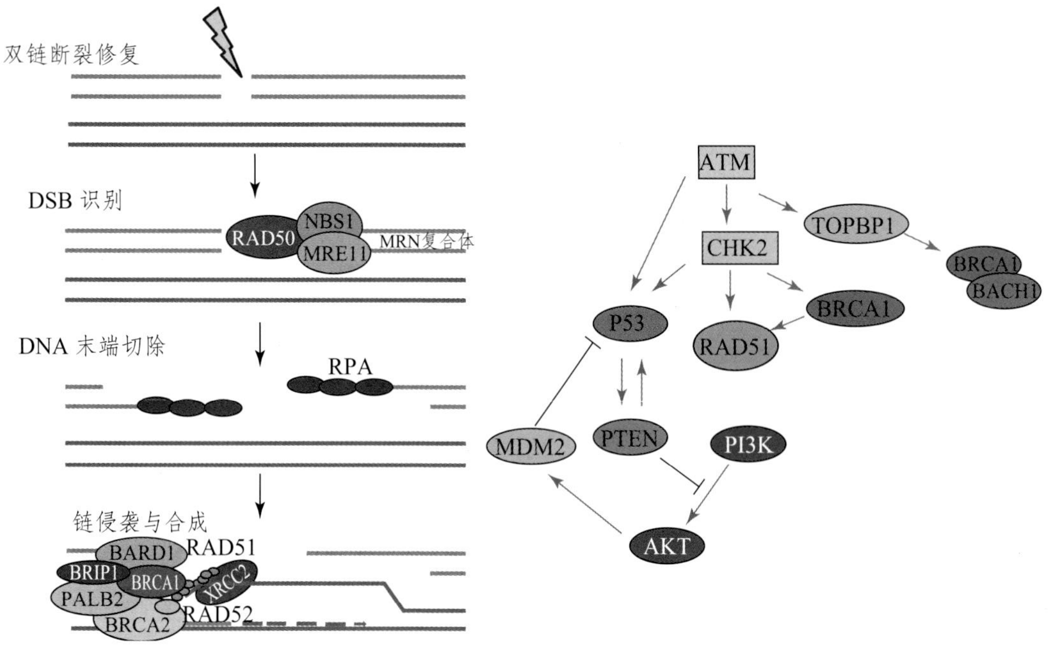

图 2.2 乳腺癌发生和（或）进展中涉及的各基因之间的关系。几种蛋白在被认为与乳腺癌的易感性相关的同源重组介导的双链断裂修复（double strand break，DSB）中发挥的作用（左图）。乳腺癌易感基因中的各种蛋白之间的信号传递（右图）。基因 / 蛋白质缩写：RAD50，酵母 RAD50 的同源蛋白；NBS1，Nijmegen 断裂综合征蛋白 1（Nijmegen breakage syndrome protein 1）；MRE11，与酵母减数分裂重组蛋白 11 同源蛋白（meiotic recombination 11 homolog）；RPA，复制蛋白 A（replication protein A）；BARD1，BRCA1 相关的环结构域 1（BRCA1 associated RING domain 1）；BRIP1，BRCA1 互作蛋白 C 末端解旋酶 1（BRCA1 interacting protein C-terminal helicase 1）；PALB2，BRCA2 共定位蛋白（partner and localizer of BRCA2）；BRCA1，乳腺癌 1 号基因（breast cancer 1，early onset）；BRCA2，乳腺癌 2 号基因（breast cancer 2，early onset）；XRCC2，中国仓鼠细胞 X 线修复缺陷修复蛋白 2（X-ray repair complementing defective in Chinese hamster cells 2）；RAD51，酵母 RAD51 的同源蛋白（RAD51 homolog）；RAD52，酵母 RAD52 的同源蛋白（RAD52 homolog）；ATM，毛细血管扩张性共济失调突变（ataxia telangiectasia mutated）；CHK2，细胞周期检测点激酶 2（checkpoint kinase 2）；TOPBP1，拓扑异构酶 Ⅱ（DNA）结合蛋白 1[Topoisomerase（DNA）Ⅱ binding protein 1]；P53，肿瘤蛋白 P53（tumor protein P53）；PTEN，同源性磷酸酶 - 张力蛋白（phosphatase and tensin homolog）；AKT，v-akt 小鼠胸腺瘤病毒癌基因同源蛋白 1（v-akt murine thymoma viral oncogene homolog 1）；MDM2，MDM2 原癌基因；E3，泛素连接酶；PI3K，磷脂酰肌醇 -4，5 二磷酸激酶 3（phosphatidylinositol-4，5 bisphosphate 3-kinase）；BACH1，BTB 和 CNC 同源蛋白 1，碱性亮氨酸拉链转录因子 1（BTB and CNC homology 1，basic leucine zipper transcription factor 1）。

行比较，以确定一个共同的机制。最后他们提出 BRCA1 和 BRCA2 介导了不同的突变谱，导致了它们在同源重组修复过程中承担不同的角色。微阵列比较基因组杂交（aCGH）技术表明，BRCA1 和 BRCA2 癌症在大片段缺失和扩增之间有一些相似之处，但也存在不少差异 [36]。

作为对这篇综述的回应，Simon A. Joosse 为这些解释提供了一个有趣的选择。他首先指出，作为所有上皮乳腺细胞起源的乳腺干细胞在最开始都是 ER 阴性，BRCA1 而非 BRCA2 是它们转变为成熟 ER 阳性细胞所必需的。因此，BRCA1 的缺失可能会导致具有致癌潜能的未分化 ER 阴性干细胞的积累。根据 BRCA1 肿瘤起源于共同细胞谱系这一思路，能够解释为什么与 BRCA2 基因突变携带者的肿瘤相比，它们具有如此高的同质性 [38]。进一步的基因组和蛋白质组分析将有望在不久的将来提供这些问题的答案。

除了 BRCA 基因，也有其他一些基因与家族性乳腺癌有关联。其中高外显率的基因包括肿瘤抑制因子 P53、PTEN 和 STK Ⅱ [39-41]。而中等外显率的基因则包括 ATM、CHK2、RAD51D 和 RAD51B 等 [42-45]。其余的一些中等外显率基因与先天性再生障碍性贫血（Fanconi 贫血，FA）通路相关，如 PALB2、BRIPl、RAD51C 和 XRCC2[44, 46-49]。更近一步的有 21 个低风险的等位基因也被检测出来 [50-53]。包括 BRCA1 和 BRCA2 在内的这些基因决定了世界范围内接近 35% 的遗传性乳腺癌的发生。这为我们的认知留下了大量的空白：到底是什么导致了大多数家族性乳腺癌的发生，而这些空白随着有意义的组学数据出现会慢慢被填补（表 2.2 列出了本章提到的基因列表，并附简短描述）。

Gracia-Aznarez 等分析了 7 个 BRCA1/BRCA2 阴性的家系，不同世代在 60 岁以前被确诊的成员每个家系有 6~10 名。一个已知的中度易感的缺失突变即 CHEK2 1100delC 被检出，CHEK2（或 CHK2）是细胞周期调节必需的一个基因，被发现参与这一类信号通路如 ATM 和 P53 等（图 2.2）。此外，还确定了 11 个罕见的变异，然而，由于统计数据的不足，它们与乳腺癌的关联并不清楚。对于这些候选基因靶向重新测序需要在更大的人群中进行，以确定它们同乳腺的关联是否实际存在 [101]。

2011 年，Rebbeck 等在发布的一项研究结果中分析了 2825 例 BRCA1 突变的携带者中一系列的 BRCA1 相关蛋白的编码基因，以期确定乳腺癌风险调节基因。以下基因被鉴定为潜在的调节基因：ATM、BRCC45、BRIP1、CTIP、MERIT40、NBS1、RAD50 和 TOPBP1[102]。其中 ATM、BRIP1、NBS1 和 RAD50 已经在之前的研究中发现与遗传性乳腺癌相关 [103]。而 MERIT40 和 TOPBP1 的突变筛选也由 Winqvist 研究组完成，在他们的研究中，并未发现 MERIT40 与家族性乳腺癌相关。然而，该研究的样本量相对较少（仅有 125 个家系），而且也受到地理位置的限制（仅收集了北芬兰的样本），因此他们的研究结果未必也适用于其他人群 [104]。这个研究组在 2006 年曾完成了相似的工作，检测了 TOPBP1 并确定了 TOPBP1 在家族性乳腺癌中的几种转录本 [105]。其他两项研究检测了 TOPBP1 在调节乳腺癌风险中的作用，第一个研究小组通过 61 个未经选择的连续样本分析，发现了该基因在乳腺癌中存在异常的亚细胞定位 [106]，而另一个研究组针对波兰的家族性乳腺癌做了特别检测，发现 TOPBP1 的 mRNA 水平减少及蛋白水平增加与疾病进展相关 [107]。

在 Banerji 等于 2012 年发布的一项研究中，基因组分析的作用得到了很好的体现，他们针对 103 例来自墨西哥和越南的乳腺癌患者进行了全外显子测序并与正常 DNA 进行了比对。他们同样也进行了 22 例乳腺癌 / 正常组的全基因组测序，结果证实了一些已经被检出的突变，同时也发现了一些新的突变，包括在三阴性乳腺癌病例中经常出现的 MAGI3-AKT3 融合，这种融合导致了 AKT 激酶的持续激活。他们发现，使用靶向 AKT 的小分子阻断剂能够阻断 AKT 活性 [108]。尽管这项工作不是特别针对家族性乳腺癌进行的，但它仍然说明了高通量测序技术能产生巨大信息的特质，目前仍有许多研究者正在处理这些数据。

DNA 甲基化被认为是一种有助于控制基因表达的表观遗传机制 [109]。最近的一篇综述讨论了通过靶向特定 DNA 序列的表观遗传修饰酶来更充分彻底地了解表观遗传效应对基因表达的影响 [110]。随着近期在基因组编辑上取得的巨大进步，也许在不久的将来表观基因组编辑也会成为现实 [111, 112]。将乳腺癌和其他类型的癌症与特定基因 DNA 甲基化联系起来的最新研究表明，对表观遗传标记进行编辑可能对癌症的基础和转化研究都有极大的用途 [113-116]。

Swift-Scanlan 等报道了用多重甲基化特异性 PCR（QM-MSP）的方法精确检测乳腺癌中已知基因的甲基化水平 [117]，在一组存在

表 2.2 本章所综述基因的简要描述:它们在不同类型癌症中的基本功能

基因名称	功能	在不同类型癌症中的基本功能
PPP2R2A(protein phosphatase 2, regulatory subunit B, alpha,蛋白磷酸酶 2 调节亚单位 α)	细胞生长和细胞分裂的负调控作用	在 DNA 双链断裂过程中与使 ATM 去磷酸化的复合物直接相关;其缺失会阻碍同源重组所介导的 DNA 修复[54]。其体细胞缺失预示前列腺癌的发生[55]
MTAP(methylthio adenosine phosphorylase,甲硫腺苷磷酸化酶)	多胺代谢、腺嘌呤和甲硫氨酸的清除	在人类癌症中存在普遍性缺失,在 MTAP 阴性的肿瘤细胞中添加 MTA 能增强其对 6-TG 和 5-FU 的敏感性,而在 MTAP 阳性细胞中无此现象[56]
MAP2K4(mitogen-activated protein kinase kinase 4,有丝分裂原激活蛋白激酶 4,又名 MKK4)	丝氨酸-苏氨酸蛋白激酶,磷酸化和激活 JNK	在前列腺癌和卵巢癌中是肿瘤转移抑制因子[57]
STK11(serine/threonine kinase 11,丝氨酸/苏氨酸蛋白激酶 11,又名 LKB1)	丝氨酸-苏氨酸蛋白激酶,调节细胞极性,肿瘤抑制因子	胃肠道息肉病相关基因突变[58];20% 非小细胞肺癌中存在失活突变[59];LKB1 突变等位基因敲入小鼠模型中出现类似胰腺囊癌前病变[60]
DUSP4(dual-specificity phosphatase 4,双特异性磷酸酶 4,又名 MKP2)	负调控 ERK、P38 和 JNK	新辅助化疗后其在残余乳腺癌细胞的低表达激活 RAS-ERK 信号[61];通常在 MSI-H 大肠癌中过表达[62]
RUNX1(runt-related transcription factor 1, Runt 相关转录因子 1,又名 AML1 或 CBFA2)	调节 HSC 的转录调控因子,ERα 拮抗剂	在许多血液肿瘤和实体瘤中失活,其在乳腺癌中的表达量降低会导致癌症侵袭性增加[63];在 miRNA 调控通路中处于关键地位,影响正常和恶性造血过程[64]
AMBP(alpha-1-microglobulin/bikunin precursor,α1-微球蛋白/比库蛋白前体)	在胞浆中与凝血酶原、白蛋白和免疫球蛋白 A(CD79a)形成复合体	在膀胱癌中差异表达[65]
ABAT(4-aminobutyrate aminotransferase,4-氨基丁酸转氨酶)	分解代谢神经递质 γ-氨基丁酸为琥珀半醛	在肺泡横纹肌肉瘤(ARMS)中差异表达
CDH1[cadherin 1, type1, E-cadherin,上皮钙黏素 1(上皮)]	通过招募到 APC 的泛素化和随后的蛋白水解抑制有丝分裂的重新启动	各种胃癌综合征相关的生殖细胞改变[66];通常被认为是抑癌基因,但其表达可能会导致某些卵巢癌和脑肿瘤的恶化[67]
RB1(retinoblastoma 1,视网膜母细胞瘤 1)	肿瘤抑制因子,调节细胞生长,与蛋白相互作用参与细胞凋亡和分化	在多种癌症中发挥功能[68];可能在三阴性乳腺癌的上皮细胞-间充质细胞转化(EMT)过程中发挥作用[69]

(待续)

表 2.2（续）

基因名称	功能	在不同类型癌症中的基本功能
HSP90（Hsp90 chaperone，Hsp90 伴侣蛋白）	在各种信号转导途径中调控蛋白的折叠和激活	HSP90 抑制剂用于治疗难治性 HER2 阳性型乳腺癌和其他各种癌症 [70，71]
PIK3CA（phosphatidylinositol-4，5-bisphosphate 3-kinase，catalytic subunit alpha，磷脂酰肌醇 4，5 - 二磷酸 3- 激酶，催化亚单位 α）		乳腺癌中发生频率最高的基因突变 [72]
MLL3（myeloid/lymphoid or mixedlineage leukemia 3，粒细胞 / 淋巴细胞或混合谱系白血病 3）	组蛋白甲基转移酶，参与转录昼夜节律的调节	生殖系突变在诸如结肠癌和白血病之类的癌症基因组测序中检出 [73]；在微卫星不稳定性的胃癌中普遍检出表达缺失 [74]
GATA3（GATA binding protein 3，GATA 结合蛋白 3）	转录因子调节乳腺腔上皮细胞分化，参与调节 T 细胞发育	通过诱导 miR-29b 的表达抑制癌症转移 [75]；PTEN 基因缺陷前列腺癌中的表达缺失会促进肿瘤侵袭 [76]；可能影响 ESR1 增强子的可亲和性 [77]；突变状态与使用芳香酶抑制剂后的细胞增殖抑制有关 [78]
MAP3K1（mitogen-activated protein kinase kinase kinase 1，E3 ubiquitin protein ligase，丝裂原活化蛋白激酶激酶激酶 1，E3 泛素蛋白连接酶）	丝氨酸－苏氨酸激酶	与 BRCA2 突变携带者的乳腺癌易感性有关 [79]
CDKN1B（cyclin-dependent kinase inhibitor 1B，细胞周期蛋白依赖性激酶抑制剂 1B，又名 P27KIP1）	结合细胞周期蛋白 D-CDK4 或 E-CDK2 复合物控制细胞周期阻滞于 G1 期	HSP90 抑制剂改变其在黑色素瘤细胞中的表达 [80]；在前列腺癌中通过 Id3 对其进行抑制后可能会导致肿瘤侵袭性增强 [81]；维生素 E（δ- 生育三烯酚）的诱导能够抑制胰腺导管癌细胞的增殖 [82]
TBX3（T-box 3）	转录抑制因子	在头颈部鳞状细胞癌过表达，抑制 PTEN 的表达 [83]；BRAF/Tbx3/ 上皮钙黏素信号通路可能会促进存在 BRAF 突变的黑色素瘤的转移 [84]；启动子甲基化的状态决定了 MGMT 甲基化胶质母细胞瘤患者的发病情况 [84]
CBFB（core-binding factor，beta subunit，核心结合因子 β 亚基）	参与干细胞稳态和发展的核心结合的转录因子复合物的 β 亚基	CBFB-MYH11 融合蛋白与急性髓系白血病相关 [85]；其表达量降低可能参与某些前列腺癌和卵巢癌恶性表型的发生 [86]
NF1（neurofibromin 1，神经纤维瘤 1）	包括 RAS 信号转导途径在内的数个信号通路的负调控因子	其突变与髓系肿瘤的发生显著相关 [87]；其功能缺失突变会导致神经纤维瘤这一肿瘤易感性综合征的发生 [88]；卵巢浆液性癌中 NF1 体细胞突变检出 [89]；结直肠癌中存在等位基因缺失 [90]

（待续）

表 2.2（续）

基因名称	功能	在不同类型癌症中的基本功能
SF3B1（splicing factor 3b，subunit 1，155 kDa，剪接因子 3b 亚基 1）	U2 snRNP 复合物及 U12 微型剪接体亚基	B 细胞慢性淋巴细胞白血病中普遍存在该基因突变[91]；在葡萄膜黑色素瘤中存在 625 号密码子的突变[92]；在胰腺导管癌中存在突变[93]
CCND3（cyclin D3，细胞周期蛋白 D3）	形成 CDK4 和 CDK6 的调节亚基，这二者对于细胞周期 G1/S 期转化至关重要	cyclin D3 的分子靶向激酶作用：CDK4/6 在人 T 细胞急性淋巴细胞白血病中起到阻碍细胞周期的作用[94]；在肺腺癌中表达上调[95]；可能受到 miR-138 的调控，而 miR-138 在肝细胞癌症中通常下调[96]；喉鳞状细胞癌中过表达[97]
PDZK1（PDZ domain containing 1）	支架蛋白介导细胞表面蛋白定位以及参与胆固醇代谢	其过表达可能与多发性骨髓瘤耐药性相关[98]；在部分卵巢癌细胞系中可被 17β- 雌二醇上调[99]
PTX3（pentraxin 3，long，穿透素 -3）	参与先天免疫和细胞外基质的形成	可能能够作为 FGF2 拮抗剂在对抗 VEFG 治疗产生抗性的肿瘤细胞中使用[100]

5-FU，氟尿嘧啶；6-TG，硫鸟嘌呤；APC，后期促进复合物；MSI-H，微卫星不稳定性高；MTA，甲硫腺苷；snRND，核小核糖核蛋白。

BRCA1 或 BRCA2 生殖突变和（或）乳腺癌家族史的 99 个存档甲醛固定乳腺癌组织样品中，作者能够检测数个基因（APC、RASSF1A、TWIST、ERα、CDH1 和 cyclin D2）甲基化水平，与肿瘤发展阶段、激素受体、生长因子受体及复发或转移病史之间的联系。尽管 QM-MSP 不像其他方法具有那么高的通量，但却是非常灵敏的，能够分析非常微量的样本（50~1000 个细胞）[117]。其他调查乳腺癌基因 DNA 甲基化的研究发现，GSTP1 和 FOXC1 启动子的甲基化状态能够被用作诊断标志物[118]。

另一个有趣而有前景的方法正在被越来越多地应用，那就是对流式分选得到的细胞进行单核测序（single-nucleus sequencing，SNS）的技术。这清楚地表明，肿瘤是由许多不同的亚群组成，每个亚群都有自己独特的遗传特性，当然也共享相同的基因突变。这些不同的亚群细胞可能迁移到身体不同的部位，造成不同的转移[21]。

根据许多不同的研究发现，大多数存在于转移病灶的突变也存在于原发肿瘤中[119]。这是潜在的好消息，阻断癌症的转移可能比以前想象得更容易。但是癌症是一种非常“聪明”的疾病，它们快速变异的遗传特性使肿瘤细胞即使只有很小的亚群，也能够逃脱我们将其消灭的尝试。

癌症转录组学

随着微阵列芯片技术的发展和生物信息学软件的进步，许多研究者的研究重点转向了鉴定不同基因在各种情况下的不同表达模式。1999 年 Golub 等揭示，通过全基因表达数据分析来对肿瘤的亚型进行分型，比传统的临床观察要更为可靠[120, 121]。然而，最近的一些报道表明，组合方法是目前做出准确诊断和预后评估最有效的方法[122]。

转录组学是对特定组织所有的转录本进行研究，包括 mRNA、小 RNA（microRNA 和 siRNA）以及非编码 RNA。它的研究范围包括描述基因的转录结构、剪接模式和其他转录后修饰的特征。在不同情况下，不同类型细胞或相同类型细胞间的不同基因表达的特征对癌症研究是很有价值的。癌细胞的基因表达谱与癌旁非肿瘤细胞有着显著的不同，它也可以被用来定义包括乳腺癌在内的各种不同癌症的肿瘤亚型[27, 123-126]。检测原发性和转移性肿瘤细胞之间基因表达的变化，加深了我们对肿瘤转移转化机制的了解。

虽然传统测序技术针对转录谱研究已经进行了许多改进，如基因表达的系列分析（SAGE）、基因表达的加帽分析（CAGE）和大规模平行信号测序（MPSS）等，但这些方法仍然存在通量较低、价格昂贵且准确率不高的缺点。微阵列技术和基因芯片是目前应用在这一组学领域最主要的工具。RNA 测序（RNA Seq）作为一种相对较新的深度测序技术，在转录本测序精度上大大改进，除已知基因组序列外，还能识别存在于转录本的单核苷酸多态性（SNP）[127]。

遗传性乳腺癌的转录组学

三阴性乳腺癌本身的异质性通常与 BRCA1 生殖突变相关，使其成为一种特别顽固的疾病。Cascione 等在最近发布的一项研究中，检测了从 1995 年到 2005 年间收集的女性三阴性乳腺癌样本中的 miRNA 和 mRNA 表达谱（鉴定出的 miRNA 详细列表见表 2.3），样品是从 173 例患者的肿瘤、相邻非肿瘤组织和淋巴结转移病灶部位取得的。由于 RNA 提取率低，对微阵列数据分析进行一些限制是有必要的。在这一实验中使用了人肿瘤特异的 mRNA 微阵列和人 miRNA 表达谱 v1 模块，两组 miRNA 标签与患者的生存相关（miR-16、155、125b、374a 和 miR-16、125b、374a、374b、421、655、497），而 miRNA/mRNA 的反相关性被用来确定 4 个不同的分子亚家族。第一组包含 7 个在肿瘤组织中过表达的 mRNA（SPP1、MMP9、MYBL2、BIRC5、TOP2A、CDC2 和 CDKN2A）。第二组是 43 个在肿瘤中下调的 mRNA，其基因注释富集在 NF-κB、PPAR 和 PTEN 信号通路上。第三组是 10 个基因功能注释主要与生长因子相关的异常表达 mRNA；最后一组则是由 64 个基因功能注释富集于 NF-κB 信号通路的 mRNA 组成[28]。

辅助治疗和新辅助治疗都是初始治疗方法，目的是改善初始疗法的效果。对于那些对治疗反应不好的肿瘤，这正是一个疾病复发和（或）发展的好机会。有理论认为，消除对癌症

表 2.3　Cascione 等确定的具有负调控作用的 miRNA（在三阴性乳腺癌中有表达特征的）

miRNA	miRNA 在其他类型癌细胞中的负调控
miR-16	前列腺癌[128] 多发性骨髓瘤[129] 乳腺癌[130] 结肠癌[131] 口腔癌[132] 肺癌[133] 肝癌[134] 脑癌[135]
miR-155	结肠癌、宫颈癌、胰腺癌、肺癌、甲状腺癌、淋巴瘤、白血病[136] 胰腺癌[137]
miR-374a	肺癌[138] 乳腺癌[139] 结肠癌[140]
miR-421	头颈癌[141] 胃癌[142] 肝癌[143] 胰腺癌[144] 前列腺癌[145] 乳腺癌[146]
miR-497	宫颈癌[147] 乳腺癌[148] 皮肤癌[149] 结肠癌[150] 脑癌[151] 头颈癌[152] 胃癌、肺癌[153]

治疗有特别抗性的肿瘤细胞是困难的，这类细胞通常被称为肿瘤干细胞[154]。为了确定三阴性乳腺癌（也被称为基底样乳腺癌，BLBC）与药物抗性相关的基因，对49例新辅助治疗后手术切除的存档样本进行了转录谱分析。为了评估长期的临床预后，对所有样本都进行了Ki67（常用的增殖标志物）的免疫组织化学染色。Ki67染色在BLBC的样本中阳性率最高，这一结果从临床和分子角度都与肿瘤的亚型高度吻合。通过分子标签数据库（Molecular Signatures Database）进行比对后，Ki67高度染色BLBC样本的表达谱数据显示存在Ras-ERK通路的激活。

为了排除在乳腺癌中不常见的KRAS突变，通过DNA测序的手段证实了没有突变位点被发现。然而，DUSP4这一Ras-ERK通路负调控因子的表达在这些样本中却显著下调。已有报道，通过对一组286例未接受新辅助治疗的患者研究发现，DUSP4低表达与低无病生存期（DFS）相关。为了进一步验证DUSP4的重要性，作者又在另一组队列，经过新辅助治疗的89例TNBC患者中检测了它的表达量，发现了Ki67高染色与DUSP4低表达模式是相似的。在BLBC细胞系中通过siRNA抑制DUSP4后导致细胞凋亡受到抑制，而依赖增殖的丝裂原活化蛋白激酶（MEK）上升，同时临床上使用的抗有丝分裂药物多西他赛的半数抑制浓度IC_{50}也上升。

在3个BLBC细胞系中恢复DUSP4表达后，ERK的磷酸化受到抑制而其中的两个细胞系存活能力都减弱。MEK抑制剂的加入能够提升17个BLBC细胞系对多西他赛的敏感性。在PTEN表达缺失的细胞系，PI3K通路的激活导致类似于非依赖MEK的细胞增殖和细胞凋亡逃避。因此作者得出结论：DUSP4的表达与PTEN的状态能够有效地预测MEK抑制剂在BLBC肿瘤患者中的疗效[61]。

凭借着组织银行中拥有大量肿瘤样本的优势，Curtis等通过一组拥有临床信息的997个新鲜冰冻的原发性乳腺癌样本进行了一项拷贝数变异分析以及它们对转录的影响。另外一组995个肿瘤样本则用来对这一数据库的预测能力进行测试。该实验的目的是为了确定不同乳腺癌亚型之间及之中变化的基础遗传机制。患者在临床上具有同质性，即大多数ER阳性/淋巴结（LN）阴性的患者并未接受治疗，而ER阴性/LN阳性患者接受了治疗。一系列潜在的癌症基因被确定，包括PPP2R2A、MTAP和MAP2K4。患者也被分成了一组高风险的ER阳性11q13/14顺式作用亚型和一组对治疗反应良好的不存在任何拷贝数变异的亚型，这为我们乳腺癌的亚型分类提供了一种新的方法[155]。

癌症蛋白质组学

蛋白质组学是针对表达在特定生物系统的全部蛋白成分的研究。同基因组学一样，蛋白质组学也发展出了许多分支学科。其中4个主要的分支包括表达蛋白质组学、功能蛋白质组学、结构蛋白质组学和翻译后修饰蛋白质组学[156]。蛋白质组学的研究目的不仅仅是确定一个系统里所有的蛋白，也包括了解这些蛋白的表达调控、蛋白之间的相互作用以及它们对细胞功能的影响。图2.3展示了用于可视化蛋白－蛋白相互作用的许多方案中的一个。

蛋白质组学研究工具箱中的主要方法是质谱技术，该技术测量气相中离子的质荷比（*m/e*）。在整个20世纪，质谱技术都在不断发展，但直到20世纪80年代末它在生物学研究上才得到广泛应用。这使电子喷射离子化（ESI）和基质辅助激光解吸电离（MALDI）技术的发展使其成为可能[156,157]。

最近的一篇综述概述了蛋白质组学领域面对的主要挑战，根据作者的意见，蛋白质组学发展的主要瓶颈是数据分析[9]。对于通过数据库搜索进行质谱数据分析和蛋白质识别的可行方法，我们建议读者分别参考Brusniak等和Eng等[158, 159]的综述；对于如何分析蛋白－蛋白相互作用网络和调控网络，我们推荐

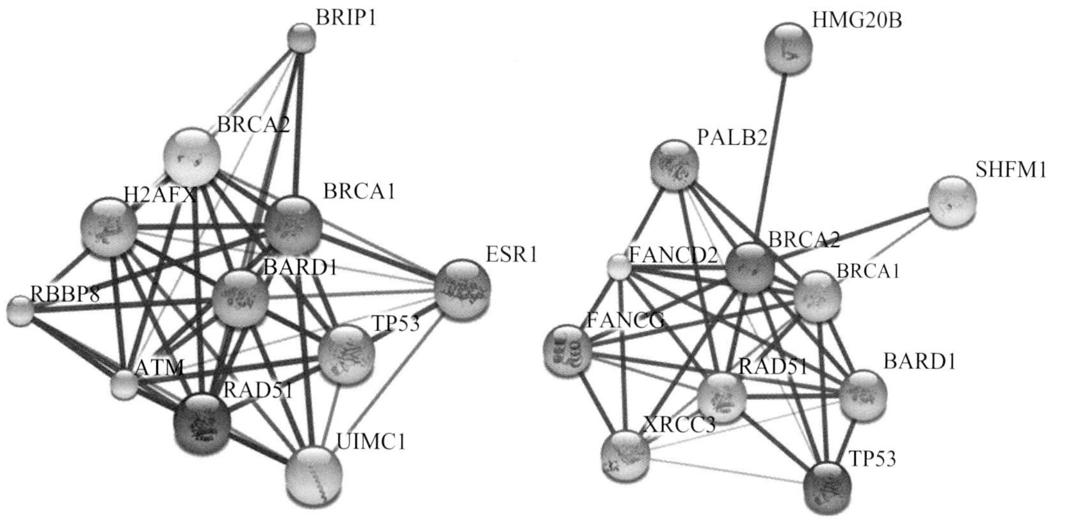

图 2.3　通过 STRING（the Retrieval of Interacting Proteins/Genes，互作蛋白 / 基因检索）9.05 搜索工具绘制的 BRCA1（左图）和 BRCA2（右图）蛋白相互作用网络。连线的粗细程度反映了相互作用的强度，即连线越粗则相互作用越强。（见彩图）

Koh 等和 Poultney 等 [160, 161] 的工作。最后，对于从多个平台进行组学数据综合分析，读者可参考 Chavan 等的文献 [162]。

遗传性乳腺癌的蛋白质组学

Cohen 等检测了 76 例遗传性乳腺癌患者的血浆，从而能发现有 4 个已经被报道的与乳腺癌组织相关蛋白组成的特征性表达：纤连蛋白、丛生蛋白、凝溶胶蛋白和 α1- 微球蛋白 / 间 α- 胰蛋白酶抑制剂轻链前体（AMBP）。这些蛋白的血浆水平在两种肿瘤类型中存在差异，因此能够区分浸及导管和侵袭乳房的乳腺癌 [163]。

Pavlou 等在最近的一项研究中使用了一种强有力的方法来确定潜在的乳腺癌生物标志物。首先，蛋白质组数据来自于 8 个乳腺癌肿瘤细胞系的分泌组（细胞分泌的所有蛋白质组分），这些细胞系代表了 3 个主要乳腺癌亚型。通过质谱技术检出超过 5200 个非冗余蛋白，其中 23 个是基底样乳腺癌细胞特有的，4 个是 HER2/neu 阳性型乳腺癌细胞特有的，而另外 4 个是管腔样乳腺癌细胞特有的。随后，将这些结果与 4 个来自美国国家生物技术信息中心基因表达数据库（NCBI GEO）中公开提供的乳腺癌 mRNA 微阵列数据进行比对。总体而言，30 个待选蛋白中有 24 个在微阵列表达模式上与蛋白质组学的结果相符合。

他们接着收集了 8 例 ER 阳性和 8 例 ER 阴性乳腺癌组织样品的胞浆，通过质谱技术测试了此数据的临床适用性。30 个亚型特异蛋白中有 18 个被鉴定出来，特别是其中的 3 个蛋白（ABAT、PDZK1 和 PTX3）在不同的癌症亚型中有着非常显著的表达差异。最后，他们检查了对应 4 个基因表达阵列数据的患者 2 年和 5 年无病生存期（DFS）数据。ABAT 是 3 个潜在生物标志物中最显著可靠的，平均来看，ABAT 的表达水平在无病生存期超过 2 年的患者中要高 2.3 倍，ABAT 的表达在 5 年无病生存期的 4 组数据中仍然有显著差异。

他们还查询了基于基因表达的乳腺癌在线数据库，发现 ABAT 表达量较高的患者无病生存期稍长于那些低表达患者。在 ER 阳性或他莫昔芬治疗的患者中，ABAT 高表达患者的预后要比低表达患者好 [164]。这项工作证明了通过乳腺癌细胞系的体外蛋白质组学分析，结合公开可用的患者转录组数据，能够用来鉴定乳腺癌亚型特异的潜在分子标志物。

Lee 等对 38 例来自浸润性导管癌（IDC）患者的不同分期淋巴结转移样本（分期根据 TNM 分期系统，包括身体检查、活组织检查和影像学检查）及其邻近正常组织进行了蛋白表达谱检测，使用二维聚丙烯酰胺凝胶电泳（2D-PAGE）和高效液相色谱－串联质谱法（LC-MS/MS），他们发现一些蛋白在转移组织上调，并且还确定了可能能够区分各种转移阶段的标志物。钙网蛋白在所有 3 个转移阶段都显著上调，在 N0 阶段上调比例为 77%，N1 阶段为 92%，而在 N2 阶段则为 83%。原肌球蛋白 α-3 链在所有 3 个阶段也上调，尽管总体发生率稍低（N0 和 N1 期为 69%，N2 期为 75%）。他们认为，HSP70 是一个 N0 阶段转移的潜在标志，80K 蛋白前体 H 和蛋白质二硫键异构酶（PDI）可作为 N1 阶段转移的生物标志物，免疫球蛋白重链结合蛋白质（BIP）则能作为 N2 阶段转移的潜在标志物[165]。

另一项旨在通过蛋白表达谱区分肿瘤亚型的研究发现，在临床样本和 MDA-MB-231 细胞中，STAT1 和 CD74 的表达量增加都与三阴性乳腺癌的转移风险相关。作者认为，这种转移性增强发生的机制可能是 CD74/CD44/ERK、MIF 受体通路与 CD74 和 STAT1 之间的正反馈循环[166]。

癌症代谢组学

代谢组学是组学问题的另一组成部分，其将加深我们对癌细胞和它们向转移状态转化的认识。代谢组学可以被定义为“对代谢中间体和产物类低分子量分子或代谢物的综合分析”[167]。人类代谢组数据库（www.hmdb.ca）是一个对公众开放的数据库，已经收集了迄今发现有关人类细胞中 40 250 个小分子代谢物的详细信息。“数量庞大的代谢物相对浓度各有不同，其物理、化学特性（极性、疏水性、分子量或化学稳定性）也存在差异，对它们进行研究需要应用不同的实验技术和种类繁多的实验条件”[168]。在代谢组学谱中最常使用的技术是核磁共振（NMR）和质谱（MS）[167]。

代谢组学像其他组学学科一样带来了巨大的希望，但随之而来的还有诸多的挑战。完整的人类代谢组是非常庞大的，几乎两倍于人类蛋白质组，并且它们存在于持续动态变化的流体中。尽管收集代谢组学分析的样品是相对容易和无创性的（典型的如血清、血浆或尿液），但因为感兴趣的分子在样品运送和制备过程中非常容易发生修饰改变，对这种潜在的差异性进行控制可能是非常困难的。在代谢组学转向医学使用时，标准的操作步骤和收集、贮存和加工条件必须设计合理并严格遵守。

癌细胞的显著特点之一是它们代谢通路独特的“重新编程”，它们获得的这些变化影响了 4 种主要类型大分子的新陈代谢（碳水化合物、脂质、蛋白质和核酸）[20, 169, 170]。这种现象是指，癌症细胞即便是在有氧条件下都特别“偏爱”糖酵解途径（有氧糖酵解），最早是由 Otto Warburg 于 20 世纪 20 年代正式描述[20, 171, 172]。这称为 Warburg 效应，这一“糖瘾”特征被用于临床上识别癌症病灶。正电子发射断层扫描（PET）用于检测放射性标记的葡萄糖（2-氟 -2- 脱氧 -D- 葡萄糖，FDG），由于对糖酵解严重的依赖性，相比其他细胞 FDG 在肿瘤细胞中累积更多[171]。近几年又推动癌症代谢回到了聚光灯下，原癌基因激活和抑癌基因突变会影响代谢的证据也激发人们对这一领域的研究兴趣。*Nature and Nature Reviews Cancer* 杂志发布了一则癌症代谢“网络焦点”，突出了最近这一领域的一些新发展[33]。一篇综述指出，我们通常是在有氧和富营养的环境中培养和研究癌细胞系的，而这与体内的微环境有显著的不同[168]。乳腺癌细胞与成纤维细胞共培养可能更准确地反映其肿瘤生长的条件，也能加深我们对癌细胞如何逃避死亡的了解。

代谢组学通过整合其他组学领域来丰富我们对生物系统的理解，其中的一个例子来自于 2011 年发表的一项研究，该研究通过对来自不同癌症类型的 59 个细胞系的分组来确定基因谱和代谢谱之间的联系，采用各种化疗剂，包括多种含铂药物对细胞系进行处理，在处理前后对这些细胞系进行了检测。这种研究方法需要对两个非常不同的数据库进行综合分析，他们首先通过常见 OR 分析（over-representation analysis）对两组数据进行了单独分析，然后自行设计一种整合两组数据库的分析方法，显示了跨组学分析的潜在能力 [173]。

遗传性乳腺癌的代谢组学

Lisanti 研究组在 2009 年和 2010 年专门发表了特别关注乳腺癌代谢的文章，他们的一项研究成果是提出了不仅癌细胞的代谢通路发生了改变，而且存在于肿瘤微环境中的癌症相关的成纤维细胞（CAF）也发生了代谢变化 [31, 174, 175]。这种称为“反向 Warburg 效应”或“基底 - 上皮代谢偶联”的理论，认为上皮癌细胞事实上能够诱导处于肿瘤微环境中的基质成纤维细胞发生 Warburg 效应，使它们产生和分泌更多的丙酮酸和乳酸，然后再由癌细胞利用输入到线粒体 TCA 循环、氧化磷酸化和 ATP 生产中 [176]。他们提出通常被认为从骨髓间充质干细胞衍生而来的 CAF，本质上与 TGF-β 活化的成纤维细胞（肌成纤维细胞）相同，它们不能够被“关闭”[177]。他们及其他研究者都证明了 CAF 中存在 TGF-β 信号转导抑制剂，即陷窝蛋白 1（CAV1）的缺失。

在另一篇文章中，Lisanti 等证明，与来自同一患者采取正常成纤维细胞相比，CAV1 在乳腺癌的 CAF 中显著下调。其他的研究表明，CAV1 甚至能够独立于 ER、PR 和 HER2 等常规肿瘤指标，有效预测乳腺癌肿瘤复发、淋巴结转移、他莫昔芬耐抗性和预后情况 [178-180]。

Jerby 等设计并验证了一项计算机模拟的代谢表型分析（MPA）来衡量整个代谢组。这些表型是通过整合转录组和蛋白质组数据来推断的，这项技术首次从基因组水平来对乳腺癌代谢进行研究。该方法与已有模式的不同之处在于它不需要对数据进行最佳拟合。MPA 所使用的模型允许数据与完美拟合存在一定的偏离，这样可以估算出细胞或系统的适应潜力。预测结果由基于近 400 个临床样品的数据库得来，随后在体外的转移性和非转移性乳腺癌细胞系中进行了研究，与从前其他类型癌症的研究结果类似。他们发现，转移性乳腺癌细胞中的增殖能力与原发肿瘤细胞类似；也就是说，转移细胞的增殖并不比原发肿瘤细胞更快，同时在增殖和活性氧清除之间存在明显的折中效应，生产脂质是细胞增殖所必需的，但它同时阻碍细胞清除氧化分子的能力。作者确定了 ER 阳性和 ER 阴性的肿瘤细胞存在代谢差异，后者从葡萄糖生产乳酸的能力更低。作者称他们的发现可能可以广泛地应用于不同类型的癌症，但同时指出他们的工作是在细胞系中完成的，因此有必要进行体内实验来探索他们的结果在有机体内的适用性 [181]。

2011 年，Possemato 等展示了一种新的靶标确定工具，通过基于 RNA 干扰介导的功能缺失对代谢基因进行扫描，这些基因与侵袭性乳腺癌及乳腺癌异种移植模型的干细胞相关。磷酸甘油酸脱氢酶（PHGDH）的表达上调被认为是为了满足某些乳腺癌对丝氨酸代谢通路流量增加的需求，在 PHGDH 高表达的细胞系中，对 PHGDH 进行抑制后会导致细胞增殖阻滞以及丝氨酸合成减少。虽然总体的丝氨酸水平没有受到影响，但是能够检测到 α- 酮戊二酸盐这种丝氨酸合成通路的另一代谢产物表达量下降 [182]。

2011 年发表的另一项研究发现，基底样而非管腔样的乳腺癌细胞具有高度的谷氨酰胺依赖性，而管腔样乳腺癌的谷氨酰胺独立性与谷氨酰胺合成酶（GS）的细胞系特异性表达有关。GS 由 GATA3 诱导，而 GATA3 抑制 GS 的表达 [183]，这又是为患者制订个体化治疗方案时必须考虑的另一个肿瘤生物学方面的因素。

对于乳腺癌代谢的综述，我们向读者推荐

由 Davison 和 Schafer 发表于 2010 年的文章[184]。2011 年一篇特别关注 PI3K 通路在乳腺癌作用的综述也值得一读[185]。对于更新的综述,我们推荐由 Deblois 和 Giguere 写的关于 ER 及其它们在乳腺癌细胞生长和新陈代谢中作用一文[186]。

药物基因组学

或许与了解癌细胞基因与代谢谱同等重要的是,我们对肿瘤治疗身体反应过程中相关基因状态的了解。在化疗方面,涉及药物代谢和转运的基因状态可被用于确定患者特定治疗的适用性。同样,评估涉及机体对放疗反应(例如 DNA 修复和辐射诱导的纤维化)的基因状态,也有助于确定每个独立个体的最佳治疗方案[187]。这肯定会是"个体化医学"革命的关键组成部分。

组学整合的力量

癌症基因组图谱研究网络(Cancer Genome Atlas Research Network)在 2012 年的文章展示了一项使用采集于 825 例乳腺癌患者的肿瘤和生殖细胞 DNA 来进行综合分子分析的研究。样品经过了基因组 DNA 拷贝数阵列、DNA 甲基化、外显子测序、mRNA 阵列和 microRNA 测序以及反相蛋白质阵列分析。来自上述 6 个不同平台的数据分别以单独和综合的方式进行了分析,将乳腺癌分为 4 个基本类型,每个类型都具有不同的分子标签。几乎所有之前检出的乳腺癌相关基因都在这项研究中得到证实,其中包括 PIK3CA、PTEN、AKT1、TP53、GATA3、CDH1、RB1、MLL3、MAP3K1 和 CDKN1B,而诸如 TBX3、RUNX1、CBFB、AFF2、PIK3R1、PTPRD、NF1、SF3B1 和 CCND3 之类的新基因也被发现[32]。

总结与展望

牛津英语词典将细胞和分子生物学应用领域中的一个名词后缀 -ome 定义为"一个细胞的特定成分的集合或总体意义"[188]。这个定义非常巧妙地抓住了许多组学领域共享的广阔视野。每个领域都有其独特的研究方法和由工程师、生物学家、化学家和物理学家共同合作设计的仪器,而且每个领域都有自己感兴趣的分子。因此,联合它们共享对一个更完善的和更微妙的生物系统的理解。

对通过高通量组学方法产生的数据进行筛选是一项艰巨的任务,然而 10 年来各种组学领域中的各种工作已经证明这样做是很有价值的。可以预计这些强大的技术将继续支持我们对癌症和其他疾病进行更全面地了解,并有助于我们追求真正的个体化医疗。

(马健　译)

参考文献

1. Ahn NG, Wang AH: Proteomics and genomics: perspectives on drug and target discovery. Curr Opin Chem Biol 2008, 12(1):1-3.
2. Pina AS, Hussain A, Roque AC: An historical overview of drug discovery. Methods Mol Biol 2009, 572:3-12.
3. Edgar R, Domrachev M, Lash AE: Gene Expression Omnibus: NCBI gene expression and hybridization array data repository. Nucleic acids research 2002, 30(1):207-210.
4. Bono H, Kasukawa T, Hayashizaki Y, Okazaki Y: READ: RIKEN Expression Array Database. Nucleic acids research 2002, 30(1):211-213.
5. Tong W, Harris S, Cao X, Fang H, Shi L, Sun H, Fuscoe J, Harris A, Hong H, Xie Q et al: Development of public toxicogenomics software for microarray data management and analysis. Mutation research 2004, 549(1-2):241-253.
6. Parkinson H, Sarkans U, Shojatalab M, Abeygunawardena N, Contrino S, Coulson R, Farne A, Lara GG, Holloway E, Kapushesky M et al: ArrayExpress--a public repository for microarray gene ex-

pression data at the EBI. Nucleic acids research 2005, 33(Database issue):D553-555.
7. Wu C, Orozco C, Boyer J, Leglise M, Goodale J, Batalov S, Hodge CL, Haase J, Janes J, Huss JW, 3rd et al: BioGPS: an extensible and customizable portal for querying and organizing gene annotation resources. Genome biology 2009, 10(11):R130.
8. Ivliev AE, t Hoen PA, Villerius MP, den Dunnen JT, Brandt BW: Microarray retriever: a web-based tool for searching and large scale retrieval of public microarray data. Nucleic acids research 2008, 36(Web Server issue):W327-331.
9. Cappadona S, Baker PR, Cutillas PR, Heck AJ, van Breukelen B: Current challenges in software solutions for mass spectrometry-based quantitative proteomics. Amino Acids 2012, 43(3):1087-1108.
10. Ferrer-Alcon M, Arteta D, Guerrero MJ, Fernandez-Orth D, Simon L, Martinez A: The use of gene array technology and proteomics in the search of new targets of diseases for therapeutics. Toxicol Lett 2009, 186(1):45-51.
11. Ershler WB: Cancer: a disease of the elderly. J Support Oncol 2003, 1(4 Suppl 2):5-10.
12. Lyman GH: Economics of cancer care. J Oncol Pract 2007, 3(3):113-114.
13. Russell HV, Panchal J, Vonville H, Franzini L, Swint JM: Economic evaluation of pediatric cancer treatment: a systematic literature review. Pediatrics 2013, 131(1):e273-287.
14. Zhu G, Chen Y, Zhu Z, Lu L, Bi X, Deng Q, Chen X, Su H, Liu Y, Guo H et al: Risk of second primary cancer after treatment for esophageal cancer: a pooled analysis of nine cancer registries. Dis Esophagus 2012, 25(6):505-511.
15. Duman BB, Paydas S, Disel U, Besen A, Gurkan E: Secondary malignancy after imatinib therapy: eight cases and review of the literature. Leuk Lymphoma 2012, 53(9):1706-1708.
16. Karran P, Offman J, Bignami M: Human mismatch repair, drug-induced DNA damage, and secondary cancer. Biochimie 2003, 85(11):1149-1160.
17. Jemal A, Bray F, Center MM, Ferlay J, Ward E, Forman D: Global cancer statistics. CA Cancer J Clin 2011, 61(2):69-90.
18. Gatza ML, Lucas JE, Barry WT, Kim JW, Wang Q, Crawford MD, Datto MB, Kelley M, Mathey-Prevot B, Potti A et al: A pathway-based classification of human breast cancer. Proc Natl Acad Sci U S A 2010, 107(15):6994-6999.
19. Bertos NR, Park M: Breast cancer - one term, many entities? J Clin Invest 2011, 121(10):3789-3796.
20. Hanahan D, Weinberg RA: Hallmarks of cancer: the next generation. Cell 2011, 144(5):646-674.
21. Trape AP, Gonzalez-Angulo AM: Breast cancer and metastasis: on the way toward individualized therapy. Cancer Genomics Proteomics 2012, 9(5):297-310.
22. Galas DJ, McCormack SJ: An historical perspective on genomic technologies. Curr Issues Mol Biol 2003, 5(4):123-127.
23. Riscuta G, Dumitrescu RG: Nutrigenomics: implications for breast and colon cancer prevention. Methods Mol Biol 2012, 863:343-358.
24. Singh K, Lester J, Karlan B, Bresee C, Geva T, Gordon O: Impact of family history on choosing risk-reducing surgery among BRCA mutation carriers. Am J Obstet Gynecol 2013, 208(4):329 e321-326.
25. Euhus D: Managing the breast in patients who test positive for hereditary breast cancer. Ann Surg Oncol 2012, 19(6):1738-1744.
26. Smith KL, Isaacs C: BRCA mutation testing in determining breast cancer therapy. Cancer J 2011, 17(6):492-499.
27. Perou CM, Sorlie T, Eisen MB, van de Rijn M, Jeffrey SS, Rees CA, Pollack JR, Ross DT, Johnsen H, Akslen LA et al: Molecular portraits of human breast tumours. Nature 2000, 406(6797):747-752.
28. Cascione L, Gasparini P, Lovat F, Carasi S, Pulvirenti A, Ferro A, Alder H, He G, Vecchione A, Croce CM et al: Integrated microRNA and mRNA signatures associated with survival in triple negative breast cancer. PLoS One 2013, 8(2):e55910.
29. Parker JS, Mullins M, Cheang MC, Leung S, Voduc D, Vickery T, Davies S, Fauron C, He X, Hu Z et al: Supervised risk predictor of breast cancer based on intrinsic subtypes. J Clin Oncol 2009, 27(8):1160-1167.
30. Ebbert MT, Bastien RR, Boucher KM, Martin M, Carrasco E, Caballero R, Stijleman IJ, Bernard PS, Facelli JC: Characterization of uncertainty in the classification of multivariate assays: application to PAM50 centroid-based genomic predictors for breast cancer treatment plans. J Clin Bioinforma 2011, 1:37.
31. Martinez-Outschoorn UE, Balliet R, Lin Z, Whitaker-Menezes D, Birbe RC, Bombonati A, Pavlides S, Lamb R, Sneddon S, Howell A et al: BRCA1 mutations drive oxidative stress and glycolysis in the tumor microenvironment: implications for breast cancer prevention with antioxidant therapies. Cell Cycle 2012, 11(23):4402-4413.
32. Cancer Genome Atlas N: Comprehensive molecular portraits of human breast tumours. Nature 2012, 490(7418):61-70.
33. Miki Y, Swensen J, Shattuck-Eidens D, Futreal PA, Harshman K, Tavtigian S, Liu Q, Cochran C, Bennett LM, Ding W et al: A strong candidate for the breast and ovarian cancer susceptibility gene BRCA1. Science 1994, 266(5182):66-71.
34. Wooster R, Bignell G, Lancaster J, Swift S, Seal S, Mangion J, Collins N, Gregory S, Gumbs C, Micklem G: Identification of the breast cancer susceptibility gene BRCA2. Nature 1995, 378(6559):789-792.
35. Vuillaume ML, Uhrhammer N, Vidal V, Vidal VS, Chabaud V, Jesson B, Kwiatkowski F, Bignon YJ: Use of gene expression profiles of peripheral blood lymphocytes to distinguish BRCA1 mutation carriers in high risk breast cancer families. Cancer In-

form 2009, 7:41-56.
36. Roy R, Chun J, Powell SN: BRCA1 and BRCA2: different roles in a common pathway of genome protection. Nat Rev Cancer 2012, 12(1):68-78.
37. Walsh T, Casadei S, Coats KH, Swisher E, Stray SM, Higgins J, Roach KC, Mandell J, Lee MK, Ciernikova S et al: Spectrum of mutations in BRCA1, BRCA2, CHEK2, and TP53 in families at high risk of breast cancer. JAMA 2006, 295(12):1379-1388.
38. Joosse SA: BRCA1 and BRCA2: a common pathway of genome protection but different breast cancer subtypes. Nat Rev Cancer 2012, 12(5):372; author reply 372.
39. Borresen AL, Andersen TI, Garber J, Barbier-Piraux N, Thorlacius S, Eyfjord J, Ottestad L, Smith-Sorensen B, Hovig E, Malkin D et al: Screening for germ line TP53 mutations in breast cancer patients. Cancer Res 1992, 52(11):3234-3236.
40. Lynch ED, Ostermeyer EA, Lee MK, Arena JF, Ji H, Dann J, Swisshelm K, Suchard D, MacLeod PM, Kvinnsland S et al: Inherited mutations in PTEN that are associated with breast cancer, cowden disease, and juvenile polyposis. Am J Hum Genet 1997, 61(6):1254-1260.
41. Giardiello FM, Brensinger JD, Tersmette AC, Goodman SN, Petersen GM, Booker SV, Cruz-Correa M, Offerhaus JA: Very high risk of cancer in familial Peutz-Jeghers syndrome. Gastroenterology 2000, 119(6):1447-1453.
42. Renwick A, Thompson D, Seal S, Kelly P, Chagtai T, Ahmed M, North B, Jayatilake H, Barfoot R, Spanova K et al: ATM mutations that cause ataxia-telangiectasia are breast cancer susceptibility alleles. Nat Genet 2006, 38(8):873-875.
43. Meijers-Heijboer H, Wijnen J, Vasen H, Wasielewski M, Wagner A, Hollestelle A, Elstrodt F, van den Bos R, de Snoo A, Fat GT et al: The CHEK2 1100delC mutation identifies families with a hereditary breast and colorectal cancer phenotype. Am J Hum Genet 2003, 72(5):1308-1314.
44. Loveday C, Turnbull C, Ramsay E, Hughes D, Ruark E, Frankum JR, Bowden G, Kalmyrzaev B, Warren-Perry M, Snape K et al: Germline mutations in RAD51D confer susceptibility to ovarian cancer. Nat Genet 2011, 43(9):879-882.
45. Orr N, Lemnrau A, Cooke R, Fletcher O, Tomczyk K, Jones M, Johnson N, Lord CJ, Mitsopoulos C, Zvelebil M et al: Genome-wide association study identifies a common variant in RAD51B associated with male breast cancer risk. Nat Genet 2012, 44(11):1182-1184.
46. Rahman N, Seal S, Thompson D, Kelly P, Renwick A, Elliott A, Reid S, Spanova K, Barfoot R, Chagtai T et al: PALB2, which encodes a BRCA2-interacting protein, is a breast cancer susceptibility gene. Nat Genet 2007, 39(2):165-167.
47. Seal S, Thompson D, Renwick A, Elliott A, Kelly P, Barfoot R, Chagtai T, Jayatilake H, Ahmed M, Spanova K et al: Truncating mutations in the Fanconi anemia J gene BRIP1 are low-penetrance breast cancer susceptibility alleles. Nat Genet 2006, 38(11):1239-1241.
48. Meindl A, Hellebrand H, Wiek C, Erven V, Wappenschmidt B, Niederacher D, Freund M, Lichtner P, Hartmann L, Schaal H et al: Germline mutations in breast and ovarian cancer pedigrees establish RAD51C as a human cancer susceptibility gene. Nat Genet 2010, 42(5):410-414.
49. Shamseldin HE, Elfaki M, Alkuraya FS: Exome sequencing reveals a novel Fanconi group defined by XRCC2 mutation. J Med Genet 2012, 49(3):184-186.
50. Turnbull C, Ahmed S, Morrison J, Pernet D, Renwick A, Maranian M, Seal S, Ghoussaini M, Hines S, Healey CS et al: Genome-wide association study identifies five new breast cancer susceptibility loci. Nat Genet 2010, 42(6):504-507.
51. Easton DF, Pooley KA, Dunning AM, Pharoah PD, Thompson D, Ballinger DG, Struewing JP, Morrison J, Field H, Luben R et al: Genome-wide association study identifies novel breast cancer susceptibility loci. Nature 2007, 447(7148):1087-1093.
52. Ahmed S, Thomas G, Ghoussaini M, Healey CS, Humphreys MK, Platte R, Morrison J, Maranian M, Pooley KA, Luben R et al: Newly discovered breast cancer susceptibility loci on 3p24 and 17q23.2. Nat Genet 2009, 41(5):585-590.
53. Thomas G, Jacobs KB, Kraft P, Yeager M, Wacholder S, Cox DG, Hankinson SE, Hutchinson A, Wang Z, Yu K et al: A multistage genome-wide association study in breast cancer identifies two new risk alleles at 1p11.2 and 14q24.1 (RAD51L1). Nat Genet 2009, 41(5):579-584.
54. Kalev P, Simicek M, Vazquez I, Munck S, Chen L, Soin T, Danda N, Chen W, Sablina A: Loss of PPP2R2A inhibits homologous recombination DNA repair and predicts tumor sensitivity to PARP inhibition. Cancer research 2012, 72(24):6414-6424.
55. Cheng Y, Liu W, Kim ST, Sun J, Lu L, Sun J, Zheng SL, Isaacs WB, Xu J: Evaluation of PPP2R2A as a prostate cancer susceptibility gene: a comprehensive germline and somatic study. Cancer genetics 2011, 204(7):375-381.
56. Tang B, Testa JR, Kruger WD: Increasing the therapeutic index of 5-fluorouracil and 6-thioguanine by targeting loss of MTAP in tumor cells. Cancer biology & therapy 2012, 13(11):1082-1090.
57. Taylor JL, Szmulewitz RZ, Lotan T, Hickson J, Griend DV, Yamada SD, Macleod K, Rinker-Schaeffer CW: New paradigms for the function of JNKK1/MKK4 in controlling growth of disseminated cancer cells. Cancer letters 2008, 272(1):12-22.
58. Ngeow J, Heald B, Rybicki LA, Orloff MS, Chen JL, Liu X, Yerian L, Willis J, Lehtonen HJ, Lehtonen R et al: Prevalence of germline PTEN, BMPR1A, SMAD4, STK11, and ENG mutations in patients with moderate-load colorectal polyps. Gastroenterology 2013, 144(7):1402-1409, 1409

e1401-1405.
59. Shackelford DB, Abt E, Gerken L, Vasquez DS, Seki A, Leblanc M, Wei L, Fishbein MC, Czernin J, Mischel PS et al: LKB1 inactivation dictates therapeutic response of non-small cell lung cancer to the metabolism drug phenformin. Cancer cell 2013, 23(2):143-158.
60. Lo B, Strasser G, Sagolla M, Austin CD, Junttila M, Mellman I: Lkb1 regulates organogenesis and early oncogenesis along AMPK-dependent and -independent pathways. The Journal of cell biology 2012, 199(7):1117-1130.
61. Balko JM, Cook RS, Vaught DB, Kuba MG, Miller TW, Bhola NE, Sanders ME, Granja-Ingram NM, Smith JJ, Meszoely IM et al: Profiling of residual breast cancers after neoadjuvant chemotherapy identifies DUSP4 deficiency as a mechanism of drug resistance. Nat Med 2012, 18(7):1052-1059.
62. Groschl B, Bettstetter M, Giedl C, Woenckhaus M, Edmonston T, Hofstadter F, Dietmaier W: Expression of the MAP kinase phosphatase DUSP4 is associated with microsatellite instability in colorectal cancer (CRC) and causes increased cell proliferation. International journal of cancer Journal international du cancer 2013, 132(7):1537-1546.
63. Chimge NO, Frenkel B: The RUNX family in breast cancer: relationships with estrogen signaling. Oncogene 2013, 32(17):2121-2130.
64. Rossetti S, Sacchi N: RUNX1: A microRNA hub in normal and malignant hematopoiesis. International journal of molecular sciences 2013, 14(1):1566-1588.
65. Lei T, Zhao X, Jin S, Meng Q, Zhou H, Zhang M: Discovery of potential bladder cancer biomarkers by comparative urine proteomics and analysis. Clinical genitourinary cancer 2013, 11(1):56-62.
66. Oliveira C, Pinheiro H, Figueiredo J, Seruca R, Carneiro F: E-cadherin alterations in hereditary disorders with emphasis on hereditary diffuse gastric cancer. Progress in molecular biology and translational science 2013, 116:337-359.
67. Rodriguez FJ, Lewis-Tuffin LJ, Anastasiadis PZ: E-cadherin's dark side: possible role in tumor progression. Biochimica et biophysica acta 2012, 1826(1):23-31.
68. Manning AL, Dyson NJ: pRB, a tumor suppressor with a stabilizing presence. Trends in cell biology 2011, 21(8):433-441.
69. Jiang Z, Jones R, Liu JC, Deng T, Robinson T, Chung PE, Wang S, Herschkowitz JI, Egan SE, Perou CM et al: RB1 and p53 at the crossroad of EMT and triple-negative breast cancer. Cell cycle 2011, 10(10):1563-1570.
70. Jhaveri K, Modi S: HSP90 inhibitors for cancer therapy and overcoming drug resistance. Advances in pharmacology 2012, 65:471-517.
71. Chiosis G, Dickey CA, Johnson JL: A global view of Hsp90 functions. Nature structural & molecular biology 2013, 20(1):1-4.
72. Cizkova M, Susini A, Vacher S, Cizeron-Clairac G, Andrieu C, Driouch K, Fourme E, Lidereau R, Bieche I: PIK3CA mutation impact on survival in breast cancer patients and in ERalpha, PR and ERBB2-based subgroups. Breast cancer research : BCR 2012, 14(1):R28.
73. Li WD, Li QR, Xu SN, Wei FJ, Ye ZJ, Cheng JK, Chen JP: Exome sequencing identifies an MLL3 gene germ line mutation in a pedigree of colorectal cancer and acute myeloid leukemia. Blood 2013, 121(8):1478-1479.
74. Je EM, Lee SH, Yoo NJ, Lee SH: Mutational and expressional analysis of MLL genes in gastric and colorectal cancers with microsatellite instability. Neoplasma 2013, 60(2):188-195.
75. Chou J, Lin JH, Brenot A, Kim JW, Provot S, Werb Z: GATA3 suppresses metastasis and modulates the tumour microenvironment by regulating microRNA-29b expression. Nature cell biology 2013, 15(2):201-213.
76. Nguyen AH, Tremblay M, Haigh K, Koumakpayi IH, Paquet M, Pandolfi PP, Mes-Masson AM, Saad F, Haigh JJ, Bouchard M: Gata3 antagonizes cancer progression in Pten-deficient prostates. Human molecular genetics 2013, 22(12):2400-2410.
77. Theodorou V, Stark R, Menon S, Carroll JS: GATA3 acts upstream of FOXA1 in mediating ESR1 binding by shaping enhancer accessibility. Genome research 2013, 23(1):12-22.
78. Ellis MJ, Ding L, Shen D, Luo J, Suman VJ, Wallis JW, Van Tine BA, Hoog J, Goiffon RJ, Goldstein TC et al: Whole-genome analysis informs breast cancer response to aromatase inhibition. Nature 2012, 486(7403):353-360.
79. Fanale D, Amodeo V, Corsini LR, Rizzo S, Bazan V, Russo A: Breast cancer genome-wide association studies: there is strength in numbers. Oncogene 2012, 31(17):2121-2128.
80. Wu X, Marmarelis ME, Hodi FS: Activity of the heat shock protein 90 inhibitor ganetespib in melanoma. PloS one 2013, 8(2):e56134.
81. Sharma P, Patel D, Chaudhary J: Id1 and Id3 expression is associated with increasing grade of prostate cancer: Id3 preferentially regulates CDKN1B. Cancer medicine 2012, 1(2):187-197.
82. Hodul PJ, Dong Y, Husain K, Pimiento JM, Chen J, Zhang A, Francois R, Pledger WJ, Coppola D, Sebti SM et al: Vitamin E delta-tocotrienol induces p27(Kip1)-dependent cell-cycle arrest in pancreatic cancer cells via an E2F-1-dependent mechanism. PloS one 2013, 8(2):e52526.
83. Burgucu D, Guney K, Sahinturk D, Ozbudak IH, Ozel D, Ozbilim G, Yavuzer U: Tbx3 represses PTEN and is over-expressed in head and neck squamous cell carcinoma. BMC cancer 2012, 12:481.
84. Boyd SC, Mijatov B, Pupo GM, Tran SL, Gowrishankar K, Shaw HM, Goding CR, Scolyer RA, Mann GJ, Kefford RF et al: Oncogenic B-RAF(V600E) signaling induces the T-Box3 transcriptional repressor to repress E-cadherin and enhance melanoma cell invasion. The Journal of investigative dermatol-

ogy 2013, 133(5):1269-1277.
85. Kundu M, Liu PP: Function of the inv(16) fusion gene CBFB-MYH11. Current opinion in hematology 2001, 8(4):201-205.
86. Davis JN, Rogers D, Adams L, Yong T, Jung JS, Cheng B, et al. Association of core-binding factor beta with the malignant phenotype of prostate and ovarian cancer cells. J Cell Physiol. 2010;225(3): 875-87. PubMed PMID: 20607802. Epub 2010/07/08
87. Ward AF, Braun BS, Shannon KM: Targeting oncogenic Ras signaling in hematologic malignancies. Blood 2012, 120(17):3397-3406.
88. Patil S, Chamberlain RS: Neoplasms associated with germline and somatic NF1 gene mutations. The oncologist 2012, 17(1):101-116.
89. Sangha N, Wu R, Kuick R, Powers S, Mu D, Fiander D, Yuen K, Katabuchi H, Tashiro H, Fearon ER et al: Neurofibromin 1 (NF1) defects are common in human ovarian serous carcinomas and co-occur with TP53 mutations. Neoplasia 2008, 10(12):1362-1372, following 1372.
90. Cawkwell L, Lewis FA, Quirke P: Frequency of allele loss of DCC, p53, RBI, WT1, NF1, NM23 and APC/MCC in colorectal cancer assayed by fluorescent multiplex polymerase chain reaction. British journal of cancer 1994, 70(5):813-818.
91. Filip AA: New boys in town: prognostic role of SF3B1, NOTCH1 and other cryptic alterations in chronic lymphocytic leukemia and how it works. Leukemia & lymphoma 2013, 54(9):1876-1881.
92. Harbour JW, Roberson ED, Anbunathan H, Onken MD, Worley LA, Bowcock AM: Recurrent mutations at codon 625 of the splicing factor SF3B1 in uveal melanoma. Nature genetics 2013, 45(2):133-135.
93. Biankin AV, Waddell N, Kassahn KS, Gingras MC, Muthuswamy LB, Johns AL, Miller DK, Wilson PJ, Patch AM, Wu J et al: Pancreatic cancer genomes reveal aberrations in axon guidance pathway genes. Nature 2012, 491(7424):399-405.
94. Sawai CM, Freund J, Oh P, Ndiaye-Lobry D, Bretz JC, Strikoudis A, Genesca L, Trimarchi T, Kelliher MA, Clark M et al: Therapeutic targeting of the cyclin D3:CDK4/6 complex in T cell leukemia. Cancer cell 2012, 22(4):452-465.
95. Meng X, Lu P, Bai H, Xiao P, Fan Q: Transcriptional regulatory networks in human lung adenocarcinoma. Molecular medicine reports 2012, 6(5):961-966.
96. Wang W, Zhao LJ, Tan YX, Ren H, Qi ZT: MiR-138 induces cell cycle arrest by targeting cyclin D3 in hepatocellular carcinoma. Carcinogenesis 2012, 33(5):1113-1120.
97. Pignataro L, Sambataro G, Pagani D, Pruneri G: Clinico-prognostic value of D-type cyclins and p27 in laryngeal cancer patients: a review. Acta otorhinolaryngologica Italica : organo ufficiale della Societa italiana di otorinolaringologia e chirurgia cervico-facciale 2005, 25(2):75-85.
98. Inoue J, Otsuki T, Hirasawa A, Imoto I, Matsuo Y, Shimizu S, Taniwaki M, Inazawa J: Overexpression of PDZK1 within the 1q12-q22 amplicon is likely to be associated with drug-resistance phenotype in multiple myeloma. The American journal of pathology 2004, 165(1):71-81.
99. Walker G, MacLeod K, Williams AR, Cameron DA, Smyth JF, Langdon SP: Estrogen-regulated gene expression predicts response to endocrine therapy in patients with ovarian cancer. Gynecologic oncology 2007, 106(3):461-468.
100. Alessi P, Leali D, Camozzi M, Cantelmo A, Albini A, Presta M: Anti-FGF2 approaches as a strategy to compensate resistance to anti-VEGF therapy: long-pentraxin 3 as a novel antiangiogenic FGF2-antagonist. European cytokine network 2009, 20(4):225-234.
101. Gracia-Aznarez FJ, Fernandez V, Pita G, Peterlongo P, Dominguez O, de la Hoya M, Duran M, Osorio A, Moreno L, Gonzalez-Neira A et al: Whole exome sequencing suggests much of non-BRCA1/BRCA2 familial breast cancer is due to moderate and low penetrance susceptibility alleles. PLoS One 2013, 8(2):e55681.
102. Rebbeck TR, Mitra N, Domchek SM, Wan F, Friebel TM, Tran TV, Singer CF, Tea MK, Blum JL, Tung N et al: Modification of BRCA1-Associated Breast and Ovarian Cancer Risk by BRCA1-Interacting Genes. Cancer Res 2011, 71(17):5792-5805.
103. Walsh T, King MC: Ten genes for inherited breast cancer. Cancer Cell 2007, 11(2):103-105.
104. Solyom S, Patterson-Fortin J, Pylkas K, Greenberg RA, Winqvist R: Mutation screening of the MERIT40 gene encoding a novel BRCA1 and RAP80 interacting protein in breast cancer families. Breast Cancer Res Treat 2010, 120(1):165-168.
105. Karppinen SM, Erkko H, Reini K, Pospiech H, Heikkinen K, Rapakko K, Syvaoja JE, Winqvist R: Identification of a common polymorphism in the TopBP1 gene associated with hereditary susceptibility to breast and ovarian cancer. Eur J Cancer 2006, 42(15):2647-2652.
106. Going JJ, Nixon C, Dornan ES, Boner W, Donaldson MM, Morgan IM: Aberrant expression of TopBP1 in breast cancer. Histopathology 2007, 50(4):418-424.
107. Forma E, Krzeslak A, Bernaciak M, Romanowicz-Makowska H, Brys M: Expression of TopBP1 in hereditary breast cancer. Mol Biol Rep 2012, 39(7):7795-7804.
108. Banerji S, Cibulskis K, Rangel-Escareno C, Brown KK, Carter SL, Frederick AM, Lawrence MS, Sivachenko AY, Sougnez C, Zou L et al: Sequence analysis of mutations and translocations across breast cancer subtypes. Nature 2012, 486(7403):405-409.
109. Varley KE, Gertz J, Bowling KM, Parker SL, Reddy TE, Pauli-Behn F, Cross MK, Williams BA, Stamatoyannopoulos JA, Crawford GE et al: Dynamic DNA methylation across diverse human cell lines and tissues. Genome Res 2013, 23(3):555-567.
110. de Groote ML, Verschure PJ, Rots MG: Epigenetic

Editing: targeted rewriting of epigenetic marks to modulate expression of selected target genes. Nucleic Acids Res 2012, 40(21):10596-10613.
111. Cong L, Ran FA, Cox D, Lin S, Barretto R, Habib N, Hsu PD, Wu X, Jiang W, Marraffini LA et al: Multiplex genome engineering using CRISPR/Cas systems. Science 2013, 339(6121):819-823.
112. Mali P, Yang L, Esvelt KM, Aach J, Guell M, DiCarlo JE, Norville JE, Church GM: RNA-guided human genome engineering via Cas9. Science 2013, 339(6121):823-826.
113. Hammoud SS, Cairns BR, Jones DA: Epigenetic regulation of colon cancer and intestinal stem cells. Curr Opin Cell Biol 2013, 25(2):177-183.
114. Asuthkar S, Velpula KK, Chetty C, Gorantla B, Rao JS: Epigenetic regulation of miRNA-211 by MMP-9 governs glioma cell apoptosis, chemosensitivity and radiosensitivity. Oncotarget 2012, 3(11):1439-1454.
115. Lu F, Zhang HT: DNA methylation and nonsmall cell lung cancer. Anat Rec (Hoboken) 2011, 294(11):1787-1795.
116. Baylin SB: The cancer epigenome: its origins, contributions to tumorigenesis, and translational implications. Proc Am Thorac Soc 2012, 9(2):64-65.
117. Swift-Scanlan T, Vang R, Blackford A, Fackler MJ, Sukumar S: Methylated genes in breast cancer: associations with clinical and histopathological features in a familial breast cancer cohort. Cancer Biol Ther 2011, 11(10):853-865.
118. Dejeux E, Ronneberg JA, Solvang H, Bukholm I, Geisler S, Aas T, Gut IG, Borresen-Dale AL, Lonning PE, Kristensen VN et al: DNA methylation profiling in doxorubicin treated primary locally advanced breast tumours identifies novel genes associated with survival and treatment response. Mol Cancer 2010, 9:68.
119. Conklin MW, Keely PJ: Why the stroma matters in breast cancer: insights into breast cancer patient outcomes through the examination of stromal biomarkers. Cell Adh Migr 2012, 6(3):249-260.
120. Golub TR, Slonim DK, Tamayo P, Huard C, Gaasenbeek M, Mesirov JP, Coller H, Loh ML, Downing JR, Caligiuri MA et al: Molecular classification of cancer: class discovery and class prediction by gene expression monitoring. Science 1999, 286(5439): 531-537.
121. van 't Veer LJ, Dai H, van de Vijver MJ, He YD, Hart AA, Mao M, Peterse HL, van der Kooy K, Marton MJ, Witteveen AT et al: Gene expression profiling predicts clinical outcome of breast cancer. Nature 2002, 415(6871):530-536.
122. Rakha EA, Ellis IO: Modern classification of breast cancer: should we stick with morphology or convert to molecular profile characteristics. Adv Anat Pathol 2011, 18(4):255-267.
123. Cancer Genome Atlas Network. Comprehensive molecular portraits of human breast tumours. Nature.2012;490(7418):61–70. PubMed PMID:23000897. Pubmed Central PMCID:PMC3465532. Epub 2012/09/25.
124. Chen HY, Yu SL, Li KC, Yang PC: Biomarkers and transcriptome profiling of lung cancer. Respirology 2012, 17(4):620-626.
125. Langer CJ: Individualized therapy for patients with non-small cell lung cancer: emerging trends and challenges. Crit Rev Oncol Hematol 2012, 83(1):130-144.
126. Vivekanandan P, Singh OV: High-dimensional biology to comprehend hepatocellular carcinoma. Expert Rev Proteomics 2008, 5(1):45-60.
127. Wang Z, Gerstein M, Snyder M: RNA-Seq: a revolutionary tool for transcriptomics. Nat Rev Genet 2009, 10(1):57-63.
128. Hellwinkel OJ, Sellier C, Sylvester YM, Brase JC, Isbarn H, Erbersdobler A, Steuber T, Sultmann H, Schlomm T, Wagner C: A Cancer-Indicative microRNA Pattern in Normal Prostate Tissue. International journal of molecular sciences 2013, 14(3):5239-5249.
129. Yyusnita, Norsiah, Zakiah I, Chang KM, Purushotaman VS, Zubaidah Z, Jamal R: MicroRNA (miRNA) expression profiling of peripheral blood samples in multiple myeloma patients using microarray. The Malaysian journal of pathology 2012, 34(2):133-143.
130. Zhang N, Wang X, Huo Q, Li X, Wang H, Schneider P, Hu G, Yang Q: The oncogene metadherin modulates the apoptotic pathway based on the tumor necrosis factor superfamily member TRAIL (Tumor Necrosis Factor-related Apoptosis-inducing Ligand) in breast cancer. The Journal of biological chemistry 2013, 288(13):9396-9407.
131. Ma Q, Wang X, Li Z, Li B, Ma F, Peng L, Zhang Y, Xu A, Jiang B: microRNA-16 represses colorectal cancer cell growth in vitro by regulating the p53/survivin signaling pathway. Oncology reports 2013, 29(4):1652-1658.
132. Santhi WS, Prathibha R, Charles S, Anurup KG, Reshmi G, Ramachandran S, Jissa VT, Sebastian P, Radhakrishna Pillai M: Oncogenic microRNAs as biomarkers of oral tumorigenesis and minimal residual disease. Oral oncology 2013, 49(6):567-575.
133. Diaz-Garcia CV, Agudo-Lopez A, Perez C, Lopez-Martin JA, Rodriguez-Peralto JL, de Castro J, Cortijo A, Martinez-Villanueva M, Iglesias L, Garcia-Carbonero R et al: DICER1, DROSHA and miRNAs in patients with non-small cell lung cancer: implications for outcomes and histologic classification. Carcinogenesis 2013, 34(5):1031-1038.
134. Zeng L, Yu J, Huang T, Jia H, Dong Q, He F, Yuan W, Qin L, Li Y, Xie L: Differential combinatorial regulatory network analysis related to venous metastasis of hepatocellular carcinoma. BMC genomics 2012, 13 Suppl 8:S14.
135. Li X, Ling N, Bai Y, Dong W, Hui GZ, Liu D, Zhao J, Hu J: MiR-16-1 plays a role in reducing migration and invasion of glioma cells. Anatomical record 2013, 296(3):427-432.
136. Faraoni I, Antonetti FR, Cardone J, Bonmassar E:

miR-155 gene: a typical multifunctional microRNA. Biochimica et biophysica acta 2009, 1792(6):497-505.
137. Teng G, Papavasiliou FN: Shhh! Silencing by microRNA-155. Philosophical transactions of the Royal Society of London Series B, Biological sciences 2009, 364(1517):631-637.
138. Vosa U, Vooder T, Kolde R, Fischer K, Valk K, Tonisson N, Roosipuu R, Vilo J, Metspalu A, Annilo T: Identification of miR-374a as a prognostic marker for survival in patients with early-stage nonsmall cell lung cancer. Genes, chromosomes & cancer 2011, 50(10):812-822.
139. Cai J, Guan H, Fang L, Yang Y, Zhu X, Yuan J, Wu J, Li M: MicroRNA-374a activates Wnt/beta-catenin signaling to promote breast cancer metastasis. The Journal of clinical investigation 2013, 123(2):566-579.
140. Wang YX, Zhang XY, Zhang BF, Yang CQ, Chen XM, Gao HJ: Initial study of microRNA expression profiles of colonic cancer without lymph node metastasis. Journal of digestive diseases 2010, 11(1):50-54.
141. Mansour WY, Bogdanova NV, Kasten-Pisula U, Rieckmann T, Kocher S, Borgmann K, Baumann M, Krause M, Petersen C, Hu H et al: Aberrant overexpression of miR-421 downregulates ATM and leads to a pronounced DSB repair defect and clinical hypersensitivity in SKX squamous cell carcinoma. Radiotherapy and oncology : journal of the European Society for Therapeutic Radiology and Oncology 2013, 106(1):147-154.
142. Zhang X, Cui L, Ye G, Zheng T, Song H, Xia T, Yu X, Xiao B, Le Y, Guo J: Gastric juice microRNA-421 is a new biomarker for screening gastric cancer. Tumour biology : the journal of the International Society for Oncodevelopmental Biology and Medicine 2012, 33(6):2349-2355.
143. Zhang Y, Gong W, Dai S, Huang G, Shen X, Gao M, Xu Z, Zeng Y, He F: Downregulation of human farnesoid X receptor by miR-421 promotes proliferation and migration of hepatocellular carcinoma cells. Molecular cancer research : MCR 2012, 10(4):516-522.
144. Hao J, Zhang S, Zhou Y, Liu C, Hu X, Shao C: MicroRNA 421 suppresses DPC4/Smad4 in pancreatic cancer. Biochemical and biophysical research communications 2011, 406(4):552-557.
145. Ostling P, Leivonen SK, Aakula A, Kohonen P, Makela R, Hagman Z, Edsjo A, Kangaspeska S, Edgren H, Nicorici D et al: Systematic analysis of microRNAs targeting the androgen receptor in prostate cancer cells. Cancer research 2011, 71(5):1956-1967.
146. Cui XY, Guo YJ, Yao HR: [Analysis of microRNA in drug-resistant breast cancer cell line MCF-7/ADR]. Nan fang yi ke da xue xue bao = Journal of Southern Medical University 2008, 28(10):1813-1815.
147. Luo M, Shen D, Zhou X, Chen X, Wang W: MicroRNA-497 is a potential prognostic marker in human cervical cancer and functions as a tumor suppressor by targeting the insulin-like growth factor 1 receptor. Surgery 2013, 153(6):836-847.
148. Shen L, Li J, Xu L, Ma J, Li H, Xiao X, Zhao J, Fang L: miR-497 induces apoptosis of breast cancer cells by targeting Bcl-w. Experimental and therapeutic medicine 2012, 3(3):475-480.
149. Poell JB, van Haastert RJ, de Gunst T, Schultz IJ, Gommans WM, Verheul M, Cerisoli F, van Noort PI, Prevost GP, Schaapveld RQ et al: A functional screen identifies specific microRNAs capable of inhibiting human melanoma cell viability. PloS one 2012, 7(8):e43569.
150. Guo ST, Jiang CC, Wang GP, Li YP, Wang CY, Guo XY, Yang RH, Feng Y, Wang FH, Tseng HY et al: MicroRNA-497 targets insulin-like growth factor 1 receptor and has a tumour suppressive role in human colorectal cancer. Oncogene 2013, 32(15):1910-1920.
151. Yang C, Wang C, Chen X, Chen S, Zhang Y, Zhi F, Wang J, Li L, Zhou X, Li N et al: Identification of seven serum microRNAs from a genome-wide serum microRNA expression profile as potential noninvasive biomarkers for malignant astrocytomas. International journal of cancer Journal international du cancer 2013, 132(1):116-127.
152. Lajer CB, Garnaes E, Friis-Hansen L, Norrild B, Therkildsen MH, Glud M, Rossing M, Lajer H, Svane D, Skotte L et al: The role of miRNAs in human papilloma virus (HPV)-associated cancers: bridging between HPV-related head and neck cancer and cervical cancer. British journal of cancer 2012, 106(9):1526-1534.
153. Zhu W, Zhu D, Lu S, Wang T, Wang J, Jiang B, Shu Y, Liu P: miR-497 modulates multidrug resistance of human cancer cell lines by targeting BCL2. Medical oncology 2012, 29(1):384-391.
154. Reya T, Morrison SJ, Clarke MF, Weissman IL: Stem cells, cancer, and cancer stem cells. Nature 2001, 414(6859):105-111.
155. Curtis C, Shah SP, Chin SF, Turashvili G, Rueda OM, Dunning MJ, Speed D, Lynch AG, Samarajiwa S, Yuan Y et al: The genomic and transcriptomic architecture of 2,000 breast tumours reveals novel subgroups. Nature 2012, 486(7403):346-352.
156. Jurisica I, Wigle DA, Wong B, Tsao M, Liu J, Johnston M, Kislinger T: Cancer informatics in the post genomic era. Toward information-based medicine. Cancer Treat Res 2007, 137:1-178.
157. Hommerson P, Khan AM, de Jong GJ, Somsen GW: Ionization techniques in capillary electrophoresis-mass spectrometry: principles, design, and application. Mass Spectrom Rev 2011, 30(6):1096-1120.
158. Brusniak MY, Chu CS, Kusebauch U, Sartain MJ, Watts JD, Moritz RL: An assessment of current bioinformatic solutions for analyzing LC-MS data acquired by selected reaction monitoring technology. Proteomics 2012, 12(8):1176-1184.
159. Eng JK, Searle BC, Clauser KR, Tabb DL: A face in

the crowd: recognizing peptides through database search. Mol Cell Proteomics 2011, 10(11):R111 009522.

160. Koh GC, Porras P, Aranda B, Hermjakob H, Orchard SE: Analyzing protein-protein interaction networks. J Proteome Res 2012, 11(4):2014-2031.
161. Poultney CS, Greenfield A, Bonneau R: Integrated inference and analysis of regulatory networks from multi-level measurements. Methods Cell Biol 2012, 110:19-56.
162. Chavan SS, Shaughnessy JD, Jr., Edmondson RD: Overview of biological database mapping services for interoperation between different 'omics' datasets. Hum Genomics 2011, 5(6):703-708.
163. Cohen A, Wang E, Chisholm KA, Kostyleva R, O'Connor-McCourt M, Pinto DM: A mass spectrometry-based plasma protein panel targeting the tumor microenvironment in patients with breast cancer. J Proteomics 2013, 81:135-147.
164. Pavlou MP, Dimitromanolakis A, Diamandis EP: Coupling proteomics and transcriptomics in the quest of subtype-specific proteins in breast cancer. Proteomics 2013, 13(7):1083-1095.
165. Lee HH, Lim CA, Cheong YT, Singh M, Gam LH: Comparison of protein expression profiles of different stages of lymph nodes metastasis in breast cancer. Int J Biol Sci 2012, 8(3):353-362.
166. Greenwood C, Metodieva G, Al-Janabi K, Lausen B, Alldridge L, Leng L, Bucala R, Fernandez N, Metodiev MV: Stat1 and CD74 overexpression is co-dependent and linked to increased invasion and lymph node metastasis in triple-negative breast cancer. J Proteomics 2012, 75(10):3031-3040.
167. Van QN, Veenstra TD: How close is the bench to the bedside? Metabolic profiling in cancer research. Genome Med 2009, 1(1):5.
168. Cascante M, Benito A, Zanuy M, Vizan P, Marin S, de Atauri P: Metabolic network adaptations in cancer as targets for novel therapies. Biochem Soc Trans 2010, 38(5):1302-1306.
169. Cairns RA, Harris IS, Mak TW: Regulation of cancer cell metabolism. Nat Rev Cancer 2011, 11(2):85-95.
170. Frezza C, Gottlieb E: Mitochondria in cancer: not just innocent bystanders. Semin Cancer Biol 2009, 19(1):4-11.
171. Bensinger SJ, Christofk HR: New aspects of the Warburg effect in cancer cell biology. Semin Cell Dev Biol 2012, 23(4):352-361.
172. Koppenol WH, Bounds PL, Dang CV: Otto Warburg's contributions to current concepts of cancer metabolism. Nat Rev Cancer 2011, 11(5):325-337.
173. Cavill R, Kamburov A, Ellis JK, Athersuch TJ, Blagrove MS, Herwig R, Ebbels TM, Keun HC: Consensus-phenotype integration of transcriptomic and metabolomic data implies a role for metabolism in the chemosensitivity of tumour cells. PLoS Comput Biol 2011, 7(3):e1001113.
174. Brauer HA, Makowski L, Hoadley KA, Casbas-Hernandez P, Lang LJ, Roman-Perez E, D'Arcy M, Freemerman AJ, Perou CM, Troester MA: Impact of tumor microenvironment and epithelial phenotypes on metabolism in breast cancer. Clin Cancer Res 2013, 19(3):571-585.
175. Chaudhri VK, Salzler GG, Dick SA, Buckman MS, Sordella R, Karoly ED, Mohney R, Stiles BM, Elemento O, Altorki NK et al: Metabolic alterations in lung cancer-associated fibroblasts correlated with increased glycolytic metabolism of the tumor. Mol Cancer Res 2013, 11(6):579-592.
176. Pavlides S, Tsirigos A, Vera I, Flomenberg N, Frank PG, Casimiro MC, Wang C, Fortina P, Addya S, Pestell RG et al: Loss of stromal caveolin-1 leads to oxidative stress, mimics hypoxia and drives inflammation in the tumor microenvironment, conferring the "reverse Warburg effect": a transcriptional informatics analysis with validation. Cell Cycle 2010, 9(11):2201-2219.
177. Pavlides S, Whitaker-Menezes D, Castello-Cros R, Flomenberg N, Witkiewicz AK, Frank PG, Casimiro MC, Wang C, Fortina P, Addya S et al: The reverse Warburg effect: aerobic glycolysis in cancer associated fibroblasts and the tumor stroma. Cell Cycle 2009, 8(23):3984-4001.
178. Witkiewicz AK, Dasgupta A, Sotgia F, Mercier I, Pestell RG, Sabel M, Kleer CG, Brody JR, Lisanti MP: An absence of stromal caveolin-1 expression predicts early tumor recurrence and poor clinical outcome in human breast cancers. Am J Pathol 2009, 174(6):2023-2034.
179. Sloan EK, Ciocca DR, Pouliot N, Natoli A, Restall C, Henderson MA, Fanelli MA, Cuello-Carrion FD, Gago FE, Anderson RL: Stromal cell expression of caveolin-1 predicts outcome in breast cancer. Am J Pathol 2009, 174(6):2035-2043.
180. Witkiewicz AK, Dasgupta A, Nguyen KH, Liu C, Kovatich AJ, Schwartz GF, Pestell RG, Sotgia F, Rui H, Lisanti MP: Stromal caveolin-1 levels predict early DCIS progression to invasive breast cancer. Cancer Biol Ther 2009, 8(11):1071-1079.
181. Jerby L, Wolf L, Denkert C, Stein GY, Hilvo M, Oresic M, Geiger T, Ruppin E: Metabolic associations of reduced proliferation and oxidative stress in advanced breast cancer. Cancer Res 2012, 72(22):5712-5720.
182. Possemato R, Marks KM, Shaul YD, Pacold ME, Kim D, Birsoy K, Sethumadhavan S, Woo HK, Jang HG, Jha AK et al: Functional genomics reveal that the serine synthesis pathway is essential in breast cancer. Nature 2011, 476(7360):346-350.
183. Kung HN, Marks JR, Chi JT: Glutamine synthetase is a genetic determinant of cell type-specific glutamine independence in breast epithelia. PLoS Genet 2011, 7(8):e1002229.
184. Davison CA, Schafer ZT: Keeping a breast of recent developments in cancer metabolism. Curr Drug Targets 2010, 11(9):1112-1120.
185. Baselga J: Targeting the phosphoinositide-3 (PI3) kinase pathway in breast cancer. Oncologist 2011,

16 Suppl 1:12-19.
186. Deblois G, Giguere V: Oestrogen-related receptors in breast cancer: control of cellular metabolism and beyond. Nat Rev Cancer 2013, 13(1):27-36.
187. Ayoub N, Lucas C, Kaddoumi A: Genomics and pharmacogenomics of breast cancer: current knowledge and trends. Asian Pac J Cancer Prev 2011, 12(5):1127-1140.
188. OE D: “ome, comb. form”: Oxford University press，2013. OED online.

第 3 章

癌基因和抑癌基因作为乳腺癌的生物标志物

Eyyup Uctepe，Muradiye Acar，Esra Gunduz，Mehmet Gunduz

摘　要

在美国和西方国家乳腺癌是女性最常见的癌症。我们面临的一个最重要的问题是我们能采取什么措施来减轻癌症给人们带来的痛苦和给社会带来的负担？一个解决方案是早期检测。在乳腺癌症状出现之前对其进行早期诊断是最有效的预防乳腺癌的手段。

目前，乳腺癌筛查的金标准为乳腺 X 线检查。该方法通常推荐用于 50~75 岁之间的女性并纳入报销范畴。但是据推测有 15%~25% 患有早期乳腺癌的女性会被目前包括乳腺 X 线检查在内的常规检查方法漏诊。既然更年轻女性的乳腺癌发病率越来越高，对于乳腺癌筛查策略也应当进行相应的修改。而癌基因和抑癌基因可被用作早期检测乳腺癌的分子标志物。研究人员的终极目标是通过使用来自个体肿瘤分子数据对每个患者进行疾病预测和个体化治疗。肿瘤基因谱现在正为我们提供临床结果有关的信息，而在此研究基础上已经发现了一些预测和预后指标。在不久的将来，通过对采集的样本进行预期分子分型可能成为一种常规手段，并将适于对不同治疗方案的患者进行分类和基于癌症的分子结构进行优化治疗策略。

关键词

乳腺癌　早期诊断　癌基因　抑癌基因　生物标志物

引言

在美国和西方国家乳腺癌是导致女性致死率的第二大癌症。近期在许多展开了筛查工作的国家中都存在着乳腺癌发病率增高的现象。值得注意的是，这种增加在欧洲和亚洲的年轻女性中尤为显著[1]。

乳腺癌会给患者带来伤残、心理创伤和经济负担等各种问题。癌症带来的负担不仅从身体上、精神上和经济上摧残患者和他们的家人，而且通常还会影响社会。癌症相关的发病率与死亡率给人类带来的潜在损失无法估量，特别是这种影响还会波及患者的亲人和朋友们。由于癌症患病率最高的是老年人[2]，而我们的人口正处在老龄化过程中，在未来几年整体社会成本很可能还会增加。我们能够做什么来降低癌症给人们带来的痛苦以减轻社会负担是一个重要的问题。一种解决方案是早期检测。

若没有在乳腺癌进展的早期即进行诊断，则乳腺癌的发病率会有所增加。对乳腺癌进行预防的最有效手段就是在其症状还未出现之前进行早期诊断。癌症在早期即被诊断的患者能够生存更长时间，需要的治疗强度也较小[3]。乳腺癌的早期检测能够减少因为疾病带来的痛苦，控制疾病造成的社会成本。因此，对于乳腺癌发生机制和如何对其进行规避的研究力度应该加强。

目前乳腺X线检查是乳腺癌筛查的金标准。据推测，有15%~25%的早期乳腺癌患者会被乳腺X线检查之类的常规检查手段漏诊[4]。而该检测方法通常推荐用于50~75岁的女性并纳入医保报销范畴[5]。既然年轻女性中的乳腺癌检出率在逐渐增加，我们目前的筛查策略也应当进行修正。

对乳腺癌治疗反应的分子预测因子

乳腺癌在临床上是一种异质性疾病，对相同疾病进展阶段和相似病理检测结果的患者进行治疗的效果却有可能完全不同[6]。这些临床差异的产生要归咎于患者和肿瘤的基因差异。研究人员的最终目标是使用来自个体肿瘤的分子数据对每个患者进行预测评估和个体化治疗。

美国国立卫生研究所（NIH）共识会议认为，一个具有临床应用价值的预测生物标志物，不仅必须是一个易于确定和阐释的独立且显著的因子，而且还要能够影响治疗效果。

到现在为止，对肿瘤组织进行生物标志检测已被应用于诊断那些从特殊疗法中可能获益的患者。从20世纪80年代开始，对乳腺癌样本进行雌激素受体（ER）检测已成为判断是否适用激素疗法的常规手段。近来应用雌激素受体、孕激素受体（PR）和人类表皮生长因子2（HER2）的检测来指导治疗方案已成为诊疗标准。如今多基因检测已被引入用于评估乳腺肿瘤的状态。具体来讲，在北美和欧洲Oncotype DX和MammaPrint多基因检测实验已应用于临床指导。而其他如乳腺癌指数（BCI；bio-Theranostics）和PAM50（表达分析）之类得到了临床数据验证的方法也正在被人们接受。此外，也有报道某些生殖系基因突变检测被用于特定的治疗方案的评估（如BRCA1、BRCA2和CYP2D6）[7]。

17号染色体上重要的乳腺癌癌基因和抑癌基因

人类乳腺癌最显著的分子遗传学改变是17号染色体的异常。如表3.1所示，一些广为人知的癌基因（HER2、TOP2A和TAU）和抑癌基因（P53、BRCA1和HIC-1）均定位于17号染色体上。

HER2

HER2基因的扩增是广泛应用于曲妥珠单抗靶向治疗的分子标志物。因此乳腺组织的HER2/neu表达检测目前成为了乳腺癌诊疗的标准流程[9]。HER2基因编码一个跨膜酪氨酸激酶受体（人类表皮生长因子）。它定位于染色体17q21.1区段，该区段上编码两个原癌基因。最近，一系列的HER2靶向药物被开发出来，包括曲妥珠单抗、帕妥珠单抗、厄妥索单抗和拉帕替尼。在接近25%的新发乳腺癌中可以检测到HER2基因扩增或蛋白过表达。HER2/neu基因扩增与淋巴结阳性乳腺癌患者较差的预后相关，这会导致细胞增殖和血管生成加快，同时抑制细胞凋亡[10,11]。

即使HER2扩增在小叶癌的发生率和重要性要小于导管癌，但HER2扩增在小叶癌仍然是一个重要的不利预后因素[12]。有研究认为，乳腺肿瘤原癌细胞（侧群细胞分群，SP）的HER2表达相当重要——这些肿瘤原癌细胞的比例能够被HER2抑制剂减少[13]。一项对

表 3.1 17 号染色体上的乳腺癌易感基因及其基本功能

基因 ID	基因名称	基因功能
2064	ERBB2/HER2	表皮生长因子酪氨酸激酶家族。其扩增和（或）过表达在许多癌症中已被报道
7153	TOP2A	作为 DNA 拓扑异构酶控制和改变转录过程中 DNA 的拓扑状态。与药物抗性有关
7157	P53	P53 根据不同的细胞应力调节靶基因，诱导细胞周期阻滞、凋亡、衰老与 DNA 修复。在各种转化细胞中累积
672	BRCA1	BRCA1 在维持基因组稳定性中起作用。它是一种抑癌基因。BRCA1 结合其他抑癌基因，形成 BRCA1 基因相关监控复合体（BRCA1-associated genome surveillance complex，BASC）。该基因突变导致约 40% 的遗传性乳腺癌和 80% 以上的遗传性乳腺癌和卵巢癌
3090	HIC-1	HIC-1 为潜在的抑癌基因，在乳腺癌和其他人类癌症中通常存在等位基因缺失。人类 HIC-1 基因是 P53 的靶基因之一
4137	TAU	微管相关蛋白 TAU（MAPT）的作用是保持细胞形状、囊泡运输和纺锤体的形成。干扰纺锤体微管的动力学状态会导致细胞周期阻滞和细胞凋亡。TAU 蛋白的检测有助于确定哪些患者最有可能从紫杉烷类治疗中获益，哪些会对紫杉醇治疗产生抗性

该表已改编[8]。

HER2 阳性早期乳腺癌女性进行队列随机试验的荟萃分析（meta-analysis），探讨了曲妥珠单抗为基础的辅助化疗在无病生存期、总生存期和复发率方面的优势[14]。当 HER2 基因拷贝数在一个细胞核中大于 6 个或 HER2 对 17 号染色体着丝粒比例大于 2.2 时，即认为其发生了扩增。HER2 扩增与过表达已证实会导致乳腺癌对常规化疗不敏感且预后较差，然而，在应用曲妥珠单抗时会获得更佳的总生存期[15,16]。

TOP2A

DNA 拓扑异构酶Ⅱ α（TOP2A）是一种新的细胞周期标志物。TOP2A 基因位于染色体 17q21-22 区段。TOP2A 基因是蒽环类药物活性的主要靶标[17]。在乳腺癌中 TOP2A 的表达与 HER2 蛋白的过表达和细胞增殖相关。

相对于无蒽环类的化疗方案，TOP2A 基因对含蒽环类化疗方案的反应增加[18]。TOP2A 的基因定位和 HER2 非常接近，因此 TOP2A 的扩增经常与 HER2 的扩增同时发生。Orlando 等对 23 例 T2-T4 ER 阴性和 HER2 过表达的乳腺癌患者进行了含蒽环类药物治疗。TOP2A 在 5 例（22%）肿瘤中扩增，在所有 TOP2A 有扩增的患者中也检测出 HER2 基因扩增。结果显示，TOP2A 扩增患者的病理完全缓解率比无 TOP2A 扩增的患者高（分别为 60% 和 15%）。据推测，在激素反应迟钝 /HER2 过表达的情况下，TOP2A 扩增或 17 号染色体多体性的肿瘤在经历以蒽环类为基础的化疗后缓解率有明显升高[19]。TOP2A 被用作蒽环类药物的一个分子靶标，而且是一个相当有用的评估蒽环类药物反应的标志物[20]。

TAU

TAU 是微管相关蛋白（MAP）中的一种，定位于染色体 17q21.1。微管蛋白靶向药物通过改变微管功能破坏细胞形状、纺锤体形成以及微泡运输。TAU 蛋白的检测可指导医生选择那些可能会从紫杉烷类药物获益的患者。在体外实验中，TAU 表达量的下降会导致对于紫杉醇的高敏感性。TAU 能增强微管组装能力和微管稳定性，它与紫杉烷类有可能竞争性地与微管结合[21, 22]。在 ER 阳性乳腺癌中，TAU 的 mRNA 高表达使肿瘤表现为对激素敏感而对化疗抗性。反之，TAU 低表达使 ER 阳性乳腺癌对他莫昔芬单独治疗的预后较差，但却有可能从含紫杉烷类的化疗方案中受益[23]。TAU 阴性表达的患者对紫杉醇反应的敏感性明显好于 TAU 阳性表达的患者（分别为 60% 和 15%）[24]。TOP2A 和 TAU 基因扩增与肿瘤对蒽环类、紫杉烷类或顺铂等的重要反应有相关性。

BRCA1

乳腺癌易感基因 BRCA1 位于染色体 17q12-21 区段。乳腺癌基因 BRCA1 和 BRCA2 参与肿瘤抑制通路中，譬如 DNA 修复及细胞周期控制，但并不是通过直接相互作用的[25]，而且相应的蛋白产物并没有任何同源性[26]。然而，有趣的是，不论是 BRCA1 还是 BRCA2 突变引起的乳腺癌都会有基因组高度不稳定性的表型[27]。BRCA1 蛋白通过其泛素连接酶的活性行使功能，它在 DNA 修复通路中通过靶向蛋白降解对 DNA 损伤、细胞周期检查点和有丝分裂做出反应[28, 29]。

BRCA2 与 BRCA1 和 RAD51 一起在基因毒性应激反应中起作用[30]。BRCA2 也在有丝分裂退出中行使功能，它对于收缩环的形成和细胞的适当脱离有关键性的作用[31]。此功能是通过观察缺乏 BRCA2 的细胞遗传不稳定性所对照得出的。BRCA1 和 BRCA2 的杂合性缺失在所有 BRCA1 和 BRCA2 相关的癌症中间都得到了鉴定[32]。不同于散发性乳腺癌和非 BRCA1/2 家族性乳腺癌，携带了 BRCA1 和 BRCA2 基因突变的遗传性乳腺癌患者意味着他们在特定的信号通路存在缺陷[33]。具体来说，BRCA1 乳腺癌是一种具有基底样表型、高分化、高增殖、ER 阴性和 HER2 阴性的乳腺癌，其特征在于基底标志物如基底角蛋白、胎盘钙黏素和表皮生长因子受体的表达。

可遗传的乳腺癌易感基因突变以 BRCA1 和 BRCA2 为主，占所有乳腺癌病例的 5%~10%[34]。大多数 BRCA1 和 BRCA2 的突变会引起蛋白产物的不稳定性；但这如何导致癌症易感尚不明确，而且到目前为止，并没有靶向 BRCA1 功能和突变的治疗方法[35]。然而，这些导致癌症风险升高的突变可能通过产生非正常的蛋白产物而干预抑癌通路或支持癌症发生通路。

BRCA1 的生殖系突变会提升罹患乳腺癌的风险。所有的乳腺癌中大约有 5% 是由于遗传因素引起的。然而，BRCA1 的体细胞突变很少在散发性乳腺癌中确定。在散发性乳腺癌中通常会发生 BRCA1 的甲基化，这将导致 BRCA1 产物的减少。因此，散发性乳腺癌的发病机制被 Knudson 描述为“两连击”，即 BRCA1 的表观遗传学变化和表达量减少[36, 37]。

回顾性研究发现，BRCA1 突变相关乳腺癌对顺铂类药物反应良好[38]，而一期临床试验证实了携带突变的晚期乳腺癌和卵巢癌患者对 PARP（多聚 ADP 核糖聚合酶抑制剂）表现出良好的疗效和耐受性[39]。但是在 BRCA1 突变携带者中实施降低风险预防性手术的优势已被验证[40]。

P53

肿瘤抑制因子 P53 定位于染色体 17q13.1。P53 的体细胞突变在大约 50% 的癌症中都能检出[41]。MDM2 能够通过结合在 P53 的激活结构域使 P53 灭活。该基因的高表达会导致 P53 肿瘤抑制因子活性的过度抑制。MDM2 通过 E3 泛素连接酶活性靶向 P53，使其蛋白酶体降解。通过应用 MDM2 抑制剂调节 P53 活性是治疗癌症的有效方法[42]。一种小分子 MDM2 拮抗剂 nutlin-3 最近已被开发出来。在体内和体外实验中，MDM2 基因扩增的癌细胞均对 nutlin-3 非常敏感。这提示了 P53 野生型的癌症患者可能通过应用干扰 P53-MDM2 相互作用的拮抗剂而获益 [43]。

HIC-1

HIC-1（hypermethylated in cancer 1，又名 ZBTB29 或 ZNF901）定位于染色体 17p13.3。这是一个潜在的抑癌基因，在乳腺癌和其他癌症中通常表现为等位基因缺失。HIC-1 的高表达与癌症良好的预后相关。最近证实了 HIC-1 能够保持 ephrin-A1 较低转录水平，参与到上皮细胞癌症的病理发生中。体内实验表明，HIC-1 在乳腺癌细胞中的表达恢复会导致增殖阻滞 [44]。HIC-1 能够控制乳腺癌细胞对激素治疗的反应。去甲基药物 5- 氮杂 -2'- 脱氧胞苷可恢复 MDAMB231 细胞的 HIC-1 表达。因此，通过去甲基化恢复 HIC-1 在乳腺癌中的功能可能是治疗乳腺癌的潜在方法 [45]。

遗传性乳腺癌

BRCA1 和 BRCA2 突变的单基因遗传

遗传性乳腺癌和卵巢癌是由不完全外显的常染色体显性遗传带来的。基于群体的研究表明，这些遗传突变使罹患乳腺癌的风险提升至 45%~65%[38, 39]。这强调了修饰因素和生活方式的影响。最终，单基因突变引起的乳腺癌和卵巢癌近 50% 是通过一个 BRCA 基因或与 BRCA 基因高度相关的其他突变引起的。携带突变的女性有 80%~90% 罹患乳腺癌的风险，而患卵巢癌的风险为 20%~50%[46]。

尚未确定的高外显率基因 RAD51C 突变的单基因遗传

RAD51C 这一于 2010 年夏天确定功能的基因，在乳腺癌和卵巢癌发病相关基因中的外显率排第三位 [47]。它的突变通常是高或中外显率，并存在于 1.5%~4% 的乳腺癌及卵巢癌易感的家庭中。与 BRCA1 和 BRCA2 类似，它作为抑癌基因在 DNA 修复过程中扮演着重要角色。在其他人群中首先验证 RAD51C 的突变对乳腺癌的发展来说是易感因素。但是因其很少发生突变以及外显率相关的可用数据还不充分，最近则不作为常规诊断的一部分。

中和低外显率的基因突变

一部分 BRCA1/2 阴性的乳腺癌高风险家庭可能在某些还未确定的高外显率基因上存在突变。因此，可以推测中和低外显率基因突变的总效应可能是产生癌症的主要原因 [48]。这个结论对 50% 遗传性乳腺癌和 20% 所有类型乳腺癌是正确的（表 3.2）。例如 ATM、CHEK2、BRIP1 和 PALB2 已被列为低杂合频

表 3.2　乳腺癌相关基因及其对患癌风险的影响

风险基因分类	增加的患癌风险	基因 / 综合征
高外显率基因	5~20 倍	BRCA1/BRCA2/RAD51C：遗传性乳腺癌和卵巢癌综合征 TP53：Li-Fraumeni 综合征 STK11/LKB1：Peutz-Jeghers 综合征 PTEN：Cowden 综合征
中外显率基因	1.5~5 倍	CHEK2、PALB2、BRIP1、ATM
低外显率基因	0.7~1.5 倍	FGFR2、TOX3、MAP3K1、CAMK1D、SNRPB、FAM84B/c-Myc、COX11、LSP1、CASP8、ESR1、ANKLE1、MERIT40 等

该表摘自参考文献 [46]。

率的中等风险基因[48]。一些位于内含子或调控区域的低风险突变也被鉴定如下：FGFR2、MAP3K1、TNRC9 和 LSP1（2q35、6q22.33、8q24）[49, 50]。这些可遗传突变的风险性都比较低，相对风险比（RR）仅为 1.1~1.3，但却具有较高的杂合频率。

其他乳腺癌相关易感基因

G 蛋白偶联受体相关分选蛋白 1

Zheng 等在早期患者的血清中发现了 G 蛋白偶联受体相关分选蛋白（G-protein-coupled receptor-associated sorting protein 1，ASP-1）的特异性片段，而在正常患者中并未发现。他们通过免疫组织化学确定了所有 107 例乳腺导管癌标本中均存在 GASP-1 的过表达，而在 12 例导管癌的癌旁正常组织中仅有极少甚至没有染色。而且所有 10 例转移性乳腺癌标本的淋巴结中也都检出了 GASP-1 阳性。这些研究表明了 GASP-1 可能是一个新的血清学肿瘤标志物，也有可能作为一个潜在的乳腺癌治疗靶标[4]。

雌激素相关受体 α

Jarzabek 等发现乳腺癌组织中雌激素相关受体 α（ERR-α）的 mRNA 表达水平相较正常组织有轻微的升高（均值分别为 57.7±SD58.7，46.2±SD42.0）。但是 ERR-α 的 mRNA 表达水平在乳腺癌组织中的差异性大于其在正常组织中的差异性。这可能是由于 ERR-α 在调控可替代经典 ER 依赖信号通路的信号通路中扮演了重要的角色。在不久的将来，通过开发和利用 ERR 调节剂可帮助设计新的具有良好耐受性和个体化的治疗药物[51]。

生存素

Petrarca 等展示了在原发肿瘤中生存素（survivin）的过表达可作为一种很有前途的生物标志物用于预测 II 期和III期乳腺癌患者对新辅助化疗的病理完全缓解率（pCR）[53]。

BCL2

Callagi 等的荟萃分析强烈支持 BCL2 在乳腺癌预后预测中的作用，并且这种作用独立于淋巴结状态、肿瘤大小、肿瘤分级和其他一系列多种生物变量。目前进一步的大样本前瞻性研究对于树立 BCL2 作为应用于临床的一个独立预后标志物是十分必要的[54]。

STAT3 和 STAT5

在最近几年，通过识别乳腺癌内在的不同能将疾病分类为不同的亚型，而对于每一亚型的乳腺癌都有针对其生物学谱的辅助治疗[3, 55]。STAT3 在淋巴结阴性的乳腺癌中被认为是一种预后因子，而 STAT5 在评估激素治疗反应中起重要作用[56, 57]。在一项 346 例淋巴结阴性肿瘤的回顾性研究中，23.1% 的患者出现了 STAT3 核表达，43.5% 的患者出现了磷酸化（Tyr705）；而这二者都伴随着复发风险的降低和生存期的延长。多变量分析证明了，STAT3 磷酸化在这一组试验中是决定生存率的独立预后因素，与激素受体表达、增殖指数或 HER2 的扩增没有关系[58]。

内脂素

乳腺癌患者的血清内脂素（visfatin）平均水平显著高于正常对照和乳腺良性病变（BBL）患者的水平（$P<0.001$）。在乳腺癌患者中内脂素的表达与 CA15-3（$P=0.03$）、激素受体状态（$P<0.001$）和淋巴结转移有显著相关性（$P=0.06$），但与代谢和人体测量学指标无关（$P>0.05$）。调整了人口学、代谢和临床病理特征之后的多变量回归分析显示，雌激素和孕激素受体（ER-PR-）的缺乏是决定血清内脂素水平的最关键因素[59]。

乳腺癌中的 TGF-β 信号通路

转化生长因子 β（TGF-β）信号通路对肿瘤生长具有双重作用。许多不一致的实验结果明显表明 TGF-β 信号标志与乳腺癌预后存在关联。研究显示，高表达 TβR Ⅱ（TGF-β receptors Ⅱ）、TβR Ⅰ（TGF-β receptors Ⅰ）和 p-Smad2（相应的 $P = 0.018$、0.005 和 0.022），而低表达 Smad4（$P = 0.005$）的肿瘤会有较差的预后和较低的无病生存期。低表达 Smad4 结合高表达 p-Smad2 或低表达 Smad4 结合两种均高表达的 TGF-β 受体的肿瘤疾病复发风险比（HR）会增加，HR 分别为 3.04（95%CI 1.390~6.658）和 2.20（95%CI 1.464~3.307）。

因此，综合 TGF-β 标志物分析能够为我们提供Ⅰ~Ⅲ期乳腺癌患者的预后信息。这能够确定疾病复发风险的增加，所以它们可能能够作为潜在的额外治疗靶标 [60]。

PTEN 或 PIK3CA

MK-2206 能够在乳腺癌细胞系中呈剂量依赖性地抑制 Akt 信号和细胞周期以及增加细胞凋亡。很多存在 PTEN 或 PIK3CA 突变的细胞系对 MK-2206 的敏感性呈显著增加；然而，也有数个存在 PTEN/PIK3CA 突变的细胞系对 MK-2206 呈现抗性。siRNA 抑制乳腺癌细胞中 PTEN 后引起 Akt 磷酸化增加细胞对 MK-2206 的敏感性。通过向类正常乳腺细胞系 MCF10A 稳定转染 PIK3CA、E545K 或 H1047R 突变质粒后可增加细胞对 MK-2206 的敏感性。对 MK-2206 较不敏感的细胞系 Akt1/Akt2 比例较低，而在其中应用 siRNA 抑制 Akt 表达后对细胞增殖阻滞的效果也减弱。在 PTEN 突变的乳腺癌细胞系 ZR75-1 中，MK-2206 处理抑制 Akt 信号、细胞增殖和肿瘤生长。体外实验证明，MK-2206 与紫杉醇在 MK-2206 敏感的细胞系中存在协同作用，这样的组合与在体内使用任何单独的药物相比都有显著增强的抗癌效果。

因此，MK-2206 具有单独的抗癌效果，同时也可与其他化疗药物联用。这种效果在 PTEN 缺失或 PIK3CA 突变的肿瘤中可能更强 [61]。

总结与展望

总而言之，目前对肿瘤基因谱的研究正在为临床疗效提供越来越多的信息，而基于这些研究的一些预后和预测因子已被检出。尽管在这一领域的治疗手段进展迅速且值得称赞，但要将基于这些分子的治疗方法变为现实中用于普遍癌症治疗方法仍然有许多困难要克服。

药理学上的困难包括开发安全、有效和具有定位释药机制的分子靶向治疗药物。尽管面临着这些挑战，但 miRNA 作为肿瘤标志物和治疗靶点的巨大潜力不可低估。如果目前对这些分子靶点的研究可以持续，那么乳腺癌的诊断与治疗将会被带到一个新的领域。因此，在这一章中提到的有关这些分子的研究有可能改变目前的治疗方法，推动乳腺癌患者的治疗进入一个理想的个体化治疗阶段。此外，在不久的将来，通过对采集的样本进行预期分子分型可能成为一种常规手段，并将适用于对不同治疗方案的患者进行分类和基于癌症的分子结构进行优化治疗策略。

（马健　译）

参考文献

1. Lee, S.Y., et al: Cost-effective mammography screening in Korea: high incidence of breast cancer in young women. Cancer Sci 2009, 100(6): 1105-1111.
2. Jemal, A., et al: Cancer statistics, 2005. CA Cancer J Clin 2005, 55(1): 10-30.
3. Etzioni, R., et al: The case for early detection. Nat Rev Cancer 2003, 3(4): 243-252.
4. Tuszynski, G.P., et al: G-protein coupled receptor-associated sorting protein 1 (GASP-1), a potential biomarker in breast cancer. Exp Mol Pathol 2011, 91(2): 608-613.
5. Kerlikowske, K., et al: Positive predictive value of screening mammography by age and family history of breast cancer. JAMA 1993, 270(20): 2444-2450.
6. Morris, S.R. and L.A: Carey, Molecular profiling in breast cancer. Rev Endocr Metab Disord 2007, 8(3): 185-198.

7. Galanina, N., V. Bossuyt, and L.N: Harris, Molecular predictors of response to therapy for breast cancer. Cancer J 2011, 17(2): 96-103.
8. Zhang, W. and Y. Yu: The important molecular markers on chromosome 17 and their clinical impact in breast cancer. Int J Mol Sci 2011, 12(9): 5672-5683.
9. Hudis, C.A: Trastuzumab--mechanism of action and use in clinical practice. N Engl J Med 2007, 357(1): 39-51.
10. Chan, K.C. and Y.M. Lo: Circulating nucleic acids as a tumor marker. Histol Histopathol 2002, 17(3): 937-943.
11. Silva, J., et al: RNA is more sensitive than DNA in identification of breast cancer patients bearing tumor nucleic acids in plasma. Genes Chromosomes Cancer 2002, 35(4): 375-376.
12. Rosenthal, S.I., et al: Comparison of HER-2/neu oncogene amplification detected by fluorescence in situ hybridization in lobular and ductal breast cancer. Appl Immunohistochem Mol Morphol 2002, 10(1): 40-46.
13. Bedard, P.L. and M.J: Piccart-Gebhart, Current paradigms for the use of HER2-targeted therapy in early-stage breast cancer. Clin Breast Cancer 2008, 8 Suppl 4: S157-165.
14. Yin, W., et al: Trastuzumab in the adjuvant treatment of HER2-positive early breast cancer patients: a meta-analysis of published randomized controlled trials. PLoS One 2011, 6(6): e21030.
15. Chia, S., et al: Human epidermal growth factor receptor 2 overexpression as a prognostic factor in a large tissue microarray series of node-negative breast cancers. J Clin Oncol 2008, 26(35): 5697-5704.
16. Guiu, S., et al: Long-term follow-up of HER2-overexpressing stage II or III breast cancer treated by anthracycline-free neoadjuvant chemotherapy. Ann Oncol 2011, 22(2): 321-328.
17. Slamon, D.J. and M.F: Press, Alterations in the TOP2A and HER2 genes: association with adjuvant anthracycline sensitivity in human breast cancers. J Natl Cancer Inst 2009, 101(9): 615-618.
18. O'Malley, F.P., et al: Topoisomerase II alpha and responsiveness of breast cancer to adjuvant chemotherapy. J Natl Cancer Inst 2009, 101(9): 644-650.
19. Orlando, L., et al: Topoisomerase IIalpha gene status and prediction of pathological complete remission after anthracycline-based neoadjuvant chemotherapy in endocrine non-responsive Her2/neu-positive breast cancer. Breast 2008, 17(5): 506-511.
20. Miyoshi, Y., et al: Predictive factors for anthracycline-based chemotherapy for human breast cancer. Breast Cancer 2010, 17(2): 103-109.
21. McGrogan, B.T., et al: Taxanes, microtubules and chemoresistant breast cancer. Biochim Biophys Acta 2008, 1785(2): 96-132.
22. Pusztai, L: Markers predicting clinical benefit in breast cancer from microtubule-targeting agents. Ann Oncol 2007, 18 (Suppl 12): xii15-20.
23. Andre, F., et al: Microtubule-associated protein-tau is a bifunctional predictor of endocrine sensitivity and chemotherapy resistance in estrogen receptor-positive breast cancer. Clin Cancer Res 2007, 13(7): 2061-2067.
24. Tanaka, S., et al: Tau expression and efficacy of paclitaxel treatment in metastatic breast cancer. Cancer Chemother Pharmacol 2009, 64(2): 341-346.
25. Livingston, D.M: Cancer. Complicated supercomplexes. Science 2009, 324(5927): 602-603.
26. Irminger-Finger, I. and C.E. Jefford, Is there more to BARD1 than BRCA1? Nat Rev Cancer, 2006, 6(5): 382-391.
27. Grigorova, M., et al: Possible causes of chromosome instability: comparison of chromosomal abnormalities in cancer cell lines with mutations in BRCA1, BRCA2, CHK2 and BUB1. Cytogenet Genome Res 2004, 104(1-4): 333-340.
28. Starita, L.M., et al: BRCA1-dependent ubiquitination of gamma-tubulin regulates centrosome number. Mol Cell Biol 2004, 24(19): 8457-8466.
29. Joukov, V., et al: The BRCA1/BARD1 heterodimer modulates ran-dependent mitotic spindle assembly. Cell 2006, 127(3): 539-552.
30. Scully, R., et al: Dynamic changes of BRCA1 subnuclear location and phosphorylation state are initiated by DNA damage. Cell 1997, 90(3): 425-435.
31. Daniels, M.J., et al: Abnormal cytokinesis in cells deficient in the breast cancer susceptibility protein BRCA2. Science 2004, 306(5697): 876-879.
32. Yang, X. and M.E: Lippman, BRCA1 and BRCA2 in breast cancer. Breast Cancer Res Treat 1999, 54(1): 1-10.
33. Honrado, E., J. Benitez, and J: Palacios, The molecular pathology of hereditary breast cancer: genetic testing and therapeutic implications. Mod Pathol 2005, 18(10): 1305-1320.
34. Foulkes, W.D: Inherited susceptibility to common cancers. N Engl J Med 2008, 359(20): 2143-2153.
35. Widakowich, C., et al: Molecular targeted therapies in breast cancer: where are we now? Int J Biochem Cell Biol 2007, 39(7-8): 1375-1387.
36. Birgisdottir, V., et al: Epigenetic silencing and deletion of the BRCA1 gene in sporadic breast cancer. Breast Cancer Res 2006, 8(4): R38.
37. Wei, M., et al: BRCA1 promoter methylation in sporadic breast cancer is associated with reduced BRCA1 copy number and chromosome 17 aneusomy. Cancer Res 2005, 65(23): 10692-1069.
38. Antoniou, A., et al: Average risks of breast and ovarian cancer associated with BRCA1 or BRCA2 mutations detected in case Series unselected for family history: a combined analysis of 22 studies. Am J Hum Genet 2003, 72(5): 1117-1130.
39. Chen, S., et al: Characterization of BRCA1 and BRCA2 mutations in a large United States sample. J Clin Oncol 2006, 24(6): 863-871.

40. Consortium, C.B.C.C.-C: CHEK2*1100delC and susceptibility to breast cancer: a collaborative analysis involving 10,860 breast cancer cases and 9,065 controls from 10 studies. Am J Hum Genet 2004, 74(6): 1175-1182.
41. Soussi, T: The p53 tumor suppressor gene: from molecular biology to clinical investigation. Ann N Y Acad Sci 2000, 910: 121-137; discussion 137-139.
42. Rigatti, M.J., et al: Pharmacological inhibition of Mdm2 triggers growth arrest and promotes DNA breakage in mouse colon tumors and human colon cancer cells. Mol Carcinog 2012, 51(5): 363-378.
43. Tovar, C., et al: Small-molecule MDM2 antagonists reveal aberrant p53 signaling in cancer: implications for therapy. Proc Natl Acad Sci USA 2006, 103(6): 1888-1893.
44. Zhang, W., et al: A potential tumor suppressor role for Hic1 in breast cancer through transcriptional repression of ephrin-A1. Oncogene 2010, 29(17): 2467-2476.
45. Nicoll, G., et al: Expression of the Hypermethylated in Cancer gene (HIC-1) is associated with good outcome in human breast cancer. Br J Cancer 2001, 85(12): 1878-1882.
46. Meindl, A., et al: Hereditary breast and ovarian cancer: new genes, new treatments, new concepts. Dtsch Arztebl Int 2011, 108(19): 323-330.
47. Rahman, N., et al: PALB2, which encodes a BRCA2-interacting protein, is a breast cancer susceptibility gene. Nat Genet 2007, 39(2): 165-167.
48. Ripperger, T., et al: Breast cancer susceptibility: current knowledge and implications for genetic counselling. Eur J Hum Genet 2009, 17(6): 722-731.
49. Stacey, S.N., et al: Common variants on chromosomes 2q35 and 16q12 confer susceptibility to estrogen receptor-positive breast cancer. Nat Genet 2007, 39(7): 865-869.
50. Turnbull, C., et al: Genome-wide association study identifies five new breast cancer susceptibility loci. Nat Genet 2010, 42(6): 504-507.
51. Jarzabek, K., et al: The significance of the expression of ERRalpha as a potential biomarker in breast cancer. J Steroid Biochem Mol Biol 2009, 113(1-2): 127-133.
52. Petrarca, C.R., et al: Survivin as a predictive biomarker of complete pathologic response to neoadjuvant chemotherapy in patients with stage II and stage III breast cancer. Clin Breast Cancer 2011, 11(2): 129-134.
53. Callagy, G.M., et al: Meta-analysis confirms BCL2 is an independent prognostic marker in breast cancer. BMC Cancer 2008, 8: 153.
54. Bast, R.C., Jr., et al: Translational crossroads for biomarkers. Clin Cancer Res 2005, 11(17): 6103-6108.
55. Kolb, T.M., J. Lichy, and J.H: Newhouse, Comparison of the performance of screening mammography, physical examination, and breast US and evaluation of factors that influence them: an analysis of 27,825 patient evaluations. Radiology 2002, 225(1): 165-175.
56. Burnside, E.S., et al: The use of batch reading to improve the performance of screening mammography. AJR Am J Roentgenol 2005 185(3): 790-796.
57. Papanicolaou, G.N., et al: Exioliative cytology of the human mammary gland and its value in the diagnosis of cancer and other diseases of the breast. Cancer 1958, 11(2): 377-409.
58. Dalamaga, M., et al: Could serum visfatin be a potential biomarker for postmenopausal breast cancer? Maturitas 2012, 71(3): 301-308.
59. de Kruijf, E.M., et al: The prognostic role of TGF-beta signaling pathway in breast cancer patients. Ann Oncol, 2013, 24(2): 384-390.
60. Sangai, T., et al: Biomarkers of response to Akt inhibitor MK-2206 in breast cancer. Clin Cancer Res 2012, 18(20): 5816-5828.

第 4 章

乳腺癌基因组学

Birendra Kumar

摘 要

乳腺癌是一种复杂的疾病，包括了多个基因突变的逐步积累、关键基因的表观遗传失调以及最终导致的蛋白通路紊乱。乳腺癌患者患病的年龄和临床表现在个体之间都表现出很大的差异。全球每年有 1 152 161 例新发乳腺癌患者，因而在后基因组时代，可以通过病例 – 对照组方法在群体和个体水平上研发新的乳腺癌风险评估和治疗策略，从而降低乳腺癌的发病率和死亡率。

BRCA1 和 BRCA2 基因的突变导致患乳腺癌和卵巢癌的风险增加，这个发现使我们对乳腺癌的遗传背景有了新的认识，同时改善了我们对患乳腺癌高风险女性的风险管理。对肿瘤生物学的深入了解使得综合多学科技术来改善乳腺癌诊疗成为可能，传统的病理学方法正在被复杂的组学方法所补充。大量的基因组学水平的生物标志物得到临床应用，药物基因组的观点在药物临床试验室中也逐步得到采纳。

确诊为乳腺癌的患者，当与靶向治疗方法相结合时预测或预后评估信息是非常有用的，三阴性乳腺癌和对化疗产生抗性的患者生存率很低。迫在眉睫的挑战是我们需要知道每一位乳腺癌患者的分子特征，以便做出最合适的诊断，并给予最恰当的治疗，最终防止乳腺癌的进一步发展。

关键词

基因组　表观基因组　乳腺癌　预防　生物标志物　肿瘤休眠/潜伏期　个体化基因组学　基因检测　基因表达　风险评估　靶向治疗　GWAS　基因分型　BRCA1　BRCA2　MAP3K1

引言

乳腺癌是女性最易患的恶性肿瘤，全世界每年有超过 100 万的女性患上乳腺癌，其中有 41.2 万人死于乳腺癌，占每年全世界女性死亡人数的 1.6%[1]。总体上看，乳腺癌是一种基因组病，是由于 DNA 序列、DNA 拷贝数和染色体结构发生了突变，并且这些突变逐渐累积，使得乳腺癌的病理特征出现多样性。在乳腺癌发生过程中，典型的基因组事件包括：从父母遗传了 BRCA1、BRCA2、TP53 和 CHK2 的基因突变触发了乳腺癌的发生，以及在体细胞水平发生的 ERBB2 基因（之前称为 HER2 基因）的拷贝数扩增、PI3k 通路上的基因突变激活了表皮生长因子受体（EGFR），CDKN2A/B 基因缺失导致了细胞周期失调和基因组 DNA 不稳定。以上体细胞中发生的基因组事件都会随着年龄的增长而加快发生[2]。

尽管在美国年龄超过 85 岁的女性中，8 人中就有 1 人会患乳腺癌，但低于 30 岁的女性患乳腺癌的概率还是很小的。肿瘤的发生是一个多事件积累的过程，先有突变发生，然后突变经过选择的压力最终触发肿瘤的发展，这类似于达尔文进化论的观点[3,4]。触发肿瘤启动的包括基因序列突变、拷贝数变异、染色体结构改变以及其他的表观遗传学事件。由于基因组学分析方法的进展，使得我们对以上触发肿瘤发生的分子水平事件进行深入分析后，加快了我们理解乳腺癌的易感性、乳腺癌从发生到转移以及治疗乳腺癌过程中产生的抗药性的分子机制。基因组学研究也揭示了肿瘤组织和正常组织的分子水平差异，因而能在肿瘤的早期诊断以及预测肿瘤患者的疾病进程或治疗反应上提供候选的靶基因。

在本章中，我对当前和未来用于乳腺癌基因组分析，以提高对乳腺癌病理生理机制深入理解的方法，或改善乳腺癌管理的策略做了一个评估。

通过基因组学方法行乳腺癌一级预防

高外显率乳腺癌基因

大量的研究数据表明，在 BRCA1 和 BRCA2 基因上发生突变的女性，可以采取有效的预防措施。还有一些其他的基因，例如在 Cowden 综合征中出现的 PTEN 基因突变以及 Li-Fraumeni 综合征中出现的 TP53 基因突变，这些基因突变是比较罕见的，但也都能引起一小部分遗传性乳腺癌[5]。

大概有 100 多个引起遗传病的基因符合在家族中遗传的孟德尔遗传模式[6]。这些基因引起的疾病一般属于罕见病，并且突变后会引起疾病发生的高风险。大部分这类基因都是通过选择特异性的家族，通过连锁分析，然后进行基因克隆发现的。BRCA1 和 BRCA2 就属于这类基因，这两个基因目前已发现超过 1000 种突变。对于高危家族，通过遗传筛查来发现致病性的突变的方法已经建立起来了。BRCA1 基因的名字来自“breast cancer 1 early-onset”，表示携带此基因突变的人容易在年轻时就患乳腺癌和卵巢癌[7]，肿瘤的起源包括生殖细胞和体细胞的突变。BRCA1 基因发生突变失去功能后，可导致基因组不稳定，具体包括突变积累增加、DNA 链断裂、染色单体发生交换，容易发生 DNA 损伤、细胞周期失控。

BRCA1 基因对基因组 DNA 损伤起看护作用[8-10]。Jensen 等分离了 BRCA2 基因编码的大分子量蛋白后表明它是 DNA 同源重组的关键调控基因[11]。突变引起的 DNA 损伤可导致染色体不稳定继而发生肿瘤，因此 DNA 的修复过程是十分重要的。已了解到 BRCA1 基因编码蛋白可促进 RAD51 蛋白结合到单链 DNA 上修复重组的 DNA，这个结合过程在同源 DNA 重组过程中非常重要。BRCA2 基因突变可导致同源姊妹染色体重组时断裂的 DNA 难以被修复，从而导致 DNA 修复出现错误以及染色体不稳定。

BRCA1 和 BRCA2 基因可能是指证乳腺癌发生高风险仅有的高频突变基因。尽管可引起 Li-Fraumeni 综合征的 TP53 基因突变也可引发早发性乳腺癌[12]，但这个基因的突变是非常罕见的。BRCA1 和 BRCA2 基因是通过对有乳腺癌家族史的连锁分析中发现的。连锁分析已用于发现多个孟德尔遗传病的致病基因，但该策略对于受环境影响或基因互作影响才致病的复杂性疾病的作用不大，因此通过家系来分析复杂性遗传病往往效果不佳。

罕见肿瘤综合征和罕见中外显率的乳腺癌基因

Garcia-Closas 和 Chanock 已发表了一份详细的综述，描述了许多不同团队协作研究的成果，通过候选靶基因或全基因组水平发现了新的乳腺癌易感基因[13]。这些研究结果显示，许多乳腺癌遗传风险因素还没有被认识，并且可能是多个在普通人群中都存在的单个低风险因素累积后组成了高风险因素。一些综合征的临床表型就包括患有乳腺癌。Cowden 和 Peutz-Jeghers 综合征患者会发生 PTEN 基因[14]和 STK11 基因[15]的罕见突变，这些突变都能明显增加患乳腺癌的风险[16]。CDH1 基因编码细胞间黏附蛋白，是乳腺癌相关的抑癌基因，它的突变在浸润性导管癌的发生过程起到了作用[17]。RAD51C 是另外一个和双链 DNA 断裂后重组修复相关的基因。该基因在生殖细胞水平上发生的罕见突变可引起乳腺癌和卵巢癌的高发风险[18]，并且在家族中的遗传方式同 BRCA1 和 BRCA2 一样按照孟德尔模式进行遗传。

此外，还存在一些基因的突变可导致乳腺癌的中外显率，这些基因的遗传不遵循孟德尔遗传模式，因此不容易确定疾病和这些基因突变的关系。这类基因包括毛细血管扩张性共济失调（ataxia-telangiectasia，A-T）基因，携带该基因杂合突变的女性，一生发生乳腺癌的风险较正常人高 2.2 倍；但在 50 岁之前，和正常人相比，该基因突变会明显增加患乳腺癌的风险性[19]。其他导致乳腺癌中外显率的基因还有 BRIP1 基因，该基因编码同 BRCA1 蛋白互作的蛋白，其杂合突变会导致乳腺癌风险升高；若该基因发生双重杂合突变，则可引起先天性再生障碍性贫血（Fanconi anemia）中的 FA-J 亚型病。PALB2 基因是 BRCA2 蛋白的互作和定位蛋白，该基因突变可使患家族性乳腺癌的风险增加 2.3 倍。BRCA2 基因突变还可导致先天性再生障碍性贫血中的 FA-D1 亚型病；而 PALB2 基因的双重杂合突变会引发类似的先天性再生障碍性贫血中的 FA-N 亚型病[20]。细胞周期校验激酶 2 基因（CHEK2）的罕见突变也会导致患乳腺癌的风险提高 2 倍。CHEK2 基因编码的蛋白参与了 DNA 损伤的修复，在未进行选择分类的乳腺癌患者中，发现该基因的突变率为 1%~2%[21]。

常见的低外显率的乳腺癌基因

近年来发现，对乳腺癌具有低外显率的基因大多是通过全基因组关联研究（genome-wide association studies，GWAS）获得的。GWAS 是利用人基因组上发现的大量常见单核苷酸多态性（SNP）位点通过基因组连锁不平衡模式（LD）来筛选同疾病相关的 SNP 位点[22]。GWAS 的优势是通过分析大样本的病例和对照，在不同的染色体上的不同位点评估遗传位点和疾病的关联性，通常可一次分析超过 10 万个 SNP 位点来寻找乳腺癌相关的易感位点[23]。

在人基因组上，估计存在 700 万个常见 SNP 位点，这些 SNP 位点的次要等位基因频率位点小于 45%。由于重组经常发生在基因组上的热点区域，因此新形成的 SNP 位点往往体现出明显的相关性。GWAS 已发现了 100 多个肿瘤低外显率基因位点，其中至少 17 个同乳腺癌相关（表 4.1）。这些 SNP 位点的频率范围为 0.05~0.5，但患病的风险会略微增高[24]。由于外显率不明显以及不吻合孟德尔遗传模式，这些遗传位点对疾病的影响通常认为是不确定的。不仅是这些 SNP 位点和疾病关系不确定，包括这些 SNP 位点的基因和疾病的关系也不确定。有观点认为，若 GWAS 发现的易感位点是位点频率较高的常见 SNP 位点，那么可能是包含这些 SNP 位点基因的多个罕见变异协同作用的结果。这意味着，实际上致病的变异基因离 GWAS 发现的易感位点可能相隔数十兆个碱基的距离[25]，尽管这种情形是十分罕见的[26]。

在以上 GWAS 研究过程中令人意外的发现之一是，在常见疾病中有非编码基因在发挥作用[27]。通过分析人群序列[28]发现，有 30% 的疾病相关的常见变异区域位于非编码区域或和非编码区域连锁。这个发现支持了以下观点：很多疾病相关的常见变异区域具有调控

表 4.1　迄今所发现的乳腺癌易感基因

基因或位置	染色体位置	发现的方法	位点频率	基因功能
BRCA1	17q21	连锁分析	罕见	DNA 修复 / 基因组稳定性
BRCA2	13q13.1	连锁分析	罕见	重组修复
TP53	17p13.1	连锁分析	罕见	Li-Fraumeni 综合征、细胞凋亡
ATM	11q22.3	CS	罕见	DNA 修复
BRIP1	17q23.2	CS	罕见	DNA 修复，同 BRCA1 基因互作
CHEK2	22q12.1	CS	罕见	DNA 修复、细胞周期
PALB2	16p12.2	CS	罕见	同 BRCA2 基因互作
RAD51C	17q22	CS	罕见	同源重组修复
PTEN	10q23.3	连锁分析	罕见	Cowden 病，细胞信号转导
STK1（LKB1）	19p13.3	连锁分析	罕见	Peutz-Jeghers 综合征，细胞周期延滞
CDHå1	16q22.1	连锁分析	罕见	细胞间黏附：乳腺小叶癌
FGFR2	10q26	GWAS	常见	成纤维细胞生长因子受体
TOX3（TNRC9）//RBL2	16q12	GWAS	常见	染色质结构、细胞周期
MAP3K1	5q11.2	GWAS	常见	对生长因子产生反应
LSP1	11p15.5	GWAS	常见	嗜中性粒细胞运动性
8q24	8q24	GWAS	常见	基因间序列，MYC 原癌基因的增强子?
2q35	2q35	GWAS	常见	—
CASP8	2q33	GWAS	常见	细胞凋亡
SLC4A7/NEK10?	3p24.1	GWAS	常见	细胞周期控制?
COX11/STXBP4?	17q22	GWAS	常见	物质转运?
MRPS30?	5p12	GWAS	常见	细胞凋亡?
NOTCH2/FCGR1B?	1p11.2	GWAS	常见	信号 / 免疫反应?
RAD51L1	14q24.1	GWAS	常见	同源重组修复?
CDKN2A/CDKN2B?	9p21	GWAS	常见	细胞周期蛋白激酶抑制剂?
MYEOV/CCNDL?	11q13	GWAS	常见	细胞周期调控 / 成纤维细胞生长因子?
ZNF365?	10q21.2	GWAS	常见	锌指蛋白基因
ANKRD16/FBXO18?	10p15.1	GWAS	常见	解旋酶?
ZMIZ1	10q22.3	GWAS	常见	转录调控因子?

?，基因或其在乳腺癌发生过程中的功能还没有得到确认。CS，候选基因测序。

基因的作用。其中一个典型的例子是 FGFR2 基因的第二个内含子，可能同女性绝经后的疾病有很大关联[29]。Easton 等发现，FGFR2 基因的第二个内含子中的 rs2981582 SNP 位点（位点频率为 0.38）在杂合和纯合状态时，患病的风险系数分别为 1.23 和 1.63[30]。FGFR2 基因编码成纤维细胞生长因子（fibroblast growth factor，FGF）受体蛋白。FGF 和受体都参与了调节细胞增殖、生存、迁移和分化。FGF 信号途径的重要性在一些类型的肿瘤中逐步得到认识[31]。

FGFR2 基因第二个内含子上的 SNP 位点改变后，使得 FGFR2 基因表达上调，引起 FGF 信号通路出现偏差，从而诱导了肿瘤细胞的增殖和生存[32]。FGFR2 基因被出乎意料地发现是一个癌基因，该发现也促进了对 FGF 信号通路上其他基因和肿瘤关系的研究。FGF 通路上的其他基因（例如 FGF-8）也发现通过刺激细胞周期和防止细胞死亡的机制，并卷入了乳腺癌细胞的生长过程中[33]。

通过 GWAS 发现其他的低外显率基因还有 CASP8（caspase 8，半胱天冬酶），它编码一种促进细胞凋亡的酶[34]。CASP8 基因上的 rs1045485 位点是一个保护性的位点，杂合突变和纯合突变引起的风险系数分别为 0.89 和 0.74。最近发现，CASP8 基因的多态性在家族性乳腺癌中起到保护作用，降低了乳腺癌发病的风险[35]。

乳腺癌根据是否含有 ER 和 PR 进行分类，分为 ER+ 型和 PR+ 型，这些类型的乳腺癌细胞在生长过程中分别需要有雌激素和孕激素的存在。相反，ER- 和 PR- 乳腺癌缺乏激素受体。这种分类决定了患者的治疗方案。乳腺癌其他的分类方式还包括根据 HER2 基因的表达情况，HER2 基因过表达称为 HER2+，反之为 HER2-。乳腺癌三阴性亚型是指 ER-、PR- 和 HER2-，3 个指标都是阴性，可选择的治疗方案范围小。一些基因的变异和某种特异类型的乳腺癌具有相关性。例如 TOX3 基因，以前称为 TNRC9 基因，存在一个 SNP 位点 rs3803662。当该位点为纯合变异时，会导致患 ER+ 乳腺癌的风险提高 1.64 倍[36]。TOX3 编码运动性高的染色质结构蛋白，在骨转移的癌组织中表达上调[37]。

通过基因精细定位发现位于基因间序列的易感性位点具有调控基因表达的功能[38]。例如 RBL2 基因（引发眼癌的基因）具有细胞周期调节的作用，该基因上游基因间序列的多态性位点是否调节了 RBL2 基因还需要有 RBL2 基因表达受到调控的证据。

有丝分裂激活蛋白激酶编码基因 MAP3K1，类似 FGFR2 基因，属于 Ras/Raf/MEK/ERK 信号通路，参与调控大量的癌基因[30]。研究发现，MAP3K1 基因和 ER+、PR+ 类型的乳腺癌的相关性超过 ER- 和 PR- 类型，并且 MAP-3K1 也同 HER2+ 类型乳腺癌强烈相关[39]。Easton 等发现 LSP1 是乳腺癌易感基因，该基因内含子上的一个 SNP 位点决定了这种易感性[30]。LSP1 基因编码淋巴细胞特异蛋白，是 F- 肌动蛋白黏附的细胞骨架蛋白。类似的研究在 8q24 区域，不包含已知基因区域，其发现与前列腺癌有关[40]。Stacey 等发现不包含已知基因的 2q35 区域包含 SNP 位点与欧洲国家冰岛 ER+ 类型的乳腺癌有关[36]。Milne 等发现和 ER- 乳腺癌相关的易感位点[41]。其他的乳腺癌易感区域包括 3p24，易感性指向该区域上的 SLC4A7 基因或 NEK10 基因，还有 17q22 区域，易感性指向该区域上的 COX11 基因。这两个区域上的易感 SNP 位点的杂合和纯合时的风险系数分别为 1.11 和 0.97[42]。另外，靠近 5p12 上的 MRPS30 基因的一个常见 SNP 位点和 ER+ 乳腺癌高风险相关[43]。Turnbull 等新发现 9 号、10 号和 11 号染色体上存在乳腺癌易感位点[44]。Thomas 等发现在 1 号染色体着丝粒位置包含 NOTCH2 基因和 FCGR1B 基因的区域，以及 14q24.1 包含双链断裂修复基因 RAD51L1 区域都存在乳腺癌高风险易感位点，其中 1 号染色体的易感位点与 ER+ 类型乳腺癌更相关[45]。

为了确定这些 SNP 位点是否确切同疾病

的易感性有关，需要做大量的随访工作，以确定这些常见基因在疾病发生中的作用。

全基因组关联研究

近些年对于低外显率的变异位点的发现主要是通过 GWAS 发现的。在 GWAS 中利用人基因组上的大量常见单核苷酸多态性（SNP）位点通过基因组连锁不平衡模式来筛选和疾病相关的 SNP 位点[22]。GWAS 的优势是通过分析大样本的病例和对照，在不同的染色体上的不同位点评估遗传位点和疾病的关联性，通常可一次分析超过 10 万个 SNP 位点来寻找乳腺癌相关的易感位点[23]。在人基因组上，估计存在 700 万个常见 SNP 位点，这些 SNP 位点的次要等位基因频率位点（MAF）小于 45%。由于重组经常发生在基因组上的热点区域，因此新形成的 SNP 位点往往体现出明显的相关性。因此 GWAS 可以鉴别出对疾病的易感位点并预测疾病的发生[46-48]。

在 GWAS 中，积累大量的数据是关键。Houlston 和 Peto 估计了在不做任何选择的人群中，以及包括患病的一级亲属的家系情况下，各自需要的病例样本数目[47]。在不加选择的人群中，若要鉴别出频率低于 5% 的易感 SNP 位点，需要超过 800 例以上的病例样本；而要鉴别出频率低于 1% 的易感位点，则需要超过 3700 例病例样本。若用包含 3 个以上患病家系的人群样本，则找出频率低于 1% 的易感位点，只需要超过 700 例病例样本。因此关联分析中通过选择有肿瘤家族史的样本可以通过减少病例的样本数而增加分析的可行性[47]。

利用包括乳腺癌家族史病例来鉴别低外显率基因的案例是发现 CHEK2 基因的 1100delC 位点。在普通人群中，该突变的携带率是 1%，会增加 1.7 倍的患乳腺癌风险。在散发性乳腺癌患者中，该突变的携带率也只有 1.4%，没有明显增加，但在没有发生 BRCA1 和 BRCA2 基因突变的家系样本中，该突变频率上升明显，达到 5.1%[49]。

过去的几年里，乳腺癌的几个新的高风险基因位点被以下 4 个 GWAS 项目发现：乳腺癌关联分析协助组、肿瘤易感性基因标志物研究组、DeCode Islanda 研究组和纪念斯隆 - 凯特琳癌症中心[29, 30, 43, 50]。这 4 个项目中，在 3 个阶段数据是共享的。第一个阶段是在病例组和对照组中筛选出易感性的 SNP 位点；第二个阶段是放大样本对这些 SNP 位点进行验证；第三个阶段是鉴别出对乳腺癌的新易感位点。Easton 等的团队在此研究中发现了 5 个独立的乳腺癌易感位点[30]。以上多阶段研究中，第一阶段使用了具有乳腺癌家族史的病例样本 390 个以及 364 个对照。在第二阶段用了 3990 个病例和 3916 个对照。在第三阶段，为了确定 30 个排在最前面的 SNP 位点的风险性，使用了乳腺癌关联分析协作组 22 个研究中得到的 21 860 个病例和 22 578 个对照本。以上这些多步骤分析找到了在统计学层面上能增加家族患乳腺癌风险的 SNP 位点：FGFR2 基因第二个内含子上的 rs2981582 位点；TNRC9 基因上的 rs12443621 和 rs8051542 位点，MAP3K1 基因附近的 rs889312 位点，淋巴细胞特异蛋白基因 LSP1 基因第 10 号内含子上的 rs3817198 位点，以及 H19 基因上的 rs2107425 位点。

简而言之，由于只有样本量大，统计学意义才显著，GWAS 就是通过成千上万的病例和对照样本来筛选出同疾病相关的风险位点。迄今有超过 100 个 GWAS 来发现同肿瘤风险相关的 SNP 位点[51]。在乳腺癌上，至少有 18 个遗传位点发现可增加 1.1~1.5 倍的患病风险。有趣的是，这些 SNP 位点不仅同乳腺癌患病风险有关，还同乳腺癌特异的分子亚型有关。例如 FGFR2 基因上的 rs2981582、TNRC9 上的 rs3803662 位点同 ER+ 乳腺癌风险相关[52]；而 19p13 位置上的 rs8170 同 ER- 乳腺癌风险相关[53]。然而，以上这些发现对临床的影响并不清楚，说明技术总是较临床认识发展得快。例如一个基因易感位点会增加 1.2 倍的患病风险，对人们生活的影响可以类比于把生第一胎的年龄延迟到35岁之后[51]。此外，GWAS成果没有给出其他复杂致病因素的影响，也没有评估多个高风险SNP位点共同作用的结果。因此GWAS若加大样本量时，不同研究团队的协作是必要的，并且直接使用通过网络发布的GWAS结果可能会出现对遗传风险的解释有误而带给受检者不必要的焦虑。

基于生物样本库的乳腺癌基因组学

为了发现同复杂性疾病相关的基因，例如同肿瘤相关的基因，需要从研究方案设计开始就要考虑高效地利用人群样本以及现代生物学基因分型技术。目前有两条途径用于乳腺癌的研究，都需要用到生物样本库。第一条途径是用到散发性肿瘤患者的血样。先通过样本库的肿瘤路径找到病例以及对照的血样，对血样进行基因分型后，还可追溯到医院临床信息，从而得到同特异基因型相关的患肿瘤风险，或者得到和基因型相关的肿瘤患者预后生存情况。另一条途径是利用生物样本库中具有家族史甚至是双胞胎的样本。在以上两条途径中，对肿瘤分类确切的患者还需保留甲醛固定石蜡包埋样本（FFPE），这些FFPE样本的病理诊断信息丰富。通过肿瘤FFPE和正常对照组织进行比较，可了解肿瘤组织上发生的突变、杂合性缺失和DNA拷贝数改变。在当下的全基因组基因分型的年代，信息齐全的临床样本的重要性怎么强调都不过分。在复杂性疾病和基因的关系研究中，往往是样本而不是技术成为研究的瓶颈[54]。

把乳腺癌基因型同表型联系起来

在生殖细胞水平即发生了BRCA1或BRCA2基因突变的女性，在70岁之前患乳腺癌的可能性达到45%~70%[55-58]。因此检测BRCA1和BRCA2基因突变是做到乳腺癌个体化风险评估和提前防范的重要手段。关于BRCA基因不同突变涉及的乳腺癌风险性还正在研究中，但已有证据表明，BRCA基因的不同突变导致的患乳腺癌风险不同，因此需要进行基因型－表型联合分析[59,60]。

在加拿大安大略省利用家系样本进行的一项研究中，Rsich等发现一个现象，就是在BRCA1基因上，离启动子往下游距离越远的突变导致的患病风险越高。在启动子下游559个核苷酸或10%的外显子序列为一个单位往下游走，则风险提高32%[60]。在过去的几年里，为了了解癌症中的遗传变异，科学家做了大量的努力，认识到肿瘤组织的基因型对于判断癌症的临床表现是至关重要的。在之前的研究中，我们已经阐明了可以根据肿瘤组织中DNA的扩增情况来区分乳腺癌的亚型[61]。而目前的工作让我们了解到拓展肿瘤的表型描述对于肿瘤预后评估是重要的。一些生物标志物在某些亚型的肿瘤患者中具有重要的预后评估作用。例如MDM2基因扩增以及P53基因突变在N2亚型的乳腺癌患者中具有良好的预后评估价值；而CCND1、EMS1和FGFR1基因的扩增则在N1亚型的乳腺癌患者中具有良好的预后评估价值。就在目前的一项研究中我们发现，MYC基因扩增对于50岁以下的女性，以及MDM2基因扩增对于ER1亚型患者都具有良好的预后评估价值。

我们的研究将继续根据肿瘤的基因型来对其进行分子分型。当了解了乳腺癌遗传变异的复杂性后，我们的研究将集中在其中一小部分的癌变相关的基因上。对乳腺癌进行基因分型需要分析大量的参数，并且把各种影响因子按照重要性做一个排序。因为不同的基因组合在不同的患者中包含的意义不同，因此观察患者的临床指征是非常必要的，从而可增加了分析过程中比较的次数。在分析过程中也需要大量的患者样本（数千人）以及高通量的分析技术[62]，以便满足分析的统计学意义，特别是要实现多参数比较分析。

乳腺癌基因谱和综合图谱的各种应用

一项对 11 个乳腺癌组织进行的尝试性全基因组测序研究中，发现了 1137 个体细胞突变，平均每个样本包含 52 个非同义突变。若考虑基因突变为入选标准，则有 140 个基因被认为可能诱发乳腺癌而需要进一步确认其在肿瘤发生过程中的功能[63, 64]。这些研究也发现一些突变是高频率反复发生，而大多数基因突变是罕见的突变（频率通常低于 5%）[64]。

除了筛选出乳腺癌相关的新基因，最近乳腺癌组织外显子组测序有新的发现，包括在管腔样型的乳腺癌中，TP53 信号通路、DNA 复制以及 DNA 错配修复途径上的基因发生体细胞突变后，容易对芳香酶抑制剂药物产生抗药性[65]。深度外显子测序发现三阴性乳腺癌中癌细胞不同克隆的频率对于解释三阴性乳腺癌的起源提供新的证据[66]。全基因组水平的深度测序还可了解到基因的重排现象[67]。在一项对 24 个乳腺癌组织的全基因组测序研究中发现，超过 2000 个基因出现了重排现象，尤其在染色体上的连续重复区域，基因重排现象更明显[68]。对乳腺癌不同亚型进行全基因组测序后发现，管腔样 B 型、HER2 阳性型乳腺癌比管腔样 A 型出现了更多的基因结构重排；而之前的研究除了发现 4% 的乳腺癌样本（257 个样本中有 9 个样本）中出现过 MAGI3-AKT3 基因融合，没有发现过重复出现的基因重排[69]。

同其他的肿瘤一样，乳腺癌发生是一个逐步积累，符合"达尔文进化论"理论的过程。每个阶段细胞都会发生一定数量的突变，有些突变能使得细胞优先增殖，形成克隆后不断扩张[70]。通过对 21 个乳腺癌组织进行全基因组测序和癌组织中的亚克隆序列分析，Nik-Zainal 等提出了一个克隆演化模型，就是在休眠的细胞系内，分子水平上的变异在不断聚集，最终导致这些细胞出现不受抑制的繁殖扩张。而这些分子水平的变异则可用于肿瘤的早期诊断[71]。多个层次来对乳腺癌进行整合性研究，目的是对乳腺癌进行更详细的亚类分型，以获得更准确的诊断和预后评估结果。对 2000 个乳腺癌组织在 DNA 拷贝数和基因表达谱水平的研究，为乳腺癌提出了一个新的分类系统[72]。最近一项多平台技术分析了数百个乳腺癌组织，包括基因突变、microRNA 表达、DNA 甲基化、DNA 拷贝数以及蛋白表达水平研究的数据表明，乳腺癌不同的亚型有自己的特点，特别是该研究利用全外显子测序分析了 500 余个乳腺癌组织，发现乳腺癌组织中的 PI3K/AKT、TP53、RB 通路上的基因出现了高频率的突变[73]。

新一代测序技术随着费用的降低应用越来越广，产生了大量的基因组数据。近几年来，通过对肿瘤基因组进行测序所产生的海量数据，拓宽了我们对乳腺癌的了解，对乳腺癌基因组测序的总结见表 4.2。多个肿瘤基因组计划，包括癌症基因组项目（Cancer Genome Project，CGP）[78]、癌症基因组图谱（the Cancer Genome Atlas，TCGA）[79] 和国际癌症基因组论坛（International Cancer Genome Consortium，ICGC）[80] 所产生的数据，都可以编辑成一本肿瘤基因组变化的大百科全书了。全基因组测序使我们在蛋白编码出现问题之前就能了解到患者的遗传改变，包括非编码区域的点突变和大规模重排。据报道，平均每个原发性乳腺癌患者基因组上包含 7000~10 000 个体细胞突变[65, 69, 81]，对应数十到上百个氨基酸的改变[63, 64, 69, 77]；还包括接近百余个基因结构的改变（平均 20~50 个）[65, 68, 69, 75, 81]。根据实体肿瘤事件模型，例如乳腺癌和结直肠癌，触发肿瘤发生最少的基因突变数为 5~6 个，但在血液肿瘤和儿童肿瘤上，触发肿瘤要求的突变数目会更少[82]。然而，最近开展的对肿瘤基因组进行的系统突变筛查发现，每种肿瘤致癌突变的基因数目为 10~20 个基因，较之前估计的要多[63, 83]。

单独分析基因组数据不足以鉴别肿瘤驱

表 4.2 乳腺癌基因组测序总结

研究项目	癌症类型	测序靶标	T/N 配对 [a]	发现
Stephens 等 [74]	乳腺癌	518 个蛋白激酶基因	25	发现了乳腺癌组织中存在不同的体细胞突变
Wood 等 [64]	乳腺癌 结直肠癌	所有 mRNA 参考序列编码基因，共计 18 191 个基因	每种肿瘤用了 11+24 组样本	是第一次对肿瘤组织编码序列进行测序。发现了乳腺癌和结直肠癌组织中 280 个基因发生了突变
Shah 等 [70]	转移性乳腺癌	全基因组 DNA 以及全转录组	1[b]	发现乳腺癌进展过程中单碱基突变的异质性以及突变的演化现象
Stephens 等 [68]	乳腺癌	全基因组	24	第一个全基因组规模筛查肿瘤组织体细胞基因重排的研究，揭示了乳腺癌组织中发生的基因组重排事件
Ding 等 [75]	乳腺癌	全基因组	1[c]	发现肿瘤的转移可能是原发灶中一小部分癌细胞导致的
Edgren 等 [76]	乳腺癌	全转录组	4	发现了新的融合基因，例如 VAPB-IKZF3 可能同肿瘤发生有关
Nik-Zainal 等 [71]	乳腺癌	全基因组	21	发现了核酸单碱基替换的图谱，观察到局部的超高频率的突变，构建了乳腺癌演化模型
Ellis 等 [65]	乳腺癌	全基因组（n=46），全外显子（n=31）	77+240	在管腔型乳腺癌组织中发现了明显突变的基因（例如 GATA3、TBX3、ATR、RUNX1、LDRAP1、STMN2、AGTR2、SF3B1），以及对芳香酶抑制剂反应的基因通路（例如 TP53、DNA 修复、错配修复通路）
Shah 等 [66]	乳腺癌	全基因组（n=15），全外显子（n=54）	65	揭示了肿瘤细胞克隆中点突变和结构突变的频率，并且发现细胞骨架相关基因在乳腺癌中也发生了突变
Stephen 等 [77]	乳腺癌	全外显子	100+250	揭示了乳腺癌组织中的突变谱，并发现了新的驱动基因突变（例如 AKT2）
Banerji 等 [69]	乳腺癌	全基因组（n=22），全外显子（n=130）	108+235	发现 CBFB 基因高频突变以及 MAGI3-AKT3 高频融合基因
TCGA 组织 [73]	乳腺癌	全外显子	507	揭示不同亚型的乳腺癌组织的特征突变，发现了新的肿瘤基因

[a]，T/N 配对，指肿瘤组织和正常组织配对。数据中有的研究分别用了筛选样本组和验证样本组，数字分别写在"+"符号前、后。[b]，分析了来自乳腺癌原发灶和转移灶部位的组织 DNA。[c]，分析了患者的血样、癌组织原发灶、癌组织转移灶和癌组织移植到动物模型上的组织。

动基因，还需要借助于与肿瘤特性相关的基因功能分析。但是基因功能分析费时费力，因此在癌症基因组数据阐述过程中，对基因功能的阐述就成了一项巨大的挑战。目前已有几种策略来鉴别肿瘤驱动基因。第一种策略是分析一个基因非同义突变和同义突变频率的比值，若该比值 >1，则说明在肿瘤发生过程中该基因有正选择效应，比值越高越说明该基因是一个肿瘤驱动基因的可能性越大 [84, 85]。第二种策略是评估基因的突变频率，若突变频率远高于随机突变频率，也说明该基因是肿瘤驱动基因的可能性很大 [63]。第三种策略是国际上设计了几款软件，包括 Sorting Intolerant From Tolerant（SIFT）[86]、Polymorphism Phenotyping（PolyPhen）[87]、Panther[88]、MutationTaster[89] 等，通过蛋白的保守性和结构来预测单碱基的非同义突变对蛋白功能的影响。最后但并非最不重要的是，基于涉及肿瘤发生过程的信号通路数目远少于癌基因的数目 [90]，同一条信号通路上的多个癌基因发生的不同突变可能有相似的致癌效果，因此，在以信号通路为单位来评估体细胞突变的频率也可鉴别肿瘤驱动基因 [91,92]。

近几年来，以上对突变综合性的分析方法已开始引入癌症基因组分析。例如 Carter 及其同事开发了一个高通量的肿瘤特异性体细胞突变计算机阐述流程（CHASM），使用了 49 个预测特征来鉴别肿瘤驱动基因 [93]。另外一个例子是 Dees 等设计了一个“癌症突变重要性鉴别软件包（MuSiC）”，通过整合临床资料、测序数据以及数据库文献来从大量突变中鉴别驱动基因突变 [94]。

尽管有很多方法可以帮助优化筛选出候选的肿瘤驱动基因，但只有来自功能分析和生物学研究的证据才能真正确定肿瘤驱动基因。根据癌症基因组重测序的数据看，并不是所有的肿瘤驱动基因都会发生高频率的突变，因此若只对有限数目的样本进行测序则很难发现这些突变，而需要对较大数目的样本进行测序才能发现这些较低频率的突变。例如，针对在一种类型的肿瘤中只有 3% 频率的突变，则需要这种肿瘤样本不少于 500 个进行全外显子测序，才能获得 80% 的检测可信度 [80]。

基于基因表达谱的乳腺癌分类

基因表达谱已被证明能可靠地对乳腺癌进行亚型分类，可正确反映出癌组织的不同病理特征和预后结局。ER 阴性和阳性的乳腺癌患者，可根据癌组织基因表达的情况分为 HER2 阳性型、基底样、类正常型和管腔样 [95]。不同起源的肿瘤细胞可出现明显不同的肿瘤基因突变，因此临床结果也会不同。BRCA1 和 BRCA2 在生殖细胞水平上发生的突变能解释大部分遗传性乳腺癌的问题。这两个基因的生殖细胞突变对乳腺癌组织的基因表达产生了影响 [96]。例如 BRCA1 基因突变的肿瘤组织表达变化同基底样乳腺癌类似 [97]。这说明 BRCA1 和 BRCA2 基因在生殖细胞水平有突变的肿瘤同没有突变的在朝恶性肿瘤发展过程中的通路是不同的 [96]。而且非 BRCA1/2 基因突变的家族性乳腺癌在分子分型水平上分到同一类，强调了由于发病的遗传机制不同，癌细胞的起源和发展过程也会不同，最终反应在临床的表型也会出现不同 [98]。

乳腺癌的异质多样性几十年前就为人们所认识，但只有最近分子生物学的进展才对乳腺癌的异质性给出了细致的解释。传统基于形态的分类方法的临床意义非常有限，因为大部分乳腺癌都被分类为浸润性导管癌，但它们对治疗的反应以及预后的结果差异很大 [99]。第一次对乳腺癌进行分子分型是 Perou 及其同事利用癌组织基因表达数据做的工作 [95, 100]，把乳腺癌分为了 5 个亚型：管腔样 A 型、管腔样 B 型、基底样、类正常型和 HER2 阳性型。这些亚型在生物学特性、生存率和复发率上都不同 [95,97]。后来从中又发现了第六种亚型，命名为“紧密连接蛋白低表达型（claudin-low groups）”，是基于该亚型的肿瘤组织中细胞之间的紧密连接蛋白基因的低表达 [101]。

对一个乳腺癌患者进行分子分型的基于基因表达谱的方法学有多种，不同方法学之间的吻合性还没有进行优化 [97, 102, 103]。如何建立一套更精细的乳腺癌分子分型的标志物在国际上还存在着争论 [104-107]。

非整倍体是指细胞中的染色体数目出现了异常，该现象是肿瘤细胞不同于正常细胞的特征之一。Theodor Boveri 在一个世纪前就发现了肿瘤细胞中的染色体数目异常的现象。随着近年来微阵列比较基因组杂交（aCGH）的发展，在全基因组规模上检测肿瘤细胞的基因拷贝数变异成为现实，基因拷贝数变异（copy number alterations，CNA）在不同分型的肿瘤中体现不同的改变 [108-111]。CNA 由于改变了基因的拷贝数剂量，因此也影响到基因的表达 [112, 113]。这也就频繁地影响到癌基因和抑癌基因的活性，因此，CNA 是癌症发病过程的一个重要机制。

肿瘤细胞中发生 CNA 会导致细胞周期、DNA 稳定性和修复环节失控 [114]。目前已发现肿瘤细胞中发生了明显不同的 CNA 现象，有的变异简单，有的变异复杂 [115]。在乳腺癌中，若染色体出现了 DNA 高度扩增的复合性染色体重排，即使这些区域上不包含已知的癌基因，也说明这种乳腺癌的 DNA 修复出现了缺陷，因而侵袭性较强 [115, 116]。结合基因组 DNA 拷贝数变异引起的基因表达水平变化，对乳腺癌进行精确的分型是值得考虑的。基因组 DNA 水平的改变包括点突变、拷贝数变异以及表观遗传学的改变。这些改变都可驱动肿瘤以及伴随肿瘤的炎症发生 [117]。

通过基因检测进行风险评估和预后评估：外包业务提供商做基于基因组学的个体化诊断、预后评估和治疗

风险评估

乳腺癌中有 10%~15% 是由于遗传因素引起的。然而，大部分乳腺癌患者都是散发的，没有家族史。由于散发性乳腺癌的发生可能同生活方式、环境因素以及多个低风险基因的变异相关，因此研究者已创建了许多模型，以评估个人发生乳腺癌的风险。

- Gail 模型通过分析个体年龄、初潮年龄、乳腺活检次数、首胎年龄和直系亲属中患乳腺癌的人数等因素来评估患乳腺癌的风险 [118]。
- Claus 模型通过了解个体亲属中患乳腺癌的人数和患病的年龄来评估该个体患乳腺癌的风险 [119]。
- BRCAPRO 模型通过分析个体是否携带 BRCA1 或 BRCA2 基因突变的情况来评估个体患乳腺癌的风险 [120]。

这些模型已广泛应用于个体患乳腺癌风险的评估以及指导受检者的临床关怀，但每个模型都有自己的缺陷，因为它们都没有考虑影响乳腺癌因素的多样性。例如，Gail 模型只考虑直系亲属患乳腺癌的人数，而没有考虑患病的年龄，也没有把卵巢癌考虑进来，因此会低估患乳腺癌的风险。而 Claus 模型和 BRCAPRO 模型只考虑了患乳腺癌的家族史，没有评估其他风险因素，因此也会低估患病的风险 [121]。此外，这些模型都是 10~20 年前构建的，那时的乳腺癌发病率较目前低，而用基线较低的模型会低估目前的患病风险 [122]。最近构建的一些模型，例如 Tyrer-Cuzick 模型，综合考虑了家族史、雌激素浓度以及患其他良性乳腺疾病引起的乳腺癌风险 [123]，但仍然没有考虑乳腺组织影像学密度、体重增加幅度、类固醇含量和易感基因情况 [124]。

BRCA1 和 BRCA2 的发现促进了对遗传性乳腺癌和卵巢癌家族患病风险的评估，但对于没有乳腺癌家族史的个体，需要发现新的分子标志物来评估患乳腺癌的风险。若没有家族史，就不能通过连锁分析来发现致病基因，而 BRCA1 和 BRCA2 基因就是通过连锁分析家系样本发现的。散发性乳腺癌通常同其他肿瘤（例如卵巢癌和男性乳腺癌）不相关。BRCA1 基因突变引起的乳腺癌，在组织化学

上有自己的特征，而散发性乳腺癌表型变化多样。以前鉴别散发性乳腺癌易感基因的途径是通过患者样本和健康对照同乳腺癌发生相关的分子通路上的基因变异的频率差异来确定的。其中一个例子是从通路的候选基因中找到了 CASP8 基因是一个低风险的乳腺癌易感基因。该基因的 D302H 位点是高频位点，可对乳腺癌发生起保护作用 [125]。但这种方法没有发现其他的乳腺癌易感基因，因此没有得到广泛应用 [126]。

全基因组方法

通过选择靶基因方式可对基因组上的普通变异进行关联分析。而人类基因组计划完成后，则可通过分析基因组上的超百万个 SNP 位点来做 GWAS 分析。GWAS 分析可把次要等位基因频率大于 5% 的疾病易感位点定位在一个较小的范围内 [127]。而且 GWAS 分析不需要事先知道基因的缺陷信息，很多通过 GWAS 发现的疾病易感基因都是事先并没有被怀疑过同该疾病相关的，因此 GWAS 在发现新的疾病易感基因上体现出了优势 [128]。

最近的 GWAS 已鉴别出许多乳腺癌的易感位点。例如，成纤维细胞生长因子受体 2 基因（FGFR2）、有丝分裂激活蛋白激酶激酶 1 基因（MAP3K1）、淋巴细胞特异蛋白编码基因（LSP1）和三核苷酸重复序列包含基因 9（TNRC9/LOC643714），以及染色体 8q24 区段上 110kb 区域，都在已有的研究中通过成千上万的大样本关联分析是乳腺癌的易感位点 [29, 30]。染色体其他区域包括 2q35、5p12、6q22 和 16q12 也通过关联分析被报道是乳腺癌的易感位点 [36, 43, 50]。进一步的研究发现，FGFR2、TNRC9、8q24、2q35、5p12 同某些类型的乳腺癌发生有关，例如，同 ER 状态不同的乳腺癌发生有关 [36, 43, 129]。FGFR2、MAP3K1 和 TNRC9 基因上的特异基因位点可通过同 BRCA1 和 BRCA2 基因突变互作而增加患乳腺癌的风险 [130]。

尽管有以上这些发现，但估计通过 GWAS 发现的乳腺癌易感位点只能解释患乳腺癌风险的 5%[131]。在未来，若要成功找到乳腺癌的低风险且低频的易感位点，则需要考虑高比例的变异位点 [132]、基因和环境之间的互作关系 [133]，以及需要发展能评估基因内含子或基因间序列上的变异位点功能的方法学。由于不同种族的人群之间随着位点频率、不平衡模式以及同环境互作方式不同 [5, 30, 36]，基因易感性在不同种族之间的致病风险是不同的，因此研究不同种族的女性乳腺癌时，需要充分考虑被研究者的遗传背景，以免把风险扩大到全部的女性。

直接面对消费者的测试

尽管通过 GWAS 发现的遗传性易感位点还没有在临床上用于乳腺癌患者的遗传测试，但通过直接面对消费者（direct-to-consumer，DTC）的商业化遗传测试却开展起来了。许多盈利性的商业化公司可提供基于 DTC 的个体化测试，这些公司主要包括 23andMe、deCODEme、Navigenics® 以及 Knome® 公司，具体见表 4.3。测试所用的样本为血样、口腔拭子和痰；测试的费用在 99~99 500 美元之间，可测试的内容包括靶 SNP 位点以及全基因组测序。测试后提供的遗传信息不同公司之间相差很大，从耳垢是否油性、祖先起源这些生活琐事到疾病的风险 [134, 135]。尽管 DTC 测试只是通过消费者的个体基因型提供个性基因组的概要信息，很多批评人士发现所提供的信息同公司所宣传的不一样，对临床没有什么帮助。因为个体的家族史和生活环境是没有考虑的，因此 DTC 测试对疾病风险评估的准确性不足以让消费者做合适的医学决定 [136,137]。

迄今所发现的疾病风险性评估主要依赖于 DNA 的变异位点，但最近基于外周血有核细胞基因表达谱的一项研究也找到基于 RNA 的标志物能筛查非浸润性乳腺癌，但该研究中所用临床样本比较少，只有 24 例病例以及 32 例对照，筛选出 37 个基因能准确预测 82% 的患者 [138]。尽管还有较高的误判率，DiaGenic

表 4.3 主要的直接面对消费者的遗传测试公司

公司名称	总部所在地	网址	价格(美元)	遗传咨询	乳腺癌易感位点
23andMe	美国加利福尼亚州山景城	www.23andme.com	399	不包括	2 个 SNP 位点
deCODEme	冰岛雷克雅未克	www.decodeme.com	985[a]	包括	11 个易感位点[b]
Knome	美国马萨诸塞州剑桥	www.knome.com	定制[c]	包括	有,给出 DNA 序列信息
Navigenics	美国加利福尼亚州福斯特城	www.navigenic.com	999[d]	包括	未披露

[a],基因组扫描。[b],只针对欧洲裔女性。[c],针对 20 000 个基因的测序费用是 24 500 美元;针对全基因组测序的费用是 99 500 美元。[d],每年升级的遗传咨询费用为 199 美元。

公司(www.diagenic.com)已在印度开始应用这项技术进行临床筛查。

乳腺癌个体化预后评估

乳腺癌的病理特征

乳腺癌组织呈现出多变的病理特征,这些病理特征同临床治疗效果有关,因此乳腺癌病理特征经常用于指导选择治疗方法。精确地预测患者的预后还取决于检测出肿瘤组织的不同特性,例如肿瘤组织的增殖速度和转移倾向。目前常规的癌组织评估包括:①组织病理学分类;②肿瘤阶段分级;③测量肿瘤组织的大小、手术切割边缘状态和淋巴结转移状态。

组织病理学特征是基于显微镜下细胞形态,把乳腺癌分为常见的导管或小叶癌,它们有类似的预后结局[139];还有一些不常见的类型,例如黏液癌、小管癌、乳头状乳腺癌预后都较好[140];炎性乳腺癌则预后较差[141]。肿瘤组织增大一般预示预后效果不好[142],但近年来乳腺影像学方法的改进能检出体积较小的肿瘤,已经使得从肿瘤组织大小来预测预后变得不再重要[143]。出现清晰的手术边界同癌局部复发有关,这类患者中有 27% 的患者可能出现复发[144, 145]。

诺丁汉组织学评分(Nottingham Histological Score)系统目前被广泛应用于癌组织的评级,其把临床乳腺癌患者分成低风险等级(95% 的患者有大于 5 年的生存期)和高风险等级(50% 的患者有大于 5 年的生存期)[146, 147],但这种组织学评分方法容易受到看组织学切片人员的主观性因素的影响而影响判断的准确性[148]。腋淋巴结是否有转移是目前预测生存率最准确的指标。腋淋巴结没有转移的乳腺癌患者 90% 以上有超过 5 年的生存期;而腋淋巴结有转移的则只有不到 70% 的比例可以存活下来[149]。尽管以上目前所用的预测指标已成为临床的标准,但在预测患者的预后方面还不够精确。

免疫组织化学

分子标志物能够提供额外的预后信息来弥补病理组织学的不足。之前已经提到过的 ER、PR、HER2 蛋白是最传统的诊断乳腺癌组织化学指标。ER、PR 阳性的乳腺癌组织细胞增殖速度低,展示较低的组织学分级,并且预后较好[150]。ER、PR 表达情况还有助于鉴别患者是否需要接受激素治疗,ER、PR 为阴性的乳腺癌患者对于抗雌激素治疗药物他莫昔芬是不敏感的[151]。

HER2 是表皮生长因子受体家族的成员,具有酪氨酸的活性,在 15%~25% 的乳腺癌中,HER2 基因的 DNA 拷贝数会扩增并导致 HER2 蛋白高表达。HER2 基因扩增或高表达的乳腺癌患者的组织学分级较高，预后较差[152, 153]。HER2 有扩增的乳腺癌患者（15%~20%）。建议用针对 HER2 蛋白的靶向药物曲妥珠单抗（赫赛汀），来联合常规的化疗改善 HER2 阳性患者的治疗效果[154]。

设计缜密的临床研究已经表明，通过评估 ER、PR 和 HER2 的表达水平可较常规的组织学评价提供更多的患者预后信息。例如 3 种指标都是阴性的三阴性乳腺癌患者更容易发生浸润转移。但三阴性乳腺癌患者又不适合用他莫昔芬和曲妥珠单抗治疗，因此三阴性乳腺癌患者的长期生存率低[155]。其他的组织化学标志物，例如核抗原 Ki67 也被常规应用指导选择治疗方案，主要用于新辅助化疗的疗效评估以及预测复发风险[156-158]。

通过对乳腺癌患者的临床和病理特征评估的参数，包括年龄、月经状态、并发疾病、肿瘤组织大小、淋巴结转移的数目和 ER 表达水平，都被整合到一个计算机软件中，名为“辅助治疗在线”（Adjuvant! Online）的程序中，网址是 www.adjuvantonline.com/index.jsp。可通过该网站帮助患者和医生选择治疗方案[159]。该网址上的程序可评估内分泌治疗的疗效以及总生存期和无病生存期，程序用户界面友好，使患者能高效地做出个体化治疗的决策。

尽管免疫组织化学方法分析 ER、PR 和 HER2 基因的表达状态已广泛用于乳腺癌的病理诊断，但其他更多的基于基因表达或蛋白表达的分子标志物期待被发现，以对乳腺癌进行更准确的分型及治疗指导。最近，一个基于多个蛋白表达的免疫组织化学测试，命名为 MammoStrat（美国阿拉巴马州的 Applied Genomics 公司研发，www.applied-genomics.com/mammostrat.html），从肿瘤复发的角度把乳腺癌患者分为低、中、高风险三类（表 4.4）[160]。MammoStrat® 是用石蜡包埋的组织样本分析 5 个免疫组织化学指标。

- 癌基因 P53 蛋白（TP53）——已知在细胞周期调控环节起关键作用。
- Hpa Ⅱ 内切酶内切小片段（HTF9C）——与 DNA 复制和细胞周期调控相关。
- 癌胚抗原相关的细胞黏附分子 5（CEACAM5）——在一些肿瘤组织中表达失调。
- N-myc 基因下游高控基因 1（NDRG1）——在生长停滞和细胞分化过程中起到信号蛋白的作用。
- 可溶性载体家族 7（阳离子转运），成员 5（SLC7A5）——介导氨基酸的转运。

MammoStrat® 检测可对患者预后结果做出较准确的判读，但目前该方法是一张玻片只能染色一个抗体，因此完成检测需要染色 5 张玻片，有可能在一个样本中都会造成染色浓度及计分的波动。

基因表达谱标签和疾病风险

基于基因表达水平的分子谱学技术目前越来越多地应用到临床上，把患者分为高风险和低风险组，然后确定治疗方案。MammaPrint™（荷兰 Agendia 公司，网址 www.agendia.com）是一种包括 70 个基因的表达谱标签技术，针对年龄在 55 岁以下、淋巴结转移阴性的乳腺癌患者的癌组织进行分析，预测其 5 年后是否会发生转移或无病生存的概率[161]。对于 MammaPrint™ 预测属于预后差的患者，其 10 年生存率只有 55%；而预测属于预后好的患者，其 10 年生存率则达到 95%。相同的，对于 MammaPrint™ 预测属于预后差的患者在 10 年后不发生转移的概率是 51%，而预后好的患者该概率则达到 85%[162]。

第二个分子标签产品是 Rotterdam signature 公司研发的包括 76 个基因的分子谱，用于鉴别会发生远处转移的高风险患者。该标签结合传统的预后指标能鉴别出在 5 年内发生转移的高风险患者（风险系数为 5.55，95% CI 2.46~12.5），适用于绝经前和绝经后的乳腺癌患者[167]。

以上列举的表达谱标签都是从新鲜冻存的组织样中通过用包含上万个基因的全基因组规模的表达谱芯片筛选出来的。另外一条途径是通过先搜寻文献筛选到同乳腺癌的发

表 4.4 乳腺癌的几种分子诊断信息

诊断名称	所属公司	分析方法	基因 / 蛋白数目	诊断目标	研究出处
Breast Bioclassifier™	University genomics	qRT-PCR	55	肿瘤分型 治疗指导	Perou 等 [100]
MammaPrint™	Agendia	微阵列芯片	70	预后评估 治疗指导	van' t Veer 等 [160] van de Vijver 等 [161]
MammoStrat®	Applied Genomics	免疫组织化学	5	预后评估	Ring 等 [162]
MapQuant DX™	Ipsogen	微阵列芯片	97	肿瘤分级	Sotiriou 等 [163] Loi 等 [164]
Oncotype DX™	Genomic Health	qRT-PCR	21	预后评估 治疗指导	Paik 等 [165] Paik 等 [166]
Rotterdam signature	Veridex	微阵列芯片	76	预后评估	Wang 等 [167]

qRT-PCR，实时定量聚合酶链反应。

展相关的 250 个候选基因。然后用 qRT-PCR 方法分析其在 447 个 ER 阳性、淋巴结转移阴性患者的石蜡包埋癌组织中的表达情况，最终筛选到 16 个基因（外加 5 个参照基因），就组成了包括 21 个基因的 Oncotype DX® 分子诊断产品（由位于美国加利福尼亚州的 Genomic Health 公司研发，公司网址 www.genomic-health.com），针对Ⅰ期或Ⅱ期早期乳腺癌患者，并且 ER 为阳性、淋巴结转移为阴性的患者，可把患者分为低、中、高风险，并且计算出可能发生复发的分值。

在美国乳腺和肠道外科手术辅佐项目临床试验 B-14，针对服用了他莫昔芬患者验证研究中，在术后 10 年内发生远处转移概率低风险的患者为 6.8%（95% CI 4.0~9.6），中等风险的患者占 14.3%（95% CI 8.3~20.3），高风险的患者占 30.5%（95% CI 23.6~37.4）。肿瘤复发计分的数值也同无复发中位和总体生存率高度吻合 [165]。在后续的研究中，Oncotype DX ™被用于评估 ER 阳性、淋巴结转移为阴性的乳腺癌患者是否需要做辅助化疗，结果发现只有高风险的患者才能从辅助化疗中受益，而低风险患者则并不能从辅助化疗中受益 [166]。因此 Oncotype DX ™可指导 ER 阳性、淋巴结转移为阴性的乳腺癌患者选择治疗方式。

关于使用 MammaPrint ™ 和 Oncotype DX ™的临床试验还在进展当中。在一项“无淋巴结转移乳腺癌患者可以利用芯片检测避免过度治疗”的临床试验中，招募了 6000 例淋巴结转移为阴性的乳腺癌患者，使用传统的临床病理分析，即“辅助治疗在线”和 MammaPrint 分子标签分析 [168]。若而是复发低风险的患者就不接受辅助化疗，而是复发高风险的患者则接受辅助化疗。若两种方法结果有矛盾的患者，则分为两组，Adjuvant Online 建议接受化疗组和 MammaPrint 建议接受化疗组，通过跟踪治疗结局，来比较哪种方法更能准确指导患者治疗。

个体化选择治疗临床试验（TAILORx）项目是针对激素受体阳性的患者，并且 Oncotype DX ™检测为复发中等风险的患者是否需要接受化疗而设计的。TAILORx 项目招募了 10 000 例激素受体阳性、HER2 阴性和淋巴结转移阴性的乳腺癌患者。将根据 Oncotype DX ™计算的复发风险分值进行治疗。分值 <10 的，单独接受激素治疗；分值 >26 的，接受激素治疗加化疗；对于中间数值的，则随机分为两组，或单独激素治疗，或激素加化疗。项目的目的是考虑 Oncotype DX ™检测是否可以整合到临床实践中并评估其给临床实践带来的帮助 [169]。

基于基因表达的分子标签已改善了预测乳腺癌患者预后的准确性，并指导了患者的治疗，因此在个体化治疗方向上迈进了一步。但分子标签的预测结果也不是 100% 准确，在分子标签鉴别为复发低风险的患者中，仍然还有 5%~10% 的患者出现复发。另外，目前的分子标签都是预测术后较短时间内（<5 年）的复发情况，因此有必要在研发新的分子标签，使之能预测更长时间的预后情况 [170]。尽管不同的基于表达水平的分子标签产品分析的临床样本结果比较接近，但不同的产品所包括的基因重合性并不高，这说明这些分子标签都使用了共同信号通路里面的基因，但并没有鉴别出哪些基因是肿瘤发生的驱动基因 [171]。

目前还有一些基于基因表达的多基因预测肿瘤预后的测试产品还没有得到临床确认之前就开始在临床进行推广了，因此这些测试是否能真正影响患者的治疗效果还不得而知 [172,173]。

乳腺癌的药物基因组学

乳腺癌的药物基因组学是评估遗传性的基因组上的变异对药物治疗的反应是否敏感。这里的基因组变异通常指染色体结构的改变或 DNA 序列的改变（表 4.5）。与之对应的是肿瘤组织中的体细胞水平的基因组改变（包括 DNA 变化和基因表达变化）能影响肿瘤细胞的凋亡、增殖以及 DNA 修复等，因此可直接影响治疗的反应和生存时间。为了使个体化医学最有效，必须同时考虑先天性的遗传信息和病变组织在体细胞水平发生的突变 [183]。

内分泌治疗

雌激素在乳腺癌的发生过程中，通过刺激导管表皮细胞的生长和增殖对肿瘤发生起到很重要的作用，因此乳腺癌患者的 ER 状态就成了最早的个体化医学前检测的候选目标。幸运的是，ER 阳性的乳腺癌患者对阻断雌激素功能的药物他莫昔芬往往是有所反应的。他莫昔芬是潜在的雌激素拮抗剂，可抑制肿瘤组织的增长，目前已成为未绝经以及绝经后 ER 阳性的乳腺癌患者的内分泌治疗的金标准药物 [184]。他莫昔芬的副作用体现在可引起血栓、卒中，并增加患子宫内膜癌和子宫癌的风险。但是在乳腺癌术后 5 年内一直使用他莫昔芬可降低 50% 的乳腺癌复发风险 [185]。对于大部分乳腺癌患者，使用他莫昔芬的益处已远远大于其带来的副作用。但是一小部分 ER 阳性的乳腺癌患者由于其 CYP2D6 基因带有特异的变异而不能从他莫昔芬的治疗中受益。CYP2D6 基因编码的酶在把他莫昔芬分解为能发挥作用的活性产物过程中发挥关键作用。目前已发现了 CYP2D6 基因中的几个变异点把他莫昔芬分解成活性产物的能力很弱，因此活性产物量少 [186]。带有这些变异位点的乳腺癌患者若使用他莫昔芬，就会有较高的复发风险 [178]，或者预后生存期会较短 [179]。目前，关于 CYP2D6 基因型和他莫昔芬治疗效果的研究还在进行当中，以期待找到乳腺癌的最优个体化治疗方案 [187,188]。

相对直接的抗雌激素治疗 ER 阳性乳腺癌的其他替代方案也已问世，包括芳香酶抑制剂可抑制雌激素的产生，还有氟维司群（商品名为 Faslodex），它可以下调或降解 ER 蛋白。芳香酶抑制剂包括阿那曲唑（商品名为 Arimidex）、来曲唑（商品名为 Femara）和依西美坦（商品名为 Aromasin），这些抑制剂都是针对细胞色素 P450 家族 19 号酶（编码基因为 CYP19A1），这个酶是人体合成雌激素所必需的。仍然具有卵巢功能的尚未绝经的乳腺癌患者不建议用芳香酶抑制剂治疗，因为第一代和第二代的芳香酶抑制剂并没有有效抑制雌激素的水平，并且即使雌激素水平有所降低，也会被卵巢合成的雌激素水平增高而抵消 [189]。在绝经后的乳腺癌患者中用芳香酶抑制剂则可改善无病生存期和降低复发率 [190-192]。同 CY-

表 4.5 一些主要的影响乳腺癌患者治疗反应的遗传多态性

治疗方式	基因名称	变异位点	功能改变	治疗反应	研究出处
化疗					
多柔比星	CBR3	11G>A	酶活性降低	血液毒性	Fan 等 [174]
蒽环类抗生素	MnSOD	Ala 16	活性氧分子水平升高	减少死亡率	Ambrosone 等 [176]
	MPO	-463GG	活性氧分子水平升高	减少死亡率	Ambrosone 等 [176]
	GSTP1	313A>G	改变药物转速	血液毒性	Zárate 等 [177]
	MTHFR	1298 A>C	改变药物的代谢速度	非血液毒性	Zárate 等 [177]
内分泌激素治疗					
他莫昔芬	CYP2D6	*3,*4,*5,*10,*41	酶活性降低甚至消失	临床预后差	Schroth 等 [178], Goetz 等 [179]
芳香酶抑制剂	CYP19A1	Cys264,Thr364	酶活性降低	临床预后变差	Ma 等 [180]
放疗					
	TP53	Arg72Pro, PIN3	细胞凋亡程度降低	带来毛细血管扩张的风险	Chang-Claude 等 [181]
靶向治疗					
曲妥珠单抗	HER2	形成异二聚体	降低曲妥珠单抗的干预效果	治疗反应很差	Lee-Hoeflich 等 [182]

*,CYP2D6 基因针对他莫昔芬治疗与反应的位点就是 3、4、5、10、41 号位点。

P2D6 基因型类似，CYP19A1 基因中的 Cys264 和 Thr364 变异能降低芳香酶的活性，导致芳香酶抑制剂治疗的效果不好 [180]。尽管直接的内分泌治疗针对激素阳性的乳腺癌患者具有特异性,但月经状态、先天性的遗传变异性都能影响内分泌治疗的效果。

针对 HER2 阳性型乳腺癌患者的治疗

直接针对 HER2 蛋白的治疗是另外一个乳腺癌靶向治疗的经典案例。曲妥珠单抗（trastuzmab）[商品名为赫赛汀（herceptin）。美国加利福尼亚州 Genentech 公司，www.gene.com] 是一种人源化的单克隆抗体,能吸附到 HER2 跨膜蛋白的胞外结构域上,阻碍肿瘤细胞的生长。曲妥珠单抗目前是治疗比例为 20%~25% 的 HER2 阳性型乳腺癌的标准药物 [193],或者单用,或者同其他化疗药物一起使用。但是许多 HER2 阳性型的患者也并没有从曲妥珠单抗治疗中得到明显的效果。由于曲妥珠单抗治疗每年的治疗费用为 2 万 ~8 万美元,若治疗效果不好还存在明显的副作用 [194]。因此针对 HER2 阳性型的患者进行更细致的分类就成了改善曲妥珠单抗治疗 HER2 阳性型患者疗效的当务之急。HER2 阳性型乳腺癌患者的主要致癌机制是 HER2 蛋白和表皮生长因子 3（HER3）蛋白形成的二聚体,其中 HER3 蛋白作为 HER2 发挥致癌信号传递必要的一个二聚体伴侣而发挥作用 [195]。

最近的体外和体内模型研究表明，HER2/HER3 蛋白二聚体可促进细胞增殖,说明

HER3可成为HER2阳性型患者中的一个重要治疗靶标[182]。曲妥珠单抗可以同二聚体中一个臂上的HER3蛋白相连接，而阻止了HER2/HER3蛋白二聚体的形成，在动物模型中降低了肿瘤细胞的生长[196]。以上研究说明，曲妥珠单抗是通过阻止HER2/HER3二聚体形成而发挥治疗肿瘤的效果。美国加利福尼亚州旧金山南部的Monogram Biosciences（www.monogrambio.com）研发了一款名为HERmark™的分析方法来测量FFPE组织中HER2水平，以及HER2蛋白单体形式，并且正在研发VeraTag™分析方法来定量分析HER2/HER3二聚体的含量。这些分析可使针对HER2蛋白的靶向治疗方案获得最好的效果。

化学治疗

化学治疗（化疗）是指利用化学药物来防止肿瘤细胞继续增殖。在乳腺癌患者尚未发生转移的原位癌细胞被清除后，辅助化疗可用于防止肿瘤的复发；在已出现转移的患者中，化疗可缓解肿瘤的进展。新辅助化疗则可在手术前使中等到大体积的癌组织先缩小后再切除癌组织，就可使手术创伤较小，甚至可以保乳，并且可根据癌细胞对化疗药物的反应来选择长期化疗方案[197]。很显然，预测适合患者的化疗药物是个体化医学的重要组成部分。

基因表达和化疗药物

通过分析癌组织的基因表达情况可用于分析癌组织对何种化疗是最有效的。源自于基底和管腔表皮细胞的乳腺癌细胞已被观察到对常用化疗药物，例如阿霉素（DOX）和5-氟尿嘧啶（5-FU）的敏感性不同。当用这两种化疗药物处理体外培养的细胞系时，管腔来源的癌细胞中调节细胞增殖和细胞周期的基因有低水平的表达；而基底来源的癌细胞系基因的表达则受到抑制[198]；同样，通过基因表达情况把乳腺癌分成的不同分子亚型对化疗药物的敏感性是不同的。基底样和HER2阳性型乳腺癌对紫杉醇和阿霉素的敏感性就好于管腔型和类正常型[199]。

基因表达标签已用于预测肿瘤患者对化疗药物的反应，例如预测对新辅助化疗中用到的环磷酰胺-阿霉素联合治疗，或者表柔比星-5-FU联合治疗是否有效[200]，或者预测原发性乳腺癌患者对紫杉醇治疗是敏感还是抗性的[201]。这些情况都表明乳腺癌患者的分子基础是不同的，因此若要达到更有效的治疗，还需要筛选出更多的分子标签来指导个体化用药。

DNA变异和化疗药物

乳腺癌患者对目前临床上在用的化疗药物反应不同，有的患者受益良多，有的患者只是部分反应，而有的患者却带来严重的副作用。现在已知道了越来越多的基因上的变异性通过影响人体对化学药物的药代动力学和药效学而导致以上不同的反应[202, 203]。为了改善用药的安全性和有效性，有必要根据个人的基因特点来针对性用药[204]。例如羰基还原酶3编码基因（CBR3）在把DOX分解为阿霉素醇过程中发挥作用，该基因的不同基因型会导致DOX不同的分解能力，从而影响DOX的化疗效果。CBR3基因的rs8133052多态性位点上的11G>A影响该基因在肿瘤组织中的表达，并且与不同人接受DOX治疗后的临床效果相关。乳腺癌患者的CBR3基因型若是11GG型，就会表现出更大的白细胞毒性并且对缩小肿瘤组织的治疗效果不好，而对11AA基因型的患者则有较好的结果[174]。

许多化疗药物会产生活性氧分子，这些氧分子通过破坏肿瘤细胞DNA，促发肿瘤细胞凋亡而发挥治疗效果。人体内存在同氧化压力相关的基因，例如锰超氧化物歧化酶编码基因（MnSOD）、过氧化氢基因（CAT）、髓过氧化物酶基因（MPO），若乳腺癌患者的这些基因型能产生更多的活性氧分子，则总生存期就会较产生较少的活性氧分子基因型的患者长[176]。由于大量的药物代谢酶基因和药物运输蛋白编码基因存在的基因多态性会影响乳腺癌患者接受化疗过程中的毒性和疗效，因此药物基因组学的知识要不断更新，以及时鉴别出个体化用药过程中可能产生的毒副作用及治疗低效的不足。

基因组学技术的临床应用

最近临床上对一些分子诊断技术的应用都说明个体化基因组学在预防、监测、治疗乳腺癌上体现出的重要性。专业机构，例如美国临床肿瘤学会（ASCO）已推荐了以下分子诊断技术指导乳腺癌患者的治疗和预后预测[175]。

- 癌抗原 CA15-3 和 CA27.29（可用于检测外周血中的 MUC-1 抗原）——同临床其他诊断指标包括影像学、病史和查体指标一起来确定对转移性乳腺癌患者的治疗效果。
- 癌胚抗原 CEA——同以上癌抗原类似，与临床其他诊断指标包括影像学、病史和查体指标一起来确定对转移性乳腺癌患者的治疗效果。
- ER/PR 水平——通过检测癌组织中的这两种激素受体水平来确定原发性浸润癌是否需要应用内分泌治疗。
- HER2——通过检测癌组织中的 HER2 基因的扩增来决定是否需要接受曲妥珠单抗的治疗来防止肿瘤复发。
- 尿激酶型纤溶酶原激活物（uPA）和纤溶酶原激活物抑制剂 1（PAI-1）——用 ELISA 方法检测新鲜或冰冻组织中的这两种物质，可预测新诊断的淋巴结阴性的乳腺癌患者的预后情况。
- Oncotype DX® 用于新诊断的淋巴结阴性、ER 阳性的乳腺癌患者，用他莫昔芬治疗后是否存在复发的风险。

一些大的癌症中心，例如美国麻省总医院和纪念斯隆－凯特琳癌症中心已认识到基因组学在临床工作中的重要性，他们制订了流程以对一些肿瘤相关的基因进行常规性的检测。例如纪念斯隆－凯特琳癌症中心常规分析 AKT1 基因和 HER2 基因，麻省总医院常规分析 PTEN 基因和 TP53 基因，两家医院都分析 PIK3CA 基因[205]。随着基因组医学成为临床工作的一部分，临床上治疗乳腺癌患者时考虑个体化基因组学的因素会逐渐得到推广。

乳腺癌发生、进展和转移的基因组学研究

乳腺癌的发生过程当中发生了多个基因组学和表观基因组学事件。但肿瘤的发生又不可能是基因组和表观基因组变异的简单堆积就能发生的。在不同的个体间以及同一个体的不同时段，肿瘤的发生过程都会有所差异。乳腺癌细胞起源的原始细胞特点有可能就决定了它癌变过程中需要堆积的变异程度，进而才能转化为肿瘤细胞[108, 206]。已有证据表明，尚处于正常状态的肿瘤原始细胞的类型严重影响了其发生癌变需要的基因组上变异的积累程度。一般来说，乳腺癌发生的早期事件是表观遗传的改变，DNA 甲基化使得端粒酶为阴性的上皮细胞能逃避细胞增殖的限制[207]，于是上皮细胞在缺乏端粒酶监控下不断增殖，并且由于细胞周期调控基因的表达失调导致基因组在该过程中不稳定[208, 209]，细胞进入端粒变短的端粒危机阶段[206, 210]。往往体内限制细胞增殖的调控机制是十分有效的，但并非完美。当细胞基因组不稳定时，大部分细胞会死亡。乳腺癌发展过程中基因组不稳定增加的现象可见图 4.1。有很少一部分的单个细胞，当基因组学和表观基因组学变异积累到一定程度时，它可使端粒酶重新恢复活性，从而在增殖上处于优势，这种细胞就是肿瘤原始细胞，并带有类干细胞的很多特征。肿瘤原始细胞和干细胞之间的差异目前尚不清楚。但是肿瘤原始细胞在基因组和转录组上的特点使其很容易逃避增殖限制。这就能解释为什么在端粒危机之后肿瘤基因组变异相对较慢，并且永生化后发生转移的癌细胞和其起源的原位癌细胞在基因组 DNA 上的特征仍然很相似[212]。

并不是所有的乳腺癌发生都按照以上方式进行。最近的研究用了一个术语“函数尺倍性分析（Sector Ploidy Profiling，SPP）”来解释乳腺癌的发生及进展[213]。癌组织是由单一一个主要的克隆亚群或者多个克隆亚群发展而来的。多个克隆亚群理论可以解释为什么一小部分的转移性癌细胞和原发性癌细胞性质有很大不同。图 4.1 的现象也可解释通过端粒危机后生存下来的细胞基因组仍然是不稳定的。因此，肿瘤组织可能包括大量的异质细胞，这些细胞的基因组性质和肿瘤起始细胞并不相同，在生物学特性上它们介于肿瘤起始细胞和正常细胞之间，这些细胞尽管起源于肿瘤原始细胞对治疗的敏感性要好于肿瘤起始细胞。这个现象也能部分解释为什么乳腺癌在治疗初期对治疗往往是敏感的，但到后期就变得不敏感了。

各种基因组水平的表达标签

基于几百个到上千个基因的表达情况，通过非监督聚类就可把乳腺癌分成 3 个主要的亚型，包括基底样乳腺癌（该亚型 ER、PR、HER2 都为阴性）、组织学低级别且 ER 阳性乳腺癌（也称管腔样 A 型）、组织学高级别高增殖且 ER 阳性乳腺癌（也称管腔样 B 型）。还有其他几种小亚型但分类并不稳定的分子亚型被提出来，例如类正常型、HER2 阳性型、结合蛋白低表达型，但这些小的亚型特性不稳定，仅靠较小的分子水平差异同其他类别区分[95, 104]。在各种分子分型中，管腔样 A 型是一类组织学低级别且 ER 阳性的肿瘤，用或不用辅助内分泌治疗，预后都很好；其他亚型预后都较差[95,102]。

若我们了解了临床表型、分子亚型和肿瘤预后存在密切的联系后，比较容易复发的乳腺癌组织（大部分是 ER 阴性且组织学高级别）和不容易复发的癌组织（多为组织学低级别且 ER 阳性），即使没有接受系统的治疗，或针对 ER 阳性患者只给予抗雌激素治疗，我们就不会吃惊这种比较会筛选到大量差异表达的基

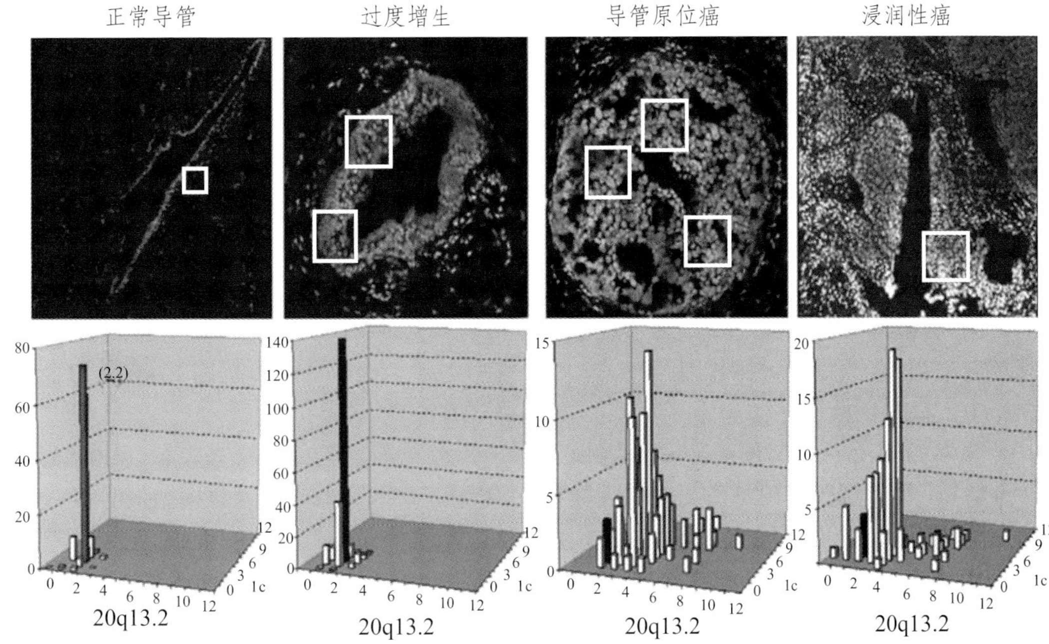

图 4.1　在乳腺癌的发展过程中用 FISH 方法测试基因组的不稳定性[206]。通过乳腺癌不同发展阶段的组织切片来展示结果。FISH 探针位于第 1 号染色体的着丝粒部位和第 20 号染色体的 20q13 部分。可以看到在导管原位癌时基因组不稳定的现象已经很明显。（Reprinted from Korkola and Gray[211]. With permission from Elsevier）（见彩图）

因。若对差异基因重要性进行排序，单个基因的相对排序位置在不同研究中变化很大；但挑选出来同乳腺癌预后相关的基因集合在不同数据库中却是高度吻合的[214]。

基因功能注释分析表明，能对预后做出判断的基因大部分是同细胞增殖相关的基因，其余的多与雌激素通路有关，还有少部分是与免疫应答相关的基因[215-217]。因为这些基因是以一种协同作用的方式行使功能，以完成复杂的生物学过程，例如细胞增殖、免疫细胞渗透，其中许多基因还存在共表达的现象。因此不同研究找出的具有预后评估作用的不同基因集合工作起来的效果是类似的。例如，基于统计学意义和变化倍数的表现，某个重要的标签基因在两个数据库中存在明显不同，在其中一个数据库中排在第 5 位，但在另外一个数据库中排在了第 35 位（当考虑存在上千次的比较情况时，这个 35 位其实也是非常靠前的）。

在多参数预测模型构建方法中，排在最前面的几个基因的数据是经过整合处理的，并且后面依次排序的基因会不断整合到模型中，看看能否提高预测的准确性。然而，由于筛选到的差异基因许多是共表达的，把排序在后面的基因再次加入的时候，由于这些基因已不是独立的，因此对于预测结果的准确性改进并不能发挥多大的作用。因此，在第一个数据库中，排在第 5 位的基因被考虑为预后预测基因后，当用第二个数据库的数据进行验证时，该基因也会工作得很好；但反过来，当用第二个数据库的数据构建预后预测基因集时，这个基因可能都不会被当作预后预测基因，因为在第二个数据库中它只排在第 35 位。

乳腺癌领域所发现的预后预测基因标签有 3 个特点：能起到预后预测作用的基因数目较多、差异基因的排序不稳定、所筛选的预后预测基因共表达性质明显。这 3 个特点能够解释为什么能够相对容易地构建数个不同的预后预测基因标签集，即使基因都不相同，都能起到相似的肿瘤患者预后预测作用。这并不是说所有发表文章上筛选到的预后预测基因标签集就能用于临床。在这类基因标签集进行临床应用前，必须先进行标准化，然后测试在不同实验室之间结果的重复性，以及在不同时间段结果的稳定性，并且需要用已知的临床样本多次进行验证。更重要的是，当一组基因标签进入临床应用后，就意味着基于该基因标签的分析结果可改善临床上对疾病的诊断结论，补充甚至取代旧的方法，从而给患者带来更好的临床结局。但迄今只有很少的几组预后预测基因标签应用于临床[175,218]。

多参数模型筛选的基因标签的应用效果取决于标签集中所包括的能独立发挥作用的基因数目、基因表达差异的倍数以及疾病背景的复杂程度。针对临床上不同现象的预测会存在不同的难度。基于本章节前面所讨论的内容，针对已知 ER 状态、组织学等级的乳腺癌，判断它们预后的好坏应该是相对比较简单的。事实也是这样，针对 ER 阳性的乳腺癌所研发的预后预测基因标签，预测结果的准确性确实令人满意[161, 165, 167, 217]。但是第一代乳腺癌预后预测的基因标签准确性受到一些限制。因为第一代基因标签是想针对所有类型的乳腺癌进行分型，趋向于把所有的 ER 阴性的乳腺癌（基本都是组织学高级别的）都分类到预后高风险的类别中，但其中有很大一部分预后是好的[219, 220]。类似通过基因标签预测 ER 阳性患者的预后为好和坏，分别对应的是临床上表型为低级别 / 低增殖和高级别 / 高增殖的现象。通过基因标签预测的预后风险和临床观察的组织学级别、细胞增殖率和 ER 状态的不吻合，限制了第一代基因标签在临床上的应用。

第一代基因标签研究之后，已经发展到希望通过发展简单的多参数模型，通过整合常规的病理特征，例如 ER 状态、组织学等级、HER2 状态，来逐步同第一代基因标签预后预测产品进行竞争[221,222]。但是病理上观察的指标要进行标准化来减少看片人的个人主观波动也是比较困难的。评估乳腺癌患者的临床结局，例如预后预测以及对化疗反应的评估，在临床表型和分子特征上具有相同特征的肿瘤亚型，例如三阴性乳腺癌，或者组织学高级别、ER 阳性的乳腺癌患者，是临床上急需的。不幸的是，这样的评估难度是非常大的[223,224]。当从已有的数据库去分析少数几个基因对几种发病分子机制类似的疾病进行预后评估时，准确性基本就是处于中间水平。于是就出现了只用专门的一个数据库去筛选基因标签，这些筛选出的基因标签就很适合本数据库中的样本，并且依赖不具有普遍代表性的基因。但当用其他独立来源的数据库进行验证时，则这类基因标签的预后预测准确性就会大打折扣，可能只比随机性的结果要好一点，因此无法适用于临床[225, 226]。例如，若基因标签预测出预后好的这组患者的复发率为 30%，而预后差的这组患者复发率为 50%，尽管统计学意义是很明显的，但是由于预后好的这组患者中会发生复发的患者比例还是太高，因此仍然不敢放弃辅助化疗。

乳腺癌休眠和复发的基因组学机制

目前对决定乳腺癌细胞休眠时间长短的机制还不清楚[227]，但已有各种实验模型来评估肿瘤的休眠现象。有证据表明，潜伏状态的癌细胞会残留存在，或者通过彻底地不进入细胞周期调控，或者以缓慢的速度增殖及相同的速度死亡[228,229]。这两种休眠的类型并不相互矛盾。两种方式在具体的某个肿瘤患者体内散布的癌细胞群中能共存。

单细胞休眠

在单个肿瘤细胞休眠的模型中，从原发肿瘤灶上脱落下来的肿瘤细胞到达远处转移的器官后，就进入长时间的有丝分裂停滞期。这个进入有丝分裂停滞期模型同微转移休眠模型是对应的，后者指出在转移位置的肿瘤细胞的增殖和死亡正好速度相等而相互抵消。目前对疾病微小残留（MRD）在肿瘤细胞休眠期的代谢状态尚未得到足够的研究。细胞周期的调控机制非常复杂，多个细胞周期调控点都存在各种刺激的相互作用来决定细胞的增殖状态。在原发癌组织或隐藏有扩散癌细胞的组织中，即使都包含着功能性的血管系统，这些地方的肿瘤细胞发现也处于非增殖状态，这些证据都表明肿瘤细胞转为休眠期是由于生长处于停滞导致的[230-232]。大量的研究表明，休眠的癌细胞停滞在细胞周期的 G0-1 期，该阶段中，与细胞增殖相关的标志物，例如 Ki67、PCNA 在组织化学染色时都是阴性的[233, 234]。休眠期的癌细胞可通过封闭肿瘤坏死因子相关细胞凋亡诱导配体（tumor necrosis factor-related apoptosis-inducing ligand，TRAIL）和受体之间的联系而优先生存下来。肿瘤休眠细胞中发生的 TRAIL 受体之间的封闭机制存在两种解释理论。一种是这种封闭是通过骨保护素（osteoprotegerin）完成的，骨保护素是肿瘤坏死因子受体超级家族中的一个重要成员[235, 236]。一个有趣的现象是，来自乳腺癌患者的骨髓基质细胞可分泌足够的骨保护素在体外抑制细胞凋亡[237]。最近的研究表明，骨髓微环境中的 c-Src 蛋白（一种在乳腺癌进展过程中相关的酪氨酸特异性的激酶）通过传递对 TRAIL 的抗性而支持肿瘤细胞的存活[238]。

微转移休眠

与由于有丝分裂停滞引起的细胞休眠相对应，肿瘤的微转移休眠是由于细胞增殖和细胞凋亡之间维持平衡造成的，这种平衡导致肿瘤组织的体积不会增大。这种持续的平衡是通过癌细胞及基质细胞生成的促血管生成蛋白、血管生成抑制蛋白的相互调控来实现的，也受到免疫、激素以及其他微环境因素的调控[239]。根据 Naumov 等的研究，当促血管生成蛋白不能被激活时，就可使癌细胞维持在休眠期[240]。Indraccolo 等的研究表明，在肿瘤组织微环境中，短暂给予促血管生成蛋白刺激后可终止肿瘤细胞的休眠[239]。遗传学数据表明，癌细胞微小残留可分为活跃组和休眠组。在微小残留中出现高度浸润转移能力的克隆之前，癌细胞已获得了易于增殖的突变[241]。

目前还没有明确的证据支持哪种模型最能代表乳腺癌的休眠模型。Hussein 和 Komarova 提出假说，认为不活跃的乳腺癌适合用单细胞模型解释，而侵袭性强的乳腺癌更适合用微转移休眠模型解释[229]。事实上，一系列的实验数据，例如 Barkan 等的研究数据表明，具有侵袭性的基底样来源的乳腺癌细胞系，例如 MDA-MB-231 细胞系很容易增殖；而 ER 阳性的 MCF-7 细胞系则容易处于有丝分裂停滞期，这些现象说明侵袭能力弱的细胞容易由于生长停滞而进入休眠期[242]。

基因驱动的肿瘤复发现象有可能在肿瘤组织原发灶的基因表达层面就确定下来了。Ramaswamy 及其同事通过分析大量的乳腺癌原发灶组织的基因表达谱，筛选到包含 17 个基因的基因标签可对原发灶的转移潜能和预后情况做出预测[243]。尽管临床症状类似的乳腺癌患者的基因组存在很大的差异，但基因组上的一些区域在不同患者中都容易发生变异。这些容易变异的基因组区段上包含的基因数目非常多。实际上，通过对基因拷贝数和基因表达的相关性分析表明，人的基因组上有 10%~15% 的区域上的基因，是由于染色体的拷贝数变异而失调的[108,109]。比较基因组的数据表明染色体上的变异现象至少可以分为三类：很少发生变异的简单变异、发生很多变异的复杂变异和发生高水平扩增的变异[109, 244]。有可能这些不同的变异是由于 DNA 修复机制的缺陷原因不同造成的。例如发生很多变异的基因组是由于出现了 P53 基因突变，而发生简单变异的基因组没有发生 P53 突变。

来自 BRCA1 突变携带者的 CGH 数据也显示了基因组的复杂性。带有 BRCA1 基因突变的遗传性乳腺癌和 BRCA1 没有突变的散发性乳腺癌患者染色体 DNA 上发生的变异是不同的，突变携带者容易在第 3、第 5 号染色体发生高频率的变异，而散发患者则没有这样的变异[245]。乳腺癌中出现高频突变的基因并不多见。高频（超过报道案例的 3%）的体细胞突变的基因包括 PIK3CA、TP53、CDH1、CDKN2A 以及 AKT1（http://www.sanger.ac.uk/genetics/CGP/cosmic）。然而，有研究报道乳腺癌组织中有 200 多个基因在体细胞中存在突变，只不过突变频率很低[63]。与乳腺癌发生相关的生殖细胞突变已知的主要有 BRCA1、BRCA2、CHEK1 和 TP53。低水平的拷贝数变异是如何影响肿瘤发生的，该机制目前还没有完全弄清楚。但有理论认为这些 DNA 片段上多个数目的基因由于表达失调集体发挥作用使细胞的代谢活力增加[109]。在 8p11-12、8q24、11q13、12q13、17q11-12、17q21-24 以及 20q13 区段出现的扩增对肿瘤发生的影响相对了解得较清楚，因为这些片段上存在已知的癌基因，例如 FGFR1、MYC、CCND1、MDM2、ERBB2、PS6K 和 ZNF217。

现在越来越多的证据表明扩增的基因组片段上的多个基因促进了肿瘤的发生。例如 8p11-12 片段上的 LSM1、BAG4 和 C8orf4 基因[246]，8q24 片段上的 MYC 和 PVT1 基因[247]，11q13 区段上的 CCND1 和 EMSY 基因[248]，17q21 区段上的 ERBB2 和 GRB7 基因[249]，这些相同区段上功能类似的基因随着染色体的扩增出现了共扩增现象。最近的研究也表明，在正常基因组上是处于不同位置的 DNA 片段，在扩增的过程中，就不是独立不相关的片段了。例如 8p11-12 和 11q12-14 的共扩增[250]以及 8q24 和 17q21 的共扩增[251]是在肿瘤的发生过程中共同发挥了作用。既然有很多基因在肿瘤组织中是由于 DNA 扩增而导致的高表达，有可能以上举的共扩增的例子只是冰山一角，大部分的共扩增现象还没有得到研究[109]。乳腺癌组织中的体细胞上发生突变的基因尽管不多，但对肿瘤的发生可能起到了很重要的作用。当把各个层次的数据进行整合分析，包括基因纯合性缺失、DNA 片段高度扩增以及高频的点突变，表明了涉及 ERBB2、EGFR 和 PI3K 基因的信号通路失调，以及 DNA 拓扑结构的改变在乳腺癌的发生和进展过程中起到了重要作用[252]。

表观遗传学的改变也在乳腺癌的发生过

程中起作用[253,254]。靶向或全基因组规模地对基因启动子区域的甲基化状态进行分析发现，已知或疑似抑癌基因的表达下调是由于启动子区域发生了过度甲基化，这些基因包括 BRCA1、CCND2、CDKN2A、RARβ 和 RASSF1A[255,256]，以及 WNT 信号通路上的基因[257]。与之相吻合的是，在大规模基因组分析过程中发现的经常突变的基因也易发生甲基化，即使遗传水平没有改变，甲基化仍然会发生[258]。在染色质水平，通过乙酰化和磷酸化修饰也可直接影响 ER 和其他的激素受体，因此影响与受体结合配体的敏感性和对激素拮抗剂治疗的反应[259]。染色质重建也影响肿瘤细胞的生长和转移。典型的例子是，有报道发现 SATB1 基因可把基因组多个位点联系起来使基因组重新排布，并能激活染色质重建相关的酶，从而调控染色质结构以及染色体上的基因表达。染色质调控子基因高表达后，可通过上调转移相关基因的表达以及下调抑癌基因的表达，而驱动乳腺癌的进展[260]。

各种基因组学方法和乳腺癌预后研究

为了方便读者了解在正常细胞和癌细胞中发生的表观遗传学修饰，大量的在靶基因规模以及全基因组规模上的甲基化检测方法得到发展。这里我们对最近发展的这些技术做了一个综述，讨论各种方法在研究肿瘤细胞时的优点和缺点。

DNA 甲基化

DNA 甲基化是最早发现的能调控基因表达的表观遗传学机制；最初检测的甲基化只限于通过高效液相色谱（HPLC）和高效毛细管电泳（HPCE）对 5- 甲基胞嘧啶甲基化的总体含量进行定量[261]，或者对于感兴趣的基因靶序列用能区分甲基化和非甲基化位点的限制性内切酶进行酶切后检查甲基化[262]。对于限制性酶切方法，不彻底的酶切效率及有限的酶切位点妨碍了该方法的进一步应用。随后发展的亚硫酸盐转化技术极大地促进了甲基化的研究，该技术使得没有甲基化的胞嘧啶转化为尿嘧啶，而甲基化的胞嘧啶不转化[263]。

几种基于亚硫酸盐转化的灵敏度高的甲基化检测技术在表 4.6 中进行了总结，包括亚硫酸盐测序、甲基化特异 PCR（MSP）、亚硫酸盐转化后酶切（COBRA）等[263-265]。在这些技术中，MSP 只需要非常少的 DNA 即可进行分析，这是最为流行且功能最为强大的甲基化分析方法[264]。不过由于 MSP 是最后通过凝胶来实现检测，因此不能对甲基化水平进行定量，结果判读的主观性强。有几种基于实时定量检测甲基化的特异性 PCR 方法得到发展，包括通过亚硫酸盐处理后做 MethyLight™[266]、定量多重甲基化特异 PCR（QM-MSP）[267,268] 或焦磷酸测序[269]，这些方法都能对样本中少量的甲基化水平进行定量分析。

除了以上谈到的针对具体的基因甲基化进行检测外，最近还发展出了在全基因组规模水平来对正常细胞和肿瘤细胞中的甲基化水平进行检测的方法，也总结在表 4.6 中。限制性标记的基因组扫描（RLGS）是最早的基于全基因组水平的甲基化分析方法[270]。RLGS 方法能一次分析大约 1000 个非特定 CpG 岛的甲基化状态。其他在基因组水平分析甲基化的方法是基于随机引物 PCR 技术（例如 AIMS）[271,285]。随后在基因组规模上更进一步发展到应用微阵列芯片来进行甲基化研究，其中一项技术是差异化甲基化杂交技术，使用到了针对基因的启动子序列或基因组 DNA 上的 CpG 岛序列设计的微阵列芯片，能同时分析基因组序列上大量的 CpG 岛序列是否发生了甲基化[272]。

最近发展的 Hpa Ⅱ酶切富集法（Hpa Ⅱ tiny fragment enrichment by ligation-mediated PCR assay，HELP）是经过改进的在全基因组水平分析甲基化的方法[273]。甲基化 DNA 免疫共沉淀（methyl-DIP）利用了免疫共沉淀结合芯片技术可对肿瘤细胞中的甲基化谱进行

表 4.6 DNA 甲基化和组蛋白修饰的谱学分析技术

技术类型	方法描述	研究出处
针对特异基因的 DNA 甲基化检测		
亚硫酸盐测序	先用亚硫酸盐对 DNA 序列进行转换,然后通过 PCR 可以富集扩增甲基化序列;然后直接测序或者通过克隆后再对质粒进行测序	Fraga 和 Esteller 等 [261]
甲基化特异 PCR(MSP)	先用亚硫酸盐对 DNA 序列进行转换,甲基化和非甲基化的序列就会变得不同,以此设计可以特异扩增出甲基化 DNA 的 PCR 引物	Herman 等 [264]
亚硫酸盐转化后酶切(COBRA)	亚硫酸盐转化后进行 PCR 扩增,再用对甲基化敏感性不同的内切酶处理,PCR 产物就会体现出在量和质上不同的酶切方式	Xiong 和 Laird 等 [265]
MethyLight™	亚硫酸盐转化后,利用了荧光 TaqMan® 探针来定量检测甲基化位点的存在	Eads 等 [266]
定量多重甲基化特异 PCR(QM-MSP)	是改善的定量甲基化特异 PCR 方法,该方法中用到了与甲基化无关的多重 PCR 引物来扩增经过亚硫酸盐处理后 DNA 上的多个靶片段,然后把 PCR 产物稀释后做模板,再用甲基化的引物和 TaqMan 探针靶片段上的多个甲基化位点进行检测	Fackler 等 [267] Swift-Scanlan 等 [268]
焦磷酸测序法(pyrosequencing)	是一种定量检测 CpG 岛上甲基化水平的方法。DNA 先用亚硫酸盐处理进行序列转化,然后进行焦磷酸测序。焦磷酸测序实质是一种单分子测序方法,通过把碱基合成入 DNA 时释放焦磷酸而产生信号	Tost 和 Gut[269]
基因组规模的 DNA 甲基化方法		
限制性标记的基因组扫描(RLGS)	用到对甲基化选择性的限制性内切酶切割、同位素标记、二维电泳来展示上千个 CpG 岛的甲基化水平	Costello 等 [270]
内部甲基化扩增法(AIMS)	先用甲基化敏感性的酶切,然后加接头后做 PCR 扩增,靶条带则可以切胶分离后进行测序	Frigola 等 [271]
差异性甲基化杂交(DMH)	先根据启动子序列设计芯片,然后用甲基化敏感的酶切 DNA 后,加接头进行 PCR 扩增,对照和病例样本标记不同的荧光素,然后同芯片进行杂交,这样就能在全基因组规模上检出两者之间不同的甲基化位点	Huang 等 [272]
Hpa Ⅱ酶切富集法(HELP)	先用针对甲基化位点敏感性不同的酶处理后,加接头 PCR 扩增,被酶切和不被酶切的 PCR 产物同芯片杂交,就能在全基因组水平看到甲基化的不同位点	Khulan 等 [273]
甲基化 DNA 免疫共沉淀(methyl-DIP)	利用针对甲基化亲和力蛋白的抗体,把基因组 DNA 打碎后有甲基化的 DNA 片段抓下来,然后可以同叠瓦状芯片、高密度启动子芯片杂交,就能了解全基因组规模的甲基化分布情况	Kesher 等 [274] Weber 等 [275] Weber 等 [276]

(待续)

表 4.6(续)

技术类型	方法描述	研究出处
基于表达谱芯片的甲基化分析方法	是用去甲基化试剂处理培养的细胞系,研究处理后基因表达的改变,基因表达上调的基因往往就是启动子区域发生了甲基化的基因	Suzuki 等[277] Yamashita 等[278] Hoque 等[279]
甲基化位点特异性数字核型分析(MSDK)	模拟了基因表达的系列分析(SAGE)方法,先用对甲基化敏感的酶切 DNA 后,产生短序列标签,然后对短序列标签进行测序鉴定,就了解甲基化在 DNA 上的位置以及含量	Hu 等[280]
基因组规模的组蛋白修饰谱		
染色质共沉淀芯片杂交(ChIP-on-chip)	结合了染色质共沉淀技术和芯片杂交技术,从而能定位组蛋白结合的染色体位置	Bernstein 等[281]
ChIP-SAGE	结合了 ChIP 技术和 SAGE 技术来定位经过特殊修饰的组蛋白结合的染色体位点	Roh 等[282]
ChIP-Seq	把 ChIP 下来的 DNA 序列进行高通量测序来定位组蛋白结合的 DNA 位点	Barski 等[283] Mikkelsen 等[284]

分析[274-276]。还有一种方法是基于表达谱芯片来分析甲基化。该方法的基本原理是用去甲基化试剂,或者组蛋白脱乙酰酶（HDAC),或者两种试剂共用处理癌细胞系,再用表达谱芯片比较处理和对照细胞系的基因表达谱变化[277-279]。表达谱芯片技术筛选得到的甲基化基因都需要用定量反转录 PCR（RT-PCR）以及启动子甲基化分析进行确认。

除了基于微阵列芯片的技术,还有一项基于基因表达的系列分析（SAGE),可在全基因组水平进行甲基化分析,该方法称为甲基化位点特异性数字核型分析（methylation-specific digital karyotyping，MSDK）[280],它不需要事先知道序列信息,而是把最终分析结果中的序列信息比对到具体的甲基化基因上,并能知道甲基化的程度。

组蛋白修饰

蛋白翻译后的组蛋白修饰研究较 DNA 甲基化更具有挑战性,需要特殊的技术。目前在全基因组水平上评估组蛋白修饰的金标准方法是质谱方法[286]。既然可以制备出能特异识别组蛋白修饰过的氨基酸,简单的 Western blot 方法也能用于检测组蛋白修饰。除了检测组蛋白的类型和相对的水平,分析染色体上不同的组蛋白修饰类型也能提供很重要的信息。

目前在全基因组规模上分析组蛋白修饰的技术都采用了利用抗体捕获特异修饰组蛋白的 ChIP 方法（表 4.6)。最先使用并推广的是 ChIP-on-chip 方法,然后发展出 ChIP-SAGE 方法，ChIP-SAGE 结合了 ChIP 技术和 SAGE 技术[282]。ChIP-SAGE 方法的优点是,不像 ChIP-on-chip 那样需要事先知道序列信息,而 ChIP-on-chip 则是需要事先知道基因组的序列信息才能制作微阵列芯片。但 ChIP-SAGE 方法的花费要高于 ChIP-on-chip,因为后者需要把捕获下来的序列用传统的 Sanger 测序方法进行大规模的测序。另外,由于并非基因组 DNA 上的任意片段上都有限制性内切酶的酶切位点,从而限制了 ChIP-SAGE 方法获得完整基因组的组蛋白修饰图谱。

最近染色质共沉淀技术又同高通量技术结合形成了 ChIP-Seq 技术,它是用高通量技术替代 ChIP-SAGE 技术中的传统测序技术来对捕获下来的 DNA 序列进行大规模测序[283, 284]，较ChIP-SAGE方法大大节约成本，并且由于通过在DNA片段两端加接头后进行PCR扩增，ChIP-Seq对捕获的DNA量要求更少，而且对组蛋白修饰水平的定量性更好。可以想象，当换用针对甲基化位点的抗体做ChIP-Seq时，则还可在全基因组规模上对各种细胞类型的甲基化进行定量研究。随着技术的快速发展，在全基因组角度上分析染色体上发生的甲基化和组蛋白修饰现象的实际操作已变得越来越强。

通过基因组学方法治疗乳腺癌

治疗肿瘤的过程是复杂的，一方面是由于癌症基因组的复杂性，另一方面是因为抗肿瘤药物数量不断增长使得选择最合适的治疗药物变得困难。根据2009年对制药业的调查表明，有超过800种治疗肿瘤的药物正在进行临床评价，其中106种是针对乳腺癌的药物（http://www.pharma.org/files/09-046PhRMA-Cancer09_0331.pdf）。在药物的临床试验中，由于难以获得肿瘤组织样本，在基因组学水平或表观基因组学水平提前预测对药物治疗的反应是具有挑战性的[211]。

Schneider等通过表达谱芯片数据发现了三阴性乳腺癌[287]。人类的乳腺包括两种类型的表皮细胞，分别为基底（肌上皮）表皮细胞和管腔表皮细胞，这两类表皮细胞可通过是否存在细胞角蛋白的表达而加以区分。基底细胞靠近基底膜，能用角蛋白5/6染色为阳性。管腔表皮细胞位于上部，分化程度高，表达的是角蛋白8/18。在表皮细胞发生癌变转化后角蛋白的表达情况也是保守不变的，因此可通过角蛋白的表达情况来确定肿瘤原发灶起源自何种细胞类型。大部分来自管腔表皮细胞的乳腺癌细胞表达相应的管腔表皮细胞特异的角蛋白，但是据Schneider估计只有3%~15%看似来自基底样上皮细胞的乳腺癌细胞表达基底样特异的角蛋白[287]。Perou及其同事利用cDNA微阵列芯片第一次根据基因表达的变化情况对乳腺癌进行了分子分型[95,97,100]。

随后其他团队也证明通过基因表达乳腺癌可分成至少5种不同的亚型：管腔样A型、管腔样B型、HER2阳性型、类正常型和基底样。类正常型是肿瘤组织的基因表达类似正常组织；HER2阳性型是HER2基因高表达；管腔样A型和B型都呈现ER阳性；而基底样则是三阴性的（指ER阴性、PR阴性和HER2表达阴性）。在基因表达谱数据聚类分析中，BRCA1基因突变的乳腺癌同基底样乳腺癌聚类在一起[288]，说明患者生殖细胞的突变可能决定了乳腺癌的分子亚型。不同的分子亚型同临床结局是相关的[97, 103, 171]。管腔样A型和B型的预后是最好的，HER2过表达型和基底样的预后较差。曲妥珠单抗针对HER2过表达型乳腺癌患者能改善预后生存期。免疫组织化学标志物也用于区别不同亚型的乳腺癌患者而具有预后评估价值[289, 290]，因而被广泛用于乳腺癌分型的流行病学调研和临床实际应用中。

据报道，乳腺癌的分型在不同的人群中有所差异[291-294]。ER阳性的管腔样A型主要发生在亚洲人群、白种人和绝经后的非裔美国人中，而在绝经前非裔美国女性中只占40%，土著的非洲女性中只占27%。ER阴性的基底样乳腺癌在土著的非洲女性和绝经前的非裔美国人中占27%。在绝经后的非裔美国女性和绝经前的欧裔美国人中占15%，而在其他人群中只占10%。ER阴性尚未分类的乳腺癌在不同人群中的比例也有所不同，非洲女性的比例最高。HER2阳性的乳腺癌患者（包括管腔样B型和HER2阳性伴ER阴性）在所有人群的乳腺癌患者中占15%，但在日本人群中则不是这个比例。Garcia-Closas和Chanock认为[13]，在不同的人群中来自DNA水平的易感因子也是不同的，因此在做肿瘤药物研发时，必须从群体角度以及个体角度来整合流行病学研究方法[295]。治疗乳腺癌药物的临床试验必须经过不同人群的测试，因为主要通过欧洲人群测试研发的药物，在用于亚洲人群和非洲裔人群时很可能会产生不同的临床效果。

基因组学治疗靶标和生物标志物

由于乳腺癌的不同亚型之间在表达水平和 DNA 水平都存在异质性，因此可以预料到不同亚型的患者针对化疗和靶向治疗的反应都是不同的。若能鉴别出药物针对哪一类的患者最能发挥治疗效果，那么就朝乳腺癌的个体化治疗迈出了第一步。这种情况已在 HER2 阳性的乳腺癌患者选择治疗方案中得到了体现。靶向治疗药物，例如单克隆抗体曲妥珠单抗或酪氨酸激酶抑制剂——小分子药物拉帕替尼（lapatinib）已被批准用于治疗 HER2 阳性的乳腺癌患者，并显著改善了这些患者的生存期[154, 296, 297]。根据 HER2 的表达情况来选择治疗药物的案例，对于现在来筛选针对其他亚型乳腺癌特异的治疗药物是很有意义的。

最近研究表明，针对 PARP 酶（该酶可以感应到由 BRCA 基因介导的 DNA 损害修复）的抑制剂可选择性地治疗 BRCA1、BRCA2 基因发生突变的乳腺癌患者[298]。许多可降低乳腺癌患者生存期或其他病理状态的突变基因已成为治疗乳腺癌的靶基因。存在扩增而成为乳腺癌治疗靶基因的基因包括 ERBB2[299]、TOP2A[300]、CCND1 和 EMS1[301]、 MYC[302]、ZNF217[303]、RAB25[304]、MDM2[305]、TBX2[306]、RPS6KB1 和 microRNA 21[307]。

最近通过基因表达和基因扩增的关联性分析，发现了 66 个存在基因拷贝数扩增的基因同乳腺癌患者低生存期的患者有关，因此也可能成为治疗乳腺癌的靶基因。其中有 9 个基因已被预测可作为药物研发的靶基因，分别是 FGFR1、IKBKB、ERBB2、PROCC、ADAM9、FNTA、ACACA、PNMT 和 NR1D1 基因[109]。在乳腺癌中经常发生突变或缺失的基因包括 TP53[308]、PIK3CA[309]、PTEN[310]、BRCA1[311] 和 BRCA2[312]。高频的突变基因是乳腺癌治疗中很好的靶基因，因为发生了这些突变的癌细胞容易生存下来，说明癌细胞需要这些突变才能较正常细胞更容易地生存下来。此外，这些突变在正常组织中不会发生，因此针对这些突变的药物毒副作用相对较小。ERBB2 基因（HER2 基因）是第一个基于基因组筛选被发现的用于乳腺癌治疗的靶基因[313, 314]。它编码的酪氨酸激酶受体在 30% 的乳腺癌患者中都有扩增。针对 HER2 基因设计的单克隆抗体曲妥珠单抗[315] 以及小分子药物拉帕替尼[316] 都证明在 HER2 扩增的乳腺癌患者中是有效的。

瞄准变异基因作为治疗靶标的优点是容易根据变异找出诊断这类肿瘤的标志物。在针对 HER2 基因作为治疗靶基因的方案中，就很容易通过 FISH 方法来确定 HER2 基因的扩增状态[317]。基于 HER2 案例的成功，针对突变基因 TP53[318]、MDM2[319]、TOP2A[320]、PTEN 和 PIK3CA[321]、BRCA1[322] 基因的治疗药物正在研发过程当中。显然针对发生变异的基因进行治疗的方法还正在发展中。

发现乳腺癌的相关生物标志物还处于研发的早期阶段。已经有多种方法展现了从血清中筛选出生物标志物的前景[323]。理想的标志物能够准确反映出机体的健康状态。Dowsett 和 Dunbier 讨论了治疗乳腺癌过程中生物标志物的重要性[324]。例如目前有两种基于多个基因表达的诊断产品与传统的诊断方法相比能对乳腺癌患者的预后做出更好的判断。一个是基于反转录荧光定量方法检测 21 个基因表达水平的 Oncotype DX 分析[165]，可提前预测淋巴结阴性、ER 阳性的患者是否可以从抗雌激素的化疗中获益；另一个是检测 70 个基因表达水平的 MammaPrint，则是针对淋巴结转移阴性、ER 状态不限的患者来如何选择化疗方案[325, 326]。取自手术后 10 年都不发病的乳腺癌患者和术后不久即有复发的患者，两种患者的乳腺癌组织的基因表达谱存在明显的不同。Oncotype DX 和 MammaPrint 都是针对淋巴结阴性的患者进行预测术后是否需要接受额外的化疗，从而避免了过度治疗带来的毒副作用。这两种诊断方法都已获得美国

FDA 的临床应用许可证,目前已在做前瞻性的验证,以便更清楚地区分出淋巴结阴性的乳腺癌患者的治疗方案。

下一个 10 年将见证在基因组水平上研发预测和预后评估的标志物会得到大力发展,传统的生物标志物,例如 Ki67 也会表现出更好的区分效果。基于 Oncotype DX 和 MammaPrint 的成功,研发者正考虑就每一种治疗方案都能找到特异的一组生物标志物。例如 Hess 及其同事就打算针对新辅助化疗中用到的 T-FAC 化疗药物从基因组学水平中找到一组基因表达标签能够反映出患者对治疗是否受益 [327]。

在过去的 10 年中,一项重要的进展是把曲妥珠单抗用于 HER2 阳性型乳腺癌患者的治疗。曲妥珠单抗使患者的复发风险降低了 50%[328]。把 HER2 基因作为治疗的靶基因是非常成功的一个案例,揭示了从发现到抑制靶基因后,可把侵染能力强的乳腺癌转变成预后程度较好的乳腺癌。在发现 HER2 靶向治疗之前,这类患者很容易复发,预后结果差。通过了解 HER2 阳性型乳腺癌的生物学知识,从而发现靶向治疗的方案,已经治愈了很多 HER2 阳性的乳腺癌患者。

通过基因组方法进行药物研发

药物基因组学是研究个体对药物如何反应的学科。最近的测序数据表明人的基因组中 99.9% 的序列是相同的,但存在 0.1% 的单核苷酸多态性。正是这些 SNP 位点导致个体对药物的反应不同 [329]。药物基因组学在肿瘤药物研发领域尤为引人注目,因为治疗肿瘤的药物的有效人群比例不高,并且毒副作用大。尽管乳腺癌术前新辅助化疗有效地降低了患者的复发率和死亡率,患者仍然比较在意新辅助化疗的短期和长期毒性。新辅助化疗对 ER 阴性的患者较阳性的患者更有效,因此 ER 阳性患者可以不用新辅助化疗。例如先用阿霉素和环磷酰胺剂量密集化疗,随后紫杉醇剂量密集化疗,与低剂量阿霉素、环磷酰胺和 5- 氟尿嘧啶化疗比较,剂量密集化疗减少 ER 阴性患者的死亡风险减少 55%(38%~69%),而 ER 阳性的患者死亡风险仅减少 23%(17%~49%)[330]。可想而知,更高效、更低毒性的联合药物治疗将使激素受体阴性的患者更加受益。此外,激素治疗时若剂量合适,针对代谢酶发生了变异的患者疗效会更好,在 Tan 等的综述中已进行了说明 [187]。美国健康研究所前主任 Elias Zerhouni 博士说,新的医学视野和策略正在从疾病发生后的治疗措施前移到早期治疗 [331]。这也是在降低死亡率的基础上全国性肿瘤治疗费用上升的原因之一。电子健康档案也能早期发现肿瘤,从而较早了解肿瘤的病理发生过程以及预测出转移的可能性。

基因组流行病学

基因组流行病学是指调查遗传因素在疾病发生中所起的作用以及人的遗传因素和生活环境因素的相互作用。基因组流行病学是遗传和分子流行病学的交叉学科,它集中研究人群中疾病的决定因素和分布情况 [332, 333]。例如不同个体间以及不同种族间药代动力学存在差异,这实际是由于药物代谢酶或转运酶存在的基因多态性造成的 [334]。最近 Spitz 等提出了一个整合性的流行病学分析观点,认为肿瘤易感基因也同肿瘤治疗的药物有效性有关 [295]。例如谷胱甘肽相关的转运基因与细胞色素酶 P450 基因家族中的 CYP3A4 和 CYP191A 在人群中都存在变异的基因型,这些变异的基因型已用于肿瘤发生的风险评估以及抗肿瘤药物的重要代谢通路评估。

他莫昔芬可选择性地调节 ER,在预防乳腺癌以及治疗 ER 阳性的乳腺癌患者中都有广泛应用。但对他莫昔芬治疗无效的患者被归因于肿瘤组织自身固有的或者获得性的抗药性。Tan 及其同事的研究表明,个体间存在的基因差异在他莫昔芬治疗过程中带来的毒副作用和有效性方面都起到了关键的作用 [187]。他莫昔芬在体内是通过 CYP 基因通路分解为初级和次级代谢产物，这些代谢产物体现出比他莫昔芬自身更强的抗雌激素作用。CYP2D6 基因是他莫昔芬代谢为更具有抗癌活性成分去甲基他莫昔芬过程中最关键的酶之一。不同的人群中 CYP2D6 基因存在几种变异体，导致了生成去甲基他莫昔芬效率低下，因此治疗效果不好。鉴别药物代谢酶编码基因的变异体大多数是通过“候选基因”途径筛选到的。然而，药物疗效和毒性是多个基因而非单个基因就能决定的。

全基因组关联研究（GWAS）可在多基因水平研究与药物疗效和毒性相关的 SNP 位点。一个研究小组已通过 GWAS 途径来鉴别同药物细胞毒性相关的遗传多态性。Huang 等利用国际 HapMap 计划中所测得的人类淋巴母细胞系的 SNP 信息，构建了一个药物临床前实验模型[334]。HapMap 计划测序了来自 4 个不同种族的类淋巴母细胞系 DNA，包括白人（美国犹他州）、非洲人（尼日利亚的约鲁巴人）、日本人（东京）和中国人（北京的汉族）。这些细胞系的研究价值非常高，因为它们的基因型已通过测序。当把这些细胞系在体外用化疗药物进行处理时，细胞毒性的强弱表型就能被鉴别，然后可以同细胞系的基因型一起进行综合分析，并且还能同基因的表达数据一起分析，即所谓的“三角分析”，从而找到同药物敏感性相关的 SNP 位点。这条途径的优点是可以同时找出多个基因中的 SNP 位点，而不局限在某个指定的基因而漏掉重要的信息。

通过基因组学方法区分临床预后的差异

不同种族之间乳腺癌死亡率存在的差异同医学技术以及人种的生物学特性相关[335-337]。落后的医学技术会导致诊断滞后、治疗延迟、治疗不彻底以及治疗方案疗效欠佳[338-342]。肿瘤生物学上的差异可引起肿瘤的侵染能力不同，例如三阴性乳腺癌的侵染能力更强一些。黑人被诊断为激素受体阴性以及到晚期才被诊断出来的概率要高于白人，并且黑人接受的医疗服务更差[336, 338, 343]。西班牙裔美国人的医疗福利好于黑人，但是他们的总生存期比非西班牙裔的白人要低[344]。

10 多年来，在健康领域最引人关注的一个问题是引起肿瘤患者生存率不同因素具体是如何分布的。治疗方法的差异是一个主要原因。研究表明，黑人乳腺癌患者接受的治疗方案较白人患者接受的治疗方案往往临床受益差，包括非标准的新辅助化疗方案、初次治疗时剂量减少（无论体重如何）[345]、放疗时间滞后[50,342]、化疗滞后或提前终止[341]。

最近对于少数民族乳腺癌患者的临床结局较差的原因已拓展到一些移民的英语熟练程度、较低的教育水平、缺乏的健康记录上。对英语掌握不熟练导致患者较少参与医疗方案的确定，从而会影响治疗的效果[346]。在药物代谢和转运酶编码基因上的变异也导致了不同人群的临床结局不同。例如非洲裔女性的乳腺癌发病率较低，但是同白人比较，乳腺癌的死亡率却较高[347,348]。这种现象可能是由于非洲裔女性对毒副作用的忍耐性较差。最近研究集中在分析治疗结果的不同是由何引起的，患者的社会经济因素和肿瘤生物学因素并不能完全解释治疗效果的差异。有几项研究表明，不同人种的患者在接受治疗过程中存在差异[345, 349-351]，大量的临床试验表明，治疗剂量偏低、过早停止化疗都会使治疗结局大打折扣[352-354]。

治疗程度不够是非常普遍的现象，尤其在非洲裔美国人中。在对超过 20 000 例乳腺癌女性回顾性的治疗调查中，Lyman 及其同事发现有 36.5% 的患者接受的治疗少于计划治疗方案的 85%[355]。在一项对 472 例早发乳腺癌患者的调查中 Hershman 等发现，提前停止化疗经常发生在黑人中间，并且导致了较差的生存期[341]。另外，较低的剂量也是治疗效率降低、生存期缩短的原因[356-358]。由于这些原因，未来针对乳腺癌的药物研发应该考虑先找到基因组学标志物，以鉴别个体之间以及种族之间在药代动力学和药效动力学上的差异。通过研发更高效且副作用更低的药物，我们期待不同种族的乳腺癌患者都能从治疗中获得相似的治疗效果,特别是针对非洲裔的乳腺癌患者更是如此。

乳腺癌表观基因组

DNA 甲基化是目前最为人们所了解的 3 种表观遗传机制之一,可调节生殖细胞和组织特异性的基因表达。超甲基化在基因组印记现象上起到了整合调控的作用,父母双方来源的基因有一方通过甲基化被沉默后,只呈现单等位基因的表达。女性细胞中 X 染色体的失活就是通过这种印记机制来实现的 [359,360]。简单来说,DNA 甲基化可遗传机制,其通过表观遗传机制的改变来调控基因表达。DNA 甲基化的实质是 CpG 二核苷酸中的胞嘧啶的 5’端碳原子被加上了一个甲基基团。在脊椎动物基因组上,在进化的过程中,CpG 二核苷酸的频率减少了大约 20%。剩下来的 CpG 二核苷酸中,大约有 70% 发生了甲基化 [361]。对人类基因组的研究发现,CpG 二核苷酸的分布不是随机的,在有些地方 CpG 会聚集成簇,即富含 CpG 的区域,即所谓的 CpG 岛。CpG 岛在超过一半的人类基因上是位于基因启动子区和第一个外显子的上游 [362]。在正常的细胞中,CpG 岛是没有甲基化的,因此下游的基因能正常表达。然而,在细胞癌变过程中,CpG 岛区域会发生甲基化,导致基因表达较正常细胞出现相反的情形。许多基因在 5’端所发生的甲基化现象已被观察到 [286,363-365]。因此 DNA 发生甲基化是包括乳腺癌在内的肿瘤发生的一个重要触发点。

在过去的几十年里,对乳腺癌的研究焦点集中在遗传上,例如鉴别致癌性的突变。近几年来发现表观遗传学在肿瘤发生的环节中起了关键作用。表观遗传学的改变是指在 DNA 序列没有改变的基础上,基因表达水平发生了可遗传且可逆转的改变。在肿瘤发生过程中,导致基因表达改变的表观遗传学事件主要包括特异的抑癌基因启动子区域的 CpG 岛发生甲基化、全基因组水平的甲基化水平改变和组蛋白修饰的改变(包括去乙酰化和甲基化),这些改变是可以通过 DNA 甲基化转移酶和组蛋白脱乙酰酶的抑制剂所逆转的 [366]。有研究推测,启动子区域发生的甲基化是 Knudson 二次打击学说中散发性乳腺癌患者遭受的第二次打击。甲基化使抑癌基因的正常位点失活,类似于遗传性乳腺癌中的 BRCA1 基因突变 [367]。BRCA1 基因启动子区域的 CpG 岛发生甲基化占散发性乳腺癌的 15%~31%,甲基化使 BRCA1 基因失活不表达 [368]。散发性乳腺癌患者发生 BRCA1 基因的甲基化作用引起的肿瘤表型同 BRCA1 突变携带者的肿瘤表型很相似 [367-370]。这些发现同我们以下的研究结果类似,在 BRCA1 突变的遗传性或 BRCA1 甲基化的散发性患者中,发生了 c-Myc 基因扩增,这两种情况下的 c-Myc 基因扩增模式是非常相似的,与 BRCA1 基因没有甲基化的散发性患者不同 [371]。

我们和其他团队都提供了一个乳腺癌发生的模型,先是 BRCA1 基因的启动子区域发生甲基化,作为肿瘤发生的第一次打击,很像遗传性的生殖细胞突变;第二次打击来自 BRCA1 基因所在的 DNA 拷贝数减少,或者 BRCA1 基因所在的 17 号染色变成了非整倍体。在该模型中,早期 BRCA1 基因的启动子区域发生甲基化,随后染色体结构发生变异,以及细胞分裂、细胞活力都出现问题 [371]。BRCA1 基因出现缺陷的细胞必须获得 TP53 基因突变,或者 MYC 基因拷贝数重复才能弥补 BRCA1 基因的缺陷,使肿瘤的进展停滞下来。由于 BRCA1 发生了突变的乳腺癌中大部分是基底样乳腺癌,Foulkes 的假设认为,BRCA1 基因的关键功能是对干细胞进行调节,促进腺上皮细胞的分化 [372]。基于这个假说,在 BRCA1 有缺陷的细胞中,干细胞朝腺上皮的转化出现了障碍,于是就停留在基底细胞的基因表达模式上了。有趣的是,Liu 等最近发现在乳腺癌的上皮干细胞中,使 BRCA1 基因失活后,限制了原始细胞转化为基底细胞 [373]。

所以这些现象表明，突变或甲基化使 BRCA1 基因失活后能促进乳腺癌出现基底样的亚型。

与此对应的是，BRCA2 基因发生甲基化后抑癌基因的表达现象在散发性乳腺癌中非常少见。在散发性乳腺癌患者体内发生的 BRCA1 基因的表观遗传改变和家族性的 BRCA1 突变具有相同的功能重要性，因此在临床上都具有相似的可应用性。Lafarge 及其同事发现在 HBL100 乳腺癌细胞系中，BRCA1 基因的表达水平会降低，可引起细胞系对 DNA 损伤剂顺铂的敏感性增加[374]。如前所述，大量的研究都表明，BRCA1 基因表达被抑制后同细胞在 DNA 损伤修复、细胞周期调控方面出现的缺陷是相吻合的。BRCA1 基因蛋白功能出现缺陷的肿瘤细胞会表现出高频率的染色体非整倍体现象，特别是在细胞周期 G2-M 检测环节上出现问题。Sudo 及其同事发现肿瘤细胞对紫杉醇的敏感性取决于细胞周期检测环节没有受到损害[375]。BRCA1 基因发生了突变的肿瘤细胞对紫杉醇会产生一定的抗性[374, 376-378]。这些证据都表明，通过突变或表观遗传学改变引起的 BRCA1 基因表达抑制会改变肿瘤细胞对化疗的敏感性。因此由于启动子区域发生甲基化而使 BRCA1 基因出现缺陷的基底样或三阴性乳腺癌患者中，BRCA1 基因的甲基化可成为治疗的一种靶标。

遗传性和散发性乳腺癌患者体内的 ERα 的表达都存在变化。有趣的是，ERα基因的编码区很少出现突变[379,340]。但有确信的证据表明，ERα 基因是通过表观遗传学方式受调控的，在相当比例的乳腺癌患者中，该基因的启动子区域发生了甲基化[381]，并且同 BRCA1 基因的甲基化是有密切联系的[382]。一种从表观遗传角度解释 ERα 表达之所以被抑制的机制是通过基于细胞分析组蛋白功能的方法进行解释的[383]。用组蛋白脱乙酰酶抑制剂处理肿瘤细胞可使 ERα的基因表达恢复正常，表明异染色质相关的蛋白被重新组织后，即使没有发生去甲基化，也能恢复ERα 基因的表达[383]。这种现象在新一代的组蛋白脱乙酰酶抑制剂的药物伏立诺他（vorinostat）的研发上已得到应用，伏立诺他药物已经进入临床 II 期研究。做该药物临床试验的人员将根据实验结果来确定乳腺癌患者经过伏立诺他治疗后是否会对激素治疗敏感或者 ERα 的表达升高。

目前有不少处于临床 I 和 II 期的药物研发实验，为了调查不同类别的组蛋白脱乙酰酶抑制剂联合传统的治疗方法来治疗乳腺癌的可行性[384]。一些基因的甲基化在癌变前组织，例如非典型性增生组织以及癌组织中都存在甲基化，这些基因包括 RASSF1A、CYP26A1、KCNAB1、SNCA、HIN-1、TWIST 和 cyclin D2[385, 386]。这些现象表明，表观遗传学的变化发生在肿瘤早期，因此这些基因的甲基化状态可用于肿瘤的早期诊断或风险评估的标志物。而且特异的表观遗传学改变还具有疾病预后或预测的价值[387]。这些观点都已在临床上得到应用。例如美国国家癌症研究所正在启动一项研究，观察导管原位癌，或者处于第 I、II、III阶段的浸润性乳腺癌患者，在手术切除了癌组织，接受辛伐他汀（simvastatin）治疗后乳腺癌复发的风险。辛伐他汀属于他汀类药物，是 3- 羟基 -3- 甲基戊二酰辅酶 A 的还原酶抑制剂。这类药物目前用于降低心脑血管疾病患者的胆固醇水平。这类药物理论上可通过下调 Ras 基因的表达、上调 P27 基因的表达以及改变 ER 的水平而启动化疗预防乳腺癌的作用。许多在乳腺癌组织中经常发生超甲基化的基因，包括 ERα 基因、ERβ 基因、Cyclin D2 基因、RAR-b 基因、TWIST 基因、RASSF1A 基因和 HIN-1 基因，这些基因的甲基化状态改变要随着高灵敏 C 反应蛋白水平、脂类的含量变化、双侧乳腺组织密度、ER 的含量进行关联分析。

总结与展望

当代基因组分析工具，特别是新一代大规

模测序技术的发展速度举世瞩目，有可能在最近几年就能实现“1000美元测一个人的基因组”。现在基于全基因组规模，高分辨率的乳腺癌分析方法大部分集中在分析浸润性癌过程中出现的变异，并期待发现的这些变异能作为肿瘤预后评估或治疗的靶点。尽管这些变异在肿瘤的发生过程中发挥了什么作用并没有被深入了解，而了解这些变异的功能则需要长期地把组学方法用于肿瘤发生过程中对基因组变异的监测。用老鼠做模型来研究基因组上所发生的变异在肿瘤发生过程中的功能具有一定的参考价值，但是研究每个肿瘤患者个体变异更具有实际意义。这就要求乳腺癌研究人员通过长期的努力收集各个阶段的临床样本，并应用组学方法来研究这些体积块很小的组织在从正常到癌变过程中发生的变化。

对于发生转移的乳腺癌患者，不到30%的患者能活过5年，而在疾病的早期即进行治疗则患者的转归情况会好很多。瞄准在肿瘤组织中特异变异的靶向治疗已得到较快发展，其中最典型的例子就是瞄准HER2阳性型患者的曲妥珠单抗和小分子化合物拉帕替尼。但即使是这些非常有效的靶向药物，到了肿瘤已发生转移的阶段再进行治疗，效果也不会好，并且不能延长患者的生存期。

最近的一些靶向治疗肿瘤的方案失败，可能是由于没有考虑患者的遗传或者表观遗传上的特性，这些特性可引起对治疗的抗性。治疗抗性可来自肿瘤组织的自我平衡、靶向治疗引起的反馈调控，以及骨髓、脑、肝脏、肺组织中的转移部位所在的微环境特点。通过改善组学方式考虑药物抗性产生的问题，对转移性乳腺癌的治疗将会方便很多。这同样对乳腺癌临床试验提出了要求，转移性乳腺癌在治疗过程中出现抗性前后都需要收集临床样本，对其用组学方法研究其中发生的变化，并要建立实验模型来重复出那些引发抗性的变异。

在基因组和表观基因组水平上对肿瘤进行整合性的分析有可能成为以后肿瘤管理的一个重要而又常规的方法。其中主要的挑战是来自对数据的分析，临床工作者要明白分析的结果，从而改善肿瘤患者的临床治疗策略。由于还有很多基因在基因水平和表观基因组水平发生的变化与肿瘤发病原因之间的关系还不了解，因此有必要持续不断地研究这些基因的功能。另外，还需要发展对大数据进行管理和阐述的系统。只有实现了这些条件，才能在肿瘤基因组学和表观基因组学水平上实现肿瘤的个体化治疗。

（张亮　译）

参考文献

1. Stewart B，Kleihues P. editors: Breast Cancer. In: World cancer report. Lyon: IARC; 2003: P.188-189.
2. Wang R, Merrill B, Maggio ET: A simplified solid-phase immunofluorescence assay for measurement of serum immunoglobulins. Clin Chim Acta 1980, 102(2-3):169-177.
3. Foulds L: The experimental study of tumor progression: a review. Cancer Res 1954, 14(5):327-339.
4. Nowell PC: The clonal evolution of tumor cell populations. Science 1976, 194(4260):23-28.
5. Olopade OI, Grushko TA, Nanda R, Huo D: Advances in breast cancer: pathways to personalized medicine. Clin Cancer Res 2008, 14(24):7988-7999.
6. Bodmer W, Tomlinson I: Rare genetic variants and the risk of cancer. Curr Opin Genet Dev 2010, 20(3):262-267.
7. Hall JM, Lee MK, Newman B, Morrow JE, Anderson LA, Huey B, King MC: Linkage of early-onset familial breast cancer to chromosome 17q21. Science 1990, 250(4988):1684-1689.
8. Venkitaraman AR: Cancer susceptibility and the functions of BRCA1 and BRCA2. Cell 2002, 108(2):171-182.
9. Yun MH, Hiom K: CtIP-BRCA1 modulates the choice of DNA double-strand-break repair pathway throughout the cell cycle. Nature 2009, 459(7245):460-463.
10. Huen MS, Sy SM, Chen J: BRCA1 and its toolbox for the maintenance of genome integrity. Nat Rev Mol Cell Biol 2010, 11(2):138-148.
11. Jensen RB, Carreira A, Kowalczykowski SC: Purified human BRCA2 stimulates RAD51-mediated recombination. Nature 2010, 467(7316):678-683.
12. Borresen AL, Andersen TI, Garber J, Barbier-Piraux N, Thorlacius S, Eyfjord J, Ottestad L, Smith-Sorensen B, Hovig E, Malkin D et al: Screening for germ line TP53 mutations in breast cancer patients. Cancer Res 1992, 52(11):3234-3236.
13. Garcia-Closas M, Chanock S: Genetic susceptibility loci for breast cancer by estrogen receptor status.

Clin Cancer Res 2008, 14(24):8000-8009.
14. Nelen MR, Padberg GW, Peeters EA, Lin AY, van den Helm B, Frants RR, Coulon V, Goldstein AM, van Reen MM, Easton DF et al: Localization of the gene for Cowden disease to chromosome 10q22-23. Nat Genet 1996, 13(1):114-116.
15. Boardman LA, Thibodeau SN, Schaid DJ, Lindor NM, McDonnell SK, Burgart LJ, Ahlquist DA, Podratz KC, Pittelkow M, Hartmann LC: Increased risk for cancer in patients with the Peutz-Jeghers syndrome. Ann Intern Med 1998, 128(11):896-899.
16. Antoniou AC, Easton DF: Models of genetic susceptibility to breast cancer. Oncogene 2006, 25(43):5898-5905.
17. Berx G, Van Roy F: The E-cadherin/catenin complex: an important gatekeeper in breast cancer tumorigenesis and malignant progression. Breast Cancer Res 2001, 3(5):289-293.
18. Meindl A, Hellebrand H, Wiek C, Erven V, Wappenschmidt B, Niederacher D, Freund M, Lichtner P, Hartmann L, Schaal H et al: Germline mutations in breast and ovarian cancer pedigrees establish RAD51C as a human cancer susceptibility gene. Nat Genet 2010, 42(5):410-414.
19. Thompson D, Duedal S, Kirner J, McGuffog L, Last J, Reiman A, Byrd P, Taylor M, Easton DF: Cancer risks and mortality in heterozygous ATM mutation carriers. J Natl Cancer Inst 2005, 97(11):813-822.
20. Rahman N, Seal S, Thompson D, Kelly P, Renwick A, Elliott A, Reid S, Spanova K, Barfoot R, Chagtai T et al: PALB2, which encodes a BRCA2-interacting protein, is a breast cancer susceptibility gene. Nat Genet 2007, 39(2):165-167.
21. Robson M: CHEK2, breast cancer, and the understanding of clinical utility. Clin Genet 2010, 78(1):8-10.
22. Hirshfield KM, Rebbeck TR, Levine AJ: Germline mutations and polymorphisms in the origins of cancers in women. J Oncol 2010, 2010:297671.
23. Orr N, Chanock S: Common genetic variation and human disease. Adv Genet 2008, 62:1-32.
24. Stratton MR, Rahman N: The emerging landscape of breast cancer susceptibility. Nat Genet 2008, 40(1):17-22.
25. Dickson SP, Wang K, Krantz I, Hakonarson H, Goldstein DB: Rare variants create synthetic genome-wide associations. PLoS Biol 2010, 8(1):e1000294.
26. Orozco G, Barrett JC, Zeggini E: Synthetic associations in the context of genome-wide association scan signals. Hum Mol Genet 2010, 19(R2):R137-144.
27. Hindorff LA, Sethupathy P, Junkins HA, Ramos EM, Mehta JP, Collins FS, Manolio TA: Potential etiologic and functional implications of genome-wide association loci for human diseases and traits. Proc Natl Acad Sci U S A 2009, 106(23):9362-9367.
28. Abecasis GR, Altshuler D, Auton A, Brooks LD, Durbin RM, Gibbs RA, Hurles ME, McVean GA: A map of human genome variation from population-scale sequencing. Nature 2010, 467(7319):1061-1073.
29. Hunter DJ, Kraft P, Jacobs KB, Cox DG, Yeager M, Hankinson SE, Wacholder S, Wang Z, Welch R, Hutchinson A et al: A genome-wide association study identifies alleles in FGFR2 associated with risk of sporadic postmenopausal breast cancer. Nat Genet 2007, 39(7):870-874.
30. Easton DF, Pooley KA, Dunning AM, Pharoah PD, Thompson D, Ballinger DG, Struewing JP, Morrison J, Field H, Luben R et al: Genome-wide association study identifies novel breast cancer susceptibility loci. Nature 2007, 447(7148):1087-1093.
31. Turner N, Grose R: Fibroblast growth factor signalling: from development to cancer. Nat Rev Cancer 2010, 10(2):116-129.
32. Katoh Y, Katoh M: FGFR2-related pathogenesis and FGFR2-targeted therapeutics (Review). Int J Mol Med 2009, 23(3):307-311.
33. Nilsson EM, Brokken LJ, Harkonen PL: Fibroblast growth factor 8 increases breast cancer cell growth by promoting cell cycle progression and by protecting against cell death. Exp Cell Res 2010, 316(5):800-812.
34. Cox A, Dunning AM, Garcia-Closas M, Balasubramanian S, Reed MW, Pooley KA, Scollen S, Baynes C, Ponder BA, Chanock S et al: A common coding variant in CASP8 is associated with breast cancer risk. Nat Genet 2007, 39(3):352-358.
35. Latif A, Hadfield KD, Roberts SA, Shenton A, Lalloo F, Black GC, Howell A, Evans DG, Newman WG: Breast cancer susceptibility variants alter risks in familial disease. J Med Genet 2010, 47(2):126-131.
36. Stacey SN, Manolescu A, Sulem P, Rafnar T, Gudmundsson J, Gudjonsson SA, Masson G, Jakobsdottir M, Thorlacius S, Helgason A et al: Common variants on chromosomes 2q35 and 16q12 confer susceptibility to estrogen receptor-positive breast cancer. Nat Genet 2007, 39(7):865-869.
37. Smid M, Wang Y, Klijn JG, Sieuwerts AM, Zhang Y, Atkins D, Martens JW, Foekens JA: Genes associated with breast cancer metastatic to bone. J Clin Oncol 2006, 24(15):2261-2267.
38. Udler MS, Ahmed S, Healey CS, Meyer K, Struewing J, Maranian M, Kwon EM, Zhang J, Tyrer J, Karlins E et al: Fine scale mapping of the breast cancer 16q12 locus. Hum Mol Genet 2010, 19(12):2507-2515.
39. Rebbeck TR, DeMichele A, Tran TV, Panossian S, Bunin GR, Troxel AB, Strom BL: Hormone-dependent effects of FGFR2 and MAP3K1 in breast cancer susceptibility in a population-based sample of post-menopausal African-American and European-American women. Carcinogenesis 2009, 30(2):269-274.
40. Amundadottir LT, Sulem P, Gudmundsson J, Helgason A, Baker A, Agnarsson BA, Sigurdsson A, Benediktsdottir KR, Cazier JB, Sainz J et al: A common

variant associated with prostate cancer in European and African populations. Nat Genet 2006, 38(6):652-658.
41. Milne RL, Benitez J, Nevanlinna H, Heikkinen T, Aittomaki K, Blomqvist C, Arias JI, Zamora MP, Burwinkel B, Bartram CR et al: Risk of estrogen receptor-positive and -negative breast cancer and single-nucleotide polymorphism 2q35-rs13387042. J Natl Cancer Inst 2009, 101(14):1012-1018.
42. Ahmed S, Thomas G, Ghoussaini M, Healey CS, Humphreys MK, Platte R, Morrison J, Maranian M, Pooley KA, Luben R et al: Newly discovered breast cancer susceptibility loci on 3p24 and 17q23.2. Nat Genet 2009, 41(5):585-590.
43. Stacey SN, Manolescu A, Sulem P, Thorlacius S, Gudjonsson SA, Jonsson GF, Jakobsdottir M, Bergthorsson JT, Gudmundsson J, Aben KK et al: Common variants on chromosome 5p12 confer susceptibility to estrogen receptor-positive breast cancer. Nat Genet 2008, 40(6):703-706.
44. Turnbull C, Ahmed S, Morrison J, Pernet D, Renwick A, Maranian M, Seal S, Ghoussaini M, Hines S, Healey CS et al: Genome-wide association study identifies five new breast cancer susceptibility loci. Nat Genet 2010, 42(6):504-507.
45. Thomas G, Jacobs KB, Kraft P, Yeager M, Wacholder S, Cox DG, Hankinson SE, Hutchinson A, Wang Z, Yu K et al: A multistage genome-wide association study in breast cancer identifies two new risk alleles at 1p11.2 and 14q24.1 (RAD51L1). Nat Genet 2009, 41(5):579-584.
46. Peto J: Breast cancer susceptibility-A new look at an old model. Cancer Cell 2002, 1(5):411-412.
47. Houlston RS, Peto J: The search for low-penetrance cancer susceptibility alleles. Oncogene 2004, 23(38):6471-6476.
48. Easton DF, Eeles RA: Genome-wide association studies in cancer. Hum Mol Genet 2008, 17(R2):R109-115.
49. Meijers-Heijboer H, van den Ouweland A, Klijn J, Wasielewski M, de Snoo A, Oldenburg R, Hollestelle A, Houben M, Crepin E, van Veghel-Plandsoen M et al: Low-penetrance susceptibility to breast cancer due to CHEK2(*)1100delC in noncarriers of BRCA1 or BRCA2 mutations. Nat Genet 2002, 31(1):55-59.
50. Gold B, Kirchhoff T, Stefanov S, Lautenberger J, Viale A, Garber J, Friedman E, Narod S, Olshen AB, Gregersen P et al: Genome-wide association study provides evidence for a breast cancer risk locus at 6q22.33. Proc Natl Acad Sci U S A 2008, 105(11):4340-4345.
51. Stadler ZK, Gallagher DJ, Thom P, Offit K: Genome-wide association studies of cancer: principles and potential utility. Oncology (Williston Park) 2010, 24(7):629-637.
52. Reeves GK, Travis RC, Green J, Bull D, Tipper S, Baker K, Beral V, Peto R, Bell J, Zelenika D et al: Incidence of breast cancer and its subtypes in relation to individual and multiple low-penetrance genetic susceptibility loci. JAMA 2010, 304(4):426-434.
53. Antoniou AC, Wang X, Fredericksen ZS, McGuffog L, Tarrell R, Sinilnikova OM, Healey S, Morrison J, Kartsonaki C, Lesnick T et al: A locus on 19p13 modifies risk of breast cancer in BRCA1 mutation carriers and is associated with hormone receptor-negative breast cancer in the general population. Nat Genet 2010, 42(10):885-892.
54. Forsti A, Hemminki K: Breast cancer genomics based on biobanks. Methods Mol Biol 2011, 675:375-385.
55. Antoniou A, Pharoah PD, Narod S, Risch HA, Eyfjord JE, Hopper JL, Loman N, Olsson H, Johannsson O, Borg A et al: Average risks of breast and ovarian cancer associated with BRCA1 or BRCA2 mutations detected in case Series unselected for family history: a combined analysis of 22 studies. Am J Hum Genet 2003, 72(5):1117-1130.
56. Brose MS, Rebbeck TR, Calzone KA, Stopfer JE, Nathanson KL, Weber BL: Cancer risk estimates for BRCA1 mutation carriers identified in a risk evaluation program. J Natl Cancer Inst 2002, 94(18):1365-1372.
57. Ford D, Easton DF, Stratton M, Narod S, Goldgar D, Devilee P, Bishop DT, Weber B, Lenoir G, Chang-Claude J et al: Genetic heterogeneity and penetrance analysis of the BRCA1 and BRCA2 genes in breast cancer families. The Breast Cancer Linkage Consortium. Am J Hum Genet 1998, 62(3):676-689.
58. Struewing JP, Hartge P, Wacholder S, Baker SM, Berlin M, McAdams M, Timmerman MM, Brody LC, Tucker MA: The risk of cancer associated with specific mutations of BRCA1 and BRCA2 among Ashkenazi Jews. N Engl J Med 1997, 336(20):1401-1408.
59. Gayther SA, Mangion J, Russell P, Seal S, Barfoot R, Ponder BA, Stratton MR, Easton D: Variation of risks of breast and ovarian cancer associated with different germline mutations of the BRCA2 gene. Nat Genet 1997, 15(1):103-105.
60. Risch HA, McLaughlin JR, Cole DE, Rosen B, Bradley L, Fan I, Tang J, Li S, Zhang S, Shaw PA et al: Population BRCA1 and BRCA2 mutation frequencies and cancer penetrances: a kin-cohort study in Ontario, Canada. J Natl Cancer Inst 2006, 98(23):1694-1706.
61. Courjal F, Cuny M, Simony-Lafontaine J, Louason G, Speiser P, Zeillinger R, Rodriguez C, Theillet C: Mapping of DNA amplifications at 15 chromosomal localizations in 1875 breast tumors: definition of phenotypic groups. Cancer Res 1997, 57(19):4360-4367.
62. Kononen J, Bubendorf L, Kallioniemi A, Barlund M, Schraml P, Leighton S, Torhorst J, Mihatsch MJ, Sauter G, Kallioniemi OP: Tissue microarrays for high-throughput molecular profiling of tumor specimens. Nat Med 1998, 4(7):844-847.
63. Sjöblom T, Jones S, Wood LD, Parsons DW, Lin J,

Barber TD, Mandelker D, Leary RJ, Ptak J, Silliman N et al: The consensus coding sequences of human breast and colorectal cancers. Science 2006, 314(5797):268-274.
64. Wood LD, Parsons DW, Jones S, Lin J, Sjoblom T, Leary RJ, Shen D, Boca SM, Barber T, Ptak J et al: The genomic landscapes of human breast and colorectal cancers. Science 2007, 318(5853):1108-1113.
65. Ellis MJ, Ding L, Shen D, Luo J, Suman VJ, Wallis JW, Van Tine BA, Hoog J, Goiffon RJ, Goldstein TC et al: Whole-genome analysis informs breast cancer response to aromatase inhibition. Nature 2012, 486(7403):353-360.
66. Shah SP, Roth A, Goya R, Oloumi A, Ha G, Zhao Y, Turashvili G, Ding J, Tse K, Haffari G et al: The clonal and mutational evolution spectrum of primary triple-negative breast cancers. Nature 2012, 486(7403):395-399.
67. Korbel JO, Urban AE, Affourtit JP, Godwin B, Grubert F, Simons JF, Kim PM, Palejev D, Carriero NJ, Du L et al: Paired-end mapping reveals extensive structural variation in the human genome. Science 2007, 318(5849):420-426.
68. Stephens PJ, McBride DJ, Lin ML, Varela I, Pleasance ED, Simpson JT, Stebbings LA, Leroy C, Edkins S, Mudie LJ et al: Complex landscapes of somatic rearrangement in human breast cancer genomes. Nature 2009, 462(7276):1005-1010.
69. Banerji S, Cibulskis K, Rangel-Escareno C, Brown KK, Carter SL, Frederick AM, Lawrence MS, Sivachenko AY, Sougnez C, Zou L et al: Sequence analysis of mutations and translocations across breast cancer subtypes. Nature 2012, 486(7403):405-409.
70. Shah SP, Morin RD, Khattra J, Prentice L, Pugh T, Burleigh A, Delaney A, Gelmon K, Guliany R, Senz J et al: Mutational evolution in a lobular breast tumour profiled at single nucleotide resolution. Nature 2009, 461(7265):809-813.
71. Nik-Zainal S, Van Loo P, Wedge DC, Alexandrov LB, Greenman CD, Lau KW, Raine K, Jones D, Marshall J, Ramakrishna M et al: The life history of 21 breast cancers. Cell 2012, 149(5):994-1007.
72. Curtis C, Shah SP, Chin SF, Turashvili G, Rueda OM, Dunning MJ, Speed D, Lynch AG, Samarajiwa S, Yuan Y et al: The genomic and transcriptomic architecture of 2,000 breast tumours reveals novel subgroups. Nature 2012, 486(7403):346-352.
73. TCGA: Comprehensive molecular portraits of human breast tumours. Nature 2012, 490(7418):61-70.
74. Stephens P, Edkins S, Davies H, Greenman C, Cox C, Hunter C, Bignell G, Teague J, Smith R, Stevens C et al: A screen of the complete protein kinase gene family identifies diverse patterns of somatic mutations in human breast cancer. Nat Genet 2005, 37(6):590-592.
75. Ding L, Ellis MJ, Li S, Larson DE, Chen K, Wallis JW, Harris CC, McLellan MD, Fulton RS, Fulton LL et al: Genome remodelling in a basal-like breast cancer metastasis and xenograft. Nature 2010, 464(7291):999-1005.
76. Edgren H, Murumagi A, Kangaspeska S, Nicorici D, Hongisto V, Kleivi K, Rye IH, Nyberg S, Wolf M, Borresen-Dale AL et al: Identification of fusion genes in breast cancer by paired-end RNA-sequencing. Genome Biol 2011, 12(1):R6.
77. Stephens PJ, Tarpey PS, Davies H, Van Loo P, Greenman C, Wedge DC, Nik-Zainal S, Martin S, Varela I, Bignell GR et al: The landscape of cancer genes and mutational processes in breast cancer. Nature 2012, 486(7403):400-404.
78. Dickson D: Wellcome funds cancer database. Nature 1999, 401(6755):729.
79. Collins FS, Barker AD: Mapping the cancer genome. Pinpointing the genes involved in cancer will help chart a new course across the complex landscape of human malignancies. Sci Am 2007, 296(3):50-57.
80. Hudson TJ, Anderson W, Artez A, Barker AD, Bell C, Bernabe RR, Bhan MK, Calvo F, Eerola I, Gerhard DS et al: International network of cancer genome projects. Nature 2010, 464(7291):993-998.
81. Nik-Zainal S, Alexandrov LB, Wedge DC, Van Loo P, Greenman CD, Raine K, Jones D, Hinton J, Marshall J, Stebbings LA et al: Mutational processes molding the genomes of 21 breast cancers. Cell 2012, 149(5):979-993.
82. Hornsby C, Page KM, Tomlinson IP: What can we learn from the population incidence of cancer? Armitage and Doll revisited. Lancet Oncol 2007, 8(11):1030-1038.
83. Beerenwinkel N, Antal T, Dingli D, Traulsen A, Kinzler KW, Velculescu VE, Vogelstein B, Nowak MA: Genetic progression and the waiting time to cancer. PLoS Comput Biol 2007, 3(11):e225.
84. Greenman C, Wooster R, Futreal PA, Stratton MR, Easton DF: Statistical analysis of pathogenicity of somatic mutations in cancer. Genetics 2006, 173(4):2187-2198.
85. Greenman C, Stephens P, Smith R, Dalgliesh GL, Hunter C, Bignell G, Davies H, Teague J, Butler A, Stevens C et al: Patterns of somatic mutation in human cancer genomes. Nature 2007, 446(7132):153-158.
86. Ng PC, Henikoff S: SIFT: Predicting amino acid changes that affect protein function. Nucleic Acids Res 2003, 31(13):3812-3814.
87. Adzhubei IA, Schmidt S, Peshkin L, Ramensky VE, Gerasimova A, Bork P, Kondrashov AS, Sunyaev SR: A method and server for predicting damaging missense mutations. Nat Methods 2010, 7(4):248-249.
88. Thomas PD, Campbell MJ, Kejariwal A, Mi H, Karlak B, Daverman R, Diemer K, Muruganujan A, Narechania A: PANTHER: a library of protein families and subfamilies indexed by function. Genome Res 2003, 13(9):2129-2141.
89. Schwarz JM, Rodelsperger C, Schuelke M, Seelow D: MutationTaster evaluates disease-causing poten-

tial of sequence alterations. Nat Methods 2010, 7(8):575-576.
90. Van Dyke T, Jacks T: Cancer modeling in the modern era: progress and challenges. Cell 2002, 108(2):135-144.
91. Kan Z, Jaiswal BS, Stinson J, Janakiraman V, Bhatt D, Stern HM, Yue P, Haverty PM, Bourgon R, Zheng J et al: Diverse somatic mutation patterns and pathway alterations in human cancers. Nature 2010, 466(7308):869-873.
92. Sjöblom T: Systematic analyses of the cancer genome: lessons learned from sequencing most of the annotated human protein-coding genes. Curr Opin Oncol 2008, 20(1):66-71.
93. Carter H, Chen S, Isik L, Tyekucheva S, Velculescu VE, Kinzler KW, Vogelstein B, Karchin R: Cancer-specific high-throughput annotation of somatic mutations: computational prediction of driver missense mutations. Cancer Res 2009, 69(16):6660-6667.
94. Dees ND, Zhang Q, Kandoth C, Wendl MC, Schierding W, Koboldt DC, Mooney TB, Callaway MB, Dooling D, Mardis ER et al: MuSiC: identifying mutational significance in cancer genomes. Genome Res 2012, 22(8):1589-1598.
95. Sørlie T, Perou CM, Tibshirani R, Aas T, Geisler S, Johnsen H, Hastie T, Eisen MB, van de Rijn M, Jeffrey SS et al: Gene expression patterns of breast carcinomas distinguish tumor subclasses with clinical implications. Proc Natl Acad Sci U S A 2001, 98(19):10869-10874.
96. Hedenfalk I, Duggan D, Chen Y, Radmacher M, Bittner M, Simon R, Meltzer P, Gusterson B, Esteller M, Kallioniemi OP et al: Gene-expression profiles in hereditary breast cancer. N Engl J Med 2001, 344(8):539-548.
97. Sørlie T, Tibshirani R, Parker J, Hastie T, Marron JS, Nobel A, Deng S, Johnsen H, Pesich R, Geisler S et al: Repeated observation of breast tumor subtypes in independent gene expression data sets. Proc Natl Acad Sci U S A 2003, 100(14):8418-8423.
98. Hedenfalk I, Ringner M, Ben-Dor A, Yakhini Z, Chen Y, Chebil G, Ach R, Loman N, Olsson H, Meltzer P et al: Molecular classification of familial non-BRCA1/BRCA2 breast cancer. Proc Natl Acad Sci U S A 2003, 100(5):2532-2537.
99. Weigelt B, Reis-Filho JS: Histological and molecular types of breast cancer: is there a unifying taxonomy? Nat Rev Clin Oncol 2009, 6(12):718-730.
100. Perou CM, Sørlie T, Eisen MB, van de Rijn M, Jeffrey SS, Rees CA, Pollack JR, Ross DT, Johnsen H, Akslen LA et al: Molecular portraits of human breast tumours. Nature 2000, 406(6797):747-752.
101. Prat A, Parker JS, Karginova O, Fan C, Livasy C, Herschkowitz JI, He X, Perou CM: Phenotypic and molecular characterization of the claudin-low intrinsic subtype of breast cancer. Breast Cancer Res 2010, 12(5):R68.
102. Parker JS, Mullins M, Cheang MC, Leung S, Voduc D, Vickery T, Davies S, Fauron C, He X, Hu Z et al: Supervised risk predictor of breast cancer based on intrinsic subtypes. J Clin Oncol 2009, 27(8):1160-1167.
103. Hu Z, Fan C, Oh DS, Marron JS, He X, Qaqish BF, Livasy C, Carey LA, Reynolds E, Dressler L et al: The molecular portraits of breast tumors are conserved across microarray platforms. BMC Genomics 2006, 7:96.
104. Weigelt B, Mackay A, A'Hern R, Natrajan R, Tan DS, Dowsett M, Ashworth A, Reis-Filho JS: Breast cancer molecular profiling with single sample predictors: a retrospective analysis. Lancet Oncol 2010, 11(4):339-349.
105. Perou CM, Parker JS, Prat A, Ellis MJ, Bernard PS: Clinical implementation of the intrinsic subtypes of breast cancer. Lancet Oncol 2010, 11(8):718-719.
106. Sørlie T, Borgan E, Myhre S, Vollan HK, Russnes H, Zhao X, Nilsen G, Lingjaerde OC, Borresen-Dale AL, Rodland E: The importance of gene-centring microarray data. Lancet Oncol 2010, 11(8):719-720.
107. Dunning MJ, Curtis C, Barbosa-Morais NL, Caldas C, Tavare S, Lynch AG: The importance of platform annotation in interpreting microarray data. Lancet Oncol 2010, 11(8):717.
108. Bergamaschi A, Kim YH, Wang P, Sorlie T, Hernandez-Boussard T, Lonning PE, Tibshirani R, Borresen-Dale AL, Pollack JR: Distinct patterns of DNA copy number alteration are associated with different clinicopathological features and gene-expression subtypes of breast cancer. Genes Chromosomes Cancer 2006, 45(11):1033-1040.
109. Chin K, DeVries S, Fridlyand J, Spellman PT, Roydasgupta R, Kuo WL, Lapuk A, Neve RM, Qian Z, Ryder T et al: Genomic and transcriptional aberrations linked to breast cancer pathophysiologies. Cancer Cell 2006, 10(6):529-541.
110. Chin SF, Teschendorff AE, Marioni JC, Wang Y, Barbosa-Morais NL, Thorne NP, Costa JL, Pinder SE, van de Wiel MA, Green AR et al: High-resolution aCGH and expression profiling identifies a novel genomic subtype of ER negative breast cancer. Genome Biol 2007, 8(10):R215.
111. Chin SF, Wang Y, Thorne NP, Teschendorff AE, Pinder SE, Vias M, Naderi A, Roberts I, Barbosa-Morais NL, Garcia MJ et al: Using array-comparative genomic hybridization to define molecular portraits of primary breast cancers. Oncogene 2007, 26(13):1959-1970.
112. Chari R, Coe BP, Vucic EA, Lockwood WW, Lam WL: An integrative multi-dimensional genetic and epigenetic strategy to identify aberrant genes and pathways in cancer. BMC Syst Biol 2010, 4:67.
113. Jain AN, Chin K, Borresen-Dale AL, Erikstein BK, Eynstein Lonning P, Kaaresen R, Gray JW: Quantitative analysis of chromosomal CGH in human breast tumors associates copy number abnormalities with p53 status and patient survival. Proc Natl Acad Sci U S A 2001, 98(14):7952-7957.
114. Aguilera A, Gomez-Gonzalez B: Genome instabili-

ty: a mechanistic view of its causes and consequences. Nat Rev Genet 2008, 9(3):204-217.
115. Hicks J, Krasnitz A, Lakshmi B, Navin NE, Riggs M, Leibu E, Esposito D, Alexander J, Troge J, Grubor V et al: Novel patterns of genome rearrangement and their association with survival in breast cancer. Genome Res 2006, 16(12):1465-1479.
116. Russnes HG, Vollan HK, Lingjaerde OC, Krasnitz A, Lundin P, Naume B, Sorlie T, Borgen E, Rye IH, Langerod A et al: Genomic architecture characterizes tumor progression paths and fate in breast cancer patients. Sci Transl Med 2010, 2(38):38ra47.
117. Hanahan D, Weinberg RA: Hallmarks of cancer: the next generation. Cell 2011, 144(5):646-674.
118. Gail MH, Brinton LA, Byar DP, Corle DK, Green SB, Schairer C, Mulvihill JJ: Projecting individualized probabilities of developing breast cancer for white females who are being examined annually. J Natl Cancer Inst 1989, 81(24):1879-1886.
119. Claus EB, Risch N, Thompson WD: Autosomal dominant inheritance of early-onset breast cancer. Implications for risk prediction. Cancer 1994, 73(3):643-651.
120. Berry DA, Parmigiani G, Sanchez J, Schildkraut J, Winer E: Probability of carrying a mutation of breast-ovarian cancer gene BRCA1 based on family history. J Natl Cancer Inst 1997, 89(3):227-238.
121. Euhus DM: Understanding mathematical models for breast cancer risk assessment and counseling. Breast J 2001, 7(4):224-232.
122. Jacobi CE, de Bock GH, Siegerink B, van Asperen CJ: Differences and similarities in breast cancer risk assessment models in clinical practice: which model to choose? Breast Cancer Res Treat 2009, 115(2):381-390.
123. Tyrer J, Duffy SW, Cuzick J: A breast cancer prediction model incorporating familial and personal risk factors. Stat Med 2004, 23(7):1111-1130.
124. Evans DG, Howell A: Breast cancer risk-assessment models. Breast Cancer Res 2007, 9(5):213.
125. MacPherson G, Healey CS, Teare MD, Balasubramanian SP, Reed MW, Pharoah PD, Ponder BA, Meuth M, Bhattacharyya NP, Cox A: Association of a common variant of the CASP8 gene with reduced risk of breast cancer. J Natl Cancer Inst 2004, 96(24):1866-1869.
126. Dunning AM, Healey CS, Pharoah PD, Teare MD, Ponder BA, Easton DF: A systematic review of genetic polymorphisms and breast cancer risk. Cancer Epidemiol Biomarkers Prev 1999, 8(10):843-854.
127. Hirschhorn JN, Daly MJ: Genome-wide association studies for common diseases and complex traits. Nat Rev Genet 2005, 6(2):95-108.
128. Frazer KA, Murray SS, Schork NJ, Topol EJ: Human genetic variation and its contribution to complex traits. Nat Rev Genet 2009, 10(4):241-251.
129. Garcia-Closas M, Hall P, Nevanlinna H, Pooley K, Morrison J, Richesson DA, Bojesen SE, Nordestgaard BG, Axelsson CK, Arias JI et al: Heterogeneity of breast cancer associations with five susceptibility loci by clinical and pathological characteristics. PLoS Genet 2008, 4(4):e1000054.
130. Antoniou AC, Spurdle AB, Sinilnikova OM, Healey S, Pooley KA, Schmutzler RK, Versmold B, Engel C, Meindl A, Arnold N et al: Common breast cancer-predisposition alleles are associated with breast cancer risk in BRCA1 and BRCA2 mutation carriers. Am J Hum Genet 2008, 82(4):937-948.
131. Pharoah PD, Antoniou AC, Easton DF, Ponder BA: Polygenes, risk prediction, and targeted prevention of breast cancer. N Engl J Med 2008, 358(26):2796-2803.
132. Bodmer W, Bonilla C: Common and rare variants in multifactorial susceptibility to common diseases. Nat Genet 2008, 40(6):695-701.
133. Ambrosone CB: The promise and limitations of genome-wide association studies to elucidate the causes of breast cancer. Breast Cancer Res 2007, 9(6):114.
134. Kaye J: The regulation of direct-to-consumer genetic tests. Hum Mol Genet 2008, 17(R2):R180-183.
135. Lenzer J, Brownlee S: Knowing me, knowing you. BMJ 2008, 336(7649):858-860.
136. Geransar R, Einsiedel E: Evaluating online direct-to-consumer marketing of genetic tests: informed choices or buyers beware? Genet Test 2008, 12(1):13-23.
137. Hogarth S, Javitt G, Melzer D: The current landscape for direct-to-consumer genetic testing: legal, ethical, and policy issues. Annu Rev Genomics Hum Genet 2008, 9:161-182.
138. Sharma P, Sahni NS, Tibshirani R, Skaane P, Urdal P, Berghagen H, Jensen M, Kristiansen L, Moen C, Zaka A et al: Early detection of breast cancer based on gene-expression patterns in peripheral blood cells. Breast Cancer Res 2005, 7(5):R634-644.
139. Sastre-Garau X, Jouve M, Asselain B, Vincent-Salomon A, Beuzeboc P, Dorval T, Durand JC, Fourquet A, Pouillart P: Infiltrating lobular carcinoma of the breast. Clinicopathologic analysis of 975 cases with reference to data on conservative therapy and metastatic patterns. Cancer 1996, 77(1):113-120.
140. Louwman MW, Vriezen M, van Beek MW, Nolthenius-Puylaert MC, van der Sangen MJ, Roumen RM, Kiemeney LA, Coebergh JW: Uncommon breast tumors in perspective: incidence, treatment and survival in the Netherlands. Int J Cancer 2007, 121(1):127-135.
141. Kleer CG, van Golen KL, Merajver SD: Molecular biology of breast cancer metastasis. Inflammatory breast cancer: clinical syndrome and molecular determinants. Breast Cancer Res 2000, 2(6):423-429.
142. Engel J, Eckel R, Aydemir U, Aydemir S, Kerr J, Schlesinger-Raab A, Dirschedl P, Holzel D: Determinants and prognoses of locoregional and distant progression in breast cancer. Int J Radiat Oncol Biol Phys 2003, 55(5):1186-1195.
143. Ross J, Harbeck, N.,: Prognostic and predictive factors overview. In: Molecular oncology of breast cancer. Edited by ROSS J, Hortobagyi, GN.,. Sud-

bury: Jones and Bartlett Publisher; 2005: 128-141.
144. Park CC, Mitsumori M, Nixon A, Recht A, Connolly J, Gelman R, Silver B, Hetelekidis S, Abner A, Harris JR et al: Outcome at 8 years after breast-conserving surgery and radiation therapy for invasive breast cancer: influence of margin status and systemic therapy on local recurrence. J Clin Oncol 2000, 18(8):1668-1675.
145. Kunos C, Latson L, Overmoyer B, Silverman P, Shenk R, Kinsella T, Lyons J: Breast conservation surgery achieving>or=2 mm tumor-free margins results in decreased local-regional recurrence rates. Breast J 2006, 12(1):28-36.
146. Elston CW, Ellis IO: Pathological prognostic factors in breast cancer. I. The value of histological grade in breast cancer: experience from a large study with long-term follow-up. Histopathology 1991, 19(5): 403-410.
147. Henson DE, Ries L, Freedman LS, Carriaga M: Relationship among outcome, stage of disease, and histologic grade for 22,616 cases of breast cancer. The basis for a prognostic index. Cancer 1991, 68(10):2142-2149.
148. Robbins P, Pinder S, de Klerk N, Dawkins H, Harvey J, Sterrett G, Ellis I, Elston C: Histological grading of breast carcinomas: a study of interobserver agreement. Hum Pathol 1995, 26(8):873-879.
149. SEER cancer statistics review. [http://seer.cancer.gov/csr/1975_2004/]
150. Elledge R, Fuqua, SA., : Estrogen and progesterone receptors. In: Diseases of the breast. Edited by Harris J. Lippincott; Williams and Wilkins: Pheladelphia; 2000: 471-488.
151. Effects of chemotherapy and hormonal therapy for early breast cancer on recurrence and 15-year survival: an overview of the randomised trials. Lancet 2005, 365(9472):1687-1717.
152. Slamon DJ, Godolphin W, Jones LA, Holt JA, Wong SG, Keith DE, Levin WJ, Stuart SG, Udove J, Ullrich A et al: Studies of the HER-2/neu proto-oncogene in human breast and ovarian cancer. Science 1989, 244(4905):707-712.
153. Wolff AC, Hammond ME, Schwartz JN, Hagerty KL, Allred DC, Cote RJ, Dowsett M, Fitzgibbons PL, Hanna WM, Langer A et al: American Society of Clinical Oncology/College of American Pathologists guideline recommendations for human epidermal growth factor receptor 2 testing in breast cancer. J Clin Oncol 2007, 25(1):118-145.
154. Slamon DJ, Leyland-Jones B, Shak S, Fuchs H, Paton V, Bajamonde A, Fleming T, Eiermann W, Wolter J, Pegram M et al: Use of chemotherapy plus a monoclonal antibody against HER2 for metastatic breast cancer that overexpresses HER2. N Engl J Med 2001, 344(11):783-792.
155. Irvin WJ, Jr., Carey LA: What is triple-negative breast cancer? Eur J Cancer 2008, 44(18):2799-2805.
156. Urruticoechea A, Smith IE, Dowsett M: Proliferation marker Ki-67 in early breast cancer. J Clin Oncol 2005, 23(28):7212-7220.
157. Dowsett M, Smith IE, Ebbs SR, Dixon JM, Skene A, A'Hern R, Salter J, Detre S, Hills M, Walsh G: Prognostic value of Ki67 expression after short-term presurgical endocrine therapy for primary breast cancer. J Natl Cancer Inst 2007, 99(2):167-170.
158. Jones RL, Salter J, A'Hern R, Nerurkar A, Parton M, Reis-Filho JS, Smith IE, Dowsett M: The prognostic significance of Ki67 before and after neoadjuvant chemotherapy in breast cancer. Breast Cancer Res Treat 2009, 116(1):53-68.
159. Ravdin PM, Siminoff LA, Davis GJ, Mercer MB, Hewlett J, Gerson N, Parker HL: Computer program to assist in making decisions about adjuvant therapy for women with early breast cancer. J Clin Oncol 2001, 19(4):980-991.
160. van't Veer LJ, Dai H, van de Vijver MJ, He YD, Hart AA, Mao M, Peterse HL, van der Kooy K, Marton MJ, Witteveen AT et al: Gene expression profiling predicts clinical outcome of breast cancer. Nature 2002, 415(6871):530-536.
161. van de Vijver MJ, He YD, van't Veer LJ, Dai H, Hart AA, Voskuil DW, Schreiber GJ, Peterse JL, Roberts C, Marton MJ et al: A gene-expression signature as a predictor of survival in breast cancer. N Engl J Med 2002, 347(25):1999-2009.
162. Ring BZ, Seitz RS, Beck R, Shasteen WJ, Tarr SM, Cheang MC, Yoder BJ, Budd GT, Nielsen TO, Hicks DG et al: Novel prognostic immunohistochemical biomarker panel for estrogen receptor-positive breast cancer. J Clin Oncol 2006, 24(19):3039-3047.
163. Sotiriou C, Wirapati P, Loi S, Harris A, Fox S, Smeds J, Nordgren H, Farmer P, Praz V, Haibe-Kains B et al: Gene expression profiling in breast cancer: understanding the molecular basis of histologic grade to improve prognosis. J Natl Cancer Inst 2006, 98(4):262-272.
164. Loi S, Haibe-Kains B, Desmedt C, Lallemand F, Tutt AM, Gillet C, Ellis P, Harris A, Bergh J, Foekens JA et al: Definition of clinically distinct molecular subtypes in estrogen receptor-positive breast carcinomas through genomic grade. J Clin Oncol 2007, 25(10):1239-1246.
165. Paik S, Shak S, Tang G, Kim C, Baker J, Cronin M, Baehner FL, Walker MG, Watson D, Park T et al: A multigene assay to predict recurrence of tamoxifen-treated, node-negative breast cancer. N Engl J Med 2004, 351(27):2817-2826.
166. Paik S, Tang G, Shak S, Kim C, Baker J, Kim W, Cronin M, Baehner FL, Watson D, Bryant J et al: Gene expression and benefit of chemotherapy in women with node-negative, estrogen receptor-positive breast cancer. J Clin Oncol 2006, 24(23):3726-3734.
167. Wang Y, Klijn JG, Zhang Y, Sieuwerts AM, Look MP, Yang F, Talantov D, Timmermans M, Meijer-van Gelder ME, Yu J et al: Gene-expression profiles to predict distant metastasis of

lymph-node-negative primary breast cancer. Lancet 2005, 365(9460):671-679.
168. Cardoso F, Piccart-Gebhart M, Van't Veer L, Rutgers E: The MINDACT trial: the first prospective clinical validation of a genomic tool. Mol Oncol 2007, 1(3):246-251.
169. Sparano JA, Paik S: Development of the 21-gene assay and its application in clinical practice and clinical trials. J Clin Oncol 2008, 26(5):721-728.
170. Desmedt C, Ruiz-Garcia E, Andre F: Gene expression predictors in breast cancer: current status, limitations and perspectives. Eur J Cancer 2008, 44(18):2714-2720.
171. Fan C, Oh DS, Wessels L, Weigelt B, Nuyten DS, Nobel AB, van't Veer LJ, Perou CM: Concordance among gene-expression-based predictors for breast cancer. N Engl J Med 2006, 355(6):560-569.
172. Ross JS, Hatzis C, Symmans WF, Pusztai L, Hortobagyi GN: Commercialized multigene predictors of clinical outcome for breast cancer. Oncologist 2008, 13(5):477-493.
173. Ross JS: Multigene predictors in early-stage breast cancer: moving in or moving out? Expert Rev Mol Diagn 2008, 8(2):129-135.
174. Fan L, Goh BC, Wong CI, Sukri N, Lim SE, Tan SH, Guo JY, Lim R, Yap HL, Khoo YM et al: Genotype of human carbonyl reductase CBR3 correlates with doxorubicin disposition and toxicity. Pharmacogenet Genomics 2008, 18(7):621-631.
175. Harris L, Fritsche H, Mennel R, Norton L, Ravdin P, Taube S, Somerfield MR, Hayes DF, Bast RC, Jr.: American Society of Clinical Oncology 2007 update of recommendations for the use of tumor markers in breast cancer. J Clin Oncol 2007, 25(33):5287-5312.
176. Ambrosone CB, Ahn J, Singh KK, Rezaishiraz H, Furberg H, Sweeney C, Coles B, Trovato A: Polymorphisms in genes related to oxidative stress (MPO, MnSOD, CAT) and survival after treatment for breast cancer. Cancer Res 2005, 65(3):1105-1111.
177. Zárate R, González-Santigo S, de la Haba J, Bandres E, Morales R, Salgado J, Gomez A, Aranda E, Garcia-Foncillas J: GSTP1 and MTHFR polymorphisms are related with toxicity in breast cancer adjuvant anthracycline-based treatment. Curr Drug Metab 2007, 8(5):481-486.
178. Schroth W, Goetz MP, Hamann U, Fasching PA, Schmidt M, Winter S, Fritz P, Simon W, Suman VJ, Ames MM et al: Association between CYP2D6 polymorphisms and outcomes among women with early stage breast cancer treated with tamoxifen. JAMA 2009, 302(13):1429-1436.
179. Goetz MP, Rae JM, Suman VJ, Safgren SL, Ames MM, Visscher DW, Reynolds C, Couch FJ, Lingle WL, Flockhart DA et al: Pharmacogenetics of tamoxifen biotransformation is associated with clinical outcomes of efficacy and hot flashes. J Clin Oncol 2005, 23(36):9312-9318.
180. Ma CX, Adjei AA, Salavaggione OE, Coronel J, Pelleymounter L, Wang L, Eckloff BW, Schaid D, Wieben ED, Weinshilboum RM: Human aromatase: gene resequencing and functional genomics. Cancer Res 2005, 65(23):11071-11082.
181. Chang-Claude J, Ambrosone CB, Lilla C, Kropp S, Helmbold I, von Fournier D, Haase W, Sautter-Bihl ML, Wenz F, Schmezer P et al: Genetic polymorphisms in DNA repair and damage response genes and late normal tissue complications of radiotherapy for breast cancer. Br J Cancer 2009, 100(10):1680-1686.
182. Lee-Hoeflich ST, Crocker L, Yao E, Pham T, Munroe X, Hoeflich KP, Sliwkowski MX, Stern HM: A central role for HER3 in HER2-amplified breast cancer: implications for targeted therapy. Cancer Res 2008, 68(14):5878-5887.
183. Pusztai L, Stec J., Ayers M., Ross JS., Wagner P., Rouzier R., et al., : Pharmacogenetics, pharmacogenomics, and predicting response to therapy. . In: Molecular oncology of breast cancer. Edited by ROSS J, Hortobagyi GN., . Sudbury: Jones and Bartlett Publishers; 2005: 439-456.
184. Jordan VC: Tamoxifen: a most unlikely pioneering medicine. Nat Rev Drug Discov 2003, 2(3):205-213.
185. Fisher B, Costantino JP, Wickerham DL, Redmond CK, Kavanah M, Cronin WM, Vogel V, Robidoux A, Dimitrov N, Atkins J et al: Tamoxifen for prevention of breast cancer: report of the National Surgical Adjuvant Breast and Bowel Project P-1 Study. J Natl Cancer Inst 1998, 90(18):1371-1388.
186. Bradford LD: CYP2D6 allele frequency in European Caucasians, Asians, Africans and their descendants. Pharmacogenomics 2002, 3(2):229-243.
187. Tan SH, Lee SC, Goh BC, Wong J: Pharmacogenetics in breast cancer therapy. Clin Cancer Res 2008, 14(24):8027-8041.
188. Higgins MJ, Rae JM, Flockhart DA, Hayes DF, Stearns V: Pharmacogenetics of tamoxifen: who should undergo CYP2D6 genetic testing? J Natl Compr Canc Netw 2009, 7(2):203-213.
189. Dowsett M, Haynes BP: Hormonal effects of aromatase inhibitors: focus on premenopausal effects and interaction with tamoxifen. J Steroid Biochem Mol Biol 2003, 86(3-5):255-263.
190. Thürlimann B, Keshaviah A, Coates AS, Mouridsen H, Mauriac L, Forbes JF, Paridaens R, Castiglione-Gertsch M, Gelber RD, Rabaglio M et al: A comparison of letrozole and tamoxifen in postmenopausal women with early breast cancer. N Engl J Med 2005, 353(26):2747-2757.
191. Boccardo F, Rubagotti A, Puntoni M, Guglielmini P, Amoroso D, Fini A, Paladini G, Mesiti M, Romeo D, Rinaldini M et al: Switching to anastrozole versus continued tamoxifen treatment of early breast cancer: preliminary results of the Italian Tamoxifen Anastrozole Trial. J Clin Oncol 2005, 23(22):5138-5147.
192. Goss PE, Ingle JN, Martino S, Robert NJ, Muss HB, Piccart MJ, Castiglione M, Tu D, Shepherd LE,

Pritchard KI et al: Randomized trial of letrozole following tamoxifen as extended adjuvant therapy in receptor-positive breast cancer: updated findings from NCIC CTG MA.17. J Natl Cancer Inst 2005, 97(17):1262-1271.
193. Nahta R, Esteva FJ: Herceptin: mechanisms of action and resistance. Cancer Lett 2006, 232(2):123-138.
194. Harris M: Monoclonal antibodies as therapeutic agents for cancer. Lancet Oncol 2004, 5(5):292-302.
195. Holbro T, Beerli RR, Maurer F, Koziczak M, Barbas CF, 3rd, Hynes NE: The ErbB2/ErbB3 heterodimer functions as an oncogenic unit: ErbB2 requires ErbB3 to drive breast tumor cell proliferation. Proc Natl Acad Sci U S A 2003, 100(15):8933-8938.
196. Agus DB, Akita RW, Fox WD, Lewis GD, Higgins B, Pisacane PI, Lofgren JA, Tindell C, Evans DP, Maiese K et al: Targeting ligand-activated ErbB2 signaling inhibits breast and prostate tumor growth. Cancer Cell 2002, 2(2):127-137.
197. Moulder S, Hortobagyi GN: Advances in the treatment of breast cancer. Clin Pharmacol Ther 2008, 83(1):26-36.
198. Troester MA, Hoadley KA, Sørlie T, Herbert BS, Børresen-Dale AL, Lønning PE, Shay JW, Kaufmann WK, Perou CM: Cell-type-specific responses to chemotherapeutics in breast cancer. Cancer Res 2004, 64(12):4218-4226.
199. Rouzier R, Perou CM, Symmans WF, Ibrahim N, Cristofanilli M, Anderson K, Hess KR, Stec J, Ayers M, Wagner P et al: Breast cancer molecular subtypes respond differently to preoperative chemotherapy. Clin Cancer Res 2005, 11(16):5678-5685.
200. Li LF, Xu XJ, Zhao Y, Liu ZB, Shen ZZ, Jin WR, Shao ZM: Integrated gene expression profile predicts prognosis of breast cancer patients. Breast Cancer Rcs Trcat 2009, 113(2):231-237.
201. Chang JC, Wooten EC, Tsimelzon A, Hilsenbeck SG, Gutierrez MC, Elledge R, Mohsin S, Osborne CK, Chamness GC, Allred DC et al: Gene expression profiling for the prediction of therapeutic response to docetaxel in patients with breast cancer. Lancet 2003, 362(9381):362-369.
202. Bosch TM, Meijerman I, Beijnen JH, Schellens JH: Genetic polymorphisms of drug-metabolising enzymes and drug transporters in the chemotherapeutic treatment of cancer. Clin Pharmacokinet 2006, 45(3):253-285.
203. Marsh S, Liu G: Pharmacokinetics and pharmacogenomics in breast cancer chemotherapy. Adv Drug Deliv Rev 2009, 61(5):381-387.
204. Hoskins JM, Carey LA, McLeod HL: CYP2D6 and tamoxifen: DNA matters in breast cancer. Nat Rev Cancer 2009, 9(8):576-586.
205. Hayden EC: Personalized cancer therapy gets closer. Nature 2009, 458(7235):131-132.
206. Chin K, de Solorzano CO, Knowles D, Jones A, Chou W, Rodriguez EG, Kuo WL, Ljung BM, Chew K, Myambo K et al: In situ analyses of genome instability in breast cancer. Nat Genet 2004, 36(9):984-988.
207. Novak P, Jensen TJ, Garbe JC, Stampfer MR, Futscher BW: Stepwise DNA methylation changes are linked to escape from defined proliferation barriers and mammary epithelial cell immortalization. Cancer Res 2009, 69(12):5251-5258.
208. Berman H, Zhang J, Crawford YG, Gauthier ML, Fordyce CA, McDermott KM, Sigaroudinia M, Kozakiewicz K, Tlsty TD: Genetic and epigenetic changes in mammary epithelial cells identify a subpopulation of cells involved in early carcinogenesis. Cold Spring Harb Symp Quant Biol 2005, 70:317-327.
209. McDermott KM, Zhang J, Holst CR, Kozakiewicz BK, Singla V, Tlsty TD: p16(INK4a) prevents centrosome dysfunction and genomic instability in primary cells. PLoS Biol 2006, 4(3):e51.
210. Artandi SE, DePinho RA: Telomeres and telomerase in cancer. Carcinogenesis 2010, 31(1):9-18.
211. Korkola J, Gray JW: Breast cancer genomes--form and function. Curr Opin Genet Dev 2010, 20(1):4-14.
212. Kuukasjarvi T, Karhu R, Tanner M, Kahkonen M, Schaffer A, Nupponen N, Pennanen S, Kallioniemi A, Kallioniemi OP, Isola J: Genetic heterogeneity and clonal evolution underlying development of asynchronous metastasis in human breast cancer. Cancer Res 1997, 57(8):1597-1604.
213. Navin N, Krasnitz A, Rodgers L, Cook K, Meth J, Kendall J, Riggs M, Eberling Y, Troge J, Grubor V et al: Inferring tumor progression from genomic heterogeneity. Genome Res 2010, 20(1):68-80.
214. Subramanian A, Tamayo P, Mootha VK, Mukherjee S, Ebert BL, Gillette MA, Paulovich A, Pomeroy SL, Golub TR, Lander ES et al: Gene set enrichment analysis: a knowledge-based approach for interpreting genome-wide expression profiles. Proc Natl Acad Sci U S A 2005, 102(43):15545-15550.
215. Reyal F, van Vliet MH, Armstrong NJ, Horlings HM, de Visser KE, Kok M, Teschendorff AE, Mook S, van 't Veer L, Caldas C et al: A comprehensive analysis of prognostic signatures reveals the high predictive capacity of the proliferation, immune response and RNA splicing modules in breast cancer. Breast Cancer Res 2008, 10(6):R93.
216. Bianchini G, Qi Y, Alvarez RH, Iwamoto T, Coutant C, Ibrahim NK, Valero V, Cristofanilli M, Green MC, Radvanyi L et al: Molecular anatomy of breast cancer stroma and its prognostic value in estrogen receptor-positive and -negative cancers. J Clin Oncol 2010, 28(28):4316-4323.
217. Symmans WF, Hatzis C, Sotiriou C, Andre F, Peintinger F, Regitnig P, Daxenbichler G, Desmedt C, Domont J, Marth C et al: Genomic index of sensitivity to endocrine therapy for breast cancer. J Clin Oncol 2010, 28(27):4111-4119.
218. Goldhirsch A, Ingle JN, Gelber RD, Coates AS, Thurlimann B, Senn HJ: Thresholds for therapies: highlights of the St Gallen International Expert Consensus on the primary therapy of early breast

cancer 2009. Ann Oncol 2009, 20(8):1319-1329.
219. Bueno-de-Mesquita JM, van Harten WH, Retel VP, van't Veer LJ, van Dam FS, Karsenberg K, Douma KF, van Tinteren H, Peterse JL, Wesseling J et al: Use of 70-gene signature to predict prognosis of patients with node-negative breast cancer: a prospective community-based feasibility study (RASTER). Lancet Oncol 2007, 8(12):1079-1087.
220. Goldstein LJ, Gray R, Badve S, Childs BH, Yoshizawa C, Rowley S, Shak S, Baehner FL, Ravdin PM, Davidson NE et al: Prognostic utility of the 21-gene assay in hormone receptor-positive operable breast cancer compared with classical clinicopathologic features. J Clin Oncol 2008, 26(25):4063-4071.
221. Cuzick J, Dowsett,M., Wale C, Salter,J., Quinn E., Zabaglo, L.,: Prognostic Value of a Combined ER, PgR, Ki67, HER2 Immunohistochemical (IHC4) Score and Comparison with the GHI Recurrence Score – Results from TransATAC. Cancer Res 2009, 69(24 Suppl):nr 74.
222. Viale G, Regan MM, Dell'Orto P, Mastropasqua MG, Rasmussen BB, MacGrogan G, et al. Central review of ER, PGR and HER2 in BIG 1–98 evaluating letrozole vs. letrozole followed by tamoxifen vs. tamoxifen followed by letrozole as adjuvant endocrine therapy for postmenopausal women with hormone receptor-positive breast cancer. Cancer Res. 2009;69:76.
223. Shi L, Campbell G, Jones WD, Campagne F, Wen Z, Walker SJ, Su Z, Chu TM, Goodsaid FM, Pusztai L et al: The MicroArray Quality Control (MAQC)-II study of common practices for the development and validation of microarray-based predictive models. Nat Biotechnol 2010, 28(8):827-838.
224. Popovici V, Chen W, Gallas BG, Hatzis C, Shi W, Samuelson FW, Nikolsky Y, Tsyganova M, Ishkin A, Nikolskaya T et al: Effect of training-sample size and classification difficulty on the accuracy of genomic predictors. Breast Cancer Res 2010, 12(1):R5.
225. Juul N, Szallasi Z, Eklund AC, Li Q, Burrell RA, Gerlinger M, Valero V, Andreopoulou E, Esteva FJ, Symmans WF et al: Assessment of an RNA interference screen-derived mitotic and ceramide pathway metagene as a predictor of response to neoadjuvant paclitaxel for primary triple-negative breast cancer: a retrospective analysis of five clinical trials. Lancet Oncol 2010, 11(4):358-365.
226. Rody A, Holtrich U, Pusztai L, Liedtke C, Gaetje R, Ruckhaeberle E, Solbach C, Hanker L, Ahr A, Metzler D et al: T-cell metagene predicts a favorable prognosis in estrogen receptor-negative and HER2-positive breast cancers. Breast Cancer Res 2009, 11(2):R15.
227. Fehm T, Mueller V, Marches R, Klein G, Gueckel B, Neubauer H, Solomayer E, Becker S: Tumor cell dormancy: implications for the biology and treatment of breast cancer. APMIS 2008, 116(7-8):742-753.
228. Aguirre-Ghiso JA: Models, mechanisms and clinical evidence for cancer dormancy. Nat Rev Cancer 2007, 7(11):834-846.
229. Hussein O, Komarova SV: Breast cancer at bone metastatic sites: recent discoveries and treatment targets. J Cell Commun Signal 2011, 5(2):85-99.
230. Townson JL, Chambers AF: Dormancy of solitary metastatic cells. Cell Cycle 2006, 5(16):1744-1750.
231. White DE, Rayment JH, Muller WJ: Addressing the role of cell adhesion in tumor cell dormancy. Cell Cycle 2006, 5(16):1756-1759.
232. Ranganathan AC, Adam AP, Aguirre-Ghiso JA: Opposing roles of mitogenic and stress signaling pathways in the induction of cancer dormancy. Cell Cycle 2006, 5(16):1799-1807.
233. Aguirre Ghiso JA, Kovalski K, Ossowski L: Tumor dormancy induced by downregulation of urokinase receptor in human carcinoma involves integrin and MAPK signaling. J Cell Biol 1999, 147(1):89-104.
234. Naumov GN, MacDonald IC, Weinmeister PM, Kerkvliet N, Nadkarni KV, Wilson SM, Morris VL, Groom AC, Chambers AF: Persistence of solitary mammary carcinoma cells in a secondary site: a possible contributor to dormancy. Cancer Res 2002, 62(7):2162-2168.
235. Fisher JL, Thomas-Mudge RJ, Elliott J, Hards DK, Sims NA, Slavin J, Martin TJ, Gillespie MT: Osteoprotegerin overexpression by breast cancer cells enhances orthotopic and osseous tumor growth and contrasts with that delivered therapeutically. Cancer Res 2006, 66(7):3620-3628.
236. Holen I, Cross SS, Neville-Webbe HL, Cross NA, Balasubramanian SP, Croucher PI, Evans CA, Lippitt JM, Coleman RE, Eaton CL: Osteoprotegerin (OPG) expression by breast cancer cells in vitro and breast tumours in vivo--a role in tumour cell survival? Breast Cancer Res Treat 2005, 92(3):207-215.
237. Neville-Webbe HL, Cross NA, Eaton CL, Nyambo R, Evans CA, Coleman RE, Holen I: Osteoprotegerin (OPG) produced by bone marrow stromal cells protects breast cancer cells from TRAIL-induced apoptosis. Breast Cancer Res Treat 2004, 86(3):269-279.
238. Zhang XH, Wang Q, Gerald W, Hudis CA, Norton L, Smid M, Foekens JA, Massague J: Latent bone metastasis in breast cancer tied to Src-dependent survival signals. Cancer Cell 2009, 16(1):67-78.
239. Indraccolo S, Stievano L, Minuzzo S, Tosello V, Esposito G, Piovan E, Zamarchi R, Chieco-Bianchi L, Amadori A: Interruption of tumor dormancy by a transient angiogenic burst within the tumor microenvironment. Proc Natl Acad Sci U S A 2006, 103(11):4216-4221.
240. Naumov GN, Bender E, Zurakowski D, Kang SY, Sampson D, Flynn E, Watnick RS, Straume O, Akslen LA, Folkman J et al: A model of human tumor dormancy: an angiogenic switch from the nonangiogenic phenotype. J Natl Cancer Inst 2006, 98(5):316-325.
241. Klein CA, Blankenstein TJ, Schmidt-Kittler O,

Petronio M, Polzer B, Stoecklein NH, Riethmuller G: Genetic heterogeneity of single disseminated tumour cells in minimal residual cancer. Lancet 2002, 360(9334):683-689.
242. Barkan D, Kleinman H, Simmons JL, Asmussen H, Kamaraju AK, Hoenorhoff MJ, Liu ZY, Costes SV, Cho EH, Lockett S et al: Inhibition of metastatic outgrowth from single dormant tumor cells by targeting the cytoskeleton. Cancer Res 2008, 68(15):6241-6250.
243. Ramaswamy S, Ross KN, Lander ES, Golub TR: A molecular signature of metastasis in primary solid tumors. Nat Genet 2003, 33(1):49-54.
244. Fridlyand J, Snijders AM, Ylstra B, Li H, Olshen A, Segraves R, Dairkee S, Tokuyasu T, Ljung BM, Jain AN et al: Breast tumor copy number aberration phenotypes and genomic instability. BMC Cancer 2006, 6:96.
245. Wessels LF, van Welsem T, Hart AA, van't Veer LJ, Reinders MJ, Nederlof PM: Molecular classification of breast carcinomas by comparative genomic hybridization: a specific somatic genetic profile for BRCA1 tumors. Cancer Res 2002, 62(23):7110-7117.
246. Yang ZQ, Streicher KL, Ray ME, Abrams J, Ethier SP: Multiple interacting oncogenes on the 8p11-p12 amplicon in human breast cancer. Cancer Res 2006, 66(24):11632-11643.
247. Guan Y, Kuo WL, Stilwell JL, Takano H, Lapuk AV, Fridlyand J, Mao JH, Yu M, Miller MA, Santos JL et al: Amplification of PVT1 contributes to the pathophysiology of ovarian and breast cancer. Clin Cancer Res 2007, 13(19):5745-5755.
248. Brown LA, Johnson K, Leung S, Bismar TA, Benitez J, Foulkes WD, Huntsman DG: Co-amplification of CCND1 and EMSY is associated with an adverse outcome in ER-positive tamoxifen-treated breast cancers. Breast Cancer Res Treat 2010, 121(2):347-354.
249. Hodgson JG, Malek T, Bornstein S, Hariono S, Ginzinger DG, Muller WJ, Gray JW: Copy number aberrations in mouse breast tumors reveal loci and genes important in tumorigenic receptor tyrosine kinase signaling. Cancer Res 2005, 65(21):9695-9704.
250. Kwek SS, Roy R, Zhou H, Climent J, Martinez-Climent JA, Fridlyand J, Albertson DG: Co-amplified genes at 8p12 and 11q13 in breast tumors cooperate with two major pathways in oncogenesis. Oncogene 2009, 28(17):1892-1903.
251. Park K, Kwak K, Kim J, Lim S, Han S: c-myc amplification is associated with HER2 amplification and closely linked with cell proliferation in tissue microarray of nonselected breast cancers. Hum Pathol 2005, 36(6):634-639.
252. Leary RJ, Lin JC, Cummins J, Boca S, Wood LD, Parsons DW, Jones S, Sjoblom T, Park BH, Parsons R et al: Integrated analysis of homozygous deletions, focal amplifications, and sequence alterations in breast and colorectal cancers. Proc Natl Acad Sci U S A 2008, 105(42):16224-16229.
253. Das R, Hampton DD, Jirtle RL: Imprinting evolution and human health. Mamm Genome 2009, 20(9-10):563-572.
254. Lo PK, Sukumar S: Epigenomics and breast cancer. Pharmacogenomics 2008, 9(12):1879-1902.
255. Kenemans P, Verstraeten RA, Verheijen RH: Oncogenic pathways in hereditary and sporadic breast cancer. Maturitas 2008, 61(1-2):141-150.
256. Zhu W, Qin W, Hewett JE, Sauter ER: Quantitative evaluation of DNA hypermethylation in malignant and benign breast tissue and fluids. Int J Cancer 2010, 126(2):474-482.
257. Klarmann GJ, Decker A, Farrar WL: Epigenetic gene silencing in the Wnt pathway in breast cancer. Epigenetics 2008, 3(2):59-63.
258. Chan TA, Glockner S, Yi JM, Chen W, Van Neste L, Cope L, Herman JG, Velculescu V, Schuebel KE, Ahuja N et al: Convergence of mutation and epigenetic alterations identifies common genes in cancer that predict for poor prognosis. PLoS Med 2008, 5(5):e114.
259. Fu M, Wang C, Zhang X, Pestell RG: Acetylation of nuclear receptors in cellular growth and apoptosis. Biochem Pharmacol 2004, 68(6):1199-1208.
260. Han HJ, Russo J, Kohwi Y, Kohwi-Shigematsu T: SATB1 reprogrammes gene expression to promote breast tumour growth and metastasis. Nature 2008, 452(7184):187-193.
261. Fraga MF, Esteller M: DNA methylation: a profile of methods and applications. Biotechniques 2002, 33(3):632, 634, 636-649.
262. Bird AP, Southern EM: Use of restriction enzymes to study eukaryotic DNA methylation: I. The methylation pattern in ribosomal DNA from Xenopus laevis. J Mol Biol 1978, 118(1):27-47.
263. Frommer M, McDonald LE, Millar DS, Collis CM, Watt F, Grigg GW, Molloy PL, Paul CL: A genomic sequencing protocol that yields a positive display of 5-methylcytosine residues in individual DNA strands. Proc Natl Acad Sci U S A 1992, 89(5):1827-1831.
264. Herman JG, Graff JR, Myohanen S, Nelkin BD, Baylin SB: Methylation-specific PCR: a novel PCR assay for methylation status of CpG islands. Proc Natl Acad Sci U S A 1996, 93(18):9821-9826.
265. Xiong Z, Laird PW: COBRA: a sensitive and quantitative DNA methylation assay. Nucleic Acids Res 1997, 25(12):2532-2534.
266. Eads CA, Danenberg KD, Kawakami K, Saltz LB, Blake C, Shibata D, Danenberg PV, Laird PW: MethyLight: a high-throughput assay to measure DNA methylation. Nucleic Acids Res 2000, 28(8):E32.
267. Fackler MJ, McVeigh M, Mehrotra J, Blum MA, Lange J, Lapides A, Garrett E, Argani P, Sukumar S: Quantitative multiplex methylation-specific PCR assay for the detection of promoter hypermethylation in multiple genes in breast cancer. Cancer Res 2004, 64(13):4442-4452.
268. Swift-Scanlan T, Blackford A, Argani P, Sukumar S,

Fackler MJ: Two-color quantitative multiplex methylation-specific PCR. Biotechniques 2006, 40(2):210-219.
269. Tost J, Gut IG: DNA methylation analysis by pyrosequencing. Nat Protoc 2007, 2(9):2265-2275.
270. Costello JF, Fruhwald MC, Smiraglia DJ, Rush LJ, Robertson GP, Gao X, Wright FA, Feramisco JD, Peltomaki P, Lang JC et al: Aberrant CpG-island methylation has non-random and tumour-type-specific patterns. Nat Genet 2000, 24(2):132-138.
271. Frigola J, Ribas M, Risques RA, Peinado MA: Methylome profiling of cancer cells by amplification of inter-methylated sites (AIMS). Nucleic Acids Res 2002, 30(7):e28.
272. Huang TH, Perry MR, Laux DE: Methylation profiling of CpG islands in human breast cancer cells. Hum Mol Genet 1999, 8(3):459-470.
273. Khulan B, Thompson RF, Ye K, Fazzari MJ, Suzuki M, Stasiek E, Figueroa ME, Glass JL, Chen Q, Montagna C et al: Comparative isoschizomer profiling of cytosine methylation: the HELP assay. Genome Res 2006, 16(8):1046-1055.
274. Keshet I, Schlesinger Y, Farkash S, Rand E, Hecht M, Segal E, Pikarski E, Young RA, Niveleau A, Cedar H et al: Evidence for an instructive mechanism of de novo methylation in cancer cells. Nat Genet 2006, 38(2):149-153.
275. Weber M, Davies JJ, Wittig D, Oakeley EJ, Haase M, Lam WL, Schubeler D: Chromosome-wide and promoter-specific analyses identify sites of differential DNA methylation in normal and transformed human cells. Nat Genet 2005, 37(8):853-862.
276. Weber M, Hellmann I, Stadler MB, Ramos L, Paabo S, Rebhan M, Schubeler D: Distribution, silencing potential and evolutionary impact of promoter DNA methylation in the human genome. Nat Genet 2007, 39(4):457-466.
277. Suzuki H, Gabrielson E, Chen W, Anbazhagan R, van Engeland M, Weijenberg MP, Herman JG, Baylin SB: A genomic screen for genes upregulated by demethylation and histone deacetylase inhibition in human colorectal cancer. Nat Genet 2002, 31(2):141-149.
278. Yamashita K, Upadhyay S, Osada M, Hoque MO, Xiao Y, Mori M, Sato F, Meltzer SJ, Sidransky D: Pharmacologic unmasking of epigenetically silenced tumor suppressor genes in esophageal squamous cell carcinoma. Cancer Cell 2002, 2(6):485-495.
279. Hoque MO, Kim MS, Ostrow KL, Liu J, Wisman GB, Park HL, Poeta ML, Jeronimo C, Henrique R, Lendvai A et al: Genome-wide promoter analysis uncovers portions of the cancer methylome. Cancer Res 2008, 68(8):2661-2670.
280. Hu M, Yao J, Polyak K: Methylation-specific digital karyotyping. Nat Protoc 2006, 1(3):1621-1636.
281. Bernstein BE, Kamal M, Lindblad-Toh K, Bekiranov S, Bailey DK, Huebert DJ, McMahon S, Karlsson EK, Kulbokas EJ, 3rd, Gingeras TR et al: Genomic maps and comparative analysis of histone modifications in human and mouse. Cell 2005, 120(2):169-181.
282. Roh TY, Ngau WC, Cui K, Landsman D, Zhao K: High-resolution genome-wide mapping of histone modifications. Nat Biotechnol 2004, 22(8):1013-1016.
283. Barski A, Cuddapah S, Cui K, Roh TY, Schones DE, Wang Z, Wei G, Chepelev I, Zhao K: High-resolution profiling of histone methylations in the human genome. Cell 2007, 129(4):823-837.
284. Mikkelsen TS, Ku M, Jaffe DB, Issac B, Lieberman E, Giannoukos G, Alvarez P, Brockman W, Kim TK, Koche RP et al: Genome-wide maps of chromatin state in pluripotent and lineage-committed cells. Nature 2007, 448(7153):553-560.
285. Toyota M, Ho C, Ahuja N, Jair KW, Li Q, Ohe-Toyota M, Baylin SB, Issa JP: Identification of differentially methylated sequences in colorectal cancer by methylated CpG island amplification. Cancer Res 1999, 59(10):2307-2312.
286. Esteller M. Cancer epigenomics: DNA methylomes and histone-modifi cation maps. Nat Rev Genet. 2007;8:286-298.
287. Schneider BP, Winer EP, Foulkes WD, Garber J, Perou CM, Richardson A, Sledge GW, Carey LA: Triple-negative breast cancer: risk factors to potential targets. Clin Cancer Res 2008, 14(24):8010-8018.
288. Vander Groep P, Bouter A, van der Zanden R, Menko FH, Buerger H, Verheijen RH, van der Wall E, van Diest PJ: Re: Germline BRCA1 mutations and a basal epithelial phenotype in breast cancer. J Natl Cancer Inst 2004, 96(9):712-713.
289. Carey LA, Perou CM, Livasy CA, Dressler LG, Cowan D, Conway K, Karaca G, Troester MA, Tse CK, Edmiston S et al: Race, breast cancer subtypes, and survival in the Carolina Breast Cancer Study. JAMA 2006, 295(21):2492-2502.
290. Nielsen TO, Hsu FD, Jensen K, Cheang M, Karaca G, Hu Z, Hernandez-Boussard T, Livasy C, Cowan D, Dressler L et al: Immunohistochemical and clinical characterization of the basal-like subtype of invasive breast carcinoma. Clin Cancer Res 2004, 10(16):5367-5374.
291. Kurebayashi J, Moriya T, Ishida T, Hirakawa H, Kurosumi M, Akiyama F, Kinoshita T, Takei H, Takahashi K, Ikeda M et al: The prevalence of intrinsic subtypes and prognosis in breast cancer patients of different races. Breast 2007, 16 Suppl 2:S72-77.
292. Millikan RC, Newman B, Tse CK, Moorman PG, Conway K, Dressler LG, Smith LV, Labbok MH, Geradts J, Bensen JT et al: Epidemiology of basal-like breast cancer. Breast Cancer Res Treat 2008, 109(1):123-139.
293. Yang XR, Sherman ME, Rimm DL, Lissowska J, Brinton LA, Peplonska B, Hewitt SM, Anderson WF, Szeszenia-Dabrowska N, Bardin-Mikolajczak A et al: Differences in risk factors for breast cancer molecular subtypes in a population-based study.

Cancer Epidemiol Biomarkers Prev 2007, 16(3):439-443.
294. Zhang C, Ikpatt,F.,Khramtsov, A., et al.,: Molecular classification of West African tumors demonstrates an overrepresentation of hormone receptor negative breast cancer. In: 98 th AACR annual meeting. Los Angeles: AACR; 2007.
295. Spitz MR, Wu X, Mills G: Integrative epidemiology: from risk assessment to outcome prediction. J Clin Oncol 2005, 23(2):267-275.
296. Cameron DA, Stein S: Drug Insight: intracellular inhibitors of HER2--clinical development of lapatinib in breast cancer. Nat Clin Pract Oncol 2008, 5(9):512-520.
297. Geyer CE, Forster J, Lindquist D, Chan S, Romieu CG, Pienkowski T, Jagiello-Gruszfeld A, Crown J, Chan A, Kaufman B et al: Lapatinib plus capecitabine for HER2-positive advanced breast cancer. N Engl J Med 2006, 355(26):2733-2743.
298. Fong PC, Boss DS, Yap TA, Tutt A, Wu P, Mergui-Roelvink M, Mortimer P, Swaisland H, Lau A, O'Connor MJ et al: Inhibition of poly(ADP-ribose) polymerase in tumors from BRCA mutation carriers. N Engl J Med 2009, 361(2):123-134.
299. Slamon DJ, Clark GM, Wong SG, Levin WJ, Ullrich A, McGuire WL: Human breast cancer: correlation of relapse and survival with amplification of the HER-2/neu oncogene. Science 1987, 235(4785):177-182.
300. Al-Kuraya K, Novotny H, Bavi P, Siraj AK, Uddin S, Ezzat A, Sanea NA, Al-Dayel F, Al-Mana H, Sheikh SS et al: HER2, TOP2A, CCND1, EGFR and C-MYC oncogene amplification in colorectal cancer. J Clin Pathol 2007, 60(7):768-772.
301. Fantl V, Smith R, Brookes S, Dickson C, Peters G: Chromosome 11q13 abnormalities in human breast cancer. Cancer Surv 1993, 18:77-94.
302. Escot C, Theillet C, Lidereau R, Spyratos F, Champeme MH, Gest J, Callahan R: Genetic alteration of the c-myc protooncogene (MYC) in human primary breast carcinomas. Proc Natl Acad Sci U S A 1986, 83(13):4834-4838.
303. Collins C, Rommens JM, Kowbel D, Godfrey T, Tanner M, Hwang SI, Polikoff D, Nonet G, Cochran J, Myambo K et al: Positional cloning of ZNF217 and NABC1: genes amplified at 20q13.2 and overexpressed in breast carcinoma. Proc Natl Acad Sci U S A 1998, 95(15):8703-8708.
304. Cheng KW, Lahad JP, Kuo WL, Lapuk A, Yamada K, Auersperg N, Liu J, Smith-McCune K, Lu KH, Fishman D et al: The RAB25 small GTPase determines aggressiveness of ovarian and breast cancers. Nat Med 2004, 10(11):1251-1256.
305. Courjal F, Cuny M, Rodriguez C, Louason G, Speiser P, Katsaros D, Tanner MM, Zeillinger R, Theillet C: DNA amplifications at 20q13 and MDM2 define distinct subsets of evolved breast and ovarian tumours. Br J Cancer 1996, 74(12):1984-1989.
306. Sinclair CS, Adem C, Naderi A, Soderberg CL, Johnson M, Wu K, Wadum L, Couch VL, Sellers TA, Schaid D et al: TBX2 is preferentially amplified in BRCA1- and BRCA2-related breast tumors. Cancer Res 2002, 62(13):3587-3591.
307. Haverty PM, Fridlyand J, Li L, Getz G, Beroukhim R, Lohr S, Wu TD, Cavet G, Zhang Z, Chant J: High-resolution genomic and expression analyses of copy number alterations in breast tumors. Genes Chromosomes Cancer 2008, 47(6):530-542.
308. Tennis M, Krishnan S, Bonner M, Ambrosone CB, Vena JE, Moysich K, Swede H, McCann S, Hall P, Shields PG et al: p53 Mutation analysis in breast tumors by a DNA microarray method. Cancer Epidemiol Biomarkers Prev 2006, 15(1):80-85.
309. Samuels Y, Wang Z, Bardelli A, Silliman N, Ptak J, Szabo S, Yan H, Gazdar A, Powell SM, Riggins GJ et al: High frequency of mutations of the PIK3CA gene in human cancers. Science 2004, 304(5670):554.
310. Li J, Yen C, Liaw D, Podsypanina K, Bose S, Wang SI, Puc J, Miliaresis C, Rodgers L, McCombie R et al: PTEN, a putative protein tyrosine phosphatase gene mutated in human brain, breast, and prostate cancer. Science 1997, 275(5308):1943-1947.
311. Futreal PA, Liu Q, Shattuck-Eidens D, Cochran C, Harshman K, Tavtigian S, Bennett LM, Haugen-Strano A, Swensen J, Miki Y et al: BRCA1 mutations in primary breast and ovarian carcinomas. Science 1994, 266(5182):120-122.
312. Wooster R, Bignell G, Lancaster J, Swift S, Seal S, Mangion J, Collins N, Gregory S, Gumbs C, Micklem G: Identification of the breast cancer susceptibility gene BRCA2. Nature 1995, 378(6559):789-792.
313. Ross JS, Fletcher JA: The HER-2/neu Oncogene in Breast Cancer: Prognostic Factor, Predictive Factor, and Target for Therapy. Oncologist 1998, 3(4):237-252.
314. Slamon D, Pegram M: Rationale for trastuzumab (Herceptin) in adjuvant breast cancer trials. Semin Oncol 2001, 28(1 Suppl 3):13-19.
315. Vogel CL, Cobleigh MA, Tripathy D, Gutheil JC, Harris LN, Fehrenbacher L, Slamon DJ, Murphy M, Novotny WF, Burchmore M et al: First-line Herceptin monotherapy in metastatic breast cancer. Oncology 2001, 61 Suppl 2:37-42.
316. Moy B, Goss PE: Lapatinib: current status and future directions in breast cancer. Oncologist 2006, 11(10):1047-1057.
317. Kallioniemi OP, Kallioniemi A, Kurisu W, Thor A, Chen LC, Smith HS, Waldman FM, Pinkel D, Gray JW: ERBB2 amplification in breast cancer analyzed by fluorescence in situ hybridization. Proc Natl Acad Sci U S A 1992, 89(12):5321-5325.
318. Heise C, Sampson-Johannes A, Williams A, McCormick F, Von Hoff DD, Kirn DH: ONYX-015, an E1B gene-attenuated adenovirus, causes tumor-specific cytolysis and antitumoral efficacy that can be augmented by standard chemotherapeutic agents. Nat Med 1997, 3(6):639-645.

319. Wang H, Nan L, Yu D, Agrawal S, Zhang R: Antisense anti-MDM2 oligonucleotides as a novel therapeutic approach to human breast cancer: in vitro and in vivo activities and mechanisms. Clin Cancer Res 2001, 7(11):3613-3624.
320. Burgess DJ, Doles J, Zender L, Xue W, Ma B, McCombie WR, Hannon GJ, Lowe SW, Hemann MT: Topoisomerase levels determine chemotherapy response in vitro and in vivo. Proc Natl Acad Sci U S A 2008, 105(26):9053-9058.
321. Hennessy BT, Smith DL, Ram PT, Lu Y, Mills GB: Exploiting the PI3K/AKT pathway for cancer drug discovery. Nat Rev Drug Discov 2005, 4(12):988-1004.
322. Rottenberg S, Jaspers JE, Kersbergen A, van der Burg E, Nygren AO, Zander SA, Derksen PW, de Bruin M, Zevenhoven J, Lau A et al: High sensitivity of BRCA1-deficient mammary tumors to the PARP inhibitor AZD2281 alone and in combination with platinum drugs. Proc Natl Acad Sci U S A 2008, 105(44):17079-17084.
323. Kumar B, Yadav, PR, Singh, S.: Use of protein biomarkers for early detection of breast cancer. . In: OMICS application in biomedical, agricultural, and environmental science. Edited by Barh D, Zambare, V., Azevedo, V., . Boca Raton: CRC Press Taylor & Francis Group; 2013: 299-313.
324. Dowsett M, Dunbier AK: Emerging biomarkers and new understanding of traditional markers in personalized therapy for breast cancer. Clin Cancer Res 2008, 14(24):8019-8026.
325. Pusztai L, Cristofanilli M, Paik S: New generation of molecular prognostic and predictive tests for breast cancer. Semin Oncol 2007, 34(2 Suppl 3):S10-16.
326. Sotiriou C, Piccart MJ: Taking gene-expression profiling to the clinic: when will molecular signatures become relevant to patient care? Nat Rev Cancer 2007, 7(7):545-553.
327. Hess KR, Anderson K, Symmans WF, Valero V, Ibrahim N, Mejia JA, Booser D, Theriault RL, Buzdar AU, Dempsey PJ et al: Pharmacogenomic predictor of sensitivity to preoperative chemotherapy with paclitaxel and fluorouracil, doxorubicin, and cyclophosphamide in breast cancer. J Clin Oncol 2006, 24(26):4236-4244.
328. Hudis CA: Trastuzumab--mechanism of action and use in clinical practice. N Engl J Med 2007, 357(1):39-51.
329. Ebomoyi EW: Genomic epidemiology of BRCA1/BRCA2; breast cancer associated genes and use of electronic health record to reduce the escalating cost of treatment. British Journal of Medicine and Medical Research 2011, 1.
330. Citron ML, Berry DA, Cirrincione C, Hudis C, Winer EP, Gradishar WJ, Davidson NE, Martino S, Livingston R, Ingle JN et al: Randomized trial of dose-dense versus conventionally scheduled and sequential versus concurrent combination chemotherapy as postoperative adjuvant treatment of node-positive primary breast cancer: first report of Intergroup Trial C9741/Cancer and Leukemia Group B Trial 9741. J Clin Oncol 2003, 21(8):1431-1439.
331. Fiscal Year 2009 directors Budget request statement. A new strategic vision for medicine. [http://www.nih.gov/about/director/budget/requests/FY/2009ector's/senate/budget/request.]
332. Genomics application in public health across all population, enviroment and work settings. Continuing education institute; presented at the American public health association 133rd annual Meeting and Exposition. [www.apha.confex.com/apha/133am/techprogram/sessions_16480html_6k]
333. Mausner J, Bahn A.: Epidemiology: an introductory text. Philadelphia: W.B Saunders; 1987.
334. Huang RS, Duan S, Shukla SJ, Kistner EO, Clark TA, Chen TX, Schweitzer AC, Blume JE, Dolan ME: Identification of genetic variants contributing to cisplatin-induced cytotoxicity by use of a genomewide approach. Am J Hum Genet 2007, 81(3):427-437.
335. Albain KS, Unger JM, Crowley JJ, Coltman CA, Jr., Hershman DL: Racial disparities in cancer survival among randomized clinical trials patients of the Southwest Oncology Group. J Natl Cancer Inst 2009, 101(14):984-992.
336. Bach PB, Schrag D, Brawley OW, Galaznik A, Yakren S, Begg CB: Survival of blacks and whites after a cancer diagnosis. JAMA 2002, 287(16):2106-2113.
337. Menashe I, Anderson WF, Jatoi I, Rosenberg PS: Underlying causes of the black-white racial disparity in breast cancer mortality: a population-based analysis. J Natl Cancer Inst 2009, 101(14):993-1000.
338. Amirikia KC, Mills P, Bush J, Newman LA: Higher population-based incidence rates of triple-negative breast cancer among young African-American women : Implications for breast cancer screening recommendations. Cancer 2011, 117(12):2747-2753.
339. Gold HT, Do HT, Dick AW: Correlates and effect of suboptimal radiotherapy in women with ductal carcinoma in situ or early invasive breast cancer. Cancer 2008, 113(11):3108-3115.
340. Griggs JJ, Culakova E, Sorbero ME, Poniewierski MS, Wolff DA, Crawford J, Dale DC, Lyman GH: Social and racial differences in selection of breast cancer adjuvant chemotherapy regimens. J Clin Oncol 2007, 25(18):2522-2527.
341. Hershman D, McBride R, Jacobson JS, Lamerato L, Roberts K, Grann VR, Neugut AI: Racial disparities in treatment and survival among women with early-stage breast cancer. J Clin Oncol 2005, 23(27):6639-6646.
342. Hershman DL, Wang X, McBride R, Jacobson JS, Grann VR, Neugut AI: Delay in initiating adjuvant radiotherapy following breast conservation surgery and its impact on survival. Int J Radiat Oncol Biol

Phys 2006, 65(5):1353-1360.
343. Anderson WF, Chatterjee N, Ershler WB, Brawley OW: Estrogen receptor breast cancer phenotypes in the Surveillance, Epidemiology, and End Results database. Breast Cancer Res Treat 2002, 76(1):27-36.
344. Elledge RM, Clark GM, Chamness GC, Osborne CK: Tumor biologic factors and breast cancer prognosis among white, Hispanic, and black women in the United States. J Natl Cancer Inst 1994, 86(9):705-712.
345. Griggs JJ, Sorbero ME, Stark AT, Heininger SE, Dick AW: Racial disparity in the dose and dose intensity of breast cancer adjuvant chemotherapy. Breast Cancer Res Treat 2003, 81(1):21-31.
346. Maly RC, Umezawa Y, Ratliff CT, Leake B: Racial/ethnic group differences in treatment decision-making and treatment received among older breast carcinoma patients. Cancer 2006, 106(4):957-965.
347. Clegg LX, Li FP, Hankey BF, Chu K, Edwards BK: Cancer survival among US whites and minorities: a SEER (Surveillance, Epidemiology, and End Results) Program population-based study. Arch Intern Med 2002, 162(17):1985-1993.
348. Joslyn SA, West MM: Racial differences in breast carcinoma survival. Cancer 2000, 88(1):114-123.
349. Chu KC, Anderson WF, Fritz A, Ries LA, Brawley OW: Frequency distributions of breast cancer characteristics classified by estrogen receptor and progesterone receptor status for eight racial/ethnic groups. Cancer 2001, 92(1):37-45.
350. Chu KC, Lamar CA, Freeman HP: Racial disparities in breast carcinoma survival rates: seperating factors that affect diagnosis from factors that affect treatment. Cancer 2003, 97(11):2853-2860.
351. Gwyn K, Bondy ML, Cohen DS, Lund MJ, Liff JM, Flagg EW, Brinton LA, Eley JW, Coates RJ: Racial differences in diagnosis, treatment, and clinical delays in a population-based study of patients with newly diagnosed breast carcinoma. Cancer 2004, 100(8):1595-1604.
352. Budman DR, Berry DA, Cirrincione CT, Henderson IC, Wood WC, Weiss RB, Ferree CR, Muss HB, Green MR, Norton L et al: Dose and dose intensity as determinants of outcome in the adjuvant treatment of breast cancer. The Cancer and Leukemia Group B. J Natl Cancer Inst 1998, 90(16):1205-1211.
353. Wood WC, Budman DR, Korzun AH, Cooper MR, Younger J, Hart RD, Moore A, Ellerton JA, Norton L, Ferree CR et al: Dose and dose intensity of adjuvant chemotherapy for stage II, node-positive breast carcinoma. N Engl J Med 1994, 330(18):1253-1259.
354. Hryniuk W: Importance of chemotherapy scheduling: pieces of the puzzle. Cancer Invest 1999, 17(7):545-546.
355. Lyman GH, Dale DC, Crawford J: Incidence and predictors of low dose-intensity in adjuvant breast cancer chemotherapy: a nationwide study of community practices. J Clin Oncol 2003, 21(24):4524-4531.
356. Bonadonna G, Valagussa P: Dose-response effect of adjuvant chemotherapy in breast cancer. N Engl J Med 1981, 304(1):10-15.
357. Bonadonna G, Valagussa P, Moliterni A, Zambetti M, Brambilla C: Adjuvant cyclophosphamide, methotrexate, and fluorouracil in node-positive breast cancer: the results of 20 years of follow-up. N Engl J Med 1995, 332(14):901-906.
358. Hryniuk WM, Levine MN, Levin L: Analysis of dose intensity for chemotherapy in early (stage II) and advanced breast cancer. NCI Monogr 1986(1):87-94.
359. Ferguson-Smith AC, Surani MA: Imprinting and the epigenetic asymmetry between parental genomes. Science 2001, 293(5532):1086-1089.
360. Reik W, Lewis A: Co-evolution of X-chromosome inactivation and imprinting in mammals. Nat Rev Genet 2005, 6(5):403-410.
361. Widschwendter M, Jones PA: DNA methylation and breast carcinogenesis. Oncogene 2002, 21(35):5462-5482.
362. Takai D, Jones PA: Comprehensive analysis of CpG islands in human chromosomes 21 and 22. Proc Natl Acad Sci U S A 2002, 99(6):3740-3745.
363. Baylin SB, Ohm JE: Epigenetic gene silencing in cancer - a mechanism for early oncogenic pathway addiction? Nat Rev Cancer 2006, 6(2):107-116.
364. Jones PA, Baylin SB: The fundamental role of epigenetic events in cancer. Nat Rev Genet 2002, 3(6):415-428.
365. Ting AH, McGarvey KM, Baylin SB: The cancer epigenome--components and functional correlates. Genes Dev 2006, 20(23):3215-3231.
366. Bird A: Perceptions of epigenetics. Nature 2007, 447(7143):396-398.
367. Esteller M, Fraga MF, Guo M, Garcia-Foncillas J, Hedenfalk I, Godwin AK, Trojan J, Vaurs-Barriere C, Bignon YJ, Ramus S et al: DNA methylation patterns in hereditary human cancers mimic sporadic tumorigenesis. Hum Mol Genet 2001, 10(26):3001-3007.
368. Wei M, Grushko TA, Dignam J, Hagos F, Nanda R, Sveen L, Xu J, Fackenthal J, Tretiakova M, Das S et al: BRCA1 promoter methylation in sporadic breast cancer is associated with reduced BRCA1 copy number and chromosome 17 aneusomy. Cancer Res 2005, 65(23):10692-10699.
369. Birgisdottir V, Stefansson OA, Bodvarsdottir SK, Hilmarsdottir H, Jonasson JG, Eyfjord JE: Epigenetic silencing and deletion of the BRCA1 gene in sporadic breast cancer. Breast Cancer Res 2006, 8(4):R38.
370. van't Veer LJ, Dai H, van de Vijver MJ, He YD, Hart AA, Bernards R, Friend SH: Expression profiling predicts outcome in breast cancer. Breast Cancer Res 2003, 5(1):57-58.
371. Grushko TA, Dignam JJ, Das S, Blackwood AM, Perou CM, Ridderstrale KK, Anderson KN, Wei

MJ, Adams AJ, Hagos FG et al: MYC is amplified in BRCA1-associated breast cancers. Clin Cancer Res 2004, 10(2):499-507.
372. Foulkes WD: BRCA1 functions as a breast stem cell regulator. J Med Genet 2004, 41(1):1-5.
373. Liu S, Ginestier C, Charafe-Jauffret E, Foco H, Kleer CG, Merajver SD, Dontu G, Wicha MS: BRCA1 regulates human mammary stem/progenitor cell fate. Proc Natl Acad Sci U S A 2008, 105(5):1680-1685.
374. Lafarge S, Sylvain V, Ferrara M, Bignon YJ: Inhibition of BRCA1 leads to increased chemoresistance to microtubule-interfering agents, an effect that involves the JNK pathway. Oncogene 2001, 20(45):6597-6606.
375. Sudo T, Nitta M, Saya H, Ueno NT: Dependence of paclitaxel sensitivity on a functional spindle assembly checkpoint. Cancer Res 2004, 64(7):2502-2508.
376. Chabalier C, Lamare C, Racca C, Privat M, Valette A, Larminat F: BRCA1 downregulation leads to premature inactivation of spindle checkpoint and confers paclitaxel resistance. Cell Cycle 2006, 5(9):1001-1007.
377. McGrogan BT, Gilmartin B, Carney DN, McCann A: Taxanes, microtubules and chemoresistant breast cancer. Biochim Biophys Acta 2008, 1785(2):96-132.
378. Quinn JE, Kennedy RD, Mullan PB, Gilmore PM, Carty M, Johnston PG, Harkin DP: BRCA1 functions as a differential modulator of chemotherapy-induced apoptosis. Cancer Res 2003, 63(19):6221-6228.
379. Haiman C, Greene,G.: Genetic variation within the coding region of steriod hormone receptor co-activator and co-repressor genes and breast cancer risk 2007. In. Edited by Reserach AAfC. Los Angeles; 2007.
380. Herynk MH, Fuqua SA: Estrogen receptor mutations in human disease. Endocr Rev 2004, 25(6):869-898.
381. Giacinti L, Claudio PP, Lopez M, Giordano A: Epigenetic information and estrogen receptor alpha expression in breast cancer. Oncologist 2006, 11(1):1-8.
382. Wei M, Xu J, Dignam J, Nanda R, Sveen L, Fackenthal J, Grushko TA, Olopade OI: Estrogen receptor alpha, BRCA1, and FANCF promoter methylation occur in distinct subsets of sporadic breast cancers. Breast Cancer Res Treat 2008, 111(1):113-120.
383. Zhou Q, Atadja P, Davidson NE: Histone deacetylase inhibitor LBH589 reactivates silenced estrogen receptor alpha (ER) gene expression without loss of DNA hypermethylation. Cancer Biol Ther 2007, 6(1):64-69.
384. Arce C, Perez-Plasencia C, Gonzalez-Fierro A, de la Cruz-Hernandez E, Revilla-Vazquez A, Chavez-Blanco A, Trejo-Becerril C, Perez-Cardenas E, Taja-Chayeb L, Bargallo E et al: A proof-of-principle study of epigenetic therapy added to neoadjuvant doxorubicin cyclophosphamide for locally advanced breast cancer. PLoS One 2006, 1:e98.
385. Fackler MJ, Malone K, Zhang Z, Schilling E, Garrett-Mayer E, Swift-Scanlan T, Lange J, Nayar R, Davidson NE, Khan SA et al: Quantitative multiplex methylation-specific PCR analysis doubles detection of tumor cells in breast ductal fluid. Clin Cancer Res 2006, 12(11 Pt 1):3306-3310.
386. Yan PS, Venkataramu C, Ibrahim A, Liu JC, Shen RZ, Diaz NM, Centeno B, Weber F, Leu YW, Shapiro CL et al: Mapping geographic zones of cancer risk with epigenetic biomarkers in normal breast tissue. Clin Cancer Res 2006, 12(22):6626-6636.
387. Visvanathan K, Sukumar S, Davidson NE: Epigenetic biomarkers and breast cancer: cause for optimism. Clin Cancer Res 2006, 12(22):6591-6593.

第5章

乳腺癌表观基因组学

Kursat Oguz Yaykasli，Ertugrul Kaya，
Emine Yaykasli

摘　要

乳腺癌是排名第二位的常见恶性肿瘤（女性中排名第一位）。据报道，2008年新发乳腺癌病例138万，其中死亡病例达458 400例。乳腺癌有多种亚型，因遗传和环境风险因子的交互作用产生很强的异质性。为了理解乳腺癌异质性的病因，需要如表观遗传学领域的新视角与新观点。

表观遗传学这个术语是由Conrad Hal Waddington于20世纪40年代初创立提出的。它研究的是在基因组DNA序列并未发生变化时基因功能和调控的改变。表观遗传学主要修饰形式有DNA甲基化、组蛋白修饰及小非编码RNA（miRNA）。DNA甲基化是第一种也是研究最多的被认为与癌症有关的表观遗传形式。它通过修饰DNA与转录复合物的亲和性而调节基因转录，从而调节基因表达。

最近10年来，因组蛋白修饰共存被证实，组蛋白修饰的重要性受到重视。由于组蛋白修饰动态变化特点出现了一个新概念，称为"组蛋白串扰"。相比基因突变，表观遗传学修饰发生快、可逆转，容易受衰老、环境刺激及食物影响，并可遗传。因为这些特点，表观遗传学在疾病的病因学研究中有很重要的地位。多项研究表明，表观遗传学不仅涉及X染色体失活、基因组印记、RNA干扰以及基因组编程等许多生物过程，而且与多种疾病有关，比如乳腺癌。现在我们认识到乳腺癌的病变发展过程中会出现表观遗传修饰的累积。此外，借助大规模的研究方法，表观遗传修饰增进我们对乳腺癌生物学及异质性的认知。因此研究人员关注基于表观遗传改变的乳腺癌治疗，而表观遗传修饰可能成为乳腺癌的标志物。在不远的将来，基于表观遗传学的治疗可能成为现实。

关键词

表观遗传学　乳腺癌　DNA甲基化　组蛋白修饰　miRNA

引言

癌症是发达国家头号死亡原因，发展中国家第二位死亡原因。据估计，2008年大约有1270万癌症患者，760万患者死亡，其中56%的新发病例和64%的死亡病例发生在发展中国家[1]。为有效控制癌症，我们必须理解其基本原理及癌变进程。在细胞水平，我们必须理解控制细胞分裂、生存、迁移和侵袭的复杂线路。在组织水平，必须理解敏感易受影响的靶细胞群体及癌细胞－微环境的相互作用。最

后必须阐明癌“器官”在原发灶及转移灶发生的复杂生物学特点，包括代谢、生理性效应和血液营养供应的建立（血管新生）[2]。传统上一直认为，遗传突变累积是癌症演变的分子基础，但是这种模式已扩展合并入癌症中普遍存在的表观遗传调节机制[3-7]。

乳腺癌是女性最常见恶性肿瘤之一和癌症主要死因，发病率随着年龄的增加急剧升高[1,8]。2008 年乳腺癌病例 138 万，占总的新发肿瘤病例的 23%，乳腺癌死亡病例达 458 400 例，占当年总肿瘤死亡人数的 14%。约半数的乳腺癌病例及 60% 死亡人数发生在发展中国家。总体而言，乳腺癌发病率在西欧、北欧、澳大利亚 / 新西兰、北美、南美中部、加勒比海及北非较高，而在撒哈拉以南的非洲及亚洲较低[9]。美国癌症协会估计，2011 年美国妇女中约 230 480 例新发浸润性乳腺癌，其中 39 520 例死亡[10]。

乳腺癌是种异质性极强的疾病，其分子水平、组织学和表型多样复杂，由遗传与环境风险因子（年龄、肥胖、酒类摄入、终生雌激素暴露和乳腺 X 线密度）相互作用导致。乳腺癌可分为分子及临床特点明显不同的 5 种亚型。这些亚型包括管腔样 A 型、管腔样 B 型、三阴性 / 基底样、HER2 阳性型和类正常型[11,12]。但是乳腺癌主要分类是基于是否存在 ER，不少研究已涉及这些分类亚型[13]。雌激素、性甾体激素影响包括乳房在内的性征发育。乳腺癌病变过程中，雌激素被认为是主要的因素。两种细胞内 ER——ERα 及 ERβ，介导雌激素的活性。根据 ER 的不同，乳腺癌主要可分为雌激素受体阳性和雌激素受体阴性[14,15]。随着如微阵列芯片和新一代测序等新的高通量分子技术[16,17]及表观遗传学之类新视角的发展[18-20]，我们对乳腺癌分类 / 亚型的了解也得到提升。

表观遗传学在乳腺癌中的应用

早在 20 世纪 40 年代初期，Conrad Hal Waddington 创立表观遗传学这个术语时将其定义为“基因与基因产物之间的相互作用，这种交互作用导致表型生成”。现在表观遗传学是指基因功能、调节变化的研究，并且表观遗传是可遗传的。它不像基因毒理机制研究涉及基因组 DNA 序列的改变引起的突变，表观遗传修饰直接调控基因的表达，而并不改变基因组 DNA 序列。在分化与发育过程中，表观遗传学机制协同其他方式如 X 染色体失活、基因组印记、RNA 干扰和基因组编程等，导致基因沉默。遗传与表观遗传共同改变基因功能与调节基因产物或可导致基因功能缺失 / 获得。

现在认为，遗传变异并非影响基因功能的唯一途径，可逆性的表观遗传修饰在肿瘤研究中日益受到重视[18,21-23]。肿瘤细胞中，突变或过表达可致癌基因激活，但抑癌基因却被沉默。表观遗传修饰的累积也与肿瘤发生有关，表观遗传修饰出现较早，潜在启动癌变及发展过程，故有望成为肿瘤预防的新靶标[24]。如今，已知表观遗传机制涉及多种肿瘤和疾病[25-34]，它也能解释相同环境下基因型相同而表型不一的现象[35]。

表观遗传学标志物用于乳腺癌诊断

地域差异导致乳腺癌的发生率不同，表明其他因素影响表观遗传学在乳腺癌中的作用[36]。表观遗传修饰是乳腺癌演变的重要因素，评估乳腺癌中的表观遗传学能显著提升我们对乳腺癌生物学及异质性的理解[37,38]。最熟知的表观遗传学标志物有 DNA 甲基化、组蛋白修饰、染色质重塑及 miRNA。

DNA 甲基化与乳腺癌

哺乳动物的表观遗传修饰中，DNA 甲基化（胞嘧啶修饰）研究最早、最广泛[39,40]。它通过修饰 DNA 与转录复合物的亲和性而调节转录，从而在调节遗传信息表达中发挥关键作用。一般而言，DNA 甲基化导致转录抑制、基因沉默，有时也可能激活基因。其中机制涉及几方面，比如印记、X染色体失活、重复序列及转座子转录抑制等[41, 42]。以S-腺苷蛋氨酸（SAM）为甲基（$-CH_3$）供体，DNA甲基化转移酶（DNMT）催化甲基转移到DNA脱氧胞嘧啶（dC）上，完成甲基化。

绝大多数胞嘧啶甲基化发生在CpG序列位置，但有时在CpA及CpT位置也可甲基化。基因组遍布CpG序列，但大部分富集于所谓的CpG岛（CpG islands）区域[43, 44]。CpG岛是鸟嘌呤+胞嘧啶（G+C）含量至少50%以上的基因组短序列（长度从0.5 kb到几个kb），CpG实际频率与统计学预计频率的比值至少0.6。有60%~70%持家基因（对总的细胞功能至关重要）及某些组织特异性基因的5’调控区（启动子区）存在CpG岛[45-47]。CpG岛也可在基因的3’区及基因编码区（此时称为外显子CpG岛）出现[48]。最近研究表明，启动子区及基因编码区的CpG甲基化都与转录活性有关[49]。一般认为人体甲基化水平与基因表达水平负相关，但基因编码区甲基化与基因活性也存在正相关性。有人提出基因编码区甲基化可能抑制转录噪声及反义链转录，与复制时间有关[21, 50]。基因内甲基化也可出现于人类DNA的重复序列区[51]。迄今已鉴定了多个甲基化转移酶（DNMT1a、DNMT1b、DNMT1o、DNMT1p、DNMT2、DNMTB3a、DNMT3b及DNMT3L），其中只有DNMT1、DNMTB3a及DNMT3b具有催化酶活性[52]。DNMT1识别半甲基化DNA（一条链的CpG已甲基化，另一条链没有甲基化），催化甲基修饰新合成的CpG链[53, 54]。除了修饰半甲基DNA，DNMT3a和DNMT3b的主要功能还有在胚胎生成期重新同时甲基化2条CpG链（含CpG的双链未被甲基化）[55, 56]。此外，几个甲基结合蛋白如MBD1、MBD2、MBD3及MeCP2也参与DNA甲基化[57]，DNA甲基化转移酶与甲基结合蛋白基因的突变认为与某些疾病如急性髓性白血病（AML）有关[58,59]。

DNA甲基化有3种形式：高甲基化、低甲基化和去印记。正常组织启动子区的CpG岛常常未甲基化，表示基因处于活跃状态。高甲基化时，启动子区的CpG岛异常甲基修饰，通过招募染色质重塑共抑制复合物抑制转录，导致基因沉默。DNA去甲基化可见于基因组的基因贫乏区，包括重复元件、反转座子及内含子，可导致基因组不稳定，基因再激活。去印记可解释为单等位基因去表达，这是一种亲本起源特异性方式，即印记基因的特点就是基因的表达与否决定于其亲本来源，导致后代体细胞中两个不同亲本来源的等位基因具有不同的表型效应/表达活性，即具有亲源效应[12,35,37]。

相对于正常组织，肿瘤组织整体呈现DNA低甲基化，但CpG岛高甲基化，DNA甲基化是与肿瘤相关的首个表观遗传机制[60]。整体或基因特异性DNA低甲基化和位点特异性高甲基化是肿瘤发生时的常见特点[61]。肿瘤表观遗传学中研究最广泛就是CpG岛的DNA甲基化。如果重要基因如抑癌基因的CpG岛高甲基化，抑癌基因就被灭活，导致肿瘤发生[62-64]。如今，新一代测序技术平台提供了全基因组CpG岛甲基化的海量数据。正常情况下，5%~10%未甲基化的启动子CpG岛在多种肿瘤基因组中出现异常甲基化，启动子区高甲基化也影响非编码RNA的表达，而某些非编码RNA与肿瘤恶性转化有关[5, 64]。某些肿瘤类型如结直肠癌、胃癌及黑色素瘤等可见DNA低甲基化[65]。DNA甲基化程度降低被认为是促进染色体的不稳定性，最终可引发癌变。全基因组整体性的低甲基化也可通过去印记和上调沉默基因影响转录，而这些改变都可诱发肿瘤[66]。细胞良性增殖转向侵袭性肿瘤的演变过程中，基因组DNA低甲基化的程度也相应增加[67]。

由于乳腺癌组织与分子水平的高度异质性，对乳腺癌表观遗传学尤其是DNA甲基化方面的评估有助于我们阐明乳腺癌的机制。多项研究显示，整体DNA甲基化谱或特异性基因如RASSF1A、GHSR基因等的DNA甲基化改变或许是乳腺癌的分子标志物[68-71]。为了找到可靠的乳腺癌标志物，过去 10 年中，基于肿瘤临床病理特征如激素受体状态报道了几个甲基化发生改变的基因[72-76]。ER 阳性乳腺癌存在 RASSF1A、CCND2、GSTP1 和 TWIST 基因甲基化；而 ER 阴性乳腺癌则存在 PGR、TFF1 和 CDH13 基因甲基化[12,37]。

众所周知，ERα 参与乳腺癌发生过程。有 65%~75% 确诊的乳腺肿瘤可见 ERα 表达。雌激素受体 1 基因（ESR1）编码 ERα 蛋白，其启动子区及第一外显子区含 5 个 CpG 岛[77, 78]。目前，ER 阴性乳腺癌不表达 ERα 有几种机制，其中 CpG 岛高甲基化可导致 ESR1 基因表达抑制[79]。DNMT 负责此基因的甲基化，DNMT1 抑制剂（5' 杂氮 -2' - 脱氧胞苷）或反义寡核苷酸特异性抑制 DNMT1 可诱导 ER 基因再表达[80, 81]。最近一项研究表明，ER 通过上调 ER 阳性乳腺癌细胞的 DNMT1 促进基因组甲基化[82]。乳腺癌另一个重要分子上皮钙黏素负责维持乳腺上皮正常分化状态。同样也因 CpG 岛高甲基化，于各分期乳腺癌均见上皮钙黏素去表达。因此，ERα 和上皮钙黏素表观遗传抑制在乳腺癌侵袭前或许已发生，并随着癌细胞获得侵袭及转移潜能而增加这种表观抑制[18,78]。

癌症具有细胞分裂不可控的特点，主要是由几种因子如化学物质、紫外线等引起的细胞周期检查点损伤导致的[83, 84]。尽管 BRCA1 确切的功能仍然知之不详，但已知其能够作为抑癌基因发挥作用，涉及多项重要生物学过程，如 DNA 损伤修复及诱导凋亡等[85-87]。BRCA1 与 BRCA2 基因突变会增加患家族性乳腺癌的风险[88, 89]。BRCA1 表达抑制还可由，启动子高甲基化所致，最近研究表明，启动子高甲基化所致的 BRCA1 表达抑制不仅涉及乳腺癌和卵巢癌，还涉及肺癌与口腔肿瘤[90,91]。

许多肿瘤的 CpG 岛高甲基化源于 DNMT 活性过高。几项研究报道乳腺癌中 DNMT 也过表达[92, 93]。最近一项针对突尼斯人的乳腺癌研究通过免疫组织化学证明 3 个甲基化转移酶（DNMT1、DNMT3a 和 DNMT3b）存在过表达。他们发现各种 DNA 甲基化转移酶的过表达参与多个抑癌基因的表观遗传灭活，导致散发性乳腺癌侵袭性的发展[94]。但是启动子甲基化基因的再表达可利用如 5' 杂氮 -2' - 脱氧胞苷之类的 DNMT 抑制剂实现[95,96]。

乳腺癌中其他表观遗传机制如低甲基化等也涉及基因激活。正常情况下，MDR1 基因启动子往往高甲基化，而癌变时发生低甲基化，并可能参与肿瘤恶化进程[97]。数个高甲基化及低甲基化基因影响生物学功能，参与乳腺癌病变。见表 5.1。

此外，乳腺癌可见整体性低甲基化。一般认为，整体低甲基化激活基因表达。但当伴有抑制性染色质时，整体低甲基化反而可能降低基因表达。通过抑制性染色质功能域，乳腺癌整体低甲基化可沉默抑癌基因表达[129]。

男性乳腺癌与女性乳腺癌有几点不同。Kornegoor 等研究比较了男性与女性乳腺癌的甲基化谱的差别。在男性与女性乳腺癌中，最频繁甲基化基因如 MSH6、WT1、PAX5、CDH13、GATA5 和 PAX6 的甲基化谱比较相似；但另一方面，与女性乳腺癌相比，男性乳腺癌甲基化更少见[130]。

组蛋白修饰与乳腺癌

染色质是 DNA 和蛋白质高度有序组织的一种结构，常染色质具有活性而异染色质无活性。染色质中 DNA 的有序组织排布具有多种功能，比如将 DNA 打包成更小的体积、防止 DNA 损伤和控制 DNA 复制、转录及修复[131]。染色质基本单位是核小体，其八聚体结构包括 2 个拷贝 4- 聚组蛋白体（H3、H4、H2A、H2B），缠绕以 147 对 DNA 碱基[132]。染色质的状态通过组蛋白氨基（N- 端）尾端包括乙酰化、甲基化、磷酸化、SUMO 修饰、二磷酸腺苷核糖多聚化和泛素化等在内的转录后修饰调控，同时也受到组蛋白组成及其他非组蛋白的协同作用调节[133,134]。

在证明组蛋白上赖氨酸残基的 ε- 氨基存在乙酰化后，1964 年首次提出了组蛋白修饰

表 5.1 人类乳腺癌的高甲基化和低甲基化基因

基因(描述)	功能	样本来源	例数	甲基化状态	标志物	参考文献
14-3-3-σ/stratifin(SFN)	细胞周期调节	细胞系、组织	20	高甲基化	治疗	Ferguson 等[98]
14-3-3-σ/stratifin(SFN)å	细胞周期调节	血清	100	高甲基化	诊断、预后	Mirza 等[99]
ESR1(雌激素受体 1)或 14-3-3-σ/stratifin(SFN)	细胞周期调节	血清	106	高甲基化	诊断	Martínez-Gálan 等[100]
RASSF1A(Ras 相关功能家族蛋白 1)	细胞周期调节	细胞系、组织	45	高甲基化	治疗	Dammann 等[101]
APC(腺瘤性结肠息肉)	β-联蛋白抑制剂	组织	50	高甲基化	治疗	Jin 等[102]
RASSF1、APC、DAPK1		血清	34	高甲基化	诊断	Dulaimi 等[103]
RARβ(视黄酸受体 β)	细胞周期调节	细胞系、组织	24	高甲基化	治疗	Sirchia 等[104]
RASSF1A、RARβ	细胞周期调节	血清	20	高甲基化	诊断、预后	Shukla 等[105]
RASSF1A 或 ATM	细胞周期调节	血浆	50	高甲基化	诊断	Papadopoulou 等[106]
RASSF1、RARβ、MGMT、APC		血清、组织	33	高甲基化	预后	Taback[107]
TMS1(甲基化诱导沉默靶标 1)	凋亡	细胞系、组织	27		治疗	Conway 等[108]
TMS1、BRCA1、ERα、PRB		血清	50	高甲基化	诊断	Mirza 等[109]
CCND2(cyclin D2)	细胞周期调节	组织	106	高甲基化	诊断、预后	Evron 等[110]
CCND2、CDKN2A、SLIT2		血清、组织	36	高甲基化	诊断、预后	Sharma 等[111]
CDH1(E-Kadherin)	细胞黏附、侵袭	组织	151	高甲基化	预后	Shinozaki 等[112]
CDH1(E-Kadherin)	细胞黏附、侵袭	组织	79	高甲基化	预后	Caldeira 等[113]
CDKN2A(周期蛋白依赖性激酶抑制因子)	细胞周期调节	血浆	35	高甲基化	诊断	Silva 等[114]
CDKN2A 或 CDH1		血清	36	高甲基化	诊断、预后	Hu 等[115]
CDH13(H-Kadherin)	细胞黏附、侵袭	细胞系、组织	55	高甲基化	治疗	Toyooka 等[116]
BRCA1	DNA 损伤、重组	组织	143	高甲基化	诊断	Birgisdottir 等[117]

(待续)

表 5.1(续)

基因(描述)	功能	样本来源	例数	甲基化状态	标志物	参考文献
BRCA1、CDKN2A 或 14-3-3σ		血清	38	高甲基化	诊断	Jing 等[118]
APC、RASSF1 或 ESP1		血清	79	高甲基化	预后	Van der Auwera 等[119]
GSTP1(谷胱甘肽 S 转移酶 P1)	致癌剂解毒	组织	77	高甲基化	预后	Esteller 等[120]
GSTP1、RARβ、RASSF1 或 APC		血浆	47	高甲基化	诊断	Hoque 等[121]
TWIST(TWIST 果蝇同源性)	涉及细胞死亡	乳腺导管液	72	高甲基化	治疗	Vesuna 等[122]
CCND2、RARβ、TWIST1 或 SCGB3A1		血浆	34	高甲基化	诊断	Bae 等[123]
RUNX3(运行相关转录因子 3)	转录调节	细胞系、组织	44	高甲基化	诊断	Lau 等[124]
RUNX3、CDKN2A、RASSF1 或 CDH1		血清	19	高甲基化	诊断、预后	Tan 等[125]
MDR1(多药耐药 1)	穿膜流出泵	血清、组织	100	低甲基化	预后	Sharma 等[97]
CAV1(陷窝蛋白 1)	细胞侵袭、转移	细胞系	30	低甲基化	预后	Rao 等[126]
NAT1(乙酰基转移酶类型 1)	细胞侵袭、转移	组织	103	低甲基化	预后	Kim 等[127]
UPA(尿激酶)	细胞侵袭、转移	细胞系	1	低甲基化	治疗	Pakneshan 等[128]

可能影响基因表达的调控[135]。后历经近半世纪,研究者已阐明组蛋白尾端的转录后修饰不仅决定转录活性,而且还影响所有以 DNA 为模板的分子生物学进程。组蛋白修饰与修饰导致的蛋白激活或抑制,这种共存现象的证实表明转录因子可识别修饰产生的密码指令,从而在 10 年前决定一个基因的转录状态[136]。但是这些转录状态不是静态的,而是动态变化的,染色质信号通路复杂的全景导致了一个新的概念的产生,即为“组蛋白串扰”,此术语代表一个或同时多个组蛋白修饰可影响其他组蛋白修饰的沉积、解读及擦除[5, 137]。近来研究显示,“组蛋白串扰”机制在有机生物体中常见,对生物学过程影响重大[138, 139]。

组蛋白修饰影响染色体的功能有几种机制,总的来说,组蛋白修饰可致组蛋白结构改变,此变化的结构可作为蛋白功能域特定的结合位点(如 Bromo 结构域、染色质域、Tudor 结构域)[140, 141]。表观遗传机制中,最近 10 年来对组蛋白修饰的研究发现了大量的组蛋白修饰分子及蛋白复合物。这些分子及蛋白复合物的去调节通过改变组蛋白修饰,从而导致基于染色质的生物学过程失控,且与大量人类肿瘤有关。全基因组水平研究揭示,相比于正常细胞,恶性肿瘤细胞组蛋白修饰紊乱[142]。组蛋白氨基酸尾端的翻译后修饰可改变重要基因如抑癌基因的转录。组蛋白修饰改变是肿瘤的特点,目前已证明数种类型恶性肿瘤与多种组蛋白修饰有关[143]。最为人熟知的组蛋白修饰类型是乙酰化、去乙酰化、甲基化/去甲基化[144]。

组蛋白乙酰化/去乙酰化与乳腺癌

组蛋白乙酰化转移酶（HAT）与组蛋白脱乙酰酶（HDAC）的交互作用控制组蛋白乙酰化/脱乙酰化的状态，调节几种重要的调节蛋白及转录因子。组蛋白乙酰化转移酶将乙酰-辅酶A中的乙酰基团转移至组蛋白尾端赖氨酸的氨基上，去除阳性电荷，减少组蛋白和DNA的亲和力，致使RNA聚合酶和转录因子更容易接近启动子区域，所以组蛋白乙酰化通过允许转录因子接近DNA有助于基因表达。相反，组蛋白脱乙酰酶从组蛋白移除乙酰基团至辅酶A，导致染色质卷曲，从而抑制转录[22,134]。

在人类中至少已鉴定了25个组蛋白乙酰化转移酶，18个组蛋白脱乙酰酶[145]，组蛋白乙酰化转移酶是首个被确定修饰组蛋白的酶类[146]，其分为A型及B型两大类。A型组蛋白乙酰化转移酶是核蛋白，根据氨基酸同源性可划分为至少3个家族：Gcn5/PCAF、MYST和p300/CBP[147]。与A型相比，B型主要定位在细胞质中，与无乙酰化的组蛋白具有相似的高度保守一级结构，而与已经沉积在染色质上的组蛋白，以及新合成的组蛋白不同（其氨基酸第5及第12赖氨酸双乙酰化）。乙酰化模式对组蛋白的沉积定位很重要[148]。组蛋白脱乙酰酶在涉及细胞生存、增殖、分化及凋亡基因表达的调节同样具有关键作用，依据其序列同源性及对组蛋白和非组蛋白靶向性可将组蛋白脱乙酰酶分为四大类。Ⅰ类包括组蛋白脱乙酰酶1、2、3、8；Ⅱ类包括脱乙酰酶4、5、6、7、9、10；Ⅳ类包括转移酶11。不同于其他类型，Ⅲ类由烟酰胺腺嘌呤二核苷酸/辅酶Ⅰ（NAD^+）依赖的sirtuin家族组成[5]。组蛋白脱乙酰酶也调节抑癌基因和细胞周期特异调节性基因的表达。在几种肿瘤中均观察到组蛋白脱乙酰酶高表达及低乙酰化。组蛋白脱乙酰酶抑制剂已用于肿瘤的治疗[149,150]，其抗增殖机制比较复杂。组蛋白脱乙酰酶抑制剂靶向组蛋白脱乙酰酶活化位点的锌辅因子，改变染色质结构，导致异常沉默基因的再表达[151]。

组蛋白甲基化/去甲基化与乳腺癌

除外基因启动子区，组蛋白残基也能发生甲基化/去甲基化修饰。启动子区CpG岛的DNA甲基化产生长期的基因沉默，致使大多数染色质不易转录。但组蛋白的甲基化导致短期的基因表达抑制。不同于乙酰化和磷酸化，甲基化并不改变整体的分子电荷[5,18]。组蛋白甲基化由组蛋白甲基化转移酶介导发生在赖氨酸和精氨酸残基上。组蛋白甲基化转移酶从辅因子S-腺苷蛋氨酸转移一个甲基基团至组蛋白尾端的赖氨酸或精氨酸残基，该修饰在染色质重塑和转录活性调节方面作用重大。组蛋白尾端的精氨酸残基甲基化常常激活基因表达，少数情况下也导致转录抑制。组蛋白尾端的赖氨酸残基甲基化既可能激活也可能抑制转录，其主要依赖于甲基化的位置及邻近修饰情况[152,153]。一些赖氨酸甲基化（如H3K4、H3K36、H3K79）通常激活常染色质基因，但其他位置（如H3K9、H3K27、H3K20）的甲基化则与基因组异染色质区关联。甲基化状态（单甲基化、双甲基化、三甲基化）也会改变基因表达。例如H3K27、H3K9、H4K20、H3K79、H2BK5位置的单甲基化激活基因，但H3K27、H3K9、H3K79位置的三甲基化却能抑制基因表达[154]。约7年前发现的组蛋白去甲基化酶（HDM）可根据其作用机制分为两大类[155]。

目前已证实数种组蛋白甲基化转移酶及组蛋白去甲基化酶与肿瘤发展有关[156]。EZH2，一种组蛋白甲基化转移酶，主要作用是基因沉默。此酶甲基化修饰组蛋白H3赖氨酸-27（H3K27），可将3个甲基基团加至赖氨酸侧链的ε-氨基，导致染色质浓缩[157-159]。许多肿瘤类型包括前列腺癌、黑色素瘤和乳腺癌可见EZH2过表达[160,161]。其表达与肿瘤进展及不良预后相关[162]，提示EZH2为癌基因[163,164]。但是又有几种恶性肿瘤中出现EZH2功能丧失性突变，表明其为抑癌基因[165,166]。此外，某些化学物如己烯雌酚和双酚通过增加EZH2

表达而参与乳腺癌癌变形成[167]。

另一项关于 EZH2 与乳腺癌的研究表明，通过 PI3K/Akt-1 信号通路介导，EZH2 过表达调节影响 BRCA1 基因表达及基因组不稳定性[168]。这些研究显示 EZH2组蛋白甲基化转移酶涉及乳腺癌的病因学。

组蛋白甲基化转移酶 G9a 甲基化修饰组蛋白 3 的 9 号赖氨酸残基 ε- 氨基。人类乳腺癌中已证明 G9a 通过与 Snail 相互作用,涉及 Snail 介导的上皮钙黏素表达抑制[169]。另一项研究提出 G9a 可诱导 MCF-7 乳腺癌细胞系中一些 ERα 的内源性靶基因表达,此诱导依赖于雌二醇[170]。某些肿瘤中,其他赖氨酸的组蛋白甲基化转移酶如 NSD1、NSD3L 和 SMYD3 过表达[156, 171]。不同于赖氨酸组蛋白甲基化转移酶,精氨酸组蛋白甲基化转移酶研究不甚透彻,其催化精氨酸残基的氮甲基修饰,称为蛋白质精氨酸甲基转移酶（PRMT）。根据甲基化精氨酸产物的类型,可将已被证实的 10 个蛋白质精氨酸甲基转移酶分成两组[172]。其中乳腺癌的 PRMT1 基因表达改变已有研究[173]。

几种类型的组蛋白赖氨酸去甲基化酶已得到确证,但其在人类疾病中的病理性异常角色尚未澄清。其中赖氨酸特异性去甲基化酶（LSD1）是首个得到证实的组蛋白赖氨酸去甲基化酶。LSD1 特异性去除组蛋白 H3 第 4 位赖氨酸上（H3K4）的甲基,后者与转录激活有关[174]。自发现 LSD1后,组蛋白甲基化修饰的概念已发生改变,现认为组蛋白甲基化修饰是一个由酶而非染色质标记调控的动态过程,后者的改变仅可由组蛋白替换产生[19]。人类膀胱癌、小细胞肺癌、结直肠癌和神经母细胞瘤中报道 LSD1 表达水平上调[175],并且 LSD1 基因突变会导致前列腺癌[176]。

ER 阴性乳腺癌中发现 LSD1 表达明显上调,这使 LSD1 成为肿瘤进展的一个潜在生物标志物及一个新的、具有吸引力的 ER 阴性乳腺癌治疗靶标[177]。另外,LSD1 在体外能够抑制乳腺癌细胞侵袭,而在体内实验中也能抑制乳腺癌转移潜能[178]。其他组蛋白去甲基化酶基因 GASC1、PLU-1 和 JMJD2B 也涉及人类乳腺癌。GASC1 基因可能与乳腺癌干细胞表型有关,并展现出原癌基因特点[179]。PLU-1 是个 H3K4 的去甲基酶,通过抑制包括 BRCA1 在内的抑癌基因表达,从而在乳腺癌细胞增殖中发挥重要作用[180]。H3K4 与 H3K9 的甲基化状态相互排斥,不能同时共存,而 H3K9 的三甲基去甲基化酶 JMJD2B 是 H3K4 特异性甲基化转移酶 MLL2 的基本成分。在 ERα 激活转录中,JMJD2B/MLL2 复合物相互作用决定 H3K4 与 H3K9 的甲基化状态。JMJD2B 本身由 ERα 在转录水平靶向调节,因此在乳腺激素响应癌变过程中形成前馈调节环[181]。JMJD2B 同时也作为 ERα 信号在乳腺癌增殖与乳腺发育过程中的辅调控因子[182]。此外,组蛋白的 LSD1 能够将非组蛋白如 P53 及 DNMT1 去甲基化[183,184]。

miRNA 与乳腺癌

一直以来科学家就认识到非编码 RNA（ncRNA）的存在。尽管对非编码 RNA 类型和功能了解较多,但对这些不编码蛋白质片段的转录组学知之甚少[185]。在非编码 RNA 中，miRNA 是由基因组编码，RNA 聚合酶Ⅱ转录生成的 18~25 核苷酸长的 RNA 分子,是基因表达重要的调节成分,控制机体的生理、病理过程,如 DNA 甲基化、发育、分化、凋亡及增殖[186, 187]。miRNA 在细胞核内合成及加工处理后输出至细胞质,然后结合到靶标 mRNA 分子上。miRNA 介导的 RNA 转化调节通过 RNA 诱导的沉默复合物（RISC）完成。miRNA 能抑制 mRNA 翻译或直接降解 mRNA[188, 189]。miRNA 调节失调的主要机制包括遗传与表观遗传改变以及 miRNA 加工处理机构缺陷。每种 miRNA 分子可调节多种 mRNA,反过来,每种 mRNA 可被多种（几百种）miRNA 调控。miRNA 可作为原癌基因或抑癌基因,涉及肿瘤发生和进展过程。正常组织与肿瘤组织的 miRNA 表达谱不同,不同的肿瘤类型其miRNA表达谱也不同[190-192]。目前几项研究证实了乳腺癌中存在miRNA表达水平的改变[193, 194]，这些miRNA表达水平与特定的乳腺癌病理特征相关，比如雌孕激素受体表达、肿瘤分期、血管侵袭与增殖等[195]。与其他肿瘤类型一样，miRNA在乳腺癌中可作为抑癌基因或原癌基因。因此，肿瘤形成可源于原癌基因性质的miRNA过表达（或扩增）和（或）抑癌基因性质的miRNA低表达（或缺失）[196]。

miRNA-21在乳腺癌及其他肿瘤中过表达[195,197]。P53及PDCD4是抑癌蛋白，二者失调可能致癌变。miRNA通过靶向作用于这两个蛋白而与乳腺癌相关[198]。

表观遗传标志物与乳腺癌预后

尽管乳腺癌异质性很高，但乳腺癌整体生存率在过去的几十年间仍在增加，这主要归功于我们对遗传变异在乳腺癌诊断、治疗、预防及预后过程的枢纽性作用的认知不断提高[2, 199]。通过寻觅与乳腺癌风险评估或预后相关的表观遗传分子标志物，乳腺癌生存率应该会进一步提高。详细了解表观遗传调控谱将证明其在多方面的重要性。首先，这可能有助于我们评估乳腺癌风险并在乳腺癌发展之前采取一定措施。此外，目前针对几种不同的乳腺癌亚型各有其对应的治疗方案。每种亚型甚至是不同的个体，都有其独特的表观遗传学特征。对其表观遗传学特征的阐明有助于更好地评估乳腺癌预后，并选择最佳治疗方案[200]，这样患者可避免使用无效且昂贵的毒性化疗药物。多项报道提出，特定基因的高甲基化或低甲基化以及整体甲基化状态或许可作为乳腺癌预后的表观遗传标志物。最近研究也包括将miRNA的表达谱作为乳腺癌潜在的表观遗传标记。

乳腺癌主要亚型是ER阳性乳腺癌，一般情况下比ER阴性乳腺癌预后要好。ERα和上皮钙黏素常常涉及乳腺癌病变，这些基因的异常甲基化与乳腺癌的恶性进展有关[201]。乳腺癌中miRNA调节ERα表达水平，如miRNA-206[202]及miRNA-221/222[77]靶向调节ERα表达水平。而在ER阴性乳腺癌中发现miRNA-206上调。另一个研究发现miRNA-206通过ESR13’非翻译区（3’-UTR）的2个结合位点抑制ESR1mRNA表达。研究还发现乳腺癌细胞中，其他miRNA如miRNA-18a、miRNA-18b、miRNA-193b及miRNA-302c靶向调节ESR1 mRNA[203]。因此，ESR1基因的异常甲基化及某些能够改变ESR1基因表达的miRNA也许能够被推定为乳腺癌预后的表观遗传标志。

不论是遗传性或非遗传性的BRCA1相关乳腺癌，由于涉及细胞DNA修复机制，一般发病年龄较早。因高甲基化导致的BRCA1失活现在认为是乳腺癌预后标志[109]。除甲基化外，BRCA1表达水平还可被miRNA-335调控。miRNA-335上调导致BRCA1的mRNA表达上调，提示ID4信号途径在此过程中的主导作用[204]。

RASSF1A（Ras相关功能域家族1异构分子A）是一种近来发现的抑癌基因。基因编码的RASSF1A蛋白涉及细胞周期调节、凋亡及遗传不稳定性，因此RASSF1A表达改变或缺失与多种肿瘤有关。RASSF1A基因灭活与其CpG岛启动子区高甲基化的关系得到阐述后，RASSF1A就成为许多类型的肿瘤早期检测、诊断及预后评估引人注目的标志物[205,206]。无论肿瘤大小与淋巴结状态，都能在乳腺癌中观察到RASSF1A甲基化水平增加[207]。一项基于1795个乳腺癌患者的文献荟萃分析获得了相似的结果，得出结论是RASSF1A基因启动子高甲基化与乳腺癌患者较差的生存率相关[208]。这些研究表明了RASSF1A基因甲基化在乳腺癌预后评估方面的巨大潜力。

组蛋白－赖氨酸N－甲基化转移酶（EZH2）能够通过甲基化作用充当基因沉默子，且与几种肿瘤有关。EZH2过表达会增强癌细胞增殖且能够作为许多实体癌预后差的标志，因此可以判断EZH2与乳腺癌侵袭进展有关[209-211]。

如同 miRNA 参与细胞调节，几种 miRNA 涉及乳腺癌病变，被认为是乳腺癌的预后因子。据报道，miRNA-17-5p 及 miRNA-17/20 涉及乳腺癌细胞增殖[212, 213]。miRNA-21 因与进展性乳腺癌临床分期、淋巴结转移及患者预后差相关，故可能是乳腺癌及疾病进展的分子预后标志物[214]。

阐明 miRNA 在乳腺癌中作用的另一策略是 DNA 甲基化和 miRNA 表达综合分析。肿瘤中 miRNA 启动子甲基化变化也与转录改变关联，如 Morita 等发现 miRNA 近启动子区 DNA 甲基化与转录沉默紧密相关[215]。

表观基因组学在乳腺癌治疗中的应用

肿瘤发生不仅是因为遗传突变的累积，还可能是因为可逆性表观遗传改变所致。表观遗传机制的动态变化为我们提供了一个新的领域，即研发能够作用于表观遗传沉默的抑癌基因的新型肿瘤药物[216]。故组蛋白脱乙酰酶及 DNA 甲基转移酶已成为肿瘤治疗的主要靶标。由于 HAT 与 HDAC（组蛋白修饰）的改变联合 DNA 高甲基化，乳腺癌中常常可观察到肿瘤抑癌基因甲基化沉默[217]。乳腺肿瘤发生过程中表观遗传去调节机制的阐明对乳腺癌治疗具有重大意义。

HDAC 在数种肿瘤类型特别是乳腺癌中的异常活性已有研究。Krusche 等在来源于 200 个患者包含 600 个活检样本的组织微阵列上利用免疫组织化学分析了 HDAC-1 及 HDAC-3 蛋白表达，发现 39.8% 乳腺癌样本存在 HDAC-1 中度或高度的核免疫反应活性，而 43.9% 的乳腺癌 HDAC-3 为阳性。HDAC-1 及 HDAC-3 表达与 ER 表达显著相关[218]。另一项研究中，Zhang 等研究了乳腺癌中 HDAC-6 表达水平，他们也发现小于 2cm、组织学低级别、ERα 及 PR 阳性的乳腺癌患者中 HDAC-6 mRNA 表达水平明显更高。但多变量分析的结论是，HDAC-6 mRNA 和蛋白水平不是乳腺癌整体生存和无病生存的独立预后因子[219]。这些研究通过找到合适的 HDAC 抑制剂而发展成乳腺癌新的治疗措施。迄今，大量 HDAC 抑制剂基于其化学结构已被设计并合成，一般分为 4 组，包括异羟肟酸、苯甲酰胺、环肽和脂族酸（小链脂肪酸），使用这些抑制剂用于乳腺癌治疗的研究见表 5.2。

其中一些 HDAC抑制剂如伏立诺他（SAHA）和罗米地辛（FK-228）已被美国食品与药物管理局批准用于皮肤 T 细胞淋巴瘤的临床治疗。伏立诺他是第一个 HDAC 抑制剂，目前在数个乳腺癌临床试验中都处于Ⅱ期评估阶段。实验结果显示，伏立诺他具有显著的抗增殖活性，能够抑制 ER 阳性和阴性乳腺癌细胞增殖[220]。恩替诺特（MS-275）和帕比司他（LBH-589）HDAC 抑制剂则联合内分泌治疗、化疗或新靶向治疗用于女性乳腺癌治疗，目前已进入临床Ⅰ和Ⅱ期研究阶段[12, 151]。一项 HDAC 抑制剂伏立诺他联合他莫昔芬用于治疗 43 例 ER 阳性转移性乳腺癌Ⅱ期的研究最近已完成。虽然病例数较小，但仍发现此联合用药耐受性很好，在逆转激素抗性上显示了令人鼓舞的效果。HDAC 抑制剂与他莫昔芬或许可通过沉默 ER 基因的再表达，从而重塑激素敏感[222]。

除外临床试验，临床前研究已广泛开展。治疗 ER 阴性乳腺癌细胞另外的设计思路是利用 HDAC 抑制剂和 DNMT 抑制剂（去甲基化药）的协同效应。Fan 等与 Sharma 等使用 5- 杂氮 -2' - 脱氧胞苷（AZA）作为 DNMT1 抑制剂和曲古抑菌素 A（TSA）作为 HDAC 抑制剂研究其协同效应。在 ER 阴性乳腺癌细胞系中 ERα 和 PR 基因异常沉默，这两项研究都显示联合处理能够重新激活 ERα 和 PR 基因表达[237, 238]。其他研究表明，HDAC 抑制剂通过抑制乳腺癌细胞的 HDAC 活性导致 ERα 和 PR 表达重激活[225, 239, 240]。

其他作为肿瘤靶向治疗的酶家族是 HMT 和 HDM，其涉及肿瘤、炎症及糖尿病[291]。组蛋白修饰酶（HDM 和 HMT）的基因表达水平是细胞类型特异性的且与靶标基因表达高度

表 5.2 HDAC 抑制剂在乳腺癌中的研究

药剂	别名	分类	实验设计	样本	例数	参考文献
伏立诺他	辛二酰苯胺异羟肟酸（SAHA，suberoylanilide hydroxamic acid）	异羟肟酸（hydroxamic acid）	临床前期	人乳腺癌细胞		Munster 等 [220]
伏立诺他			Ⅱ期	转移性乳腺癌	14	Luu 等 [221]
伏立诺他＋他莫昔芬			Ⅱ期	ER 阳性转移性乳腺癌	43	Munster 等 [222]
伏立诺他＋红豆杉醇（paclitaxel）+贝伐单抗（bevacizumab）			Ⅰ～Ⅱ期	转移性乳腺癌	54	Ramaswamy 等 [223]
帕比司他（panobinostat）	LBH-589	异羟肟酸	临床前期	人乳腺癌细胞		Chen 等 [224]
帕比司他			临床前期	ER 阴性人乳腺癌细胞		Zhou 等 [225]
帕比司他			临床前期	人乳腺癌细胞		Rao 等 [226]
帕比司他			临床前期	三阴性乳腺癌细胞		Tate 等 [227]
恩替诺特（entinostat）	MS-275，SNDX-275	苯甲酰胺（benzamide）	临床前期	人乳腺癌细胞		Lee 等 [228]
恩替诺特			临床前期	人乳腺癌细胞		Huang 等 [229]
恩替诺特			临床前期	ERα 阴性人乳腺癌细胞		Sabnis 等 [230]
恩替诺特＋曲妥珠单抗			临床前期	人乳腺癌细胞		Huang 等 [151]
罗米地辛（romidepsin）	缩肽（depsipeptide）（FK-228），FR 901228	环肽（cyclic peptide）	临床前期	人乳腺癌细胞		Hirokawa 等 [231]
丙戊酸		脂族酸（aliphatic acids）	临床前期	人乳腺癌细胞		Jawed 等 [232]
丙戊酸＋他莫昔芬			临床前期	人乳腺癌细胞		Hodges-Gallagher 等 [233]
丙戊酸＋曲古抑菌素 A（trichostatin A）			临床前期	人乳腺癌细胞		Reid 等 [234]
丙戊酸＋视黄酸（retinoic acid）+5-氮杂-2，脱氧胞苷（5-aza-2’-deoxycytidine）			临床前期	人乳腺癌细胞		Mongan 等 [235]
苯丁酸（phenylbutyrate）		脂族酸	临床前期	人乳腺癌细胞		Dyer 等 [236]

相关[242]。一项最近的研究检测了乳腺癌中16个不同组蛋白修饰酶包括HAT、HDAC及HDM的基因表达谱，发现正常组织和乳腺肿瘤间组蛋白修饰酶表达水平明显不同，其与传统的病理学参数指标和临床结果相关。所以组蛋白修饰酶可作为生物标志物及用于潜在的靶向治疗[243]。

在近期取得了一系列研究成果后，miRNA已成为乳腺癌治疗靶标。基于miRNA的治疗联合传统化疗，在不远的将来也许是抗药性乳腺癌临床治疗的一种新策略[244]。众多初步研究中的一项已揭示miRNA-221/222通过调节多个信号通路使乳腺癌细胞对氟维司群产生抗性[245]。

总结与展望

在了解表观遗传变异的重要性之后，目前一个开发有效临床治疗的新领域已向我们打开大门。相对于遗传编码，表观遗传编码或许容易受衰老、环境刺激及食物影响，并可能遗传至下一代。乳腺癌是一种遗传与环境风险因子相互作用导致的疾病，在分子、组织及表型层面上具有多样性。借助组学规模的方法学获得的大量知识使表观遗传基因组学在乳腺癌发展过程中的重要性得到认识，故在不远的将来，表观遗传学将会应用于乳腺癌的治疗。

（邓华　译）

参考文献

1. Jemal A, Bray F, Center MM, Ferlay J, Ward E, Forman D: Global cancer statistics. CA: a cancer journal for clinicians 2011, 61(2):69-90.
2. DeVita J, Lawrence TS, Rosenberg SA: Cancer: Principles & Practice of Oncology: Wolters Kluwer Health; 2011.
3. You JS, Jones PA: Cancer genetics and epigenetics: two sides of the same coin?Cancer cell 2012, 22(1):9-20.
4. Lansdorp PM, Falconer E, Tao J, Brind'Amour J, Naumann U: Epigenetic differences between sister chromatids?Annals of the New York Academy of Sciences 2012, 1266(1):1-6.
5. Dawson MA, Kouzarides T: Cancer epigenetics: from mechanism to therapy. Cell 2012, 150(1):12-27.
6. Carone DM, Lawrence JB: Heterochromatin instability in cancer: from the Barr body to satellites and the nuclear periphery. In: Seminars in cancer biology: 2013: Elsevier; 2013: 99-108.
7. Barneda-Zahonero B, Parra M: Histone deacetylases and cancer. Molecular oncology 2012, 6(6):579-589.
8. Christinat A, Pagani O: Fertility after breast cancer. Maturitas 2012, 73(3):191-196.
9. Ferlay J, Shin HR, Bray F, Forman D, Mathers C, Parkin DM: Estimates of worldwide burden of cancer in 2008: GLOBOCAN 2008. International journal of cancer 2010, 127(12):2893-2917.
10. DeSantis C, Siegel R, Bandi P, Jemal A: Breast cancer statistics, 2011. CA: a cancer journal for clinicians 2011, 61(6):408-418.
11. Liedtke C, Kiesel L: Breast cancer molecular subtypes–modern therapeutic concepts for targeted therapy of a heterogeneous entity. Maturitas 2012, 73(4):288-294.
12. Huynh KT, Chong KK, Greenberg ES, Hoon DS: Epigenetics of estrogen receptor-negative primary breast cancer. Expert Review of Molecular Diagnostics 2012, 12(4):371-382.
13. Meeran SM, Patel SN, Li Y, Shukla S, Tollefsbol TO: Bioactive dietary supplements reactivate ER expression in ER-negative breast cancer cells by active chromatin modifications. PLoS One 2012, 7(5):e37748.
14. Ni M, Chen Y, Lim E, Wimberly H, Bailey ST, Imai Y, Rimm DL, Liu XS, Brown M: Targeting androgen receptor in estrogen receptor-negative breast cancer. Cancer cell 2011, 20(1):119-131.
15. Hatae J, Takami N, Lin H, Honda A, Inoue R: 17β-Estradiol-induced enhancement of estrogen receptor biosynthesis via MAPK pathway in mouse skeletal muscle myoblasts. The Journal of Physiological Sciences 2009, 59(3):181-190.
16. Desmedt C, Voet T, Sotiriou C, Campbell PJ: Next generation sequencing in breast cancer: first take home messages. Current opinion in oncology 2012, 24(6):597.
17. Yang Z, Chevolot Y, Géhin T, Solassol J, Mange A, Souteyrand E, Laurenceau E: Improvement of protein immobilization for the elaboration of tumor-associated antigen microarrays: Application to the sensitive and specific detection of tumor markers from breast cancer sera. Biosensors and Bioelectronics 2013, 40(1):385-392.
18. Vo AT, Millis RM: Epigenetics and breast cancers. Obstetrics and gynecology international 2012, 2012:602720.
19. Huang Y, Nayak S, Jankowitz R, Davidson NE, S O: Epigenetics in breast cancer: what's new?Breast Cancer Research 2011, 13(6):225.

20. Dedeurwaerder S, Fumagalli D, Fuks F: Unravelling the epigenomic dimension of breast cancers. Current opinion in oncology 2011, 23(6):559-565.
21. Hassler MR, G E: Epigenomics of cancer-emerging new concepts.Biochimie 2012, 94(11):2219-2230.
22. C. G: Cancer chemoprevention andnutri- epigenetics: state of the art and future challenges. . Topics in Current Chemistry 2012, 329:73-132.
23. Franco R, Schoneveld O, Georgakilas AG, Panayiotidis MI: Oxidative stress, DNA methylation and carcinogenesis. Cancer letters 2008, 266(1):6-11.
24. Hatziapostolou M, Iliopoulos D: Epigenetic aberrations during oncogenesis. Cellular and Molecular Life Sciences 2011, 68(10):1681-1702.
25. Gigek CO, Chen ES, Calcagno DQ, Wisnieski F, Burbano RR, Smith MAC: Epigenetic mechanisms in gastric cancer. Epigenomics 2012, 4(3):279-294.
26. Catalano MG, Fortunati N, Boccuzzi G: Epigenetics modifications and therapeutic prospects in human thyroid cancer. Frontiers in endocrinology 2012, 3:40.
27. Jerónimo C, R. H: Epigenetic biomarkers in urological tumors: a systematic review. Cancer letters 2014, 342(2):264-274.
28. Seeber L, Van Diest P: Epigenetics in ovarian cancer. Cancer Epigenetics: Methods and Protocols 2012:253-269.
29. Liloglou T, Bediaga NG, Brown BR, Field JK, Davies MP: Epigenetic biomarkers in lung cancer. Cancer letters 2014, 342(2):200-212.
30. Kim W-J, Kim Y-J: Epigenetics of bladder cancer. In: Cancer Epigenetics. edn.: Springer; 2012: 111-118.
31. Khare S, Verma M: Epigenetics of colon cancer. In: Cancer Epigenetics. edn.: Springer; 2012: 177-185.
32. Dubuc AM, Mack S, Unterberger A, Northcott PA, Taylor MD: The epigenetics of brain tumors. In: Cancer Epigenetics. edn.: Springer; 2012: 139-153.
33. Gabay O, Sanchez C: Epigenetics, sirtuins and osteoarthritis. Joint Bone Spine 2012, 79(6):570-573.
34. Udali S, Guarini P, Moruzzi S, Choi S-W, Friso S: Cardiovascular epigenetics: from DNA methylation to microRNAs. Molecular aspects of medicine 2013, 34(4):883-901.
35. Sandoval J, Esteller M: Cancer epigenomics: beyond genomics. Current opinion in genetics & development 2012, 22(1):50-55.
36. McPherson K, Steel C, Dixon J: ABC of breast diseases: breast cancer—epidemiology, risk factors, and genetics. BMJ: British Medical Journal 2000, 321(7261):624.
37. Nowsheen S, Aziz K, Tran PT, Gorgoulis VG, Yang ES, Georgakilas AG: Epigenetic inactivation of DNA repair in breast cancer. Cancer letters 2014, 342(2):213-222.
38. Connolly R, Stearns V: Epigenetics as a therapeutic target in breast cancer. Journal of mammary gland biology and neoplasia 2012, 17(3-4):191-204.
39. Sharma S, Kelly TK, Jones PA: Epigenetics in cancer. Carcinogenesis 2010, 31(1):27-36.
40. Lister R, Pelizzola M, Dowen RH, Hawkins RD, Hon G, Tonti-Filippini J, Nery JR, Lee L, Ye Z, Ngo Q-M: Human DNA methylomes at base resolution show widespread epigenomic differences. nature 2009, 462(7271):315-322.
41. Jones PA: DNA methylation and cancer. Cancer research 1986, 46(2):461-466.
42. Ehrlich M: DNA methylation in cancer: too much, but also too little. Oncogene 2002, 21(35):5400-5413.
43. Bird A, Taggart M, Frommer M, Miller OJ, Macleod D: A fraction of the mouse genome that is derived from islands of nonmethylated, CpG-rich DNA. Cell 1985, 40(1):91-99.
44. Goldberg AD, Allis CD, Bernstein E: Epigenetics: a landscape takes shape. Cell 2007, 128(4):635-638.
45. Bird AP: CpG-rich islands and the function of DNA methylation. Nature 1985, 321(6067):209-213.
46. Esteller M: CpG island hypermethylation and tumor suppressor genes: a booming present, a brighter future. Oncogene 2002, 21(35):5427-5440.
47. Portela A, Esteller M: Epigenetic modifications and human disease. Nature biotechnology 2010, 28(10):1057-1068.
48. Nguyen C, Liang G, Nguyen TT, Tsao-Wei D, Groshen S, Lübbert M, Zhou J-H, Benedict WF, Jones PA: Susceptibility of nonpromoter CpG islands to de novo methylation in normal and neoplastic cells. Journal of the National Cancer Institute 2001, 93(19):1465-1472.
49. Ndlovu MN, Denis H, Fuks F: Exposing the DNA methylome iceberg. Trends in biochemical sciences 2011, 36(7):381-387.
50. Aran D, Toperoff G, Rosenberg M, Hellman A: Replication timing-related and gene body-specific methylation of active human genes. Human molecular genetics 2011, 20(4):670-680.
51. Li Y, Zhu J, Tian G, Li N, Li Q, Ye M, Zheng H, Yu J, Wu H, Sun J: The DNA methylome of human peripheral blood mononuclear cells. 2010.
52. Robertson KD: DNA methylation and chromatin-unraveling the tangled web. Oncogene 2002, 21(35):5361-5379.
53. Li E, Bestor TH, Jaenisch R: Targeted mutation of the DNA methyltransferase gene results in embryonic lethality. Cell 1992, 69(6):915-926.
54. Pedrali-Noy G, Weissbach A: Mammalian DNA methyltransferases prefer poly (dI-dC) as substrate. Journal of Biological Chemistry 1986, 261(17):7600-7602.
55. Okano M, Bell DW, Haber DA, Li E: DNA methyltransferases Dnmt3a and Dnmt3b are essential for de novo methylation and mammalian development. Cell 1999, 99(3):247-257.
56. Cedar H, Bergman Y: Programming of DNA methylation patterns. Annual review of biochemistry 2012, 81:97-117.
57. Klose RJ, Bird AP: Genomic DNA methylation: the mark and its mediators. Trends in biochemical sciences 2006, 31(2):89-97.

58. Robertson KD: DNA methylation and human disease. Nature Reviews Genetics 2005, 6(8):597-610.
59. Ley TJ, Ding L, Walter MJ, McLellan MD, Lamprecht T, Larson DE, Kandoth C, Payton JE, Baty J, Welch J: DNMT3A mutations in acute myeloid leukemia. New England Journal of Medicine 2010, 363(25):2424-2433.
60. Feinberg AP, Vogelstein B: Hypomethylation distinguishes genes of some human cancers from their normal counterparts. Nature 1983, 301(5895):89-92.
61. Arasaradnam R, Commane D, Bradburn D, Mathers J: A review of dietary factors and its influence on DNA methylation in colorectal carcinogenesis. Epigenetics 2008, 3(4):193-198.
62. Herman JG, Baylin SB: Gene silencing in cancer in association with promoter hypermethylation. New England Journal of Medicine 2003, 349(21):2042-2054.
63. Jones PA, Baylin SB: The epigenomics of cancer. Cell 2007, 128(4):683-692.
64. Baylin SB, Jones PA: A decade of exploring the cancer epigenome—biological and translational implications. Nature Reviews Cancer 2011, 11(10):726-734.
65. Kulis M, Esteller M: DNA methylation and cancer. Adv Genet 2010, 70:27-56.
66. Su LJ: Diet, epigenetics, and cancer. In: Cancer Epigenetics. edn.: Springer; 2012: 377-393.
67. Fraga MF, Herranz M, Espada J, Ballestar E, Paz MF, Ropero S, Erkek E, Bozdogan O, Peinado H, Niveleau A: A mouse skin multistage carcinogenesis model reflects the aberrant DNA methylation patterns of human tumors. Cancer research 2004, 64(16):5527-5534.
68. Christensen BC, Kelsey KT, Zheng S, Houseman EA, Marsit CJ, Wrensch MR, Wiemels JL, Nelson HH, Karagas MR, Kushi LH: Breast cancer DNA methylation profiles are associated with tumor size and alcohol and folate intake. PLoS Genet 2010, 6(7):e1001043.
69. Hill VK, Ricketts C, Bieche I, Vacher S, Gentle D, Lewis C, Maher ER, Latif F: Genome-wide DNA methylation profiling of CpG islands in breast cancer identifies novel genes associated with tumorigenicity. Cancer research 2011, 71(8):2988-2999.
70. Faryna M, Konermann C, Aulmann S, Bermejo JL, Brugger M, Diederichs S, Rom J, Weichenhan D, Claus R, Rehli M: Genome-wide methylation screen in low-grade breast cancer identifies novel epigenetically altered genes as potential biomarkers for tumor diagnosis. The FASEB Journal 2012, 26(12):4937-4950.
71. Botla SK, Gholami AM, Malekpour M, Moskalev EA, Fallah M, Jandaghi P, Aghajani A, Bondar IS, Omranipour R, Malekpour F: Diagnostic values of GHSR DNA methylation pattern in breast cancer. Breast cancer research and treatment 2012, 135(3):705-713.
72. Holm K, Hegardt C, Staaf J, Vallon-Christersson J, Jönsson G, H O: Molecular subtypes of breast cancer are associated with characteristic DNA methylation patterns.Breast Cancer Research 2010, 12:R36.
73. Killian JK, Bilke S, Davis S, Walker RL, Jaeger E, Killian MS, Waterfall JJ, Bibikova M, Fan J-B, Smith WI: A Methyl-Deviator Epigenotype of Estrogen Receptor–Positive Breast Carcinoma Is Associated with Malignant Biology. The American journal of pathology 2011, 179(1):55-65.
74. Li L, Lee K-M, Han W, Choi J-Y, Lee J-Y, Kang GH, Park SK, Noh D-Y, Yoo K-Y, Kang D: Estrogen and progesterone receptor status affect genome-wide DNA methylation profile in breast cancer. Human molecular genetics 2010, 19(21):4273-4277.
75. Rønneberg JA, Fleischer T, Solvang HK, Nordgard SH, Edvardsen H, Potapenko I, Nebdal D, Daviaud C, Gut I, Bukholm I: Methylation profiling with a panel of cancer related genes: association with estrogen receptor, TP53 mutation status and expression subtypes in sporadic breast cancer. Molecular oncology 2011, 5(1):61-76.
76. Sun Z, Asmann YW, Kalari KR, Bot B, Eckel-Passow JE, Baker TR, Carr JM, Khrebtukova I, Luo S, Zhang L: Integrated analysis of gene expression, CpG island methylation, and gene copy number in breast cancer cells by deep sequencing. PloS one 2011, 6(2):e17490.
77. Di Leva G, Gasparini P, Piovan C, Ngankeu A, Garofalo M, Taccioli C, Iorio MV, Li M, Volinia S, Alder H: MicroRNA cluster 221-222 and estrogen receptor α interactions in breast cancer. Journal of the National Cancer Institute 2010, 102(10):706-721.
78. Lapidus RG, Nass SJ, Butash KA, Parl FF, Weitzman SA, Graff JG, Herman JG, Davidson NE: Mapping of ER gene CpG island methylation by methylation-specific polymerase chain reaction. Cancer research 1998, 58(12):2515-2519.
79. Ottaviano YL, Issa J-P, Parl FF, Smith HS, Baylin SB, Davidson NE: Methylation of the estrogen receptor gene CpG island marks loss of estrogen receptor expression in human breast cancer cells. Cancer Research 1994, 54(10):2552-2555.
80. Ferguson AT, Lapidus RG, Baylin SB, Davidson NE: Demethylation of the estrogen receptor gene in estrogen receptor-negative breast cancer cells can reactivate estrogen receptor gene expression. Cancer Research 1995, 55(11):2279-2283.
81. Yan L, Nass SJ, Smith D, Nelson WG, Herman JG, Davidson NE: Specific inhibition of DNMT1 by antisense oligonucleotides induces re-expression of estrogen receptor a (ER) in ER-negative human breast cancer cell lines. Cancer biology & therapy 2003, 2(5):552-556.
82. Shi J-F, Li X-J, Si X-X, Li A-D, Ding H-J, Han X, Sun Y-J: ERα positively regulated DNMT1 expression by binding to the gene promoter region in human breast cancer MCF-7 cells. Biochemical and biophysical research communications 2012, 427(1): 47-53.
83. Jackson SP, Bartek J: The DNA-damage response in

human biology and disease. Nature 2009, 461 (7267):1071-1078.
84. Bartek J, Lukas C, Lukas J: Checking on DNA damage in S phase. Nature reviews Molecular cell biology 2004, 5(10):792-804.
85. Wang H, Yang ES, Jiang J, Nowsheen S, Xia F: DNA Damage–Induced Cytotoxicity Is Dissociated from BRCA1's DNA Repair Function but Is Dependent on Its Cytosolic Accumulation. Cancer research 2010, 70(15):6258-6267.
86. Jiang J, Yang ES, Jiang G, Nowsheen S, Wang H, Wang T, Wang Y, Billheimer D, Chakravarthy AB, Brown M: p53-dependent BRCA1 nuclear export controls cellular susceptibility to DNA damage. Cancer research 2011, 71(16):5546-5557.
87. Feng Z, Kachnic L, Zhang J, Powell SN, Xia F: DNA damage induces p53-dependent BRCA1 nuclear export. Journal of Biological Chemistry 2004, 279(27):28574-28584.
88. King M-C, Marks JH, Mandell JB: Breast and ovarian cancer risks due to inherited mutations in BRCA1 and BRCA2. Science 2003, 302(5645):643-646.
89. Graeser MK, Engel C, Rhiem K, Gadzicki D, Bick U, Kast K, Froster UG, Schlehe B, Bechtold A, Arnold N: Contralateral breast cancer risk in BRCA1 and BRCA2 mutation carriers. Journal of Clinical Oncology 2009, 27(35):5887-5892.
90. Esteller M, Silva JM, Dominguez G, Bonilla F, Matias-Guiu X, Lerma E, Bussaglia E, Prat J, Harkes IC, Repasky EA: Promoter hypermethylation and BRCA1 inactivation in sporadic breast and ovarian tumors. Journal of the National Cancer Institute 2000, 92(7):564-569.
91. Marsit CJ, Liu M, Nelson HH, Posner M, Suzuki M, Kelsey KT: Inactivation of the Fanconi anemia/BRCA pathway in lung and oral cancers: implications for treatment and survival. Oncogene 2004, 23(4):1000-1004.
92. Girault I, Tozlu S, Lidereau R, Bièche I: Expression analysis of DNA methyltransferases 1, 3A, and 3B in sporadic breast carcinomas. Clinical Cancer Research 2003, 9(12):4415-4422.
93. Butcher DT, Rodenhiser DI: Epigenetic inactivation of BRCA1 is associated with aberrant expression of CTCF and DNA methyltransferase [DNMT3B] in some sporadic breast tumours. European journal of cancer 2007, 43(1):210-219.
94. Gacem RB, Hachana M, Ziadi S, Abdelkarim SB, Hidar S, Trimeche M: Clinicopathologic significance of DNA methyltransferase 1, 3a, and 3b overexpression in Tunisian breast cancers. Human pathology 2012, 43(10):1731-1738.
95. Flotho C, Claus R, Batz C, Schneider M, Sandrock I, Ihde S, Plass C, Niemeyer C, Lübbert M: The DNA methyltransferase inhibitors azacitidine, decitabine and zebularine exert differential effects on cancer gene expression in acute myeloid leukemia cells. Leukemia 2009, 23(6):1019-1028.
96. Billam M, Sobolewski MD, Davidson NE: Effects of a novel DNA methyltransferase inhibitor zebularine on human breast cancer cells. Breast cancer research and treatment 2010, 120(3):581-592.
97. Sharma G, Mirza S, Parshad R, Srivastava A, Gupta SD, Pandya P, Ralhan R: CpG hypomethylation of MDR1 gene in tumor and serum of invasive ductal breast carcinoma patients. Clinical biochemistry 2010, 43(4):373-379.
98. Ferguson AT, Evron E, Umbricht CB, Pandita TK, Chan TA, Hermeking H, Marks JR, Lambers AR, Futreal PA, Stampfer MR: High frequency of hypermethylation at the 14-3-3 σ locus leads to gene silencing in breast cancer. Proceedings of the National Academy of Sciences 2000, 97(11):6049-6054.
99. Mirza S, Sharma G, Parshad R, Srivastava A, Gupta SD, Ralhan R: Clinical significance of Stratifin, ERα and PR promoter methylation in tumor and serum DNA in Indian breast cancer patients. Clinical biochemistry 2010, 43(4):380-386.
100. Martínez-Galán J, Torres B, del Moral R, Muñoz-Gámez JA, Martín-Oliva D, Villalobos M, Núñez MI, Luna JdD, Oliver FJ, Almodóvar JMRd: Quantitative detection of methylated ESR1 and 14-3-3-σ gene promoters in serum as candidate biomarkers for diagnosis of breast cancer and evaluation of treatment efficacy. Cancer biology & therapy 2008, 7(6):958-965.
101. Dammann R, Yang G, Pfeifer GP: Hypermethylation of the cpG island of Ras association domain family 1A (RASSF1A), a putative tumor suppressor gene from the 3p21. 3 locus, occurs in a large percentage of human breast cancers. Cancer research 2001, 61(7):3105-3109.
102. Jin Z, Tamura G, Tsuchiya T, Sakata K, Kashiwaba M, Osakabe M, Motoyama T: Adenomatous polyposis coli 9(APC) gene promoter hypermethylation in primary breast cancers. British journal of cancer 2001, 85(1):69-73.
103. Dulaimi E, Hillinck J, de Caceres II, Al-Saleem T, Cairns P: Tumor suppressor gene promoter hypermethylation in serum of breast cancer patients. Clinical cancer research 2004, 10(18):6189-6193.
104. Sirchia SM, Ferguson AT, Sironi E, Subramanyan S, Orlandi R, Sukumar S, Sacchi N: Evidence of epigenetic changes affecting the chromatin state of the retinoic acid receptor beta2 promoter in breast cancer cells. Oncogene 2000, 19(12):1556-1563.
105. Shukla S, Mirza S, Sharma G, Parshad R, Gupta SD, Ralhan R: Detection of RASSF1A and RAR? Hypermethylation in Serum DNA from Breast Cancer Patients. Epigenetics 2006, 1(2):88-93.
106. Papadopoulou E, Davilas E, Sotiriou V, Georgakopoulos E, Georgakopoulou S, Koliopanos A, Aggelakis F, Dardoufas K, Agnanti NJ, Karydas I: Cell-free DNA and RNA in Plasma as a New Molecular Marker for Prostate and Breast Cancer. Annals of the New York Academy of Sciences 2006, 1075(1):235-243.
107. Taback B, Giuliano AE, Lai R, Hansen N, Singer FR, Pantel K, Hoon DS: Epigenetic Analysis of

Body Fluids and Tumor Tissues. Annals of the New York Academy of Sciences 2006, 1075(1):211-221.
108. Conway KE, McConnell BB, Bowring CE, Donald CD, Warren ST, Vertino PM: TMS1, a novel proapoptotic caspase recruitment domain protein, is a target of methylation-induced gene silencing in human breast cancers. Cancer Research 2000, 60(22):6236-6242.
109. Mirza S, Sharma G, Prasad CP, Parshad R, Srivastava A, Gupta SD, Ralhan R: Promoter hypermethylation of TMS1, BRCA1, ERα and PRB in serum and tumor DNA of invasive ductal breast carcinoma patients. Life sciences 2007, 81(4):280-287.
110. Evron E, Umbricht CB, Korz D, Raman V, Loeb DM, Niranjan B, Buluwela L, Weitzman SA, Marks J, Sukumar S: Loss of cyclin D2 expression in the majority of breast cancers is associated with promoter hypermethylation. Cancer research 2001, 61(6):2782-2787.
111. Sharma G, Mirza S, Prasad CP, Srivastava A, Gupta SD, Ralhan R: Promoter hypermethylation of p16 INK4A, p14 ARF, CyclinD2 and Slit2 in serum and tumor DNA from breast cancer patients. Life sciences 2007, 80(20):1873-1881.
112. Shinozaki M, Hoon DS, Giuliano AE, Hansen NM, Wang H-J, Turner R, Taback B: Distinct hypermethylation profile of primary breast cancer is associated with sentinel lymph node metastasis. Clinical Cancer Research 2005, 11(6):2156-2162.
113. Caldeira JR, Prando ÉC, Quevedo FC, Neto FA, Rainho CA, Rogatto SR: CDH1 promoter hypermethylation and E-cadherin protein expression in infiltrating breast cancer. BMC cancer 2006, 6(1):48.
114. Silva J, Dominguez G, Villanueva M, Gonzalez R, Garcia J, Corbacho C, Provencio M, Espana P, Bonilla F: Aberrant DNA methylation of the p16INK4a gene in plasma DNA of breast cancer patients. British journal of cancer 1999, 80(8):1262.
115. Hu X-C, Wong IH, Chow LW: Tumor-derived aberrant methylation in plasma of invasive ductal breast cancer patients: clinical implications. Oncology reports 2003, 10(6):1811-1815.
116. Toyooka KO, Toyooka S, Virmani AK, Sathyanarayana UG, Euhus DM, Gilcrease M, Minna JD, Gazdar AF: Loss of expression and aberrant methylation of the CDH13 (H-cadherin) gene in breast and lung carcinomas. Cancer research 2001, 61(11):4556-4560.
117. Birgisdottir V, Stefansson OA, Bodvarsdottir SK, Hilmarsdottir H, Jonasson JG, Eyfjord JE: Epigenetic silencing and deletion of the BRCA1 gene in sporadic breast cancer. Breast Cancer Res 2006, 8(4):R38.
118. Jing F, Zhang J, Tao J, Zhou Y, Jun L, Tang X, Wang Y, Hai H: Hypermethylation of tumor suppressor genes BRCA1, p16 and 14-3-3s in serum of sporadic breast cancer patients. Oncology Research and Treatment 2007, 30(1-2):14-19.
119. Van der Auwera I, Elst H, Van Laere S, Maes H, Huget P, Van Dam P, Van Marck E, Vermeulen P, Dirix L: The presence of circulating total DNA and methylated genes is associated with circulating tumour cells in blood from breast cancer patients. British journal of cancer 2009, 100(8):1277-1286.
120. Esteller M, Corn PG, Urena JM, Gabrielson E, Baylin SB, Herman JG: Inactivation of glutathione S-transferase P1 gene by promoter hypermethylation in human neoplasia. Cancer research 1998, 58(20):4515-4518.
121. Hoque MO, Feng Q, Toure P, Dem A, Critchlow CW, Hawes SE, Wood T, Jeronimo C, Rosenbaum E, Stern J: Detection of aberrant methylation of four genes in plasma DNA for the detection of breast cancer. Journal of Clinical Oncology 2006, 24(26):4262-4269.
122. Vesuna F, Lisok A, Kimble B, Domek J, Kato Y, van der Groep P, Artemov D, Kowalski J, Carraway H, van Diest P: Twist contributes to hormone resistance in breast cancer by downregulating estrogen receptor-α. Oncogene 2012, 31(27):3223-3234.
123. Bae YK, Shim YR, Choi JH, Kim MJ, Gabrielson E, Lee SJ, Hwang TY, Shin SO: Gene promoter hypermethylation in tumors and plasma of breast cancer patients. Cancer Research and Treatment 2005, 37(4):233-240.
124. Lau QC, Raja E, Salto-Tellez M, Liu Q, Ito K, Inoue M, Putti TC, Loh M, Ko TK, Huang C: RUNX3 is frequently inactivated by dual mechanisms of protein mislocalization and promoter hypermethylation in breast cancer. Cancer research 2006, 66(13):6512-6520.
125. Tan S-H, Ida H, Lau Q-C, Goh B-C, Chieng W-S, Loh M, Ito Y: Detection of promoter hypermethylation in serum samples of cancer patients by methylation-specific polymerase chain reaction for tumour suppressor genes including RUNX3. Oncology reports 2007, 18(5):1225-1230.
126. Rao X, Evans J, Chae H, Pilrose J, Kim S, Yan P, Huang R, Lai H, Lin H, Liu Y: CpG island shore methylation regulates caveolin-1 expression in breast cancer. Oncogene 2013, 32(38):4519-4528.
127. Kim SJ, Kang H-S, Chang HL, Jung YC, Sim H-B, Lee KS, Ro J, Lee ES: Promoter hypomethylation of the N-acetyltransferase 1 gene in breast cancer. Oncology reports 2008, 19(3):663-668.
128. Pakneshan P, Szyf M, Farias-Eisner R, Rabbani SA: Reversal of the hypomethylation status of urokinase (uPA) promoter blocks breast cancer growth and metastasis. Journal of Biological Chemistry 2004, 279(30):31735-31744.
129. Hon GC, Hawkins RD, Caballero OL, Lo C, Lister R, Pelizzola M, Valsesia A, Ye Z, Kuan S, Edsall LE: Global DNA hypomethylation coupled to repressive chromatin domain formation and gene silencing in breast cancer. Genome research 2012, 22(2):246-258.
130. Kornegoor R, Moelans CB, Verschuur-Maes AH, Hogenes MC, de Bruin PC, Oudejans JJ, van Diest PJ: Promoter hypermethylation in male breast can-

cer: analysis by multiplex ligation-dependent probe amplification. Breast Cancer Res 2012, 14(4):R101.
131. Luger K, Mäder AW, Richmond RK, Sargent DF, Richmond TJ: Crystal structure of the nucleosome core particle at 2.8 Å resolution. Nature 1997, 389(6648):251-260.
132. Kouzarides T: Chromatin modifications and their function. Cell 2007, 128(4):693-705.
133. Cedar H, Bergman Y: Linking DNA methylation and histone modification: patterns and paradigms. Nature Reviews Genetics 2009, 10(5):295-304.
134. Jenuwein T, Allis CD: Translating the histone code. Science 2001, 293(5532):1074-1080.
135. Allfrey V, Faulkner R, Mirsky A: Acetylation and methylation of histones and their possible role in the regulation of RNA synthesis. Proceedings of the National Academy of Sciences of the United States of America 1964, 51(5):786.
136. Strahl BD, Allis CD: The language of covalent histone modifications. Nature 2000, 403(6765):41-45.
137. Lee J-S, Smith E, Shilatifard A: The language of histone crosstalk. Cell 2010, 142(5):682-685.
138. Zippo A, Serafini R, Rocchigiani M, Pennacchini S, Krepelova A, Oliviero S: Histone crosstalk between H3S10ph and H4K16ac generates a histone code that mediates transcription elongation. Cell 2009, 138(6):1122-1136.
139. Wang Z, Zang C, Cui K, Schones DE, Barski A, Peng W, Zhao K: Genome-wide mapping of HATs and HDACs reveals distinct functions in active and inactive genes. Cell 2009, 138(5):1019-1031.
140. Wolffe AP, Hayes JJ: Chromatin disruption and modification. Nucleic acids research 1999, 27(3):711-720.
141. Gardner KE, Allis CD, Strahl BD: Operating on chromatin, a colorful language where context matters. Journal of molecular biology 2011, 409(1):36-46.
142. Sawan C, Herceg Z: Histone modifications and cancer. Adv Genet 2010, 70:57-85.
143. Füllgrabe J, Kavanagh E, Joseph B: Histone oncomodifications. Oncogene 2011, 30(31):3391-3403.
144. Munshi A, Shafi G, Aliya N, Jyothy A: Histone modifications dictate specific biological readouts. Journal of Genetics and Genomics 2009, 36(2):75-88.
145. Fu S, Kurzrock R: Development of curcumin as an epigenetic agent. Cancer 2010, 116(20):4670-4676.
146. Bannister AJ, Kouzarides T: The CBP co-activator is a histone acetyltransferase. 1996, 383(6610):641-643.
147. Hodawadekar S, Marmorstein R: Chemistry of acetyl transfer by histone modifying enzymes: structure, mechanism and implications for effector design. Oncogene 2007, 26(37):5528-5540.
148. Bannister AJ, Kouzarides T: Regulation of chromatin by histone modifications. Cell research 2011, 21(3):381-395.
149. Arts J, Schepper Sd, Emelen KV: Histone deacetylase inhibitors: from chromatin remodeling to experimental cancer therapeutics. Current medicinal chemistry 2003, 10(22):2343-2350.
150. Prince HM, Bishton MJ, Harrison SJ: Clinical studies of histone deacetylase inhibitors. Clinical Cancer Research 2009, 15(12):3958-3969.
151. Huang X, Wang S, Lee C-K, Yang X, Liu B: HDAC inhibitor SNDX-275 enhances efficacy of trastuzumab in erbB2-overexpressing breast cancer cells and exhibits potential to overcome trastuzumab resistance. Cancer letters 2011, 307(1):72-79.
152. Campagna-Slater V, Mok MW, Nguyen KT, Feher M, Najmanovich R, Schapira M: Structural chemistry of the histone methyltransferases cofactor binding site. Journal of chemical information and modeling 2011, 51(3):612-623.
153. Lee Y-H, Stallcup MR: Minireview: protein arginine methylation of nonhistone proteins in transcriptional regulation. Molecular endocrinology 2009, 23(4):425-433.
154. Barski A, Cuddapah S, Cui K, Roh T-Y, Schones DE, Wang Z, Wei G, Chepelev I, Zhao K: High-resolution profiling of histone methylations in the human genome. Cell 2007, 129(4):823-837.
155. Mosammaparast N, Shi Y: Reversal of histone methylation: biochemical and molecular mechanisms of histone demethylases. Annual review of biochemistry 2010, 79:155-179.
156. Varier RA, Timmers HM: Histone lysine methylation and demethylation pathways in cancer. Biochimica et Biophysica Acta [BBA]-Reviews on Cancer 2011, 1815(1):75-89.
157. Tsang DP, Cheng AS: Epigenetic regulation of signaling pathways in cancer: role of the histone methyltransferase EZH2. Journal of gastroenterology and hepatology 2011, 26(1):19-27.
158. Cao R, Wang L, Wang H, Xia L, Erdjument-Bromage H, Tempst P, Jones RS, Zhang Y: Role of histone H3 lysine 27 methylation in Polycomb-group silencing. Science 2002, 298(5595):1039-1043.
159. Simon JA, Lange CA: Roles of the EZH2 histone methyltransferase in cancer epigenetics. Mutation Research/Fundamental and Molecular Mechanisms of Mutagenesis 2008, 647(1):21-29.
160. Varambally S, Dhanasekaran SM, Zhou M, Barrette TR, Kumar-Sinha C, Sanda MG, Ghosh D, Pienta KJ, Sewalt RG, Otte AP: The polycomb group protein EZH2 is involved in progression of prostate cancer. nature 2002, 419(6907):624-629.
161. Bachmann IM, Halvorsen OJ, Collett K, Stefansson IM, Straume O, Haukaas SA, Salvesen HB, Otte AP, Akslen LA: EZH2 expression is associated with high proliferation rate and aggressive tumor subgroups in cutaneous melanoma and cancers of the endometrium, prostate, and breast. Journal of Clinical Oncology 2006, 24(2):268-273.
162. Kleer CG, Cao Q, Varambally S, Shen R, Ota I, Tomlins SA, Ghosh D, Sewalt RG, Otte AP, Hayes DF: EZH2 is a marker of aggressive breast cancer and promotes neoplastic transformation of breast epithelial cells. Proceedings of the National Academy of Sciences 2003, 100(20):11606-11611.
163. Croonquist PA, Van Ness B: The polycomb group

protein enhancer of zeste homolog 2 (EZH2) is an oncogene that influences myeloma cell growth and the mutant ras phenotype. Oncogene 2005, 24(41):6269-6280.
164. Chase A, Cross NC: Aberrations of EZH2 in cancer. Clinical Cancer Research 2011, 17(9):2613-2618.
165. Nikoloski G, Langemeijer SM, Kuiper RP, Knops R, Massop M, Tönnissen ER, Van der Heijden A, Scheele TN, Vandenberghe P, de Witte T: Somatic mutations of the histone methyltransferase gene EZH2 in myelodysplastic syndromes. Nature genetics 2010, 42(8):665-667.
166. Zhang J, Ding L, Holmfeldt L, Wu G, Heatley SL, Payne-Turner D, Easton J, Chen X, Wang J, Rusch M: The genetic basis of early T-cell precursor acute lymphoblastic leukaemia. Nature 2012, 481(7380):157-163.
167. Doherty LF, Bromer JG, Zhou Y, Aldad TS, Taylor HS: In utero exposure to diethylstilbestrol (DES) or bisphenol-A (BPA) increases EZH2 expression in the mammary gland: an epigenetic mechanism linking endocrine disruptors to breast cancer. Hormones and Cancer 2010, 1(3):146-155.
168. Gonzalez ME, DuPrie ML, Krueger H, Merajver SD, Ventura AC, Toy KA, Kleer CG: Histone methyltransferase EZH2 induces Akt-dependent genomic instability and BRCA1 inhibition in breast cancer. Cancer research 2011, 71(6):2360-2370.
169. Dong C, Wu Y, Yao J, Wang Y, Yu Y, Rychahou PG, Evers BM, Zhou BP: G9a interacts with Snail and is critical for Snail-mediated E-cadherin repression in human breast cancer. The Journal of clinical investigation 2012, 122(4):1469-1486.
170. Purcell DJ, Jeong KW, Bittencourt D, Gerke DS, Stallcup MR: A distinct mechanism for coactivator versus corepressor function by histone methyltransferase G9a in transcriptional regulation. Journal of Biological Chemistry 2011, 286(49):41963-41971.
171. Zhou Z, Thomsen R, Kahns S, Nielsen AL: The NSD3L histone methyltransferase regulates cell cycle and cell invasion in breast cancer cells. Biochemical and biophysical research communications 2010, 398(3):565-570.
172. Bedford MT: Arginine methylation at a glance. Journal of cell science 2007, 120(24):4243-4246.
173. Le Romancer M, Treilleux I, Leconte N, Robin-Lespinasse Y, Sentis S, Bouchekioua-Bouzaghou K, Goddard S, Gobert-Gosse S, Corbo L: Regulation of estrogen rapid signaling through arginine methylation by PRMT1. Molecular cell 2008, 31(2):212-221.
174. Shi Y, Lan F, Matson C, Mulligan P, Whetstine JR, Cole PA, Casero RA, Shi Y: Histone demethylation mediated by the nuclear amine oxidase homolog LSD1. cell 2004, 119(7):941-953.
175. Hayami S, Kelly JD, Cho HS, Yoshimatsu M, Unoki M, Tsunoda T, Field HI, Neal DE, Yamaue H, Ponder BA: Overexpression of LSD1 contributes to human carcinogenesis through chromatin regulation in various cancers. International journal of cancer 2011, 128(3):574-586.
176. Rotili D, Mai A: Targeting histone demethylases a new avenue for the fight against cancer. Genes & cancer 2011, 2(6):663-679.
177. Lim S, Janzer A, Becker A, Zimmer A, Schüle R, Buettner R, Kirfel J: Lysine-specific demethylase 1 (LSD1) is highly expressed in ER-negative breast cancers and a biomarker predicting aggressive biology. Carcinogenesis 2010, 31(3):512-520.
178. Wang Y, Zhang H, Chen Y, Sun Y, Yang F, Yu W, Liang J, Sun L, Yang X, Shi L: LSD1 is a subunit of the NuRD complex and targets the metastasis programs in breast cancer. Cell 2009, 138(4):660-672.
179. Liu G, Bollig-Fischer A, Kreike B, van de Vijver MJ, Abrams J, Ethier SP, Yang Z-Q: Genomic amplification and oncogenic properties of the GASC1 histone demethylase gene in breast cancer. Oncogene 2009, 28(50):4491-4500.
180. Yamane K, Tateishi K, Klose RJ, Fang J, Fabrizio LA, Erdjument-Bromage H, Taylor-Papadimitriou J, Tempst P, Zhang Y: PLU-1 is an H3K4 demethylase involved in transcriptional repression and breast cancer cell proliferation. Molecular cell 2007, 25(6):801-812.
181. Shi L, Sun L, Li Q, Liang J, Yu W, Yi X, Yang X, Li Y, Han X, Zhang Y: Histone demethylase JMJD2B coordinates H3K4/H3K9 methylation and promotes hormonally responsive breast carcinogenesis. Proceedings of the National Academy of Sciences 2011, 108(18):7541-7546.
182. Kawazu M, Saso K, Tong KI, McQuire T, Goto K, Son D-O, Wakeham A, Miyagishi M, Mak TW, Okada H: Histone demethylase JMJD2B functions as a co-factor of estrogen receptor in breast cancer proliferation and mammary gland development. PloS one 2011, 6(3):e17830.
183. Huang J, Sengupta R, Espejo AB, Lee MG, Dorsey JA, Richter M, Opravil S, Shiekhattar R, Bedford MT, Jenuwein T: p53 is regulated by the lysine demethylase LSD1. Nature 2007, 449(7158):105-108.
184. Wang J, Hevi S, Kurash JK, Lei H, Gay F, Bajko J, Su H, Sun W, Chang H, Xu G: The lysine demethylase LSD1 (KDM1) is required for maintenance of global DNA methylation. Nature genetics 2009, 41(1):125-129.
185. Guil S, Esteller M: DNA methylomes, histone codes and miRNAs: tying it all together. The international journal of biochemistry & cell biology 2009, 41(1):87-95.
186. Calin GA, Croce CM: MicroRNA signatures in human cancers. Nature Reviews Cancer 2006, 6(11):857-866.
187. Meltzer PS: Cancer genomics: small RNAs with big impacts. Nature 2005, 435(7043):745-746.
188. Winter J, Jung S, Keller S, Gregory RI, Diederichs S: Many roads to maturity: microRNA biogenesis pathways and their regulation. Nature cell biology 2009, 11(3):228-234.
189. Chen H, Hardy TM, Tollefsbol TO: Epigenomics of ovarian cancer and its chemoprevention. Frontiers

in genetics 2011, 2.
190. Brait M, Sidransky D: Cancer epigenetics: above and beyond. Toxicology mechanisms and methods 2011, 21(4):275-288.
191. Lu J, Getz G, Miska EA, Alvarez-Saavedra E, Lamb J, Peck D, Sweet-Cordero A, Ebert BL, Mak RH, Ferrando AA: MicroRNA expression profiles classify human cancers. nature 2005, 435(7043):834-838.
192. Zhang B, Pan X, Cobb GP, Anderson TA: microRNAs as oncogenes and tumor suppressors. Developmental biology 2007, 302(1):1-12.
193. Farazi TA, Horlings HM, Jelle J, Mihailovic A, Halfwerk H, Morozov P, Brown M, Hafner M, Reyal F, van Kouwenhove M: MicroRNA sequence and expression analysis in breast tumors by deep sequencing. Cancer research 2011, 71(13):4443-4453.
194. Davoren PA, McNeill RE, Lowery AJ, Kerin MJ, Miller N: Identification of suitable endogenous control genes for microRNA gene expression analysis in human breast cancer. BMC molecular biology 2008, 9(1):76.
195. Iorio MV, Ferracin M, Liu C-G, Veronese A, Spizzo R, Sabbioni S, Magri E, Pedriali M, Fabbri M, Campiglio M: MicroRNA gene expression deregulation in human breast cancer. Cancer research 2005, 65(16):7065-7070.
196. Lal EODA: MicroRNAs and their target gene networks in breast cancer. Breast Cancer Res 2010, 12:201.
197. Asaga S, Kuo C, Nguyen T, Terpenning M, Giuliano AE, Hoon DS: Direct serum assay for microRNA-21 concentrations in early and advanced breast cancer. Clinical chemistry 2011, 57(1):84-91.
198. Frankel LB, Christoffersen NR, Jacobsen A, Lindow M, Krogh A, Lund AH: Programmed cell death 4 (PDCD4) is an important functional target of the microRNA miR-21 in breast cancer cells. Journal of Biological Chemistry 2008, 283(2):1026-1033.
199. Group EBCTC: Comparisons between different polychemotherapy regimens for early breast cancer: meta-analyses of long-term outcome among 100 000 women in 123 randomised trials. The Lancet 2012, 379(9814):432-444.
200. Visvanathan K, Sukumar S, Davidson NE: Epigenetic biomarkers and breast cancer: cause for optimism. Clinical Cancer Research 2006, 12(22):6591-6593.
201. Nass SJ, Herman JG, Gabrielson E, Iversen PW, Parl FF, Davidson NE, Graff JR: Aberrant methylation of the estrogen receptor and E-cadherin 5′ CpG islands increases with malignant progression in human breast cancer. Cancer research 2000, 60(16):4346-4348.
202. Adams BD, Furneaux H, White BA: The micro-ribonucleic acid (miRNA) miR-206 targets the human estrogen receptor-α (ERα) and represses ERα messenger RNA and protein expression in breast cancer cell lines. Molecular endocrinology 2007, 21(5):1132-1147.
203. Leivonen S, Mäkelä R, Östling P, Kohonen P, Haapa-Paananen S, Kleivi K, Enerly E, Aakula A, Hellström K, Sahlberg N: Protein lysate microarray analysis to identify microRNAs regulating estrogen receptor signaling in breast cancer cell lines. Oncogene 2009, 28(44):3926-3936.
204. Heyn H, Engelmann M, Schreek S, Ahrens P, Lehmann U, Kreipe H, Schlegelberger B, Beger C: MicroRNA miR 335 is crucial for the BRCA1 regulatory cascade in breast cancer development. International Journal of Cancer 2011, 129(12):2797-2806.
205. Donninger H, Vos MD, Clark GJ: The RASSF1A tumor suppressor. Journal of cell science 2007, 120(18):3163-3172.
206. Hesson LB, Cooper WN, Latif F: The role of RASSF1A methylation in cancer. Disease markers 2007, 23(1-2):73-87.
207. Sebova K, Zmetakova I, Bella V, Kajo K, Stankovicova I, Kajabova V, Krivulcik T, Lasabova Z, Tomka M, Galbavy S: RASSF1A and CDH1 hypermethylation as potential epimarkers in breast cancer. Cancer Biomarkers 2011, 10(1):13.
208. Jiang Y, Cui L, Chen W, Shen S, Ding L: The prognostic role of RASSF1A promoter methylation in breast cancer: a meta-analysis of published data. PLoS One 2012, 7(5):e36780.
209. Fujii S, Ito K, Ito Y, Ochiai A: Enhancer of zeste homologue 2 (EZH2) down-regulates RUNX3 by increasing histone H3 methylation. Journal of Biological Chemistry 2008, 283(25):17324-17332.
210. Collett K, Eide GE, Arnes J, Stefansson IM, Eide J, Braaten A, Aas T, Otte AP, Akslen LA: Expression of enhancer of zeste homologue 2 is significantly associated with increased tumor cell proliferation and is a marker of aggressive breast cancer. Clinical Cancer Research 2006, 12(4):1168-1174.
211. Pal B, Bouras T, Shi W, Vaillant F, Sheridan JM, Fu N, Breslin K, Jiang K, Ritchie ME, Young M: Global changes in the mammary epigenome are induced by hormonal cues and coordinated by Ezh2. Cell reports 2013, 3(2):411-426.
212. Hossain A, Kuo MT, Saunders GF: Mir-17-5p regulates breast cancer cell proliferation by inhibiting translation of AIB1 mRNA. Molecular and cellular biology 2006, 26(21):8191-8201.
213. Yu Z, Wang C, Wang M, Li Z, Casimiro MC, Liu M, Wu K, Whittle J, Ju X, Hyslop T: A cyclin D1/microRNA 17/20 regulatory feedback loop in control of breast cancer cell proliferation. The Journal of cell biology 2008, 182(3):509-517.
214. Yan L-X, Huang X-F, Shao Q, Huang M-Y, Deng L, Wu Q-L, Zeng Y-X, Shao J-Y: MicroRNA miR-21 overexpression in human breast cancer is associated with advanced clinical stage, lymph node metastasis and patient poor prognosis. Rna 2008, 14(11):2348-2360.
215. Morita S, Takahashi R-u, Yamashita R, Toyoda A, Horii T, Kimura M, Fujiyama A, Nakai K, Tajima S, Matoba R: Genome-wide analysis of DNA methylation and expression of microRNAs in breast cancer

cells. International journal of molecular sciences 2012, 13(7):8259-8272.
216. Laird PW: Cancer epigenetics. Human molecular genetics 2005, 14(suppl 1):R65-R76.
217. Stearns V, Zhou Q, Davidson NE: Epigenetic regulation as a new target for breast cancer therapy. Cancer investigation 2007, 25(8):659.
218. Krusche CA, Wülfing P, Kersting C, Vloet A, Böcker W, Kiesel L, Beier HM, Alfer J: Histone deacetylase-1 and-3 protein expression in human breast cancer: a tissue microarray analysis. Breast cancer research and treatment 2005, 90(1):15-23.
219. Zhang Z, Yamashita H, Toyama T, Sugiura H, Omoto Y, Ando Y, Mita K, Hamaguchi M, Hayashi S-i, Iwase H: HDAC6 expression is correlated with better survival in breast cancer. Clinical Cancer Research 2004, 10(20):6962-6968.
220. Munster PN, Troso-Sandoval T, Rosen N, Rifkind R, Marks PA, Richon VM: The histone deacetylase inhibitor suberoylanilide hydroxamic acid induces differentiation of human breast cancer cells. Cancer research 2001, 61(23):8492-8497.
221. Luu TH, Morgan RJ, Leong L, Lim D, McNamara M, Portnow J, Frankel P, Smith DD, Doroshow JH, Gandara DR: A phase II trial of vorinostat [suberoylanilide hydroxamic acid] in metastatic breast cancer: a California Cancer Consortium study. Clinical Cancer Research 2008, 14(21):7138-7142.
222. Munster P, Thurn K, Thomas S, Raha P, Lacevic M, Miller A, Melisko M, Ismail-Khan R, Rugo H, Moasser M: A phase II study of the histone deacetylase inhibitor vorinostat combined with tamoxifen for the treatment of patients with hormone therapy-resistant breast cancer. British journal of cancer 2011, 104(12):1828-1835.
223. Ramaswamy B, Fiskus W, Cohen B, Pellegrino C, Hershman D, Chuang E, Luu T, Somlo G, Goetz M, Swaby R: Phase I–II study of vorinostat plus paclitaxel and bevacizumab in metastatic breast cancer: evidence for vorinostat-induced tubulin acetylation and Hsp90 inhibition in vivo. Breast cancer research and treatment 2012, 132(3):1063-1072.
224. Chen S, Ye J, Kijima I, Evans D: The HDAC inhibitor LBH589 [panobinostat] is an inhibitory modulator of aromatase gene expression. Proceedings of the National Academy of Sciences 2010, 107(24):11032-11037.
225.Zhou Q, Atadja P, Davidson NE: Histone deacetylase inhibitor LBH589 reactivates silenced estrogen receptor alpha (ER) gene expression without loss of DNA hypermethylation. Cancer biology & therapy 2007, 6(1):64-69.
226. Rao R, Nalluri S, Kolhe R, Yang Y, Fiskus W, Chen J, Ha K, Buckley KM, Balusu R, Coothankandaswamy V: Treatment with panobinostat induces glucose-regulated protein 78 acetylation and endoplasmic reticulum stress in breast cancer cells. Molecular cancer therapeutics 2010, 9(4):942-952.
227. Tate CR, Rhodes LV, Segar HC, Driver JL, Pounder FN, Burow ME, Collins-Burow BM: Targeting triple-negative breast cancer cells with the histone deacetylase inhibitor panobinostat. Breast Cancer Res 2012, 14(3):R79.
228. Lee BI, Park SH, Kim JW, Sausville EA, Kim HT, Nakanishi O, Trepel JB, Kim S-J: MS-275, a histone deacetylase inhibitor, selectively induces transforming growth factor β type II receptor expression in human breast cancer cells. Cancer research 2001, 61(3):931-934.
229. Huang X, Gao L, Wang S, Lee C-K, Ordentlich P, Liu B: HDAC inhibitor SNDX-275 induces apoptosis in erbB2-overexpressing breast cancer cells via down-regulation of erbB3 expression. Cancer research 2009, 69(21):8403-8411.
230. Sabnis GJ, Goloubeva O, Chumsri S, Nguyen N, Sukumar S, Brodie AM: Functional activation of the estrogen receptor-α and aromatase by the HDAC inhibitor entinostat sensitizes ER-negative tumors to letrozole. Cancer research 2011, 71(5):1893-1903.
231. Hirokawa Y, Arnold M, Nakajima H, Zalcberg J, Maruta H: Signal therapy of breast cancers by the HDAC inhibitor FK228 that blocks the activation of PAK1 and abrogates the tamoxifen-resistance. Cancer biology & therapy 2005, 4(9):956-960.
232. Jawed S, Kim B, Ottenhof T, Brown GM, Werstiuk ES, Niles LP: Human melatonin MT 1 receptor induction by valproic acid and its effects in combination with melatonin on MCF-7 breast cancer cell proliferation. European journal of pharmacology 2007, 560(1):17-22.
233. Hodges-Gallagher L, Valentine CD, El Bader S, Kushner PJ: Inhibition of histone deacetylase enhances the anti-proliferative action of antiestrogens on breast cancer cells and blocks tamoxifen-induced proliferation of uterine cells. Breast cancer research and treatment 2007, 105(3):297-309.
234. Reid G, Metivier R, Lin C-Y, Denger S, Ibberson D, Ivacevic T, Brand H, Benes V, Liu ET, Gannon F: Multiple mechanisms induce transcriptional silencing of a subset of genes, including oestrogen receptor α, in response to deacetylase inhibition by valproic acid and trichostatin A. Oncogene 2005, 24(31):4894-4907.
235. Mongan NP, Gudas LJ: Valproic acid, in combination with all-trans retinoic acid and 5-aza-2′-deoxycytidine, restores expression of silenced RARβ2 in breast cancer cells. Molecular cancer therapeutics 2005, 4(3):477-486.
236. Dyer ES, Paulsen MT, Markwart SM, Goh M, Livant DL, Ljungman M: Phenylbutyrate inhibits the invasive properties of prostate and breast cancer cell lines in the sea urchin embryo basement membrane invasion assay. International journal of cancer 2002, 101(5):496-499.
237. Sharma D, Saxena NK, Davidson NE, Vertino PM: Restoration of tamoxifen sensitivity in estrogen receptor–negative breast cancer cells: tamoxifen-bound reactivated ER recruits distinctive corepressor complexes. Cancer research 2006,

66(12):6370-6378.
238. Fan J, Yin W-J, Lu J-S, Wang L, Wu J, Wu F-Y, Di G-H, Shen Z-Z, Shao Z-M: ERα negative breast cancer cells restore response to endocrine therapy by combination treatment with both HDAC inhibitor and DNMT inhibitor. Journal of cancer research and clinical oncology 2008, 134(8):883-890.
239. Keen JC, Yan L, Mack KM, Pettit C, Smith D, Sharma D, Davidson NE: A novel histone deacetylase inhibitor, scriptaid, enhances expression of functional estrogen receptor α(ER) in ER negative human breast cancer cells in combination with 5-aza 2′-deoxycytidine. Breast cancer research and treatment 2003, 81(3):177-186.
240. Yang X, Ferguson AT, Nass SJ, Phillips DL, Butash KA, Wang SM, Herman JG, Davidson NE: Transcriptional activation of estrogen receptor α in human breast cancer cells by histone deacetylase inhibition. Cancer research 2000, 60(24):6890-6894.
241. Gauthier N, Caron M, Pedro L, Arcand M, Blouin J, Labonté A, Normand C, Paquet V, Rodenbrock A, Roy M: Development of homogeneous nonradioactive methyltransferase and demethylase assays targeting histone H3 lysine 4. Journal of biomolecular screening 2012, 17(1):49-58.
242. Islam AB, Richter WF, Jacobs LA, Lopez-Bigas N, Benevolenskaya EV: Co-regulation of histone-modifying enzymes in cancer. PloS one 2011, 6(8):e24023.
243. Patani N, Jiang WG, Newbold RF, Mokbel K: Histone-modifier gene expression profiles are associated with pathological and clinical outcomes in human breast cancer. Anticancer research 2011, 31(12):4115-4125.
244. Kutanzi KR, Yurchenko OV, Beland FA, Vasyl'F C, Pogribny IP: MicroRNA-mediated drug resistance in breast cancer. Clinical epigenetics 2011, 2(2):171-185.
245. Rao X, Di Leva G, Li M, Fang F, Devlin C, Hartman-Frey C, Burow M, Ivan M, Croce C, Nephew K: MicroRNA-221/222 confers breast cancer fulvestrant resistance by regulating multiple signaling pathways. Oncogene 2011, 30(9):1082-1097.

第 6 章

乳腺癌营养基因组学

Shailendra Dwivedi，Shailja Shukla，
Apul Goel，Praveen Sharma，Sanjay
Khattri，Kamlesh Kumar Pant

摘 要

环境因素和基因组成通过生物中心法则在决定一个特征的表型外观上起主要作用。表观遗传学、转录组学和蛋白质组学在表达生物学中起关键作用，基因表达不同会导致机体结构和功能不同。环境因素包括多种暴露因素，通常是由口腔、空气和皮肤摄入。几种具有生物活性的食物成分，包括必需营养素和非必需营养素，能够调节基因表达谱。因此营养基因组学是研究摄入营养素和其他食物成分对于基因表达和基因调节的影响，即饮食 –基因相互作用，从而鉴别饮食成分的有益性和有害性。营养基因组学是健康、饮食和基因组学的交汇点，其受表观遗传学、转录组学和蛋白质组学生物过程的影响。因此营养基因组学有助于决定基于个体遗传背景的营养需求（即个体化饮食）与饮食和慢性疾病如癌症的相关性，为理解乳腺癌的复杂性及其更好的治疗打开了一扇新的窗户。

关键词

营养基因组学　乳腺癌　癌变　异黄酮　维生素　番茄红素

引言

在世界范围，乳腺癌占女性所有癌症（不包括非黑色素皮肤癌）的 22.9%。2008 年，乳腺癌导致 458 503 例死亡，占女性癌症死亡人数的 13.7%[1]。所有乳腺癌病例中，仅有 5%~10% 认为是遗传易感性，故环境因素包括一个人的饮食习惯可能是主要因素。

目前的肿瘤癌变模式包括那些来源于生殖系突变的，仅占人类肿瘤总例数的 5%，这些肿瘤因生殖突变而引发。其余 95% 的肿瘤起源于环境暴露中的散发事件。这里的环境包括环境污染物和饮食中的一些物质。肿瘤病因学特别是乳腺癌的病因学仍不十分清楚。一些研究者提出了不同的癌变机制，但因其非常复杂且多因素交织，目前认知仍很有限 [2]。据估计，所有肿瘤死因的 1/3 可归因于饮食因素。这是由于个体饮食中既缺乏保护性天然成分的摄入，如多酚、固醇、类黄酮、类胡萝卜素，又暴露于饮食中的天然致癌剂，如黄曲霉素、伏马毒素和重金属等。具有生物活性的食物成分能影响多种生理过程，如凋亡、代谢、细胞分化和生长、DNA 修复、激素调节和炎症等。

营养基因组学包括基于个体遗传背景确

定个体营养需求,以及确定饮食与慢性疾病的关联性。营养基因组学重点在个体化饮食,这也是实现个体化医学的一部分。营养基因组学与营养遗传学有关,后者研究相同营养物不同个体反应的遗传基础,这种现象的原因在于基因多态性。因此,基因决定功能,但营养成分能修饰基因表达程度[3]。与地中海式饮食或土著墨西哥人的饮食方式相比,西方国家饮食方式与患乳腺癌风险的增加有关。因此应发展营养学方面的研究,以阻止致癌剂的效应、消除肿瘤早期的癌前病变、拮抗克隆性肿瘤群体增殖(如诱导癌细胞凋亡)[4]。

营养基因组学的终极目的是发展基于基因组学的生物标志物,用于早期检测和预防包括癌症在内的饮食相关疾病。为实现此目的,开发能够作为肿瘤风险评估标签或指纹的组织特异性饮食反应至关重要[5]。肿瘤早期(肿瘤启动)阶段营养标志物的可用性有可能作为肿瘤预后的评判工具。一个复杂的因素是饮食中包含大量的化合物,每种营养物有不同的基因靶标和不同的亲和性。例如雌激素、异黄酮与 ER 存在交叉效应,这种相互作用如何影响乳腺癌的发展和预防的机制比较复杂[6]。

营养基因组学是健康、饮食和基因组学的结合体,可看作是分子营养学与基因组学的组合。具有生物活性饮食成分可产生不同的组织和器官特异性效应,包括基因表达谱(转录组)、染色质构建(表观基因组)、蛋白表达谱含翻译后修饰(蛋白质组)和代谢谱(代谢组)。图 6.1 显示了基因表型发生、发展进程中生物活性食物成分和各种分子流的整合。表 6.1描述了影响营养基因组学和基因表型的要素。营养基因组学将有助于我们理解营养如何影响代谢通路和稳态控制,在饮食相关疾病的早期如何进行调控,以及敏感体质与疾病的关联程度。营养基因组学也将确定参与饮食生理反应的基因、可能具有重要营养效应的基因多态性以及环境因素对基因表达的影响[7]。

研究基因组的信息结合高通量“组学”技术,可使我们获取新的知识,以便更好地理解基于基因型的营养物与基因之间的相互作用,其最终目的是开发个体化营养策略,以达到最佳健康状态和预防疾病[8]。营养遗传学和营养基因组学作为中心科学有 3 个要素。首先,基因组在人种与个体间存在丰富的多样性,这会影响营养物的生物利用度和代谢。其次,因文化、经济、地理和味觉感知不同,人与人的食物/营养物利用度和选择方面差别很大。第三,营养不佳如营养缺乏或过剩,其本身影响基因表达和基因组稳定性,后者导致基因突变或染色体变异,进而出现基因剂量异常和表达异常,最终产生有害表型[9]。

营养基因组学的主要目的是:①将营养组学(如营养摄入组合)与当前基因组学状态

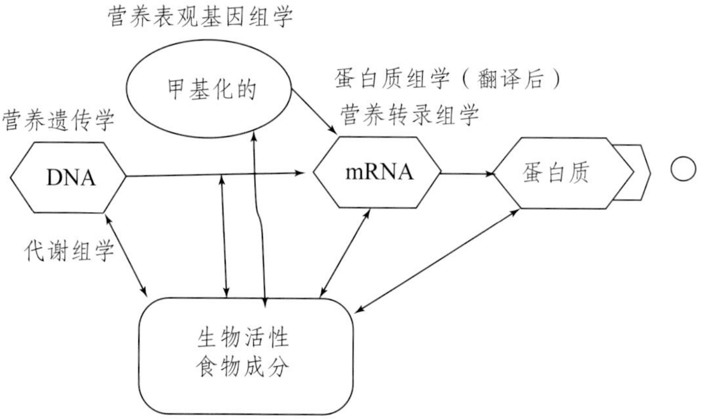

图 6.1 基因表型发生、发展中生物活性食物成分和各种分子流的整合。

表6.1　影响营养基因组学研究和基因表型的因素

方法	定义和要素
转录组学	分子生物学分支之一，研究在特定细胞类型中单个细胞或一群细胞中mRNA分子的产生 对营养物和基因靶标相应反应的转录因子的鉴定 RNA扩增及过程（数量、质量、重复、实时PCR、高密度分析） 起始组织或细胞材料的定量 表达水平倍数变化 患者和健康人个体内与个体间变异和单个基因或一组基因在特定疾病或营养条件下的调节变化（上调或下调）的确定 细胞群体的异质性和单细胞表达谱 单核苷酸多态性基因变体的组合 数据处理和解读
表观遗传学	定义为基因表达方面的可遗传的改变，但DNA序列没有任何改变 染色质修饰特征描述，可影响基因表达和营养物的作用 组蛋白修饰 DNA甲基化 核小体组成 组蛋白修饰的顺序、组蛋白间的相互依赖、组蛋白内的相互依赖和修饰的可逆性 组蛋白修饰的交流对话和相互依赖、DNA甲基化和甲基结合蛋白 有助于细胞分化进化起源的探索和癌细胞变化的探索
蛋白质组学	大规模研究蛋白质，特别是其结构与功能方面的研究 基因表达研究与蛋白功能的联系 组织与细胞定位 血浆水平 表达水平 翻译后修饰 蛋白-蛋白相互作用 细胞功能 生物信息学与数据解读
代谢组学	代谢物化学处理过程的研究 代谢物诱导的生物学效应 代谢和配置中的个体差异 样本中代谢物的测量 组织、血浆中代谢物回收方法

改编自Milner等[2]。

（如遗传和获得性基因组）相匹配，使基因组稳定性、基因表达、代谢和细胞功能能正常运转和处于持续稳态[8]。②更好地解读关于饮食因素对健康影响的流行病学和临床干预研究获得的数据，这可能有助于改善有关个体化营养的建议[10]。

支持营养遗传学和营养基因组学科学性的基本假说[9]如下。

- 营养可能通过直接影响关键代谢通路的基因表达，在碱基水平或染色体水平间接影响基因突变发生率，基因突变反过来改变基因剂量和基因表达，从而对健康产生影响。

- 营养物和营养组学（营养物组合）对健康的影响依赖于遗传变异，遗传变异可改变营养物的摄入与代谢、酶和营养辅助因子的分子相互作用和生化反应的活性。
- 鉴于个体遗传特征和生活期、饮食偏好与健康状况的不同，如果每个个体的营养需求能量身定制，则能达到更好的健康效果。

基因组和表观基因组可能并不能完全解释饮食因素影响表型变化的能力，因为基因转录（转录组学）速率的改变是细胞生命过程的基本特征[11]。许多疾病涉及多个信号通路的重叠[12]。故通过转录谱技术检查这些信号通路可同时提供多个疾病风险的重要信息。值得注意的是，几种具有生物活性的食物成分，包括必需营养成分和非必需营养成分，能够调控基因表达谱，其对基因转录的影响不仅具有浓度依赖性，还具有时间依赖性[13]。这些变化加深了我们对影响一种或多种生物学过程的个体食物成分特异性的认识，即包括肿瘤发生风险和肿瘤生物学行为。

本章将试图阐述目前有关饮食与遗传背景的关系，以及饮食如何影响乳腺癌这一令当今全球女性深受其害的最常见肿瘤的研究进展。同时我们将重点突出不同的饮食能降低乳腺癌风险，尽管这些相互作用很复杂。

营养基因组学疾病

许多疾病涉及多遗传因素与环境因素如饮食之类的交互作用，其中就包括癌症、糖尿病、心脏病、肥胖和一些精神疾病。因此营养基因组学和营养遗传学这两门学科都旨在揭示饮食与基因组的相互作用，但二者的方法学和直接目标不同。营养基因组学将从一系列营养物中揭示最佳饮食，而营养遗传学将提供遗传背景的关键信息，这些信息能帮助临床医生确定个体的最佳饮食，即个体化营养[10]。下面5条营养基因组原则是理解这个新生领域要点和前景的概念基础[7]。

1. 在特定条件下和对某些个体而言，饮食是许多疾病重要的风险因素。

2. 日常饮食中的化合物能作用于人类基因组，直接或间接改变基因表达或基因结构。

3. 饮食对健康和疾病平衡状态的影响程度决定于个体的遗传背景。

4. 某些受饮食调节的基因（及其野生型、常见变异体）可能在慢性疾病的启动、发生、进展或恶化方面发挥作用。

5. 基于营养需求、营养状态和基因型（如个体化营养）的饮食干预可用于预防、缓解或治愈慢性疾病。

营养基因组学和癌变

癌变过程涉及多个阶段的病变过程，在此期间基因表达、蛋白和代谢功能均运转异常[14]。介导癌变启动的细胞变化可受饮食因素调节，这在后基因组时代产生了大量信息，有助于我们理解癌症这种疾病[15]。可遗传的基因突变能增加个体的肿瘤易感性。在没有明显暴露于基因毒物情况下，基因组和表观基因组损伤标志物本身就是微量元素不足的敏感提示，而这些微量元素可作为辅因子或DNA修复酶的成分，以维护CpG序列甲基化状态和预防DNA氧化损伤或尿嘧啶渗入到DNA分子中[16]。饮食被认为既可以是致癌剂的来源（内源性或烹饪产生），也可充当保护剂，如维生素、抗氧化剂和酶激活底物的解毒剂等[17]。现在很清楚，影响代谢过程的基因多态性可调控致癌剂同靶细胞的接触机会，故在癌症启动期发挥作用。参与激素调节的编码基因多态性的影响力在激素依赖的肿瘤如乳腺癌、前列腺癌、卵巢癌和子宫内膜癌中表现得最为强烈和明显。性激素受体基因的多态性，包含编码雌激素受体、孕激素受体和雄激素受体，已显示与患癌风险有关[18]。饮食因素无疑可与激素调节相互作用。肥胖尤其影响激素状态。同时一些食物成分如植物雌激素与性激素的代谢途径一样[19]，因此基因多态性可调节其肿瘤预防效应。

表观遗传学与营养基因组学的关联

营养物 - 基因相互作用研究的一个重要新兴组成部分是具备代内和跨代效应潜能的表观遗传学[20]。表观遗传学是指如何及何时调节一定基因的关闭和开放的过程，而表观基因组学是对一个细胞或整个机体表观遗传学变化的分析。表观遗传学过程对正常生长和发育有很强的影响，这个过程在如癌症之类的疾病状态下调控紊乱。饮食自身或与其他环境因素交互作用能导致表观遗传改变，从而打开或关闭特定基因。表 6.2 简要描述了涉及 DNA 甲基化的营养物和化学物。能够保护机体免于生病的功能基因的表观遗传沉默可导致人体在随后的生活中对疾病更加敏感。可遗传和被饮食修饰的表观基因组是指全局性的表观遗传模式，主要由以下三类表观遗传途径控制，即全基因组整体和基因特异性 DNA 甲基化、组蛋白修饰和染色质相关蛋白，其控制持家基因表达和阻遏寄生 DNA 如转座子的表达。表 6.3 列举了饮食中化学物及其对 DNA 甲基化的影响和作用机制。

有研究表明，萝卜硫素、丁酸盐和烯丙基硫是组蛋白脱乙酰酶的有效抑制剂。组蛋白脱乙酰酶抑制与整体组蛋白乙酰化水平增加、乙酰化组蛋白和 P21 及 BAX 基因启动子区的相互作用增强、P21Cip1/Waf1 和 BAX 蛋白更高的表达相关[33]。重要的是，已有报道证实萝卜硫素能减少人体中组蛋白脱乙酰酶的活性[33]。我们还需要进一步研究来确定人体中组蛋白脱乙酰酶的变化与癌症相关过程变化的关联性。此外，由于乙酰化仅仅是调节组蛋白稳态的一种方式[34]，营养如何影响其他类型组蛋白的修饰需要更多的关注。

表 6.2　涉及 DNA（高 / 低）甲基化的营养物和化学物

营养物	化学物
酒精	木黄酮
砷	蛋氨酸
甜菜碱	镍
镉	多酚
胆碱	硒
香豆雌酚	维生素 A
雌马酚	维生素 B_6
纤维	维生素 B_{12}
叶酸	锌

改编自 Trujillo 等[21]，Davis 和 Uthus[22]。

营养基因组学领域涉及多个学科，其包括饮食对基因组稳定性（分子和染色体水平的 DNA 损伤）、表观基因组变化（DNA 甲基化）、RNA 和微小 RNA 表达（转录组学）、蛋白表达（蛋白质组学）、代谢物改变（代谢组学）的影响，以上这些都可通过单独或以整体研究的方式判断健康或疾病状态。然而，这些生物标志物中，只有 DNA 损伤是清晰明确的基本病理标志，可通过促进异常细胞凋亡或减轻 DNA 损伤积累的速率来缓解。表观基因组、转录组、蛋白质组和代谢组水平的变化只是体现了机体接触不同营养物后调节性反馈，其本身也许不足以在基因组水平提示明确、不可逆的病理状况。

DNA 损伤可由以下一系列方式诊断：①单碱基损伤，例如 DNA 加成，氧化压力致羟基转移到鸟嘌呤上；② DNA 序列碱基位置改变，可用醛式反应探针测量；③ DNA 链断裂，常用彗星试验（Comet assay）测试；④端粒缩短，可用端粒限制片段长度分析、定量 PCR 或流式技术测量；⑤染色体断裂或丢失，常用微核细胞实验或中期染色体分析测量；⑥线粒体 DNA 损伤，常检测环状线粒体 DNA 序列的缺失或碱基损伤。基于其与营养（横向流行病学和干预研究）和疾病（前瞻性队列研究）相关性的证据，这些 DNA 损伤标志均在不同水平得到验证[35]。淋巴细胞胞质分裂阻断的微核是目前营养基因组研究中 DNA 损伤鉴定的经

表 6.3 饮食中的化学物、DNA 甲基化及其作用机制

饮食中的化学物	作用机制	表型 / 结果	参考文献
酒精	影响叶酸代谢,改变 DNA 甲基化	癌症易感性	[23]
砷	与胞嘧啶竞争，DNA 甲基化转移酶和来自 S- 腺苷蛋氨酸的硒作为甲基供体	肝脏总体低甲基化,癌症易感性	[24]
胆碱	饮食中缺乏胆碱与组织中 S- 腺苷蛋氨酸减少有关	肝癌生成,癌症易感性	[25]
叶酸	叶酸缺乏对 DNA 甲基化的效应复杂,依赖于细胞类型、器官和发育时期	癌症易感性	[26]
木黄酮	饮食木黄酮可通过基因表达的启动子改变癌变过程	降低肿瘤生成	[27]
番茄红素	直接 DNA 去甲基化活性；可通过基因表达的启动子调节改变癌变过程	降低肿瘤生成	[28]
蛋氨酸	蛋氨酸缺乏降低组织 S- 腺苷蛋氨酸,导致整体 DNA 低甲基化和啮齿动物肝细胞癌	肝细胞癌	[29]
镍	环境致癌剂,诱导抑癌基因甲基化重新合成；哺乳细胞组蛋白 H4 乙酰化抑制性效应	癌症易感性	[30]
硒	硒缺乏降低 DNA 甲基化；低摄入硒影响硒蛋白活性,导致编码基因 mRNA 水平改变	癌症易感性	[31]
维生素	维生素 B_2、维生素 B_6、维生素 B_{12} 是甲基代谢 - 碳单位必需的共因子	影响几个代谢途径,癌症易感性	[32]

过验证的最好生物标志物。

鉴于评估 DNA 损伤诊断技术的进展,现在有可能定出一个预防 DNA 损伤的饮食参考值,并开始将预防 DNA 损伤的基因组健康概念付诸临床实践 [35]。基因组损伤是导致进行性和退行性疾病的最基本原因,临床实践的转化正是基于这一认知,而这些疾病可以在遗传分类和个体化水平,通过合适的饮食和生活方式精确地诊断和预防。饮食影响遗传信息传递可发生在调控的多个位置 [10]。基因组学、转录组学、蛋白质组学和代谢组学的进展能让我们更快、更全面地理解生物活性成分如何影响人体健康。应用不同技术于细胞培养、动物和人体研究,可测试饮食中生物活性成分促进健康的潜能,每种实验方法都有其独特的优点和一定的局限性。

乳腺癌营养基因组学的研究进展

尽管文献不完全一致,几项散发性乳腺癌研究显示,水果、蔬菜 [36]、鱼、单 / 多不饱和脂肪酸 [37]、维生素 D、钙和植物雌激素可能减少患乳腺癌的风险。过多摄入肉、家禽、总能量和总脂肪及饱和脂肪酸被报道可增加患乳腺癌的风险 [38]。马尔默饮食和肿瘤队列(Malmö Diet and Cancer cohort）研究了携带 MTHFR 基因 2 个遗传多态性位点（677C/T 和 1298A/C）人群饮食中叶酸等效物与乳腺癌相关性。妇女如携带 MTHFR 基因 677CT/TT-1298AA 位点,叶酸等效物的摄入和乳腺癌正相关,如携带 677CT-1298 AC,则呈负相关 [39]。在一项巢式病例 - 对照研究中，Maruti 等报道携带双

拷贝 TT（TT 基因型）的绝经后妇女患乳腺癌风险增加。此外，摄入 B 族维生素可能影响 MTHFR 基因与乳腺癌风险之间的关系。现已发现，饮食摄入量少的叶酸和维生素 B_6 的妇女，MTHFR 相关患乳腺癌风险最明显 [40]。

一项新加坡华人巢式病例 - 对照健康研究中观察到乳腺癌风险与低叶酸摄入、乳腺癌风险与每周 / 每天低绿茶摄入之间呈负相关。同样，妇女携带高活性的 MTHFR/TYMS 基因型、0~1 个等位基因并且每周 / 每天摄入绿茶者，患乳腺癌风险更低，当叶酸摄入量也低时尤甚。当携带 2 个等位基因时，则无相关性。这些发现表明绿茶对乳腺癌的保护性作用机制之一是通过叶酸调节途径实现的 [41]。茶多酚 - 儿茶素 -3- 没食子酸盐（EGCG）的抗癌效应可能通过调节表观遗传过程介导，通过改变组蛋白乙酰化和甲基化状态重塑 ERα 启动子染色质结构，导致 ERα 阴性乳腺癌细胞系 ERα 重新激活 [42]。更进一步的报道显示，EGCG 可通过减少乳腺癌细胞系 MCF-7 中 hTERT 启动子甲基化和消除组蛋白 H3 上的赖氨酸 9（Lys9）乙酰化而抑制端粒酶活性 [43]。

一项亚裔美国人群 [44] 的研究报道了绿茶摄入与乳腺癌风险呈负相关，儿茶酚 - O- 甲基转移酶（COMT）则认为参与茶多酚的代谢。更特异的是，仅在至少携带一个低活性 COMT 等位基因的绿茶或黑茶饮用人群中观察到乳腺癌风险减少。茶中的儿茶酚降低乳腺癌风险，尤其是在妇女携带低活性 COMT 等位基因中，这些发现表明这些妇女保留更多的儿茶酚，故可从茶及其相关生物活性组分中获益最大 [45]。

上海乳腺癌研究中心调查了乳腺癌风险、GSTP1 遗传变量和其他饮食成分如十字花科蔬菜的相关性。GSTP1 Val/Val 基因型妇女，其患乳腺癌风险增加，在低量摄入十字花科蔬菜的停经前妇女中尤为明显。十字花科蔬菜和异硫氰酸盐高摄入者可能减少患乳腺癌风险，并影响 GSTP1 基因型效应 [45]，但并非所有妇女都受益。

海产氮 -3 脂肪酸涉及的乳腺癌发病风险可能取决于遗传学背景，携带编码低活性或无酶活性 GSTT1 基因的女性罹患乳腺癌风险与携带高 GSTT1 活性者相比，可降低 30%。这些数据提示氮 -3 脂肪酸的过氧化产物可能参与乳腺癌的保护 [46]。这种现象并不令人意外，因为据报道其他食物成分可通过产生自由基抑制肿瘤 [47]。富含苯乙基异硫氰酸酯（PEITC）的水田芥被认为具有抗癌活性，其粗提物通过降低翻译调节子 4E 结合蛋白 1（4E-BP1）的磷酸化 [48]，从而减少血管生成、抑制低氧诱导因子（HIF）活性和癌细胞生长。

一项乳腺癌病例 - 对照研究分析了 5- 脂氧合酶基因（ALOX）、5- 脂氧合酶基因激活蛋白基因（ALOX5AP）多态性、饮食中亚油酸摄入与乳腺癌风险相关性，发现女性如果携带 ALOX5AP 4900 A/G 等位基因且饮食中富含亚油酸，则比携带 AG 或 GG 基因型者患乳腺癌的风险更大。这些结果表明，当研究饮食脂肪和乳腺癌风险相关性时，应当考虑到 *n*- 6多不饱和脂肪酸代谢的遗传倾向性 [49]。此外，饮食中 ω-3 多不饱和脂肪酸能下调乳腺癌细胞中多梳蛋白（PcG）的表达，后者可增强 zeste 同系物 2（EZH2）效应。此研究报道了 EZH2 的 H3K27 位赖氨酸三甲基（H3K27me3）活性下降，而上皮钙黏素和胰岛素样生长因子结合蛋白 3 则上调。ω-3 多不饱和脂肪酸处理乳腺癌细胞可降其低侵袭能力 [50]。

一项绝经后妇女巢式病例 - 对照研究分析了氧化压力相关基因，包括催化酶（CAT）C262T、髓过氧化物酶（MPO）G463A、内皮细胞氧化亚氮合成酶（NOS3）G894T、血色素氧合酶（HO-1）GT（*n*）二核苷酸长度多态性与蔬菜、水果摄入量相互作用对乳腺癌风险的影响。结果显示，妇女低摄入蔬菜和水果与携带低风险 CAT 基因 CC 基因型，尤其是携带了 4 个或更多低风险等位基因的妇女，似乎与乳腺癌风险升高有关，这表明了内源性与外源性抗氧化剂在乳腺癌癌变过程中的作用 [51]。

Iwasaki 等研究了细胞色素 P450c 17α

（CYP17）、芳香化酶（CYP19）、17β-羟化类固醇脱氢酶1型（17β-HSD1）和性激素结合球蛋白（SHBG）基因4个单核苷酸多态性（SNP）位点对异黄酮摄入与乳腺癌风险关系的影响。研究结果证实，携带1个最少见的17β-HSD1等位基因和携带SHBG-GG基因型的绝经后日本妇女，异黄酮摄入与乳腺癌风险呈负相关，提示17β-HSD1和SHBG基因可影响二者之间的相关性[52]。异黄酮的抗雌激素效应及对DNA甲基化的影响可解释异黄酮摄入与乳腺癌风险的相关性。有报道显示绝经前健康妇女每天服用异黄酮可导致RARβ2 和CCND2基因启动子呈现剂量依赖性的甲基化改变，这种改变与染料木黄酮（genistein）水平相关。此外，还观察到雌激素标志物补体C3与染料木黄酮呈负相关，这提示后者的抗雌激素效应[53]。另外，染料木黄酮还与特定的表观遗传改变有关。例如乳腺癌MCF-7细胞系长期接触到染料木黄酮，则会导致乙酰化组蛋白H3表达减少，而且这种接触与促有丝分裂因子、组蛋白脱乙酰酶抑制剂的生长变化有关[54]。

饮食中的浆果已被认为能够影响乳腺癌风险，尽管机体对浆果反应差异明显，临床前期研究显示癌变早期E2代谢酶的水平可抑制乳腺肿瘤形成[55]。

一项新加坡华人的巢式病例－对照研究表明，绿茶饮用水平和血管收缩素转换酶（ACE）活性存在明显的相互作用，而ACE基因多态性影响乳腺癌风险[56]。甚至乳腺癌相关基因BRCA也受饮食影响，饮食中丰富的水果和蔬菜保护妇女免受BRCA基因激活的影响[57]。橄榄油是地中海饮食的基本成分，越来越多的证据表明橄榄油能潜在降低几种肿瘤的风险。大量流行病学研究显示橄榄油的消耗摄入与癌症风险降低的关联性，进一步的实验室研究正在进行中。橄榄油预防肿瘤的作用机制可能与单不饱和脂肪酸（MUFA）、油酸（OA; 18:1n-9）特定调节肿瘤相关基因的能力有关。对体外培养的乳腺癌细胞补充生理浓度的外源性油酸能抑制HER2的过表达，而HER2作为研究很详细的癌基因，在乳腺肿瘤的病因学、进展、化疗反应及约20%的乳腺癌内分泌治疗中起关键性作用。

研究还发现，油酸处理乳腺癌细胞可协同增强曲妥珠单抗的功效，后者是种人源化单抗，能高亲和力结合到编码p185（HER2）癌蛋白细胞外功能域（ECD）。此外，油酸显著降低HER2细胞外功能域的蛋白裂解，因此降低其激活状态，后者的激活是决定肿瘤进展和HER2过表达乳腺癌曲妥珠单抗治疗反应的关键分子事件。最近研究进一步揭示油酸可通过上调PEA3（Ets蛋白多瘤病毒增强激活子3）蛋白表达而抑制HER2的转录水平，PEA3是一种DNA结合蛋白，可特异封闭乳腺癌、卵巢癌和胃癌细胞系中HER2的启动子活性。油酸的抗HER2特点提示了一种先前不知的分子机制：橄榄油可调节癌细胞恶性行为。从临床角度，对于HER2/neu过表达的预后不良肿瘤，这提供了一种可调节肿瘤疗效的有效方式。确实，油酸介导的HER2癌基因转录水平抑制或许提出了一种基因组层面对橄榄油和癌症关联的解释，而且似乎在不同类型的HER2/neu相关肿瘤中都适用[58]。

另一项研究中也发现油酸处理HER2/neu过表达癌细胞后，会诱导PEA3的上调。同时这种油酸诱导的抑制要求内源性HER2/neu基因启动子完整的PEA3 DNA结合蛋白位点。此外，在稳定转染了由SV40病毒启动子调控的人全长HER2/neu cDNA的MCF-7/HER2-18细胞系中，油酸处理不能减少HER2/neu蛋白水平。油酸诱导的HER2/neu转录抑制是通过PEA3蛋白在启动子水平的作用实现[59]。

不同饮食成分和对乳腺癌的细胞/分子效应

在癌症中所有主要的信号通路都存在调节紊乱，其包括细胞增殖、DNA修复、致癌剂代谢、炎症、免疫、分化和血管生成。越来越多的证据表明，其中的每一项都可作为癌症预防的分子靶标。因为多种饮食成分可影响上述的几个方面，梳理分析营养物 - 营养物之间的相互作用以及确定什么是有利于健康的理想饮食，变得具有挑战性[2]。例如，在对抗癌症过程中，凋亡或程序性细胞死亡至关重要，其可通过 2 种途径：或者是线粒体介导的内源性途径，或者是死亡受体介导的外源性途径，而这些信号通路都可成为饮食中的生物活性成分如异黄酮、姜黄素、白藜芦醇、木犀黄色精、羽扇豆醇和吲哚 3- 木精等物质的靶标[4]。饮食成分可通过不同层面影响调节凋亡，所有这些效应最终导致基因表达的改变。表 6.4详细展示了转录因子通路介导营养物 - 基因的相互作用。

化合物如日本紫菀、20% 白藜芦醇、生姜、5% 姜辣素、迷迭香、6% 鼠尾草酸、1% 迷迭香酸和 1.5% 熊果酸等已被揭示具有广谱、多靶标的抗癌效应，同时还具有预防疾病和增进健康的益处，富含这些化合物的食物、香料和药草已在全世界范围得到广泛应用。肿瘤预防研究已揭示不同类型肿瘤中所有主要调节紊乱的信号通路都可受营养物的影响，通路包括致癌剂代谢、DNA 修复、增殖 / 凋亡、分化、炎症、氧化 / 抗氧化平衡和血管新生[61]。

表 6.4　转录因子通路介导营养物 - 基因的相互作用[60]

营养大分子物	化合物	转录因子
脂肪	脂肪酸	PPAR，SREBP，
	胆固醇	LXR，HNF4，ChREBP，LR，FXR
碳水化合物	葡萄糖	USF，SREBP，ChREBP
蛋白质	氨基酸	C/EBP
营养小分子物		
维生素	维生素 A	RAR，RXR，VDR
	维生素 D	PXR
	维生素 E	
矿物质	钙	Calcineurin/NF-AT
	铁	IRO1，IRP2
	锌	MTF-1
其他食物成分		
大豆	类黄酮	ER，NF-κB，AP1
	异种生物	CAR，PXR

目前为止，超过 1000 种植物化学物质已被证实具有抗癌活性[62]。膳食纤维可预防肠癌，长链多不饱和脂肪酸（LC-PUFA）可影响生理过程，包括生长、神经发育、肥胖、生殖、先天性和获得性免疫、病毒、细菌、寄生虫感染、所有慢性和退行性疾病（如癌症、动脉粥样硬化、卒中、关节炎、糖尿病、骨质疏松症、神经变性、炎症和皮肤疾病）的发生率和严重性[63]。富含 ω-3 脂肪酸的鱼油可抑制体外和体内肠癌细胞的生长[64]。

水果和蔬菜中的生物活性成分可通过几种机制预防肿瘤发生，比如通过增加解毒从而封闭代谢性毒物激活。植物性食物可调节解毒酶如类黄酮、酚、异硫氰酸盐、硫烯丙基化合物、吲哚和硒[65]。致癌剂激活的结果是其和 DNA 或 RNA 共价加成物的形成。已发现活性氧簇如超氧阴离子、过氧化氢和羟自由基可攻击 DNA 碱基，导致 DNA 序列潜在错误转录[66]，这可干扰 DNA 复制及导致癌基因和抑癌基因突变。活性氧簇也能导致 DNA 链断裂、遗传物质的突变或缺失[67]。

维生素 D

少量证据表明，初级循环形式的维生素 D 1，25（OH）$_2$D 是以细胞类型或组织特异性方式发挥作用。比如 1，25（OH）$_2$D 通过抑制细胞周期 G_1 到 S 期的转换而抑制正常细胞和肿瘤细胞生长[68]。在卵巢癌细胞中此效应由高表达的 cyclin A1 介导[69]，而在乳腺癌细胞中高表达的是 cyclin D2[70]。癌症可影响 CYP24，后者是维生素 D 代谢物的降解酶，常在乳腺肿瘤中出现扩增[71]。

大多数已建立的乳腺癌细胞系表达转录激活的维生素 D 受体（VDR）和对 1，25D 表现为生长抑制[72]。一般来说，相较于 ER 阴性细胞系，维生素 D 受体的表达和对 1，25D 介导的生长阻滞的敏感性在低侵袭性、ER 阳性的乳腺癌细胞如 MCF-7 更高。利用来源于维生素 D 受体失活鼠的肿瘤细胞为实验模型，结论表明乳腺癌细胞中 1，25D 介导的生物效应是通过核维生素 D 受体实现的[73]。筛查由 1，25D 或维生素 D 类似物在不同乳腺癌细胞中诱导的分子变化，证实了维生素 D 受体调节不同通路中的基因和蛋白，提示存在广泛的下游靶标，涉及细胞周期（细胞周期蛋白、细胞周期蛋白依赖激酶和抑制物）、凋亡 / 自噬 [B 淋巴细胞瘤 2（BCL2）家族、半胱氨酸蛋白酶和组织蛋白酶] 和炎症 [转录因子 Kb（NF-κB）、前列腺素和环氧合酶 2（Cox-2）][74]。这些改变的净效应是阻遏有丝分裂信号转导，包括雌激素、表皮生长因子、胰岛素样生长因子 -1、角质细胞生长因子，以及增强负性生长因子如转化生长因子 -b 的效应。在多种乳腺癌细胞系中，1，25D 介导的生长停滞与诱导分化标志如酪蛋白、脂滴和黏附蛋白有关[75]。值得注意的是，1，25D 可增强或协同其他凋亡触发剂，如离子放射和化疗药效应[76]。

这些研究表明，多种信号通路、细胞周期、凋亡调节蛋白和蛋白激酶参与 1，25D在特定乳腺癌细胞系和特定环境背景下的抗增殖、分化和凋亡效应。在正常人乳腺上皮（HME）细胞原代培养中，维生素 D 的信号转导也介导生长阻滞和诱导分化标志物如上皮钙黏素的表达，但未观察到凋亡[77]。与乳腺癌细胞相比，当与生理浓度的 25D 孵育时，非转化乳腺细胞可见 CYP27B1 的表达并产生 1，25D。许多乳腺细胞也表达 megalin-cubilin 复合物，其介导 25D 与维生素 D 结合蛋白结合体的细胞内化[78]。乳腺上皮细胞中 25D 的自分泌代谢可诱导预防肿瘤的效应，包括生长抑制、分化和免受各种细胞压力的保护作用[77]。

在完整的乳腺组织中，上皮细胞由基质成纤维细胞和脂肪细胞环绕，从而为其提供细胞分化关键的生长因子信号，也在细胞癌变中产生影响。最近证据提示乳腺脂肪细胞表达 CYP27B1 和产生 25D，后者通过维生素 D 受体释放抑制因子调节乳腺上皮细胞生长[79]。由于维生素 D 代谢物储存于脂肪组织，脂肪细胞信号传递对乳腺中维生素 D 的肿瘤抑制作用可能具有重要生理性意义，这需要进一步研究。与结肠癌相似，乳腺转化细胞表型的获得与维生素 D 信号通路的调节紊乱有关[80]。在正常人乳腺上皮细胞，SV40 大 T 抗原和（或）癌基因 ras 的导入可诱导细胞转化和减少对 25D 的反应，此过程与维生素 D 受体和 CYP27B1 的下调有关[81]。乳腺细胞中癌基因和抑癌基因包括 ras、P53 和 slug 等通过多种机制包括转录调节和 mRNA 稳定性来影响维生素 D 受体的表达[82]。当乳腺细胞转化时，CYP27B1 基因不表达的机制尚不清楚。

绿茶

从营养基因组学的角度来看，作为保健食品或功能性食物，尽管研究得还不透彻，但饮用绿茶具有抗癌尤其是抗乳腺癌的潜能。高水平的血管收缩素Ⅱ与人乳腺癌发病风险增加有关[56]。血管收缩素Ⅰ转换酶（ACE）基因编码或激活将血管收缩素Ⅰ转换成血管收缩素Ⅱ的酶，转换率低，则乳腺癌发病率也低。对于那些具有高活性 ACE 基因型者，大量饮用绿茶可降低 1/3 的乳腺癌发病风险。作者得出结论绿茶有抗氧化特点，特别是表没食子儿茶素没食子酸酯（ECGC），可保护细胞免受高水平血管收缩素Ⅱ产生活性氧的损伤。在低水平血管收缩素的妇女中未见此关联。ECGC 与其他绿茶、黑茶的茶多酚抑制癌细胞生存，ECGC 还抑制雄激素受体表达和经由几种生长因子受体介导的信号转导。细胞周期停滞或细胞凋亡涉及半胱天冬酶激活和 BCL2 家族成员表达的改变。ECGC 抑制端粒酶活性，导致端粒片段化，而高浓度的多酚具有氧化前体活性，低水平的多酚发挥抗氧化效应[83]。

另一项南加州大学进行的研究调查绿茶摄取和儿茶酚 -O- 甲基转移酶（COMT）基因活性[45]。Wu 博士课题组也发现对于至少携带一个拷贝低转换能力 COMT 基因的个体，绿茶摄入与预防肿瘤存在关联性。这意味着有益的儿茶酸可在血液循环中长期存在，并减少乳腺癌发病风险。值得注意的是，这项研究仅在亚裔美国人群中进行，因而需要更广泛的群体验证。

大豆和异黄酮

研究者对异黄酮预防乳腺癌的兴趣来源于以下事实，即青春期高消耗大豆产品地域的那些女性患乳腺癌风险要低于低大豆摄入的西方及亚洲妇女[84]。表 6.5详述了关于异黄酮和营养基因组方法在乳腺癌中的各种研究。但临床试验报道显示，补充异黄酮对乳腺癌风险影响甚小[90]或没有效果[91]，在某些异黄酮给药的例子中出现雌激素样效应。其他研究表明大豆摄入减少乳腺癌风险仅限于亚洲人群[92]。一项 2004—2005 年在东南亚的病例－对照研究中，异黄酮总摄入量占前 25% 的停经前和停经后妇女，无论 ER/PR 状态如何，乳腺癌风险都降低，并与异黄酮摄入剂量相关。此保护效应在 ER 阳性 /PR 阳性，和 ER 阴性 / PR 阴性的乳腺肿瘤妇女中更加明显[93]。

几个因素或许能说明大豆相关饮食对癌症影响不一致的效应，其包括年龄、生育史、遗传背景、剂量、摄入时间和饮食方式。例如因与 ER 的亲和力，异黄酮可因浓度不同而作为激动剂或拮抗剂发挥作用。异黄酮与 ER 不同的亲和可能干扰或激活 ER 对基因组的作用。此外，异黄酮对 ER 的竞争效应可受其与 ER 多态性相互作用影响[94]。例如，ERβ 多态性影响异黄酮摄取和乳腺癌风险相关性[95]。鉴于 ER 和异黄酮在乳腺癌风险中存在串扰的作用，需要在全基因组水平的研究来调查异黄酮及其摄入水平对雌激素靶向启动子序列的效应，DNA 微阵列技术已用于监测异黄酮在基因组水平的效应。

大豆及其加工产物（豆腐、印尼豆豉、日本豆面酱、豆浆、豆制酸乳酪和甜点）是人类饮食中提供大量异黄酮的唯一来源。某些案例报道大豆摄取与降低乳腺癌风险有关。最近一项研究，Satih 等使用两种大豆成分染料木黄酮和大豆黄酮分别处理 ER 阳性 MCF-7 细胞和 ER 阴性 MDA-MB-231、MCF-10a 细胞，证实了 278 个和 334 个差异表达基因[96]。亚洲国家异黄酮摄入量为每天 25~50mg，而在大豆和异黄酮摄入量更高的地区，尤其是在亚洲，

表 6.5 关于异黄酮和营养基因组方法在乳腺癌中的各种研究

实验模型	饮食中生物活性化合物	参考文献
人 MCF-7 乳腺癌细胞	天然雌激素（17β- 雌二酮、雌三醇、雌酮、染料木黄酮）	[85]
人 MCF-7 乳腺癌细胞	异黄酮（染料木黄酮、大豆黄酮、黄豆黄素、鹰嘴豆芽素 A 和依普黄酮）；黄酮（白杨素、洋地黄黄酮和芹黄素）；黄酮醇（山柰酚和槲皮素）；6H- 苯并呋喃（3，2-c）苯并吡喃 -6- 酮、黄烷酮和查耳酮（拟雌内酯、柚皮素和根皮素）	[86]
人 MCF-7 乳腺癌细胞	染料木黄酮	[87]
人 MCF-7 和 T47D 乳腺癌细胞	染料木黄酮	[88]
FVB 雌小鼠	异黄酮，其中 66.5 % 是染料木黄酮、32.3 % 是大豆黄酮、1.2 % 是黄豆黄素	[89]

其患乳腺癌风险更低[97]。一项含 6 个队列和 12 项病例 – 对照的荟萃分析发现乳腺癌风险轻微下调（OR 0.86，95% CI 0.75~0.99），停经前妇女则更显著些[90]。青春期摄入大豆量高的亚洲妇女，患乳腺癌风险低于那些不摄入大豆产物或仅在成年时才摄取者[98]。

Messina 等近来论述了出版发表和进行中的临床乳腺癌研究[91]。3 项双盲随机对照实验显示，补充 1~2 年异黄酮对作为乳腺癌标志物之一的乳腺 X 线密度没有影响[99]。补充大豆（45mg/d 的异黄酮）2 周可促进正常乳腺组织上皮细胞增殖和黄体酮受体表达，提示雌激素激动剂效应[100]。据报道，异黄酮的抗癌机制是通过调节甾体生物合成、运输、代谢以及致癌剂的激活和解毒，以抑制生长因子诱导的细胞增殖、诱导细胞周期停滞或细胞凋亡、利于细胞分化、减少氧化压力，或抑制血管新生、细胞侵袭和转移[101]。异黄酮可能通过调节细胞信号通路（直接结合到核受体，影响某些信号转导蛋白磷酸化状态）、调节基因表达和（或）特异性抑制某些关键酶活性而发挥作用。除了抑制细胞增殖，浓度超过 25mmol/L 和 20mmol/L 的异黄酮可分别诱导人乳腺细胞、前列腺细胞的细胞凋亡[102]。植物性食物中的儿茶素是多酚化合物，属于黄酮类家族，许多研究关注其健康益处和多重机制。几项流行病学研究报道黄酮摄取，特别是儿茶素，可作为化学剂预防癌症[103]。

γ - 亚麻酸

γ- 亚麻酸（GLA）是一种必需的 ω-6 脂肪，见于月见草、黑加仑籽、琉璃苣油、松子油，可抑制癌基因 HER2/neu，而后者与几乎 30% 的乳腺癌有关。γ- 亚麻酸治疗过表达 HER2/neu 的癌细胞，不仅有助于抑制致癌基因，而且导致细胞对曲妥珠单抗的反应增加 40 倍，后者是乳腺癌治疗的一部分。γ- 亚麻酸选择性影响癌细胞且不损伤正常细胞，这是个利好，因为携带 HER2/neu 基因的患者，一般存在侵袭性生长和预后不良。γ- 亚麻酸是 2 种基本脂肪酸之一，使细胞正常行使功能，也是神经、肌肉和器官生长所必需的[104]。

来源于流行病学和实验研究的数据表明，α- 亚麻酸（ALA；18:3n-3）——西方饮食中主要的 ω-3 多不饱和脂肪酸（PUFA）——可能对乳腺癌发病和转移演变具有保护性效果。最近一项试验性临床测试评估富含 α- 亚麻酸饮食对停经后妇女原发性乳腺癌肿瘤生物标志物的影响，结果显示肿瘤生长和 HER2（ErbB-2）癌基因表达明显减少。α- 亚麻酸抑制乳腺癌细胞生长和转移灶形成的分子机制可能涉及直接调节 HER2，后者是一种研究得很清楚的癌基因，在近 20% 乳腺癌的病因学、进展和对某些化疗和内分泌治疗的反应中发挥关键性作用。近来的一项研究发现 α- 亚麻酸明显抑制 HER2/neu 的活性。此外，α- 亚麻酸与曲妥珠单抗细胞毒性的相互作用具有明显的协同性，ω-3 脂肪酸在转录水平抑制 HER2 癌基因过表达，其与抗 HER2 曲妥珠单抗的免疫治疗发挥协同效应[59]。

咖啡因

遗传变异整合到营养研究积累得来的知识，不仅为个体化饮食建议提供更合理的基础，而且将提升循证质量，用于制订群体性饮食推荐标准，以预防特定疾病。咖啡因主要由细胞色素 P450 1A2（CYP1A2）酶代谢、CYP1A2 基因多态性决定个体是咖啡因快速代谢（-163A等位基因纯合子）还是慢速代谢（-163C 等位基因携带者）[105]。

相似的概念用于咖啡与乳腺癌的观察性研究，此研究认为慢速代谢与乳腺癌低风险相关[106]。快速代谢中并未观察到保护效应，意味着咖啡因是咖啡中的关键保护性成分。该研究也表明咖啡因保护携带 BRCA1 突变的妇女免于发生乳腺癌，并说明当评估饮食 – 疾病相关性时，同时考虑个体遗传变异的重要性。此结果与来自动物模型的研究一致，后者发现咖啡因能抑制乳腺肿瘤的发展[107]。

酒精

酒精一直被认为是女性乳腺癌的风险因素[108]。国际癌症研究署已宣布有足够的科学证据将酒精饮料归类于Ⅰ类致癌剂，其可导致女性乳腺癌[109]。Ⅰ类致癌剂如烟草等是科学证据最清楚、明确的致癌物质。一项对超过128万英国中年妇女的研究得出结论，每天经常性饮用酒精类饮料，乳腺癌发病率增加1.1%[110]。如果降低至一个很低的饮用水平，如每周低于1个计量单位，在英国地区可预防近6%（3.2%~8.8%）的乳腺癌。60%女性的乳腺癌与酒精相关[111]。一项对17 647位护士的研究发现，每周高摄入酒精饮品，乳腺癌风险增加2%，每天喝4~5口，乳腺癌风险增加55%[112]。此外，饮用酒精与乳腺癌中上皮钙黏素基因启动子甲基化有关[113]。

不断积累的证据显示，膳食纤维，特别是抗消化性淀粉，能促使肠道健康，实验研究重点之一是其对结直肠癌的保护作用[114]。其他研究表明，丁酸盐，即肠道细菌发酵抗消化性淀粉产生的一种主要短链脂肪酸，可能有其生理效应[115]。丁酸盐的细胞学效应有明确文献记录，已有大量研究致力于解释丁酸盐的抗肿瘤机制。

大量证据显示饮酒可增加乳腺癌风险。分析关于酒精和饮食因素的6项最大队列研究数据[116]发现，酒精摄入增加，则乳腺癌风险增加。每天增加酒精10g，乳腺癌风险增加9%，调整乳腺癌其他风险因素后，几无影响。啤酒、葡萄酒和烈性酒都与乳腺癌风险有关，这强烈提示酒精本身就能增加癌症风险。一项干预性研究中，每天饮用1~2口酒类饮料，停经前和停经后妇女雌激素水平增加[117]，提示此可能为酒精增加乳腺癌风险的一种机制。

几项大的前瞻性研究中，大量摄入叶酸似乎能完全减轻酒精诱发的乳腺癌风险[118, 119]，此相关性近来通过分析血浆叶酸水平得到证实[120]。公共健康推荐的酒精饮用情况复杂，因为每天1~2口酒类饮料可能预防心血管疾病。鉴于心血管疾病是女性首位致死原因，总的来说，适度饮酒在一定程度上能减少总体死亡率[121]。避免饮酒似乎是少数几种能够减少乳腺癌风险的方法，但我们却有多种方式来减少心血管疾病风险。对经常饮酒的女性，使用多种维生素确保充分摄取叶酸可能降低乳腺癌风险。

番茄红素

使用全基因组阵列技术，通过影响凋亡及细胞周期相关基因表达[122]和异生物代谢、脂肪酸合成和缝隙连接细胞间通讯，番茄红素（10μmol/L–48H）可调节多条分子信号通路。此外，另一项研究观察到凋亡相关基因如磷酸肌醇-3激酶C3（PIK3C3）和Akt1表达上调，因而强调番茄红素可能是饮食中参与乳腺癌预防的一种重要成分。PIK3C3属于磷酸肌醇-3激酶家族，涉及受体介导的信号转导和细胞内运输。PIK3C3产生特异性肌醇脂，涉及细胞生长调节、增殖、生存、分化和细胞骨架改变。研究也显示，MAPK相关基因如热休克蛋白HSPA1B、成纤维细胞生长因子FGF2和FOS上调。FOS是激活蛋白-1（AP-1）转录因子复合物的一种主要成分，该复合物包括JUN家族成员[123]。AP-1转录因子是正常生长、发育和癌变重要的调节者。磷酸肌醇-3激酶脂质产物研究最透彻的靶标之一是蛋白激酶Akt或蛋白激酶B（PKB）[124]。在雌激素和其他信号通路中[125]，通过激活的Ras和PI3K，丝氨酸/苏氨酸蛋白激酶Akt介导来自表皮生长因子受体的信号至凋亡相关基因包括BRCA1。此外，Viglietto等证明通过$p27^{Kip1}$介导的生长停滞，Akt能够调节乳腺癌细胞的增殖[126]。

维生素E

某些实验中，维生素E可抑制小鼠的乳腺肿瘤[127]。1984年，Wald等对5004例妇女进行了一项前瞻性研究。1968—1975年收集39位乳腺癌妇女血样中的维生素E水平比78位对照样品中的维生素 E 水平更低 [128]，研究者声称低维生素 E 和高乳腺癌风险之间存在明确的相关性。在一项相似的前瞻性研究中，Willett 等声称，经调整血清胆固醇水平后，血浆轻微低水平的维生素 E 与乳腺癌风险无关 [129]。Lodon 等强烈要求证实维生素 E 能降低女性乳腺癌发病的假说 [130]。研究表明，γ- 生育酚甲基转移酶（γ-TMT）、γ- 生育酚和 δ- 生育酚可能参与抑制肿瘤形成。抑制乳腺癌的作用机制可能是诱导 PPARγ 表达和减少 ERα 表达，诱导 Nrf2，后者减少炎症和氧化压力及诱导细胞凋亡、抑制细胞增殖 [131]。

维生素 A

维生素 A 包括由动物来源维生素 A前体和主要存在于水果与蔬菜的类胡萝卜素。许多类胡萝卜素是强力抗氧化剂，可对抗活性氧簇（ROS）导致的 DNA 损伤。维生素 A 也可调节细胞分化，因此预防癌变形成。一项包含 519 例加拿大女性的队列研究 [132]显示，总维生素 A 摄入、维生素 α 前体和 β- 胡萝卜素与乳腺癌风险有轻微的相关性。一项针对 2697 例护士持续 14 年的追踪研究显示 [133]，绝经前妇女乳腺癌与总维生素 A 呈负相关。此负相关性主要是由 β- 胡萝卜素和叶黄素 / 玉米黄质摄入所致，且在具有乳腺癌家族史女性中最明显。但是一项对 1452 例加拿大女性和 1271 例瑞典女性的延长追踪队列研究表明，类胡萝卜素摄入和乳腺癌几无相关性 [134, 135]。

另一种评估饮食维生素 A 摄入的方式是测量血液中的维生素 A 化合物。基于乳腺癌诊断之前即收集的血样样本，其中样品量最大的两项研究显示，低水平的 β- 胡萝卜素和其他类胡萝卜素增加乳腺癌的风险接近 2 倍 [136, 137]。因此，观察性研究的数据提示维生素 A，特别是类胡萝卜素，可能对乳腺癌具有保护性作用，对停经前女性尤其如此。理论上，补充维生素 A的效果应在随机试验中评价。但是一项 40 000 例关于 β- 胡萝卜素与乳腺癌预防的临床试验研究在 1996 年终止，理由是补充 β- 胡萝卜素似乎增加吸烟男性患肺癌的风险，故没有来自随机试验对特定类胡萝卜素与乳腺癌风险相关性的数据。

脂肪类型

每种特定脂肪类型对乳腺癌风险影响不同。绝大多数动物研究表明，摄入过量的多不饱和脂肪酸饮食明显增加乳腺肿瘤发病率。但前瞻性流行病学研究并未发现二者之间存在正相关 [138]。多个队列研究分析显示 [138]，与碳水化合物相比，饱和脂肪与更高的乳腺癌风险有微弱相关性（RR 1.09；95% CI 1.00~1.19）。最近一项“护士健康研究 II 期”的前瞻性研究中对停经前女性进行了检测 [139]，发现动物脂肪摄入量和高脂饮食量的前 20% 人群比后 20% 人群，乳腺癌风险增加 33%~36%。总脂肪本身与乳腺癌风险无关，表明女性成人饮食中的其他成分可能增加乳腺癌风险。

总脂肪

临床前期和人体生态研究表明增加饮食脂肪摄入与乳腺癌风险存在相关性 [140]，但队列研究显示不一致的结果 [141]。例如一项 414 例病例和 429 例对照的病例 - 对照研究证实乳腺癌与饮食脂肪摄入无关 [142]。同样，关于饮食脂肪对乳腺癌复发影响的观察研究也得到混杂不一的结果 [143]。不一致的结果可能是由于研究群体中不同的脂肪摄入量，困难在于饮食评估方法学如何精确测量摄入脂肪，以及食物脂肪和其他饮食成分与生活方式之间的高度相关性 [144]。绝大多数研究者认为，任何观察到的饮食脂肪的促癌效应需要对能量摄入进行统计学调整后再评估。但是这个问题并不明确，因为饮食中脂肪成分的变化可能导致能量摄入的变化。因此饮食中脂肪摄入变化导致的高能摄入可能是脂肪影响肿瘤发展的机制之一。

饮食脂肪可能通过激素代谢在乳腺癌发展中发挥作用，特别是 ER 阳性肿瘤，脂肪摄入增加伴随内源性雌激素水平升高被认为与乳腺癌密切相关[145]。或者饮食脂肪在乳腺癌中的任何作用可能是非直接作用，例如高脂饮食可能导致体重增加或肥胖，体重增加或肥胖是绝经后乳腺癌潜在的风险因素。绝经后妇女的高脂摄入可能增加具有生物活性的雌激素水平，故增加乳腺癌风险。此外，儿童或青春期的高脂摄入可能导致生长促进和月经初潮提前，这二者均认为是乳腺癌的风险因素[145]。

饱和脂肪

鉴于前期主要是前瞻性研究，Wakai 等报道在 26 291例日本协作队列研究中，饱和脂肪摄入与乳腺癌风险无关联[146]。另一方面，组合分析 12 个病例 - 对照研究显示更高的饱和脂肪如肉和奶制品摄入导致停经后女性乳腺癌风险增加，对饱和脂肪摄入量前 20% 者其总体 OR 值为 1.57（$P<0.0001$）。对总脂肪摄入做调整计算后，仍与乳腺癌风险增加有关[141，147]。此外，还观察到肉类消费与乳腺癌风险的相关性，这可能反映了饱和脂肪真正的效应[147]。

单不饱和脂肪酸（MUFA）

橄榄油富含单不饱和脂肪酸，在病例 - 对照研究中揭示如每天消耗超过一茶匙橄榄油，乳腺癌风险下降（OR 0.75; 95%CI 0.57~0.98）[148]。橄榄油含抗氧化剂如维生素 E，被认为是种保护剂[149]。但一项 17 个病例 - 对照的研究和 8 个队列研究的荟萃分析发现单不饱和脂肪酸与乳腺癌风险无关[141]。单不饱和脂肪酸摄入与乳腺癌风险相关性似乎依赖于食物。

多不饱和脂肪酸（PUFA）

Nkondjock 等开展的一项含 414 例病例和 429 例对照的研究中，并未观察到多不饱和脂肪酸与乳腺癌风险之间整体相关性[150]。类似地，一项对 12 个病例 - 对照研究的组合分析显示停经后乳腺癌风险和多不饱和脂肪酸摄入之间无显著相关性[147]。此外，另一队列研究注意到这种关联缺乏[139]。多不饱和脂肪酸与总脂肪有关，但富含多不饱和脂肪酸的饮食可能与乳腺癌风险无关。因此，不同于动物实验的数据，人体研究并未显示因多不饱和脂肪酸摄入而增加乳腺癌风险，食物中脂肪酸的详细情况并不太清楚，依据多不饱和脂肪酸来估计乳腺癌风险还比较困难。

锌

锌是一种对人体健康有益及维持基因组稳定性的必不可少的微量元素，其在 DNA 损伤修复调节、细胞增殖、分化和凋亡过程中扮演重要角色，主要涉及各种转录因子、DNA 和 RNA 聚合酶。锌是超过 1000 种蛋白质包括铜 / 锌超氧化物歧化酶和一些其他锌指蛋白的关键成分。锌是重要抗氧化防御蛋白和 DNA 修复酶，如铜 / 锌超氧化物歧化酶、OGG1、APE 和 PARP 等必需的共因子或结构成分，因而在乳腺癌预防中扮演重要角色。最近研究显示，高水平的锌（5~50μmol/L）明显抑制乳腺癌细胞 MDA-MB-231 在纤连蛋白上的迁移潜能，而低水平锌（2.5μmol/L）无此影响。5~50μmol/L 的锌还降低镁离子依赖性的纤连蛋白黏附，这可能是通过干预镁离子依赖的整合素的激活、诱导细胞正常延长时细胞变圆以及乳腺癌细胞 MDA-MB-231 的不规则成型[151]。

硒

甲基亚硒酸（MSA）是一种合成的乳腺癌化学预防剂，大鼠乳腺肿瘤模型指出这种形式的硒能封闭癌前病变的克隆性扩张和诱导凋亡[152]。使用甲基亚硒酸孵育人乳腺癌前细胞，出现上述相似的细胞反应[153]。这些研究描述了大鼠全乳腺组织给药甲基亚硝基脲（MNU）和喂食甲基亚硒酸 4 周后基因表达谱的改变[153]。

一项追踪研究中，Dong等进一步检查了甲基亚硒酸在人乳腺癌前病变细胞 MCF10AT1 和 MCF10AT3B 中的细胞和分子效应[153]。甲基亚硒酸抑制两种细胞系的生长，并呈剂量和时间依赖性,且诱导凋亡、阻滞细胞周期于 G_1 期。这些有机硒化合物改变的基因包括 BCL2、BAD、CYCLIN D1、P27、APO1、P21、CASPASE-3、CMYC 和 PCNA,因而导致抑制细胞增殖和诱导细胞凋亡。如上所述,硒调节凋亡和细胞增殖可解释其在乳腺癌变启动后期的化学预防作用,研究结果清楚显示硒影响了参与乳腺癌多步骤癌变进展过程的基因[154]。

最近,研究发现人谷胱甘肽过氧化物酶 I 不仅是种硒依赖的酶,还对抗氧化损伤和过氧化物酶活性,而且与肺癌和乳腺癌风险相关[155]。

总结与展望

从本章讨论的数据来看,很明显,要阐述清楚生物活性化合物的复杂作用机制比较困难,需要同时检查基因表达变化(转录组学)、研究营养物和基因之间的分子关系(营养遗传学)、蛋白谱的影响变化(蛋白质组学)、多个信号通路和代谢途径(代谢组学)以及不同营养成分展示协同、加成或相反效应的关系。DNA 甲基化和组蛋白修饰是表观遗传事件,其中并无 DNA 序列的改变,参与介导在基因表达和染色质组成方面可遗传的变化。基于现代高度敏感和特异的仪器设备如质谱微阵列、实时 PCR,研究相关基因如 BRCA1、其他单核苷酸多态性、凋亡通路、细胞周期、表观遗传修饰和营养化合物,对乳腺癌的肿瘤治疗、风险预测和预后评估有大量的相关研究,其结果可能是阴性、阳性或中性。

没有单个的实验室能够单独管理个体化营养的理念,科学界集体努力遵守一定准则提出实验设计、分析和数据存储,产生的数据库让研究者和临床医生方便、容易使用。因此,所有针对乳腺癌预防的营养策略的记录和数据库将为更好地治疗乳腺癌患者展示新的前景。

在调查研究营养对健康如乳腺癌的影响和大量现代组学技术和生物标志物评估营养物的影响力中,越来越多的证据表明,营养基因组学正处于中心位置。据此观点,今后方向不在于技术,而在于海量代谢组学数据的存储、管理和解读。遗传背景、性别和生命时期影响个体的营养需求,我们对这一认识愈发清楚。因此,我们正向个体化饮食观念迈进。对某些罕见病例如半乳糖血症患者,当基因型效应明显强于任何其他因素,将基因型或个体信息转化成推荐意见是唯一切实可行的健康方案,这也是个体或遗传亚群营养和健康状况的最终决定因素。因此,营养基因组学研究正为更好地治疗乳腺癌提供一道新的希望之光。

(邓华 译)

参考文献

1. Boyle P, Levin B: World cancer report 2008: IARC Press, International Agency for Research on Cancer; 2008.
2. Milner JA, Romagnolo DF, Connor J, Lee S: Bioactive compounds and cancer: Springer; 2010.
3. Miggiano G, De Sanctis R: Nutritional genomics: toward a personalized diet. La Clinica terapeutica 2005, 157(4):355-361.
4. Martin KR: Using nutrigenomics to evaluate apoptosis as a preemptive target in cancer prevention. Current cancer drug targets 2007, 7(5):438-446.
5. Afman L, Müller M: Nutrigenomics: from molecular nutrition to prevention of disease. Journal of the American dietetic association 2006, 106(4):569-576.
6. Magee PJ, Rowland IR: Phyto-oestrogens, their mechanism of action: current evidence for a role in breast and prostate cancer. British Journal of Nutrition 2004, 91(04):513-531.
7. Debusk RM, Fogarty CP, Ordovas JM, Kornman KS: Nutritional genomics in practice: where do we begin?Journal of the American dietetic association 2005, 105(4):589-598.
8. Simopoulos AP: Nutrigenetics/nutrigenomics. Annual review of public health 2010, 31:53-68.
9. Fenech M, El-Sohemy A, Cahill L, Ferguson LR, French T-A, Tai ES, Milner J, Koh W-P, Xie L, Zucker M: Nutrigenetics and nutrigenomics: viewpoints on the current status and applications in nutrition research and practice. Journal of nutrigenetics and nutrigenomics 2011, 4(2):69-89.
10. Ordovas JM, Corella D: Nutritional genomics. Annu Rev Genomics Hum Genet 2004, 5:71-118.
11. Lackner DH, Bähler J: Translational Control of

Gene Expression: From Transcripts to Transcriptomes. International review of cell and molecular biology 2008, 271:199-251.
12. Goh K-I, Cusick ME, Valle D, Childs B, Vidal M, Barabasi A-L: The human disease network. Proceedings of the National Academy of Sciences 2007, 104(21):8685-8690.
13. Legg RL, Tolman JR, Lovinger CT, Lephart ED, Setchell K, Christensen MJ: Diets high in selenium and isoflavones decrease androgen-regulated gene expression in healthy rat dorsolateral prostate. Reprod Biol Endocrinol 2008, 6:57.
14. Go VLW, Butrum RR, Wong DA: Diet, nutrition, and cancer prevention: the postgenomic era. The Journal of nutrition 2003, 133(11):3830S-3836S.
15. Anderle P, Farmer P, Berger A, Roberts M-A: Nutrigenomic approach to understanding the mechanisms by which dietary long-chain fatty acids induce gene signals and control mechanisms involved in carcinogenesis. Nutrition 2004, 20(1):103-108.
16. Fenech M: The Genome Health Clinic and Genome Health Nutrigenomics concepts: diagnosis and nutritional treatment of genome and epigenome damage on an individual basis. Mutagenesis 2005, 20(4):255-269.
17. Sugimura T: Nutrition and dietary carcinogens. Carcinogenesis 2000, 21(3):387-395.
18. Loktionov A: Common gene polymorphisms and nutrition: emerging links with pathogenesis of multifactorial chronic diseases (review). The Journal of nutritional biochemistry 2003, 14(8):426-451.
19. Adlercreutz H: Phyto-oestrogens and cancer. The lancet oncology 2002, 3(6):364-373.
20. Sharma S, Kelly TK, Jones PA: Epigenetics in cancer. Carcinogenesis 2010, 31(1):27-36.
21. Trujillo E, Davis C, Milner J: Nutrigenomics, proteomics, metabolomics, and the practice of dietetics. Journal of the American dietetic association 2006, 106(3):403-413.
22. Davis CD, Uthus EO: DNA methylation, cancer susceptibility, and nutrient interactions. Experimental biology and medicine 2004, 229(10):988-995.
23. Munaka M, Kohshi K, Kawamoto T, Takasawa S, Nagata N, Itoh H, Oda S, Katoh T: Genetic polymorphisms of tobacco-and alcohol-related metabolizing enzymes and the risk of hepatocellular carcinoma. Journal of cancer research and clinical oncology 2003, 129(6):355-360.
24. Davis CD, Uthus EO, Finley JW: Dietary selenium and arsenic affect DNA methylation in vitro in Caco-2 cells and in vivo in rat liver and colon. The Journal of nutrition 2000, 130(12):2903-2909.
25. Steinmetz KL, Pogribny IP, James SJ, Pitot HC: Hypomethylation of the rat glutathione S-transferase pi (GSTP) promoter region isolated from methyl-deficient livers and GSTP-positive liver neoplasms. Carcinogenesis 1998, 19(8):1487-1494.
26. Giovannucci E, Chen J, Smith-Warner SA, Rimm EB, Fuchs CS, Palomeque C, Willett WC, Hunter DJ: Methylenetetrahydrofolate reductase, alcohol dehydrogenase, diet, and risk of colorectal adenomas. Cancer Epidemiology Biomarkers & Prevention 2003, 12(10):970-979.
27. Day JK, Bauer AM, Zhuang Y, Kim B-E, Newton LG, Nehra V, Forsee KM, MacDonald RS, Besch-Williford C, Huang TH-M: Genistein alters methylation patterns in mice. The Journal of nutrition 2002, 132(8):2419S-2423S.
28. Kune G, Watson L: Colorectal cancer protective effects and the dietary micronutrients folate, methionine, vitamins B6, B12, C, E, selenium, and lycopene. Nutrition and cancer 2006, 56(1):11-21.
29. Cooney CA, Dave AA, Wolff GL: Maternal methyl supplements in mice affect epigenetic variation and DNA methylation of offspring. The Journal of nutrition 2002, 132(8):2393S-2400S.
30. Lee Y, Klein C, Kargacin B, Salnikow K, Kitahara J, Dowjat K, Zhitkovich A, Christie N, Costa M: Carcinogenic nickel silences gene expression by chromatin condensation and DNA methylation: a new model for epigenetic carcinogens. Molecular and Cellular Biology 1995, 15(5):2547-2557.
31. Hesketh J: Nutrigenomics and selenium: gene expression patterns, physiological targets, and genetics. Annu Rev Nutr 2008, 28:157-177.
32. Fuchs CS, Willett WC, Colditz GA, Hunter DJ, Stampfer MJ, Speizer FE, Giovannucci EL: The influence of folate and multivitamin use on the familial risk of colon cancer in women. Cancer Epidemiology Biomarkers & Prevention 2002, 11(3):227-234.
33. Myzak MC, Hardin K, Wang R, Dashwood RH, Ho E: Sulforaphane inhibits histone deacetylase activity in BPH-1, LnCaP and PC-3 prostate epithelial cells. Carcinogenesis 2006, 27(4):811-819.
34. Ross SA: Diet and DNA methylation interactions in cancer prevention. Annals of the New York Academy of Sciences 2003, 983(1):197-207.
35. Fenech MF: Dietary reference values of individual micronutrients and nutriomes for genome damage prevention: current status and a road map to the future. The American journal of clinical nutrition 2010, 91(5):1438S-1454S.
36. Fink BN, Gaudet MM, Britton JA, Abrahamson PE, Teitelbaum SL, Jacobson J, Bell P, Thomas JA, Kabat GC, Neugut AI: Fruits, vegetables, and micronutrient intake in relation to breast cancer survival. Breast cancer research and treatment 2006, 98(2):199-208.
37. Chlebowski RT, Blackburn GL, Thomson CA, Nixon DW, Shapiro A, Hoy MK, Goodman MT, Giuliano AE, Karanja N, McAndrew P: Dietary fat reduction and breast cancer outcome: interim efficacy results from the Women's Intervention Nutrition Study. Journal of the National Cancer Institute 2006, 98(24):1767-1776.
38. Bissonauth V, Shatenstein B, Ghadirian P: Nutrition and breast cancer among sporadic cases and gene mutation carriers: an overview. Cancer detection and prevention 2008, 32(1):52-64.

39. Ericson U, Sonestedt E, Ivarsson MI, Gullberg B, Carlson J, Olsson H, Wirfält E: Folate intake, methylenetetrahydrofolate reductase polymorphisms, and breast cancer risk in women from the Malmö Diet and Cancer cohort. Cancer Epidemiology Biomarkers & Prevention 2009, 18(4):1101-1110.
40. Maruti SS, Ulrich CM, Jupe ER, White E: MTHFR C677T and postmenopausal breast cancer risk by intakes of one-carbon metabolism nutrients: a nested case-control study. Breast Cancer Res 2009, 11(6):R91.
41. Inoue M, Robien K, Wang R, Van Den Berg DJ, Koh W-P, Mimi CY: Green tea intake, MTHFR/TYMS genotype and breast cancer risk: the Singapore Chinese Health Study. Carcinogenesis 2008, 29(10):1967-1972.
42. Li Y, Yuan Y-Y, Meeran SM, Tollefsbol TO: Synergistic epigenetic reactivation of estrogen receptor-α (ERα) by combined green tea polyphenol and histone deacetylase inhibitor in ERα-negative breast cancer cells. Molecular cancer 2010, 9(1):274.
43. Berletch JB, Liu C, Love WK, Andrews LG, Katiyar SK, Tollefsbol TO: Epigenetic and genetic mechanisms contribute to telomerase inhibition by EGCG. Journal of cellular biochemistry 2008, 103(2):509-519.
44. Wu AH, Yu MC, Tseng CC, Hankin J, Pike MC: Green tea and risk of breast cancer in Asian Americans. International journal of cancer 2003, 106(4):574-579.
45. Wu AH, Tseng C-C, Van Den Berg D, Mimi CY: Tea intake, COMT genotype, and breast cancer in Asian-American women. Cancer research 2003, 63(21):7526-7529.
46. Lee S-A, Fowke JH, Lu W, Ye C, Zheng Y, Cai Q, Gu K, Gao Y-T, Shu X-o, Zheng W: Cruciferous vegetables, the GSTP1 Ile105Val genetic polymorphism, and breast cancer risk. The American journal of clinical nutrition 2008, 87(3):753-760.
47. Hail N, Cortes M, Drake EN, Spallholz JE: Cancer chemoprevention: a radical perspective. Free Radical Biology and Medicine 2008, 45(2):97-110.
48. Syed Alwi SS, Cavell BE, Telang U, Morris ME, Parry BM, Packham G: In vivo modulation of 4E binding protein 1 (4E-BP1) phosphorylation by watercress: a pilot study. British journal of nutrition 2010, 104(09):1288-1296.
49. Wang J, John EM, Ingles SA: 5-lipoxygenase and 5-lipoxygenase-activating protein gene polymorphisms, dietary linoleic acid, and risk for breast cancer. Cancer Epidemiology Biomarkers & Prevention 2008, 17(10):2748-2754.
50. Dimri M, Bommi PV, Sahasrabuddhe AA, Khandekar JD, Dimri GP: Dietary omega-3 polyunsaturated fatty acids suppress expression of EZH2 in breast cancer cells. Carcinogenesis 2010, 31(3):489-495.
51. Li Y, Ambrosone CB, McCullough MJ, Ahn J, Stevens VL, Thun MJ, Hong C-C: Oxidative stress-related genotypes, fruit and vegetable consumption and breast cancer risk. Carcinogenesis 2009, 30(5):777-784.
52. Iwasaki M, Hamada GS, Nishimoto IN, Netto MM, Motola Jr J, Laginha FM, Kasuga Y, Yokoyama S, Onuma H, Nishimura H: Dietary Isoflavone Intake, Polymorphisms in the CYP17, CYP19, 17β-HSD1, and SHBG Genes, and Risk of Breast Cancer in Case-Control Studies in Japanese, Japanese Brazilians, and Non-Japanese Brazilians. Nutrition and cancer 2010, 62(4):466-475.
53. Qin W, Zhu W, Shi H, Hewett JE, Ruhlen RL, MacDonald RS, Rottinghaus GE, Chen Y-C, Sauter ER: Soy isoflavones have an antiestrogenic effect and alter mammary promoter hypermethylation in healthy premenopausal women. Nutrition and cancer 2009, 61(2):238-244.
54. Jawaid K, Crane SR, Nowers JL, Lacey M, Whitehead SA: Long-term genistein treatment of MCF-7 cells decreases acetylated histone 3 expression and alters growth responses to mitogens and histone deacetylase inhibitors. The Journal of steroid biochemistry and molecular biology 2010, 120(4):164-171.
55. Aiyer HS, Gupta RC: Berries and ellagic acid prevent estrogen-induced mammary tumorigenesis by modulating enzymes of estrogen metabolism. Cancer prevention research 2010, 3(6):727-737.
56. Yuan J-M, Koh W-P, Sun C-L, Lee H-P, Mimi CY: Green tea intake, ACE gene polymorphism and breast cancer risk among Chinese women in Singapore. Carcinogenesis 2005, 26(8):1389-1394.
57. Nkondjock A, Ghadirian P: Diet quality and BRCA-associated breast cancer risk. Breast cancer research and treatment 2007, 103(3):361-369.
58. Colomer R, Menéndez JA: Mediterranean diet, olive oil and cancer. Clinical and Translational Oncology 2006, 8(1):15-21.
59. Menéndez JA, Vázquez-Martín A, Ropero S, Colomer R, Lupu R, Trueta J: HER2 (erbB-2)-targeted effects of the ϖ-3 polyunsaturated. Fatty acid α-linolenic acid (ALA; 18: 3n-3) in breast cancer cells: the "fat features" of the "Mediterranean diet" as an "anti-HER2 cocktail". Clinical and Translational Oncology 2006, 8(11): 812-820.
60. Müller M, Kersten S: Nutrigenomics: goals and strategies. Nature Reviews Genetics 2003, 4(4):315-322.
61. Davis C, Milner J: Diet and cancer prevention.In: Temple NJ, Wilson T, Jacobs DV, editors Nutritional health: strategies for disease prevention Totowa: Humana Press 2006.
62. Surh Y-J: Cancer chemoprevention with dietary phytochemicals. Nature Reviews Cancer 2003, 3(10):768-780.
63. Ruxton C, Reed SC, Simpson M, Millington K: The health benefits of omega-3 polyunsaturated fatty acids: a review of the evidence. Journal of Human Nutrition and Dietetics 2004, 17(5):449-459.
64. Davidson LA, Nguyen DV, Hokanson RM, Callaway ES, Isett RB, Turner ND, Dougherty ER, Wang

N, Lupton JR, Carroll RJ: Chemopreventive n-3 polyunsaturated fatty acids reprogram genetic signatures during colon cancer initiation and progression in the rat. Cancer Research 2004, 64(18):6797-6804.
65. Keum Y-S, Jeong W-S, Kong AT: Chemoprevention by isothiocyanates and their underlying molecular signaling mechanisms. Mutation Research/Fundamental and Molecular Mechanisms of Mutagenesis 2004, 555(1):191-202.
66. Bartsch H: DNA adducts in human carcinogenesis: etiological relevance and structure-activity relationship. Mutation Research/Reviews in Genetic Toxicology 1996, 340(2):67-79.
67. Chao EC, Lipkin SM: Molecular models for the tissue specificity of DNA mismatch repair-deficient carcinogenesis. Nucleic acids research 2006, 34(3):840-852.
68. Wang QM, Jones JB, Studzinski GP: Cyclin-dependent kinase inhibitor p27 as a mediator of the G1-S phase block induced by 1, 25-dihydroxyvitamin D3 in HL60 cells. Cancer research 1996, 56(2):264-267.
69. Zhang X, Li P, Bao J, Nicosia SV, Wang H, Enkemann SA, Bai W: Suppression of death receptor-mediated apoptosis by 1, 25-dihydroxyvitamin D3 revealed by microarray analysis. Journal of Biological Chemistry 2005, 280(42):35458-35468.
70. Towsend K, Trevino V, Falciani F, Stewart PM, Hewison M, Campbell MJ: Identification of VDR-responsive gene signatures in breast cancer cells. Oncology 2006, 71(1-2):111-123.
71. Albertson DG, Ylstra B, Segraves R, Collins C, Dairkee SH, Kowbel D, Kuo W-L, Gray JW, Pinkel D: Quantitative mapping of amplicon structure by array CGH identifies CYP24 as a candidate oncogene. Nature genetics 2000, 25(2):144-146.
72. Matthews D, LaPorta E, Zinser GM, Narvaez CJ, Welsh J: Genomic vitamin D signaling in breast cancer: insights from animal models and human cells. The Journal of steroid biochemistry and molecular biology 2010, 121(1):362-367.
73. Zinser GM, McEleney K, Welsh J: Characterization of mammary tumor cell lines from wild type and vitamin D 3 receptor knockout mice. Molecular and cellular endocrinology 2003, 200(1):67-80.
74. Swami S, Raghavachari N, Muller UR, Bao YP, Feldman D: Vitamin D growth inhibition of breast cancer cells: gene expression patterns assessed by cDNA microarray. Breast cancer research and treatment 2003, 80(1):49-62.
75. Lazzaro G, Agadir A, Qing W, Poria M, Mehta R, Moriarty R, Gupta TD, Zhang X-K, Mehta R: Induction of differentiation by 1α-hydroxyvitamin D 5 in T47D human breast cancer cells and its interaction with vitamin D receptors. European Journal of Cancer 2000, 36(6):780-786.
76. Sundaram S, Sea A, Feldman S, Strawbridge R, Hoopes PJ, Demidenko E, Binderup L, Gewirtz DA: The combination of a potent vitamin D3 analog, EB 1089, with ionizing radiation reduces tumor growth and induces apoptosis of MCF-7 breast tumor xenografts in nude mice. Clinical Cancer Research 2003, 9(6):2350-2356.
77. Kemmis CM, Salvador SM, Smith KM, Welsh J: Human mammary epithelial cells express CYP27B1 and are growth inhibited by 25-hydroxyvitamin D-3, the major circulating form of vitamin D-3. The Journal of nutrition 2006, 136(4):887-892.
78. Rowling MJ, Kemmis CM, Taffany DA, Welsh J: Megalin-mediated endocytosis of vitamin D binding protein correlates with 25-hydroxycholecalciferol actions in human mammary cells. The Journal of nutrition 2006, 136(11):2754-2759.
79. Ching S, Kashinkunti S, Niehaus MD, Zinser GM: Mammary adipocytes bioactivate 25-hydroxyvitamin D3 and signal via vitamin D3 receptor, modulating mammary epithelial cell growth. Journal of cellular biochemistry 2011, 112(11):3393-3405.
80. Rozenchan PB, Folgueira MA, Katayama ML, Snitcovsky IM, Brentani MM: Ras activation is associated with vitamin D receptor mRNA instability in HC11 mammary cells. The Journal of steroid biochemistry and molecular biology 2004, 92(1):89-95.
81. Kemmis CM, Welsh J: Mammary epithelial cell transformation is associated with deregulation of the vitamin D pathway. Journal of cellular biochemistry 2008, 105(4):980-988.
82. Mittal M: In vivo binding to and functional repression of the VDR gene promoter by SLUG in human. Biochem Biophys Res Commun, 372(1).
83. Ann Beltz L, Kay Bayer D, Lynn Moss A, Mitchell Simet I: Mechanisms of cancer prevention by green and black tea polyphenols. Anti-Cancer Agents in Medicinal Chemistry (Formerly Current Medicinal Chemistry-Anti-Cancer Agents) 2006, 6(5):389-406.
84. Steiner C, Arnould S, Scalbert A, Manach C: Isoflavones and the prevention of breast and prostate cancer: new perspectives opened by nutrigenomics. British Journal of Nutrition 2008, 99(E-S1):ES78-ES108.
85. Terasaka S, Aita Y, Inoue A, Hayashi S, Nishigaki M, Aoyagi K, Sasaki H, Wada-Kiyama Y, Sakuma Y, Akaba S: Using a customized DNA microarray for expression profiling of the estrogen-responsive genes to evaluate estrogen activity among natural estrogens and industrial chemicals. Environmental health perspectives 2004, 112(7):773.
86. Ise R, Han D, Takahashi Y, Terasaka S, Inoue A, Tanji M, Kiyama R: Expression profiling of the estrogen responsive genes in response to phytoestrogens using a customized DNA microarray. FEBS letters 2005, 579(7):1732-1740.
87. Shioda T, Chesnes J, Coser KR, Zou L, Hur J, Dean KL, Sonnenschein C, Soto AM, Isselbacher KJ: Importance of dosage standardization for interpreting transcriptomal signature profiles: evidence from studies of xenoestrogens. Proceedings of the National Academy of Sciences 2006, 103(32):12033-

12038.
88. Buterin T, Koch C, Naegeli H: Convergent transcriptional profiles induced by endogenous estrogen and distinct xenoestrogens in breast cancer cells. Carcinogenesis 2006, 27(8):1567-1578.
89. Thomsen AR, Almstrup K, Nielsen JE, Sørensen IK, Petersen OW, Leffers H, Breinholt VM: Estrogenic effect of soy isoflavones on mammary gland morphogenesis and gene expression profile. Toxicological sciences 2006, 93(2):357-368.
90. Trock BJ, Hilakivi-Clarke L, Clarke R: Meta-analysis of soy intake and breast cancer risk. Journal of the National Cancer Institute 2006, 98(7):459-471.
91. Messina M, McCaskill-Stevens W, Lampe JW: Addressing the soy and breast cancer relationship: review, commentary, and workshop proceedings. Journal of the National Cancer Institute 2006, 98(18):1275-1284.
92. Wu A, Yu M, Tseng C, Pike M: Epidemiology of soy exposures and breast cancer risk. British journal of cancer 2008, 98(1):9-14.
93. Zhang M, Yang H, Holman CAJ: Dietary intake of isoflavones and breast cancer risk by estrogen and progesterone receptor status. Breast cancer research and treatment 2009, 118(3):553-563.
94. Low Y-L, Taylor JI, Grace PB, Dowsett M, Scollen S, Dunning AM, Mulligan AA, Welch AA, Luben RN, Khaw K-T: Phytoestrogen exposure correlation with plasma estradiol in postmenopausal women in European Prospective Investigation of Cancer and Nutrition-Norfolk may involve diet-gene interactions. Cancer Epidemiology Biomarkers & Prevention 2005, 14(1):213-220.
95. Iwasaki M, Hamada GS, Nishimoto IN, Netto MM, Motola Jr J, Laginha FM, Kasuga Y, Yokoyama S, Onuma H, Nishimura H: Isoflavone, polymorphisms in estrogen receptor genes and breast cancer risk in case-control studies in Japanese, Japanese Brazilians and non-Japanese Brazilians. Cancer science 2009, 100(5):927-933.
96. Satih S, Chalabi N, Rabiau N, Bosviel R, Fontana L, Bignon Y-J, Bernard-Gallon DJ: Gene expression profiling of breast cancer cell lines in response to soy isoflavones using a pangenomic microarray approach. Omics: a journal of integrative biology 2010, 14(3):231-238.
97. Hsing AW, Tsao L, Devesa SS: International trends and patterns of prostate cancer incidence and mortality. International Journal of Cancer 2000, 85(1):60-67.
98. Wu AH, Wan P, Hankin J, Tseng C-C, Mimi CY, Pike MC: Adolescent and adult soy intake and risk of breast cancer in Asian-Americans. Carcinogenesis 2002, 23(9):1491-1496.
99. Maskarinec G, Williams A, Carlin L: Mammographic densities in a one-year isoflavone intervention. European journal of cancer prevention 2003, 12(2):165-169.
100. McMichael-Phillips DF, Harding C, Morton M, Roberts SA, Howell A, Potten CS, Bundred NJ: Effects of soy-protein supplementation on epithelial proliferation in the histologically normal human breast. The American journal of clinical nutrition 1998, 68(6):1431S-1435S.
101. Sarkar FH, Li Y: Cell signaling pathways altered by natural chemopreventive agents. Mutation Research/Fundamental and Molecular Mechanisms of Mutagenesis 2004, 555(1):53-64.
102. Limer JL, Speirs V: Phyto-oestrogens and breast cancer chemoprevention. Breast Cancer Research 2004, 6(3):119-132.
103. Mariappan D, Winkler J, Parthiban V, Doss MX, Hescheler J, Sachinidis A: Dietary small molecules and large-scale gene expression studies: an experimental approach for understanding their beneficial effects on the development of malignant and non-malignant proliferative diseases. Current medicinal chemistry 2006, 13(13):1481-1489.
104. Menendez JA, Vellon L, Colomer R, Lupu R: Effect of γ-linolenic acid on the transcriptional activity of the Her-2/neu (erbB-2) oncogene. Journal of the National Cancer Institute 2005, 97(21):1611-1615.
105. Cornelis MC, El-Sohemy A, Kabagambe EK, Campos H: Coffee, CYP1A2 genotype, and risk of myocardial infarction. Jama 2006, 295(10):1135-1141.
106. Koh W-P, Yuan J-M, Sun C-L, van den Berg D, Seow A, Lee H-P, Mimi CY: Angiotensin I-converting enzyme (ACE) gene polymorphism and breast cancer risk among Chinese women in Singapore. Cancer research 2003, 63(3):573-578.
107. Wolfrom DM, Rao AR, Welsch CW: Caffeine inhibits development of benign mammary gland tumors in carcinogen-treated female Sprague-Dawley rats. Breast cancer research and treatment 1991, 19(3):269-275.
108. Room R, Babor T, Rehm J: Alcohol and public health. The lancet 2005, 365(9458):519-530.
109. IARC Working Group on the Evaluation of Carcinogenic Risks to Humans. Alcohol consumption and ethyl carbamate. Lyon: International Agency for Research on Cancer. 2007.
110. Allen NE, Beral V, Casabonne D, Kan SW, Reeves GK, Brown A, Green J: Moderate alcohol intake and cancer incidence in women. Journal of the National Cancer Institute 2009, 101(5):296-305.
111. Boffetta P, Hashibe M, La Vecchia C, Zatonski W, Rehm J: The burden of cancer attributable to alcohol drinking. International Journal of Cancer 2006, 119(4):884-887.
112. Mørch LS, Johansen D, Thygesen LC, Tjønneland A, Løkkegaard E, Stahlberg C, Grønbæk M: Alcohol drinking, consumption patterns and breast cancer among Danish nurses: a cohort study. The European Journal of Public Health 2007, 17(6):624-629.
113. Tao MH, Marian C, Shields PG, Nie J, McCann SE, Millen A, Ambrosone C, Hutson A, Edge SB, Krishnan SS: Alcohol consumption in relation to aberrant DNA methylation in breast tumors. Alcohol 2011, 45(7):689-699.
114. Topping DL, Clifton PM: Short-chain fatty acids

and human colonic function: roles of resistant starch and nonstarch polysaccharides. Physiological reviews 2001, 81(3):1031-1064.
115. Hamer HM, Jonkers D, Venema K, Vanhoutvin S, Troost F, BRUMMER RJ: Review article: the role of butyrate on colonic function. Alimentary pharmacology & therapeutics 2008, 27(2):104-119.
116. Smith-Warner SA, Spiegelman D, Yaun S-S, van den Brandt PA, Folsom AR, Goldbohm RA, Graham S, Holmberg L, Howe GR, Marshall JR: Alcohol and breast cancer in women: a pooled analysis of cohort studies. Jama 1998, 279(7):535-540.
117. Reichman ME, Judd JT, Longcope C, Schatzkin A, Clevidence BA, Nair PP, Campbell WS, Taylor PR: Effects of alcohol consumption on plasma and urinary hormone concentrations in premenopausal women. Journal of the National Cancer Institute 1993, 85(9):722-727.
118. Zhang S, Hunter DJ, Hankinson SE, Giovannucci EL, Rosner BA, Colditz GA, Speizer FE, Willett WC: A prospective study of folate intake and the risk of breast cancer. Jama 1999, 281(17):1632-1637.
119. Rohan TE, Jain MG, Howe GR, Miller AB: Dietary folate consumption and breast cancer risk. Journal of the National Cancer Institute 2000, 92(3):266-269.
120. Zhang SM, Willett WC, Selhub J, Hunter DJ, Giovannucci EL, Holmes MD, Colditz GA, Hankinson SE: Plasma folate, vitamin B6, vitamin B12, homocysteine, and risk of breast cancer. Journal of the National Cancer Institute 2003, 95(5):373-380.
121. Fuchs CS, Stampfer MJ, Colditz GA, Giovannucci EL, Manson JE, Kawachi I, Hunter DJ, Hankinson SE, Hennekens CH, Rosner B: Alcohol consumption and mortality among women. New England Journal of Medicine 1995, 332(19):1245-1250.
122. Chalabi N, Delort L, Le Corre L, Satih S, Bignon Y-J, Bernard-Gallon D: Gene signature of breast cancer cell lines treated with lycopene. 2006.
123. Shaulian E, Karin M: AP-1 as a regulator of cell life and death. Nature cell biology 2002, 4(5):E131-E136.
124. Hajduch E, Litherland GJ, Hundal HS: Protein kinase B (PKB/Akt)–a key regulator of glucose transport?FEBS letters 2001, 492(3):199-203.
125. Fry MJ: Phosphoinositide 3-kinase signalling in breast cancer: how big a role might it play?Breast Cancer Research 2001, 3(5):304-312.
126. Viglietto G, Motti ML, Bruni P, Melillo RM, D'alessio A, Califano D, Vinci F, Chiappetta G, Tsichlis P, Bellacosa A: Cytoplasmic relocalization and inhibition of the cyclin-dependent kinase inhibitor p27Kip1 by PKB/Akt-mediated phosphorylation in breast cancer. Nature medicine 2002, 8(10):1136-1144.
127. King M, McCay P: Modulation of tumor incidence and possible mechanisms of inhibition of mammary carcinogenesis by dietary antioxidants. Cancer research 1983, 43(5 Suppl):2485s-2490s.
128. Wald N, Boreham J, Hayward J, Bulbrook R: Plasma retinol, beta-carotene and vitamin E levels in relation to the future risk of breast cancer. British journal of cancer 1984, 49(3):321.
129. Willett WC, Polk BF, Underwood BA, Stampfer MJ, Pressel S, Rosner B, Taylor JO, Schneider K, Hames CG: Relation of serum vitamins A and E and carotenoids to the risk of cancer. New England Journal of Medicine 1984, 310(7):430-434.
130. London R, Murphy L, Kitlowski KE: Breast cancer prevention by supplemental vitamin E. Journal of the American College of Nutrition 1985, 4(5):559-564.
131. Smolarek AK, Suh N: Chemopreventive activity of vitamin E in breast cancer: a focus on γ-and δ-tocopherol. Nutrients 2011, 3(11):962-986.
132. Rohan TE, Howe GR, Friedenreich CM, Jain M, Miller AB: Dietary fiber, vitamins A, C, and E, and risk of breast cancer: a cohort study. Cancer Causes & Control 1993, 4(1):29-37.
133. Zhang S, Hunter DJ, Forman MR, Rosner BA, Speizer FE, Colditz GA, Manson JE, Hankinson SE, Willett WC: Dietary carotenoids and vitamins A, C, and E and risk of breast cancer. Journal of the National Cancer Institute 1999, 91(6):547-556.
134. Terry P, Jain M, Miller AB, Howe GR, Rohan TE: Dietary carotenoids and risk of breast cancer. The American journal of clinical nutrition 2002, 76(4):883-888.
135. Michels KB, Holmberg L, Bergkvist L, Ljung H, Bruce Å, Wolk A: Dietary antioxidant vitamins, retinol, and breast cancer incidence in a cohort of Swedish women. International journal of cancer 2001, 91(4):563-567.
136. Toniolo P, Van Kappel AL, Akhmedkhanov A, Ferrari P, Kato I, Shore RE, Riboli E: Serum carotenoids and breast cancer. American Journal of Epidemiology 2001, 153(12):1142-1147.
137. Sato R, Helzlsouer KJ, Alberg AJ, Hoffman SC, Norkus EP, Comstock GW: Prospective study of carotenoids, tocopherols, and retinoid concentrations and the risk of breast cancer. Cancer Epidemiology Biomarkers & Prevention 2002, 11(5):451-457.
138. Smith - Warner SA, Spiegelman D, Adami HO, Beeson WL, van den Brandt PA, Folsom AR, Fraser GE, Freudenheim JL, Goldbohm RA, Graham S: Types of dietary fat and breast cancer: a pooled analysis of cohort studies. International Journal of Cancer 2001, 92(5):767-774.
139. Cho E, Spiegelman D, Hunter DJ, Chen WY, Stampfer MJ, Colditz GA, Willett WC: Premenopausal fat intake and risk of breast cancer. Journal of the National Cancer Institute 2003, 95(14):1079-1085.
140. Prentice RL: Future possibilities in the prevention of breast cancer: fat and fiber and breast cancer research. Breast Cancer Research 2000, 2(4):268.
141. Boyd N, Stone J, Vogt K, Connelly B, Martin L, Minkin S: Dietary fat and breast cancer risk

revisited: a meta-analysis of the published literature. British journal of cancer 2003, 89(9):1672-1685.
142. Ghadirian P, Lacroix A, Perret C, Robidoux A, Falardeau M, Maisonneuve P, Boyle P: Breast cancer risk and nutrient intake among French Canadians in Montreal: a case-control study. The Breast 1998, 7(2):108-113.
143. Goodwin PJ, Ennis M, Pritchard KI, Koo J, Trudeau ME, Hood N: Diet and breast cancer: evidence that extremes in diet are associated with poor survival. Journal of clinical oncology 2003, 21(13):2500-2507.
144. Freedman LS, Potischman N, Kipnis V, Midthune D, Schatzkin A, Thompson FE, Troiano RP, Prentice R, Patterson R, Carroll R: A comparison of two dietary instruments for evaluating the fat–breast cancer relationship. International journal of Epidemiology 2006, 35(4):1011-1021.
145. Wu AH, Pike MC, Stram DO: Meta-analysis: dietary fat intake, serum estrogen levels, and the risk of breast cancer. Journal of the National Cancer Institute 1999, 91(6):529-534.
146. Wakai K, Tamakoshi K, Fukui M, Suzuki S, Lin Y, Niwa Y, Nishio K, Yatsuya H, Kondo T, Tokudome S: Dietary intakes of fat and fatty acids and risk of breast cancer: a prospective study in Japan. Cancer science 2005, 96(9):590-599.
147. Howe GR, Hirohata T, Hislop TG, Iscovich JM, Yuan J-M, Katsouyanni K, Lubin F, Marubini E, Modan B, Rohan T: Dietary factors and risk of breast cancer: combined analysis of 12 case—control studies. Journal of the National Cancer Institute 1990, 82(7):561-569.
148. Katsouyanni K, Trichopoulou A, Stuver S, Garas Y, Kritselis A, Kyriakou G, Stoikidou M, Boyle P, Trichopoulos D: The association of fat and other macronutrients with breast cancer: a case-control study from Greece. British journal of cancer 1994, 70(3):537.
149. Martin - Moreno JM, Willett WC, Gorgojo L, Banegas JR, Rodriguez - Artalejo F, Fernandez - Rodriguez JC, Maisonneuve P, Boyle P: Dietary fat, olive oil intake and breast cancer risk. International Journal of Cancer 1994, 58(6):774-780.
150. Nkondjock A, Shatenstein B, Ghadirian P: A case–control study of breast cancer and dietary intake of individual fatty acids and antioxidants in Montreal, Canada. The Breast 2003, 12(2):128-135.
151. Lymburner S, McLeod S, Purtzki M, Roskelley C, Xu Z: Zinc inhibits magnesium-dependent migration of human breast cancer MDA-MB-231 cells on fibronectin. The Journal of nutritional biochemistry 2013, 24(6):1034-1040.
152. Dong Y, Ganther HE, Stewart C, Ip C: Identification of molecular targets associated with selenium-induced growth inhibition in human breast cells using cDNA microarrays. Cancer research 2002, 62(3):708-714.
153. Dong Y, Ip C, Ganther H: Evidence of a field effect associated with mammary cancer chemoprevention by methylseleninic acid. Anticancer research 2002, 22(1A):27.
154. El-Bayoumy K, Sinha R: Molecular chemoprevention by selenium: a genomic approach. Mutation Research/Fundamental and Molecular Mechanisms of Mutagenesis 2005, 591(1):224-236.
155. Hu YJ, Diamond AM: Role of glutathione peroxidase 1 in breast cancer loss of heterozygosity and allelic differences in the response to selenium. Cancer research 2003, 63(12):3347-3351.

第 7 章

长非编码 RNA 在乳腺癌进展中的作用：对发病、诊断和治疗的意义

Jaroslav Juráček, Robert Iliev, Marek Svoboda Ondrej Slaby

摘 要

人类基因组图谱揭示蛋白编码基因在整个基因组中少于 2%，但与此同时基因组却有超过 75% 的基因被转录成了 RNA。近年来人类基因转录谱研究发现了新的转录异质体——非编码 RNA。其中，长非编码 RNA(long noncoding RNA，lncRNA) 是非编码 RNA 中的主要组成部分，它是一组在大小、基因组定位和生物学功能方面均有差异的异质体。lncRNA 通过不同的作用机制影响机体一系列生物进程，例如蛋白活性调节、mRNA 选择性剪接、表观遗传修饰或 microRNA 沉默，以及转录和转录后基因表达调控等。科学家观察到在包括乳腺癌的诸多肿瘤中 lncRNA 发生了改变，通过 lncRNA 的表达模式能够区分肿瘤和正常组织甚至乳腺癌的不同分期，因此 lncRNA 可望作为乳腺癌诊断和预后评估的分子标志物和治疗靶点。

关键词

乳腺癌　长非编码 RNA　lncRNA　lincRNA　诊断　预后评估　治疗靶点

引言

乳腺癌是女性最常见的肿瘤，也是癌症死亡的主要原因[1]。乳腺癌具有异质性，可通过多种方法将它划分成不同的分子亚型而进行治疗。近年来尽管在诊断和治疗上取得了显著进步，但仍有大量诊断相同的乳腺癌患者临床治疗效果却截然不同[2,3]。这就给我们提出了新的挑战：如何更好地实施分子分型和个体化治疗。因此，目前乳腺癌研究的目标之一是找出兼具敏感性和特异性的无创分子标志物，用于临床早期乳腺癌检测、监测病情进展和治疗反应[4]。具有这些特点的生物分子包括了 lncRNA，近来 lncRNA 的作用已在包括乳腺癌在内的多个肿瘤中被阐述。

尽管分子生物中心法则认为RNA是蛋白合成的工具，但仍有大量的RNA不编码蛋白而是扮演功能性RNA角色。并且转录谱分析研究发现这些非编码RNA占据了基因组的主要部分[5]。最初，这些RNA被认为是“废物”，但是现在已证实这些RNA在很大程度上影响着多个细胞通路。非编码RNA中一个重要且主要的部分是lncRNA，它是内源性的细胞分子，长度在200nt~100kb之间[6]。lncRNA常常被加帽、多聚腺苷酸化和剪接，因此不会与其他蛋白编码基因重叠[7]。近期研究表明，lncRNA在基因表达的转录和转录后水平发挥了重要作用[8]。这不足为奇，正如同其他非编码RNA一样，研究者观察到肿瘤和正常组织中lncRNA的差异表达，证实了lncRNA在肿瘤发生中的作用[9]。

RNA的调控作用早在1961年就被François Jacob和Jacques Monod[10]报道，几十年之后，首批单个对X染色体失活具有关键作用的lncRNA：H19和XIST（X失活特异性转录子）被发现[11，12]。但这些RNA仅仅被认为是非蛋白编码基因，真正的里程碑是Okazaki等的研究，他们对老鼠的基因组进行了大规模的测序，并将lncRNA定义为一个单独类型的转录子[13]。据估计，lncRNA的数量为7000~23 000；然而，被功能验证的lncRNA却很少（大约有200个）[14]。

本章简短介绍了lncRNA的分类和生物学，同时描述了lncRNA的高通量和功能分析的基本方法。主要着眼于lncRNA在乳腺癌发病和诊断中的作用以及其预后评估和靶向治疗的应用价值。

lncRNA的分类和生物学

随着越来越多不同长度和生物学功能的lncRNA被发现，对lncRNA进行清晰地分类显得尤为必要。一些分类方法，如采用相对于编码基因位置的分类法、剪接方式、多聚腺苷酸状态或分子机制等方法[15-17]，但都不够准确，因为单个的lncRNA往往代表了多个亚组。目前仍没有令人满意的分类方法，在此我们总结近期发现的lncRNA类别，包括长基因间非编码RNA（lincRNA）、长内含子非编码RNA、双重功能的lncRNA、端粒相关的lncRNA、假基因RNA和转录超保守区域[18]（表7.1）。

lncRNA是基因转录本一个多元化的群体，它们在大小、基因组上的位置和生物学特性方面都有所不同。这样的多元化使lncRNA具有的功能广泛。lncRNA可通过RNA聚合酶Ⅱ抑制（B2 SINE）或染色质修饰（COLDAIR）影响基因表达，还可作为siRNA（H19）或其他小ncRNA（GAS5）的前体，通过与蛋白质形成复合物来调节蛋白质的活性（SRA），影响其结构和调节功能（XIST），改变蛋白质定位或影响表观遗传过程（HOTAIR）。它们也参与调节mRNA的选择性剪接（MALAT-1）和microRNA沉默（HULC）（图7.1）。

长基因间非编码RNA

长基因间非编码RNA（lincRNA）最初是Guttman等在重建哺乳动物细胞的转录组时发现的[19]。他们描述了一组进化上保守的长度在几百到几万个碱基的非编码RNA。lincRNA基因位于DNA的两个蛋白编码基因之间的区域，但是它们缺乏蛋白编码的功能和开放读码框架。迄今为止，已发现的lincRNA超过8000种，绝大多数尚未被注释[8，20]，因此功能未明。但是研究发现lincRNA参与多个生物进程，包括细胞周期调控、印记、胚胎干细胞全能性以及细胞增殖等[21,22]。

lincRNA生物学最不明确的部分是它发挥作用的分子机制。本章较多提及的是它定位于染色质修饰复合体（例如组蛋白修饰酶），从而直接调节基因表达[8]。某些lincRNA（如XIST）和效应蛋白相互作用以控制它们的表达水平。另一些lincRNA可通过调控剪接因子的水平影响选择性剪接[23]。近期有研究表明，lincRNA可作为microRNA的竞争性抑制剂，

表 7.1　lncRNA 分类：各类特征在生物进程和疾病中的意义

类别	代表符号	特征	疾病和生物学功能相关性
长基因间非编码 RNA	lincRNA	长度在几百到几万个碱基，位于基因组两个蛋白编码基因之间的区域，转录顺式调控邻近基因	与肿瘤发生和癌症转移相关，参与多个生物学进程，如剂量补偿和印记
长内含子非编码 RNA		位于内含子区域，进化上保守，具有组织和亚细胞表达特异性	在人类癌症中表达紊乱，其功能可能与转录后基因沉默相关
端粒相关 lncRNA	TERRA	长度介于 100bp~9kb 之间，在真核细胞间保守，以 C 含量丰富的亚端粒链起始，多聚腺苷酸化，同单链端粒 DNA 一起构成分子间的 G-quadruplex 结构	可能影响端粒相关的疾病包括癌症 / 通过抑制端粒酶负向调控端粒长度和活性
双重功能 lncRNA		既编码蛋白又具有功能性调控 RNA 的能力	在乳腺和卵巢肿瘤中表达失调 / 通过多种机制调控基因表达
假基因 RNA		即那些失去了编码蛋白能力的基因拷贝，可调控其等位蛋白编码基因，通过反转录产生，有组织特异性	在肿瘤发生和癌症进程中常常下调 / 可通过作为 miRNA 的诱饵来调控抑癌基因和癌基因
转录超保守区域	T-UCR	长度超过 200bp，在人、大鼠、小鼠间的同源区域高度保守，特异性位于基因内和基因间隔区	在一些癌症中的表达常常改变，可能参与肿瘤形成 / 作为反义抑制剂抑制蛋白编码基因或其他 ncRNA

因此又将其称为“microRNA 海绵体”，这些 lincRNA 带有某些特定 miRNA 的结合位点，因此可调控 miRNA 的表达水平 [24]。

如前所述，lincRNA 调控基因表达，而它们自身的表达同样受到遗传调控 [25]。lincRNA 在转录水平被重要的转录因子如 P53、NF-κB、Sox2、Oct4 和 Nanog 调控。有趣的是，Juan 等的研究指出，某些 miRNA 可结合到 lincRNA 上抑制 lincRNA 表达 [26]。

与转化医学相关的是，lincRNA 具有明显的组织特异性并且在包括癌症的诸多疾病中表达异常。在不同分期的乳腺癌患者中人们观察到 lincRNA 的差异表达，基于这样的表达模式，lincRNA 可望成为乳腺癌预后判断的标记 [9]。

长内含子非编码 RNA

人类基因组超过 1/3 的保守非编码区是由内含子区域组成，John Mattick 首次提出内含子序列不是任意的，它可能参与基因调控 [27]。基于此，研究发现约有 81% 的人类蛋白编码基因中带有具转录活性的内含子 [28]。最终，在内含子中发现了大量进化上保守的区域，大小与 lncRNA 匹配，这一新的转录本类型被称为长内含子非编码 RNA。这些 RNA 特定在细胞核内表达，预计内含子非编码 RNA 的表达是响应于常见的生理信号如激素 [29]。有关生物发生方面知之甚少，但是一般认为有 RNA 多聚酶 II 的参与，多聚腺苷酸尾就是一个间接的证据 [18]。

内含子非编码 RNA 的主要功能是在转录

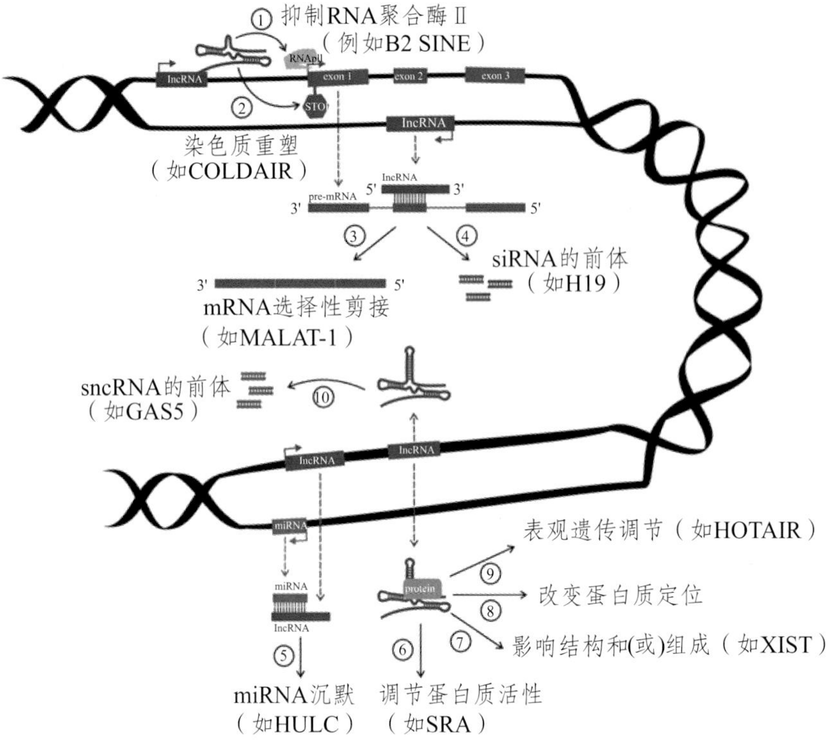

图 7.1 lncRNA 功能示意图。从上游非编码基因启动子转录而来的 lncRNA 可分别通过抑制 RNA 聚合酶Ⅱ的募集和(或)诱导染色质重塑，从而负调控①或正调控②来影响下游基因的表达。lncRNA 能够与 mRNA 前体杂交并通过剪接体阻断剪接位点的识别，从而形成选择性剪接转录本③；或者与正义和反义转录本杂交后，由 Dicer 酶作用产生内源性 siRNA ④。lncRNA 与 miRNA 的结合导致了 miRNA 的功能沉默⑤。lncRNA 与特异蛋白伴侣的复合体可调控蛋白质活性⑥，参与细胞结构和组织作用⑦，改变蛋白质在细胞的定位⑧，影响表观遗传调节进程⑨。最后，长非编码 RNA 可被加工成小分子 RNA ⑩。

后水平调控基因表达。Louro 等的研究描述了 RNA 调控基因表达的一些可能机制[30]。例如，研究发现内含子非编码 RNA 可作为小非编码 RNA 的前体。另外的机制则认为内含子非编码 RNA 可直接与启动子相互作用，从而降低蛋白编码 RNA 的表达。还有研究认为内含子非编码 RNA 也可通过形成 RNA-RNA 双链影响 RNA 选择性剪接。最后，内含子非编码 RNA 或许可稳定蛋白编码 RNA 定位在相同的位点[28]。

某些癌基因或抑癌基因含有从内含子转录而来的非编码 RNA。这也许是在多种恶性肿瘤中检测到内含子非编码 RNA 表达改变的原因。并且长内含子非编码 RNA 的表达水平与肾脏、前列腺、胰腺肿瘤的恶性程度具有很高的相关性[31-33]。

双重功能 lncRNA

根据分子生物学中心法则，RNA 是合成蛋白质所必需的中间分子。非编码 RNA 的发现，这类在很多方面与 mRNA 类似但不具有蛋白编码功能的 RNA 使人们意识到，RNA 既可作为蛋白编码分子也可作为功能性的调控分子。因此双重功能 RNA 的发现给生物界带来了重大惊喜。这类 RNA 扮演着蛋白质翻译的中间分子和调控分子的双重角色[34]。

RNA 的功能有赖于它的二级和三级结构，故异构体的存在使它具有双重功能[35]。最突出的例子是类固醇受体 RNA 激活剂

（SRA），它的 RNA 是一个非编码 RNA，可同时激活多个人类激素受体，如孕激素、雌激素和雄激素受体；同时 SRA 的异构体也表达产生蛋白质。SRA 的转录本已在人类正常组织中被鉴定出，而在乳腺和卵巢肿瘤中它的表达量增加。有意思的是，研究者在肿瘤组织中观察到了高水平的 SRA 非编码异构体 [36,37]。

端粒相关 lncRNA

位于线性染色体末端的端粒异染色质复合体由 TTAGGG 的串联重复序列组成，每一次细胞分裂丢失一个端粒六核苷酸，最终导致染色体的不稳定，所以端粒具有保护染色体不被降解和修复的功能 [38, 39]。近来，关于端粒在转录水平处于沉默状态的假设被打破，新近发现的一组长非编码 RNA 证实了端粒重复序列含有 RNA（TERRA 或 Tel RNA）。TERRA 转录子的长度介于 100bp~ 9kb 之间，并且以 C 含量丰富的亚端粒链起始 [40, 41]。基于 RNA-FISH 技术，TERRA 被验证与端粒染色质相关 [42]。有研究提示了 TERRA 可能在端粒酶调节中发挥作用 [43]。另有研究认为，TERRA 与端粒长度的负调控相关 [44]。

假基因 RNA

在很长一段时间里，假基因被定义为编码基因的失败拷贝，即失去了产生蛋白的能力。然而，近期的研究却揭示了假基因调控同源蛋白编码基因的能力 [45]。假基因可能产生于简单的突变，或者由反转录转座产生，在这个过程中反转录 RNA 整合到基因组序列 [46, 47]。许多假基因被转录成 RNA，后续又被加工成更小的 RNA。因此，基因表达调控是基于一种 RNA 干扰的过程。有意思的是，假基因可作为 miRNA 的诱饵来影响基因表达的调控 [48]。一些研究认为假基因（如 MYLKP1）与癌症发生相关，从而提示假基因可作为癌症潜在的诊断和治疗靶点 [49]。

转录超保守区域

最新发现的一类 ncRNA 被称为转录超保守区域（T-UCR）。总共有 481 个 T-UCR 被注释——它们均为超过 200 个碱基对的基因组片段 [50]，在哺乳动物间高度保守 [51] 且特异的位于基因内和基因间隔区 [52]。它的保守程度可能与它对于哺乳动物个体和系统发育的基础功能重要性有关。未翻译的 UCR 可作为与该区域相隔较远的基因增强子 [53]；而在其反义链上它们则可作为蛋白质编码基因的反义抑制剂调控基因的表达。Calin 等发现在某些类型的癌症中，尤其是成人慢性淋巴细胞白血病、结直肠癌、肝细胞癌和神经母细胞瘤等，许多 T-UCR 的表达发生了改变 [54]。据此，另有研究发现 T-UCR 常位于染色体的脆性部位。特异的 T-UCR 与预后和治疗反应性相关，这使得它们成为了癌症研究的靶标 [53,55]。

检测癌症中 lncRNA 的高通量分析方法

人类基因组图谱显示超过 90% 的基因被转录。高通量技术的应用突出了哺乳动物转录组的复杂性，同时发现了 lncRNA 这一类具有调控作用的非编码 RNA[16, 56]。作为一个转录因子类别，lncRNA 首次在老鼠的全长 cDNA 文库大规模测序过程中被发现 [13]。这种大规模的 cDNA 分析和基因组注释可以检测分析或预测数千条 lncRNA，但它们的生物学功能在大多数情况下仍然未知 [57]。用于研究 lncRNA 的方法可根据用途分为：①识别 lncRNA 的高通量方法（微阵列芯片、RNA 测序）；②验证高通量数据的方法（qRT-PCR、RNA 印迹、FISH、RNAi）；③检测 RNA- 蛋白相互作用的方法（RIP、RIP-CHIP）。见图 7.2[58]。

微阵列芯片法

尽管缺乏开放阅读框和一些翻译成蛋白

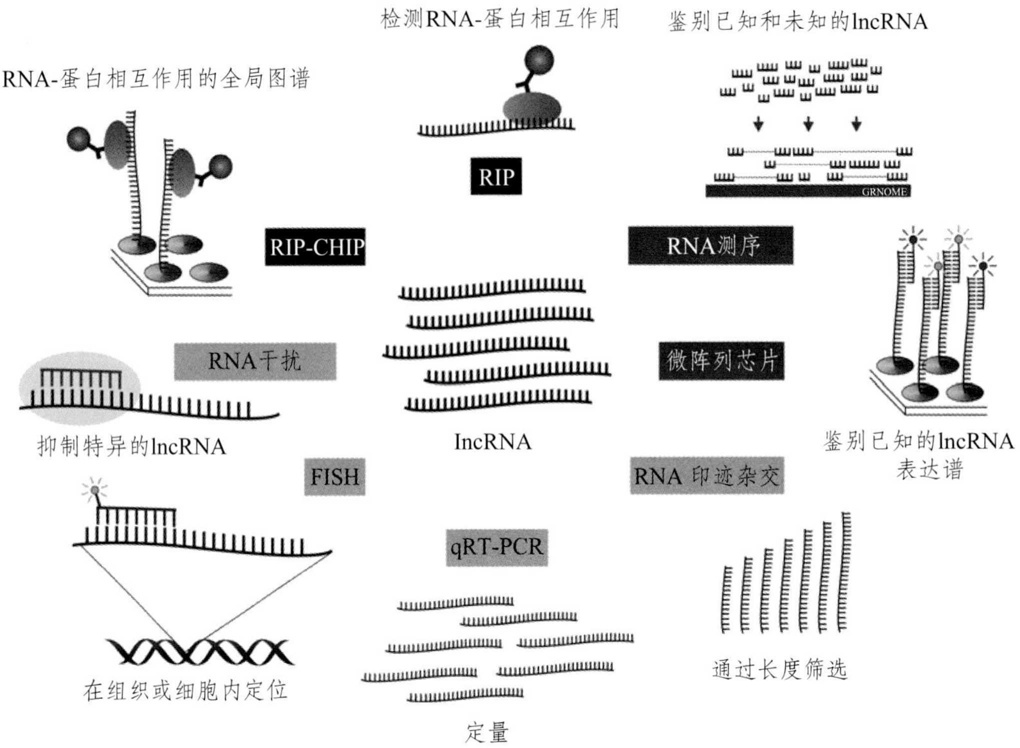

图 7.2 用于研究 lncRNA 的方法可分为:①识别 lncRNA 的高通量方法(微阵列芯片、RNA 测序);②验证高通量数据的方法(qRT-PCR、RNA 印迹杂交、FISH、RNAi);③检测 RNA- 蛋白相互作用的方法(RIP、RIP-CHIP)。

所必需的属性,但非编码 RNA 在结构和表达方面与 mRNA 是非常相似的[59]。基于芯片的技术是最常用的鉴别方法,芯片技术建立在目标分子和探针之间的核酸杂交基础上,可在单次试验中同时检测数千个基因。但是这种方法只显示 lncRNA 是否表达,因此不适合用于寻找新的 lncRNA[60]。另一方面,芯片技术使我们能够检测到不同组织和细胞类型之间转录谱的差异或找出 lncRNA 可能的靶标[21,58]。

RNA 测序

转录组包含了在生物体合成的所有 RNA,有编码蛋白质的、非编码的、选择性剪接体、选择性多聚腺苷酸化 RNA、选择性启动 RNA、正义 RNA、反义 RNA 和 RNA- 编辑转录本等[13]。最常用的定性和定量分析整个转录组的方法是 RNA 测序(RNA-seq),这个方法是在二代测序(NGS)的基础上建立起来的[61]。RNA 测序是在全基因组范围的单核苷酸测序且并不局限于检测已知序列。因此,它可用来发现以前未知的 lncRNA[62]。这种方法最大的缺点是测序数据后续的分析所需要的时间和成本很高[60]。测序之后,生成的读值与转录谱比对,而新发现的 lncRNA 可通过生物信息数据库(如 FANTOM 或 ENCODE)来予以注释[63]。随后,新发现的 lncRNA 通常经过进一步的审查以核实它们并非转录噪声以及的确不编码蛋白质。同样,候选靶标也需要通过其他分子生物学方法来验证。

qRT-PCR 和 RNA 印迹

实时定量聚合酶链反应(qRT-PCR)可放大和量化基因组的某些选定部分。这一高敏感度的方法多用于基因表达的研究,也可用于分析 lncRNA。基于此目的，qPCR 结合反转录 PCR（RT），使 RNA 转录成 cDNA。为验证高通量方法得到的数据，在进行 RNA 印迹杂交（Northern Blot）这种唯一不需要扩增就可以直接证明 RNA 存在的分析之后，常常联合进行 qRT-PCR 分析。这两种方法结合可显示检测到的 lncRNA 的长度和表达水平 [64]。

荧光原位杂交

荧光原位杂交（FISH）是一种采用荧光标记的互补 DNA 或 RNA 链来检测染色体上固定好的组织切片（原位），甚至是细胞上的某一特异序列的杂交技术 [65]。在 lncRNA 的研究中，FISH 被用来检测单个的 lncRNA 或它们在细胞中的定位 [23, 66]。

RNA 干扰（RNAi）

RNA 干扰的过程包括短链 RNA 分子结合到 mRNA 上，使目标基因表达受到抑制。采用合成的双链 RNA 可有效地降低特定 lncRNA 表达，因此这一技术在研究 lncRNA 的功能方面具有重要的地位 [67]。

RNA 免疫沉淀和 RIP-CHIP

长非编码 RNA 可能在与多种蛋白（如转录因子）相互作用中影响染色质修饰，从而影响基因的表达。这种 RNA- 蛋白相互作用很容易被 RNA 免疫沉淀（RIP）检测出来。RIP 是一种基于抗体的检测技术，通过它，RNA-结合的目标蛋白和相关的 RNA 一起沉淀下来，并且可以定位到 RNA 在基因组的结合位点 [68]。许多 lncRNA，例如 XIST 和 TSIX 都是通过这种方法被检测到的 [69]。

mRNA 结合到 RNA 结合蛋白的整体分析领域的主要进展使 RIP 与芯片结合起来，形成了 RNA 结合蛋白免疫沉淀芯片（CHIP）分析或 RIP-CHIP[70]。采用这种高通量的方法揭示了大量同染色质修饰复合物相关的 lncRNA，这些 lncRNA 影响了基因的表达 [8]。

与乳腺癌发生相关的 lncRNA

研究发现，lncRNA 在多种人类癌症中的表达发生了改变，并且它们也同蛋白编码基因一样，显示出组织特异性。功能实验阐明了在癌症细胞中许多与 lncRNA 相关的分子机制。但是到目前为止，仅观察到少数 lncRNA 在乳腺癌中发生了改变，这些 lncRNA 包括 HOTAIR、MALAT-1、GAS5、ZFAS1、LSINCT5、SRA1、H19、XIST 和 BC200，详见表 7.2。在这里我们主要从癌症典型特征这方面讨论 lncRNA 的分子功能。一些有特殊 lncRNA 参与的重要分子机制也会被涉及，尽管这是在乳腺癌以外的其他类型癌症中被观察到的。

HOTAIR

HOX 转录本反义基因间 RNA（transcript antisense intergenic RNA，HOTAIR）在癌症转移过程中发挥重要作用 [88]。HOTAIR 的功能在于同多梳抑制性复合体 2（PRC2）相互作用并将其募集到 HOXD 部位，从而导致了 40kb 范围的转录性沉默。PRC2 由 H327 甲基化酶 EZH2、SUZ12 和 EED 组成（图 7.3）[89]。多梳类蛋白抑制多种基因的转录，其影响所涉及的通路包括分化、多能性以及癌症进展 [73]。随后的研究发现 HOTAIR 与第二组蛋白修饰复合体 LSD1/CoREST/REST 相互作用，协同 PRC2 和 LSD1 定位到染色质，使偶联的组蛋白 H3K27 甲基化和 K4 去甲基化 [89]。在上皮癌细胞中过表达 HOTAIR 后，HOTAIR 通过 PRC2 改变了 H3K27 甲基化，从而改变靶基因的表达，而这增加了癌症的侵袭和转移能力。因此，减少 HOTAIR 可抑制乳腺癌的侵袭性 [71]。

表 7.2 乳腺癌中表达失调的 lncRNA 的特征

基因名称	定位	长度(kb)	在癌症中的功能	与癌症特性的相关性	肿瘤类型	参考文献
HOTAIR	12q13	2.2	癌基因	激活侵袭和转移	BC, CRC, PaC, HCC	[71]
MALAT-1	11q13	8.4	癌基因	激活侵袭和转移，规避生长抑制	BC,BlaC, HCC	[72-74]
GAS5	1q25	5.3	抑癌基因	规避生长抑制	BC, M, Ly, PC	[75-77]
ZFAS1	20q13	0.5	抑癌基因	规避生长抑制	BC	[78]
LSINCT5	5p15	2.6	癌基因	维持增殖信号	BC,OC	[79]
SRA1	5q31	0.87	癌基因	维持增殖信号	BC, OC, PC	[80-82]
XIST	Xq13	42	癌基因	激活侵袭和转移	BC, Ly, OC, CRC	[83,84]
H19	11p15	3.5	癌基因，抑癌基因	维持增殖信号	BC,BlaC, CerC, CRC, HCC, LC, M	[85,86]
BC200	2p21	0.26	癌基因	激活侵袭和转移	BC	[87]

注:BC,乳腺癌;CerC,宫颈癌;CRC,结直肠癌;PaC,胰腺癌;HCC,肝细胞癌;BlaC,膀胱癌;M,黑色素瘤;Ly,淋巴瘤;PC,前列腺癌;OV,卵巢癌。

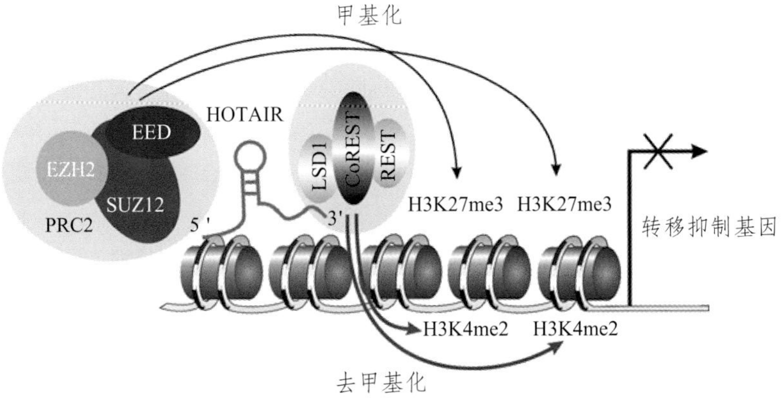

图 7.3 HOTAIR 与多梳抑制性复合物 2(PRC2)和 LSD1/CoREST/REST 复合物的结合。

MALAT-1

转移相关肺腺瘤转录子 1(MALAT-1)在多种人类细胞中均含量丰富。它可能是一种非常重要的转录因子,因为它的序列在多个物种中都非常保守。MALAT-1 是一个出现在细胞核的 8708nt 的长转录子,而出现频率最多的位置是核散斑[90]。这使它在 pre-mRNA 剪辑过程中发挥作用。近来研究显示,MALAT-1 可通过调控剪接因子来调节 pre-mRNA 的选择性剪接。这些因子调节和剪接因子 SRSF1 的选择性相互作用，且这一相互作用是具有组织特异性的；而 SRSF1 可影响这些因子和其他一些剪接因子在核散斑域的分布。用反义核苷酸去掉 MALAT-1 或瞬时过表达 SRSF1 都可改变内源性 pre-mRNA 的选择性剪接。更重要的，MALAT-1 控制着 SR 蛋白的细胞磷酸化状态，因此调节 SR 蛋白的磷酸化 - 去磷酸化比率[23]，这提示 MALAT-1 通过调节活化 SR 蛋白的水平来调控 pre-mRNA 的剪辑。去除 MALAT-1 改变了一类 pre-mRNA 的剪辑，这在癌症生物学中具有重要的作用[91]。近期研究揭示了 MALAT-1 在细胞核中的一些附加功能。MALAT-1 可与非甲基化的 CBX4 相互作用，CBX4 控制着生长调控基因在多梳体和染色质颗粒的再定位，沉默或激活基因表达。在比较乳腺癌和正常组织时发现了 MALAT-1 表达的改变。在其他癌症类型中 MALAT-1 的表达也常发生改变[72]。

GAS5

生长抑制特异性基因 5（GAS5）是许多 snoRNA 的宿主基因，snoRNA 位于 GAS5 基因的内含子区域，使得 GAS5 参与重要的细胞活动[92]。研究证实 GAS5 转录子有不同的选择性剪接形式，但是却没有特定的开放读码框[93]。GAS5 作为糖皮质激素受体（GR）的核糖体抑制因子，在细胞饥饿状态下通过调节 GR 的转录活性改变细胞的存活和代谢。其转录本与 GR 的 DNA 结合域相互作用，降低类固醇与受体相互作用的概率[94]。这样，GAS5 抑制包括细胞凋亡抑制因子 2（cIAP2）在内的几种基因的表达，从而激活细胞凋亡。在多个乳腺癌细胞株中这种细胞凋亡的诱导都是独立于其他因素的[95]。同时，在乳腺癌细胞中沉默内源性 GAS5 诱导了细胞的抗凋亡，这些研究发现不同的 GAS5 转录本是通过激活不同的信号通路诱导细胞凋亡的[75]。在白血病细胞模型中，GAS5 是哺乳动物西罗莫司靶向基因（mTOR）信号通路发挥正常功能所必需的，而 mTOR 这一信号通路在乳腺癌中也控制着细胞的生长和增殖[96]。此外，在许多其他类型的恶性肿瘤中（如黑色素瘤、淋巴瘤、前列腺癌等），也发现了 GAS5 位点的改变[76]。

Zfas1/ZFAS1

锌指反义链 1（Zfas1/ZFAS1）是 NFX-1 型的小鼠反义 RNA，含有锌指结构。Zfas1 位于蛋白编码基因附近，它的内含子里有 3 个核仁小 RNA（snoRNA）基因：snord12、snord12b 和 snord12c[78]。在上皮细胞株中敲除 Zfas1 促进了细胞的增殖和分化，但敲除 Zfas1 并不能显著改变 SNORD 水平。基于 Zfas1 在调节肺泡发育和乳腺上皮细胞分化中的作用，以及它在乳腺癌中的失调，提示 Zfas1 是一个潜在的抑癌基因。ZFAS1 在乳腺组织高表达，在乳腺癌中表达下调。虽然 Zfas1 及其人类同源 ZFAS1 之间的初级序列保守性相对较低，但是它们的转录本在二级结构上有一些相似的特征。已经证实通过选择性剪接，从 ZFAS1 mRNA 的起源至少有 5 种不同的亚型。

LSINCT5

长应激诱导的非编码转录因子 5（LSINCT5）在多种乳腺癌细胞系均过度表达[79]。LSINCT5 是多聚腺苷 RNA，由核糖核酸聚合酶Ⅲ从负链转录而来，它没有开放读码框。细胞核与细胞质相比较的话，LSINCT5 在胞核的表达较高。细胞的增殖没有降低，敲除癌细胞系 LSINCT5 却诱导了一些基因表达的反常，这些基因包括重要的激酶（PDPK1）、核组装基因（NEAT1 和 PSPC1）、跨膜转运相关基因（HERC1）、转录因子（ANKF41）、致癌基因（EPPK1）、细胞应激（PRKAA1/AMPK）、运动（ACTR2），以及 T 细胞分化相关基因（CXCR4、MAPK9/JNK2）[97]。此外，LSINCT5 在乳腺和卵巢癌组织中高表达。

SRA1

类固醇受体 RNA 激活剂（SRA）在 RNA

（SRA）和蛋白质（SRAP）水平调节类固醇激素受体和其他转录因子的活性[98]。SRA在肝脏、骨骼肌、肾上腺和脑垂体呈现高水平表达，在胎盘、肺、肾和胰腺呈中度表达。有趣的是，大脑和其他典型的类固醇反应性组织，如前列腺、乳腺、子宫和卵巢的SRA RNA水平却较低[99]。SRA是聚集在调控基因启动子处的核糖核蛋白复合物的一个组分。这些复合物可能包含正调控因子，如类固醇受体共激活因子1（SRC-1）、RNA解旋酶DExD/H盒家族成员——P68和P72或者假尿苷合成酶Pus1p和Pus3p。负调控因子，如SMRT/HDAC1相关阻遏蛋白（SHARP）和最近鉴定出的与RNA结合蛋白（SLIRP）相互作用的SRA的茎-环，也可以与SRA相互作用，从而降低其活性[100]。乳腺肿瘤中的SRA水平通常是升高的，增加的SRA可能有利于乳腺肿瘤发生过程中ER/PR作用的改变。SRA1基因不仅可以作为一个非编码RNA，而且编码蛋白可作为辅激活因子或辅阻遏蛋白。SRA1的非编码和编码转录因子之间的比例塑造了特异的肿瘤表型，也可能通过调节特定基因的表达参与乳腺癌的发生和发展[80]。SRA编码蛋白（即SRAP）的序列，在脊椎类动物中高度保守。最保守的氨基酸定义两个不同的结构域（N端和C端），代表这个新的蛋白家族的典型特征，并有可能都参与了SRAP的功能[101]。这种蛋白也广泛存在于人类多个肿瘤细胞株，如乳腺肿瘤[81]、前列腺肿瘤[82]和其他一些组织中，而表达水平在不同细胞类型之间存在着差异。

XIST

X染色体失活特异转录本（XIST）从失活的X染色体转录而来，参与其失活，并存在多个不同的亚型[102]。在活化的X等位基因上，XIST被其反义RNA（TSIX）所抑制[103]。XST在RepA域含有一个双发夹RNA序列。它位于第一个外显子，这对其结合多梳抑制性复合物2（PRC2）和进行X染色体表观遗传沉默非常关键[69]。随后，失活的X（Xi）获得异染色质的典型特征：晚复制，组蛋白H3和H4H3低乙酰化，组蛋白H3赖氨酸9和27甲基化，H3赖氨酸4甲基化不足，以及DNA的CpG岛甲基化等。初步研究提示了XIST在BRCA1基因缺陷的遗传性乳腺癌中的作用[83]，而数据表明，BRCA1对于XIST在这些细胞中发挥作用是不必要的[104]。异常的XIST调控在其他癌症中也被观察到，其中包括淋巴瘤和男性的睾丸生殖细胞肿瘤[84]。

H19

H19是位于人类11号染色体上的一个印记基因簇。H19的调控和与它紧密相连且相互印记的邻居IGF2相关。它们被广泛地研究是因为它们在人类疾病中的作用和它们可作为一个模型去了解印记控制机制。H19仅从母系等位基因转录，而IGF2的表达完全是父源性。H19被认为是一种调控RNA[12]，研究表明，在许多细胞活动过程中，从转录和转录后表达调控[105]到肿瘤抑制和肿瘤发生（包括乳腺癌）[85]，H19均可发挥作用。H19在脊椎动物胚胎发育过程中高表达，但出生后不久在除了骨和软骨的大多数组织中它的表达出现下调[86]。在乳腺癌细胞中，c-Myc诱导H19 ncRNA表达并直接结合到DNA序列中印记控制区（ICR）附近的E-box。因此，c-Myc特异性结合并调节活化的母源性H19等位基因并且不结合或影响沉默的父源性等位基因的表达。此外，c-Myc下调相互性印记基因IGF2的转录[106]。在结肠癌中，H19也被证明是由致癌基因的转录因子c-Myc直接激活的，提示H19可能扮演了c-Myc和下游基因表达之间的中间角色[107]。c-Myc上调H19以及c-Myc和H19水平之间的关联在乳腺癌患者原代细胞及细胞系中均被观察到[106]。研究显示抑癌基因P53可降低H19水平。H19转录本也作为miR-675的前体，这个miRNA参与发育性基因的调控。miR-675从H19基因第一外显子被加工出来，从而降低了抑癌基因视网膜母细胞瘤基因 1（RB1）的表达（RB1）[108]。

BC200

BC200 RNA 是一个长 200nt 的 RNA，它选择性地表达在灵长类动物的神经系统，并已被确定位于神经元一个子集的躯体树突状区域[87]。BC200 RNA 通常不在非神经细胞中表达[109]。研究表明，它在生殖细胞和培养的各种非神经细胞类型的永生化细胞系中表达。为了研究这种神经元特异性表达的 BC200 RNA 是否在非神经元人体组织的肿瘤发生过程中发生改变，80 份不同肿瘤的标本代表 19 个不同的肿瘤类型，被用于进行筛选是否有该 RNA[110]。结果在乳腺癌、食道癌、肺癌、宫颈癌、卵巢癌、腮腺癌和舌癌中检测到了 BC200，但在它们对应的正常组织中却没有检测到；在膀胱、结肠、肾或肝脏等的癌组织中也没有检测到 BC200。这些结果表明，在某些肿瘤条件下 BC200 表达失调。BC200 在非神经肿瘤中的表达可能表明了其与这些肿瘤的诱导和发展的一种功能性的相互关系[110]。

lncRNA 在乳腺癌诊断中的应用

与正常乳腺组织相比，HOTAIR 的水平在原发性和转移性乳腺癌组织中上调了 2000 倍[71]。在乳腺癌组织中，发现了中等或高水平的 MALAT-1[72]。而 MALAT-1 的水平在膀胱癌和肝细胞癌中也有所增加[73, 74]。LSINCT5 在乳腺和卵巢癌细胞株以及瘤组织中表达上调[79]。乳腺肿瘤中发现了 SRA 的上调，且增加的 SRA 水平可能有助于乳腺肿瘤发生过程中 ER/PR 作用的改变。SRA 的相对表达在不同表型的乳腺癌细胞株之间有所变化[101]。另一个癌基因 lncRNA 是 XIST，特异性地表达于所有女性的体细胞。但是在女性乳腺、卵巢、宫颈癌细胞株中 XIST 表达丢失[104]。大量证据显示了乳腺癌细胞中 X 染色体失活改变的发生。有趣的是，来自于肾脏导管癌的细胞系，XIST 基因连同其他几个 X 染色体基因出现了扩增。BC200 在乳腺癌、宫颈癌、食道癌、肺癌、卵巢癌、腮腺癌和舌癌中表达但在相应的正常组织中却不表达[110]。一个独立的研究结果表明，BC200 RNA 在多种人类肿瘤中均被检测到有较高的水平，包括乳腺浸润性导管癌、肺鳞状细胞癌以及肺黑色素瘤转移癌，而同一患者相应正常组织却是 BC200 阴性。BC200 RNA 在高级别导管内癌（HGD-CIS）中高表达，而在非高级别导管内癌（NHG DCIS）却没有[87]。因此原位癌中高表达 BC200 RNA 预示着原位癌的高级别。

H19 被 c-Myc 上调且在乳腺癌原代和细胞株中均观察到 H19 的表达[106]。与正常乳腺上皮组织比较，GAS5 在癌组织中的水平降低[95]。ZFAS1 在乳腺正常组织中高表达而在乳腺肿瘤中被下调[78]。与正常上皮细胞比较，ZFAS1 在导管癌中的表达降低。lncRNA 在乳腺癌诊断中的应用见表 7.2 。大多数被确定在乳腺癌中表达失调的 lncRNA 都为癌基因，它们的水平在癌症中增加，如 HOTAIR、MALAT-1、LSINCT5、SRA1、XIST、BC200 和 H19。只有两项研究显示了 lncRNA 的肿瘤抑制性：GAS5 和 ZFAS1。目前，还需要具有乳腺癌患者详细临床病理信息的大样本独立研究来证明这些 lncRNA 在乳腺癌诊断中的潜在价值。

lncRNA 作为乳腺癌预后和预测的生物标志物

从乳腺癌的 lncRNA 研究来看，只有 5 个表现出了作为预后标志物的潜力。在人类乳腺癌中，HOTAIR 在原发肿瘤和转移瘤中表达增加，其在原发瘤中的表达水平与转移和预后不良呈正相关[71, 89]。同样，与预后较好的原发肿瘤相反的是，在即将发生转移的原发肿瘤中 MALAT-1 表达显著增加[74]。

浸润性乳腺癌细胞比非浸润性乳腺癌细胞有较高水平的非编码 SRA。这表明，非编码 SRA 在乳腺癌细胞中的表达可能与细胞的侵袭能力有关[101]。有趣的是，在某些情况下，SRAP 明显的过表达与乳腺癌患者的总生存相关[82]。这也表明 SRAP 表达增加可能表征了一个低度恶性的表型，有可能这种蛋白有助于改善三苯氧胺抗雌激素治疗后的结局[82]。

一些研究指出，由于 Xi 的细胞学检测，侵袭性乳腺肿瘤检测不到 Barr 小体[77]。卵巢癌细胞株中 XIST 基因水平下降导致对紫杉醇治疗的敏感性降低，提示 XIST 的表达可作为预测治疗反应的生物标志物[112]。

仅有 GAS5 在乳腺癌细胞系中的表达水平显示与致瘤性行为呈负相关[96]。有趣的是，在头颈部鳞状细胞癌中，高水平的 GAS5 与良好的预后相关[113]。

近期的证据表明，在乳腺癌组织中一些 lncRNA 失调可作为患者预后或预测的生物标志物，提示了其在肿瘤转化应用中的潜力。

lncRNA 作为潜在的治疗靶点

除了与癌症相关的长非编码 RNA 的知识在诊断方面的大量应用，它在治疗方面的应用在更遥远的未来或成为可能。lncRNA 作为治疗剂的应用才刚刚开始探索。尽管我们对 lncRNA 功能的分子机制了解有限，lncRNA 的一些特点使其成为治疗干预的理想选择。许多 lncRNA 表现出蛋白结合能力或依赖于蛋白质二级结构发挥作用的潜力，这可能为干预提供了手段[114]。例如，阻止 HOTAIR 与 PRC2 或 LSD1 复合物的相互作用可能抑制乳腺癌细胞的转移潜能[71]。RNAi 介导的基因沉默技术治疗不同疾病的进展令人鼓舞，这一技术也可用来选择性地沉默癌基因 lncRNA。基因治疗也可用于靶向运载肿瘤抑制性 lncRNA 到特定的细胞，从而治疗乳腺癌。然而，治疗性 RNAi 和基因治疗的广泛应用还需要克服许多技术难题[114]。lncRNA H19 在包括乳腺癌在内的多种人类肿瘤中的表达均增加[85]。一个很有前景的治疗方法提出用一种质粒载体携带白喉毒素基因，这个基因在 H19 启动子的控制之下。瘤内注射这种质粒诱导了高水平白喉毒素在肿瘤细胞中的特异表达，在临床试验中这一方法使肿瘤得以体积缩小[115]。GAS5 的表达诱导了生长停滞和凋亡，在一些乳腺癌细胞株中，这一作用是独立于其他刺激因素的[96]。因此，研发诱导 GAS5 在肿瘤中表达的技术或设计一个载体，当靶向运输到肿瘤细胞中时表达 GAS5，可望提供一个诱人的治疗方法。总的来说，这些进展显示了开发 lncRNA 介导的治疗所具有的重大潜力。

总结与展望

大量的研究仍在进行中，希望深入了解生物调节的过程，在这个调节过程中，lncRNA 是重要的参与者之一。虽然 lncRNA 在肿瘤组织的表达谱强调了这一类非编码 RNA 作为乳腺癌患者诊断和预后肿瘤标志物的潜在价值，但是只有研究 lncRNA 参与致癌和肿瘤抑制途径的机制才能建立新的诊断标志物和找出它们作为新治疗靶点的潜在用途。lncRNA 的类别还在增加，有些 lncRNA 在乳腺癌细胞的表达异常，为了解在恶性转化进程中这些 lncRNA 的作用，阐明这些 lncRNA 调控的遗传网络和信号通路也变得重要起来。

（杨梅　译）

参考文献

1. Jemal A, Bray F, Center MM, Ferlay J, Ward E, Forman D: Global cancer statistics. CA Cancer J Clin 2011, 61(2):69-90.
2. Sotiriou C, Neo SY, McShane LM, Korn EL, Long PM, Jazaeri A, Martiat P, Fox SB, Harris AL, Liu ET: Breast cancer classification and prognosis based on gene expression profiles from a population-based study. Proc Natl Acad Sci USA 2003, 100(18): 10393-10398.
3. Weigelt B, Reis-Filho JS: Histological and molecular types of breast cancer: is there a unifying taxonomy? Nat Rev Clin Oncol 2009, 6(12):718-730.
4. Heneghan HM, Miller N, Lowery AJ, Sweeney KJ,

Newell J, Kerin MJ: Circulating microRNAs as novel minimally invasive biomarkers for breast cancer. Ann Surg 2010, 251(3):499-505.
5. Bertone P, Stolc V, Royce TE, Rozowsky JS, Urban AE, Zhu X, Rinn JL, Tongprasit W, Samanta M, Weissman S et al: Global identification of human transcribed sequences with genome tiling arrays. Science 2004, 306(5705):2242-2246.
6. Chen LL, Carmichael GG: Long noncoding RNAs in mammalian cells: what, where, and why? Wiley Interdiscip Rev RNA 2010, 1(1):2-21.
7. Ulitsky I, Shkumatava A, Jan CH, Sive H, Bartel DP: Conserved function of lincRNAs in vertebrate embryonic development despite rapid sequence evolution. Cell 2011, 147(7):1537-1550.
8. Khalil AM, Guttman M, Huarte M, Garber M, Raj A, Rivea Morales D, Thomas K, Presser A, Bernstein BE, van Oudenaarden A et al: Many human large intergenic noncoding RNAs associate with chromatin-modifying complexes and affect gene expression. Proc Natl Acad Sci USA 2009, 106(28): 11667-11672.
9. Gutschner T, Diederichs S: The hallmarks of cancer: a long non-coding RNA point of view. RNA Biol 2012, 9(6):703-719.
10. Jacob F, Monod J: Genetic regulatory mechanisms in the synthesis of proteins. J Mol Biol 1961, 3:318-356.
11. Ponting CP, Oliver PL, Reik W: Evolution and functions of long noncoding RNAs. Cell 2009, 136(4):629-641.
12. Brannan CI, Dees EC, Ingram RS, Tilghman SM: The product of the H19 gene may function as an RNA. Mol Cell Biol 1990, 10(1):28-36.
13. Okazaki Y, Furuno M, Kasukawa T, Adachi J, Bono H, Kondo S, Nikaido I, Osato N, Saito R, Suzuki H et al: Analysis of the mouse transcriptome based on functional annotation of 60,770 full-length cDNAs. Nature 2002, 420(6915):563-573.
14. Niazi F, Valadkhan S: Computational analysis of functional long noncoding RNAs reveals lack of peptide-coding capacity and parallels with 3' UTRs. RNA 2012, 18(4):825-843.
15. Mercer TR, Dinger ME, Mattick JS: Long non-coding RNAs: insights into functions. Nat Rev Genet 2009, 10(3):155-159.
16. Wang KC, Chang HY: Molecular mechanisms of long noncoding RNAs. Mol Cell 2011, 43(6):904-914.
17. Michelhaugh SK, Lipovich L, Blythe J, Jia H, Kapatos G, Bannon MJ: Mining Affymetrix microarray data for long non-coding RNAs: altered expression in the nucleus accumbens of heroin abusers. J Neurochem 2011, 116(3):459-466.
18. Sana J, Faltejskova P, Svoboda M, Slaby O: Novel classes of non-coding RNAs and cancer. J Transl Med 2012, 10:103.
19. Guttman M, Amit I, Garber M, French C, Lin MF, Feldser D, Huarte M, Zuk O, Carey BW, Cassady JP et al: Chromatin signature reveals over a thousand highly conserved large non-coding RNAs in mammals. Nature 2009, 458(7235):223-227.
20. Cabili MN, Trapnell C, Goff L, Koziol M, Tazon-Vega B, Regev A, Rinn JL: Integrative annotation of human large intergenic noncoding RNAs reveals global properties and specific subclasses. Genes Dev 2011, 25(18):1915-1927.
21. Loewer S, Cabili MN, Guttman M, Loh YH, Thomas K, Park IH, Garber M, Curran M, Onder T, Agarwal S et al: Large intergenic non-coding RNA-RoR modulates reprogramming of human induced pluripotent stem cells. Nat Genet 2010, 42(12):1113-1117.
22. Guttman M, Donaghey J, Carey BW, Garber M, Grenier JK, Munson G, Young G, Lucas AB, Ach R, Bruhn L et al: lincRNAs act in the circuitry controlling pluripotency and differentiation. Nature 2011, 477(7364):295-300.
23. Tripathi V, Ellis JD, Shen Z, Song DY, Pan Q, Watt AT, Freier SM, Bennett CF, Sharma A, Bubulya PA et al: The nuclear-retained noncoding RNA MALAT1 regulates alternative splicing by modulating SR splicing factor phosphorylation. Mol Cell 2010, 39(6):925-938.
24. Cesana M, Cacchiarelli D, Legnini I, Santini T, Sthandier O, Chinappi M, Tramontano A, Bozzoni I: A long noncoding RNA controls muscle differentiation by functioning as a competing endogenous RNA. Cell 2011, 147(2):358-369.
25. Kumar V, Westra HJ, Karjalainen J, Zhernakova DV, Esko T, Hrdlickova B, Almeida R, Zhernakova A, Reinmaa E, Vosa U et al: Human disease-associated genetic variation impacts large intergenic non-coding RNA expression. PLoS Genet 2013, 9(1):e1003201.
26. Juan L, Wang G, Radovich M, Schneider BP, Clare SE, Wang Y, Liu Y: Potential roles of microRNAs in regulating long intergenic noncoding RNAs. BMC Med Genomics 2013, 6 Suppl 1:S7.
27. Mattick JS: Introns: evolution and function. Curr Opin Genet Dev 1994, 4(6):823-831.
28. Louro R, Smirnova AS, Verjovski-Almeida S: Long intronic noncoding RNA transcription: expression noise or expression choice? Genomics 2009, 93(4):291-298.
29. Louro R, Nakaya HI, Amaral PP, Festa F, Sogayar MC, da Silva AM, Verjovski-Almeida S, Reis EM: Androgen responsive intronic non-coding RNAs. BMC Biol 2007, 5:4.
30. Louro R, El-Jundi T, Nakaya HI, Reis EM, Verjovski-Almeida S: Conserved tissue expression signatures of intronic noncoding RNAs transcribed from human and mouse loci. Genomics 2008, 92(1):18-25.
31. Brito GC, Fachel AA, Vettore AL, Vignal GM, Gimba ER, Campos FS, Barcinski MA, Verjovski-Almeida S, Reis EM: Identification of protein-coding and intronic noncoding RNAs down-regulated in clear cell renal carcinoma. Mol Carcinog 2008, 47(10):757-767.
32. Reis EM, Nakaya HI, Louro R, Canavez FC,

Flatschart AV, Almeida GT, Egidio CM, Paquola AC, Machado AA, Festa F et al: Antisense intronic non-coding RNA levels correlate to the degree of tumor differentiation in prostate cancer. Oncogene 2004, 23(39):6684-6692.
33. Tahira AC, Kubrusly MS, Faria MF, Dazzani B, Fonseca RS, Maracaja-Coutinho V, Verjovski-Almeida S, Machado MC, Reis EM: Long noncoding intronic RNAs are differentially expressed in primary and metastatic pancreatic cancer. Mol Cancer 2011, 10:141.
34. Ulveling D, Francastel C, Hube F: When one is better than two: RNA with dual functions. Biochimie 2011, 93(4):633-644.
35. Novikova IV, Hennelly SP, Sanbonmatsu KY: Structural architecture of the human long non-coding RNA, steroid receptor RNA activator. Nucleic Acids Res 2012, 40(11):5034-5051.
36. Kawashima H, Takano H, Sugita S, Takahara Y, Sugimura K, Nakatani T: A novel steroid receptor co-activator protein (SRAP) as an alternative form of steroid receptor RNA-activator gene: expression in prostate cancer cells and enhancement of androgen receptor activity. Biochem J 2003, 369(Pt 1):163-171.
37. Lanz RB, McKenna NJ, Onate SA, Albrecht U, Wong J, Tsai SY, Tsai MJ, O'Malley BW: A steroid receptor coactivator, SRA, functions as an RNA and is present in an SRC-1 complex. Cell 1999, 97(1):17-27.
38. Martinez P, Blasco MA: Telomeric and extra-telomeric roles for telomerase and the telomere-binding proteins. Nat Rev Cancer 2011, 11(3):161-176.
39. Azzalin CM, Reichenbach P, Khoriauli L, Giulotto E, Lingner J: Telomeric repeat containing RNA and RNA surveillance factors at mammalian chromosome ends. Science 2007, 318(5851):798-801.
40. Sampl S, Pramhas S, Stern C, Preusser M, Marosi C, Holzmann K: Expression of telomeres in astrocytoma WHO grade 2 to 4: TERRA level correlates with telomere length, telomerase activity, and advanced clinical grade. Transl Oncol 2012, 5(1):56-65.
41. Schoeftner S, Blasco MA: A 'higher order' of telomere regulation: telomere heterochromatin and telomeric RNAs. EMBO J 2009, 28(16):2323-2336.
42. Schoeftner S, Blasco MA: Chromatin regulation and non-coding RNAs at mammalian telomeres. Semin Cell Dev Biol 2010, 21(2):186-193.
43. Isken O, Maquat LE: Telomeric RNAs as a novel player in telomeric integrity. F1000 Biol Rep 2009, 1:90.
44. Luke B, Lingner J: TERRA: telomeric repeat-containing RNA. EMBO J 2009, 28(17):2503-2510.
45. Harrison PM, Zheng D, Zhang Z, Carriero N, Gerstein M: Transcribed processed pseudogenes in the human genome: an intermediate form of expressed retrosequence lacking protein-coding ability. Nucleic Acids Res 2005, 33(8):2374-2383.
46. Terai G, Yoshizawa A, Okida H, Asai K, Mituyama T: Discovery of short pseudogenes derived from messenger RNAs. Nucleic Acids Res 2010, 38(4):1163-1171.
47. Esnault C, Maestre J, Heidmann T: Human LINE retrotransposons generate processed pseudogenes. Nat Genet 2000, 24(4):363-367.
48. Pink RC, Wicks K, Caley DP, Punch EK, Jacobs L, Carter DR: Pseudogenes: pseudo-functional or key regulators in health and disease? RNA 2011, 17(5):792-798.
49. Han YJ, Ma SF, Yourek G, Park YD, Garcia JG: A transcribed pseudogene of MYLK promotes cell proliferation. FASEB J 2011, 25(7):2305-2312.
50. Hudson RS, Yi M, Volfovsky N, Prueitt RL, Esposito D, Volinia S, Liu CG, Schetter AJ, Van Roosbroeck K, Stephens RM et al: Transcription signatures encoded by ultraconserved genomic regions in human prostate cancer. Mol Cancer 2013, 12:13.
51. Bejerano G, Pheasant M, Makunin I, Stephen S, Kent WJ, Mattick JS, Haussler D: Ultraconserved elements in the human genome. Science 2004, 304(5675):1321-1325.
52. Mestdagh P, Fredlund E, Pattyn F, Rihani A, Van Maerken T, Vermeulen J, Kumps C, Menten B, De Preter K, Schramm A et al: An integrative genomics screen uncovers ncRNA T-UCR functions in neuroblastoma tumours. Oncogene 2010, 29(24):3583-3592.
53. Scaruffi P: The transcribed-ultraconserved regions: a novel class of long noncoding RNAs involved in cancer susceptibility. ScientificWorldJournal 2011, 11:340-352.
54. Calin GA, Liu CG, Ferracin M, Hyslop T, Spizzo R, Sevignani C, Fabbri M, Cimmino A, Lee EJ, Wojcik SE et al: Ultraconserved regions encoding ncRNAs are altered in human leukemias and carcinomas. Cancer Cell 2007, 12(3):215-229.
55. Scaruffi P, Stigliani S, Moretti S, Coco S, De Vecchi C, Valdora F, Garaventa A, Bonassi S, Tonini GP: Transcribed-Ultra Conserved Region expression is associated with outcome in high-risk neuroblastoma. BMC Cancer 2009, 9:441.
56. Enfield KS, Pikor LA, Martinez VD, Lam WL: Mechanistic Roles of Noncoding RNAs in Lung Cancer Biology and Their Clinical Implications. Genet Res Int 2012, 2012:737416.
57. Willingham AT, Orth AP, Batalov S, Peters EC, Wen BG, Aza-Blanc P, Hogenesch JB, Schultz PG: A strategy for probing the function of noncoding RNAs finds a repressor of NFAT. Science 2005, 309(5740):1570-1573.
58. Yan B, Wang ZH, Guo JT: The research strategies for probing the function of long noncoding RNAs. Genomics 2012, 99(2):76-80.
59. Baker M: Long noncoding RNAs: the search for function. Nat Methods 2011, 8(5):4.
60. Lee C, Kikyo N: Strategies to identify long noncoding RNAs involved in gene regulation. Cell Biosci 2012, 2(1):37.
61. Xuan J, Yu Y, Qing T, Guo L, Shi L: Next-genera-

tion sequencing in the clinic: promises and challenges. Cancer Lett 2013, 340(2):284-295.
62. Atkinson SR, Marguerat S, Bahler J: Exploring long non-coding RNAs through sequencing. Semin Cell Dev Biol 2012, 23(2):200-205.
63. Amaral PP, Clark MB, Gascoigne DK, Dinger ME, Mattick JS: lncRNAdb: a reference database for long noncoding RNAs. Nucleic Acids Res 2011, 39(Database issue):D146-151.
64. Perez DS, Hoage TR, Pritchett JR, Ducharme-Smith AL, Halling ML, Ganapathiraju SC, Streng PS, Smith DI: Long, abundantly expressed non-coding transcripts are altered in cancer. Hum Mol Genet 2008, 17(5):642-655.
65. Jehan Z, Uddin S, Al-Kuraya KS: In-situ hybridization as a molecular tool in cancer diagnosis and treatment. Curr Med Chem 2012, 19(22):3730-3738.
66. Chureau C, Chantalat S, Romito A, Galvani A, Duret L, Avner P, Rougeulle C: Ftx is a non-coding RNA which affects Xist expression and chromatin structure within the X-inactivation center region. Hum Mol Genet 2011, 20(4):705-718.
67. Heo JB, Sung S: Vernalization-mediated epigenetic silencing by a long intronic noncoding RNA. Science 2011, 331(6013):76-79.
68. Percipalle P, Obrdlik A: Analysis of nascent RNA transcripts by chromatin RNA immunoprecipitation. Methods Mol Biol 2009, 567:215-235.
69. Zhao J, Sun BK, Erwin JA, Song JJ, Lee JT: Polycomb proteins targeted by a short repeat RNA to the mouse X chromosome. Science 2008, 322(5902):750-756.
70. Jain R, Devine T, George AD, Chittur SV, Baroni TE, Penalva LO, Tenenbaum SA: RIP-Chip analysis: RNA-Binding Protein Immunoprecipitation-Microarray (Chip) Profiling. Methods Mol Biol 2011, 703:247-263.
71. Gupta RA, Shah N, Wang KC, Kim J, Horlings HM, Wong DJ, Tsai MC, Hung T, Argani P, Rinn JL et al: Long non-coding RNA HOTAIR reprograms chromatin state to promote cancer metastasis. Nature 2010, 464(7291):1071-1076.
72. Lin R, Maeda S, Liu C, Karin M, Edgington TS: A large noncoding RNA is a marker for murine hepatocellular carcinomas and a spectrum of human carcinomas. Oncogene 2007, 26(6):851-858.
73. Lai MC, Yang Z, Zhou L, Zhu QQ, Xie HY, Zhang F, Wu LM, Chen LM, Zheng SS: Long non-coding RNA MALAT-1 overexpression predicts tumor recurrence of hepatocellular carcinoma after liver transplantation. Med Oncol 2012, 29(3):1810-1816.
74. Ying L, Chen Q, Wang Y, Zhou Z, Huang Y, Qiu F: Upregulated MALAT-1 contributes to bladder cancer cell migration by inducing epithelial-to-mesenchymal transition. Mol Biosyst 2012, 8(9):2289-2294.
75. Mourtada-Maarabouni M, Pickard MR, Hedge VL, Farzaneh F, Williams GT: GAS5, a non-protein-coding RNA, controls apoptosis and is downregulated in breast cancer. Oncogene 2009, 28(2):195-208.
76. Nupponen NN, Carpten JD: Prostate cancer susceptibility genes: many studies, many results, no answers. Cancer Metastasis Rev 2001, 20(3-4):155-164.
77. Huang KC, Rao PH, Lau CC, Heard E, Ng SK, Brown C, Mok SC, Berkowitz RS, Ng SW: Relationship of XIST expression and responses of ovarian cancer to chemotherapy. Mol Cancer Ther 2002, 1(10):769-776.
78. Askarian-Amiri ME, Crawford J, French JD, Smart CE, Smith MA, Clark MB, Ru K, Mercer TR, Thompson ER, Lakhani SR et al: SNORD-host RNA Zfas1 is a regulator of mammary development and a potential marker for breast cancer. RNA 2011, 17(5):878-891.
79. Silva JM, Boczek NJ, Berres MW, Ma X, Smith DI: LSINCT5 is over expressed in breast and ovarian cancer and affects cellular proliferation. RNA Biol 2011, 8(3):496-505.
80. Rae JM, Johnson MD: What does an orphan G-protein-coupled receptor have to do with estrogen? Breast Cancer Res 2005, 7(6):243-244.
81. Emberley E, Huang GJ, Hamedani MK, Czosnek A, Ali D, Grolla A, Lu B, Watson PH, Murphy LC, Leygue E: Identification of new human coding steroid receptor RNA activator isoforms. Biochem Biophys Res Commun 2003, 301(2):509-515.
82. Kurisu T, Tanaka T, Ishii J, Matsumura K, Sugimura K, Nakatani T, Kawashima H: Expression and function of human steroid receptor RNA activator in prostate cancer cells: role of endogenous hSRA protein in androgen receptor-mediated transcription. Prostate Cancer Prostatic Dis 2006, 9(2):173-178.
83. Richardson AL, Wang ZC, De Nicolo A, Lu X, Brown M, Miron A, Liao X, Iglehart JD, Livingston DM, Ganesan S: X chromosomal abnormalities in basal-like human breast cancer. Cancer Cell 2006, 9(2):121-132.
84. Kawakami T, Zhang C, Taniguchi T, Kim CJ, Okada Y, Sugihara H, Hattori T, Reeve AE, Ogawa O, Okamoto K: Characterization of loss-of-inactive X in Klinefelter syndrome and female-derived cancer cells. Oncogene 2004, 23(36):6163-6169.
85. Lottin S, Adriaenssens E, Berteaux N, Lepretre A, Vilain MO, Denhez E, Coll J, Dugimont T, Curgy JJ: The human H19 gene is frequently overexpressed in myometrium and stroma during pathological endometrial proliferative events. Eur J Cancer 2005, 41(1):168-177.
86. Gibb EA, Vucic EA, Enfield KS, Stewart GL, Lonergan KM, Kennett JY, Becker-Santos DD, MacAulay CE, Lam S, Brown CJ et al: Human cancer long non-coding RNA transcriptomes. PLoS One 2011, 6(10):e25915.
87. Iacoangeli A, Lin Y, Morley EJ, Muslimov IA, Bianchi R, Reilly J, Weedon J, Diallo R, Bocker W, Tiedge H: BC200 RNA in invasive and preinvasive breast cancer. Carcinogenesis 2004, 25(11):2125-

2133.
88. Rinn JL, Kertesz M, Wang JK, Squazzo SL, Xu X, Brugmann SA, Goodnough LH, Helms JA, Farnham PJ, Segal E et al: Functional demarcation of active and silent chromatin domains in human HOX loci by noncoding RNAs. Cell 2007, 129(7):1311-1323.
89. Tsai MC, Manor O, Wan Y, Mosammaparast N, Wang JK, Lan F, Shi Y, Segal E, Chang HY: Long noncoding RNA as modular scaffold of histone modification complexes. Science 2010, 329(5992):689-693.
90. Hutchinson JN, Ensminger AW, Clemson CM, Lynch CR, Lawrence JB, Chess A: A screen for nuclear transcripts identifies two linked noncoding RNAs associated with SC35 splicing domains. BMC Genomics 2007, 8:39.
91. Lin R, Roychowdhury-Saha M, Black C, Watt AT, Marcusson EG, Freier SM, Edgington TS: Control of RNA processing by a large non-coding RNA over-expressed in carcinomas. FEBS Lett 2011, 585(4):671-676.
92. Smith CM, Steitz JA: Classification of gas5 as a multi-small-nucleolar-RNA (snoRNA) host gene and a member of the 5'-terminal oligopyrimidine gene family reveals common features of snoRNA host genes. Mol Cell Biol 1998, 18(12):6897-6909.
93. Muller AJ, Chatterjee S, Teresky A, Levine AJ: The gas5 gene is disrupted by a frameshift mutation within its longest open reading frame in several inbred mouse strains and maps to murine chromosome 1. Mamm Genome 1998, 9(9):773-774.
94. Kino T, Hurt DE, Ichijo T, Nader N, Chrousos GP: Noncoding RNA gas5 is a growth arrest- and starvation-associated repressor of the glucocorticoid receptor. Sci Signal 2010, 3(107):ra8.
95. Mourtada-Maarabouni M, Hedge VL, Kirkham L, Farzaneh F, Williams GT: Growth arrest in human T-cells is controlled by the non-coding RNA growth-arrest-specific transcript 5 (GAS5). J Cell Sci 2008, 121(Pt 7):939-946.
96. Mourtada-Maarabouni M, Hasan AM, Farzaneh F, Williams GT: Inhibition of human T-cell proliferation by mammalian target of rapamycin (mTOR) antagonists requires noncoding RNA growth-arrest-specific transcript 5 (GAS5). Mol Pharmacol 2010, 78(1):19-28.
97. Brand S, Dambacher J, Beigel F, Olszak T, Diebold J, Otte JM, Goke B, Eichhorst ST: CXCR4 and CXCL12 are inversely expressed in colorectal cancer cells and modulate cancer cell migration, invasion and MMP-9 activation. Exp Cell Res 2005, 310(1):117-130.
98. Cooper C, Guo J, Yan Y, Chooniedass-Kothari S, Hube F, Hamedani MK, Murphy LC, Myal Y, Leygue E: Increasing the relative expression of endogenous non-coding Steroid Receptor RNA Activator (SRA) in human breast cancer cells using modified oligonucleotides. Nucleic Acids Res 2009, 37(13):4518-4531.
99. Lanz RB, Chua SS, Barron N, Soder BM, DeMayo F, O'Malley BW: Steroid receptor RNA activator stimulates proliferation as well as apoptosis in vivo. Mol Cell Biol 2003, 23(20):7163-7176.
100. Shi Y, Downes M, Xie W, Kao HY, Ordentlich P, Tsai CC, Hon M, Evans RM: Sharp, an inducible cofactor that integrates nuclear receptor repression and activation. Genes Dev 2001, 15(9):1140-1151.
101. Leygue E: Steroid receptor RNA activator (SRA1): unusual bifaceted gene products with suspected relevance to breast cancer. Nucl Recept Signal 2007, 5:e006.
102. Chow J, Heard E: X inactivation and the complexities of silencing a sex chromosome. Curr Opin Cell Biol 2009, 21(3):359-366.
103. Lee JT: Lessons from X-chromosome inactivation: long ncRNA as guides and tethers to the epigenome. Genes Dev 2009, 23(16):1831-1842.
104. Xiao C, Sharp JA, Kawahara M, Davalos AR, Difilippantonio MJ, Hu Y, Li W, Cao L, Buetow K, Ried T et al: The XIST noncoding RNA functions independently of BRCA1 in X inactivation. Cell 2007, 128(5):977-989.
105. Li YM, Franklin G, Cui HM, Svensson K, He XB, Adam G, Ohlsson R, Pfeifer S: The H19 transcript is associated with polysomes and may regulate IGF2 expression in trans. J Biol Chem 1998, 273(43):28247-28252.
106. Berteaux N, Lottin S, Monte D, Pinte S, Quatannens B, Coll J, Hondermarck H, Curgy JJ, Dugimont T, Adriaenssens E: H19 mRNA-like noncoding RNA promotes breast cancer cell proliferation through positive control by E2F1. J Biol Chem 2005, 280(33):29625-29636.
107. Cai X, Hagedorn CH, Cullen BR: Human microRNAs are processed from capped, polyadenylated transcripts that can also function as mRNAs. RNA 2004, 10(12):1957-1966.
108. Tsang WP, Ng EK, Ng SS, Jin H, Yu J, Sung JJ, Kwok TT: Oncofetal H19-derived miR-675 regulates tumor suppressor RB in human colorectal cancer. Carcinogenesis 2010, 31(3):350-358.
109. Tiedge H, Chen W, Brosius J: Primary structure, neural-specific expression, and dendritic location of human BC200 RNA. J Neurosci 1993, 13(6):2382-2390.
110. Chen W, Bocker W, Brosius J, Tiedge H: Expression of neural BC200 RNA in human tumours. J Pathol 1997, 183(3):345-351.
111. Wu ZS, Lee JH, Kwon JA, Kim SH, Han SH, An JS, Lee ES, Park HR, Kim YS: Genetic alterations and chemosensitivity profile in newly established human renal collecting duct carcinoma cell lines. BJU Int 2009, 103(12):1721-1728.
112. Pageau GJ, Hall LL, Ganesan S, Livingston DM, Lawrence JB: The disappearing Barr body in breast and ovarian cancers. Nat Rev Cancer 2007, 7(8):628-633.
113. Gee HE, Buffa FM, Camps C, Ramachandran A, Leek R, Taylor M, Patil M, Sheldon H, Betts G,

Homer J et al: The small-nucleolar RNAs commonly used for microRNA normalisation correlate with tumour pathology and prognosis. Br J Cancer 2011, 104(7):1168-1177.
114. Gibb EA, Brown CJ, Lam WL: The functional role of long non-coding RNA in human carcinomas. Mol Cancer 2011, 10:38.
115. Amit D, Hochberg A: Development of targeted therapy for a broad spectrum of cancers (pancreatic cancer, ovarian cancer, glioblastoma and HCC) mediated by a double promoter plasmid expressing diphtheria toxin under the control of H19 and IGF2-P4 regulatory sequences. Int J Clin Exp Med 2012, 5(4):296-305.

第 8 章

乳腺癌微小 RNA：诊断和治疗策略中的临床生物标志物

Gowhar Shafi，Tarique N. Hasan，Naveed Ahmed Syed，Ananta Paine，Jesper Tegner，Anjana Munshi

摘　要

乳腺癌是女性第二常见癌症（现在已排名第一——译者注），是全球癌症特异性死亡率最高的恶性肿瘤。尽管现代临床诊疗技术的进步能够显著降低乳腺癌患者的死亡率，但有效治疗的成功率在很大程度上仍有赖于肿瘤的早期诊断。现已有证据显示，基因表达谱有望成为明确乳腺癌特征并预测预后或治疗反应的一个有效工具。鉴于微小 RNA（microRNA）在代谢、凋亡、分化和发育中均发挥重要作用，近年来微小 RNA 表达谱在多种肿瘤鉴定中的应用已备受关注。有研究显示微小 RNA 与乳腺癌临床分期、进展和治疗反应有关。此外，微小 RNA 还作为癌基因和抑癌基因而存在。

进一步阐明微小 RNA 在乳腺生理病理条件下的作用，将有助于深入了解乳腺正常细胞和乳腺癌的生物学过程，并最终为替代治疗提供新的分子靶点。本章将介绍微小 RNA 在乳腺癌诊断、分期、进展、预后和治疗反应中的作用。

关键词

微小 RNA　乳腺癌　诊断　预后评估　乳腺癌分期　治疗策略

引言

microRNA（miRNA）是一类小的非编码 RNA（noncoding RNA，ncRNA），大小通常为 20~25 个核苷酸，可在转录后水平调控基因表达。miRNA 可通过转录抑制、调控信使 RNA（messenger RNA，mRNA）剪接、mRNA 降解等调控基因表达，从而参与细胞的分裂、分化和死亡过程。miRNA 可与 mRNA 的编码区以及 3'、5' 端非翻译区（UTR）相结合，导致翻译抑制或 mRNA 降解[1-3]。人类基因组大约编码 1500 个 miRNA，可能参与调控超过 30% 的蛋白编码基因。一个基因可以编码多种多肽链，多个基因也可能编码同一条肽链，同样，一个 miRNA 可调控多个基因，而一个编码基因也可受多个 miRNA 调控[4]。细胞凋亡、增殖、分化和转移等多个过程均涉及 miRNA 对基因的调控[5,6]。

乳腺癌是女性最常见的肿瘤，其致死率在

全球患癌妇女中排名第二[7]。目前尚无从分子水平上对乳腺癌进行有效诊断和预后评估的理想方法。人类乳腺癌 miRNA 表达谱的出现可有助于对与肿瘤诊断、临床分期、演变、预后和疗效有关的标签进行判别。医学专家有望借助 miRNA 指纹图谱这一工具对包括乳腺癌在内的疾病进行诊断和预后评估。

1969	发现非蛋白编码转录本（activator RNA）调节基因活性（Britten和Davidson）
1993	发现（recognition）lin-4这一非编码小RNA（Lee、Feinbaum和Ambros）
2000	发现let-7（Reinhart等） 发现RNAi“单位”：21～23nt（Zamore等）
2001	发现一大类小RNA（miRNA）共表达并调控基因表达（Lau等；Lagos-Quintana等；Lee和Ambros）
2002	发现植物中的miRNA及其靶基因（Reinhart等；Rhoades等） 血液肿瘤细胞中miR15和miR16下调（Calin等）
2004	发现大部分miRNA多位于肿瘤相关基因区域（Cline等） miRNA可作为诊断及预后的生物标志物（Takamizawa等） miRNA与其宿主基因共表达（Rodriguez等）
2005	miRNA-靶基因相互作用与癌症有关（Johnson等） miRNA的表达改变影响肿瘤体内的形成和生长（He等） miRNA与致癌基因Myc的协同作用（O'Donnell等） 哺乳动物中miRNA抑制剂的效应（Krützfeldt等）
2006	miRNA的表观遗传调节（Saito等） 年度明星分子——hsa-mir-155和has-let-7a-2（Yanaihara等）
2007	5'端非翻译区也可能是miRNA靶位点（Lytle等） 肿瘤转移过程中miRNA下调（Ma等） miRNA可上调mRNA转录和蛋白表达（Vasudevan等） miRNA可通过影响表观遗传激活沉默的抑癌基因（Fabbri等） miRNA可调控超保守基因中的长非编码RNA（lncRNA）（Calin等） 携带有独特的六碱基终末基序的miRNA多在核内富集（Hwang等）
2008	miRNA可在转录水平上沉默基因表达（Kim等） 功能性单核苷酸多态性位于miRNA种子区（Shen等） miRNA结合位点位于mRNA编码区（Tay等） 血清/血浆中miRNA的表达（Chim等）
2009	基于miRNA的肿瘤药物传递新概念（Kota等）
2010	分子诱饵miRNA（Eiring等） miRNA主要通过介导mRNA的不稳定性发挥作用（Guo等） 过表达单个miRNA足以诱发肿瘤（Medina等）
2011	竞争性内源RNA（competing endogenous RNA,ceRNA）通过竞争性结合共有miRNA（shared miRNA）对其他RNA转录物进行调控（Salmena等）

图 8.1　miRNA 历史沿革中选定标志的历史回顾。

miRNA 的发现

Ambros 和 Ruvkun 实验室于 1993 年首次共同发现了 miRNA[8]。他们发现秀丽隐杆线虫（*C.elegans*）体内的 lin-4 基因并不编码蛋白，而是转录出一对小的 RNA 分子。这对 RNA 能够抑制 lin-14 的翻译，从而调控线虫的发育时相。Wightman 等认为，出现这一调控的部分原因可能是 lin-4 与 lin-14 基因 3’ 非翻译区内特有的重复序列存在反义互补。第一幼虫期末期 lin-14 水平的下调可促使虫体进入第二幼虫期[9, 10]。直到 2000 年，科学家们才发现秀丽隐杆线虫发育各阶段的转变过程中，lin-41、lin-14、lin-28、lin-42 和 daf-12 基因的 mRNA 水平受 let-7[11] 的负调控。这一调控作用在线虫以外的其他种属中也高度保守，由此可见 1993 年发现的小非编码 RNA 只是冰山一角。

此后，人们通过随机克隆、测序或计算预测的方法，从各种有机体中鉴定出了数以千计的 miRNA[12]。人类基因组中只发现了 1500 种 miRNA。这些 miRNA 和相关数据正由 miRBase 数据库进行收集整理。miRBase 是由英国桑格研究院主办的一个向公众开放的数据库（http://microrna.sanger.ac.uk/）。miRNA 在机体广泛存在，它们几乎参与细胞分化、增殖和凋亡，甚至内分泌系统、造血过程和形态发生等各种生理进程，具有潜在的生物学作用。miRNA 在不同的组织器官的表达谱不尽相同，反映出细胞表型的多态性和 miRNA 在组织分化和维持中的不同作用。图 8.1 展示了对 miRNA 历史有重要贡献的突破性研究事件。

miRNA 的形成

miRNA 一直被认为是哺乳动物细胞中普遍存在的线性分子，图 8.2 对 miRNA 的形成过程做了初步展示。为了在分子水平上了解 miRNA 的形成，我们在下文中分三部分进行详细介绍。

Drosha 对核内 miRNA 的加工

Drosha 对 miRNA 典型的加工过程主要为：miRNA 编码基因（miRNA gene）在 RNA 聚合酶 II 或III的作用下转录形成初级 miRNA 转录物（pri-miRNA），后者进而在核内被由双链 RNA 特异性核糖核酸酶 Drosha 和其结合配体 DGCR8 构成的微加工复合体剪接形成最终的 miRNA[13]。

miRNA 前体（pre-miRNA）的出核转运

发夹结构的 pre-miRNA 经 Exportin-5-Ran-GTP 转运出核[13]。Exportin-5 对 pre-miRNA 的识别并不取决于后者的序列或其环状结构。Pre-miRNA 中确定长度的双链茎结构和其突出的 3’ 端可保证 Exportin-5 转运正确加工的 Pre-miRNA[13]。

Dicer 对胞浆内 miRNA 的加工

在胞浆中，发夹型的 pre-miRNA 经 RNA 酶与双链 RNA 结合蛋白 TRBP 形成的复合物剪接，形成成熟体。成熟 miRNA 的引导链（functional strand）与 Argonaute 蛋白（Ago2）等结合形成 RNA 诱导沉默复合物（RNA-induced silencing complex，RISC），并引导 RISC 通过 mRNA 剪接、转录抑制或脱腺苷化沉默靶 mRNA，而过客链（passenger strand）则被降解[13]。

miRNA 基因和转录

miRNA 基因位于基因组不同转录单元，多顺反子单元也会携带多种 miRNA 基因[10, 14-16]。研究表明，已发现的 miRNA 中约有一半属于非编码 RNA 或者位于编码 RNA 的内含子区域[17]。

阐明 miRNA 的转录过程对于明确其调节因子和 miRNA 在信号级联反应中的作用十分

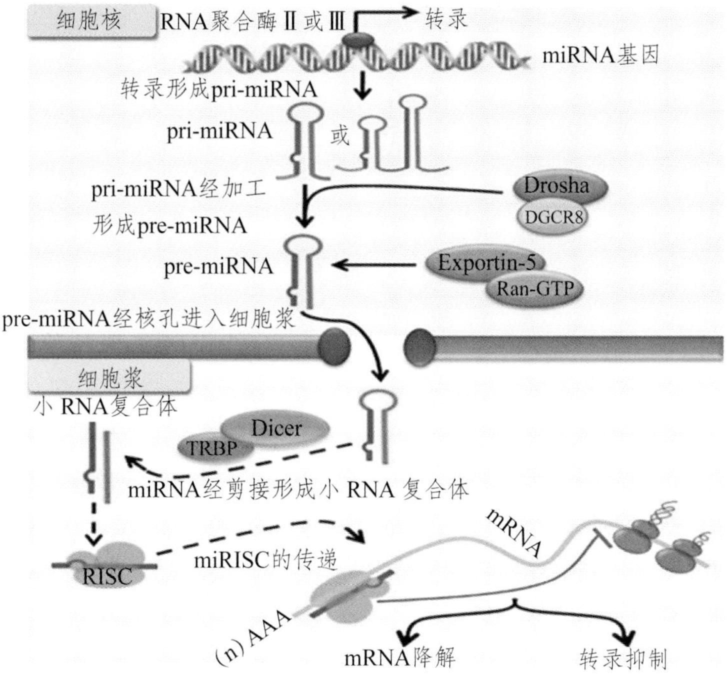

图 8.2　microRNA 加工和活性。成熟的 miRNA 是由较长的初级转录物（pri-miRNA）经过一系列核酸酶的剪接加工而产生的。初级转录物在核中形成，并经 RNA 酶Ⅲ（Drosha）和双链 RNA 结合蛋白 Pasha 组成的微加工复合体剪接产生长为 70 nt，具有茎 - 环结构的 microRNA 前体（Pre-miRNA）。后者经 Exportin-5 转运至胞浆，此后被 RNA 酶Ⅱ（Dicer 酶）剪接成长度为 20~25 nt 的单链成熟 miRNA，并整合进入 miRNA 诱导沉默复合物，这一复合物可通过转录抑制或介导 mRNA 降解调控基因表达。

重要。从公共卫生学角度来讲，了解 miRNA 的转录调节也具有重要意义。若能解析这些转录后调控因子在细胞信号网络中的作用，有望为人类诸多疾病提供新的治疗靶点。

miRNA 基因转录

目前除了发现 RNA 聚合酶Ⅱ可能参与 miRNA 的转录调控外，我们对于 miRNA 的转录调控仍知之甚少[18]，提示 miRNA 可能同编码基因一样拥有包含顺式调控原件的活性启动子区域。目前 RNA 聚合酶Ⅱ（Pol Ⅱ）被认为是介导 miRNA 转录的主要聚合酶，另有少数 miRNA 的转录受 RNA 聚合酶Ⅲ的调控[19]。miRNA 基因在 RNA 聚合酶Ⅱ的作用下产生长的初级转录产物（pri-miRNA）[20]。随后，后者在 RNase Ⅲ与双链 RNA 结合结构域蛋白的共同作用下形成成熟的 miRNA。就转录机制而言，miRNA 按其基因在基因组中的位置可分为两类：内含子 miRNA（intronic miRNA）和基因间隔区 miRNA（intergenic miRNA）。目前认为内含子 miRNA 可与其宿主基因共同转录，这一观点已在 PCR 反应[17]和表达相关性研究中[21]得到了印证。基因间隔区 miRNA 被认为来自于长达 50 kb 的转录本，以便于相邻 miRNA 的共同转录[21]。对 miRNA 基因转录方式进行鉴定有助于寻找调控 miRNA 转录的关键因子。

乳腺癌相关 miRNA

现已发现 miRNA 与越来越多的肿瘤发生和发展过程有关。最新的一些研究揭示了

miRNA 在乳腺癌进程中的作用，例如，miRNA 表达谱研究发现了在乳腺癌中丰度异常的 miRNA。功能学研究则进一步揭示了它们在乳腺癌中兼有原癌（如 hsa-miR-21）和抑癌基因作用（如 hsa-miR-335）。乳腺癌中异常表达的 miRNA 可调控诸如 ERα 等固有调控基因的转录，其中 miR-206 的功能尚不完全清楚。

肿瘤 miRNA 概述

miRNA 参与调控细胞分化、增殖、凋亡和胞吐等诸多生物学过程[22]。Volinia 等发现这些差异表达的 miRNA 的潜在靶标多为抑癌基因和癌基因[22]。此外，有研究显示，miRNA 可与经典的抑癌基因或癌基因蛋白协同作用，对细胞生长调节的关键信号通路进行调控[23, 24]。miRNA 表达谱的潜在价值在于其不仅能够对肿瘤分级，而且可较为准确地推测患者的预后情况。当然，这一方法有待在临床研究中进一步确证和细化[25]。Jian 等的表达谱分析研究仅采用了含 201 个 miRNA 的探针组合，并获得了与传统的需要 8000 个 mRNA 探针的基因分析方法相似的差异性表达结果[26]。这也就意味着，使用更少的数据量同样可实现肿瘤分级，并可消除基于 mRNA 分级系统常见的结果不一致的情况。

乳腺细胞和组织的 miRNA 研究

科技的迅猛发展为 miRNA 的研究工作提供了便利。例如我们可以同时研究多个或单个 miRNA 的表达情况。总的来说，这些观察性研究需要将一群或一个 miRNA 置于某种病理或生理进程中来考察。在了解 miRNA 的表达水平之后，还需要开展功能学实验来分析它们的具体作用。通过多种方法（如 RNA 印迹杂交[14]）对某个 miRNA 进行检测，并将实验结果汇总可获得一部分 miRNA 的表达谱，上述这些经典技术依然是考察新分析方法的金标准。尽管如此，寡核苷酸微阵列检测平台（Oligonucleotide microarray-based detection platforms）因其具有的便捷和高通量的特点，已在很大程度上取代了 RNA 印迹杂交这一经典技术[27]。微阵列芯片技术可从众多乳腺组织和细胞样本包括甲醛固定石蜡包埋（formalin-fixed paraffin-embedded，FFPE）处理的临床样本中提取并分析 miRNA 的表达谱。需要注意的是，miRNA 分子量很小，即使在 mRNA 容易发生降解 FFPE 组织中，miRNA 也不容易降解。正因如此，使用那些具有详细备案记录的临床样本开展 miRNA 研究才显得尤为重要，因为这些样本的背后是更为广阔的临床背景、随访信息或荟萃分析[28]。多重实时 RT-PCR 和液体芯片检测技术也是目前进行 miRNA 谱学分析可选的研究策略，并被认为比寡核苷酸微阵列检测平台具有更好的灵敏度和特异性[29, 30]。在对组织中小 RNA 库深度测序的基础上建立的方法学亦有望应用于 miRNA 谱学分析，这些技术的额外优势在于对于靶基因没有偏好性，并有助于发现新的 miRNA[31]。

乳腺癌 miRNA 表达谱

研究者对许多乳腺癌细胞、组织与正常样本中的 miRNA 进行了分析。研究结果显示，miRNA 与细胞行为或特定的分子标志物有关。为了更好地研究乳腺癌，有必要对 miRNA 在正常乳腺发育中的作用展开研究，目前这项工作正在进行当中[32]。一个值得借鉴的方法是对比正常乳腺和乳腺癌中的 miRNA 表达情况，从而将那些表达迥异的 miRNA 区分开来。表 8.1 列举了乳腺癌中表达异常的 miRNA 和其潜在靶标。Iorio 等发现，76 个乳腺临床样本中表达的 246 个 miRNA 中，有 29 个 miRNA 在乳腺癌和正常组织中的表达具有显著性差异（$P<0.05$）。表达下调的主要有 has-miR-10b、has-miR-125b 和 has-miR-145，而 has-miR-21 和 has-miR-155 基因则上调，提示它们分别作为癌基因和抑癌基因存在[32]。他们还进一步研究了该表达谱是否与 ER、PR、HER2 的有无和肿瘤是否存在

表 8.1 乳腺癌中表达异常的 miRNA 及其潜在靶标

miRNA	表达模式	靶标
hsa-let-7 家族	下调	IL-6、ESR1（ER）
hsa-miR-101	下调	EZH2
hsa-miR-10b	下调	HOXD10、Tiam1
hsa-miR-1226	上调	MUC1
hsa-miR-122a	上调	
hsa-miR-125	下调	HuR、ERBB2、ERBB3、BAK1、BMPR1B、CYP24、MUC1
hsa-miR-126	下调	IRS1
hsa-miR-128	上调	TGF-βR1
hsa-miR-136	上调	
hsa-miR-143	下调	
hsa-miR-145	下调	MUC1、RTKN、ESR1
hsa-miR-146a		BRCA1、BRCA2
hsa-miR-146		IRAK1、TRAF6
hsa-miR-149	上调	
hsa-miR-150	上调	c-MYB
hsa-miR-155	上调	FOXO3、SOCS1、RHOA
hsa-miR-16	下调	MYB、WIP1
hsa-miR-17/92 簇	缺失	BRCA1、IL-8、CCND1、HBP1、AIB1、ESR1（ER）、ESR2（ER）、HIF1、STAT3
hsa-miR-185	下调	SIX1
hsa-miR-191	上调	
hsa-miR-196	上调	ANXA1
hsa-miR-200	下调	ZEB1、ZEB2、FTH1、PLCG1、BMI1、FN1、NTRK2、QKI
hsa-miR-202	上调	
hsa-miR-203	上调	
hsa-miR-204	下调	
hsa-miR-205	下调	ERBB3、ZEB1、HER3、VEGF-A

淋巴结转移、血管侵袭、增生指数的高低、导管/小叶病理学亚型等临床指征有关。结果显示，大部分临床指征的不同与 miRNA 差异性表达有相关性，提示 miRNA 可用来界定乳腺癌的病理特征和分子分型。不过导管癌与小叶癌以及 HER2 阳性和阴性乳腺癌之间的 miRNA 表达并无明显差异。

同样，特异性的 miRNA 表达谱与乳腺癌亚型的不同分子标志物的表达也有关联。对 204 个 miRNA 的表达进行聚类分析就足以从 20 种肿瘤中区分出 HER2+ / ER−、HER2+/ER− 和 HER2− / ER+ 乳腺癌。虽然这一方法就其本身而言并无特殊优势，因为通过传统的免疫组织化学技术也可以对这些肿瘤进行鉴定，但是通过表达谱分析可进一步鉴定 miRNA 的亚群，例如可将 HER2 或 ER 阳性肿瘤与阴性肿瘤区分开来，而无需依赖于其他临床重要参数。此外，还建立了与 HER2 表达状态有关的特异性 miRNA 集合（let-7f、let-7g、miR-107、miR-10b、miR-126、miR-154 和 miR-195）和与 ER/PR 状态有关的特异性 miRNA 集合（miR-142-5p、miR-200a、miR-205 和 miR-25）[33]。

乳腺癌 miRNA 的功能学研究

乳腺癌中仅有一小部分 miRNA 的功能被我们所了解，还有大量工作有待开展。miRNA 作为癌或肿瘤抑制基因参与免疫系统、细胞增殖、分化和发育以及肿瘤和细胞周期的调控。

乳腺癌中的致癌 miRNA

表 8.2 总结了乳腺癌中起致癌作用的 miRNA。致癌 miRNA 被称为 oncomirs，可能通过阻碍抑癌基因或凋亡/促分化基因的表达而发挥作用。最新有研究揭示了 miRNA 的肿瘤促进作用，并检测了对乳腺癌细胞中的 miRNA 进行调控导致的细胞表型的变化。Iorio 等发现，与正常乳腺组织相比，乳腺癌中的 miRNA 表达水平异常，miR-10b、miR-125b 和 miR-145 等显著下调，miR-21 和 miR-155

则明显上调[33]。Si 等发现，抑制 miR-21 可导致细胞生长受限并促进凋亡[34]，并且 miR-21 可通过调节 BCL2 等基因发挥致癌作用。miR-301 是一个新发现的人乳腺癌致癌 miRNA 基因，在细胞的生长、增殖、侵袭和转移起促进作用，受 FOXF2、BBC3、PTEN 基因调控[35]。miR-221/miR-222 可激活 β- 联蛋白促进雌激素依赖性细胞生长，并可阻断 TGF-β 介导的生长抑制[36]。miR-21、miR-210 和 miR-221 在三阴性原发性乳腺癌中发挥重要作用[37]。

乳腺癌中的肿瘤抑制 miRNA

与致癌 miRNA 相反，若某种 miRNA 在肿瘤中的表达较正常组织有所下调，则被认为是肿瘤抑制 miRNA。这些 miRNA 的作用是抑制原癌基因并调控细胞的分化和(或)凋亡。因此，肿瘤抑制基因异常最终会导致恶性肿瘤的产生。表 8.3 总结了乳腺癌中起肿瘤抑制作用的 miRNA。其中 miR-125b、miR-145、miR-21 和 miR-155 在乳腺癌组织中的表达显著下调[33]。研究表明，miR-204 靶向众多致癌基因，从而发挥作用，而编码 miR-204 的基因座在乳腺癌、卵巢癌和小儿肾癌等许多肿瘤中往往缺失[38]。miR-34b 也是一个抑癌基因，其在 ER+/ P53wt 的乳腺癌细胞（如 MCF-7）和卵巢癌与子宫内膜癌中的作用靶标是 cyclin D1 和 Jagged-1（JAG1），但在 ER 阴性或 P53 突变的乳腺癌细胞（T47D、MBA-MB-361 和 MDA-MB-435）中并无上述作用[39]。

表 8.2 乳腺癌中的致癌 miRNA 及其潜在靶标

miRNA	靶标
hsa-miR-21	BCL2、PDCD4、PTEN、TPM1、TIMP3、HER2、maspin
hsa-miR-155	Caspase 3、SOCS1、RhoA、FOXO3a
hsa-miR-27a	ZBTB10、FOXO1
hsa-miR-96	FOXO1
hsa-miR-182	FOXO1、CBS7、DOK4、NMT2、EGR1
hsa-miR-128a	TGF-βR1
hsa-miR-10b	RhoC 、HOXD10
hsa-miR-373	CD44
hsa-miR-520c	CD44
hsa-miR-221	TRPS1
hsa-miR-222	TRPS1
hsa-miR-375	RASD1
hsa-miR-224	RKIP
hsa-miR-135a	HOXA10
hsa-miR-183	CBS7、DOK4、NMT2、EGR1

与乳腺癌侵袭和转移相关的转移 miRNA

目前的乳腺治疗策略主要集中于早期诊断、肿瘤切除、放疗辅助或新辅助疗法、化疗和靶向治疗。尽管治疗手段持续进步，但乳腺癌依然是致死率很高的恶性肿瘤。肿瘤转移就是导致其高致死率的罪魁祸首。因此，若要成功控制乳腺癌，亟须在其转移之前就制订有效的肿瘤治疗策略。如前所述，已有研究对乳腺癌中起致癌和肿瘤抑制作用的 miRNA 的异常表达情况进行了调查。而有关 miRNA 对于肿瘤转移的可能作用才刚开始研究。对乳腺癌转移可能起促进或抑制作用的 miRNA（metastamiRS）在表 8.4 中做了归纳。

Massimo 等对最近的一系列有关 miRNA 在乳腺癌转移中的作用研究进行了综述[40]。他们发现：① miR-10b 可抑制 HOXD10 和 TIAM1 间接激活癌基因 RhoC，从而介导肿瘤侵袭和转移[41, 42]；② miR-373 和 miR-520c 至少可以通过调控 CD44 基因促进肿瘤转移[43]；③ miR-335、miR-206 和 miR-126 对促乳腺癌转移 miRNA 起抑制作用，miR-335 的缺失可激活 SOX4 和 TNC 基因（编码细胞黏合素 C），后二者是细胞获得转移能力的主要因素[44]。

表 8.3　乳腺癌中的肿瘤抑制 miRNA 及其潜在靶标

miRNA	靶标
hsa-miR-125a	HER2、HER3、HuR
hsa-miR-125b	HER2、HER3、c-Raf
hsa-miR-205	HER2、HER3、VEGF-A
hsa-miR-27b	CYP1B1
hsa-miR-17-5p	AIB1、CCND1、E2F1
hsa-miR-17/20	Cyclin D1
hsa-miR-206	ESR1
hsa-miR-145	RTKN、ERα
hsa-miR-200	ZEB1、ZEB2、PLCG1、BMI1
hsa-miR-146	NF-κB
hsa-miR-335	SOX4、TNC
hsa-miR-126	–
hsa-miR-206	–
hsa-miR-224	CDC42、CXCR4
hsa-miR-31	FZD3、ITGA5、M-RIP、MMP16、RDX、RhoA
hsa-miR-34a	BCL2、SIRT1、CCND1、CDK6、E2F3、MYC
hsa-miR-342	HER2Δ16
let-7	LIN28、HMGA2、H-RAS、PEBP1
hsa-miR-98	–
hsa-miR-375	MTDH
hsa-miR-203	BIRC5、LASP1
hsa-miR-30a	Vimentin
hsa-miR-7	Pak1

上皮钙黏素（E-cadherin，也叫 CDH1）是一个可反映乳腺癌预后的抑癌因子[45]。许多研究证实，miR-200 家族的 miR-200a、miR-200b、miR-200c、miR-141 和 miR-429 可通过维持细胞上皮表型，抑制上皮细胞-间充质细胞转化（EMT），从而在起始阶段阻遏肿瘤转移[46-50]。Tavazoie 等[44]报道，与非转移性乳腺癌相比，发生转移的乳腺癌细胞中，miR-335、miR-

表 8.4　参与乳腺癌转移的 miRNA 及其靶标

miRNA	靶标
hsa-miR-10b	RHOC、E-cad、HOXD10、Tiam1
hsa-miR-373	CD44
hsa-miR-502c	CD44
hsa-miR-21	HER、TIMP3、PDCD4、TPM1、maspin PTEN、BCL2、RHOB、MMP
hsa-miR-200 家族	ZEB1、PLCG1、BMI1、TGF-β2、FAP-1、Suz12
hsa-miR-146	NF-κB、TRAF6、IRAK1、ROCK1 CXCR4、EGFR
hsa-miR-335	SOX4、TNC、PTPRN2、MERTK
hsa-miR-126	–
hsa-miR-206	NOTCH3、SRC-1、SRC-3、GATA-3、ERα
hsa-miR-224	CDC42 、CXCR4
hsa-miR-31	ITGA5、RDX、RhoA
hsa-miR-12b	STARD13
hsa-miR-30a	Vim
hsa-miR-34a/c	Fra-1
hsa-miR-9	E-cad
hsa-miR-29a	TTP
hsa-miR-103/107	Dicer
hsa-miR-210	–
hsa-miR-132	p120、Ras、GAP
hsa-miR-155	RhoA
hsa-miR-7	Pak1、EGFR
hsa-miR-17/20	Cytokines、cyclin、D1、IL-8
hsa-miR-22	CDK6、SIRT1、Sp1、ERBB3、CDC25C、EVI-1、ERα
hsa-miR-126	Crk
hsa-miR-miR-127、miR-197、miR-222、miR-223	CXCL12
hsa-miR-145	IRS-1、mucin-1、c-Myc、JAM-A、fascin
hsa-miR-193b	uPA
hsa-miR-205	ZEB、VEGF、HER3
hsa-miR-448	ATB1
hsa-miR-661	MTA1、Nectin-1、StarD10
hsa-let-7	RAS、HMGA2、MYC

199a、miR-122a、miR-126、miR-206、miR-203、miR-489 和 miR-127 这 8 种 miRNA 的表达水平较低。有意思的是,协同过表达 ITGA5、RDX 和 RHOA 可解除 miR-31 对肿瘤转移的抑制效应[51],提示上述三者是调控 miR-31 功能的主要基因。

总而言之,以上研究对我们更好地理解乳腺癌恶性转化具有重要意义,对于罹患晚期乳腺癌患者的治疗也具有潜在价值。使用 miRNA 作为抗癌治疗手段应有较好的应用前景,上述研究成果能够有助于我们早日将 miRNA 应用于临床诊治。

乳腺癌中 miRNA 的临床潜力

miRNA 在人类血清和血浆中稳定存在,并且它们在健康人群和肿瘤患者中的表达水平也具有差异性,因此可作为肿瘤早期检测的生物标志物。已有研究成功地将 miRNA 与乳腺癌亚型和临床病理学特征进行了关联。有些 miRNA 在所有乳腺癌临床样本中均特异性表达。目前对 ER、PR 和(或)HER2 受体的检测是检验乳腺癌组织样本的常规手段,但这些标志物与乳腺癌预后情况并无关联。实际上,三阴性乳腺癌(ER–/PR–/ HER2–)往往更具侵袭性且预后更差。因此,对于其他标志物,特别是 miRNA 进行鉴定显得尤为重要,因为 miRNA 可调节受体表达,从而可用来对乳腺癌患者的临床治疗进行干预。可结合 ER、PR 的表达情况对 miRNA 进行鉴定,在此基础上检测 HER2 的水平,并对参与 ER、PR 或 HER2 调控的特异性 miRNA 展开功能学研究。

此外,从患者的生活质量和存活率角度考虑,哪些患者能够通过化疗手段获益也是肿瘤治疗需要特别重视的问题。长期的无效化疗可能会增加患者的死亡率,而 miRNA 可用来预测乳腺癌细胞对化疗的敏感性。

乳腺癌中 miRNA 和药物反应

乳腺癌患者由于具有不同的遗传背景或其体内的肿瘤细胞已获得抗性等原因,他们对抗癌药物的敏感性也不尽相同。乳腺癌临床进展和其抗性有可能与 miRNA 参与某些信号通路的调节有关。围绕乳腺癌抗性表型与 miRNA 表达情况的研究已在进行当中。Salter 等[52]和其他研究者考察了 NIC-60 全细胞系的 mRNA 和 miRNA 表达谱,并鉴定出了与紫杉醇、5- 氟尿嘧啶、阿霉素和环磷酰胺药物敏感性有关的 miRNA 标签。

最近,在肿瘤相关 miRNA 前体和成熟体,以及 miRNA 靶位点中发现了单核苷酸多态性(SNP)的存在,其中有些位点与肿瘤高风险有关。表 8.5 归纳了乳腺癌 miRNA 基因中的单核苷酸突变情况。Mishra 等[53]检测了人乳腺癌细胞中四氢叶酸还原酶基因 3’端非编码区 SNP,并发现其与细胞对甲氨蝶呤抗性有关。究其原因是 miR-24 不能与多态性区域附近的位点正常结合,从而无法实现其对肿瘤抗性的抑制效应。

由此可见,乳腺癌中差异性表达的 miRNA 不仅具有介导细胞凋亡和侵袭的重要作用,其也可调节细胞对药物的敏感性,从而影响预后。以上研究提示我们需要将现有的

表 8.5 乳腺癌 miRNA 基因的单核苷酸突变

遗传变异	miRNA	临床结局
rs2910164(G–> C)	hsa-miR-146a	下调
rs11614913(T–> C)	hsa-miR-196-a2	上调
rs3746444(A–> G)	hsa-miR-499	下调 / 上调
Germ line G–> T 8nt	hsa-miR-125a	下调
rs895819(A–> G)	hsa-miR-27a	下调
rs895819(C/T)	hsa-miR-27a	–
ESR1 3’UTR(靶位)	hsa-miR-453	下调
SET8 3’UTR(靶位)	hsa-miR-502	上调
BMPR1B 3’UTR(靶位)	hsa-miR-125	上调

检测指标与 miRNA 表达谱中的信息进行整合，对治疗效果进行综合分析和判断。

乳腺癌 miRNA 基因甲基化

表观遗传学中的 DNA 甲基化在 miRNA 表达调控中起重要作用，已有诸多研究报道乳腺癌中 miRNA 基因的异常甲基化会导致该基因表达沉默。miRNA 基因与其他肿瘤基因一样可因异常甲基化而失活。Scott 等首次通过一个体外模型系统阐述了乳腺癌中 miRNA 表达调控的表观遗传学机制[54]。Saito 等[55]在他们的开创性研究中提供了 miRNA 基因被甲基化调控的直接证据，提示对 miRNA 进行表观遗传学修饰有望成为一个可行的肿瘤治疗手段。

人类乳腺癌中 miRNA 甲基化程度之广、频率之高进一步支持了表观遗传不稳定性是肿瘤发生中一个重要的且早期的分子事件这一观点。鉴于乳腺癌中 miRNA 基因甲基化程度很高，其可作为表观遗传不稳定性的一个敏感指标。但是由于 miRNA 基因甲基化的结合位点序列非常之短，对特异性位点进行预测依然是生物信息学所面临的挑战。

总结与展望

miRNA 在 1993 年被发现，2002 年被证实与肿瘤有关，2008 年在外周血循环中检测到 miRNA 的存在。简单来说，miRNA 的发现在不断刷新我们对肿瘤分子生物学原有的理解。鉴于 miRNA 在乳腺癌中具有致癌和抑癌的双重作用，已有大量研究围绕 miRNA 作为肿瘤生物标志物的可能性及其临床应用前景而展开。外周血循环中存在的 miRNA 有望成为疾病诊断、预后评估的标志物，其中有些甚至可能成为新的治疗靶点，这看起来前途无量且令人振奋。

进一步的研究将全面阐明 miRNA 的特性、它们的作用靶标和靶向治疗的表型效应，要充分利用 miRNA 的力量和潜能，并将这些成果转化到临床诊疗中，以造福乳腺癌患者。miRNA 自发现以来，无论作为肿瘤标志物或是潜在的治疗靶标，在相对较短的时间内均展现出巨大的潜力，并且对普通癌症尤其是乳腺癌的未来管理和治疗也将发挥重要作用。

（方瑞　译）

参考文献

1. Filipowicz W, Bhattacharyya SN, Sonenberg N: Mechanisms of post-transcriptional regulation by microRNAs: are the answers in sight? Nat Rev Genet 2008, 9(2):102-114.
2. Ambros V: The functions of animal microRNAs. Nature 2004, 431(7006):350-355.
3. Bartel DP: MicroRNAs: genomics, biogenesis, mechanism, and function. Cell 2004, 116(2):281-297.
4. Malumbres M: miRNAs versus oncogenes: the power of social networking. Mol Syst Biol 2012, 8:569.
5. Cai CK, Zhao GY, Tian LY, Liu L, Yan K, Ma YL, Ji ZW, Li XX, Han K, Gao J et al: miR-15a and miR-16-1 downregulate CCND1 and induce apoptosis and cell cycle arrest in osteosarcoma. Oncol Rep 2012, 28(5):1764-1770.
6. Yan K, Gao J, Yang T, Ma Q, Qiu X, Fan Q, Ma B: MicroRNA-34a inhibits the proliferation and metastasis of osteosarcoma cells both in vitro and in vivo. PLoS One 2012, 7(3):e33778.
7. Society AC: Global cancer facts & figures. http://wwwcancerorg (2011) Accessed 2012.
8. Lee RC, Feinbaum RL, Ambros V: The C. elegans heterochronic gene lin-4 encodes small RNAs with antisense complementarity to lin-14. Cell 1993, 75(5):843-854.
9. Wightman B, Ha I, Ruvkun G: Posttranscriptional regulation of the heterochronic gene lin-14 by lin-4 mediates temporal pattern formation in C. elegans. Cell 1993, 75(5):855-862.
10. Reinhart BJ, Slack FJ, Basson M, Pasquinelli AE, Bettinger JC, Rougvie AE, Horvitz HR, Ruvkun G: The 21-nucleotide let-7 RNA regulates developmental timing in Caenorhabditis elegans. Nature 2000, 403(6772):901-906.
11. Krek A, Grun D, Poy MN, Wolf R, Rosenberg L, Epstein EJ, MacMenamin P, da Piedade I, Gunsalus KC, Stoffel M et al: Combinatorial microRNA target predictions. Nat Genet 2005, 37(5):495-500.
12. Faller M, Guo F: MicroRNA biogenesis: there's more than one way to skin a cat. Biochim Biophys Acta 2008, 1779(11):663-667.
13. Lagos-Quintana M, Rauhut R, Lendeckel W, Tuschl T: Identification of novel genes coding for small expressed RNAs. Science 2001, 294(5543):853-858.

14. Lau NC, Lim LP, Weinstein EG, Bartel DP: An abundant class of tiny RNAs with probable regulatory roles in Caenorhabditis elegans. Science 2001, 294(5543):858-862.
15. Lee Y, Jeon K, Lee JT, Kim S, Kim VN: MicroRNA maturation: stepwise processing and subcellular localization. EMBO J 2002, 21(17):4663-4670.
16. Rodriguez A, Griffiths-Jones S, Ashurst JL, Bradley A: Identification of mammalian microRNA host genes and transcription units. Genome Res 2004, 14(10A):1902-1910.
17. Lee Y, Kim M, Han J, Yeom KH, Lee S, Baek SH, Kim VN: MicroRNA genes are transcribed by RNA polymerase II. EMBO J 2004, 23(20):4051-4060.
18. Borchert GM, Lanier W, Davidson BL: RNA polymerase III transcribes human microRNAs. Nat Struct Mol Biol 2006, 13(12):1097-1101.
19. Kim VN: MicroRNA biogenesis: coordinated cropping and dicing. Nat Rev Mol Cell Biol 2005, 6(5):376-385.
20. Baskerville S, Bartel DP: Microarray profiling of microRNAs reveals frequent coexpression with neighboring miRNAs and host genes. RNA 2005, 11(3):241-247.
21. Miska EA: How microRNAs control cell division, differentiation and death. Curr Opin Genet Dev 2005, 15(5):563-568.
22. Volinia S, Calin GA, Liu CG, Ambs S, Cimmino A, Petrocca F, Visone R, Iorio M, Roldo C, Ferracin M et al: A microRNA expression signature of human solid tumors defines cancer gene targets. Proc Natl Acad Sci U S A 2006, 103(7):2257-2261.
23. Zhang B, Pan X, Cobb GP, Anderson TA: microRNAs as oncogenes and tumor suppressors. Dev Biol 2007, 302(1):1-12.
24. Hernando E: microRNAs and cancer: role in tumorigenesis, patient classification and therapy. Clin Transl Oncol 2007, 9(3):155-160.
25. Jiang J, Lee EJ, Gusev Y, Schmittgen TD: Real-time expression profiling of microRNA precursors in human cancer cell lines. Nucleic Acids Res 2005, 33(17):5394-5403.
26. Wark AW, Lee HJ, Corn RM: Multiplexed detection methods for profiling microRNA expression in biological samples. Angew Chem Int Ed Engl 2008, 47(4):644-652.
27. Nelson PT, Baldwin DA, Scearce LM, Oberholtzer JC, Tobias JW, Mourelatos Z: Microarray-based, high-throughput gene expression profiling of microRNAs. Nat Methods 2004, 1(2):155-161.
28. Chen C, Ridzon DA, Broomer AJ, Zhou Z, Lee DH, Nguyen JT, Barbisin M, Xu NL, Mahuvakar VR, Andersen MR et al: Real-time quantification of microRNAs by stem-loop RT-PCR. Nucleic Acids Res 2005, 33(20):e179.
29. Lu J, Getz G, Miska EA, Alvarez-Saavedra E, Lamb J, Peck D, Sweet-Cordero A, Ebert BL, Mak RH, Ferrando AA et al: MicroRNA expression profiles classify human cancers. Nature 2005, 435(7043):834-838.
30. Hafner M, Landgraf P, Ludwig J, Rice A, Ojo T, Lin C, Holoch D, Lim C, Tuschl T: Identification of microRNAs and other small regulatory RNAs using cDNA library sequencing. Methods 2008, 44(1):3-12.
31. Silveri L, Tilly G, Vilotte JL, Le Provost F: MicroRNA involvement in mammary gland development and breast cancer. Reprod Nutr Dev 2006, 46(5):549-556.
32. Iorio MV, Ferracin M, Liu CG, Veronese A, Spizzo R, Sabbioni S, Magri E, Pedriali M, Fabbri M, Campiglio M et al: MicroRNA gene expression deregulation in human breast cancer. Cancer Res 2005, 65(16):7065-7070.
33. Mattie MD, Benz CC, Bowers J, Sensinger K, Wong L, Scott GK, Fedele V, Ginzinger D, Getts R, Haqq C: Optimized high-throughput microRNA expression profiling provides novel biomarker assessment of clinical prostate and breast cancer biopsies. Mol Cancer 2006, 5:24.
34. Si ML, Zhu S, Wu H, Lu Z, Wu F, Mo YY: miR-21-mediated tumor growth. Oncogene 2007, 26(19):2799-2803.
35. Shi W, Gerster K, Alajez N, Tsang J, Waldron L, Pintilie M: Effect of the novel oncomir MiR-301 on tumor proliferation and invasion in human breast cancer. J Clin Oncol 2010, (Suppl 28)(15s):(abstr 1076).
36. Rao X, Di Leva G, Li M, Fang F, Devlin C, Hartman-Frey C, Burow ME, Ivan M, Croce CM, Nephew KP: MicroRNA-221/222 confers breast cancer fulvestrant resistance by regulating multiple signaling pathways. Oncogene 2011, 30(9):1082-1097.
37. Radojicic J, Zaravinos A, Vrekoussis T, Kafousi M, Spandidos DA, Stathopoulos EN: MicroRNA expression analysis in triple-negative (ER, PR and Her2/neu) breast cancer. Cell Cycle 2011, 10(3):507-517.
38. Imam JS, Plyler JR, Bansal H, Prajapati S, Bansal S, Rebeles J, Chen HI, Chang YF, Panneerdoss S, Zoghi B et al: Genomic loss of tumor suppressor miRNA-204 promotes cancer cell migration and invasion by activating AKT/mTOR/Rac1 signaling and actin reorganization. PLoS One 2012, 7(12):e52397.
39. Lee YM, Lee JY, Ho CC, Hong QS, Yu SL, Tzeng CR, Yang PC, Chen HW: miRNA-34b as a tumor suppressor in estrogen-dependent growth of breast cancer cells. Breast Cancer Res 2011, 13(6):R116.
40. Negrini M, Calin GA: Breast cancer metastasis: a microRNA story. Breast Cancer Res 2008, 10(2):203.
41. Moriarty CH, Pursell B, Mercurio AM: miR-10b targets Tiam1: implications for Rac activation and carcinoma migration. J Biol Chem 2010, 285(27): 20541-20546.
42. Ma L, Teruya-Feldstein J, Weinberg RA: Tumour invasion and metastasis initiated by microRNA-10b in breast cancer. Nature 2007, 449(7163):682-688.
43. Huang Q, Gumireddy K, Schrier M, le Sage C,

Nagel R, Nair S, Egan DA, Li A, Huang G, Klein-Szanto AJ et al: The microRNAs miR-373 and miR-520c promote tumour invasion and metastasis. Nat Cell Biol 2008, 10(2):202-210.
44. Tavazoie SF, Alarcon C, Oskarsson T, Padua D, Wang Q, Bos PD, Gerald WL, Massague J: Endogenous human microRNAs that suppress breast cancer metastasis. Nature 2008, 451(7175):147-152.
45. Baranwal S, Alahari SK: Molecular mechanisms controlling E-cadherin expression in breast cancer. Biochem Biophys Res Commun 2009, 384(1):6-11.
46. Hurteau GJ, Carlson JA, Roos E, Brock GJ: Stable expression of miR-200c alone is sufficient to regulate TCF8 (ZEB1) and restore E-cadherin expression. Cell Cycle 2009, 8(13):2064-2069.
47. Gregory PA, Bert AG, Paterson EL, Barry SC, Tsykin A, Farshid G, Vadas MA, Khew-Goodall Y, Goodall GJ: The miR-200 family and miR-205 regulate epithelial to mesenchymal transition by targeting ZEB1 and SIP1. Nat Cell Biol 2008, 10(5):593-601.
48. Korpal M, Lee ES, Hu G, Kang Y: The miR-200 family inhibits epithelial-mesenchymal transition and cancer cell migration by direct targeting of E-cadherin transcriptional repressors ZEB1 and ZEB2. J Biol Chem 2008, 283(22):14910-14914.
49. Park SM, Gaur AB, Lengyel E, Peter ME: The miR-200 family determines the epithelial phenotype of cancer cells by targeting the E-cadherin repressors ZEB1 and ZEB2. Genes Dev 2008, 22(7):894-907.
50. Tryndyak VP, Beland FA, Pogribny IP: E-cadherin transcriptional down-regulation by epigenetic and microRNA-200 family alterations is related to mesenchymal and drug-resistant phenotypes in human breast cancer cells. Int J Cancer 2010, 126 (11):2575-2583.
51. Valastyan S, Benaich N, Chang A, Reinhardt F, Weinberg RA: Concomitant suppression of three target genes can explain the impact of a microRNA on metastasis. Genes Dev 2009, 23(22):2592-2597.
52. Salter KH, Acharya CR, Walters KS, Redman R, Anguiano A, Garman KS, Anders CK, Mukherjee S, Dressman HK, Barry WT et al: An integrated approach to the prediction of chemotherapeutic response in patients with breast cancer. PLoS One 2008, 3(4):e1908.
53. Mishra PJ, Humeniuk R, Longo-Sorbello GS, Banerjee D, Bertino JR: A miR-24 microRNA binding-site polymorphism in dihydrofolate reductase gene leads to methotrexate resistance. Proc Natl Acad Sci U S A 2007, 104(33):13513-13518.
54. Scott GK, Mattie MD, Berger CE, Benz SC, Benz CC: Rapid alteration of microRNA levels by histone deacetylase inhibition. Cancer Res 2006, 66(3):1277-1281.
55. Saito Y, Liang G, Egger G, Friedman JM, Chuang JC, Coetzee GA, Jones PA: Specific activation of microRNA-127 with downregulation of the proto-oncogene BCL6 by chromatin-modifying drugs in human cancer cells. Cancer Cell 2006, 9(6):435-443.

第9章

乳腺癌蛋白质组学

Ida Pucci-Minafra

摘 要

从发病率的统计数据和所发表的科学文献的关注度来看，乳腺癌依然是位于首位。因此，进一步探索乳腺癌发病和进展的分子生物学机制，制订提高诊断和治疗策略显得尤为迫切。从生物学角度来看，乳腺具有周期性形态改变的特点，是研究基因表达、表观遗传学、癌症分化的很好模型，支持这些类型研究的方法学就是蛋白质组学。在过去的几十年，蛋白质组学被大规模地应用于蛋白信号通路和病理学生物标志物筛选。

本章介绍两个互补方法，即体内和体外方法鉴定蛋白和蛋白家族，这些蛋白可能与肿瘤细胞和组织自发的或诱导的表型转变有关。

第一个目的是通过整合数据平台建立一个参考模型用于数据挖掘。现在蛋白质组学方法学为基于凝胶和非凝胶的大规模蛋白检测提供了一个多样化的方案，每个方案都有适当的参考模型作支持。

在基于双向凝胶电泳的蛋白质组学中，一张参考蛋白质组图是在N张重复双向电泳图片中，用计算机处理凝胶图片间蛋白点匹配程序而构建的。

在肿瘤切除组织，一个可靠的参照就是癌旁正常组织。我们实验室应用这个方案，对每张图片用肌动蛋白含量标准化后，作为细胞性指数，已鉴定出一组在肿瘤组织中优先表达或高表达的蛋白。

来自于我们组织库保存的浸润性导管癌离体手术标本的检测结果，突出显示了那些“广泛表达”和“散在表达”的蛋白。这些蛋白经过质谱测定和免疫学方法验证，以期发现可测肿瘤生物学行为的肿瘤标志物。本章将讨论文献数据的亮点。

第二类方法以体外模型为基础，利用全球研究者在基础和实验条件下研究细胞生物学行为。

本章提出了在实验条件下一些蛋白质组学调控的例子，即模拟体内肿瘤进展的某些方面，这些方面与作为肿瘤细胞培养底物的肿瘤相关胶原蛋白产生的影响有关，与成纤维细胞和肿瘤细胞共培养的影响有关，也与转基因核心蛋白多糖产生的影响有关，后者是一种具有抗癌特性的富亮氨酸蛋白多糖。最后阐述了微囊分泌细胞蛋白质组学和生物药理学药物曲妥珠单抗，根据目前的文献，对于每种状态的蛋白进行了评述。

总之，如果能对精确参考点进行一种精度控制的话，蛋白质组学可识别几百个参与响应肿瘤微环境调控的蛋白，对这些蛋白加以利用的话，对肿瘤治疗来说不失为一个制胜策略。

关键词

乳腺癌　蛋白质组学　手术标本　体外模型　基于凝胶的蛋白质组学　蛋白质组调控　膜微囊亚蛋白质组学　药物抗性蛋白质组学

引言

统计学背景

乳腺癌（BC）是全世界范围内女性最常见的恶性肿瘤，2012 年[1]癌症统计显示，美国 2012 年 1 638 910 个新发癌症病例中，29% 为乳腺癌，29% 为前列腺癌，其次为肺和支气管癌、结直肠癌和甲状腺癌。在过去的 10 年里，PubMed 文献数据库报道的"乳腺癌"科学出版物数目显著增加，2012 年达到 12 700 篇（图 9.1）。与其他常见类型的肿瘤相比，处于领先地位。越来越多的乳腺癌研究也表明，进一步了解乳腺癌的发病原因、发病机制显得尤为迫切，对于进一步提高乳腺癌的治疗策略、发病预测、预防和个体化治疗具有重要意义。

此外，从生物学的角度来看，乳腺是一个研究基因表达、表观遗传、分化和癌症的有效模型。实际上，乳腺腺体是育龄期妇女经历成人周期性形态变化的少数几个器官之一，大部分受激素、生长因子、毗邻细胞和细胞外基质（extracellular matrix，ECM）的影响[2-4]。

乳腺癌图谱

图 9.2 显示一个原发乳腺癌组织代表性的图像，它挑选了乳腺癌组织基本形态的关键特征。已知乳腺癌包括多种组织学类型和分子亚型，但所有病例都以进展转化的基本步骤为特征。

为了理顺这张复杂的图，我们可以再将细胞组织学成分分为宏模块（macromodules）、模块（modules）和成员（players），它们在不同的复杂程度上相互作用。

从空间组织和细胞界限角度至少可从以下几种宏模块上勾画出乳腺癌组织的轮廓：

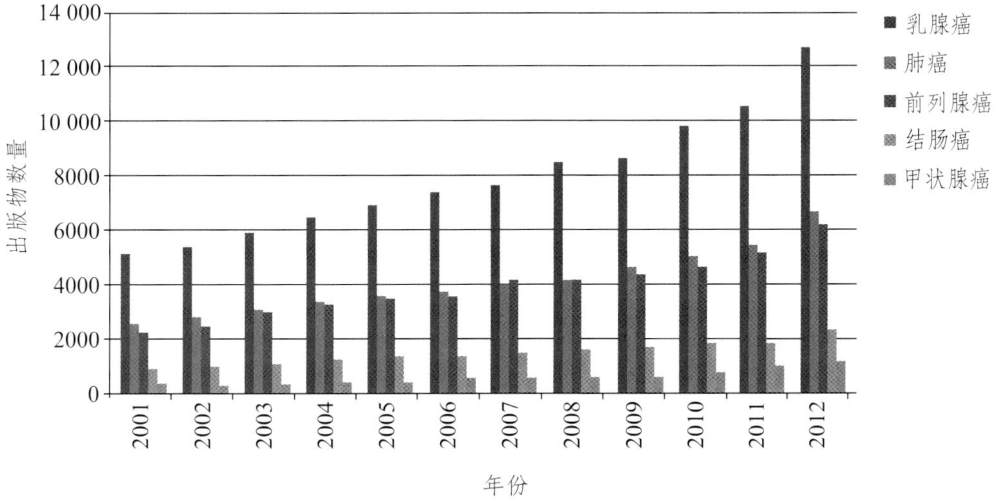

图 9.1　柱状图显示的 PubMed 索引的常见肿瘤（乳腺癌、肺癌、前列腺癌、结肠癌和甲状腺癌）科学出版物每年递增速度。（见彩图）

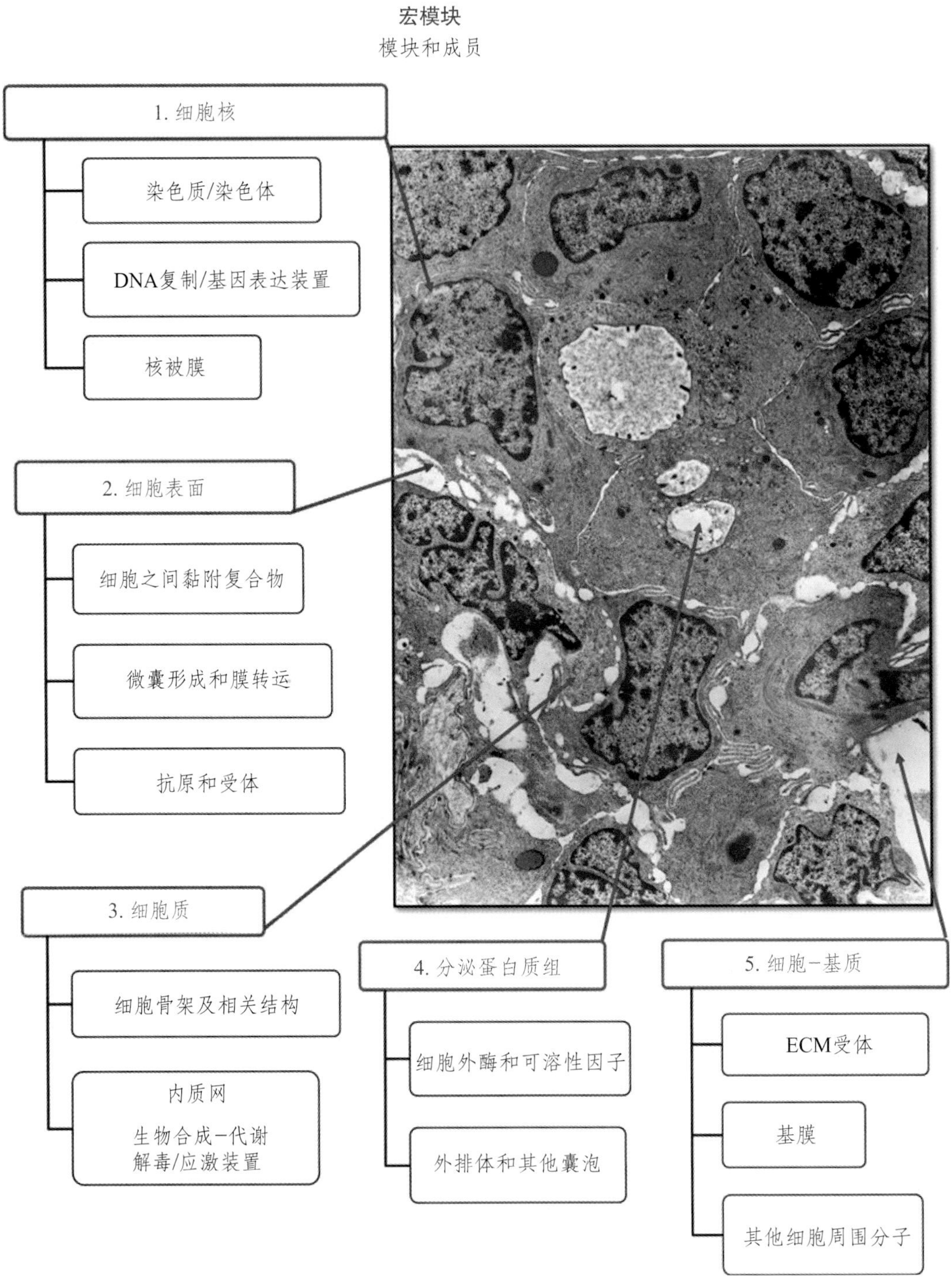

图 9.2 浸润性导管癌的电子显微图片,概括了宏模块、模块和分子“成员”(原始放大倍数:10 500×)。

1. 细胞核:包括染色质 / 染色体、DNA 复制 / 基因表达装置、核被膜及其附属结构。

2. 细胞表面:包括细胞之间黏附复合物、微囊形成、膜转运、抗原和受体模块。

3. 细胞质:包括细胞骨架和承担多种功能单位的内质网,如生物合成、新陈代谢、解毒和应激装置。

4. 分泌蛋白质组：由细胞外酶、可溶性因子、外排体以及其他释放的微囊。

5. 细胞基质：从细胞表面包含的 ECM 受体和 ECM 的基底膜与其他的细胞外组成分子。在每个模块里面，都有无数的“成员”，即基因 / 蛋白，负责整个系统的功能调配，它们被分至亲和群簇（affinity clusters）。蛋白簇根据它们的拓扑结构或进化关系，或者通过化学的、生物学的或功能的标准进行分组。

上述宏模块并不是一成不变的，相反，功能单位相互之间需要交换活动。实际上，功能模块是个动态的实体。例如，位于胞浆中的蛋白在某种情况下可能转移至细胞核发挥重要功能。结果，蛋白的功能簇（functional clustering）需“横穿”成结构模块（structural modules）。

如图 9.2 所示，正常乳腺转化成乳腺癌的过程中主要的细胞变化是失去细胞之间的黏附、细胞的极性和典型的上皮细胞表型。一旦细胞彼此之间失黏附，细胞表面变得不稳定，就会释放各种不同功能的微囊。完全失黏附的细胞通常会获得间质样的表型，因此具有浸润周围组织的倾向，这种倾向被认为是上皮细胞 - 间充质细胞转化（EMT），乳腺癌手术标本进行原代培养证实 EMT 受到一系列基因的调控[5]。这些基因表达水平改变促进了肿瘤进展，然而，参与 EMT 过程的基因 / 蛋白的数量、鉴定和功能网络仍待进一步验证。

蛋白质组学的理解和现实

术语“蛋白质组”（poteome）原创是 Wilkins[6]，他描述为“一个基因组所表达的全部蛋白质”。在蛋白质组学研究发展的初始阶段，这个定义越来越明确，尤其是应用于单细胞生物，但并不适合高级生物，尤其是人类。因此，蛋白质组更适合描述成“在一定的条件下从生物样本中提取的全部蛋白质组分”，由此衍生的概念可以应用于比较蛋白质组学、药物反应和基因表达调控等。

将蛋白质组学应用到手术标本须考虑几个问题，即组织、细胞本身的复杂性和内在动力学特征以及其他相关的技术指引。前者包括在活检组织中不同量的细胞外成分；细胞内蛋白的不同转化会影响蛋白质组的浓度；以及常常出现常见基因表达产物的转录后修饰。技术的局限性主要是与提取系统（没有任何一个方法能将所有的蛋白提取出来）和分离纯化系统有关（传统的固相 2D-IPG 也不能将等电点超过 8.5 的蛋白聚焦集中）。因此，过去只是识别给定的“标记”或者“定位”到蛋白质组学图谱，才能够进行鉴别。例如已透彻研究的肿瘤旁相应的健康细胞。“标记”和“定位”应该是依据大量采集到的正确特异靶标数据进行统计评估推理出来的。另一方面，在相同的提取条件下，细胞和组织的比较蛋白质谱也会提供大量的额外信息。

最初蛋白质组学技术是基于 2D-IPG 蛋白纯化系统的，这归功于具有固定两性电解质系统的胶带商业化应用，为实验室之间提供了标准化的方法。应用 2D-IPG 进行蛋白鉴定研究（SWISS-2DPAGE）得出的数据令人振奋。一开始仅聚焦于胶匹配的方法，根据蛋白质组学图谱的数据化分析和点检测，然后对选定的点进行 N- 测序鉴定［埃德曼降解（Edman degradation）］和免疫学验证。

在过去的 10 年，大量的其他技术广泛应用于蛋白质分析，首先是质谱方法（mass spectromery，MS），即电子喷射离子化质谱（electron spray ionization-MS，ESI-MS）和基质辅助激光解吸电离质谱（the matrix-assisted laser desorption/ionization-MS，MALDI-MS）[7]。

MS 光谱匹配已知的测序数据（如 SEQUEST、MASCOT）计算鉴定目标蛋白。这种蛋白鉴定方法被认为是“肽指纹图谱（peptide mass fingerprinting）”[8]

近来，一个新的方法——基于非凝胶的蛋白质组学，定义为“鸟枪法蛋白质组学（shotgun proteomics）”，该方法较基于凝胶方法更快速、敏感且自动化。从生物样本中提取的蛋白质经蛋白酶消化成肽混合物[9]，将该肽混合物直接加入毛细管柱，根据其疏水性和荷电量进行分离。附带电荷的片段在光谱测定法第二阶段进行分离。基于非凝胶的蛋白质组学方法的最大缺点是鉴别蛋白的分值低，这是由于不同蛋白之间具有同源性。相反，双向凝胶电泳蛋白质组学在鉴定蛋白时引入两个基本参数，即 pI 和 MW，以提高区分蛋白的分值。

此外，还有补充蛋白质组学方法，根据稳定同位素（^{1}H 和 ^{2}H、^{12}C 和 ^{13}C、^{14}N 和 ^{15}N）标记各种蛋白质，评估目标蛋白的表达：不同标记的肽峰强度用来进行定量分析。同位素标记的方法目前常用于两个方面：细胞培养条件下稳定同位素标记（stable isotope labeling by amino acids in cell culture，SILAC）和同位素编码亲和标记（isotope-coded affinity tag，ICAT）。SILAC 方法需要稳定同位素标记的氨基酸（如 ^{2}H- 亮氨酸或 ^{13}C- 精氨酸）加入细胞培养过程。ICAT 是在蛋白提取后掺入同位素标签，适用于不能进行代谢标记的实验室（即从组织中提取的蛋白标本）[10]。

大规模蛋白鉴定中引入进一些方法完成特定的需求，其他的方法仍在进行中，如有前途的技术“应用 MALDI-MS 进行组织成像”被认为是一项新的前沿的组织病理蛋白质组学[11,12]。

乳腺癌组织蛋白质组学检测潜在的肿瘤标志物

检测肿瘤细胞和组织中潜在的肿瘤标志物关键是建立蛋白表达的正常定性 / 定量参考值范围。应用匹配的癌组织和癌旁正常组织可鉴定一系列肿瘤细胞中特异表达的蛋白。我们应用比较蛋白质组学对 13 个浸润性导管癌的癌组织及相应的癌旁组织进行分析，发现在两组组织中差异表达的蛋白，利用这些信息建立肿瘤组织的参考图谱并应用于今后的比较分析[13]。图 9.3 展示的是一个典型的乳腺癌组织图谱，由 312 个蛋白组成，为避免冗余，依据蛋白基本功能分为 11 种类型（表 9.1）。此外，表 9.2 展示的是横向分类。根据 DAVID 生物信息学资源显示这些蛋白具有不同的基本功能，包括调控细胞增殖和死亡[14]。

根据 Swiss-Prot 数据库，表中所显示的是蛋白的全称、注册登记名称、简称以及明确的异构体数目。为简洁起见，全文均用简称。需要说明是，随着新的蛋白或已知蛋白新功能的发现，分类仍需定期重建。

广泛表达蛋白和特定情况下表达蛋白

将该项蛋白质组学研究扩展至对一组 37 例浸润性导管癌病例的研究，首次在蛋白质组学水平上发现了广泛表达的蛋白和在特定情况下表达的蛋白，这些蛋白的出现与患者的临床状态无关。乳腺癌组织存在的异质性会通过细胞数目对比基质组织层的波动影响蛋白质谱的分析。为了减少这种异质性的影响，在每例组织提取中，每个蛋白斑点的表达水平都用肌动蛋白含量进行了标准化，作为“细胞性指数”[15]。

广泛表达蛋白

大部分广泛表达高表达蛋白属于糖酵解酶（G3P、ENOA、PGK1、PGAM1 和 TPIS）。自从 Otto Warburg 提出了有氧糖酵解向无氧糖酵解转换的假说，接下来这个现象被称为“Warburg 效应”，由于肿瘤的低氧状态，出现了局限于细胞室的经典糖酵解转换。最近研究者观察到相对于非肿瘤细胞，在正常氧状态下体外培养的癌细胞[16]和乳腺癌细胞[17]生长也会表现出糖酵解酶的高表达，提示糖酵解酶表达增加是体外培养的细胞发生癌变的一部分，这一点已被 Altenberg 等证实，他们发现在 24 种癌症中普遍存在糖酵解基因的高表达[18]。

在癌症中糖酵解酶的反常表达可引起一系列预后不良结果，糖酵解酶不仅参与代谢，还履行着许多其他功能。最典型的是 G3P，参

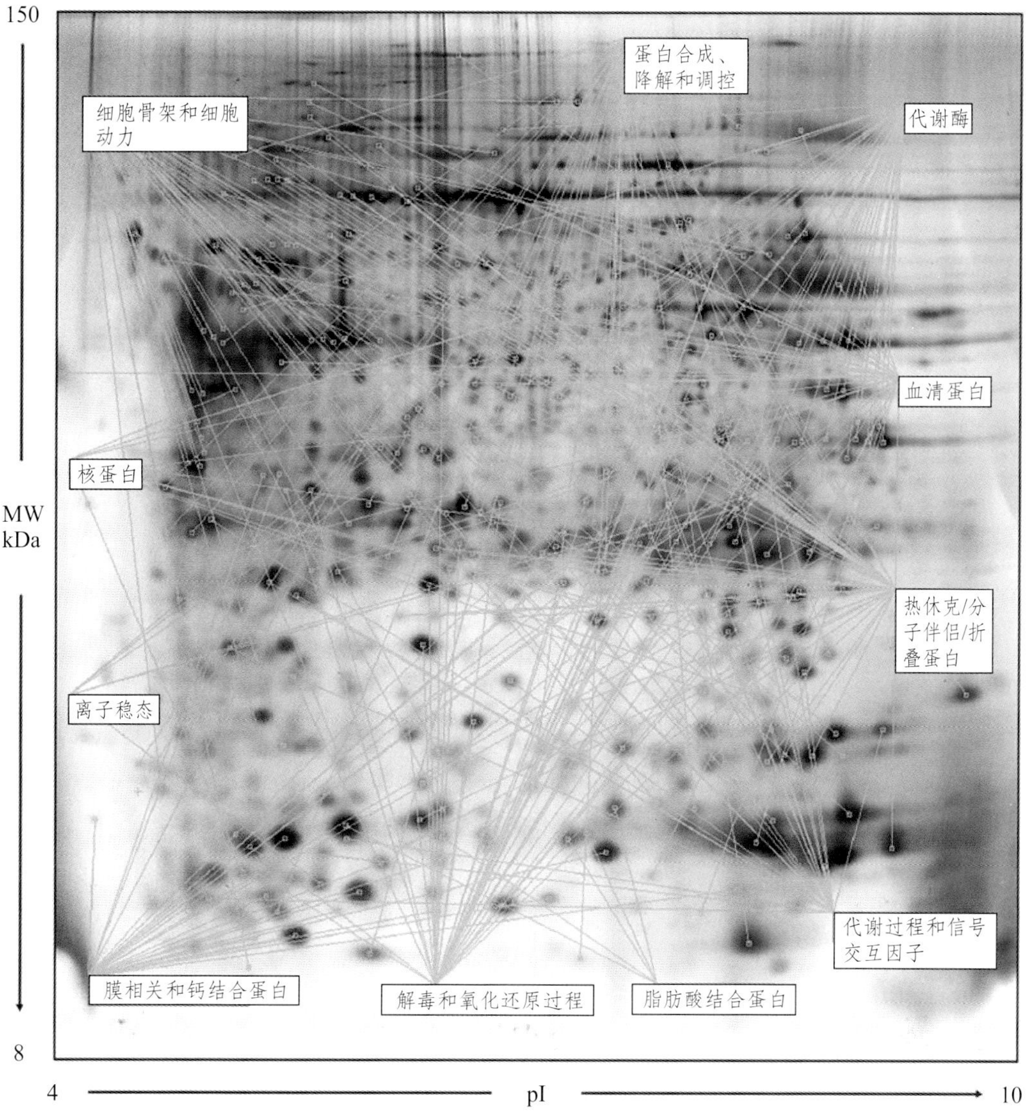

图 9.3　乳腺癌组织（DIC）的典型蛋白质组学图谱，包含 312 个已鉴定的蛋白，分成 11 种类型（表 9.1）[应用 IPG 胶带（18cm，3.5~10NL）和 SDS-PAGE 垂直梯度平板胶（9%~16%T）进行 2DE 分离，双向凝胶分析软件为 ImageMaster 2d Platinum]。（见彩图）

表 9.1　乳腺癌组织中鉴定的蛋白和根据其最基本的功能分类

蛋白名称	AC 序列号	简称	蛋白异构体数目
代谢酶			
乌头酸水合酶，线粒体的	Q99798	ACON	2
α- 烯醇酶	P06733	ENOA	7
烯酰辅酶 A 水合酶，线粒体的	P30084	ECHM	
果糖二磷酸醛缩酶 A	P04075	ALDOA	4

（待续）

表 9.1（续）

蛋白名称	AC 序列号	简称	蛋白异构体数目
延胡索酸水合酶，线粒体的	P07954	FUMH	
γ- 烯醇化酶	P09104	ENOG	
甘油醛 -3- 磷酸脱氢酶	P04406	G3P	5
L- 乳酸脱氢酶 A 链	P00338	LDHA	
L- 乳酸脱氢酶 B 链	P07195	LDHB	
苹果酸脱氢酶，胞浆的	P40925	MDHC	
苹果酸脱氢酶，线粒体的	P40926	MDHM	
中性 α- 葡萄糖苷酶 AB	Q14697	GANAB	
磷酸甘油酸激酶 1	P00558	PGK1	3
磷酸甘油酸变位酶 1	P18669	PGAM1	2
丙酮酸激酶同工酶 M1/M2	P14618	KPYM	3
磷酸丙糖异构酶	P60174	TPIS	4
代谢过程和信号交互因子			
14-3-3 蛋白 γ	P61981	1433G	
3- 羟异丁酰 – 辅酶 A 水解酶，线粒体的	Q6NVY1	HIBCH	
酰基辅酶 A 结合蛋白	P07108	ACBP	
双功能团嘌呤生物合成蛋白 PURH	P31939	PUR9	
dCTP 焦磷酸酶 1	Q9H773	DCTP1	
乙二醛酶结构域蛋白 4	Q9HC38	GLOD4	
巨噬细胞迁移抑制因子	P14174	MIF	
N（G），N（G）- 二甲基精氨酸二甲胺水解酶 1	O94760	DDAH1	
N（G），N（G）- 二甲基精氨酸二甲胺水解酶 2	O95865	DDAH2	
二磷酸核苷激酶 A	P15531	NDKA	
二磷酸核苷激酶 B	P22392	NDKB	
磷脂酰乙醇胺结合蛋白 1	P30086	PEBP	2
嘌呤核苷磷酸化酶	P00491	PNPH	2
吡哆醇 -5’- 磷酸氧化酶	Q9NVS9	PNPO	
Rho-GDP 解离抑制因子 1	P52565	GDIR1	
Rho-GDP 解离抑制因子 2	P52566	GDIR2	
SH3 域结合谷氨酸富有蛋白	O75368	SH3L1	2
SH3 域结合谷氨酸富有蛋白 3	Q9H299	SH3L3	
唾液酸合成酶	Q9NR45	SIAS	3
硫代硫酸硫转移酶 / 硫氰酸酶样域包含蛋白 1	Q8NFU3	TSTD1	2

（待续）

表 9.1（续）

蛋白名称	AC 序列号	简称	蛋白异构体数目
胸苷酸磷酸化酶	P19971	TYPH	
脂肪酸结合蛋白			
脂肪酸结合蛋白，脂肪细胞	P15090	FABP4	
脂肪酸结合蛋白，表皮细胞	Q01469	FABP5	
脂肪酸结合蛋白，脑	O15540	FABP7	2
脂肪酸结合蛋白，心脏	P05413	FABPH	
细胞骨架和细胞动力			
肌动蛋白，胞浆的 1	P60709	ACTB	15
肌动蛋白相关蛋白 2/3 复合体 5	O15511	ARPC5	
腺苷酸环化酶相关蛋白 1	Q01518	CAP1	2
Cofilin-1	P23528	COF1	4
冠蛋白 1A	P31146	COR1A	
丝状肌动蛋白成帽蛋白 α1	P52907	CAZA1	
Fascin	Q16658	FSCN1	
巨噬细胞加帽蛋白	P40121	CAPG	3
肌球蛋白轻链 6	P60660	MYL6	
程序性细胞凋亡因子 6 互动蛋白	Q8WUM4	PDC6I	
胸腺素 β4 样蛋白	A8MW06	TMSL3	
原肌球蛋白 α1 链	P09493	TPM1	
原肌球蛋白 α4 链	P67936	TPM4	3
原肌球蛋白 β 链	P06468	TPM2	2
微管蛋白 α1 链	Q71U36	TBA1A	3
微管蛋白 β5 链	P07437	TBB5	2
波形蛋白	P08670	VIME	5
黏着斑蛋白	P18206	VINC	2
膜相关和钙结合蛋白			
Annexin A1	P04083	ANXA1	3
Annexin A2	P07355	ANXA2	3
Annexin A4	P09525	ANXA4	
Annexin A5	P48036	ANXA5	2
钙调蛋白	P62158	CALM	
半乳凝素 -1	P09382	LEG1	2
半乳凝素 -3	P17931	LEG3	2
S100-A2 蛋白	P29034	S10A2	

（待续）

表 9.1(续)

蛋白名称	AC 序列号	简称	蛋白异构体数目
S100-A4 蛋白	P26447	S10A4	2
S100-A6 蛋白	P06703	S10A6	2
S100-A7 蛋白	P31151	S10A7	2
S100-A8 蛋白	P05109	S10A8	
S100-A11 蛋白	P31949	S10AB	3
S100-A13 蛋白	Q99584	S10AD	
核蛋白			
酸性富亮氨酸核磷蛋白 32 家族成员 A	P39687	AN32A	
异质性胞核核糖核蛋白 A1	P09651	ROA1	2
异质性胞核核糖核蛋白 A2/B1	P22626	ROA2	3
核转运因子 2	P61970	NTF2	
核磷蛋白	P06748	NPM	
Prelamin-A/C	P02545	LMNA	2
RuvB 样 1	Q9Y265	RUVB1	
离子稳态			
碳酸酐酶 1	P00915	CAH1	
无机焦磷酸酶	Q15181	IPYR	2
硒结合蛋白 1	Q13228	SBP1	
V-ATP 酶亚单位 F	Q16864	VATF	
电压依赖的阴离子通道蛋白 2	P45880	VDAC2	
蛋白合成、降解和调控			
26S 蛋白酶调节亚基 8	P62195	PRS8	
40S 核糖体蛋白 SA	P08865	RSSA	
60S 酸性核糖体蛋白 P0	P05388	RLA0	
60S 酸性核糖体蛋白 P2	P05387	RLA2	2
组织蛋白酶 D	P07339	CATD	3
半胱氨酸蛋白酶抑制剂 -A	P01040	CYTA	
半胱氨酸蛋白酶抑制剂 -B	P04080	CYTB	
胞质氨基肽酶	P28838	AMPL	
延伸因子 1β	P24534	EF1B	
延伸因子 2	P13639	EF2	3
真核生物翻译起始因子 6	P56537	IF6	
蛋白酶体激活因子复合体亚基 1	Q06323	PSME1	

(待续)

表 9.1(续)

蛋白名称	AC 序列号	简称	蛋白异构体数目
蛋白酶体 α 亚基 1	P25786	PSA1	
蛋白酶体 α 亚基 5	P28066	PSA5	
蛋白酶体 α 亚基 6	P60900	PSA6	
蛋白酶体 β 亚基 3	P49720	PSB3	
核糖体结合蛋白 1	Q9P2E9	RRBP1	
小泛素相关修饰物 1	P63165	SUMO1	
U3 核仁小分子 RNA 相互作用蛋白 2	O43818	U3IP2	
泛素 C 末端水解酶同工酶 L1	P09936	UCHL1	
泛素 -60S 核糖体蛋白 L40	P62987	RL40	2
泛素结合酶 E2 N	P61088	UBE2N	
泛素结合酶 E2 变体 2	Q15819	UB2V2	
泛素样蛋白 Nedd8	Q15843	NEDD8	
解毒和氧化还原过程			
乙醇脱氢酶 [NADP(+)]	P14550	AK1A1	2
醛脱氢酶,胞浆的	P00352	AL1A1	
醛固酮类还原酶家族 1 成员 B10	O60218	AK1BA	2
醛糖还原酶	P15121	ALDR	2
胞内氯离子通道蛋白 1	O00299	CLIC1	2
二氢硫辛酸脱氢酶,线粒体的	P09622	DLDH	
黄素还原酶(NADPH)	P30043	BLVRB	
谷胱甘肽 S- 转移酶 P	P09211	GSTP1	
谷胱甘肽合成酶	P48637	GSHB	
谷胱甘肽转移酶 ω-1	P78417	GSTO1	2
异柠檬酸脱氢酶 [NADP],胞浆的	O75874	IDHC	2
过氧化物氧化还原酶 6	P30041	PRDX6	2
过氧化物氧化还原酶 -1	Q06830	PRDX1	5
过氧化物氧化还原酶 -2	P32119	PRDX2	3
过氧化物氧化还原酶 -3	P30048	PRDX3	
过氧化物氧化还原酶 -4	Q13162	PRDX4	
S- 甲酰谷胱甘肽水解酶	P10768	ESTD	3
超氧化物歧化酶 [Cu-Zn]	P00441	SODC	2
超氧化物歧化酶 [Mn],线粒体的	P04179	SODM	2
硫氧还蛋白	P10599	THIO	2

(待续)

表 9.1(续)

蛋白名称	AC 序列号	简称	蛋白异构体数目
热休克 / 分子伴侣 / 折叠蛋白			
钙网蛋白	P27797	CALR	
60kDa 热休克蛋白,线粒体的	P10809	CH60	2
94kDa 葡萄糖调节蛋白	P14625	ENPL	
内质网蛋白 29	P30040	ERP29	
葡萄糖苷酶 2β	P14314	GLU2B	
75kDa 葡萄糖调节蛋白	P38646	GRP75	
78kDa 葡萄糖调节蛋白	P11021	GRP78	4
热休克蛋白 HSP90-α	P07900	HS90A	
热休克蛋白 HSP90-β	P08238	HS90B	
热休克 70kDa 蛋白 1A/1B	P08107	HSP71	
热休克 70kDa 蛋白 4	P34932	HSP74	
热休克同源的 71kDa 蛋白	P11142	HSP7C	4
热休克蛋白 β1	P04792	HSPB1	5
帕金森病蛋白 7- 癌基因 DJ1	Q99497	PARK7	4
蛋白质二硫键异构酶	P07237	PDIA1	
蛋白质二硫键异构酶 A3	P30101	PDIA3	4
肽基 - 脯氨酰基顺反异构酶 A	P62937	PPIA	5
肽基 - 脯氨酰基顺反异构酶 B	P23284	PPIB	
Ras 相关蛋白 Rab-18	Q9NP72	RAB18	
细胞视黄酸结合蛋白 2	P29373	RABP2	2
过渡时期内质网 ATP 酶	P55072	TERA	2
应激诱导磷蛋白 1	P31948	STIP1	2
血清蛋白			
α1 酸性糖蛋白 2	P19652	A1AG2	
α1 抗胰蛋白酶	P01009	A1AT	2
α2 巨球蛋白	P01023	A2MG	
α1 抗胰凝乳蛋白酶	P01011	AACT	
人血白蛋白	P02768	ALBU	2
载脂蛋白 A1	P02647	APOA1	2
β2 微球蛋白	P61769	B2MG	
补体成分 1Q	Q07021	C1QBP	
血浆铜蓝蛋白	P00450	CERU	2

(待续)

表 9.1(续)

蛋白名称	AC 序列号	简称	蛋白异构体数目
α2-HS- 糖蛋白	P02765	FETUA	
纤维蛋白原 β 链	P02675	FIBB	2
铁蛋白轻链	P02792	FRIL	
血红蛋白 α 亚基	P69905	HBA	2
血红蛋白 β 亚基	P68871	HBB	3
血红素结合蛋白 2	Q9Y5Z4	HEBP2	
高迁移率族蛋白 B1	P09429	HMGB1	
结合珠蛋白	P00738	HPT	
Igγ-1 链 C 区	P01857	IGHG1	1
免疫球蛋白轻链	P99007	IGLC	
转铁蛋白	P02787	TFRE	
甲状腺素转运蛋白	P02766	TTHY	

注：蛋白名称、AC 序列号和简称与 Swiss-Prot 数据库中的一致，最后一列显示的是蛋白异构体的数目。

表 9.2　具有细胞增殖和细胞死亡调控子功能的蛋白

蛋白名称	AC 序列号	简称	蛋白异构体数目
26S 蛋白酶调节亚基 8	P62195	PRS8	
60kDa 热休克蛋白，线粒体的	P10809	CH60	2
75kDa 葡萄糖调节蛋白	P38646	GRP75	
78kDa 葡萄糖调节蛋白	P11021	GRP78	4
94kDa 葡萄糖调节蛋白	P14625	ENPL	
膜联蛋白 A1	P04083	ANXA1	3
膜联蛋白 A4	P09525	ANXA4	
钙网蛋白	P27797	CALR	
Cofilin-1	P23528	COF1	4
半胱氨酸蛋白酶抑制剂 -B	P04080	CYTB	
半乳凝素 -1	P09382	LEG1	2
谷胱甘肽 -S- 转移酶 P	P09211	GSTP1	
热休克 70kDa 蛋白 1A/1B	P08107	HSP71	
热休克蛋白 β1	P04792	HSPB1	5
巨噬细胞游走抑制因子	P14174	MIF	
N(G),N(G)- 二甲基精氨酸二甲胺水解酶 2	O95865	DDAH2	

（待续）

表 9.2(续)

蛋白名称	AC 序列号	简称	蛋白异构体数目
核仁磷酸蛋白	P06748	NPM	
核苷二磷酸激酶 A	P15531	NDKA	
核苷二磷酸激酶 B	P22392	NDKB	
过氧化物氧化还原酶 -1	Q06830	PRDX1	5
过氧化物氧化还原酶 -2	P32119	PRDX2	3
蛋白质二硫键异构酶 A3	P30101	PDIA3	4
RhoGDP- 解离抑制因子 1	P52565	GDIR1	
超氧化物歧化酶 [Cu-Zn]	P00441	SODC	2
超氧化物歧化酶 [Mn],线粒体的	P04179	SODM	2
硫氧还蛋白依赖的过氧化物还原酶,线粒体的	P30048	PRDX3	
过渡时期内质网 ATP 酶	P55072	TERA	2
微管蛋白 β5 链	P07437	TBB5	2
泛素 -60S 核糖体蛋白 L40	P62987	RL40	2

与细胞膜融合、微管组装、磷酸转移酶的激活和核酸结合[19],因此 G3P 可能作为一个新的肿瘤治疗靶点[20]。

另一个重要的糖酵解酶 ENOA,定位于细胞表面作为纤溶酶原受体[21],激活纤溶酶和后续的细胞外基质降解,导致肿瘤浸润。同样,在肿瘤中过表达的糖酵解酶 PGK1 通过细胞外分泌调控血管生成,调控肿瘤生长和转移[22],PGK1 可与上皮降钙素 /β- 联蛋白复合体相互作用[23],提示肿瘤中 PGK1 过表达可能降低细胞之间的黏附、促进细胞迁移。TPIS,磷酸戊糖途径和脂类代谢中重要的酶,在未成熟髓细胞中过表达[24,25]。

进一步讲,广泛表达的具有多功能的蛋白包括膜折叠装置(PDA1、PPIA)、热休克蛋白(HSPA1B/HSP74、GRP94)、氧化还原装置(SODM、THIO、GSTP1)、抗氧化转录反应主调节器、癌基因 PARK7[26] 和一些钙结合蛋白(S10A6、CALR、ANXA2)。有趣的是,CALR 已被鉴定在肿瘤免疫反应中有一定作用[27]。其他的成员主要与肿瘤生长有关,如转导装置调节器(GDIR 和 GDIS)、血管生成调控过程中的一个重要的酶 DDAH2[28]、一些钙结合蛋白(S10A6、CLAR、ANX2)和 VINC 的异构体。还有 CATD,一个有争议的乳腺癌进展预测因子[29],PSA5 是 P53 介导 DNA 损伤信号通路中多催化性内切酶复合体的亚单位,它可以诱导细胞周期阻滞。此外,还有研究发现常见蛋白参与调控细胞死亡(表 9.2)。

散在表达蛋白

这一组蛋白更加多样化,包括核蛋白(ROA1、ROA2、NTF2)、多功能钙结合蛋白 CALM、LDHA 和 LDHB 酶、调控细胞增殖和代谢蛋白(NDKA、NDKB、TERA、NEDD8、SODC、PRDX 家族),值得注意的是,PRDX2 已被鉴定为乳腺癌自身抗原,用于乳腺癌的早期诊断[30]。PRDX6 也被报道与乳腺癌的恶性程度有关,过表达 PRDX6 可导致更多的浸润表型和转移的潜能[31]。

一些散在表达蛋白在出现时也呈过表达,建议进行分层分析可能会有意义。其中有

LEG1、COF1 和 TAGL2。LEG1 还是 MMP-2 和 MMP-9 共同启动子 [32]，因此被认为是肿瘤侵袭和转移的增强子。COF1 是细胞凋亡过程中的重要调控因子 [33]，同时在肌动蛋白细胞骨架动力方面具有重要作用，因此促进细胞膜突起和定向锚定，与它们的运动和浸润表型相关 [34]。同样，TAGL2 可结合肌动蛋白和原肌球蛋白参与恶性细胞的细胞骨架重建和膜脱落。此外，肾癌细胞中 TAGL2 沉默可抑制细胞增殖和侵袭的研究说明 TAGL2 可能充当癌基因角色 [35]。

逐渐扩展的 S100 蛋白家族

在散在表达蛋白中，值得关注的是钙结合蛋白 S100 家族，其被认为是肿瘤发生发展过程中一组有潜力的重要标志物 [36]。

S100 是一种小分子、酸性钙结合蛋白，它可以溶解于 100% 饱和的中性 pH 值硫酸铵，因此而命名为 S100。其第一个家族成员是 1965 年 Moore 在神经系统中发现并鉴定的 [37]。目前在人种属中至少发现 25 个 S100 家族成员并不同程度地分布于组织中，主要是由定位于 1q21 的基因簇编码。

对 100 例浸润性导管癌患者的乳腺癌组织进行筛查 [38]，发现 12 个 S100 家族成员，其 pH 值主要集中在 4.60~6.80。图 9.4 展示的是研究病例中鉴定的 S100 蛋白。

这些蛋白形成同二聚体或异二聚体，乃至寡聚体，通过细胞内和细胞外活性履行着不同的功能 [39, 40]。细胞内功能包括钙稳态、磷酸化调控、基因表达、细胞骨架动力学和细胞动力。部分成员参与肿瘤相关蛋白（包括 P53 复合体）表达调控和相互作用 [41-43]。细胞外活性是通过晚期糖基化终产物受体（advanced glycation end products，RAGE）发挥类似于细胞因子的功能 [44]。一些分泌型 S100 蛋白直接发挥趋化性和抗菌性作用 [45, 46]。因此，S100 蛋白家族的重要功能使其在肿瘤发展过程中承担着重要角色。

S100 蛋白的散在表达形式成员中 S100A7 最为突出，在许多病例中均高表达 [47]。S100A7 最初是在牛皮癣患者的角质细胞中发现，命名为牛皮癣素 [48]，随后发现其在肿瘤中过表达，如皮肤肿瘤 [49]、口腔鳞状细胞癌 [50]、食管癌 [51]、膀胱癌 [52]、肺癌 [53]、胃癌 [54] 和乳腺癌 [55-58]。

S100A7 可以被分泌，也可以存在于细胞核和胞浆。S100A7 也被认为与几个蛋白有关，如 RanBPM[59]、表皮型脂肪酸结合蛋白（FABP5）[60] 和 Jab-1[61]。S100A7 的分泌形式具有趋化潜能 [62]，近来还发现其抗菌性可用于炎症的治疗 [63]。

在浸润性乳腺癌患者的组织切片中应用 S100A7 单克隆抗体进行免疫染色，发现其在乳腺癌组织中散在表达。S100A7 主要在肿瘤细胞中表达，而正常乳腺导管几乎不表达（图 9.5）。

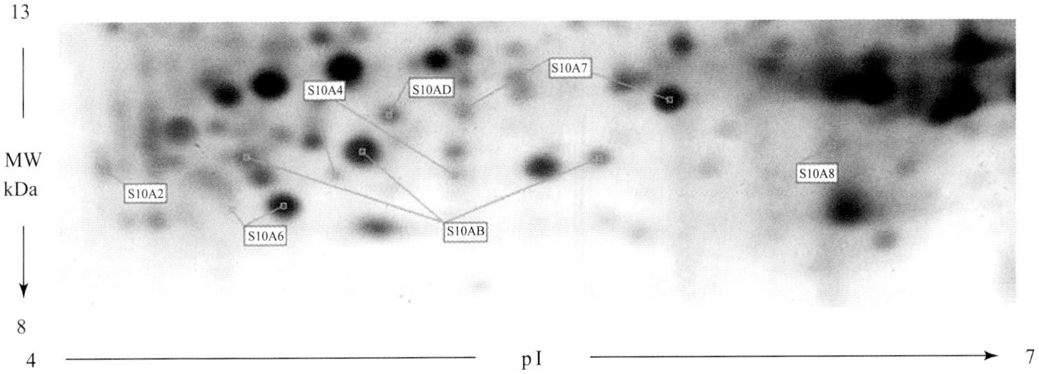

图 9.4　1 例浸润性导管癌患者的蛋白质组学截图，显示所有鉴定的 S100 蛋白和异构体定位。

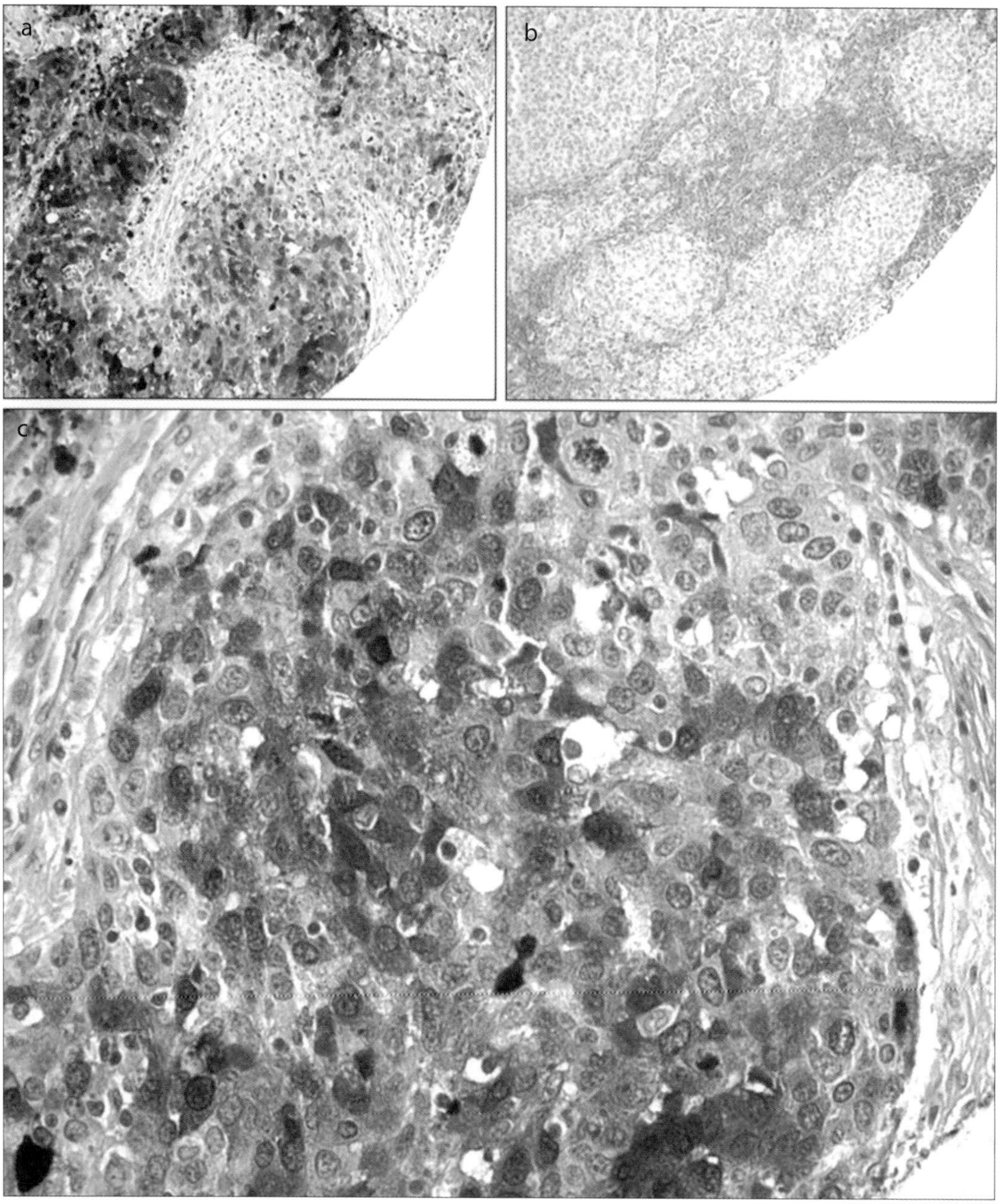

图 9.5 组织芯片(BioMax)S100A7 单克隆抗体(Santa Cruz)免疫组织化学染色。(a)浸润性导管癌组织中肿瘤细胞 S100A7 表达阳性;(b)同样类型肿瘤 S100A7 完全呈阴性;(c)放大阳性片, S100A7 定位于胞浆,部分阳性的细胞核也呈阳性。(见彩图)

蛋白质组学调控研究的体外模型

为了研究肿瘤细胞群的动力学行为,我们应用细胞培养,重建类似于其来源组织的表型特征。

图 9.6 显示的是两个具有代表性的细胞系 HB2 和 8701-BC 的相应显微图,前者是永生化的正常乳腺细胞[64],后者则是来源于浸润性导管癌[65]。为了便于观察,对细胞生长

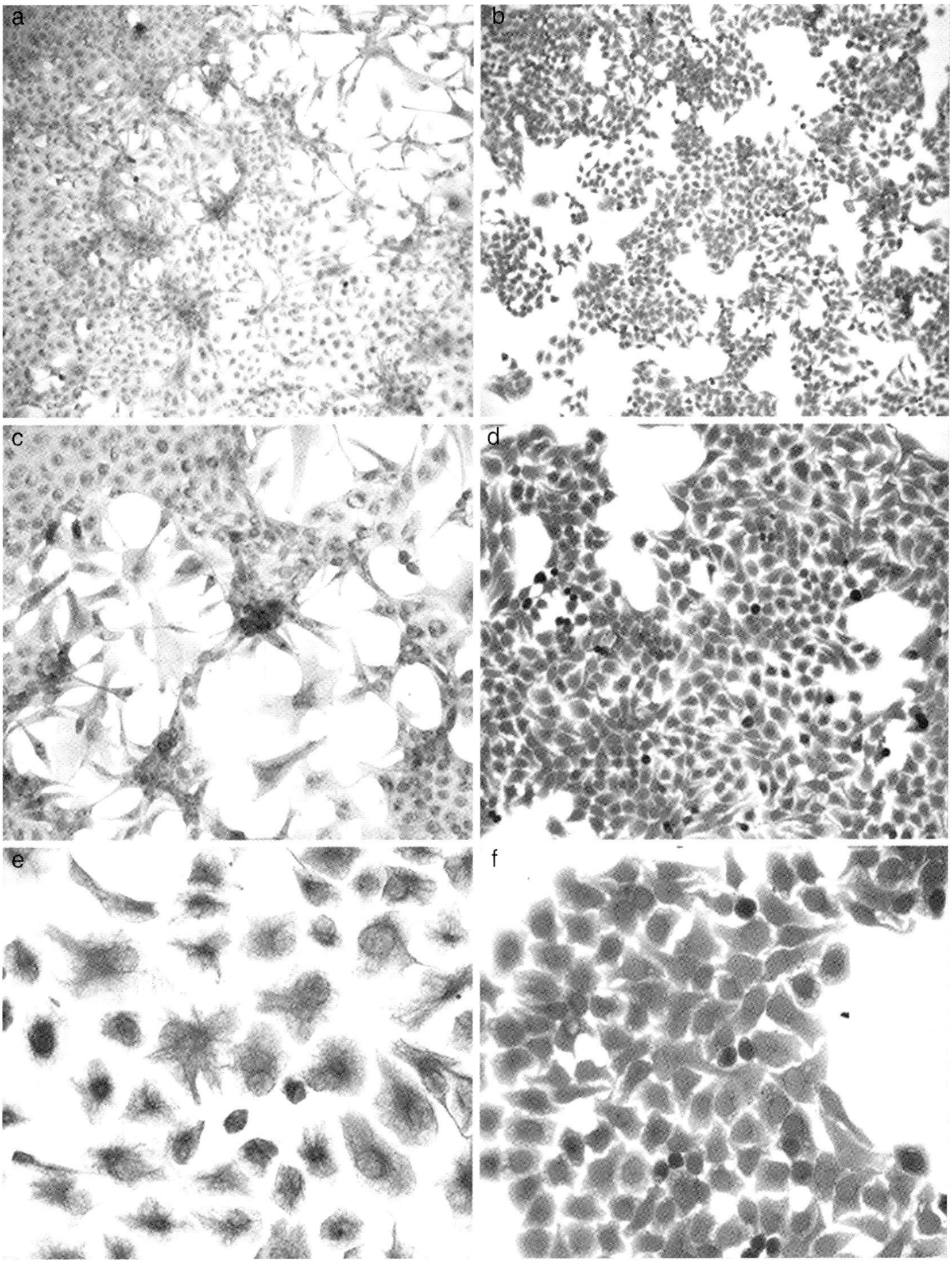

图 9.6　用于体外蛋白质组学研究的两个典型的细胞系光学显微镜图片，展现出不同的表型特征和生长方式。(a,c,d)融合细胞 8701-BC，来源于浸润性导管癌[65]；(b,d,e)融合细胞 HB2 来源于正常乳腺组织[64]。（原始放大倍数：a，b 12.5×；c，d 25×；e，f 50×）（见彩图）

的模式进行标记，非肿瘤细胞以极化的方式生长，形成有序的单层细胞板，到达汇合点时即停止分裂。肿瘤细胞呈现出高度无序的形状，细胞表面皱褶，表现出过度生长状态，尽管到达汇合点也不会停止复制。这些细胞和广泛用于蛋白质组学研究的其他细胞模型反映出了在体外实验条件下肿瘤发展过程中的现象，即过度生长、新陈代谢、囊泡释放、细胞之间的串扰、细胞－基质之间的相互作用和转移习性。在我们实验室参考图谱是应用培养的细胞建立起来的。总的来说，乳腺癌细胞和乳腺癌组织的蛋白质谱大部分是一致的。

胶原底物诱导的蛋白质组学调控

表观遗传学改变对肿瘤进展具有重要影响。从开始的良性局部肿瘤进展为浸润性的转移阶段包括几个步骤。首先，细胞从原发灶脱落，接着肿瘤细胞浸润周围组织，同时细胞外基质发生剧烈变化，固有的基质降解伴随新基质产生并沉积。

这种细胞外基质的重整包括 V 型胶原[66, 67]的沉积增加，胶原合成向癌胚同源三聚体胶原和癌胚层粘连蛋白结合蛋白（OF/LB）方向发展，前者由 3 个 α1（Ⅰ）链组成，因此而命名。后者可以与层粘连蛋白结合[4]。

这些肿瘤相关的胶原类型的生物学行为与在正常组织中类似，以Ⅰ型和Ⅳ型胶原重组单分子层作为 8701-BC 肿瘤细胞生长底物[68]。观察细胞表型，加入Ⅰ型三聚体胶原的细胞表现过度生长并产生鞋钉样凸起，展现出肿瘤细胞所具有的增殖活跃的特性。相反，加入其他胶原作为底物的细胞表现为分化的、稳定的形态。比较分析底物诱导的蛋白质组学改变发现有部分交叉重叠现象。图 9.7 曲线图展示的是蛋白点相对密度，是通过 3 次独立实验的均值绘制的图谱。

Ⅰ型三聚体诱导的优先改变的蛋白分为三组。①代谢酶组（G3P 异构体、ENOA、PGK1、KPYM、ACON、MDHM）。②细胞骨架和细胞运动组（TBB5、TMSL3、TPM、VIME、VINC、COF1、ALDOA）。③横向组：细胞生长和死亡的调控因子（ANXA1、ANXA4、HSPB1、HSP71、NPM、TERA、SODC），也包括 COF1。所有簇均表达高度恶性表型，提示过表达 4 个糖酵解酶促进代谢转换 Warburg 效应，即细胞骨架动力学、囊泡形成、细胞运动和抗凋亡蛋白等。值得注意的是，波形蛋白的表达可认为是上皮细胞－间充质细胞转化过程中的主要标志物，EMT 也是肿瘤发展的重要过程。

应用多因素统计方法可以全面分析不同实验条件下引起的蛋白表达水平变化，根据不同的底物引起的反应，选择差异表达的蛋白点。本研究中主要是细胞生长和死亡调控子成员（包括分子伴侣、热休克蛋白）。依据以前研究报道推理，当肿瘤细胞穿过基底膜浸润，下面的基质接触新沉积的 ECM，并传输特有的信号，甚至在调控细胞反应过程中充当相反的作用。由此而论，对于肿瘤细胞生长和运动来说，Ⅰ型三聚体胶原呈现的是渗透性底物特性，而 V 型胶原、小部分Ⅰ型和Ⅳ型胶原诱导的是稳定的和极化的表型，而当接触肿瘤细胞的时候似乎又恢复其恶性特质。

成纤维细胞诱导的蛋白质组学改变

肿瘤与宿主细胞之间的相互作用在肿瘤进展过程具有重要作用，成纤维细胞是重要的间充质细胞，在细胞外基质、邻近的细胞群和肿瘤细胞中充当多个角色。近来我们研究小组的研究成果也进行了相关报道，应用 transwell 共培养模型探讨成纤维细胞刺激乳腺癌细胞系（8701-BC）的蛋白质组学[69]。结果显示，成纤维细胞诱导 8701-BC 细胞的蛋白质组学改变，并通过重建基底膜促进细胞移动和浸润，这些与其引起的蛋白质组学改变相一致。实际上，细胞骨架蛋白，包括几个肌动蛋白结合蛋白（TBB5、VIME、COF1、MYL6、TPM、TMSL3 和 PROF1）对成纤维细胞间充质反应最显著。

此外，成纤维细胞诱导 3 个糖酵解酶

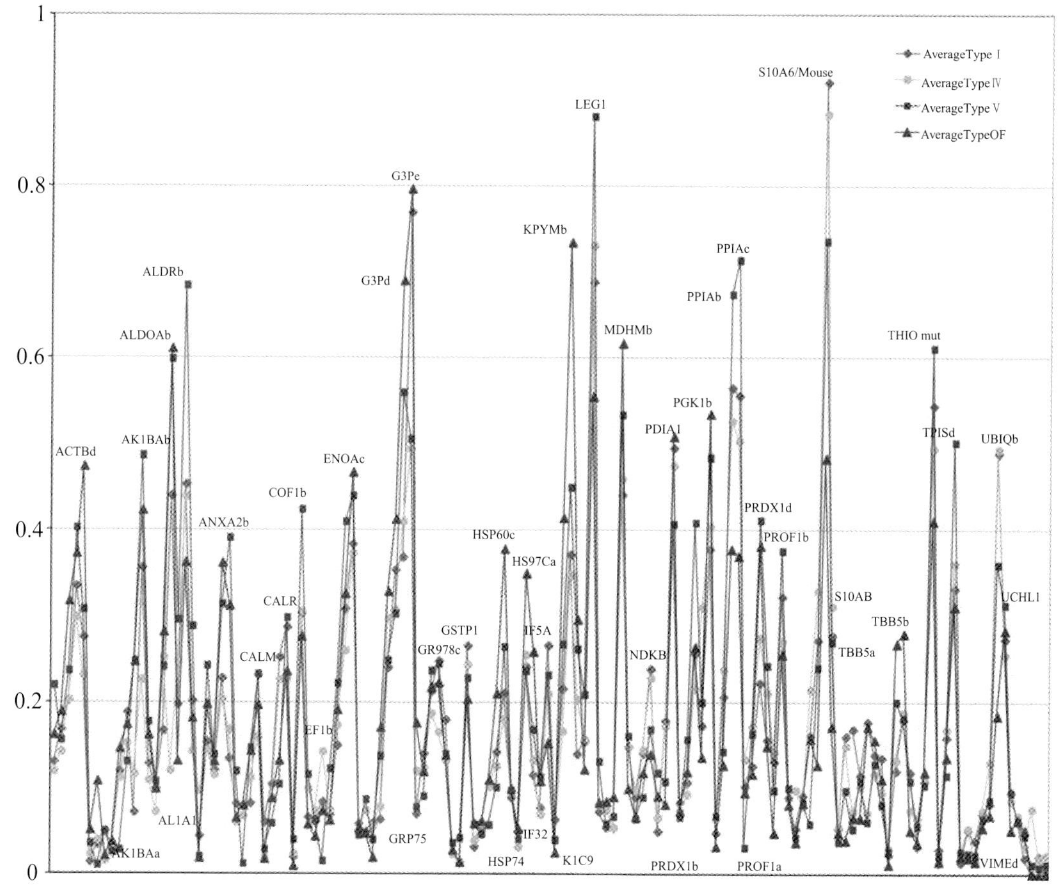

图 9.7　细胞与不同类型胶原共培养的蛋白质组学分析，点均为 3 次独立实验的均值，根据不同点密度绘制图谱。由于绘图的局限，标识和较高的值受到限制。为了校正胶染色差异，应用 ImageMaster 软件分析，用 %Vol 来表示点密度的相对定量。（见彩图）

（G3P、TPIS 和 PGK1）表达。

成纤维细胞刺激肿瘤细胞后，应用免疫分析方法检测细胞骨架蛋白的表达水平改变，发现典型的上皮标志物细胞角蛋白 8（CK8）表达水平下降且片段化，而波形蛋白数量增加，这说明成纤维细胞促进 8701-BC 细胞的 EMT。LEG1 和 ANXA2 也参与细胞运动、囊泡转运、细胞可塑性维持几个细胞学程序，在培养的细胞中膜相关的肌动蛋白细胞骨架动力学也增加，提示培养的细胞出现细胞骨架动力学重建，并进一步增强细胞的迁移和浸润的活性，这与其他的研究报道一致[70, 71]。另一方面，经成纤维细胞刺激的肿瘤细胞，抗凋亡蛋白 ANXA1 表达下降，可能与生长率增加有关，同时伴随 c-Myc 表达上调。c-Myc 是一个重要的癌基因，参与细胞生长、增殖、凋亡和代谢等细胞生物学过程。综合上述数据，提示成纤维细胞在肿瘤发生发展过程中起促进作用。

一个潜在抗癌基因分子：核心蛋白聚糖的挑战

核心蛋白聚糖（deorcin）属于富亮氨酸小分子蛋白多糖家族（small leucine- rich proteoglycan family，SLRP）成员之一，广泛分布于许多结缔组织，可与胶原和细胞外蛋白结合并履行其重要功能，核心蛋白聚糖与几种酪氨酸激酶受体相互作用并下调后者的表达[72-75]。

为了研究核心蛋白聚糖对肿瘤细胞蛋白

质谱的影响，我们应用转基因技术将核心蛋白聚糖导入乳腺癌细胞并筛选出核心蛋白聚糖转染的克隆[76]。将转染成功克隆分成两组，一组是表达和产生完整核心蛋白聚糖，而另一组只产生蛋白核心，两组克隆的细胞生物学行为大部分相似，证实核心蛋白聚糖的分子效应主要是受其蛋白核心调控。

从表型的角度观察，与对照细胞相比，转染核心蛋白聚糖克隆生长率显著下降，同时过表达核心蛋白聚糖显著逆转膜突起和囊泡形成，在亲代细胞表现尤为突出。电子显微镜扫描提示核心蛋白聚糖显著抑制这些表面活性，逆转细胞形态并向分化好的表型方向发展（图9.8）。

亲代细胞和转染克隆蛋白质谱显示代谢酶类的蛋白表达均下调。本研究显示，与对照组比，转染克隆糖分解的酶表达水平下调，而COX5A表达显著增加，提示核心蛋白聚糖部分逆转了典型的Warburg效应。肌动蛋白结合蛋白亚组中部分蛋白表达水平发生改变，表达下调的COF1和PROF1，表达上调的TPM和TMSL，这些蛋白均在细胞骨架识别方面起关键作用，可能与对照细胞表面膜边缘波动的逆转有关。其他的与细胞凋亡调控相关的蛋白也有显著变化，GRP94、HSH74、PDIA1、TCTP、GRP78、PPIA、PHB和MIF表达下调。S100A4与氧化还原反应途径中AK1C3、AK-1BA、ALDR的异构体THIO和PRDX6（潜在的转移标志物与分泌囊泡有关）表达也显著下调。相反，PSA5、SODM异构体和SH3L1（潜在的氧化还原反应功能调节器）表达上调[77]。乳腺癌中过表达的转录因子c-Myc和c-erbB2在核心蛋白聚糖转染克隆中显著下调，因此提示核心蛋白聚糖可能具有抗癌作用[75]。蛋白质组学研究揭示核心蛋白聚糖活动的可能途径，强调许多有用蛋白的出乎意料的反应，可更好地评估核心蛋白聚糖可能的临床应用。

肿瘤释放微囊蛋白质组学：分泌蛋白质组部分

无论在乳腺癌组织还是体外培养的乳腺癌细胞，微囊发芽现象都是一个反复发生的事件。图9.9为我们展示了肿瘤组织（a）和体外肿瘤细胞（b）的细胞表面脱落微囊的详细电子显微图。

最近我们小组进行了一项MDA-MB-231乳腺癌细胞系微囊释放的蛋白质组学研究[78]。

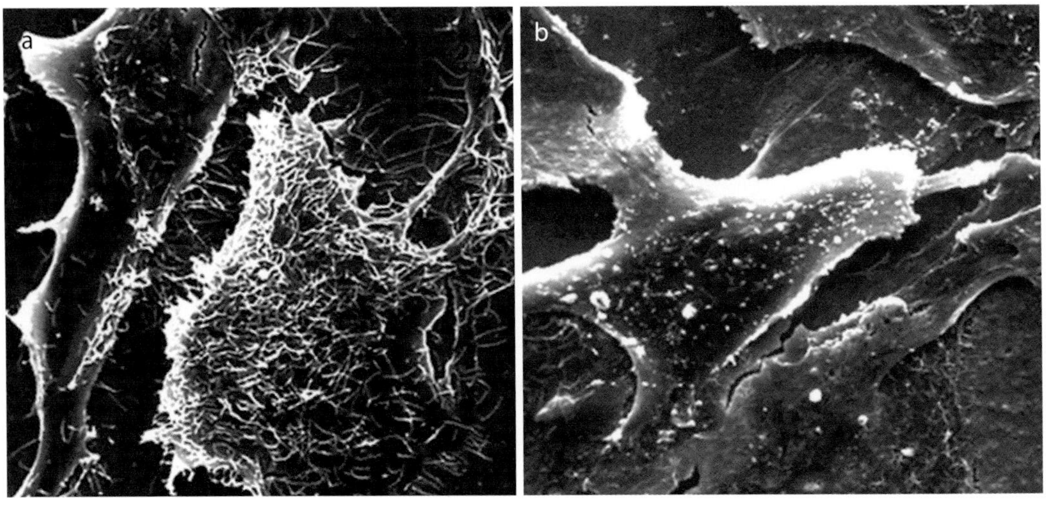

图9.8 8701-BC（a）和亲代细胞系电子显微镜扫描图，显示大量的膜突起；（b）转染核心蛋白聚糖克隆逆转细胞表面皱褶[76]。原始放大倍数1000（courtesy of Dr. Martini，Bologna University）。

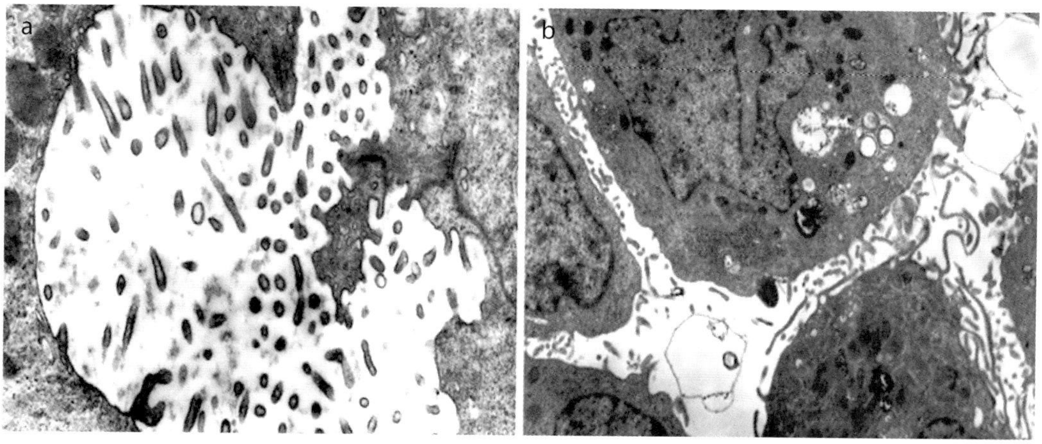

图 9.9　微囊从细胞表面释放现象的电子显微镜图片。(a)浸润性导管癌组织，20 000×；(b)培养的 8701-BC 细胞(原始放大倍数 10 000×)。

蔗糖密度梯度超速离心分离微囊，在电子显微镜下评估，观察寻找合适的标记并传输至 2D-IPG 进行蛋白质组学分析，同时进行亲代细胞系蛋白质组学分析。微囊蛋白质谱与整个蛋白质组学大相径庭，约 20% 的蛋白在微囊部分表达丰富，而在细胞裂解物中表达甚微，亚细胞组分分离更利于蛋白富集。

最具有代表性的蛋白是细胞－基质间隔部分的蛋白形式，分别为 3 个 ITA3 异构体和 4 个 ITA6 异构体、层粘连蛋白亚单位 γ-1。高浓度整合素形式暗示释放微囊黏附靶细胞可能启动特异的信号通路。

与微囊生物起源学说相一致[79]，富含某些细胞膜相关蛋白（ANXA5、LG3BP- 半乳糖 -3 结合蛋白)、细胞骨架和其调控的蛋白。后者有 ACTB/G、TBA1C、K1C9、2 个 TPM4 异构体、FSCN1、TAGL2、2 个 PDC6I 异构体、AIP1(肌动蛋白皮质片成分)、Alix(ALG-2 结合蛋白 X)。Alix 参与聚集和多泡体货物蛋白的分类，通过与 ALG-2(凋亡连锁基因 2)结合抑制刺激物诱导的细胞死亡。

有趣的是，微囊富集的蛋白包括几个调控细胞凋亡的，如 HSP71、PRDX2 和 PRDX6 的 2 个异构体、蛋白酶体亚单位 PSA6 和 PSB3、UBIQ、RL40 和 TERA。另外，富集的蛋白包括衔接蛋白 14-3-3E 的 2 个异构体，提示微囊富集的蛋白参与调控包括细胞周期和凋亡在内的一般和特定的信号通路[80]。

另一种被发现富集蛋白是 B2MG，为主要组织相容性复合体 I（MHC I）分子的 β 链。是免疫系统中出现的肽抗原，在肿瘤发展过程中参与免疫调控。通过比较肿瘤细胞和邻近细胞或是邻近的非肿瘤组织或宿主细胞，应用亚蛋白质组学方法获得的信息证实微囊作为信号通路调控子，与其他研究者报道的成纤维细胞和免疫活性细胞同等重要[81-83]。

药物治疗反应的蛋白质谱

乳腺癌蛋白质组学最有前景的方法是研究药物治疗引起蛋白表达改变。目前研究最多的生物制药是曲妥珠单抗，该药主要应用于 HER2 过表达的乳腺癌患者。25%~30% 的浸润性乳腺癌患者由于基因扩增导致 HER2 过表达[84]，只有 HER2 过表达的患者接受曲妥珠单抗治疗，但是一年内大部分患者即会对该药不敏感，尽管人们提出种种假设，但是对曲妥珠单抗反应的生化和分子机制仍不清楚[85]。

曲妥珠单抗是一种重组的人源单克隆抗体，其抗原决定簇位于邻近细胞膜的胞外结构域的一段序列[86, 87]，HER2 是一“孤独”受体，可与 HER 受体家族的其他成员形成异二聚体。肿瘤中 HER2 过表达激活多个转导途径，并进一步诱导细胞增殖和存活，促进血管生成和肿瘤转移。曲妥珠单抗治疗肿瘤的作用机制可能是通过 HER2 过表达引起一系列信号通路的改变实现的。直接的作用是抑制 HER2 受体内化和胞内化，进而下调细胞增殖和 DNA 修复过程[88-90]。另一直接作用是通过与 NK 细胞产生的 Fc 受体（CD16）相互作用推动抗体依赖的细胞毒作用[91]。

我们最近的一项研究[92]是探讨体外肿瘤细胞对曲妥珠单抗治疗的反应，采用的是 HER2 过表达的 SKBR-3 亲代细胞及其衍生的敏感和耐药的克隆，比较蛋白质组学发现曲妥珠单抗处理敏感和耐药细胞产生不同的反应，反应的蛋白无论是性质上（类型）还是相对表达水平上均有差异。曲妥珠单抗处理的敏感细胞诱导 30% 已知蛋白的改变（84/293），而耐药细胞仅 15% 的蛋白发生改变。与耐药细胞相比，敏感细胞诱导蛋白表达下调（69/84）。下调的蛋白属于以下几类：核蛋白类（AN32A、CCNH、PRP19）、生物合成和降解类（PSME1、RLA0、RRBP1、RT22）、代谢酶类（G3P、LDHB、TALDO、G6PD、ACON）、热休克 / 分子伴侣 / 折叠蛋白类（CALR、HYOU1、PDC6I、3 个 PDIA 异构体、ENPL、HSP90A 和 HSP90B），其中的一些蛋白与 HER2 成熟过程有关。其他的下调蛋白包括细胞骨架动力学（CAP1、CAPG、CAZA1、COR1A、EZRI）、离子稳态（ATPB、IPYR、TCTP）和解毒活性蛋白（CLIC1 和 3 个 THIO 异构体）。

细胞对药物反应表现为 HER2 成熟过程中某些蛋白表达下调，引起主要的糖酵解酶 G3P 表达下调，部分逆转 Warburg 效应。下调 EZRI 和其他细胞移动相关的肌动蛋白结合蛋白对抗肿瘤进展和肿瘤细胞播散，进一步提示曲妥珠单抗的抗肿瘤作用。事实上，研究证实 ezrin 蛋白及其他的 ezrin 蛋白 - 根蛋白 - 膜突蛋白（ERM 蛋白）成员是肿瘤转移的关键调控分子[93]。

进一步研究发现一些核蛋白表达下调，尤其是富亮氨酸的核蛋白（AN32A/LANP），一种组蛋白乙酰化的 ATXN1- 结合抑制子，它在神经炎病理中起相反的作用[94]，该蛋白在已知乳腺癌蛋白质组学中未见有报道。

对比分析敏感细胞、耐药细胞和亲代细胞对药物的反应，蛋白质谱相对于亲代的蛋白本底值有很大的改变，在药物处理的耐药细胞中发现两个新表达的蛋白，分别为酸性异构体 S10AB 和原始异构体 PRDX1，提示这两个蛋白在曲妥珠单抗耐药的信号通路下游起着重要作用。在耐药细胞中 HER 受体家族 HER1 和 HER4 及其他的酪氨酸激酶受体和信号转导因子、IGF-IR、TGFB-RII、AKT、P21 和 P27 均有不同程度的表达上调，提示尽管 HER2 是曲妥珠单抗的治疗靶点，但长期的药物刺激会启动生存和有丝分裂通路，从而逃避曲妥珠单抗的药理学作用[88, 95]。

总之，曲妥珠单抗的耐药问题一直悬而未决，应用大规模的蛋白质组学研究曲妥珠单抗处理的靶细胞，对于探讨其耐药机制具有重要意义。

图 9.3 中报道的一些蛋白在肿瘤组织中未检测到，包括转醛醇酶（TALDO）、低氧上调蛋白 -1（HYOU1）、28S 核糖体蛋白 S22（RT-22）、细胞周期蛋白 H（CCNH）和 pre-RNA 加工因子 19（PRP19）。

总结与展望

大规模蛋白质组学途径应用于肿瘤及其转移特质研究得到的第一个结论为蛋白质组学将来进一步用于肿瘤的研究揭开了新的篇章。根据大规模检测一组乳腺浸润性导管癌患者的蛋白质组，将蛋白主要分为两大类：①广泛表达蛋白，即在所有肿瘤标本中均大量表达；②散在表达蛋白，即在同一研究组中，其在某一肿瘤中过表达，而在其他肿瘤中低表达或缺失。广泛表达蛋白提示其出现是原发肿瘤发生和生长必需的，散在表达蛋白是肿瘤发生和生长非必需的，它们高表达可能在肿瘤进展过程中具有重要意义。许多研究证实，散在表达蛋白如 S100 蛋白、半乳凝素和过氧化物氧化还原酶，主要参与调控细胞骨架重组、细胞移动、微囊形成和释放及细胞外活性。

这些信息提示在肿瘤发生和生长中起主导作用的蛋白簇是调控生长和凋亡的蛋白及糖酵解酶，后者可能作为一组新的早期预测肿瘤标志物。此外，某些蛋白的过表达促进肿瘤细胞的恶性转化，如参与细胞移动和微囊形成的蛋白对于鉴别原发灶和转移灶具有重要意义。

第二个重要的发现来自于体外模型中蛋白质组学的应用、模拟体内的过程、聚焦于调控肿瘤细胞生物学行为的微环境。细胞外基质分子如胶原、蛋白聚糖和来源于肿瘤－宿主交互作用的溶解因子，通过表观遗传学调控，进一步影响肿瘤细胞的生物学行为，细胞反应主要涉及细胞增殖率、黏附至基底膜和代谢改变，因此推测肿瘤微环境可产生一系列特异信号因子，进而激活细胞增殖和转移信号通路，引起代谢适应性改变，从而限制细胞增殖或促凋亡和促黏附的信号受到抑制，使整个微环境更有利于肿瘤细胞的生长。研究发现，晚期恶性肿瘤的细胞依然能捕捉到部分细胞外信号并做出反应，原则上这些信息我们可以加以利用，使肿瘤细胞的侵袭表型恢复原状向相对“良性”方向发展。

综上所述，当建立了精确的参考点，并能精确控制这种方法的话，蛋白质组学可以识别几百个参与肿瘤微环境调控的蛋白，识别出这些蛋白的特征，对肿瘤治疗来说不失为一个制胜的策略。

（张宴　译）

参考文献

1. Siegel R, Naishadham D, Jemal A: Cancer statistics, 2012. CA Cancer J Clin 2012, 62(1):10-29.
2. Hynes NE, Watson CJ: Mammary gland growth factors: roles in normal development and in cancer. Cold Spring Harb Perspect Biol 2010, 2(8):a003186.
3. Nguyen-Ngoc KV, Cheung KJ, Brenot A, Shamir ER, Gray RS, Hines WC, Yaswen P, Werb Z, Ewald AJ: ECM microenvironment regulates collective migration and local dissemination in normal and malignant mammary epithelium. Proc Natl Acad Sci U S A 2012, 109(39):E2595-2604.
4. Zhu J, Xiong G, Trinkle C, Xu R: Integrated extracellular matrix signaling in mammary gland development and breast cancer progression. Histol Histopathol 2014, 29(9):1083-1092.
5. Minafra L, Norata R, Bravata V, Viola M, Lupo C, Gelfi C, Messa C: Unmasking epithelial-mesenchymal transition in a breast cancer primary culture: a study report. BMC Res Notes 2012, 5:343.
6. Wilkins MR, Pasquali C, Appel RD, Ou K, Golaz O, Sanchez JC, Yan JX, Gooley AA, Hughes G, Humphery-Smith I et al: From proteins to proteomes: large scale protein identification by two-dimensional electrophoresis and amino acid analysis. Biotechnology (N Y) 1996, 14(1):61-65.
7. Choudhary J, Grant SG: Proteomics in postgenomic neuroscience: the end of the beginning. Nat Neurosci 2004, 7(5):440-445.
8. Patterson SD, Aebersold RH: Proteomics: the first decade and beyond. Nat Genet 2003, 33 Suppl:311-323.
9. Wolters DA, Washburn MP, Yates JR, 3rd: An automated multidimensional protein identification technology for shotgun proteomics. Anal Chem 2001, 73(23):5683-5690.
10. Liang S, Xu Z, Xu X, Zhao X, Huang C, Wei Y: Quantitative proteomics for cancer biomarker discovery. Comb Chem High Throughput Screen 2012, 15(3):221-231.
11. Caprioli RM: Perspectives on imaging mass spectrometry in biology and medicine. Proteomics 2008, 8(18):3679-3680.
12. Fournier I, Wisztorski M, Salzet M: Tissue imaging using MALDI-MS: a new frontier of histopathology proteomics. Expert Rev Proteomics 2008, 5(3):413-424.
13. Pucci-Minafra I, Cancemi P, Marabeti MR, Albanese NN, Di Cara G, Taormina P, Marrazzo A: Proteomic profiling of 13 paired ductal infiltrating breast carcinomas and non-tumoral adjacent counterparts. Proteomics Clin Appl 2007, 1(1):118-129.
14. Huang da W, Sherman BT, Lempicki RA: Systematic and integrative analysis of large gene lists using DAVID bioinformatics resources. Nat Protoc 2009, 4(1):44-57.
15. Pucci-Minafra I, Cancemi P, Albanese NN, Di Cara G, Marabeti MR, Marrazzo A, Minafra S: New protein clustering of breast cancer tissue proteomics using actin content as a cellularity indicator. J Proteome Res 2008, 7(4):1412-1418.
16. Pucci-Minafra I, Fontana S, Cancemi P, Alaimo G,

Minafra S: Proteomic patterns of cultured breast cancer cells and epithelial mammary cells. Ann N Y Acad Sci 2002, 963:122-139.
17. Li G, Zhao F, Cui Y: Proteomics using mammospheres as a model system to identify proteins deregulated in breast cancer stem cells. Curr Mol Med 2013, 13(3):459-463.
18. Altenberg B, Greulich KO: Genes of glycolysis are ubiquitously overexpressed in 24 cancer classes. Genomics 2004, 84(6):1014-1020.
19. Sirover MA: On the functional diversity of glyceraldehyde-3-phosphate dehydrogenase: biochemical mechanisms and regulatory control. Biochim Biophys Acta 2011, 1810(8):741-751.
20. Krasnov GS, Dmitriev AA, Snezhkina AV, Kudryavtseva AV: Deregulation of glycolysis in cancer: glyceraldehyde-3-phosphate dehydrogenase as a therapeutic target. Expert Opin Ther Targets 2013, 17(6):681-693.
21. Diaz-Ramos A, Roig-Borrellas A, Garcia-Melero A, Lopez-Alemany R: alpha-Enolase, a multifunctional protein: its role on pathophysiological situations. J Biomed Biotechnol 2012, 2012:156795.
22. Wang J, Dai J, Jung Y, Wei CL, Wang Y, Havens AM, Hogg PJ, Keller ET, Pienta KJ, Nor JE et al: A glycolytic mechanism regulating an angiogenic switch in prostate cancer. Cancer Res 2007, 67(1):149-159.
23. Yang F, Li X, Sharma M, Sasaki CY, Longo DL, Lim B, Sun Z: Linking beta-catenin to androgen-signaling pathway. J Biol Chem 2002, 277(13):11336-11344.
24. Yin MY, Gao XZ, Wang ZQ, Preisler HD: Studies of the proliferation and differentiation of immature myeloid cells in vitro: 4: Preculture proto-oncogene expression and the behaviour of myeloid leukemia cells in vitro. Cell Biochem Funct 1991, 9(1):39-47.
25. Orosz F, Olah J, Ovadi J: Triosephosphate isomerase deficiency: facts and doubts. IUBMB Life 2006, 58(12):703-715.
26. Clements CM, McNally RS, Conti BJ, Mak TW, Ting JP: DJ-1, a cancer- and Parkinson's disease-associated protein, stabilizes the antioxidant transcriptional master regulator Nrf2. Proc Natl Acad Sci U S A 2006, 103(41):15091-15096.
27. Obeid M, Tesniere A, Ghiringhelli F, Fimia GM, Apetoh L, Perfettini JL, Castedo M, Mignot G, Panaretakis T, Casares N et al: Calreticulin exposure dictates the immunogenicity of cancer cell death. Nat Med 2007, 13(1):54-61.
28. Hasegawa K, Wakino S, Tanaka T, Kimoto M, Tatematsu S, Kanda T, Yoshioka K, Homma K, Sugano N, Kurabayashi M et al: Dimethylarginine dimethylaminohydrolase 2 increases vascular endothelial growth factor expression through Sp1 transcription factor in endothelial cells. Arterioscler Thromb Vasc Biol 2006, 26(7):1488-1494.
29. Zhang YG, Du J, Tian XX, Zhong YF, Fang WG: Expression of E-cadherin, beta-catenin, cathepsin D, gelatinases and their inhibitors in invasive ductal breast carcinomas. Chin Med J (Engl) 2007, 120(18):1597-1605.
30. Piura E, Piura B: Autoantibodies to tailor-made panels of tumor-associated antigens in breast carcinoma. J Oncol 2011, 2011:982425.
31. Chang XZ, Li DQ, Hou YF, Wu J, Lu JS, Di GH, Jin W, Ou ZL, Shen ZZ, Shao ZM: Identification of the functional role of peroxiredoxin 6 in the progression of breast cancer. Breast Cancer Res 2007, 9(6):R76.
32. Wu MH, Hong TM, Cheng HW, Pan SH, Liang YR, Hong HC, Chiang WF, Wong TY, Shieh DB, Shiau AL et al: Galectin-1-mediated tumor invasion and metastasis, up-regulated matrix metalloproteinase expression, and reorganized actin cytoskeletons. Mol Cancer Res 2009, 7(3):311-318.
33. Chua BT, Volbracht C, Tan KO, Li R, Yu VC, Li P: Mitochondrial translocation of cofilin is an early step in apoptosis induction. Nat Cell Biol 2003, 5(12):1083-1089.
34. Bernstein BW, Bamburg JR: ADF/cofilin: a functional node in cell biology. Trends Cell Biol 2010, 20(4):187-195.
35. Kawakami K, Enokida H, Chiyomaru T, Tatarano S, Yoshino H, Kagara I, Gotanda T, Tachiwada T, Nishiyama K, Nohata N et al: The functional significance of miR-1 and miR-133a in renal cell carcinoma. Eur J Cancer 2012, 48(6):827-836.
36. Salama I, Malone PS, Mihaimeed F, Jones JL: A review of the S100 proteins in cancer. Eur J Surg Oncol 2008, 34(4):357-364.
37. Moore BW: A soluble protein characteristic of the nervous system. Biochem Biophys Res Commun 1965, 19(6):739-744.
38. Cancemi P, Di Cara G, Albanese NN, Costantini F, Marabeti MR, Musso R, Lupo C, Roz E, Pucci-Minafra I: Large-scale proteomic identification of S100 proteins in breast cancer tissues. BMC Cancer 2010, 10:476.
39. Heizmann CW, Fritz G, Schafer BW: S100 proteins: structure, functions and pathology. Front Biosci 2002, 7:d1356-1368.
40. Donato R: Intracellular and extracellular roles of S100 proteins. Microsc Res Tech 2003, 60(6):540-551.
41. Emberley ED, Niu Y, Curtis L, Troup S, Mandal SK, Myers JN, Gibson SB, Murphy LC, Watson PH: The S100A7-c-Jun activation domain binding protein 1 pathway enhances prosurvival pathways in breast cancer. Cancer Res 2005, 65(13):5696-5702.
42. Fernandez-Fernandez MR, Rutherford TJ, Fersht AR: Members of the S100 family bind p53 in two distinct ways. Protein Sci 2008, 17(10):1663-1670.
43. van Dieck J, Fernandez-Fernandez MR, Veprintsev DB, Fersht AR: Modulation of the oligomerization state of p53 by differential binding of proteins of the S100 family to p53 monomers and tetramers. J Biol Chem 2009, 284(20):13804-13811.
44. Leclerc E, Fritz G, Vetter SW, Heizmann CW:

Binding of S100 proteins to RAGE: an update. Biochim Biophys Acta 2009, 1793(6):993-1007.
45. Hsu K, Champaiboon C, Guenther BD, Sorenson BS, Khammanivong A, Ross KF, Geczy CL, Herzberg MC: Anti-Infective Protective Properties of S100 Calgranulins. Antiinflamm Antiallergy Agents Med Chem 2009, 8(4):290-305.
46. Gläser R, Harder J, Lange H, Bartels J, Christophers E, Schroder JM: Antimicrobial psoriasin (S100A7) protects human skin from Escherichia coli infection. Nat Immunol 2005, 6(1):57-64.
47. Cancemi P, Di Cara G, Albanese NN, Costantini F, Marabeti MR, Musso R, Riili I, Lupo C, Roz E, Pucci-Minafra I: Differential occurrence of S100A7 in breast cancer tissues: a proteomic-based investigation. Proteomics Clin Appl 2012, 6(7-8):364-373.
48. Madsen P, Rasmussen HH, Leffers H, Honore B, Dejgaard K, Olsen E, Kiil J, Walbum E, Andersen AH, Basse B et al: Molecular cloning, occurrence, and expression of a novel partially secreted protein "psoriasin" that is highly up-regulated in psoriatic skin. J Invest Dermatol 1991, 97(4):701-712.
49. Moubayed N, Weichenthal M, Harder J, Wandel E, Sticherling M, Glaser R: Psoriasin (S100A7) is significantly up-regulated in human epithelial skin tumours. J Cancer Res Clin Oncol 2007, 133(4):253-261.
50. Kesting MR, Sudhoff H, Hasler RJ, Nieberler M, Pautke C, Wolff KD, Wagenpfeil S, Al-Benna S, Jacobsen F, Steinstraesser L: Psoriasin (S100A7) up-regulation in oral squamous cell carcinoma and its relation to clinicopathologic features. Oral Oncol 2009, 45(8):731-736.
51. Ji J, Zhao L, Wang X, Zhou C, Ding F, Su L, Zhang C, Mao X, Wu M, Liu Z: Differential expression of S100 gene family in human esophageal squamous cell carcinoma. J Cancer Res Clin Oncol 2004, 130(8):480-486.
52. Ostergaard M, Wolf H, Orntoft TF, Celis JE: Psoriasin (S100A7): a putative urinary marker for the follow-up of patients with bladder squamous cell carcinomas. Electrophoresis 1999, 20(2):349-354.
53. Zhang H, Zhao Q, Chen Y, Wang Y, Gao S, Mao Y, Li M, Peng A, He D, Xiao X: Selective expression of S100A7 in lung squamous cell carcinomas and large cell carcinomas but not in adenocarcinomas and small cell carcinomas. Thorax 2008, 63(4):352-359.
54. El-Rifai W, Moskaluk CA, Abdrabbo MK, Harper J, Yoshida C, Riggins GJ, Frierson HF, Jr., Powell SM: Gastric cancers overexpress S100A calcium-binding proteins. Cancer Res 2002, 62(23):6823-6826.
55. Nasser MW, Qamri Z, Deol YS, Ravi J, Powell CA, Trikha P, Schwendener RA, Bai XF, Shilo K, Zou X et al: S100A7 enhances mammary tumorigenesis through upregulation of inflammatory pathways. Cancer Res 2012, 72(3):604-615.
56. Petersson S, Bylander A, Yhr M, Enerback C: S100A7 (Psoriasin), highly expressed in ductal carcinoma in situ (DCIS), is regulated by IFN-gamma in mammary epithelial cells. BMC Cancer 2007, 7:205.
57. Carlsson H, Petersson S, Enerback C: Cluster analysis of S100 gene expression and genes correlating to psoriasin (S100A7) expression at different stages of breast cancer development. Int J Oncol 2005, 27(6):1473-1481.
58. Emberley ED, Alowami S, Snell L, Murphy LC, Watson PH: S100A7 (psoriasin) expression is associated with aggressive features and alteration of Jab1 in ductal carcinoma in situ of the breast. Breast Cancer Res 2004, 6(4):R308-315.
59. Emberley ED, Gietz RD, Campbell JD, HayGlass KT, Murphy LC, Watson PH: RanBPM interacts with psoriasin in vitro and their expression correlates with specific clinical features in vivo in breast cancer. BMC Cancer 2002, 2:28.
60. Ruse M, Broome AM, Eckert RL: S100A7 (psoriasin) interacts with epidermal fatty acid binding protein and localizes in focal adhesion-like structures in cultured keratinocytes. J Invest Dermatol 2003, 121(1):132-141.
61. Emberley ED, Niu Y, Leygue E, Tomes L, Gietz RD, Murphy LC, Watson PH: Psoriasin interacts with Jab1 and influences breast cancer progression. Cancer Res 2003, 63(8):1954-1961.
62. Jinquan T, Vorum H, Larsen CG, Madsen P, Rasmussen HH, Gesser B, Etzerodt M, Honore B, Celis JE, Thestrup-Pedersen K: Psoriasin: a novel chemotactic protein. J Invest Dermatol 1996, 107(1):5-10.
63. West NR, Watson PH: S100A7 (psoriasin) is induced by the proinflammatory cytokines oncostatin-M and interleukin-6 in human breast cancer. Oncogene 2010, 29(14):2083-2092.
64. Bartek J, Bartkova J, Kyprianou N, Lalani EN, Staskova Z, Shearer M, Chang S, Taylor-Papadimitriou J: Efficient immortalization of luminal epithelial cells from human mammary gland by introduction of simian virus 40 large tumor antigen with a recombinant retrovirus. Proc Natl Acad Sci U S A 1991, 88(9):3520-3524.
65. Minafra S, Morello V, Glorioso F, La Fiura AM, Tomasino RM, Feo S, McIntosh D, Woolley DE: A new cell line (8701-BC) from primary ductal infiltrating carcinoma of human breast. Br J Cancer 1989, 60(2):185-192.
66. Luparello C, Rizzo CP, Schillaci R, Pucci-Minafra I: Fractionation of type V collagen from carcinomatous and dysplasic breast in the presence of alkaline potassium chloride. Anal Biochem 1988, 169(1):26-32.
67. Iwahashi M, Muragaki Y: Increased type I and V collagen expression in uterine leiomyomas during the menstrual cycle. Fertil Steril 2011, 95(6):2137-2139.
68. Pucci-Minafra I, Albanese NN, Di Cara G, Minafra L, Marabeti MR, Cancemi P: Breast cancer cells exhibit selective modulation induced by different collagen substrates. Connect Tissue Res 2008,

49(3):252-256.
69. Cancemi P, Albanese NN, DiCara G, Marabeti MR, Costantini F, Minafra S, Pucci-Minafra I: Multiple changes induced by fibroblasts on breast cancer cells. Connect Tissue Res 2010, 51(2):88-104.
70. Hayes MJ, Shao D, Bailly M, Moss SE: Regulation of actin dynamics by annexin 2. EMBO J 2006, 25(9):1816-1826.
71. Heylen N, Baurain R, Remacle C, Trouet A: Effect of MRC-5 fibroblast conditioned medium on breast cancer cell motility and invasion in vitro. Clin Exp Metastasis 1998, 16(2):193-203.
72. Iozzo RV: Matrix proteoglycans: from molecular design to cellular function. Annu Rev Biochem 1998, 67:609-652.
73. Ameye L, Young MF: Mice deficient in small leucine-rich proteoglycans: novel in vivo models for osteoporosis, osteoarthritis, Ehlers-Danlos syndrome, muscular dystrophy, and corneal diseases. Glycobiology 2002, 12(9):107R-116R.
74. Reed CC, Iozzo RV: The role of decorin in collagen fibrillogenesis and skin homeostasis. Glycoconj J 2002, 19(4-5):249-255.
75. Iozzo RV, Moscatello DK, McQuillan DJ, Eichstetter I: Decorin is a biological ligand for the epidermal growth factor receptor. J Biol Chem 1999, 274(8):4489-4492.
76. Pucci-Minafra I, Cancemi P, Di Cara G, Minafra L, Feo S, Forlino A, Tira ME, Tenni R, Martini D, Ruggeri A et al: Decorin transfection induces proteomic and phenotypic modulation in breast cancer cells 8701-BC. Connect Tissue Res 2008, 49(1):30-41.
77. Cardini M, Mazzocco M, Massaro A, Maffei M, Vergano A, Donadini A, Scartezzini P, Bolognesi M: Crystal structure of the glutaredoxin-like protein SH3BGRL3 at 1.6 Angstrom resolution. Biochem Biophys Res Commun 2004, 318(2):470-476.
78. Palazzolo G, Albanese NN, G DIC, Gygax D, Vittorelli ML, Pucci-Minafra I: Proteomic analysis of exosome-like vesicles derived from breast cancer cells. Anticancer Res 2012, 32(3):847-860.
79. Thēry C, Zitvogel L, Amigorena S: Exosomes: composition, biogenesis and function. Nat Rev Immunol 2002, 2(8):569-579.
80. Fēvrier B, Raposo G: Exosomes: endosomal-derived vesicles shipping extracellular messages. Curr Opin Cell Biol 2004, 16(4):415-421.
81. Liang S, Xu Y, Shen G, Liu Q, Zhao X, Xu Z, Xie X, Gong F, Li R, Wei Y: Quantitative protein expression profiling of 14-3-3 isoforms in human renal carcinoma shows 14-3-3 epsilon is involved in limitedly increasing renal cell proliferation. Electrophoresis 2009, 30(23):4152-4162.
82. Keller S, Sanderson MP, Stoeck A, Altevogt P: Exosomes: from biogenesis and secretion to biological function. Immunol Lett 2006, 107(2):102-108.
83. Subramani D, Alahari SK: Integrin-mediated function of Rab GTPases in cancer progression. Mol Cancer 2010, 9:312.
84. Bender LM, Nahta R: Her2 cross talk and therapeutic resistance in breast cancer. Front Biosci 2008, 13:3906-3912.
85. Valabrega G, Montemurro F, Aglietta M: Trastuzumab: mechanism of action, resistance and future perspectives in HER2-overexpressing breast cancer. Ann Oncol 2007, 18(6):977-984.
86. Cho HS, Mason K, Ramyar KX, Stanley AM, Gabelli SB, Denney DW, Jr., Leahy DJ: Structure of the extracellular region of HER2 alone and in complex with the Herceptin Fab. Nature 2003, 421(6924):756-760.
87. Garrett JT, Rawale S, Allen SD, Phillips G, Forni G, Morris JC, Kaumaya PT: Novel engineered trastuzumab conformational epitopes demonstrate in vitro and in vivo antitumor properties against HER-2/neu. J Immunol 2007, 178(11):7120-7131.
88. Nagata Y, Lan KH, Zhou X, Tan M, Esteva FJ, Sahin AA, Klos KS, Li P, Monia BP, Nguyen NT et al: PTEN activation contributes to tumor inhibition by trastuzumab, and loss of PTEN predicts trastuzumab resistance in patients. Cancer Cell 2004, 6(2):117-127.
89. Nahta R, Esteva FJ: Herceptin: mechanisms of action and resistance. Cancer Lett 2006, 232(2):123-138.
90. Boone JJ, Bhosle J, Tilby MJ, Hartley JA, Hochhauser D: Involvement of the HER2 pathway in repair of DNA damage produced by chemotherapeutic agents. Mol Cancer Ther 2009, 8(11):3015-3023.
91. Cooley S, Burns LJ, Repka T, Miller JS: Natural killer cell cytotoxicity of breast cancer targets is enhanced by two distinct mechanisms of antibody-dependent cellular cytotoxicity against LFA-3 and HER2/neu. Exp Hematol 1999, 27(10):1533-1541.
92. Di Cara G, Marengo G, Albanese NN, Marabeti MR, Musso R, Cancemi P, Pucci-Minafra I: Proteomic profiling of Trastuzumab (Herceptin(R))-sensitive and -resistant SKBR-3 breast cancer cells. Anticancer Res 2013, 33(2):489-503.
93. Khanna C, Wan X, Bose S, Cassaday R, Olomu O, Mendoza A, Yeung C, Gorlick R, Hewitt SM, Helman LJ: The membrane-cytoskeleton linker ezrin is necessary for osteosarcoma metastasis. Nat Med 2004, 10(2):182-186.
94. Cvetanovic M, Kular RK, Opal P: LANP mediates neuritic pathology in Spinocerebellar ataxia type 1. Neurobiol Dis 2012, 48(3):526-532.
95. Yakes FM, Chinratanalab W, Ritter CA, King W, Seelig S, Arteaga CL: Herceptin-induced inhibition of phosphatidylinositol-3 kinase and Akt Is required for antibody-mediated effects on p27, cyclin D1, and antitumor action. Cancer Res 2002, 62(14):4132-4141.

第10章

乳腺癌代谢组学

Maria C. Calomarde，Javier De Santiago，Ignacio Zapardiel

摘　要

乳腺癌是一种临床异质性疾病，因此需要不同的治疗方式，而且治疗预后也不尽相同，实际上，只有部分患者可以从化疗中获益。识别那些对化疗有反应从而改善长期生存率的患者，对治疗方案和预后有重要的预测意义，而对化疗无反应的患者则可能应用对他们有益的试验性方法或其他潜在有效的治疗方式。

目前乳腺癌的预后评估工具尚欠缺，代谢组学的进展可让患者微转移的鉴别更加精准。

代谢组学是一个新的快速发展的领域，主要致力于生物系统的代谢物研究。许多研究主要聚焦于乳腺癌细胞或组织中代谢水平的改变和涉及的代谢途径。代谢组学研究提供了基因型和表型有很强关联性的信息，让我们可深刻了解肿瘤发生的机制。

代谢组学所采用的相关新方法已成为肿瘤诊断学和治疗学的主流，在肿瘤学临床和基础研究领域发展过程中，代谢组学将发挥重要作用，地位仅次于基因组学、转录组学和蛋白质组学。

这些研究成果能为乳腺癌患者更个体化治疗方案的大规模研究带来曙光。

关键词

乳腺癌　代谢组学　治疗反应　预后评估

引言

尽管乳腺癌组织学上相近，但临床上却是一种异质性、表型各异的疾病，因此会导致不同的治疗效果和预后[1]。乳腺癌由几种亚型组成，这几种亚型的生物学行为和治疗反应也各不相同。在100多年前就有关于异质性的描述，并证实简单切除卵巢可治疗一些乳腺癌，但其他人则不行。在2000年之际，随着尖端技术的发展，乳腺癌特征（谱）研究有了明显进展，如基因表达阵列可同时检测几千种基因并勾画出肿瘤的分子特征。

鉴定生物标志物的另一种方法是代谢组学（或代谢谱），代谢组学可鉴定体液和组织中的小分子代谢物[2-4]。高通量的核磁共振（nuclear magnetic resonance，NMR）波谱和质谱结合多因素统计分析为我们提供大量的关于代谢物的信息，包括正常健康人群与各种疾病患者之间代谢水平的差异[5-7]。

迄今为止，代谢组学作为基础的方法已应用于各种领域，包括疾病早期检测、药物反应、毒性和营养研究及基础的系统生物学研究[8-11]。与乳腺癌生物标志物研究的其他方法相比，代谢组学研究提供了基因型和表型有很强关联性的信息，让我们可深刻了解肿瘤发生的机制。而且代谢组学一旦建立，基于代谢谱的检验是相对便宜和快速的，并且可自动化[12]。

据文献报道，越来越多的代谢组学应用于探索乳腺癌的发病机制[9, 13, 14]，多数研究聚焦于验证乳腺癌细胞或组织中代谢水平的改变和相关的代谢途径[15-18]。最近一项研究是将代谢谱应用于大量肿瘤细胞系研究，发现乳腺癌细胞（和其他癌细胞）增殖与甘氨酸合成途径密切相关[19]。以前，应用二维 NMR 和 GCeMS 追踪 ^{13}C 稳定同位素标记的方法检测正常和转移性乳腺上皮细胞系[18]，显示两种细胞系之间存在显著性差异，包括脂肪酸合成上调、糖酵解、TCA 循环及其他改变，应用灵敏度为 83% 和特异度为 100% 的高分辨魔角旋转（high-resolution magic angle spinning，HR-MAS）NMR 可将肿瘤成分和非肿瘤组织分离开来。大于 2cm 的肿瘤中一些代谢物如胆碱和甘氨酸表达显著增加[20]。

另外一组 NMR 研究是针对 67 例尿中代谢物进行多因素统计分析，结果成功地诊断出所有的乳腺癌患者，其特异度为 93%[21]。

HR-MAS NMR 为基础的代谢组学用于组织样本可预测乳腺癌的预后因子，如 ER 和 PR 状态[22]。

NMR 为基础的代谢组学检测血清样本可鉴别早期的和已发生转移的乳腺癌患者，准确率达 72%[14]。

为了准确判断乳腺癌是否复发，联合应用 NMR 和二维气相色谱－质谱仪（gas chromatography mass spectrometry，GC/MS）检测 11 种生物标志物，其灵敏度和特异度分别为 86% 和 84%[23]。

代谢组学还应用于评估新辅助疗法中的化疗反应，NMR 和 MS 鉴定的 4 种代谢物与病理完全缓解率（pathological complete response，pCR）密切相关，建立在这些代谢物基础上的统计学模型预测 pCR 具有较高的灵敏度和特异度[24]。

预测新辅助化疗反应

新辅助化疗对乳腺癌患者来说受益匪浅，但是不同患者对这种治疗方法的反应也各不相同，相当一部分患者化疗不仅无效，同时还因此承受化疗反应的毒性[25]。病理完全缓解（pCR）定义为化疗后乳腺中浸润性癌细胞完全消失，是用来评估患者的化疗反应并与改善患者长期生存率明显相关[26-28]。然而，仅 30% 的患者接受新辅助化疗后完全缓解[29]，预测化疗药物反应的能力使个体化治疗成为可能，并提高生存率和减少患者不必要的药物毒性反应。

研究者较少致力于发现用于乳腺癌新辅助化疗 pCR 的分子或临床预测因子，影像学研究，如磁共振成像（MRI）[30] 和核素乳腺成像[31, 32]被提出应用于新辅助化疗病理缓解预测，但是由于其灵敏度低和成本高而受到了限制。

MUC-1 抗原（CA 15-3）在未经治疗的患者血清中始终处于高水平状态，而在化疗后急剧下降，因此可很好地预测化疗反应[33]。但是对于许多在治疗前血清 CA 15-3 不高的患者，该标志物没有预测价值[34]。基因组学和免疫组织化学的方法也被应用于寻找血清和组织中的生物标志物[26, 35-37]。已知 HER2 过表达 / 扩增和 ER 表达缺失与 pCR 和某些新辅助化疗方案密切相关[38-40]。

其他的分子标志物，如肿瘤 RNA[41]、糖调节蛋白（GRP78）[42] 和激素受体[18, 43]也被证实是 pCR 潜在的预测因子，然而，因其局限性未能广泛应用。循环肿瘤细胞（circulating tumor cells，CTC）也用于某些特殊治疗的预后评估，然而，只有不到 30% 的早期乳腺癌能检测到 CTC，因此 CTC 的临床应用也受到了限制[44]。

研究和结果

本研究是探讨代谢组学在预测新辅助化疗反应中的应用。血清样本来自于 28 个术前和化疗前的患者，联合应用 NMR 和液相色谱－质谱仪（liquid chromatography mass spectrometry，LC-MS）进行检测，并结合多因素统计学分析，结果发现 4 个代谢物与 pCR 密切相关。依据这些代谢物建立的统计学模型预测 pCR 具有较高的灵敏度和特异度。

采用 *t* 检验分析比较不同组患者 NMR 检测数据，发现 4 个代谢物水平在各组之间的差异具有显著性（$P<0.05$）（表 10.1），其中异亮氨酸、苏氨酸和谷氨酰胺 3 个代谢物在 pCR 组和病情稳定（stable disease，SD）组之间的差异具有显著性；苏氨酸和谷氨酰胺在部分缓解（partial response，PR）和 SD 组之间的差异具有显著性；只有组氨酸在 pCR 和 PR 组之间差异有显著性。LC-MS 数据显示多数有统计学差异的化合物是长链脂肪或脂肪酸。让人最感兴趣的是，其中的亚麻酸已通过提纯的商业化标准品进行了验证。 它可以很好地区分 pCR 和 SD 样本，统计学分析显示亚麻酸在 pCR 和 SD 组之间差异有显著性（$P<0.01$）。从 pCR 到 PR 再到 SD，除外组氨酸，其他代谢物的浓度分布趋势也相对一致，苏氨酸、谷氨酰胺和亚麻酸水平是上升的，而异亮氨酸是下降的。

将这些代谢物进行联合分析，将 NMR 检测来源的 3 个标志物（苏氨酸、谷氨酰胺和异亮氨酸）和 LC-MS 检测的亚麻酸组合分析，预测 pCR vs.SD 的选择性是 100%，灵敏度是 80%，AUROC 是 0.95。

这个结果提示乳腺癌患者血清中的代谢物是肿瘤 / 人体新陈代谢的性能指标，可用来预测患者化疗的敏感性和抗性。

依据代谢谱研究建立了一个乳腺癌新辅助化疗预后的预测模型。该模型用 NMR 和 LC-MS 方法，联合分析苏氨酸、谷氨酰胺、异亮氨酸和亚麻酸 4 种代谢物的水平，区分为化疗无反应组、部分缓解组和完全缓解组。

显而易见，基于血液的代谢标志物是很敏感的，有望成为预测化疗反应的新途径。作为生物标志物的亚麻酸和其他的脂肪酸，今后的研究工作将主要致力于验证其作为生物标志物的性能。

早期诊断潜能

对于乳腺癌来说，乳腺 X 线检查是早期检测的金标准，然而，根据乳腺 X 线检查的类型，其灵敏度仅为 54%~77%[45]，对多数患者来说，乳腺 X 线检查不舒服且暴露于射线，因此多数妇女做不到每年一次乳腺 X 线检查，因此探索一种新的肿瘤筛查方法迫在眉睫，理想化的方法应具有无创性、高灵敏度和高特异度的特点。如今监测血液中或尿液中糖和肌酐的含量仍是诊断学上重要的一部分。尽管单组分或二组分化学检测提供了快速、廉价的健康监测方法，但是代谢组学不同于临床化学检测，它可以一次检测数十至成百上千的代谢

表 10.1　NMR 检测的 *P* 值较低的代谢物总结

化学位移	多样性	分配	*P* 值（pCR vs. SD）	*P* 值（pCR vs. PR）	*P* 值（PR vs. SD）
4.24	m	苏氨酸	0.04	0.28	0.30
1.00	s	异亮氨酸	0.04	0.01	0.02
2.09	m	谷氨酰胺	0.01	0.10	0.01
7.07	s	组氨酸	0.29	0.20	0.54

物，而不仅仅是一个或两个。尿液检测因具有方便、容易取样且无创性等优点，很可能成为一种广泛应用的筛查方法。本研究将应用蛋白质组学检测乳腺癌患者的尿液成分。

研究和结果

比较健康人群（*n*=62）和乳腺癌患者（*n*=38）中 67 种代谢物浓度，结果显示两组差异具有显著性。应用正交偏最小二乘法判别分析（orthogonal partial least squares discriminant analysis，OPLS-DA）这些数据在健康人群与乳腺癌患者之间的差异，其中 5 个健康者与乳腺癌患者的指标存在重叠，模型参数和 PLS-DA 验证均提示这是个很好的模型。OPLS-DA 等级预测用于 20 个 EOC 受试对象，包括 10 个乳腺癌患者和 10 个健康者，可见所有的乳腺癌患者和健康受试者均被正确的分类[21]。

分析尿液中代谢物水平提示相对于健康人群来说，癌症患者的许多代谢物浓度明显下降。肿瘤患者尿液中浓度下调的代谢物与结肠癌组织蛋白质组学的结果一致，有趣的是，肿瘤组织中表达增加的一些代谢物（如一些氨基酸）在患者尿液中的浓度反而降低。下调三羧酸（tricarboxylic acid，TCA）循环中间体可抑制 TCA 循环进程，检测结直肠癌尿液中的标志物发现结直肠癌患者尿液中几种 TCA 循环中间体显著下降[46]，由此可推断引起代谢改变的生物学因素，可能包括能量产生的转换，肿瘤细胞最初是依赖糖酵解途径获取能量，这种现象称为 Warburg 效应[47]，肿瘤患者尿液中的 TCA 循环中间体和葡萄糖水平下降可能由于这种效应。显然，由于卵巢癌大多是晚期，因此卵巢癌患者的葡萄糖浓度显著低于乳腺癌患者。此外，肿瘤细胞利用氨基酸获取能量则需要上调氨基酸转运蛋白的表达[48]，同时血液中可以检测到这些代谢物。循环葡萄糖和氨基酸水平下降会引起机体整个能量代谢下降，其他的代谢途径如鸟氨酸循环相应递减，引起肌酐和尿素氮水平下降，进一步可能影响肠道菌群失调和代谢。

总而言之，尿检是一种更快速、更简便、更易操控、成本低和无创性的检测方法，在进行一些有创伤性和不适的筛查之前应进行尿检预筛。

预测预后因子

乳腺癌中几乎没有预测和预后评估的标志物，但是一些特异性的生物标志常规用来设定治疗方案和评估预后[49]，ER 和 PR 状态可用于判断内分泌治疗反应，HER2 阳性的肿瘤患者适合应用曲妥珠单抗治疗。ER、PR、腋淋巴结状态、肿瘤大小、淋巴血管侵犯对于评估乳腺癌患者临床预后具有重要意义[49-51]。

高分辨魔角旋转磁共振波谱（HR-MAS MRS）可用于组织样本代谢谱分析，已知代谢谱的改变与一些恶性疾病，如乳腺癌[15, 17, 20]、脑肿瘤[52]、结肠癌[53]和宫颈癌[54]的发生有关。应用 HR-MAS MRS 检测乳腺癌组织发现 30 多种代谢物发生变化[20]。

代谢组学是指研究某种细胞或组织类型的代谢谱，并结合多因素统计学方法进行分析。Bathen 等[17]应用 MR 代谢组学预测激素受体、淋巴结状态和组织学分级。该研究在有限数量的患者（*n*=77）中进行光谱分析，并进一步在少数随机样本（*n*=12）进行验证。

最近的一项研究[22]目的是探索 MR 代谢组学在乳腺癌预后因子研究中的应用，利用 HR-MAS MRS 和化学统计学方法确定乳腺癌预测因子。该研究还采用多因素分层分析、偏最小二乘法判别分析（PLS-DA）、概率神经网络（probabilistic neural networks，PNN）和贝叶斯置信网络（Bayesian belief networks，BBN）分析乳腺癌代谢谱与 ER、PR 和淋巴结状态的关系，并随机抽取受试对象样本进行验证。

研究和结果

PLS-DA 很好地预测 ER 和 PR 状态（表 10.2 和表 10.3），采用的随机样本选择的方法包括 Kennard-Stone 和 SPXY 两种方法，针对 ER 状态预测，两种方法选择的样本数目分别为 44/50 和 42/50；针对 PR 状态，Kennard-Stone 选择样本数为 39/50，SPXY 选择样本数为 36/50。Kennard-Stone 和 SPXY 样本选择的结果相似

表 10.2 ER 状态[a]的预测结果

	PLS-DA（1 LV）	BBN	PNN
Kennard-Stone			
正确分类	**44/50**	39/50	40/50
灵敏度（%）	**90**	95	82
特异度（%）	**82**	18	73
SPXY			
正确分类	42/50	41/50	42/50
灵敏度（%）	87	97	90
特异度（%）	73	38	64

正确分类：测试组中 ER 状态预测正确的样本数。灵敏度：正确分类的样本中 ER 阳性的比例。特异度：正确分类的样本中 ER 阴性的比例。[a]，最好的预测用粗体强调。

表 10.3 PR 状态[a]的预测结果

	PLS-DA（1 LV）	BBN	PNN
Kennard-Stone			
正确分类	**39/50**	35/50	35/50
灵敏度（%）	**81**	77	71
特异度（%）	**74**	58	68
SPXY			
正确分类	36/50	36/50	36/49[b]
灵敏度（%）	77	84	80
特异度（%）	63	53	63

正确分类：测试组中 PR 状态预测正确的样本数。灵敏度：正确分类的样本中 PR 阳性的数目。特异度：正确分类的样本中 PR 阴性的数目。[a]，最好的预测用粗体强调。[b]，一行未分类。

提示 PLS-DA 方法分类粗略，其分类的灵敏度和特异度相等，而 PNN 和 BBN 方法的灵敏度高于特异度。灵敏度高可能由于 ER 阳性的样本多于 ER 阴性，因此导致网络更容易特异性识别阳性标本，样本呈阳性的概率显著高于阴性，通过分出大多数样本为阳性，网络因此获得较大数量正确分类的样本。应用 PNN，这一点可以克服，通过自定义适应度函数，当阴性样本分类不正确时，允许用户插入一个补偿函数。Kennard-Stone 和 SPXY 培训和测试系统中加入同样的补偿函数。含有补偿函数的网络提高了其分类能力，但是其分类误差仍然高于 PLS-DA。

整个数据的 PLS-DA 模型具有 3 个潜在变量（latent variables，LV），X 方差为 43.8%，Y 方差为 42.7%。ER+ 和 ER- 样本的 3 个 LV 的分值差异具有显著性（t 实验，$P<0.001$），LV1、LV2、LV3 的分值图可能可以区分 ER+ 和 ER- 的样本，主要具有区分作用的是代表 70%Y 方差的第一个 LV，ER- 的 LV 分值比 ER+ 的分值高。LV1 加载配置提示 LV1 分值高的样本中甘氨酸、甘油磷脂酰胆碱（GPC）、胆碱（Cho）、丙氨酸（Ala）、少量抗坏血酸（Asc）、肌酐（Cr）、牛磺酸（Tau）和磷酸胆碱（PC）含量比 LV1 分值的样本高。PLS-DA 模型的回归矢量给予提示基于 3 个 LV 变量的总体影响。ER- 样本的回归矢量类似于 LV1，代谢的模式也相同。此外，在 ER- 的样本更易出现乳酸（Lac）的表达。

应用 BBN 方法进行随机样本的正确分类可以很好地预测腋淋巴结状态，然而，目前只有 SPXY 方法能正确地选择样本，Kennard-Stone 选择方法无法获得相同数目的正确样本分类，PLS-DA 和 BBN 方法也一样。总的来说，这 3 种样本选择方法的分类误差令人难以接受。正确分类样本数目比 3 种方法预期的好，提示淋巴结阳性和淋巴结阴性的患者 MR 光谱存在差异，代谢谱也发生改变。

总之，MR 代谢组学成功地预测 ER 和 PR 状态，代谢谱与淋巴结状态之间也存在相关

性，尽管基于 MR 光谱预测淋巴结状态其样本正确分类很难达到可靠的水平，但是联合应用 MR 光谱学和多因素模型仍然可揭示不同代谢谱的生物学差异。激素受体阴性的患者某些代谢物如 Gly、GPC 和 Cho 含量明显高于受体阳性的患者，结果也提示 ER 和 PR 状态不同的患者代谢谱也不同。这组研究展示 MR 谱所包含的预后信息有助于治疗方案的制订和患者的后续随访，MR 代谢组学将成为乳腺癌患者临床决策的重要工具。

检测微转移

目前评估肿瘤原发灶和推测微转移病灶并预测复发风险主要依赖于传统的临床病理学特征或基因谱方法，由于这些方法的局限性而导致高估或低估的风险。

21 基因 Oncotype DX 分析检测了 NSABP-B14 实验中 355 例安慰剂处理的患者，这些患者均为淋巴结阴性、ER 阳性。这些患者仅采用外科手术治疗，针对高、中、低复发分值，其 10 年远处无复发生存率（distant recurrence-free survival，DRFS）分别为 86%、62% 和 69%[1]。70 个基因 MammaPrint 分析应用于 151 例淋巴结阴性的患者，仅 10 例患者接受辅助治疗，预后好和预后差的患者 10 年远处无转移生存率（distant metastases-free survival，DMFS）分别为 87% 和 44%[55]。这些研究的显著特点是某些个体具有极好的远期疗效，当然明显高风险的患者除外。这也反映了疾病、人体和风险的异质性，就目前的预后工具来说高估了风险。

另一种替换的方法推测残留病灶是实测微转移，研究微转移是很有趣的事，尤其是骨髓中孤立肿瘤细胞（ITC）和循环肿瘤细胞（CTC）[56-58]，有趣的是，并非所有含有 ITC 和 CTC 的患者均发展成临床可检测的微转移。因此，肿瘤生存依赖于有利的肿瘤和人体特质，评估这个动态的多因子交互作用也是代谢组学领域发展的动力。

转化的细胞表现出很大的代谢改变，尤其诱导细胞膜磷脂的生物合成和降解，通过非氧化途径优先利用葡萄糖。代谢组学分析患者的血清和尿液样本可区分健康的、良性疾病和恶性疾病的状态，特别是乳腺癌，正常细胞系和恶性细胞系的代谢组学存在明显差异，恶性乳腺癌细胞系具有较大的转移潜能。对于乳腺癌组织来说，代谢组学分析可区分正常组织、良性疾病、原位癌和浸润性癌。接下来，代谢组学面临的挑战是在个体复杂的血清代谢指纹中捕捉恶性代谢信号[59]。

NMR 谱学统计分析显示，代谢物模式改变与病理学特征密切相关，微转移可能也存在代谢组学指纹。此外，代谢组学指纹可确定人体和任何残余病灶之间的相互作用。

代谢组学分析已应用于早期和转移乳腺癌患者，通过比较 10 年死亡率评估指纹的预后预测能力，并用目前的预测工具在线辅助评估系统（Adjuvantionline）进行验证。实验模型由 44 个早期乳腺癌组成，并采用由 45 例早期乳腺癌患者组成的第二个研究队列进行验证。

研究和结果

代谢组学吸引人的地方表现在它可同时对肿瘤和人体做出评估。实际上，特定的人体内存在特定的肿瘤主要依赖于一个动态的相互作用，即逃避人体的免疫反应和有利于转移的间质环境。最近的研究显示，相对于术前和术后的患者，发生转移患者的苯丙氨酸、葡萄糖、脯氨酸、赖氨酸和 N- 乙酰半胱氨酸光谱值较高，而脂质的光谱值较低[60]。

与现有的预后预测工具相比，代谢组学的优势是它可以证实而不是推测是否有微转移存在。结果显示，大多数早期和转移的乳腺癌患者具有不同的代谢组学指纹，在代谢组学指纹正常本底值中，基于血清样本的代谢组学，大部分还是能区分出早期和转移的乳腺癌[60]。

与在线辅助评估系统方法相比，代谢组学

将更多患者分配至低风险组。同样，与常规临床病理因素相比，预后相关的基因表达也证实更多的患者为低风险。21 基因 Oncotype DX 分析显示，与校正后在线辅助评估系统相比，复发风险分层的直接一致性为 36%[61]。70 基因 MammaPrint 分析比在线辅助评估系统具有更强的预测能力，能为更多患者提供低风险评估[62]。这些低风险患者可免除化疗或接受较小强度的辅助化疗。

总之，代谢组学的好处是它将转移特征的特异性肿瘤谱与利于肿瘤生长的特异性人体谱融合在一起。最初的探索是在有限的患者中展开代谢组学评估早期乳腺癌微转移的潜在地位，显然该方法仍需调整和验证，但是代谢组学指纹在区分早期和转移肿瘤以及评估预后方面将为未来的工作提供一个令人振奋的平台。

复发的早期检测

乳腺癌复发常规随访监测的常用方法包括定期乳腺 X 线检查、乳腺自我检查或临床乳腺检查以及血液检验，这些检查检验的性能存在缺陷，大量的研究也未证实其随访监测的有效性[63]。乳腺 X 线检查经常会遗漏小的复发灶或导致假阳性结果，从而造成不理想的灵敏度、特异度及不必要的活检。鉴于没有符合要求的更高灵敏度和更早期诊断的方法，过去 10 年涌现大量的新方法检测乳腺癌复发和监测疾病进展，如抽血检查肿瘤标志物或基因谱学。体外诊断（in vitro diagnostic，IVD）标志物包括癌胚抗原（carcino-embryonic antigen，CEA）、癌抗原（cancer antigen，CA15-3 和 CA27.29）、组织多肽抗原（tissue polypeptide antigen，TPA）和组织多肽特异性抗原（tissue polypeptide specific antigen，TPS）。这些分子标志物被认为是有应用前景的，因为基于这些标志物的诊断结果比较客观，不受临床医生经验和专家意见的主观影响，避免了常规组织病理学相关的标本错误。但是目前这些标志物灵敏度和（或）特异度尚未达到期望的标准，通常反应滞后于复发，故尚未达到替代方法的要求[64]。

一种新的方法即代谢物谱（或代谢组学）吸引了广大研究者，该方法是研究生物体总体或靶向分析血和尿样本中小分子物质的代谢物谱。代谢物谱利用高分辨率分析方法，如 NMR 波谱学和 MS 定量分析生物样本中几百种小分子代谢物（少于 1000Da），由于代谢谱的复杂性，多因素统计方法广泛应用于数据分析。代谢物谱学灵敏度很高，即使微量刺激物引起的各种生物学扰动也能被实时检测。代谢物谱学应用于越来越多的领域，包括疾病的早期诊断、代谢途径研究、药物开发、毒理学和营养学研究。代谢组学主要是针对细胞功能的下游产物，若将其与基因组型和表型联系起来，将提供一个更好的途径来理解生物状态的复杂性，也为疾病治疗的发展提供路径。

代谢物谱学方法用于检测乳腺癌复发敏感的血清代谢物，联合应用二维气相色谱－质谱（two-dimensional gas chromatography resolved MS，GCxGC-MS）建立和验证模型检测早期乳腺癌复发，该模型是建立在一套有 257 个回顾性样本基础上的，与目前使用的分子标志物 CA27.29 相比，由 11 个代谢标志物组成的模型为我们提供一个敏感的方法用于随访监测治疗后的乳腺癌患者。

这是首次开展的代谢组学研究，联合 NMR 和 MS 信息丰富的分析方法，并因此建立了一个灵敏度和特异度的早期检测复发乳腺癌的模型。其结果提示该方法将为乳腺癌的早期治疗和获益提供一个新的视角。

研究和结果

近期的一个研究报道代谢组学应用于乳腺癌复发的早期诊断[23]。该研究联合应用 NMR 和 MS 分析技术、高等统计学方法证实一组代谢物对于乳腺癌的复发很敏感。

这种新方法在鉴别无病迹象（no evidence of disease，NED）患者的复发方面灵敏度比

CA27.29 检测明显提高。应用这个预测模型检测出超过 55% 的患者复发，比常规方法诊断复发提早了 13 个月。

乳腺癌治疗后超过 20% 的患者会复发，至少在无症状的情况下检出局部复发则可提高 50% 的生存率。因此，探索肿瘤细胞二次增殖的可靠标志物迫在眉睫[65]。目前，一些快速、无创性的检测循环肿瘤标志物如 CAE 和癌抗原（CA）已进入商业化应用，但是这些标志物在与乳腺癌无关的其他恶性和非恶性疾病也有不同程度的升高，早期诊断意义不大。鉴于这些标志物存在局限性，美国临床肿瘤学会（American Society of Clinical Oncologists，ASCO）发布的指南建议，这些标志物联合众多的其他检查仅用于患者治疗期间肿瘤转移的监测[66]。近期开展的研究是基于患者血液中的大量代谢物检测，该研究的结果将为早期检测提供一种新的途径[23]。

最初分析是针对所有 40 种代谢物，检测其水平变化（表 10.4），后来对较小数目的代谢物进行分析并建立改进模型，尤其是由 11 种代谢物组成的模型（7 个来源于 NMR，4 个来源于 GC，表 10.5）鉴别复发和 NED 具有重要意义。与其他的模型相比，如应用单个代谢物或单独一种方法（NMR 或 MS）分析一组代谢物模型，由 11 种代谢物组成的预测模型具有更好的灵敏度和特异度。其他由较少代谢物组成的模型也可提供有用的谱学，由 8 种代谢物（4 种来源于 NMR，4 种来源于 GC-MS）组成谱学的 AUROC（曲线下面积）是 0.86，NMR 单独检测提供的 7 种标志物模型的 AUROC 是 0.80，由 11 种代谢物组成的模型拥有最好的性能，明显优于目前公认的用于疾病检测的 CA27.29。这些研究结果显著改善了早期诊断方法，而且为复发患者选择更好的治疗方案提供了依据。

单次实验中 NMR 或 MS 可对大量的代谢物进行分析。迄今，已有较多研究将 NMR 或 MS 检测代谢谱变化应用于各种恶性肿瘤，有几个研究聚焦于利用代谢组学方法建立乳腺癌生物标志物模型，许多代谢物与乳腺癌有关，包括葡萄糖、乳酸、脂类、胆碱和氨基酸[20, 67]。通过分析 NMR 数据获得一个肿瘤与非肿瘤组织分类的灵敏度 100% 和特异度 82% 的模型[20]。本研究主要是针对乳腺癌肿瘤或细胞系，所用方法也仅是 NMR，当然不包括近期联合应用 NMR 和 MS 的研究[18]。

11 种血清代谢物代表了乳腺癌相关几个途径的代谢活性改变，包括氨基酸代谢（谷氨酸、组氨酸、脯氨酸和酪氨酸）、糖酵解（乳酸）、磷脂代谢（胆碱）和脂肪酸代谢（壬二酸）。胆碱是细胞生物学中最突出的代谢物，与乳腺癌肿瘤细胞增殖活性的增加相关，有报道称乳酸是乳腺肿瘤中早期发现代谢改变的物质之一。同样，乳腺癌相关的某些氨基酸、脂肪酸和有机酸也较早发生改变。代谢物与临床指标（如肿瘤分期、ER 和 PR 状态）相关，为疾病能早期诊断做出了贡献。近来研究发现肿瘤代谢物与 ER 和 PR 状态相关，预测准确率分别达到 88% 和 78%，提示代谢谱随着患者 ER 和 PR 状态的变化而改变[22]。这些结果也与我们的研究一致，提示融入这些参数有助于早期诊断代谢物谱学的进一步发展。

近来研究应用代谢谱学检测患者连续血液样本中代谢物，为监测乳腺癌的复发提供一种新的工具。

理想的模型是联合应用 NMR 和 MS 两种方法检测代谢物，通过对同一样本的数据比较分析，这种多代谢物模型优于目前用于乳腺癌患者的诊断方法，包括肿瘤标志物 CA27.29。联合应用 NMR 和 MS 分析患者血清的代谢谱可在出现症状前诊断乳腺癌的复发，这也为患者和肿瘤学家改进治疗方案提供了一个机会。

总结与展望

代谢组学是研究机体产生的所有代谢物，包括植物和药物代谢物，它是一种组学方法，与患者表型最密切相关。代谢组学在肿瘤学

表 10.4 Asiago 等研究的患者的临床和人口学特征信息汇总

临床诊断	对照		复发	
	样本	（患者）	样本	（患者）
无病迹象（NED）	141	（35）		
复发前（pre）	–		67	（20）
复发期间（within）	–		18	（18）
复发后（post）	–		31	（20）
平均年龄（范围）	53	（37~75）	55	（36~69）
乳腺癌分期				
Ⅰ期	47	（11）	7	（1）
Ⅱ期	53	（16）	21	（5）
Ⅲ期	10	（3）	34	（6）
不明确	25	（6）	54	（8）
ER 状态				
阳性	65	（15）	67	（11）
阴性	64	（18）	33	（7）
不明确	12	（3）	16	（2）
PR 状态				
阳性	52	（13）	71	（11）
阴性	77	（20）	29	（7）
不明确	12	（3）	16	（2）
CA27.29	140	（36）	92	（19）
复发位置				
骨	–		37	（6）
乳腺	–		13	（2）
肝脏	–		11	（2）
肺	–		10	（2）
皮肤	–		6	（2）
脑	–		15	（2）
淋巴结	–		6	（1）
多处	–		18	（3）

研究领域还有许多重要的潜力值得开发，目前许多实验室也正在紧锣密鼓地进行肿瘤代谢组学研究，并探寻更多的生物体液标志物和新的药物靶标。

肿瘤代谢组学已在各种恶性肿瘤（包括乳腺癌、前列腺癌和肾癌）中验证并评估潜在的

表 10.5 提供改进模型的较小数目代谢物分析结果

代谢物	复发期间和复发后 vs. 无病迹象 P 值	无病迹象 vs. 复发前 P 值
1. 甲酸盐	0.0022	0.2
2. 组氨酸	0.000 041	0.18
3. 脯氨酸	0.018	0.9
4. 胆碱	0.000 022	0.77
5. 酪氨酸	0.25	0.1
6. 3- 羟基丁酸	0.86	0.96
7. 乳酸盐	0.96	0.54
8. 谷氨酸	0.000 018	0.74
9. N- 乙酰甘氨酸	0.01	0.96
10. 3- 羟基 -2- 甲基 - 丁酸	0.000 04	0.35
11. 壬二酸	0.4	0.089

11 个标志物的 P 值，7 个 NMR 标志物（1~7），4 个 GCxGC-MS 标志物（8~11）；复发期间和复发后 vs. 无病迹象、复发前 vs. 无病迹象是采用单因素 t 检查方法进行统计分析。

生物标志物和治疗靶标。我们阐述了乳腺癌中代谢物的分离、鉴定技术标准、实用性和存在的问题和缺陷。验证生物标志物和治疗靶标需要集约利用人力和技术，并需要众多参与者和实验室验证。药物代谢组学领域则是依据患者的代谢谱选择特异性的治疗方案，因此代谢组学将有望应用于个体化医学。

代谢组学是一种新兴的方法，从一开始即成为肿瘤诊断和治疗的主流，随着该领域的发展，代谢组学将在肿瘤学临床和基础研究方面拥有重要的地位，仅次于基因组学、转录组学和蛋白质组学。

（张宴 译）

参考文献

1. Toi M, Iwata H, Yamanaka T, Masuda N, Ohno S, Nakamura S, Nakayama T, Kashiwaba M, Kamigaki S, Kuroi K: Clinical significance of the 21-gene signature (Oncotype DX) in hormone receptor-positive early stage primary breast cancer in the Japanese population. Cancer 2010, 116(13):3112-3118.
2. Lindon JC, Holmes E, Nicholson JK: Metabonomics and its role in drug development and disease diagnosis. Expert Rev Mol Diagn 2004, 4(2):189-199.
3. Nicholson JK, Lindon JC, Holmes E: 'Metabonomics': understanding the metabolic responses of living systems to pathophysiological stimuli via multivariate statistical analysis of biological NMR spectroscopic data. Xenobiotica 1999, 29(11):1181-1189.
4. Nicholson JK, Wilson ID: Opinion: understanding 'global' systems biology: metabonomics and the continuum of metabolism. Nat Rev Drug Discov 2003, 2(8):668-676.
5. Lanza IR, Zhang S, Ward LE, Karakelides H, Raftery D, Nair KS: Quantitative metabolomics by H-NMR and LC-MS/MS confirms altered metabolic pathways in diabetes. PLoS One 2010, 5(5):e10538.
6. Pan Z, Raftery D: Comparing and combining NMR spectroscopy and mass spectrometry in metabolomics. Anal Bioanal Chem 2007, 387(2):525-527.
7. Zhang S, Nagana Gowda GA, Asiago V, Shanaiah N, Barbas C, Raftery D: Correlative and quantitative 1H NMR-based metabolomics reveals specific metabolic pathway disturbances in diabetic rats. Anal Biochem 2008, 383(1):76-84.
8. Clayton TA, Lindon JC, Cloarec O, Antti H, Charuel C, Hanton G, Provost JP, Le Net JL, Baker D, Walley RJ et al: Pharmaco-metabonomic phenotyping and personalized drug treatment. Nature 2006, 440(7087):1073-1077.
9. Gowda GA, Zhang S, Gu H, Asiago V, Shanaiah N, Raftery D: Metabolomics-based methods for early disease diagnostics. Expert Rev Mol Diagn 2008, 8(5):617-633.
10. Griffin JL, Kauppinen RA: Tumour metabolomics in animal models of human cancer. J Proteome Res 2007, 6(2):498-505.
11. Zhang J, Bowers J, Liu L, Wei S, Gowda GA, Hammoud Z, Raftery D: Esophageal cancer metabolite biomarkers detected by LC-MS and NMR methods. PLoS One 2012, 7(1):e30181.
12. Spratlin JL, Serkova NJ, Eckhardt SG: Clinical applications of metabolomics in oncology: a review. Clin Cancer Res 2009, 15(2):431-440.
13. Claudino WM, Quattrone A, Biganzoli L, Pestrin M, Bertini I, Di Leo A: Metabolomics: available results, current research projects in breast cancer,

and future applications. J Clin Oncol 2007, 25(19):2840-2846.
14. Oakman C, Tenori L, Biganzoli L, Santarpia L, Cappadona S, Luchinat C, Di Leo A: Uncovering the metabolomic fingerprint of breast cancer. Int J Biochem Cell Biol 2011, 43(7):1010-1020.
15. Cheng LL, Chang IW, Smith BL, Gonzalez RG: Evaluating human breast ductal carcinomas with high-resolution magic-angle spinning proton magnetic resonance spectroscopy. J Magn Reson 1998, 135(1):194-202.
16. Sitter B, Sonnewald U, Spraul M, Fjosne HE, Gribbestad IS: High-resolution magic angle spinning MRS of breast cancer tissue. NMR Biomed 2002, 15(5):327-337.
17. Bathen TF, Jensen LR, Sitter B, Fjosne HE, Halgunset J, Axelson DE, Gribbestad IS, Lundgren S: MR-determined metabolic phenotype of breast cancer in prediction of lymphatic spread, grade, and hormone status. Breast Cancer Res Treat 2007, 104(2):181-189.
18. Yang C, Richardson AD, Smith JW, Osterman A: Comparative metabolomics of breast cancer. Pac Symp Biocomput 2007:181-192.
19. Jain M, Nilsson R, Sharma S, Madhusudhan N, Kitami T, Souza AL, Kafri R, Kirschner MW, Clish CB, Mootha VK: Metabolite profiling identifies a key role for glycine in rapid cancer cell proliferation. Science 2012, 336(6084):1040-1044.
20. Sitter B, Lundgren S, Bathen TF, Halgunset J, Fjosne HE, Gribbestad IS: Comparison of HR MAS MR spectroscopic profiles of breast cancer tissue with clinical parameters. NMR Biomed 2006, 19(1):30-40.
21. Slupsky CM, Steed H, Wells TH, Dabbs K, Schepansky A, Capstick V, Faught W, Sawyer MB: Urine metabolite analysis offers potential early diagnosis of ovarian and breast cancers. Clin Cancer Res 2010, 16(23):5835-5841.
22. Giskeodegard GF, Grinde MT, Sitter B, Axelson DE, Lundgren S, Fjosne HE, Dahl S, Gribbestad IS, Bathen TF: Multivariate modeling and prediction of breast cancer prognostic factors using MR metabolomics. J Proteome Res 2010, 9(2):972-979.
23. Asiago VM, Alvarado LZ, Shanaiah N, Gowda GA, Owusu-Sarfo K, Ballas RA, Raftery D: Early detection of recurrent breast cancer using metabolite profiling. Cancer Res 2010, 70(21):8309-8318.
24. Wei S, Liu L, Zhang J, Bowers J, Gowda GA, Seeger H, Fehm T, Neubauer HJ, Vogel U, Clare SE et al: Metabolomics approach for predicting response to neoadjuvant chemotherapy for breast cancer. Mol Oncol 2013, 7(3):297-307.
25. Wolmark N, Wang J, Mamounas E, Bryant J, Fisher B: Preoperative chemotherapy in patients with operable breast cancer: nine-year results from National Surgical Adjuvant Breast and Bowel Project B-18. J Natl Cancer Inst Monogr 2001(30):96-102.
26. Schneeweiss A, Lauschner I, Ruiz A, Guerrero A, Sanchez-Rovira P, Segui MA, Goerke K, Wolf M, Manikhas AG, Wacker J et al: Doxorubicin/pemetrexed followed by docetaxel versus doxorubicin/cyclophosphamide followed by docetaxel as neoadjuvant treatment for early-stage breast cancer: a randomized phase II trial. Clin Breast Cancer 2007, 7(7):555-558.
27. Fisher B, Bryant J, Wolmark N, Mamounas E, Brown A, Fisher ER, Wickerham DL, Begovic M, DeCillis A, Robidoux A et al: Effect of preoperative chemotherapy on the outcome of women with operable breast cancer. J Clin Oncol 1998, 16(8):2672-2685.
28. Kuerer HM, Newman LA, Smith TL, Ames FC, Hunt KK, Dhingra K, Theriault RL, Singh G, Binkley SM, Sneige N et al: Clinical course of breast cancer patients with complete pathologic primary tumor and axillary lymph node response to doxorubicin-based neoadjuvant chemotherapy. J Clin Oncol 1999, 17(2):460-469.
29. Jones RL, Smith IE: Neoadjuvant treatment for early-stage breast cancer: opportunities to assess tumour response. Lancet Oncol 2006, 7(10):869-874.
30. Padhani AR, Hayes C, Assersohn L, Powles T, Makris A, Suckling J, Leach MO, Husband JE: Prediction of clinicopathologic response of breast cancer to primary chemotherapy at contrast-enhanced MR imaging: initial clinical results. Radiology 2006, 239(2):361-374.
31. Marshall C, Eremin J, El-Sheemy M, Eremin O, Griffiths PA: Monitoring the response of large (>3 cm) and locally advanced (T3-4, N0-2) breast cancer to neoadjuvant chemotherapy using (99m) Tc-Sestamibi uptake. Nucl Med Commun 2005, 26(1):9-15.
32. Sciuto R, Pasqualoni R, Bergomi S, Petrilli G, Vici P, Belli F, Botti C, Mottolese M, Maini CL: Prognostic value of (99m)Tc-sestamibi washout in predicting response of locally advanced breast cancer to neoadjuvant chemotherapy. J Nucl Med 2002, 43(6):745-751.
33. Al-azawi D, Kelly G, Myers E, McDermott EW, Hill AD, Duffy MJ, Higgins NO: CA 15-3 is predictive of response and disease recurrence following treatment in locally advanced breast cancer. BMC Cancer 2006, 6:220.
34. Kurebayashi J, Yamamoto Y, Tanaka K, Kohno N, Kurosumi M, Moriya T, Nishimura R, Ogawa Y, Taguchi T: Significance of serum carcinoembryonic antigen and CA 15-3 in monitoring advanced breast cancer patients treated with systemic therapy: a large-scale retrospective study. Breast Cancer 2003, 10(1):38-44.
35. Guarneri V, Broglio K, Kau SW, Cristofanilli M, Buzdar AU, Valero V, Buchholz T, Meric F, Middleton L, Hortobagyi GN et al: Prognostic value of pathologic complete response after primary chemotherapy in relation to hormone receptor status and other factors. J Clin Oncol 2006, 24(7):1037-1044.
36. Rouzier R, Perou CM, Symmans WF, Ibrahim N,

Cristofanilli M, Anderson K, Hess KR, Stec J, Ayers M, Wagner P et al: Breast cancer molecular subtypes respond differently to preoperative chemotherapy. Clin Cancer Res 2005, 11(16):5678-5685.
37. van 't Veer LJ, Dai H, van de Vijver MJ, He YD, Hart AA, Mao M, Peterse HL, van der Kooy K, Marton MJ, Witteveen AT et al: Gene expression profiling predicts clinical outcome of breast cancer. Nature 2002, 415(6871):530-536.
38. Chen Y, Chen C, Yang B, Xu Q, Wu F, Liu F, Ye X, Meng X, Mougin B, Liu G et al: Estrogen receptor-related genes as an important panel of predictors for breast cancer response to neoadjuvant chemotherapy. Cancer Lett 2011, 302(1):63-68.
39. Gianni L, Zambetti M, Clark K, Baker J, Cronin M, Wu J, Mariani G, Rodriguez J, Carcangiu M, Watson D et al: Gene expression profiles in paraffin-embedded core biopsy tissue predict response to chemotherapy in women with locally advanced breast cancer. J Clin Oncol 2005, 23(29):7265-7277.
40. Thuerigen O, Schneeweiss A, Toedt G, Warnat P, Hahn M, Kramer H, Brors B, Rudlowski C, Benner A, Schuetz F et al: Gene expression signature predicting pathologic complete response with gemcitabine, epirubicin, and docetaxel in primary breast cancer. J Clin Oncol 2006, 24(12):1839-1845.
41. Parissenti AM, Chapman JA, Kahn HJ, Guo B, Han L, O'Brien P, Clemons MP, Jong R, Dent R, Fitzgerald B et al: Association of low tumor RNA integrity with response to chemotherapy in breast cancer patients. Breast Cancer Res Treat 2010, 119(2):347-356.
42. Lee E, Nichols P, Groshen S, Spicer D, Lee AS: GRP78 as potential predictor for breast cancer response to adjuvant taxane therapy. Int J Cancer 2011, 128(3):726-731.
43. Van Poznak C, Tan L, Panageas KS, Arroyo CD, Hudis C, Norton L, Seidman AD: Assessment of molecular markers of clinical sensitivity to single-agent taxane therapy for metastatic breast cancer. J Clin Oncol 2002, 20(9):2319-2326.
44. Hayes DF, Smerage J: Is there a role for circulating tumor cells in the management of breast cancer? Clin Cancer Res 2008, 14(12):3646-3650.
45. Skaane P: Studies comparing screen-film mammography and full-field digital mammography in breast cancer screening: updated review. Acta Radiol 2009, 50(1):3-14.
46. Qiu Y, Cai G, Su M, Chen T, Liu Y, Xu Y, Ni Y, Zhao A, Cai S, Xu LX et al: Urinary metabonomic study on colorectal cancer. J Proteome Res 2010, 9(3):1627-1634.
47. Garber K: Energy boost: the Warburg effect returns in a new theory of cancer. J Natl Cancer Inst 2004, 96(24):1805-1806.
48. Ganapathy V, Thangaraju M, Prasad PD: Nutrient transporters in cancer: relevance to Warburg hypothesis and beyond. Pharmacol Ther 2009, 121(1):29-40.
49. Payne SJ, Bowen RL, Jones JL, Wells CA: Predictive markers in breast cancer--the present. Histopathology 2008, 52(1):82-90.
50. Bentzon N, During M, Rasmussen BB, Mouridsen H, Kroman N: Prognostic effect of estrogen receptor status across age in primary breast cancer. Int J Cancer 2008, 122(5):1089-1094.
51. Liu S, Chia SK, Mehl E, Leung S, Rajput A, Cheang MC, Nielsen TO: Progesterone receptor is a significant factor associated with clinical outcomes and effect of adjuvant tamoxifen therapy in breast cancer patients. Breast Cancer Res Treat 2010, 119(1):53-61.
52. Sjobakk TE, Johansen R, Bathen TF, Sonnewald U, Juul R, Torp SH, Lundgren S, Gribbestad IS: Characterization of brain metastases using high-resolution magic angle spinning MRS. NMR Biomed 2008, 21(2):175-185.
53. Righi V, Durante C, Cocchi M, Calabrese C, Di Febo G, Lecce F, Pisi A, Tugnoli V, Mucci A, Schenetti L: Discrimination of healthy and neoplastic human colon tissues by ex vivo HR-MAS NMR spectroscopy and chemometric analyses. J Proteome Res 2009, 8(4):1859-1869.
54. Lyng H, Sitter B, Bathen TF, Jensen LR, Sundfor K, Kristensen GB, Gribbestad IS: Metabolic mapping by use of high-resolution magic angle spinning 1H MR spectroscopy for assessment of apoptosis in cervical carcinomas. BMC Cancer 2007, 7:11.
55. van de Vijver MJ, He YD, van't Veer LJ, Dai H, Hart AA, Voskuil DW, Schreiber GJ, Peterse JL, Roberts C, Marton MJ et al: A gene-expression signature as a predictor of survival in breast cancer. N Engl J Med 2002, 347(25):1999-2009.
56. Braun S, Vogl FD, Naume B, Janni W, Osborne MP, Coombes RC, Schlimok G, Diel IJ, Gerber B, Gebauer G et al: A pooled analysis of bone marrow micrometastasis in breast cancer. N Engl J Med 2005, 353(8):793-802.
57. Janni W, Rack B, Schindlbeck C, Strobl B, Rjosk D, Braun S, Sommer H, Pantel K, Gerber B, Friese K: The persistence of isolated tumor cells in bone marrow from patients with breast carcinoma predicts an increased risk for recurrence. Cancer 2005, 103(5):884-891.
58. Cristofanilli M, Budd GT, Ellis MJ, Stopeck A, Matera J, Miller MC, Reuben JM, Doyle GV, Allard WJ, Terstappen LW et al: Circulating tumor cells, disease progression, and survival in metastatic breast cancer. N Engl J Med 2004, 351(8):781-791.
59. Bollard ME, Stanley EG, Lindon JC, Nicholson JK, Holmes E: NMR-based metabonomic approaches for evaluating physiological influences on biofluid composition. NMR Biomed 2005, 18(3):143-162.
60. Oakman C, Tenori L, Claudino WM, Cappadona S, Nepi S, Battaglia A, Bernini P, Zafarana E, Saccenti E, Fornier M et al: Identification of a serum-detectable metabolomic fingerprint potentially correlated with the presence of micrometastatic disease in early breast cancer patients at varying risks of disease

relapse by traditional prognostic methods. Ann Oncol 2011, 22(6):1295-1301.
61. Goldstein LJ, Gray R, Badve S, Childs BH, Yoshizawa C, Rowley S, Shak S, Baehner FL, Ravdin PM, Davidson NE et al: Prognostic utility of the 21-gene assay in hormone receptor-positive operable breast cancer compared with classical clinicopathologic features. J Clin Oncol 2008, 26(25):4063-4071.
62. Buyse M, Loi S, van't Veer L, Viale G, Delorenzi M, Glas AM, d'Assignies MS, Bergh J, Lidereau R, Ellis P et al: Validation and clinical utility of a 70-gene prognostic signature for women with node-negative breast cancer. J Natl Cancer Inst 2006, 98(17):1183-1192.
63. Pivot X, Asmar L, Hortobagyi GN, Theriault R, Pastorini F, Buzdar A: A retrospective study of first indicators of breast cancer recurrence. Oncology 2000, 58(3):185-190.
64. Lumachi F, Ermani M, Brandes AA, Basso S, Basso U, Boccagni P: Predictive value of different prognostic factors in breast cancer recurrences: multivariate analysis using a logistic regression model. Anticancer Res 2001, 21(6A):4105-4108.
65. Houssami N, Ciatto S, Martinelli F, Bonardi R, Duffy SW: Early detection of second breast cancers improves prognosis in breast cancer survivors. Ann Oncol 2009, 20(9):1505-1510.
66. Harris L, Fritsche H, Mennel R, Norton L, Ravdin P, Taube S, Somerfield MR, Hayes DF, Bast RC, Jr.: American Society of Clinical Oncology 2007 update of recommendations for the use of tumor markers in breast cancer. J Clin Oncol 2007, 25(33):5287-5312.
67. Gribbestad IS, Sitter B, Lundgren S, Krane J, Axelson D: Metabolite composition in breast tumors examined by proton nuclear magnetic resonance spectroscopy. Anticancer Res 1999, 19(3A):1737-1746.

第 11 章

乳腺癌脂质组学

Alvin Kamili, Jennifer A. Byrne

摘　要

乳腺癌在工业化国家妇女中发病率高，乳腺组织又容易获得用于研究，这使得基因组学、转录组学和蛋白质组学经常把乳腺癌作为研究焦点。对乳腺癌的研究使我们对疾病的理解取得了长足的进步，而且这些研究成果同时被应用到了许多其他类型的癌症上。像其他常见的癌症一样，乳腺癌展现出了脂质合成改变的表型，这就意味着大量的脂类被合成并储存在乳腺癌的细胞里。随着脂质合成的重要性越来越被人所接受，研究开始关注乳腺癌中的脂质合成是如何被调控的以及有哪些重要的基因和信号通路参与其中。脂质组学的研究开始关注乳腺癌的细胞和组织里的脂质谱，并且研究脂质物质的改变带来的生物后果。本章将综述脂质生物学在人类乳腺癌发生中的作用，我们目前对乳腺癌脂质合成现象的理解，其如何造成了肿瘤形成和发展以及其分子基础和这些脂质组学的技术如何开始被应用到乳腺癌。

关键字

脂质组学　脂质 / 脂肪酸代谢　质谱　肥胖　乳腺癌

引言

乳腺癌是影响妇女最常见的癌症和主要的癌症死亡原因。因此，乳腺癌是一个很重要的临床问题，也是值得去探索的疾病。原发肿瘤可被手术切除，这让我们容易得到原发肿瘤和不同组织用于研究。此外，许多乳腺癌的细胞系来源于此，它们很容易在体外培养，并具有广泛的通用分子特征[1, 2]。乳腺癌组织和细胞系的易获得性意味着乳腺癌研究者充当了谱学技术应用的“先行者”角色，乳腺癌还经常担任新技术应用的测试案例。一些最早的基因表达谱研究就是在乳腺癌中分析的[3, 4]，这为分析其他不常见类型的癌症打下了基础。近来，新一代测序技术分析了大量的乳腺癌组群[5, 6]，这让我们能够对乳腺癌基因组的分子特性进行研究，这在 10 年前是非常困难的。这些技术的发展对我们理解乳腺癌这种疾病和使我们能整合分析并理解其他癌症及生物系统具有重要的意义。

就像其他常见的癌症一样，乳腺癌也表现出脂质合成的表型，这意味着大量的脂质合成并储存在乳腺癌细胞内。脂质对于乳腺生物学有其独特的重要性，因为脂质是组成乳汁的主要和重要成分，并且促进哺乳的婴儿在出生后能快速生长发育。随着在癌细胞内脂质合成的重要性越来越得到重视，越来越多的研究把重点聚焦在如何调控乳腺癌的脂质生成和决定基因以及涉及的信号通路。脂质组学也开始研究乳腺癌细胞和组织里的脂质谱，并且研究这些脂质谱改变后引起的生物学后果。本章将综述脂质生物学在人类乳腺癌发生中的作用，主要集中在我们目前对乳腺癌脂质合成现象的理解，其如何造成了肿瘤形成和发展以及其分子基础。在我们讨论脂质组学方法和将它们开始应用于研究乳腺癌之前，我们也将介绍饮食如何影响发生乳腺癌的风险，因为超重和肥胖都是乳腺癌的起因。

哺乳类细胞需要脂类

活跃增殖的细胞必须合成细胞需要的物质来构建新的细胞，并且需要各种脂类来建立新的细胞膜、脂肪因子和脂修饰蛋白[7, 8]。一些主要类型生物脂质的结构示例可见图 11.1。脂类组成了细胞内和细胞间巨大的膜网络来分隔细胞器而使其行使功能。在哺乳动物细胞里，大部分膜脂类由甘油磷酸酯组成，例如卵磷脂、丝胺酸磷脂、磷脂酰肌醇、脑磷脂、固醇类（主要是胆固醇）和鞘脂（主要是鞘磷脂）[9]。脂肪酸和 16- 碳饱和脂肪酸也可被用作其他功能。例如棕榈酸酯和其他脂肪酸都通过酶促反应增加蛋白疏水特性，从而促进了膜相关的信号传递[10, 11]。被棕榈酸酯修饰的蛋白包括 Ras、Wnt、hedgehog 和小蛋白 GTP 酶[10,11]，每一个都与多种癌症密切相关。

活细胞通过两种途径获得脂肪酸以满足代谢需求，即外界的食物摄取和内部的重新合成（图 11.2）。处于增殖期的胚胎细胞通过重新合成制造脂肪酸，而大部分成人细胞（肝和正在分泌乳汁的乳腺除外）则倾向于利用从外界摄取的脂肪酸。脂肪酸在食物中以三酰甘油的形式存在，在被摄取之后，它们在小肠上皮被包装成乳糜微粒（图 11.3）。这些乳糜微粒之后被分泌到淋巴系统并通过胸导管进入循环系统。这些微粒的脂解最开始发生在心脏和肺等组织里，通过脂蛋白脂肪酶催化产生的游离脂肪酸会迅速与人血白蛋白结合。剩余的微粒则回到肝脏，其中的三酰甘油与载脂蛋白 B-100 组合用于分泌极低密度脂蛋白微粒。在循环系统中，极低密度脂蛋白的降解产

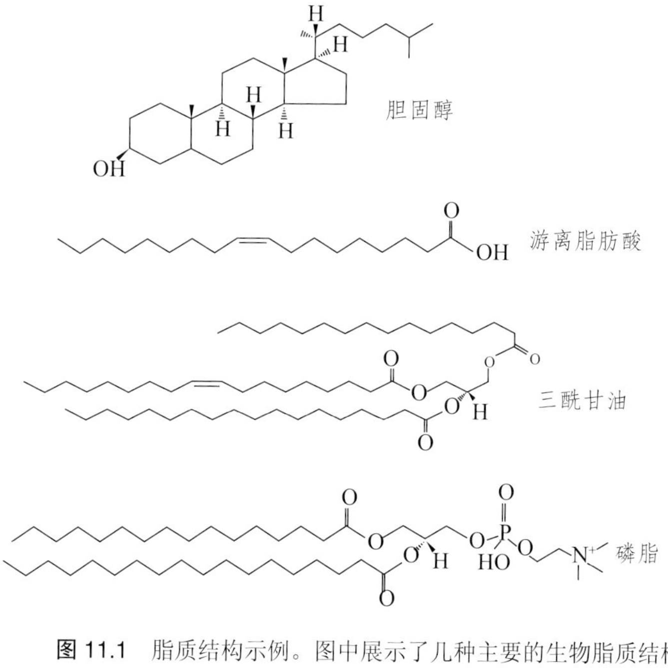

图 11.1 脂质结构示例。图中展示了几种主要的生物脂质结构。

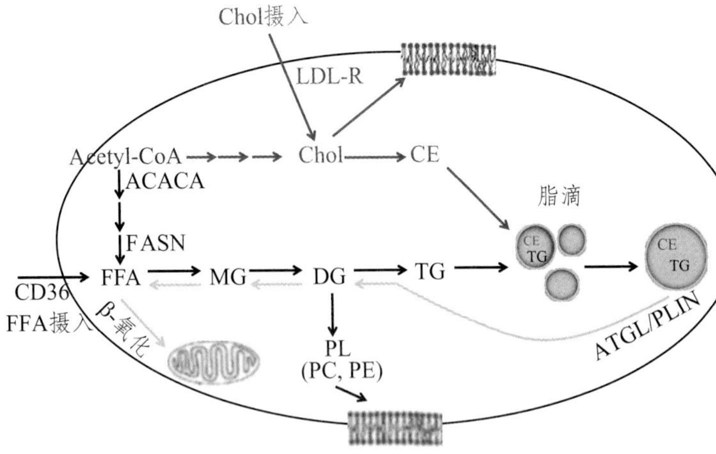

图 11.2 利用内源性和外源性底物进行胞内脂质合成概述。游离脂肪酸（free fatty acid，FFA）从两个途径获得,即从头合成和从食物中直接摄入。脂肪酸是由乙酰辅酶 A 经过包括乙酰辅酶 A 羧化酶的合成（ACACA）和脂肪酸合成酶（FASN）在内的多种酶催化反应后合成的。FFA 的摄入则由脂肪酸转位酶 / CD36 介导。脂肪酸可通过 β 氧化途径提供能量或为其他复杂脂质合成提供原料,如单甘酯（MG）、甘油二酯（DG）和磷脂（PL），主要是磷脂酰胆碱（PC）和磷脂酰乙醇胺（PE）。为了避免脂肪毒性,过量的游离脂肪酸必须转换成三酰甘油（TG）然后纳入脂滴。胆固醇（Chol）可由乙酰辅酶 A 合成和通过 LDL 受体（LDL-R）摄取。胆固醇是组成质膜的重要部分,但过量的胆固醇需要酯化为胆固醇酯（CE）,然后纳入脂滴（阴影圈）。当细胞需要从储存的脂肪中获得能量时,它们可通过脂肪代谢途径释放。这一过程是由脂肪三酰甘油脂肪酶（ATGL）和围脂滴蛋白（PLIN）催化的。

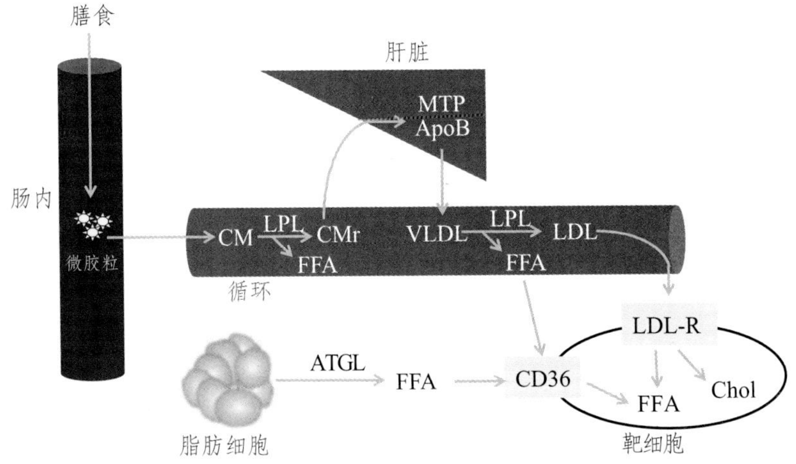

图 11.3 膳食脂肪的摄取。膳食摄入后,脂类在肠上皮内被包装为乳糜微粒（CM）,随后进入循环。脂蛋白脂酶（LPL）将乳糜微粒转换为乳糜微粒残余（CMr）,释放游离脂肪酸（FFA）。乳糜微粒残余在肝脏中被清除,其中的三酰甘油与载脂蛋白 B 100（ApoB）经由微粒体三酰甘油转运蛋白（MTP）组装而分泌极低密度脂蛋白（VLDL）颗粒。在体内循环中,极低密度脂蛋白由脂蛋白酯酶介导脂化产生游离脂肪酸和低密度脂蛋白（LDL）,而这两者又分别被外周组织通过脂肪酸转位酶 / CD36 和低密度脂蛋白受体（LDL-R）摄取。低密度脂蛋白富含游离脂肪酸和胆固醇,因此低密度脂蛋白受体对低密度脂蛋白的吸收会同时增加细胞游离脂肪酸和胆固醇。此外,游离脂肪酸可以从脂肪细胞储存的脂肪分解得到,它通过脂肪三酰甘油脂肪酶（ATGL）分解,然后通过 CD36 动员靶细胞摄取。

生低密度脂蛋白，从而被周围组织吸收。同时这些组织还通过脂肪酸转移酶（CD36）吸收游离脂肪酸（图 11.2 和图 11.3）。

在能够重新合成脂质的组织中，游离脂肪酸也可通过前体乙酰辅酶 A 被多种包括乙酰辅酶 A 羧化酶和脂肪酸合酶的酶催化而合成（图 11.2）。胆固醇也能够通过乙酰辅酶 A 合成，同时与低密度脂肪酸受体结合。游离脂肪酸可通过 β- 氧化产生能量或被用来合成复杂脂类，例如单甘酯、甘油二酯和磷脂（图 11.2）。因为游离脂肪酸对细胞有毒，过量的游离脂肪酸必须被转化成三酰甘油，再被整合到脂肪储存细胞器中，这种结构叫脂滴（图 11.2）。类似的，过量的胆固醇也必须被酯化成胆固醇酯，而胆固醇酯也会被整合到脂滴里。脂滴通常由一个中性脂肪核心和将其包围的磷脂单层膜及膜蛋白组成，脂滴的大小通常变化很大[8, 12]。小脂滴代表其可以快速被利用。相反，利用大脂滴储存脂肪更高效，所以脂肪细胞包含一个单一的脂滴来使储存效率最大化[12]。当细胞需要从储存的脂肪中获得能量的时候，这些脂滴可通过酯解被释放。这个过程被脂肪三酰甘油酯酶和 PAT 脂滴包被蛋白调控（图 11.2）。

正常乳腺生物学的脂类

哺乳的胎儿通常经过长时间的妊娠期才出生，但是在出生后依然高度依赖他们的母亲。因为脂类是密度最高的能量来源，乳汁中的脂类对于新生儿的快速发育是至关重要的，特别对新生儿的脑发育。脂类的成分是乳汁中最多样化的，而且也会被动物的基因、生理和环境因素所影响[13]。富含脂类的乳汁可以促进新生儿的发育，逐步地减少新生儿对母体的依赖从而增加存活率。由母乳喂养的婴儿将会在新生儿期、儿童期和成人期避免许多严重的健康问题，节约大量的医疗资源[14]。调控反刍动物的奶脂成分既对畜牧业有帮助，也能够为消费者提供更高质量的奶，存在巨大的经济效益[13]。

哺乳动物的腺体大部分在后天发育，在经过青春期的卵巢激素影响时增殖，但是之后大部分时间保持休眠直到受孕。在这段时间里，上皮导管扩张到乳腺脂肪垫并分支。卵泡发育并开始在怀孕后期产奶。脂类通过从循环系统中吸收的同时，也在乳腺上皮细胞里合成并组装成脂滴，然后以双层膜包裹的称为奶脂球的结构释放到泡腔[15]。尽管乳汁在人类和其他物种中都有医疗和经济两方面的重要意义，但乳汁的成分和这些成分的调控一直没有被完全研究透彻[14]。

乳腺癌中的脂类

鉴于乳腺上皮细胞在孕后期和哺乳期能够吸收、合成并分泌脂类，那么乳腺癌细胞在脂质合成上拥有自己的特性就不难理解了。类似于胚胎细胞，尽管外界存在大量可用的脂肪酸，乳腺癌细胞和其他一些癌症仍在细胞内合成 95% 的脂肪酸[16-18]。癌细胞的增殖高度依赖内部脂质合成，而脂质合成的通路也相应地在多种肿瘤的早期就被激活了[19]。癌细胞里新合成的大部分脂肪酸被增殖中的癌细胞转化成磷脂并整合到膜脂中。最近也有报道指出，癌细胞内部脂质合成的激活增加了整合到细胞膜的饱和脂肪酸的量，而这将使癌细胞免于内部和外部的伤害[20]。被内部脂质生成改变的细胞膜特性也影响了癌细胞对化疗药物的摄取，从而降低了药物的作用[20]。

乳腺癌脂质合成现象的早期研究

乳腺癌生化改变的研究在 40 多年前就已开始了。1966 年 Rees 等利用薄层色谱和气 - 液态色谱研究了大鼠在不同激素状态下哺乳腺体以及腺体肿瘤的脂类组成[21]。虽然他们确认了研究组织中的三酰甘油和磷脂谱，但对于每一种脂类的量化却只限于它们占总脂肪的比例[21]。薄层色谱的局限也同样让 Hilf 等在 1970 年比较人类乳腺癌和正常乳腺组织中脂类含量的时候受到困扰[22]。虽然他们确认了胆固醇、游离脂肪酸、三酰甘油和胆固醇酯类在浸润性导管癌和正常乳腺组织中存在不同，但却没能确定具体哪一种酯类发生了特异性的改变[22]。无论如何，他们发现了胆固醇、游离脂肪酸和胆固醇酯类在乳腺癌里的含量增加了，而三酰甘油的含量却降低了[22]。Sakei等报道了类似的发现，并展示了关于磷脂和三酰甘油在脂肪酸的成分中的额外数据[23]。磷脂中脂肪酸的含量在人类乳腺癌和切除的非癌变乳腺组织中差异显著[23]。具体来说，癌细胞中单不饱和的（油酸盐 18∶1）和多不饱和酸（二十二碳六烯酸乙酯 22∶6n-3）脂肪酸在主要磷脂的比例明显高于非癌变组织[23]。

乳腺癌细胞脂质合成的分子基础

脂类能够通过饮食或细胞内合成获得（图 11.2）。脂质摄取、合成和后续代谢的过程被多种转运蛋白和酶调控（图 11.2），其中大部分都在本章的讨论范围之内。因为癌细胞内大量蛋白的表达能够被遗传、转录和转录后机制所影响而发生异常，那么哪怕只是偶然，脂质的摄取、合成和代谢也受到影响就不足为怪了。但是如果这些异常调控的机制为癌细胞提供了某种优势，那它们就会被癌组织中竞争异常激烈的环境所选择。代谢调控的异常目前已被认为是癌症的标志[24]，而关键脂质合成酶的表达和功能变化都在肿瘤发生过程中被优先选择。

在癌细胞中，葡萄糖摄取增加导致更多的丙酮酸盐在线粒体中被转化成乙酰辅酶 A。乙酰辅酶 A 会被整合到三羧酸循环中，在 ATP 存在的情况下生成柠檬酸盐。逐渐积累的柠檬酸盐被转运到细胞质中被 ATP 柠檬酸裂解酶转化成胞浆乙酰辅酶 A，即游离脂肪酸合成的前体（图 11.2）。乙酰辅酶 A 之后会被乙酰辅酶 A 羧化酶羧化生成丙二酰辅酶 A，之后被脂肪酸合成酶转化成棕榈酸酯[19]。通过基因组和蛋白质组方法对于大量基因和蛋白进行的无偏分析研究发现，乙酰辅酶 A 羧化酶、ATP 柠檬酸裂解酶和脂肪酸合成酶在肿瘤发展的过程中起关键作用（图 11.2）。在这 3 种酶中，脂肪酸合成酶的表达和它在肿瘤生长中的作用被研究得最为透彻，我们将在后面的内容中进行讨论。

脂肪酸合成酶(FASN)

相比于正常组织，前列腺癌、乳腺癌、直肠癌、卵巢癌、子宫内膜癌、膀胱癌和肺癌均表现出脂肪酸合成酶的表达量增加[25]。另外，脂肪酸合成酶的过表达在黑色素瘤、视网膜母细胞瘤和软组织肉瘤中也被发现[25-27]。脂肪酸合成酶在肿瘤细胞的过表达主要在转录水平上受到原癌基因激活、抑癌基因丢失或生长因子刺激调控[28]。脂肪酸合成酶的表达水平也可通过翻译后调控和基因复制被调控[29, 30]。脂肪酸合成酶在转移性肿瘤中的表达量最高，这也跟生存率下降相关，同时也可用于预测几种肿瘤的不良预后和复发风险[31-34]。这些数据证明了脂肪酸合成酶不仅为肿瘤细胞的生存提供了代谢和增殖优势，也促使了更具侵袭性的肿瘤表型。

在正常的生理学中，脂肪酸合成对发育很关键，如脂肪酸合成酶基因敲除的纯合小鼠表现出胚胎致死的表型[35]。另一方面，除了肝脏、脂肪组织和哺乳期的乳腺之外，脂肪酸合成酶在多数其他成人组织中的表达量是极低的，甚至无法检出[25]。所以与癌细胞不同，脂肪酸合成酶在维持正常成人组织中是不需要的。因此肝脏特异性脂肪酸合成酶基因敲除的小鼠表现出正常的肝功能，只要它们维持正常饮食并不会有明显的表型[36]。

巧合的是，正如脂肪酸合成酶在正常和肿瘤组织表达有差异，脂肪酸在正常和肿瘤细胞里被利用的方式也不同。在肝脏和脂肪组织中，脂肪酸的合成被用来应对过度的热量摄取。这些脂肪酸主要以合成三酰甘油的形式用于脂肪储存。与之相反，肿瘤脂肪酸合成酶产生的脂肪酸主要形成磷脂并分离到细胞膜或者脂筏中[37]。另外，也有猜测脂肪酸合成酶通过在脂肪酸合成循环过程中氧化 NADPH，从而增加了肿瘤细胞的氧化还原反应[38]。考虑到所有的这些因素，脂肪酸合成酶和脂肪酸的合成非常有可能为多种有利于增殖的细胞功能提供底物。

ERBB2 信号通路和脂质生成

ERBB2（HER2）是表皮生长因子受体（EGFR）家族中的一员，而 EGFR 属于受体磷酸激酶，它们调控的生物功能包括细胞增殖、转化、分化、迁移和凋亡。ERBB2 的表达量必须受到严格的调控，以确保正常细胞行使功能[39]。体外和体内的研究已经清晰表明，ERBB2 表达和活性的失调在致癌基因的转化、肿瘤生成和转移中起了举足轻重的作用[40-44]。在乳腺癌中，ERBB2 基因的扩增与不良预后、复发时间缩短及低生存率息息相关[40-44]。

ERBB2 基因的异样表达能激活多种下游信号通路，包括磷脂酰肌醇（PI3K）/ PTEN / AKT 通路和 Ras/Raf/ 分裂素激活的蛋白激酶（MAPK）通路。这些通路诱导细胞增殖和分化，抑制细胞凋亡并增强肿瘤细胞转移性和血管生成。尽管 ERBB2 和这些信号通路的关系已被认可，但是对于具体被 ERBB2 调控并最终导致致癌效果的特异性效应器，我们还知之甚少。通过在乳腺上皮细胞中对转入外源 ERBB2 后产生差异表达的基因进行转录组学研究，确认了脂肪酸合成酶 mRNA 和蛋白质表达量的上调[45]。类似的，在一系列人乳腺癌细胞系内部表达不同量的 ERBB2 和脂肪酸合成酶，都能够发现脂肪酸合成酶的高表达和高酶活性与 ERBB2 基因的扩增和 ERBB2 的蛋白过表达呈正相关[46]。一项蛋白质组学的研究更进一步解释了参与糖酵解和脂质重新合成通路的蛋白都在 ERBB2 阳性的乳腺癌里表达[47]，这也支持了之前的论断，即 ERBB2 扩增造成的肿瘤形成依赖于脂类生成[19]。另外，ERBB2 在小鼠 NIH-3T3 成纤维细胞和人类乳腺上皮细胞 MCF10A 的人为过表达导致了脂肪酸合成酶 mRNA 和蛋白表达量的显著上升[48]。在 ERBB2 阳性的侵袭性乳腺癌中，微阵列芯片的研究也证实脂肪酸蛋白酶的表达量显著上升[49]。

内源性的脂肪酸合成酶表达量的调控是通过对转录因子调控元件结合蛋白 SREBP-1c 的表达或成熟状态的修饰进行的。在 ERBB2 过表达的肿瘤细胞里，SREBP-1c 的表达量和活性是被 PI3K/AKT 和（或）MAPK/ERK1/2 通路的持续激活所影响的[19]。支持该理论的是，PI3K 和 MAPK 的药理学阻断剂下调了 SREBP-1c 和脂肪酸合成酶的转录，最终导致 ERBB2 过表达后癌细胞里脂质合成的降低[50]。脂肪酸合成酶在 ERBB2 介导的致癌刺激后的过表达也能够被脂肪酸合成酶启动子上 SREBP 的结合位点的删除而阻断[51]。

另一个备选的 ERBB2 和脂肪酸合成酶激活机制由 Yoon 等提出[52]。他们报道了在 ERBB2 过表达的乳腺癌细胞与脂肪酸合成酶的诱导既不与脂肪酸合成酶 mRNA 的量相关，也不与 SREBP-1c 的激活有关。但是脂肪酸合成酶 mRNA 的 5’端和 3’端未翻译区参与到 mTOR 信号转导调控的脂肪酸合成酶的选择性翻译中。在脂肪酸合成酶的翻译调控机制中，mTOR 的激活显著增加了脂肪酸合成酶的合成率，而 ERBB2 诱导的脂肪酸合成酶蛋白表达量的上调能够被 PI3K 的抑制剂 LY294002 和 mTOR 抑制剂纳巴霉素所抑制[52]。这些现象暗示了 ERBB2 诱导的脂肪酸合成酶过表达可在多重水平上被调控。

脂质合成基因的扩增

基因扩增是一种经常被用于增加目标基因表达量的机制。经典的细胞遗传学的方法首次确认了基因组上增加拷贝数的区域，同时比较基因组杂交（CGH）的出现也促进了基因组拷贝数的研究[53]。基于微阵列的 CGH 和利用单核苷酸多态性芯片进行的拷贝数分析很大程度上取代了经典的 CGH，同时新一代测序技术在癌细胞和其他类型细胞里对于确定、量化以及物理上定位拷贝数变化也正在起到越来越重要的作用[54, 55]。尽管很多基因都可能因拷贝数变化被影响，但其中只有一部分可能会导致癌症并成为基因扩增的目标。

基因组谱学分析及其他的方法都显示了编码脂质合成通路中关键酶的基因在乳腺癌细胞里存在拷贝数增加或过表达。如前所述，染色体 17q 上（35.1MB）的致癌基因 ERBB2 在 15% 的乳腺癌中存在扩增[56]，并增加癌细胞的脂质合成，至少部分是通过调控脂肪酸合成酶的表达和功能实现的（参见“ERBB2 信号通路和脂质合成”部分）。

令人惊讶的是，3 个编码脂肪酸生物合成通路关键酶的基因也在人类染色体 17q 上，这 3 个基因分别是 FASN（77.6MB）、ACACA（32.7MB）和 ACLY（37.3MB）[51, 57-59]。很多这样和其他脂质合成的基因簇都以彼此间隔 5MB 的距离分布在染色体 17q12-q21 之间（图 11.4），而且普遍能够被拷贝数增加所影响[60]。相反，FASN 更靠近染色体 17q 的端粒，同时也不参与围绕 ERBB2 的脂质合成基因簇中（图 11.4）。至今，只有一份研究评估了癌细胞中脂肪酸合成酶的表达与拷贝数变化的关系。通过荧光原位杂交分析石蜡包埋的组织芯片，FASN 的扩增数量拷贝数在部分前列腺癌及其转移灶中显著增加，而脂肪酸合成酶的蛋白表达增加也可以被同时检测到[30]。然而是否 FASN 的拷贝数增加对于乳腺癌细胞里脂肪酸合成酶的表达量上升起关键作用还不得而知。

实验证据已经开始支持 ERBB2 基因拷贝数的增加导致使癌细胞产生大量的细胞内脂，相应地增加了游离脂肪酸转化为三酰甘油来避免脂肪毒性[61, 62]。和 ERBB2 一起扩增的其他脂质合成基因进一步增加了肿瘤对脂质合成的依赖[62]。有两个基因被确认对于 ERBB2 阳性乳腺癌细胞的生存是至关重要的，但是对其他乳腺癌细胞或正常乳腺上皮细胞则不然，这两个基因为中介体复合物亚基 1[MED1，之前被称为过氧化物酶体增殖活化受体（PPAR）γ- 结合蛋白 or PBP] 和 PPARγ 的靶蛋白细胞核受体 NR1D1[62]。位于 ERBB2 扩增子（图 11.4）中的 MED1 和 NR1D1 基因不仅影响脂质合成基因 FASN、ACLY 和 ACACA 的转录效率，还进一步调控脂肪细胞分化过程中的脂质储存[63-68]。最近的实验证据还表明 MED1 和 NR1D1 的共扩增通过协同增强 ERBB2 阳性细胞游离脂肪酸转化为三酰甘油来避免脂肪毒性[39, 62]。

脂质合成的靶基因扩增也在染色体 17q

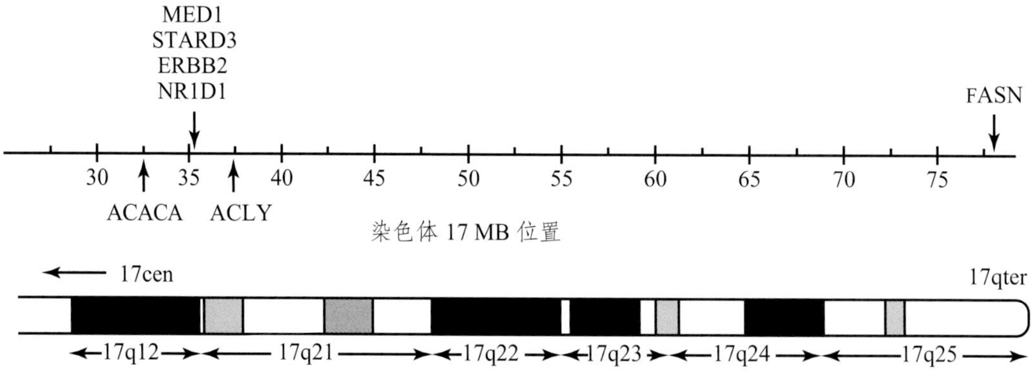

图 11.4 在 17 号染色体长臂定位的已知在脂质合成过程中发挥功能的基因（使用 hg18 数据库信息展示，单位 MB），相应的细胞遗传学带标注在下方染色体 G 显带图中。垂直方向的箭头显示了基因的大概位置：ACACA，32.7 MB；ACLY，37.3 MB；MED1（之前标 PPAR γ- 结合蛋白），34.8 MB；STARD3 和 ERBB2，35.1 MB；N1RD1，35.5 MB 及 FASN，77.6 MB。所有的基因除了 FASN 的 4.6 MB 片段在乳腺癌和其他癌症都普遍受一些基因组事件的影响而导致基因组拷贝数增加。

之外的其他基因组位点上被发现。例如“Spot 14”(S14 或 THRSP)基因编码一个与脂肪酸合成有关的核蛋白,而它定位在染色体 11q13 上[69]。免疫组织化学显示 S14 的高表达和乳腺癌的复发显著相关,但在被检测的这组细胞中并不与激素受体或 ERBB2 的状态有关[70]。

超重和肥胖是乳腺癌的诱因

自 1980 年以来,超重与肥胖成人和儿童的比例在西方国家显著增加,这导致了一个前所未有的、迫切的全球健康危机。这也被归咎于摄取大量的高热量食物和运动量的减少有关。超重和肥胖也代表了生活环境中的一个主要致癌因素[71],特别是随着吸烟率的下降,此因素可超过烟草的使用而成为最主要的致癌因素。肥胖导致癌症发生的方式在目前依然有争议,而肥胖对于不同癌症起的作用也不尽相同。举个例子,我们很难分辨肥胖对癌症产生的影响是因为缺少锻炼导致的还是饮食问题导致的。

循环系统中上升的雌激素导致了 ER 阳性乳腺癌的增殖,时至今日,肥胖和乳腺癌发生率和风险性之间的关系已非常显著,特别针对绝经后的妇女用于合成雌激素的脂肪组织[72]。在这些组织中,芳香酶从雄激素中合成雌激素,因此芳香酶也成为女性绝经后 ER 阳性疾病的主要药物靶标。据报道,与中等大小乳房相比,大乳房妇女的乳腺癌发生率高,这也能够反映增加的腺体组织和脂肪组织可为肿瘤提供更大量的雌激素[73]。肥胖也被证明是脂肪组织功能失常的原因,会导致一系列的脂质激素被分泌,而这些激素促使了肿瘤的发生和发展[74]。但是有可能高脂肪的饮食导致了肥胖,同时也促使了通过其他机制发生乳腺癌,我们会在下面讨论。

饮食和乳腺癌

大量的证据证明脂质重新合成在癌症中起到重要作用。鉴于乳腺癌细胞是从既可以内部合成脂肪又能从循环系统中获取脂肪的细胞衍生而来,饮食对于乳腺癌发生的风险就变得尤为重要。至今,饮食中的饱和脂肪酸对于患乳腺癌风险的作用尚存争议。饱和脂肪酸或动物脂肪的摄取与癌症存在正相关性在一系列的研究中被发现[75],并在研究癌症发病率的 20 个国家都有报道[76]。据报道,从食物中摄取棕榈酸会显著增加患乳腺癌的风险[77]。总体来说,调查饮食摄取的不准确性和在人群中进行这些调研的困难都阻碍了我们研究通过饮食摄取脂肪酸和癌症发展的关系。但是通过脂质组学的技术测量脂肪组织中脂肪酸的组成可能可以提供几年以来通过饮食摄取的脂肪成分,因为储存在脂肪组织中的脂质转化率很低[78]。

乳腺癌细胞对膳食脂肪的摄取:目前了解蓝图的一部分

虽然对饮食进行流行病学研究有困难,但一些分子水平的研究发现脂肪酸(特别是饱和脂肪酸)的摄取为癌细胞提供了能量。研究发现,低密度胆固醇受体在肿瘤细胞的表达量上调[79];因此,低密度脂蛋白受体介导的通路有可能是脂肪酸被转送到周围组织特别是肿瘤细胞的途径。Kuemmerle 等也报道了癌细胞也能够摄取从脂肪分解过程中被脂肪酸转移酶 CD36 释放的脂肪酸[80]。免疫组织化学分析确认了脂蛋白脂肪酶和 CD36 在乳腺脂肪瘤及前列腺癌组织中的表达[80]。

从食物中摄取过量脂肪是导致肥胖的原因,而肥胖又增加了患乳腺癌的风险[81, 82]。在乳腺中,脂肪细胞和脂肪细胞前体占据了很高的比例[83]。腹部称为网膜的脂肪组织是卵巢癌转移的位置首选。Nieman 等报道了脂肪细胞和卵巢癌的共同培养导致了脂肪从脂肪细胞直接转移到癌细胞并在体内和体外促进了肿瘤生长[84]。另外,共同培养诱导了脂肪细胞中的脂肪降解和癌细胞中的 β 氧化,这也暗示了脂肪细胞中储存的脂肪可以被癌细胞用作能量来源[84]。考虑到乳腺是一个脂肪组织很多的器官,脂肪酸在乳腺癌细胞和乳腺脂肪细胞间的转移也可能发生。

乳腺癌中脂质合成的靶向治疗

一系列针对乳腺癌中脂质合成的治疗方法已被应用或正在测试中。但是尽管大量的证据证明了脂质合成在癌症特别是在乳腺癌中的重要性，针对这个通路的研究的进展至多只能算略有进展[85]。限制因素包括缺少研究靶标的晶体结构，这阻碍了药物设计以及建立结构－抗癌关系[85]。至今被研究最多的是脂肪酸合成酶。无数的脂肪酸合成酶抑制物被报道并在乳腺癌里测试，但是它们的实际应用由于导致厌食症的副作用而被限制[86]。研究者正在开发没有这些副作用的抑制剂[87]。其他的关键脂质代谢酶也可以成为癌细胞治疗的目标，如乙酰辅酶A羧化酶和ATP柠檬酸裂解酶。这些靶点已经引起了治疗糖尿病和肥胖的关注，但是对于治疗癌症还在探索阶段[85]。

由于肥胖流行导致的健康和经济方面的巨大影响，全新针对多种位点的治疗方法正在快速研发中[88]。随着我们对于调节脂肪合成重要性认识的增加以及癌细胞很有可能利用脂肪这些知识的快速积累，那些新的治疗试剂越来越有可能被用来治疗癌症。重新挖掘已被认可的药物相比于开发新药有优势，因为我们可利用现有的药物动力学、毒理学和副作用数据。例如考虑到胰岛素抗性和其他情况，人们正在开发针对脂肪酸结合蛋白的药物[89]，但是理论上这些药物也可用来治疗已被证明存在脂肪酸结合蛋白过表达的癌症。调节脂肪在脂滴中储存的PAT蛋白家族也被当作是治疗肥胖的针对目标[88]，而其同时也在一些脂质合成的癌症中表达[90]。靶向脂滴结合蛋白的药物可被用于治疗存在这些靶标高表达的有脂质合成的癌症，而脂质合成基因的过量表达可以用来作为预测癌症的生物标志物。

乳腺癌细胞中脂质合成的特征

脂质检测方法

薄层色谱（TLC）、气相色谱（GC）和高效液相色谱（HPLC）已在脂质研究上应用多年。1966年Rees等研究激素状态对大鼠乳腺癌、乳腺和相关组织脂肪组成的影响[21]。在此研究中，他们应用了TLC和GC来确认甘油酯、固醇类和磷脂相对于脂肪总量的比例。在20世纪60年代凭借着快速、简单和便宜的优势，TLC出现之后就被广泛接受并成为用于研究脂质的普遍分析方法[91, 92]。但是TLC的最大局限在于它有限的分辨率，而这也大大阻碍了它的应用。

因为大部分脂类是不稳定的，而且有一些脂类很容易在高温下被降解，由于分离前的衍生化作用非常复杂，GC不是一个在脂质组学中被广泛使用的方法[93]。衍生作用会消除许多关于脂质分子有用的结构信息，特别是极性脂质分子。所以当使用GC来分析不同种类的脂类时，复杂的实验前分离是非常有必要的[94]。这些问题导致了GC相对于液相色谱的低使用率。然而，GC技术对于分析脂肪酸却是合适的，因为它的分辨能力比液相色谱高很多。正式和反式同分异构体的分离就可以用GC和质谱相结合的方式完成，但是液相色谱却做不到。

HPLC是一个在脂质组学中被应用最广的分离技术。与其他分离技术相比，HPLC具有很好的重复性和高分辨率，并且能够分离所有的脂类分子。HPLC系统相对于环境是被隔离的，这就限制了样本和空气之间的接触，因此能够避免脂类的自我氧化和降解。在最近几年，液相色谱对脂类的分离加上质谱的检测已成为日渐发展的脂质组学研究中的一种核心技术（见"脂质组学研究方法"部分）。

其他检测生物系统中脂类的方法包括核磁共振（NMR）分析和生化方法。核磁共振分析是一种研究纯化后的脂类分子结构（^{1}H-NMR 和 ^{13}C-NMR）的卓越方法，并可用来研究脂膜的结构和动力学（^{1}H、^{2}H 和 ^{31}P 高分辨率和电晶体核磁共振）[95]。对于磷脂混合物的分析，^{31}P 核磁共振是目前最合适的方法。^{31}P 核磁共振的线性反应和相对高速度允许对高通量样本进行精确并有选择性地分析 [96]。相对于质谱，核磁共振技术的一个缺点是它只有中等的敏感性。许多脂类也可用生化方法检测（比如光学或比色度实验）。这种测量方法是可以高度量化的，但是优化实验方法还需要进行大量富有挑战性的工作。

脂质组学研究方法

"脂质组"的使用表述了一个细胞、组织或生物体内的所有脂质谱，是"代谢组"的一个子集，而代谢组同时也包含了其他三组生物分子：氨基酸、糖和核苷酸 [97]。对细胞脂类的研究开始相对较晚，同时也被质谱等仪器应用的快速发展而驱动。近 10 年对脂质组学的研究因分析技术的快速进步而戏剧性增加，而分析技术的发展则是由电子喷射离子化质谱（ESI-MS）来研究膜磷脂开始的 [98-101]。技术的发展包括高敏感性和特异性的质谱和高分辨率色谱以及日益提升的高水平的合成标准。这些技术的进步与大数据以及生物信息学分析能力的快速发展都刺激了从磷脂和三酰甘油到固醇类和糖脂的多种脂质分子分析的细化。

ESI-MS 的脂质组学分析可分成两个大类：液相色谱偶合或鸟枪法脂质组学（图 11.5）。其中对不同脂类的特异性分析是直接通过灌输样本进行串联的多极质谱扫描。鸟枪法脂质组学主要是用来确认磷脂的卓越技术。通过这种方法，脂类的种类（头基）的确认利用了在阳离子和阴离子中的先驱离子扫描（PIS）和中性脱失扫描（NLS）。先驱离子扫描和中性脱失扫描是全扫描方法，主要通过三重四级杆或四极杆－飞行时间质谱仪（Q-TOF）实验 [102]。随后脂质个体的脂肪酸成分会通过阴离子模式的先驱离子扫描来确认。

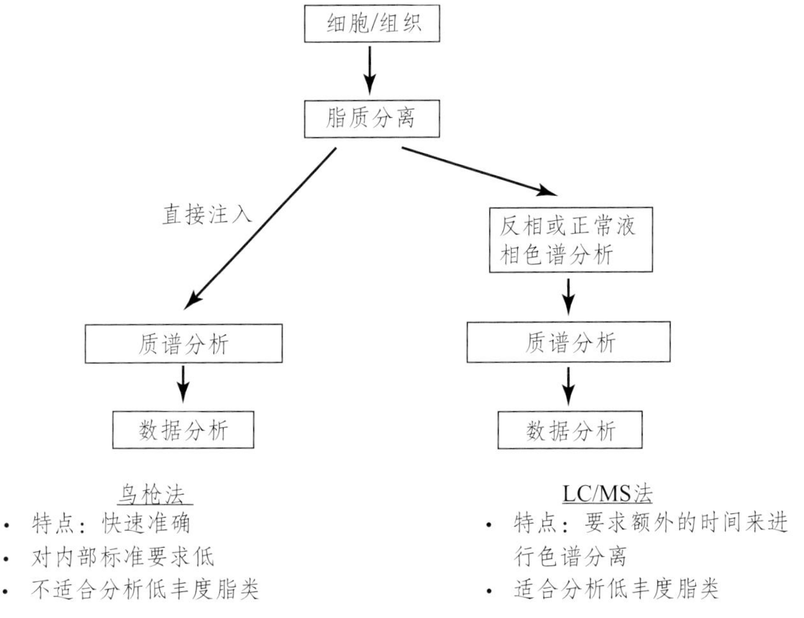

图 11.5　脂质组学的 ESI-MS 分析可通过液相色谱法或鸟枪法。两种方法的优缺点如图所示。

例如，磷脂酰肌醇 38∶4（PI 18∶0/20∶4）就会通过 241*m/z* 的阴离子模式的先驱离子扫描确定，而与脂肪酸结合的侧链则会通过 283*m/z*（C18∶0）和 303*m/z*（C20∶4）确认[103]。总体来说，鸟枪法脂质组学分析倾向于被一些易于离子化的分子影响而对一些微量成分的检测产生离子抑制，但它可以通过有限的内部标准快速并准确地进行定量。

对于通过液相色谱－质谱（LC-MS）来分析脂肪的种类，离子抑制并不是一个主要的问题，而这种方法能够产生同分异构的分辨率。LC-MS 在脂质组学的应用又需要额外的像前面所讲的 *m/z* 分析。因为减少了抑制性离子的副作用，一个色谱的分离步骤可显著地增加能够检测到的脂类数量[104, 105]。由此来看，在没有人为干扰的情况下确认丰度很低的脂类也是可能的[106]。正相和反相是 HPLC 的两个不同的模式，都可以用于不同目标的脂质组学分析。正相色谱的方法可通过极性头来分离不同种类的脂类，而反相色谱的方法常常基于不同脂肪酸乙酰链被用来分离同一种类的脂肪[93]。*m/z* 值之外，LC-MS 也可为识别用途提供保留时间的功能。但是 LC-MS 的方法会花费更多的时间，而因为梯度液相色谱分离的不同时期具有不同的电离能力，多个标准对于精确定量是必需的。

类似于其他的组学技术，脂质组学产生了大量的数据，脂类化学结构的多样性导致了实验和信息学分析的两种挑战。到目前为止，虽然脂质组学的研究群体达成了把脂质分类绘成脂质图谱的共识[97]，但并没有具有一致性的数据分析程序可以整合脂质组学的质谱结果。对于一个强大的能够量化的生物信息学分析系统的需求在多个层次都是很高的：①建立全球都可以接受的分类系统；②创建脂质结构、脂质相关基因和蛋白的数据库；③对于实验数据的有效分析；④对于大数据和实验方法的有效管理；⑤整合实验数据和已有知识包括代谢和信号通路；⑥开发有效搜索、显示和分析脂质组学数据的信息分析软件[97]。这些需求需要生物学、化学和生物信息学领域的研究人员联合努力解决。

脂质组学中有关乳腺癌研究的技术发展

2008 年 Haynes 等描述了通过反相液相色谱结合阳离子模式电子喷射多重质谱的方法，并把偶数链脂肪乙酰辅酶 A 作为内部标准的情况下，量化亚皮摩尔浓度以下的长链和非常长链脂肪乙酰辅酶 A 的方法[107]。巨噬细胞 RAW264.7 细胞系和人类 MCF7 乳腺癌细胞系被用来作为这个优化的例子，对于它们的分析解释了脂肪酰基含量和分布的巨大区别[107]。非常长链的脂肪酰基（>C20）和长链脂肪酰基（<C20）的含量在癌细胞里是类似的，而在非癌细胞里，脂肪酰基主要以长链形式存在[107]。在乳腺癌细胞系里的脂质组学的更进一步研究应用了电子喷射阳离子和阴离子的模式，并结合电子喷射三重四极质谱[108, 109]。这些仪器汇集了精确分析磷脂灵敏性、特异性、选择性和速度性的优势[110]。通过比较 3 种不同的乳腺癌细胞系（非恶性乳腺上皮细胞 MCF10A、非转移性乳腺癌细胞 T-47D 和转移性乳腺癌细胞 MDA-MB-231），发现卵磷脂和磷脂酰肌醇在非恶性细胞里的含量相对较低[109]。另外，MDA-MB-231 细胞系含有最高水平的磷脂酸、卵磷脂和磷脂酰肌醇[109]。先进的质谱技术也被直接应用到研究乳腺癌患者的脂质谱，而棕榈酸、硬脂酸、亚油酸和总脂肪酸的量也被认为是最有可能发展为乳腺癌预测的生物标志物[111]。

乳腺癌研究中脂质组学、基因组学和蛋白质组学的整合

基因组学、转录组学和蛋白质组学在乳腺癌中的应用产生了大量证明乳腺癌组织和细胞系中存在的分子水平变化的数据。与基因组学、转录组学和蛋白质组学相比较，脂质组学是一种比较新的方法[99]。因此包含“脂质组学”的出版物（1475 篇，通过 Highwire 文献搜索引擎的全文搜索功能搜索，截至 2012 年

10 月）的数量远远小于那些包含“基因组学”（>154 000）和“蛋白质组学”（>66 000）（图 11.6）。尽管如此，同时包含“脂质组学”和“癌症”关键词的出版物数量正在迅猛增长（图 11.7）。

许多研究已经对乳腺癌完成了基因组和转录组分析，用以确认在基因拷贝数和转录水平存在巨大关联的基因，因此可以展示出发生了扩增的靶基因是不是抑癌基因[112-114]。通过转录组学研究得到的预测结果随后被经常使用的蛋白质技术检测到，再现了目标基因在转录和蛋白水平都真实存在差异[115]。这些研究方法的整合突显了肿瘤中的脂质代谢和谱学在肿瘤中都是发生改变的。举个例子，ACACA（17 号染色体，32.7MB）和 NR1D1（17 号染色体，35.5 MB）基因拷贝数和表达量（图 11.4）的关联被确定，它们也因之能够作为乳腺癌潜在的药物靶标[116]。

相比之下，很少有研究试图将脂质组学和其他组学谱在任何生物学研究文章中整合起来[117]。然而，脂质组学结合转录组数据阐明疾病的分子机制的能力最近已在乳腺癌中得到展示。对于大量人类乳腺癌组织的脂质组学分析发现，与正常乳腺组织相比，乳腺癌中重新合成脂肪酸并掺入膜磷脂的力度增加[118]。计算机模拟的转录组数据随后被应用于确定可能导致这些变化的候选蛋白[119]。采用免疫组织化学候选蛋白进行研究，表明高水平的重新合成脂肪酸的乳腺癌也表现出较高的 FASN 与 ACACA 原位表达水平[118]。Brockmöller 等通过类似的方法研究了磷酸甘油酰基转移酶（GPAM）在乳腺癌中的表达并描述了 GPAM 在免疫组织化学和代谢谱结果之间的联系[120]。

尽管很少有乳腺癌研究会将脂质组学与其他高通量研究手段结合起来，但是整合脂质组学和其他“组学”的重要性已被一些研究人员清楚地认识到。这可通过出版物数量窥见端倪，包含“脂质组学”的出版物中（n =1475），有 17% 和 23% 分别提到了“基因组学”和“蛋白质组学”，相应地有 11% 的文章同时包含这三组词组（图 11.6）。“脂质组学”与“蛋白质组学”共同出现的比例略高，体现了这两者使用了相似的平台，也意味着许多蛋白

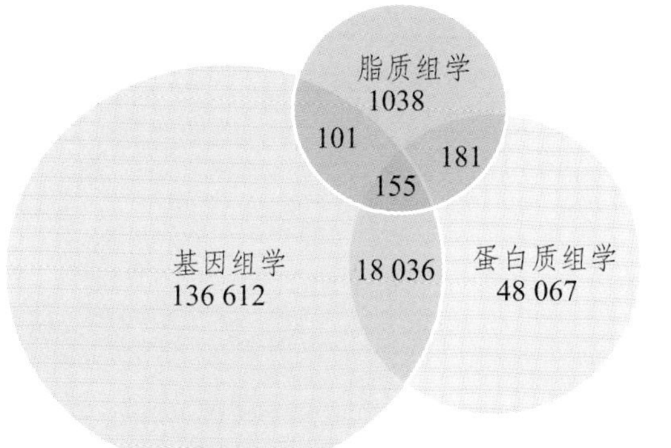

图 11.6　维恩图展示了包含搜索术语“基因组学”（n = 154 904），“蛋白质组学”（n = 66 439）和“脂质组学”（n = 1475）的文章数量，以及它们的并集与交集。脂质组学的文章相对高比例的包含“基因组学”（n = 256，17.4%）及“蛋白质组学”（n = 336，22.8%）或两者（n = 155，10.5%）均有，这反映了脂质组学现在是一个比较新的领域，与其他“组学”学科有开放性的融合。文章数目通过 Highwire 文献搜索引擎的全文搜索功能搜索截至 2012 年 10 月 12 日得到。维恩图仅作示意用并非严格按刻度绘制。

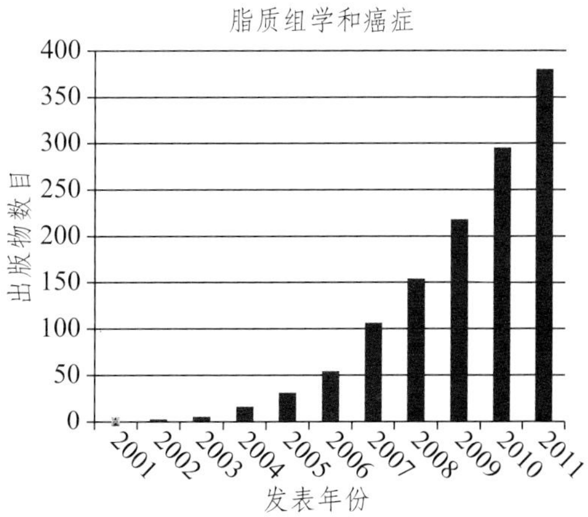

图 11.7　从 2001 年（0 篇）到 2012 年间（共 470 篇）历年发表的同时包括“脂质组学”和“癌症”的科学出版物数量。文章数目通过 Highwire 文献搜索引擎的全文搜索功能搜索截至 2012 年 10 月 12 日得到。

质组学研究可以承担脂质组学任务[99]。因此，在短期内，我们可能期待在肿瘤中蛋白质组学和脂质组学方法的更频繁整合。

总结与展望

乳腺癌既是一个重要的临床问题，也是一种值得研究探索的疾病。乳腺癌组织和细胞系的易获得性意味着乳腺癌研究者充当了谱学技术应用的“先行者”角色，乳腺癌还经常担任新技术应用的测试案例。许多因素都导致了脂质组学技术在乳腺癌研究领域的使用增加，甚至超越了脂质组学领域本身的技术发展。现在很清楚肥胖是癌症形成的一个主要环境因素，它直接和间接地影响乳腺癌的发生率。肥胖在驱动常见癌症发生中的重要性导致我们对脂质代谢认识日益加深，即脂质代谢也大大改变癌症相关的正常细胞，但这些现象是否有联系以及如何联系起来则需要进一步研究。脂质代谢在癌症中的转变已通过直接研究证实，也有通过在基因组、转录组和蛋白质组研究水平调研脂质代谢基因关键调节基因拷贝数改变、基因或蛋白表达水平变化等间接方法来确定。虽然癌症的分子疗法将会继续代表药物开发的一个主要领域，但越来越多的人认可发展针对诸如肥胖之类代谢性疾病的药物也可用于癌症治疗[85]。

脂质组学面临着诸如基因组学、转录组学和蛋白质组学等其他组学领域所没有的一些特殊挑战。人类基因组测序中推导出的基因集可同时供转录组和蛋白质组使用，因此定义了这些分子相关领域的理论边界。相比较而言，目前还未能确定生物脂类的数目，以现在的技术手段也难于对其进行预测[99]。对于全部脂质种类进行完全鉴定的一个挑战在于一些脂类可能以低丰度形式存在[99]，如果不能对这些脂类进行预测，那么它们将很难被确定。此外，脂类是通过与蛋白质、核糖核酸和其他分子在胞内的相互作用来发挥它们的功能，而这些相互作用才开始得到分析[121]。

尽管存在着诸多挑战，脂质组学仍然存在拓宽癌症诊断和治疗手段的机会。对脂质类别和结构的鉴定为探索脂质在癌症中的改变开辟了可能的新途径，奠定了发掘新生物标志物和发展新治疗策略的基础。代谢组学被描述为对生物系统的放大输出，个别酶的微小改变可能导致能被明显量化的巨大变化[122]。脂质结构存在巨大的多样性，这在目前是个重大挑战、同时也为开发指证如癌症之类疾病状态的高特异性生物标志物提供了机会。正如脂质代谢的酶调节已被提出作为乳腺癌和其他癌症的治疗靶标，疾病特异性的脂类本身可能作为癌症治疗的靶标，而且这条途径可能不易受个别基因突变产生的药物抗性的影响。鉴于脂质对于人类许多疾病有着巨大的生物学和临床意义，人们在生物脂质鉴定和分类上的不断努力与脂质组学和其他实验手段更为频繁的整合，我们可以预见，在未来十年内，脂质组学会像其他已建立好完整体系的“组学”领域一样取得长足的发展。

（马健　译）

参考文献

1. Jönsson, G., et al: High-resolution genomic profiles of breast cancer cell lines assessed by tiling BAC array comparative genomic hybridization. Genes Chromosomes Cancer 2007, 46(6): 543-558.
2. Kao, J., et al: Molecular profiling of breast cancer cell lines defines relevant tumor models and provides a resource for cancer gene discovery. PLoS One 2009, 4(7): e6146.
3. Perou, C.M., et al: Molecular portraits of human breast tumours. Nature 2000, 406(6797): 747-752.
4. Sorlie, T., et al: Gene expression patterns of breast carcinomas distinguish tumor subclasses with clinical implications. Proc Natl Acad Sci U S A 2001, 98(19): 10869-10874.
5. Cancer Genome Atlas, N: Comprehensive molecular portraits of human breast tumours. Nature 2012, 490(7418): 61-70.
6. Curtis, C., et al: The genomic and transcriptomic architecture of 2,000 breast tumours reveals novel subgroups. Nature 2012, 486(7403): 346-352.
7. Vander Heiden, M.G., L.C. Cantley, and C.B. Thompson: Understanding the Warburg effect: the metabolic requirements of cell proliferation.

Science, 2009, 324(5930): 1029-1033.
8. Brasaemle, D.L: Thematic review series: adipocyte biology. The perilipin family of structural lipid droplet proteins: stabilization of lipid droplets and control of lipolysis. J Lipid Res 2007, 48(12): 2547-2559.
9. Escriba, P.V., et al: Membranes: a meeting point for lipids, proteins and therapies. J Cell Mol Med 2008, 12(3): 829-875.
10. Resh, M.D: Trafficking and signaling by fatty-acylated and prenylated proteins. Nat Chem Biol 2006, 2(11): 584-590.
11. Resh, M.D: Use of analogs and inhibitors to study the functional significance of protein palmitoylation. Methods 2006, 40(2): 191-197.
12. Suzuki, M., et al: Lipid droplets: size matters. J Electron Microsc (Tokyo) 2011, 60(Suppl 1): S101-116.
13. Harvatine, K.J., Y.R. Boisclair, and D.E. Bauman, Recent advances in the regulation of milk fat synthesis. Animal 2009, 3(1): 40-54.
14. Neville, M.C., et al: Lactation and neonatal nutrition: defining and refining the critical questions. J Mammary Gland Biol Neoplasia 2012, 17(2): 167-188.
15. McManaman, J.L., M.E. Reyland, and E.C. Thrower: Secretion and fluid transport mechanisms in the mammary gland: comparisons with the exocrine pancreas and the salivary gland. J Mammary Gland Biol Neoplasia 2006, 11(3-4): 249-268.
16. JP, G: Biochemistry of cancer. New York: Academic, 1954.
17. Medes, G., A. Thomas, and S. Weinhouse: Metabolism of neoplastic tissue. IV. A study of lipid synthesis in neoplastic tissue slices in vitro. Cancer Res 1953, 13(1): 27-29.
18. Ookhtens, M., et al: Liver and adipose tissue contributions to newly formed fatty acids in an ascites tumor. Am J Physiol 1984, 247(1 Pt 2): 146-153.
19. Menendez, J.A. and R. Lupu: Fatty acid synthase and the lipogenic phenotype in cancer pathogenesis. Nat Rev Cancer 2007, 7(10): 763-777.
20. Rysman, E., et al: De novo lipogenesis protects cancer cells from free radicals and chemotherapeutics by promoting membrane lipid saturation. Cancer Res 2010, 70(20): 8117-8126.
21. Rees, E.D., A.E. Shuck, and H. Ackermann: Lipid composition of rat mammary carcinomas, mammary glands, and related tissues: endocrine influences. J Lipid Res 1966, 7(3): 396-402.
22. Hilf, R., et al: Enzymes, nucleic acids, and lipids in human breast cancer and normal breast tissue. Cancer Res 1970, 30(6): 1874-1882.
23. Sakai, K., et al: Composition and turnover of phospholipids and neutral lipids in human breast cancer and reference tissues. Carcinogenesis 1992, 13(4): 579-584.
24. Hanahan, D. and R.A. Weinberg: Hallmarks of cancer: the next generation. Cell 2011, 144(5): 646-674.
25. Kridel, S.J., W.T. Lowther, and C.W.t. Pemble: Fatty acid synthase inhibitors: new directions for oncology. Expert Opin Investig Drugs 2007, 16(11): 1817-1829.
26. Takahiro, T., K. Shinichi, and S. Toshimitsu: Expression of fatty acid synthase as a prognostic indicator in soft tissue sarcomas. Clin Cancer Res 2003, 9(6): 2204-2212.
27. Camassei, F.D., et al: Expression of the lipogenic enzyme fatty acid synthase (FAS) in retinoblastoma and its correlation with tumor aggressiveness. Invest Ophthalmol Vis Sci 2003, 44(6): 2399-2403.
28. Kuhajda, F.P: Fatty acid synthase and cancer: new application of an old pathway. Cancer Res 2006, 66(12): 5977-5980.
29. Graner, E., et al: The isopeptidase USP2a regulates the stability of fatty acid synthase in prostate cancer. Cancer Cell 2004, 5(3): 253-261.
30. Shah, U.S., et al: Fatty acid synthase gene overexpression and copy number gain in prostate adenocarcinoma. Hum Pathol 2006, 37(4): 401-409.
31. Epstein, J.I., M. Carmichael, and A.W. Partin: OA-519 (fatty acid synthase) as an independent predictor of pathologic state in adenocarcinoma of the prostate. Urology 1995, 45(1): 81-86.
32. Alo, P.L., et al: Expression of fatty acid synthase (FAS) as a predictor of recurrence in stage I breast carcinoma patients. Cancer 1996, 77(3): 474-482.
33. Visca, P., et al: Fatty acid synthase (FAS) is a marker of increased risk of recurrence in lung carcinoma. Anticancer Res, 2004, 24(6): 4169-4173.
34. Sebastiani, V., et al: Fatty acid synthase is a marker of increased risk of recurrence in endometrial carcinoma. Gynecol Oncol 2004, 92(1): 101-105.
35. Chirala, S.S., et al: Fatty acid synthesis is essential in embryonic development: fatty acid synthase null mutants and most of the heterozygotes die in utero. Proc Natl Acad Sci U S A 2003, 100(11): 6358-6363.
36. Chakravarthy, M.V., et al: "New" hepatic fat activates PPARalpha to maintain glucose, lipid, and cholesterol homeostasis. Cell Metab 2005, 1(5): 309-322.
37. Swinnen, J.V., et al: Fatty acid synthase drives the synthesis of phospholipids partitioning into detergent-resistant membrane microdomains. Biochem Biophys Res Commun 2003, 302(4): 898-903.
38. Baron, A., et al: Fatty acid synthase: a metabolic oncogene in prostate cancer? J Cell Biochem 2004, 91(1): 47-53.
39. Menendez, J.A: Fine-tuning the lipogenic/lipolytic balance to optimize the metabolic requirements of cancer cell growth: molecular mechanisms and therapeutic perspectives. Biochim Biophys Acta 2010, 1801(3): 381-391.
40. Bertucci, F., et al: Identification and validation of an ERBB2 gene expression signature in breast cancers. Oncogene 2004, 23(14): 2564-2575.
41. Isola, J., et al: Genetic alterations in ERBB2-

amplified breast carcinomas. Clin Cancer Res 1999, 5(12): 4140-4145.
42. Pegram, M.D., G. Konecny, and D.J. Slamon: The molecular and cellular biology of HER2/neu gene amplification/overexpression and the clinical development of herceptin (trastuzumab) therapy for breast cancer. Cancer Treat Res 2000, 103: 57-75.
43. Slamon, D.J., et al: Human breast cancer: correlation of relapse and survival with amplification of the HER-2/neu oncogene. Science 1987, 235(4785): 177-182.
44. Yarden, Y. and G. Pines: The ERBB network: at last, cancer therapy meets systems biology. Nat Rev Cancer 2012, 12(8): 553-563.
45. Kumar-Sinha, C., et al: Transcriptome analysis of HER2 reveals a molecular connection to fatty acid synthesis. Cancer Res 2003, 63(1): 132-139.
46. Menendez, J.A., et al: Overexpression and hyperactivity of breast cancer-associated fatty acid synthase (oncogenic antigen-519) is insensitive to normal arachidonic fatty acid-induced suppression in lipogenic tissues but it is selectively inhibited by tumoricidal alpha-linolenic and gamma-linolenic fatty acids: a novel mechanism by which dietary fat can alter mammary tumorigenesis. Int J Oncol 2004, 24(6): 1369-1383.
47. Zhang, D., et al: Proteomic study reveals that proteins involved in metabolic and detoxification pathways are highly expressed in HER-2/neu-positive breast cancer. Mol Cell Proteomics 2005, 4(11): 1686-1696.
48. Menendez, J.A., et al: Pharmacological inhibition of fatty acid synthase (FAS): a novel therapeutic approach for breast cancer chemoprevention through its ability to suppress Her-2/neu (erbB-2) oncogene-induced malignant transformation. Mol Carcinog 2004, 41(3): 164-178.
49. Porter, D., et al: Molecular markers in ductal carcinoma in situ of the breast. Mol Cancer Res 2003, 1(5): 362-375.
50. Yang, Y., et al: Regulation of fatty acid synthase expression in breast cancer by sterol regulatory element binding protein-1c. Exp Cell Res 2003, 282(2): 132-137.
51. Menendez, J.A., J.P. Decker, and R. Lupu: In support of fatty acid synthase (FAS) as a metabolic oncogene: extracellular acidosis acts in an epigenetic fashion activating FAS gene expression in cancer cells. J Cell Biochem 2005, 94(1): 1-4.
52. Yoon, S., et al: Up-regulation of acetyl-CoA carboxylase alpha and fatty acid synthase by human epidermal growth factor receptor 2 at the translational level in breast cancer cells. J Biol Chem 2007, 282(36): 26122-26131.
53. Kallioniemi, A., et al: Detection and mapping of amplified DNA sequences in breast cancer by comparative genomic hybridization. Proc Natl Acad Sci U S A 1994, 91(6): 2156-2160.
54. Diamandis, E.P., et al: Cancer genomes. Clin Chem 2010, 56(11): 1660-1664.
55. Hillmer, A.M., et al: Comprehensive long-span paired-end-tag mapping reveals characteristic patterns of structural variations in epithelial cancer genomes. Genome Res 2011, 21(5): 665-675.
56. Teschendorff, A.E. and C. Caldas: The breast cancer somatic 'muta-ome': tackling the complexity. Breast Cancer Res 2009, 11(2): 301.
57. Brunet, J., et al: BRCA1 and acetyl-CoA carboxylase: the metabolic syndrome of breast cancer. Mol Carcinog 2008, 47(2): 157-163.
58. Menendez, J.A., L. Vellon, and R. Lupu: DNA topoisomerase IIalpha (TOP2A) inhibitors up-regulate fatty acid synthase gene expression in SK-Br3 breast cancer cells: in vitro evidence for a 'functional amplicon' involving FAS, Her-2/neu and TOP2A genes. Int J Mol Med 2006, 18(6): 1081-1087.
59. Pitel, F., et al: Mapping of FASN and ACACA on two chicken microchromosomes disrupts the human 17q syntenic group well conserved in mammals. Mamm Genome 1998, 9(4): 297-300.
60. Kauraniemi, P. and A. Kallioniemi: Activation of multiple cancer-associated genes at the ERBB2 amplicon in breast cancer. Endocr Relat Cancer 2006, 13(1): 39-49.
61. Kourtidis, A., et al: Peroxisome proliferatoractivated receptor-gamma protects ERBB2-positive breast cancer cells from palmitate toxicity. Breast Cancer Res 2009, 11(2): R16.
62. Kourtidis, A., et al: An RNA interference screen identifies metabolic regulators NR1D1 and PBP as novel survival factors for breast cancer cells with the ERBB2 signature. Cancer Res 2010, 70(5): 1783-1792.
63. Fontaine, C., et al: The orphan nuclear receptor Rev-Erbalpha is a peroxisome proliferator-activated receptor (PPAR) gamma target gene and promotes PPARgamma-induced adipocyte differentiation. J Biol Chem 2003, 278(39): 37672-37680.
64. Jia, Y., et al: Transcription coactivator PBP, the peroxisome proliferator-activated receptor (PPAR)-binding protein, is required for PPARalpha-regulated gene expression in liver. J Biol Chem 2004, 279(23): 24427-24434.
65. Laitinen, S., et al: The role of the orphan nuclear receptor Rev-Erb alpha in adipocyte differentiation and function. Biochimie 2005, 87(1): 21-25.
66. Misra, P., et al: Phosphorylation of transcriptional coactivator peroxisome proliferator-activated receptor (PPAR)-binding protein (PBP). Stimulation of transcriptional regulation by mitogen-activated protein kinase. J Biol Chem 2002, 277(50): 48745-48754.
67. Wang, J. and M.A. Lazar: Bifunctional role of Rev-erbalpha in adipocyte differentiation. Mol Cell Biol 2008, 28(7): 2213-2220.
68. Zhu, Y., et al: Isolation and characterization of peroxisome proliferator-activated receptor (PPAR) interacting protein (PRIP) as a coactivator for PPAR. J Biol Chem 2000, 275(18): 13510-13516.
69. Moncur, J.T., et al: The "Spot 14" gene resides on the telomeric end of the 11q13 amplicon and is expressed in lipogenic breast cancers: implications

for control of tumor metabolism. Proc Natl Acad Sci U S A 1998, 95(12): 6989-6994.
70. Wells, W.A., et al: Expression of "Spot 14" (THRSP) predicts disease free survival in invasive breast cancer: immunohistochemical analysis of a new molecular marker. Breast Cancer Res Treat 2006, 98(2): 231-240.
71. Parkin, D.M., L. Boyd, and L.C. Walker, 16: The fraction of cancer attributable to lifestyle and environmental factors in the UK in 2010. Br J Cancer 2011, 105 Suppl 2: S77-81.
72. Cleary, M.P. and M.E. Grossmann, Minireview: Obesity and breast cancer: the estrogen connection. Endocrinology 2009, 150(6): 2537-2542.
73. Gayde, C., et al: Outcome of mammography in women with large breasts. Breast 2012. 21(4): 493-498.
74. Park, J., D.M. Euhus, and P.E. Scherer: Paracrine and endocrine effects of adipose tissue on cancer development and progression. Endocr Rev 2011, 32(4): 550-570.
75. Giovannucci, E., et al: A prospective study of dietary fat and risk of prostate cancer. J Natl Cancer Inst 1993, 85(19): 1571-1579.
76. Hursting, S.D., M. Thornquist, and M.M. Henderson: Types of dietary fat and the incidence of cancer at five sites. Prev Med 1990, 19(3): 242-253.
77. Saadatian-Elahi, M., et al: Biomarkers of dietary fatty acid intake and the risk of breast cancer: a meta-analysis. Int J Cancer 2004, 111(4): 584-591.
78. Bougnoux, P., N. Hajjaji, and C. Couet: The lipidome as a composite biomarker of the modifiable part of the risk of breast cancer. Prostaglandins Leukot Essent Fatty Acids 2008, 79(3-5): 93-96.
79. Gal, D., et al: Cholesterol metabolism in cancer cells in monolayer culture. III. Low-density lipoprotein metabolism. Int J Cancer 1981, 28(3): 315-319.
80. Kuemmerle, N.B., et al: Lipoprotein lipase links dietary fat to solid tumor cell proliferation. Mol Cancer Ther 2011, 10(3): 427-436.
81. Ahn, J: et al: Adiposity, adult weight change, and postmenopausal breast cancer risk. Arch Intern Med 2007, 167(19): 2091-2102.
82. Pichard, C., et al: Insulin resistance, obesity and breast cancer risk. Maturitas 2008, 60(1): 19-30.
83. Subbaramaiah, K., et al: Obesity is associated with inflammation and elevated aromatase expression in the mouse mammary gland. Cancer Prev Res (Phila) 2011, 4(3): 329-346.
84. Nieman, K.M., et al: Adipocytes promote ovarian cancer metastasis and provide energy for rapid tumor growth. Nat Med 2011, 17(11): 1498-1503.
85. Abramson, H.N: The lipogenesis pathway as a cancer target. J Med Chem 2011, 54(16): 5615-5638.
86. Puig, T., et al: Fatty acid metabolism in breast cancer cells: differential inhibitory effects of epigallocatechin gallate (EGCG) and C75. Breast Cancer Res Treat 2008, 109(3): 471-479.
87. Puig, T., et al: A novel inhibitor of fatty acid synthase shows activity against HER2+ breast cancer xenografts and is active in anti-HER2 drug-resistant cell lines. Breast Cancer Res 2011, 13(6): R131.
88. Shi, Y. and P. Burn: Lipid metabolic enzymes: emerging drug targets for the treatment of obesity. Nat Rev Drug Discov 2004, 3(8): 695-710.
89. Furuhashi, M. and G.S. Hotamisligil: Fatty acid-binding proteins: role in metabolic diseases and potential as drug targets. Nat Rev Drug Discov 2008, 7(6): 489-503.
90. Straub, B.K., et al: Lipid droplet-associated PAT-proteins show frequent and differential expression in neoplastic steatogenesis. Mod Pathol 2010, 23(3): 480-492.
91. Ruggieri, S: Separation of the methyl esters of fatty acids by thin layer chromatography. Nature 1962, 193: 1282-1283.
92. Bennett, R.D. and E. Heftmann: Thin-layer chromatography of sterols. J Chromatogr 1962. 9: 359-362.
93. Li, M: et al., Recent advances of chromatography and mass spectrometry in lipidomics. Anal Bioanal Chem 2011, 399(1): 243-249.
94. Hauff, S. and W. Vetter: Quantification of fatty acids as methyl esters and phospholipids in cheese samples after separation of triacylglycerides and phospholipids. Anal Chim Acta 2009, 636(2): 229-235.
95. Gawrisch, K., N.V. Eldho, and I.V. Polozov, Novel NMR tools to study structure and dynamics of biomembranes. Chem Phys Lipids 2002, 116(1-2): 135-151.
96. Marsh, D. and T. Pali: The protein-lipid interface: perspectives from magnetic resonance and crystal structures. Biochim Biophys Acta 2004, 1666(1-2): 118-141.
97. Fahy, E., et al: Lipid classification, structures and tools. Biochim Biophys Acta 2011, 1811(11): 637-647.
98. Han, X. and R.W: Gross, Electrospray ionization mass spectroscopic analysis of human erythrocyte plasma membrane phospholipids. Proc Natl Acad Sci U S A 1994, 91(22): 10635-10639.
99. Hou, W., et al: Technological developments in lipidomics. Brief Funct Genomic Proteomic 2008, 7(5): 395-409.
100. Postle, A.D: Lipidomics. Curr Opin Clin Nutr Metab Care 2012, 15(2): 127-133.
101. Wenk, M.R: The emerging field of lipidomics. Nat Rev Drug Discov, 2005, 4(7): 594-610.
102. Hartler, J., et al: Bioinformatics tools and challenges in structural analysis of lipidomics MS/MS data. Brief Bioinform 2013, 14(3): 375-390.
103. Ivanova, P.T., et al: Lipidomics: a mass spectrometry based systems level analysis of cellular lipids. Curr Opin Chem Biol 2009, 13(5-6): 526-531.
104. Taguchi, R., et al: Focused lipidomics by tandem

mass spectrometry. J Chromatogr B Analyt Technol Biomed Life Sci 2005, 823(1): 26-36.
105. Taguchi, R., M. Nishijima, and T. Shimizu: Basic analytical systems for lipidomics by mass spectrometry in Japan. Methods Enzymol 2007, 432: 185-211.
106. Nakanishi, H., H. Ogiso, and R. Taguchi: Qualitative and quantitative analyses of phospholipids by LC-MS for lipidomics. Methods Mol Biol 2009, 579: 287-313.
107. Haynes, C.A., et al: Quantitation of fatty acyl-coenzyme As in mammalian cells by liquid chromatography-electrospray ionization tandem mass spectrometry. J Lipid Res 2008, 49(5): 1113-1125.
108. Doria, M.L., et al: Lipidomic approach to identify patterns in phospholipid profiles and define class differences in mammary epithelial and breast cancer cells. Breast Cancer Res Treat 2012, 133(2): 635-648.
109. Doria, M.L., et al: Lipidomic analysis of phospholipids from human mammary epithelial and breast cancer cell lines. J Cell Physiol 2013, 228(2): 457-468.
110. Milne, S., et al: Lipidomics: an analysis of cellular lipids by ESI-MS. Methods 2006, 39(2): 92-103.
111. Lv, W. and T. Yang: Identification of possible biomarkers for breast cancer from free fatty acid profiles determined by GC-MS and multivariate statistical analysis. Clin Biochem 2012, 45(1-2): 127-133.
112. Pollack, J.R., et al: Microarray analysis reveals a major direct role of DNA copy number alteration in the transcriptional program of human breast tumors. Proc Natl Acad Sci U S A 2002, 99(20): 12963-12968.
113. Adelaide, J., et al: Integrated profiling of basal and luminal breast cancers. Cancer Res 2007, 67(24): 11565-11575.
114. Staaf, J., et al: High-resolution genomic and expression analyses of copy number alterations in HER2-amplified breast cancer. Breast Cancer Res 2010, 12(3): R25.
115. Harvell, D.M., et al: Estrogen regulated gene expression in response to neoadjuvant endocrine therapy of breast cancers: tamoxifen agonist effects dominate in the presence of an aromatase inhibitor. Breast Cancer Res Treat 2008, 112(3): 489-501.
116. Chin, K., et al: Genomic and transcriptional aberrations linked to breast cancer pathophysiologies. Cancer Cell 2006, 10(6): 529-541.
117. Buczynski, M.W., D.S. Dumlao, and E.A. Dennis: Thematic Review Series: Proteomics. An integrated omics analysis of eicosanoid biology. J Lipid Res 2009, 50(6): 1015-1038.
118. Hilvo, M., et al: Novel theranostic opportunities offered by characterization of altered membrane lipid metabolism in breast cancer progression. Cancer Res 2011, 71(9): 3236-3245.
119. Kilpinen, S., et al: Systematic bioinformatic analysis of expression levels of 17,330 human genes across 9,783 samples from 175 types of healthy and pathological tissues. Genome Biol 2008, 9(9): R139.
120. Brockmoller, S.F., et al: Integration of metabolomics and expression of glycerol-3-phosphate acyltransferase (GPAM) in breast cancer-link to patient survival, hormone receptor status, and metabolic profiling. J Proteome Res 2012, 11(2): 850-860.
121. Feng, L: Probing lipid-protein interactions using lipid microarrays. Prostaglandins Other Lipid Mediat 2005, 77(1-4): 158-167.
122. Denkert, C., et al: Metabolomics of human breast cancer: new approaches for tumor typing and biomarker discovery. Genome Med 2012, 4(4): 37.

第 12 章

乳腺肿瘤干细胞和细胞组学

Esin Demir, Bilge Atar, Dipali Dhawan, Debmalya Barh, Mehmet Gunduz, Esra Gunduz

摘 要

“组学”技术是强大的高通量的分析工具，“组学”分析可获得肿瘤细胞内部整体水平改变的信息。在异质性肿瘤群中肿瘤干细胞是至关重要的细胞，对它们的组学分析可让我们更好地理解尚有争议的问题，主要是肿瘤治疗药物抗性和肿瘤转移的能力问题。乳腺癌患者的生存率与干细胞之间的相关性揭示了乳腺肿瘤干细胞的重要性，这些干细胞具有高度致癌能力，因此需要深入了解其生物学特性。基因组学、蛋白质组学和表观遗传组学为此提供了很好的工具。这些高通量的方法一般步骤是依据特异性标志物分离乳腺肿瘤干细胞，另一个共同的特征是应用大规模的感兴趣基因、转录本或蛋白。除此之外，其余的实验程序彼此之间略有不同，利用这些方法提供的信息对以后治疗策略的制订具有重要意义。总之，组学方法不仅有助于进一步理解乳腺肿瘤干细胞，同时也为更有效的靶向治疗打开一扇大门。

关键词

“组学” 基因组学 蛋白质组学 表观基因组学 基因标签 乳腺肿瘤干细胞

引言

干细胞和肿瘤干细胞

干细胞引发肿瘤的概念可以追溯到 150 年前[1]；但是肿瘤干细胞（或肿瘤起源细胞）的假说还是个相对新的提议[2]，在 15 年前才提出来的。肿瘤干细胞（tumor stem cell，TSC，或 cancer stem cell，CSC。也称癌症干细胞，但本章统称为肿瘤干细胞——译者注）具有干细胞的重要特性，并具有一些特殊修饰。干细胞具有两个重要的特征：①自我更新能力，干细胞在高度调控模式下进行不对称分裂，产生精确的备份；②分化成其他成熟细胞形成组织和器官。肿瘤干细胞的自我更新不是高度调控的，分化产物也不是正常的器官和组织，而是形成肿瘤组织。类似于正常干细胞，肿瘤干细胞具有抗凋亡特性，它们的寿命也比肿瘤中其他分化的细胞寿命长。此外，干细胞和肿瘤干细胞均具有转移至其他组织的能力[3]。这些特点为探寻肿瘤干细胞的起源提供了线索，最受支持的观点是肿瘤干细胞来源于相关组织的正常干细胞或祖细胞；另外，有研究者认为肿瘤干细胞来源于正常细胞，但这个观点需要更多的遗传学和细胞学证据去证实。因此肿瘤干细胞更可能来源于正常干细胞或其未成熟形式，即祖细胞[4]。但是，到目前为止，还没有完全证实哪种观点正确。

根据肿瘤干细胞学说，肿瘤是由异质性细胞以及一小部分肿瘤干细胞组成，这部分肿瘤干细胞赋予肿瘤增殖和侵袭的能力，将这部分细胞从肿瘤细胞群中鉴别出来需要特定的标志物，即通常说的“分化抗原簇”，简写为 CD 标志物，每种类型的肿瘤有其自己的肿瘤干细胞。

肿瘤干细胞在肿瘤治疗方面具有重要意义，对大多数化疗药和放疗有抵抗作用，即使常规的治疗方法可以杀灭肿瘤中分化的细胞，但是肿瘤干细胞的存在仍然会导致复发。一些新的治疗方法，靶向治疗肿瘤干细胞并结合减瘤措施（化疗药物或放疗），这种新的治疗方式比常规方法更加有效，而且也未发现有复发[5]。几种针对脑肿瘤中的肿瘤干细胞治疗方案已取得较成功的结果[6]。针对乳腺肿瘤干细胞的治疗方案也已经开展［基于树突细胞（DC）的免疫治疗］[7]。

乳腺肿瘤干细胞

与其他类型的肿瘤相似，乳腺癌中也包含一小部分肿瘤干细胞，这部分细胞比其他的非干细胞的肿瘤细胞具有更强的肿瘤形成能力，将乳腺肿瘤干细胞（breast cancer stem cells，BCSC）注射入裸鼠内观察其致癌能力，仅 100 个 BCSC 即可形成肿瘤，而成千上万的非 BCSC 未能形成肿瘤[8]。BCSC 的致癌能力很可能与其具有的转移能力有关，约 40% 的乳腺癌在治疗 7~10 年后发生转移[7]。从治疗效率方面来说，一个重要的问题就是分离这些高度致癌的肿瘤干细胞，鉴定这些 BCSC 最关键的一步是标志物识别。

鉴定乳腺肿瘤干细胞

表达黏附分子 CD44 并且不表达（或低表达）CD24 是鉴定 BCSC 的重要标志物，仅注射少数的 CD44+/CD24-/low 细胞入裸鼠即可形成肿瘤，而若是其他异质性细胞，则需要大量注射才能表现出肿瘤，提示这些 CD44+/CD24-/low 细胞具有更强的侵袭性[8]。干细胞除了表现 CD44+/CD24-/low 的特点外，还表达上皮表面抗原（epithelial surface antigen，ESA）。这 3 个细胞表面标志物对于鉴定 BCSC 不同于其他细胞系或原发肿瘤样本具有重要意义[9]。

与脑肿瘤干细胞形成神经球相似，BCSC 在细胞培养过程中也可形成球形的细胞簇，称为“乳腺球”，当我们使用的是化疗后的乳腺癌患者样本，传代数即乳腺球形成数增加，未治疗的患者样本形成乳腺球可达三代，而治疗后的患者样本乳腺球形成可达 8~10 代，这种情况提示乳腺肿瘤干细胞药物抗性机制可能是其激活了抗化疗的信号，因此在化疗的患者样本中乳腺球形成能力增强[10]。在乳腺肿瘤干细胞样细胞中敲除 α6- 整联蛋白 /ITGA6 引起乳腺球形成能力下降抑制肿瘤形成[11]，α6- 整联蛋白 /ITGA6 可能是乳腺肿瘤干细胞的重要标志物。

正常的和肿瘤性的乳腺上皮细胞中乙醛脱氢酶（aldehyde dehyd rogenase，ALDH）活性增加提示其可能为干细胞 / 祖细胞，通过对 577 个乳腺癌样本检测，发现 ALDH1 是个不良的预后因子[12]，乙醛脱氢酶家族成员 ALDH1A1 和 ALDH1A3 也作为 BCSC 的标志物[13]。根据 BCSC 标志物进行分类，ALDH1（+）、CD44（+）和 CD24（-）的细胞仅 20 个即可形成肿瘤[14]。

常规的鉴定技术

侧群细胞（side population，SP）技术是利用特殊染料如 Hoechst33342 和 Rhodamine123 进行细胞分离，乳腺肿瘤干细胞具有较强的特殊染料泵出能力，而分化细胞则不具备这种能力，从乳腺癌细胞系 MCF7 中分离 SP 细胞大约占总细胞系的 2%，这部分细胞可能是整个细胞系致癌部分[10]，然而，在有些情况下，体外获得的 SP 细胞与其体内的肿瘤形成能力不一致[15]，因此，SP 技术需与其他的 BCSC 标志物 / 技术一起鉴定 BCSC 将更加可靠。

ALDEFLUOR 检测分析是基于 ALDH1 的酶活性将维生素氧化成视黄酸，乳腺肿瘤干细胞 ALDEFLUOR 阳性，同时与其他标志物一起对鉴定乳腺癌更加可靠，比如，ALDEFLUOR 阳性的乳腺癌细胞群同时伴有 CD44+ 和 CD24- 具有较强的致癌能力，另一组 ALDEFLUOR 阳性的乳腺癌细胞伴 CD133+ 同样具有致癌和转移能力，这两组很可能就是乳腺肿瘤干细胞[16]。但是有时乳腺癌细胞系中的 ALDH1 检测不到，就需要利用其他 BCSC 的标志物[15]。

细胞培养过程中非黏附的乳腺球形成是另一个重要且常用的鉴定 BCSC 的方法，这些乳腺球的分化能力提示其具有干细胞 / 祖细胞的潜能，这些乳腺球的形成依赖于 BCSC 在无血清的条件下的生存能力，对这些乳腺球进行分析时发现，它们比其他的乳腺癌细胞系具有更大的 SP 群和 CD44+/CD24- 的细胞群，细胞培养过程中乳腺球的形成为我们开发针对 BCSC 的治疗方法提供基础[17]。

近来，其他的研究者报道一些新的方法鉴定和分离乳腺肿瘤干细胞[18-20]，该方法利用悬浮培养乳腺细胞并形成乳腺球，并用荧光染料 PKH26 标记细胞膜。周期慢的细胞染色后培养 7~10 天，然后根据 PKH26 荧光强度进行分选，由 $PKH26^{hi}$ 细胞组成的细胞群占整个细胞群的 0.2%~0.4%，这部分细胞可形成次级乳腺球，不对称分裂，表达多潜能的标志物，移植至 NOD/SCID 鼠体内可重建乳腺上皮[20]。

除了这些方法外，近几年组学方法也越来越盛行，如基因组学、表观基因组学和蛋白质组学，这些将在下一小节“组学方法在乳腺肿瘤干细胞中的应用”中详细介绍。

组学方法在乳腺肿瘤干细胞中的应用

基因组学

基因组学研究包括分析整个基因组遗传学改变，如体细胞突变和表观遗传学改变（或称为表观基因组学），基因组学研究最基本的方法是测序和肿瘤基因表达谱。尽管肿瘤干细胞只占肿瘤极小的一部分，但是对乳腺癌患者来说却承载着重要的功能，基因谱类似于干细胞的患者生存率降低[21]。但是由于乳腺癌组织中一般的乳腺癌细胞占大多数，这些细胞的基因表达有时会导致乳腺肿瘤干细胞的基因表达谱不易识别[22]，因此，在对 BCSC 进行详细的基因组分析之前，应将 BCSC 先分离出来。根据 BCSC 的标志物将其分离纯化，尤其是 CD44 阳性的细胞，当然也有其他的标志物，如 CD24，在 BCSC 中 CD24 往往是阴性或低表达[8]，CD24 和 CD45 均阴性及 CD44 阳性已用于磁珠分选 BCSC 的方法中[22]。其他的研究发现 CD24+ 和 CD44+ 不是同一组细胞，但是它们相互之间有一定渊源[21]，相对于 CD24 来说，CD44 阳性是 BCSC 的共同特征，CD44 已被用作分离和鉴定干细胞的标志物。

为了更好地理解 BCSC 基因组学，Hardt 研究小组分离 BCSC 后应用新一代测序和基于微阵列技术的基因表达谱技术进行分析[22]，全基因组微阵列结果与新一代测序结果一致，在新一代测序中，检测 500 个 CD44+/CD24-/CD45- 的乳腺癌细胞（或单一乳腺肿瘤干细胞）和 500 个肿瘤细胞的 RNA，既然测序物质是 RNA，因此叫“转录组测序”。通过测序和微阵列方法发现一组乳腺肿瘤干细胞差异表达的基因，与对照组相比，肿瘤干细胞标志物 CD44、ALDH1A3（ALDH1 异构体）、CD34、CD133、ITGB1 和 PROCR 均高表达，同时也检测了维持肿瘤干细胞特征的重要信号通路分子，典型的就是 Wnt 信号通路[23]，测序和微阵列两种方法均发现 Wnt 信号通路分子如 WNT2、WNT3、WNT11、FZD4 和 TCF4 均表达上调。另一重要的信号通路是 NOTCH，以前报道它影响 BCSC 的自我更新[24]，BCSC 中 JAG1 和 NOTCH3 表达上调，而 JAG2 表达下调。上皮细胞 – 间充质细胞转化基因，如 slug、整联蛋白 α6/β1、α-SMA、纤黏蛋白 -1 和钙黏着蛋白 11 均上调。另一方面，典型的上皮基因角蛋白和密封蛋白 -1 下调。

基因组学研究不仅检测已知的 BCSC 相关基因，还涉及乳腺癌不良预后的相关信号通路，在 BCSC 中表皮生长因子（epithelial growth foctor，EGF/EGFR）、血小板衍生因子（platelet-derived growth factor，PDGF/PDGFR）和干细胞生长因子（hepatocyte growth factor，HGF/MET）通路分子表达上调，这些结果提示 BCSC 对乳腺癌不良预后的影响。其他与乳腺癌不良预后相关的标志物，如蛋白酶抑制剂 PAI-1、TIMP1、TIMP2 和 TIMP3 也高表达。此外，与对照细胞相比 BCSC 提高 PI3K 的活性，这可能就是 BCSC 表现出药物抗性的原因[25]。类似于 PI3K 高活性，在 BCSC 细胞群中 TGF-β 信号通路也表现出上调[22]。总之，BCSC 全基因组表达谱提示干细胞在乳腺癌中重要性，乳腺癌全基因组研究远远多于 BCSC 研究[26-30]。根据治疗方法的发展和对 BCSC 分子生物学的理解，聚焦于乳腺肿瘤干细胞的基因组分析将更有意义。

在 Shipitsin 等的研究中，利用标志物 CD44 和 CD44+ 的细胞特异性基因 PROCR 纯化干细胞并进行乳腺肿瘤干细胞基因组分析，PROCR 编码一种细胞表面受体[21]。CD24 没有同 CD44 一起应用，当然，CD24+ 和 CD44+ 的乳腺肿瘤干细胞在某些点上存在一些差异，如表达自我更新相关的通路 Hedgehog，CD44+ 的细胞 Gli1 和 Gli2 的表达水平显著高于 CD24+ 的细胞。以前，CD44+/（CD24+ 或 CD24 低表达）的细胞定义为 BCSC[8]，然而，两组细胞在自我更新能力方面似乎存在差异，因此他们大多把 CD44+ 作为 BCSC。经过纯化，他们利用基因表达的系列分析（serial analysis of gene expression，SAGE）基因组学方法分析 BCSC，SAGE 是 1995 年创建的一种综合分析的方法学[31]。类似于 DNA 微阵列技术。该方法没有利用探针，但比微阵列定量却更精确，应用 MetaCore 数据挖掘技术对 SAGE 库的高通量数据进行功能分析，经典的通路分析发现重要的结果，即在 CD44+ 的细胞中 TGF-β 通路（TGF-β1 和 TGFBR2）表达上调，TGF-β 信号通路的激活不仅参与干细胞的自我更新调控，同时参与肿瘤的进展和转移[32, 33]，因此，它可能在乳腺肿瘤干细胞的基因组调控中担当重要角色。这些发现为治疗学应用提供基础，如利用 TGFBR 激酶抑制剂诱导 $CD44^+$ 间充质细胞 – 上皮细胞转化，提示具有绝对的治疗效果。

基因标签

基因标签是依据细胞的基因表达谱基础而形成的，是应用大量的患者数据集来区分乳腺肿瘤，因此，必须在整个肿瘤组织中分离出高度致癌的亚组。从乳腺肿瘤中分离出干细胞样细胞后，进行 RNA 扩增和微阵列分析，标准化的微阵列数据揭示了乳腺肿瘤干细胞中差异表达基因，这种类型的高通量分析有助于基因分组。基因标签有利于从基因组学角度了解患者的生存状况（无转移 / 无近距离转移 / 无远处转移 / 总生存）。

基因标签 A 和 B

Shipitsin 研究小组通过微阵列方法分析三组乳腺癌患者的数据[21]，其中两组被研究的患者数据（第一组 286 例患者，第二组 125 例患者，还有第三组患者作为验证组）作为训练组鉴定基因标签，被命名为标签 A 和标签 B（表 12.1），并在基因标签和患者预后之间进行相关性分析。在 CD44+ 和 PROCR+ 的细胞 SAGE 库中，上调 – 下调的乳腺癌基因组成标签 A-B，这一组细胞与 SAGE 库中 CD24+ 的细胞相比具有较强的自我更新能力，因此命名为乳腺肿瘤干细胞。标签 A 高表达与无近

表 12.1　标签 A 和标签 B 中所包含的基因

基因	描述	功能	标签类型和重要性
膜联蛋白 A5(ANXA5)	基因编码凝血级联反应中促凝血酶原激酶特异性复合物的直接抑制因子	钙离子结合、钙依赖的磷脂结合、磷脂酶抑制子活性、磷脂结合	标签 A[1] 提示乳腺癌患者无远处转移生存率下降
肌动蛋白 γ1 (ACTG1)	基因编码非肌肉中发现的胞浆肌动蛋白	ATP 结合、同一蛋白结合、蛋白结合、细胞骨架的结构成分	标签 A[1] 提示乳腺癌患者无远处转移生存率上升
ADP 核糖基化因子 3 (ARF3)	该基因编码的蛋白属于 ARF 家族中 ARF 样(ADP 核糖基化因子样)亚家族，ARF 家族是一类参与调控细胞内交通 GTP 结合蛋白	GTP 结合、金属离子结合、磷脂结合、蛋白结合	标签 A[1] 提示乳腺癌患者无远处转移生存率上升
Na^+/K^+ 转运 ATP 酶 β3 肽 (ATP1B3)	该基因家族的产物是 Na^+/K^+-ATP 酶，是一种内在膜蛋白，主要是承载着建立和维持细胞膜内外的 Na 和 K 离子电化学梯度	Na/K 交换 ATP 酶活性	标签 A[1] 提示乳腺癌患者无远处转移生存率上升
HLA-B 关联转录因子 3 (BAT3)，别名 BAG6 (BCL2 相关的永生基因 6)	该基因编码核蛋白，被 caspase 3 切割，主要与调控细胞凋亡有关	Hsp70 蛋白结合、聚泛素结合、蛋白酶体结合、蛋白结合、核糖体结合	标签 A[1] 提示乳腺癌患者无远处转移生存率上升
钙调结合蛋白 1 (CALD1)	该基因编码钙调蛋白 – 肌动蛋白结合蛋白，调控平滑肌和非肌肉的收缩	肌动蛋白结合、钙调蛋白结合、肌球蛋白结合、原肌球蛋白结合	标签 A[1] 提示乳腺癌患者无远处转移生存率上升
矢车菊苷 δ2(CENTD2)，别名 ArfGAP 和 RhoGAP 域、ANK 重复和 PH 域 1(ARAP1)	该基因编码一种与高尔基体相关的蛋白、高尔基体中 ARF-GAP 活性调控改变和丝状伪足的形成	锌离子结合、蛋白结合、3,4,5 三磷酸磷脂酰肌醇结合、Rho-GTP 酶催化剂活性、ARF GTP 酶催化剂活性	标签 A[1] 提示乳腺癌患者无远处转移生存率上升
细胞内氯离子通道蛋白 1 (CLIC1)	细胞内氯离子通道蛋白 1 是 p64 家族成员之一，主要定位于细胞核，具有细胞核和细胞膜的氯离子通道活性	氯离子通道活性、蛋白结合、电压门控氯离子通道	标签 A[1] 提示乳腺癌患者无远处转移生存率上升
二-N-乙酰壳二糖酶 (CTBS)	壳二糖酶是溶酶体的糖苷酶，参与降解糖蛋白中天冬酰胺连接的寡糖	几丁质酶活性	标签 A[1] 提示乳腺癌患者无远处转移生存率上升

(待续)

表 12.1(续)

基因	描述	功能	标签类型和重要性
二氢嘧啶酶样 3(DPYSL3)	DHP 酶是一类酶家族，催化可逆的水解环，打开五或六元环二酰胺中的酰胺键	SH3 结构域结合、硫酸软骨素结合、水解酶活性、作用于 C-N 键(但不是肽键)、环酰胺里的成分、磷蛋白结合	标签 A[1] 提示乳腺癌患者无远处转移生存率上升
蓬乱蛋白 DSH 同源物 3(DVL3)	该基因编码一种胞浆的磷蛋白，调控细胞增殖	β- 联蛋白结合、蛋白酶结合、受体结合、信号转导子活性	标签 A[1] 提示乳腺癌患者无远处转移生存率上升
外生骨疣 1(EXT1)	该基因编码内质网常驻蛋白Ⅱ型跨膜糖基转移酶，参与硫酸乙酰肝素生物合成中的链延长步骤	硫酸乙酰肝素 -N- 乙酰葡萄糖转移酶活性、蛋白异二聚化活性、蛋白同二聚化活性、转移酶活性、糖基转移组	标签 A[1] 提示乳腺癌患者无远处转移生存率上升
成纤维细胞生长因子受体 1(FGFR1)	该基因编码的蛋白可结合酸性和碱性成纤维细胞生长因子，参与肢体感应	肝素结合、酪氨酸蛋白激酶活性、ATP 结合	标签 A[1] 提示乳腺癌患者无远处转移生存率上升
铁蛋白轻链(FTL)	该基因编码铁蛋白轻亚基，铁蛋白是原核生物和真核生物细胞内铁储备蛋白	三价铁结合、铁离子结合、氧化还原酶活性	标签 A[1] 提示乳腺癌患者无远处转移生存率上升
鸟嘌呤核苷酸结合蛋白(GNB2L1)	编码 WD40 结构域，在许多真核生物的蛋白均发现有 WD40 结构域，具有多种功能	蛋白复合物支架、蛋白激酶 C、酪氨酸蛋白激酶活性、受体结合	标签 A[1] 提示乳腺癌患者无远处转移生存率上升
低氧诱导因子 1α 亚单位(HIF1A)	HIF-1 是细胞和全身稳态对低氧反应的主要调控子	信号转导子活性、DNA 结合转录因子活性、蛋白激酶结合、组氨酸去乙酰化酶结合、酶结合	标签 A[1] 提示乳腺癌患者无远处转移生存率上升
白介素 13 受体 α1(IL13RA1)	编码白介素 13 受体的一个亚单位，该亚单位与 IL4 受体 α 组成受体复合物，是 IL13 和 IL4 共享的一个亚单位	细胞因子受体活性、蛋白结合	标签 A[1] 提示乳腺癌患者无远处转移生存率上升
脂素 2(LIPIN2)	根据鼠实验的结果，该基因参与正常脂肪组织的发育和人的三酰甘油代谢	磷脂酸磷酸酶活性、转录共激活因子活性	标签 A[1] 提示乳腺癌患者无远处转移生存率上升

(待续)

表 12.1（续）

基因	描述	功能	标签类型和重要性
Staufen，RNA 结合蛋白（STAU1）	Staufen 是双链 RNA 结合蛋白家族成员，参与转运和（或）mRNA 在不同的亚细胞单位和（或）细胞器中的定位	双链 RNA 结合、蛋白结合	标签 A[1] 提示乳腺癌患者无远处转移生存率上升
活性依赖神经保护因子（ADNP）	血管活性肠肽可上调 ADNP 蛋白，它可能具有刺激某些肿瘤发生的作用	染色质结合、金属离子结合、序列特异性 DNA 结合、蛋白结合	标签 B[1] 提示乳腺癌患者无远处转移生存率上升
氢离子转运 ATP 酶溶酶体辅助蛋白 1（ATP6AP1）	该基因编码多亚基酶的一个成分，该多亚基酶调控真核生物细胞内细胞器的酸化	ATP 结合转运质子 ATP 合成酶活性 – 旋转机制，转运质子 ATP 合成酶活性 – 旋转机制，转运子活性	标签 B[1] 提示乳腺癌患者无远处转移生存率上升
碱性亮氨酸拉链转录因子 ATF 样蛋白（BATF）	该基因编码核碱性亮氨酸拉链蛋白，属于 AP-1/ATF 转录因子超家族	蛋白结合、序列特异性 DNA 结合	标签 B[1] 提示乳腺癌患者无远处转移生存率上升
重肽网格蛋白（CLTC）	网格蛋白是细胞内细胞器胞浆面的主要成分	蛋白结合、结构分子活性	标签 B[1] 提示乳腺癌患者无远处转移生存率上升
卷曲螺旋和 C2 结构域蛋白 1A（CC2D1A）	该基因编码一种转录抑制子，它可以结合至 5'-阻遏子元件的 14bp 保守区域，并调控神经元细胞中 5-羟色胺（血清素）受体 1A 的表达	信号转导子活性，RNA 聚合酶 Ⅱ 核心启动子近侧区特异性序列 DNA 结合	标签 B[1] 提示乳腺癌患者无远处转移生存率上升
干扰素调控因子 1（IRF1）	是干扰素 α 和 β 的转录激活子	特异性序列 DNA 结合转录因子活性，RNA 聚合酶 Ⅱ 核心启动子近侧区特异性序列 DNA 结合	标签 B[1] 提示乳腺癌患者无远处转移生存率上升
丛状蛋白 A3（PLXNA3）	编码一种臂板蛋白 3 受体，可能参与细胞骨架的重建和细胞凋亡	臂板信号受体活性、跨膜信号受体活性	标签 B[1] 提示乳腺癌患者无远处转移生存率上升
分拣微管连接蛋白 5（SNX5）	该基因编码分拣蛋白家族的成员之一	磷脂酰肌醇结合	标签 B[1] 提示乳腺癌患者无远处转移生存率上升

改编自 Shipitsin 等[21]。
标签基因的全部列表见参考文献。

距离转移的患者生存有关，标签 B 高表达与无远处转移的患者生存有关，从微阵列结果中获得标签数据并做热图（heat map）后，采用 Kaplan-Meier 进行生存分析。

侵袭性基因标签

Liu 研究小组建立的另一个基因标签被称为“侵袭性基因标签（invasiveness gene signature，IGS）（表 12.2），它包含 CD44+CD24-/low 乳腺肿瘤干细胞与正常乳腺上皮细胞之间差异表达的 186 个基因[34]。IGS 主要应用于评估基因表达水平与患者的生存和死亡风险之间的相关性，该相关性是建立在生物信息学分析的基础上的。在患者数据中发现 Pearson 相关系数分为正的（> 0）和负的（≤ 0）。这两个系数意味着两个患者组：一组是与 IGS 正相关，相当于正相关系数；另一组是与 IGS 负相关，相当于负相关系数。正相关系数提示具有较高的转移风险和总生存率降低，而负相关系数正好相反。对 295 个乳腺癌患者数据进行分析发现，患者基因表达水平类似于 IGS（相关系数> 0）的 10 年总生存率为 62%，无转移生存率达 54%；而基因表达谱与 IGS 负相关（相关系数≤ 0）患者的生存曲线相对较好，10 年总生存率和无转移生存率分别为 98% 和 82%。这些结果提示侵袭性基因标签对于判断乳腺癌患者的预后具有重要意义。

人正常乳腺干细胞（Human Normal Mammary Stem Cell，hNMSC）标签

在 PKH26+ 的细胞中 hNMSC 标签包含 1090 个上调的基因和 1217 个下调的基因（由于基因标签包含一长串的基因，在此不再列表）。通过基因集合富集分析（gene set enrichment analysis，GSEA）不同组织学分级的乳腺肿瘤基因谱（G3，低分化；G1，高分化）并与 hNMSC 标签比较，G3 肿瘤基因谱显示的是与 hNMSC 标签特性高度一致，而 G1 则不同，这说明 G3 肿瘤具有较多的肿瘤干细胞，即它们是低分化的，这就是以前所说的肿瘤特点。因此，hNMSC 标签被认为是一种较好地预测乳腺肿瘤分级的工具[20]。

hNMSC 标签不同于其他乳腺肿瘤干细胞的相关基因特点，因为它是由健康人正常的乳腺干细胞形成的，然而 hNMSC 可能被用于预测乳腺肿瘤的分级，hNMSC 标签与 G3 乳腺肿瘤相关（但是与 G1 没有相关性）提示不同分级的乳腺肿瘤具有不同的乳腺肿瘤干细胞。因此，hNMSC 标签将来可能在乳腺癌治疗中充当重要角色。

乳腺肿瘤干细胞亚组中的 31- 基因标签

微阵列分析乳腺肿瘤干细胞两个不同的亚群（CD44+/CD24- 和 CD44+/CD24- 细胞）显示 1777 个上调的基因和 1883 个下调基因[35]。其中 599 个基因在两组之间存在 2 倍以上的差异，与其他组相比，CD44+/CD24– 具有较高的肿瘤干细胞能力。同时检测了 198 个未经治疗的乳腺癌患者，64 例患者 ER(-) 作为训练数据集，形成训练数据集的目的是 599 个基因可以用来预测患者的远处转移状态。64 例患者中有 25 例发生远处转移，K 最邻近算法（K-nearest neighbor algorithm，KNN）作为分类器用于证实 31- 基因标签（表 12.3），而且在其他验证组也证实了 31- 基因标签，其灵敏度和特异度分别为 70% 和 97%，由于其特异度高，用于预测未发生远处转移的患者更加准确。

蛋白质组学

蛋白质组学是一种大规模分析细胞中的蛋白质的方法，它扩展了由基因组学技术获得的数据库。蛋白转录后的修饰如乙酰化、糖基化、蛋白裂解和磷酸化通过基因组学方法是无法检测的，因为这些并非发生在 mRNA 水平，这些修饰对于蛋白的定位、稳定性和功能具有重要意义。基因组学主要依赖于基因的 mRNA 水平的改变，但是并非所有合成的 mRNA 都翻译成蛋白，因此可以断言细胞的蛋白质谱比基因谱反映更多的信息。从治疗学角度来说，蛋白质将是比 mRNA 更可靠的靶点，因为多数 mRNA 在有限的时间内降解[36]。

Kanojia 研究小组从 HER2/Neu 转基因鼠

表 12.2　侵袭性基因标签（IGS）包含的基因

基因	描述	功能	所有其他 IGS 基因中的功能亚组
双 PHD- 锌指蛋白 2（DPF2）	该基因编码的蛋白可作为一种转录因子，在失去存活因子的状态下诱导凋亡反应	锌离子结合、凋亡过程	凋亡[a]
B 细胞慢性淋巴细胞白血病 / 淋巴瘤 2（BCL2）	该基因编码完整的线粒体外膜蛋白，阻止一些细胞如淋巴细胞的凋亡	B 细胞和 T 细胞的稳态，凋亡、轴突再生、细胞衰老、发育、生长、细胞之间黏附	凋亡[a]
促泌素，EF- 手型钙结合蛋白（SCGN）	编码的蛋白是胞浆中分泌型钙结合蛋白	钙离子结合	钙离子结合[a]
AlkB 烷基化修复同系物 1（ALKBH1）	该基因编码的产物与大肠杆菌 alkB 基因产物同源，参与 DNA 烷基化损伤修复的适应性反应机制	DNA 去甲基化、DNA 修复、神经元迁移、生长发育、二价铁结合	细胞周期[a]
CD59 分子，补体调节蛋白（CD59）	编码细胞表面糖蛋白，调控变体调节的细胞溶解，参与淋巴细胞信号转导	细胞活化、血液凝固、先天免疫反应、补体结合	细胞表面受体[a]
丝裂原激活蛋白激酶（MAPK14）	编码的蛋白是 MAP 激酶家族成员之一，作为多个生化信号的一个整合点，参与多种细胞学过程	血管生成、血液凝固、细胞形态发生、趋化性、MAP 激酶活性	趋化性[a]
基质金属蛋白酶 7（MMP7）	该基因编码的酶降解蛋白聚糖、纤连蛋白和弹性蛋白	蛋白酶解、抗菌肽分泌、调控细胞增殖	胶原蛋白代谢[a]
基质 Gla 蛋白（MGP）	该基因编码的蛋白是分泌型的，具有骨生成抑制子的作用	细胞分化、钙离子结合、软骨凝聚	分化[a]
钠通道调节蛋白 1（SCNM1）	SCNM1 是锌指蛋白和可能的剪接因子	金属离子结合、RNA 剪接	离子通道活性[a]
Toll 样受体接头分子 2（TICM2）	TICAM2 是 Toll/ 白介素 -1 受体	炎症反应、先天性免疫应答、Toll 样受体信号通路、信号转导子活性	膜蛋白[a]
氨基葡萄糖 -6- 磷酸脱氨酶（GNPDA1）	该基因编码一种别构酶，催化 D- 氨基葡萄糖 -6 磷酸盐与 D- 果糖 -6- 磷酸和铵相互转换	水解酶活性、单受精、氨基葡萄糖分解过程	新陈代谢[a]
DNA 甲基转移酶（DNMT3A）	该基因编码甲基转移酶，参与重新甲基化而不是维持甲基化	DNA 甲基化、精子发生、氨基酸刺激的细胞反应	甲基转移酶[a]
肌动蛋白相关蛋白 2/3 复合体 5（ARPC5）	该基因编码人 Arp2/3 蛋白复合体 7 个亚基中的一个亚基，调控细胞内肌动蛋白聚合	肌动蛋白结合、先天性免疫反应、肌动蛋白细胞骨架组织	形态学[a]

（待续）

表 12.2（续）

基因	描述	功能	所有其他 IGS 基因中的功能亚组
核仁蛋白 8（NOL8）	编码 Ras 相关的 GTP 结合蛋白	RNA 结合、DNA 复制、正调控细胞生长	核苷酸结合[a]
双特异性磷酸酶 10（DUSP10）	该基因产物通过使磷酸丝氨酸 / 苏氨酸和磷酸酪氨酸残基的去磷酸化从而使其靶激酶失活	蛋白去磷酸化、应激反应、MAPK 失活、负调控 JNK 级联反应	磷酸酶[a]
v-erb-b2 禽成红细胞白血病病毒致癌基因同系物 4（ERBB4）	该基因编码酪氨酸蛋白激酶家族和表皮生长因子受体超家族成员之一	细胞迁移、细胞增殖、哺乳、先天性免疫反应、心脏发育	增殖[a]
裂解诱导因子 1（CSTF1）	编码组成裂解诱导因子（CSTF）的 3 个亚基中的一个亚基，CSTF 参与聚腺苷酸化过程和 pre-mRNA 的 3' 端裂解	RNA 结合、剪接、mRNA 聚腺苷酸化、基因表达	蛋白结合[a]
p21 蛋白（Cdc42/Rac）激活激酶 2（PAK2）	p21 激活激酶（PAK）是个关键的效应器，连接 Rho GTP 酶与细胞骨架重组和核信号	细胞凋亡过程、轴突导向、先天性免疫反应、磷酸化、病毒加工、ATP 结合、蛋白激酶活性、T 细胞共刺激信号	蛋白激酶[a]
核孔蛋白 37kDa（NUP37）	核孔复合物是由子复合物构成，NUP37 是子复合物的一部分	有丝分裂、细胞分裂、葡萄糖转运、蛋白转运跨膜转运	蛋白转运[a]
斯钙素 2（STC2）	该基因编码的蛋白参与肾和肠的钙和磷酸盐转运、细胞代谢或细胞的钙 / 磷平衡	激素活性、细胞压力反应、细胞信号转导、胚胎植入	信号转导[a]
Ataxin 3（ATXN3）	该基因编码蛋白编码区包含（CAG）n 重复序列，这些重复序列从正常的 13~36 扩展至 68~79，是导致 Machado-Joseph 病的原因之一	细胞死亡、细胞的热反应、核苷酸切除修复	转录因子[a]
硫酸乙酰肝素 2-O-磺基转移酶 1（HS2ST1）	该基因编码硫酸乙酰肝素生物合成酶家族成员之一，可将硫酸盐转移至硫酸乙酰肝素的艾杜糖醛酸基 2 的位置	磺基转移酶活性、碳水化合物代谢过程	转移酶[a]
膜相关的环指蛋白（C3HC4）8，E3 泛素蛋白连接酶（MARCH8）	MARCH8 是膜结合 E3 泛素连接酶中的 MARCH 家族成员之一	锌离子结合、蛋白聚泛素化、MHC Ⅱ类蛋白结合	泛素化[a]

改编自 Liu 等[34]。

文章中可见标签基因的每个子部分（a 标记的）的全部列表，该表包括一些 IGS 基因，总数是 186 个，全部列表详见参考文献。

表 12.3　31- 基因标签中的部分重要基因

基因	描述	功能
肿瘤抑制基因 14（ST14）	该基因编码的蛋白是上皮源性的、整合膜型丝氨酸蛋白酶	丝氨酸型肽酶活性、蛋白酶解
Annexin A6（ANXA6）	Annexin Ⅵ属于钙依赖的膜和磷脂结合蛋白家族	钙离子结合、钙离子转运
多肽 N- 乙酰氨基半乳糖转移酶 3（GALNT3）	该基因编码 UDP-GalNac 转移酶 3，属于 GalNAc 转移酶家族成员	钙离子结合、锰离子结合、细胞的蛋白代谢过程、碳水化合物代谢过程
闭合蛋白（OCLN）	该基因编码一种整合膜蛋白，参与细胞因子诱导的调控紧密连接细胞旁通透性屏障	凋亡过程、细胞之间的连接组织、结构分子活性、蛋白复合物组装
肽精氨酸脱亚胺酶，Ⅳ型（PADI4）	该基因编码的产物属于负责精氨酸残基和瓜氨酸残基转换的酶家族成员	钙离子结合、染色质修饰、细胞的蛋白修饰过程
钙黏蛋白 2，N- 钙黏蛋白（CDH2）	该基因是钙黏蛋白超家族中的典型钙黏蛋白，编码一种钙依赖的细胞黏附糖蛋白，由 5 个细胞外钙黏蛋白重复序列、1 个跨膜区和 1 个高度保守的胞质尾区	细胞黏附、细胞迁移、α-catenin 结合、蛋白磷酸酶结合
角蛋白 13（KRT13）	该基因属于角蛋白基因家族成员，多数Ⅰ型细胞角蛋白是由酸性蛋白组成，酸性蛋白是由异型角蛋白链成对排列	结构分子活性、放射反应、表皮发育
微管相关蛋白（MAP1B）	该基因的产物是多肽前体，可能参与蛋白酶解加工产生最终的 MAP1B 重链和 LC1 轻链	水解酶活性、微管结合、细胞过程、树突发育、轴突延伸
丝氨酸蛋白酶抑制子（SPINT1）	该基因编码的蛋白属于丝氨酸蛋白酶抑制子 Kunitz 的家族成员之一	丝氨酸型肽链内切酶抑制子活性、细胞外基质组织
脊髓灰质炎病毒受体相关蛋白 3（PVRL3）	该基因编码粘连蛋白家族成员之一，作为黏着连接的黏附分子	细胞黏附分子结合、蛋白结合、细胞连接装置、嗜同种的细胞黏附

改编自 Leth-Larsen 等 [35]。
该表包括对 31 个基因中的 10 个基因的说明，完整列表详见参考文献。

的乳腺肿瘤中分离干细胞，并应用液相色谱和质谱法对乳腺肿瘤干细胞进行蛋白质组学分析 [37]。HER2 是由已知的癌基因 ERBB2 编码的一个酪氨酸激酶受体，在约 30% 的乳腺癌患者中 HER2 过表达，其高表达与乳腺肿瘤的发生和转移相关。HER2 与乳腺肿瘤进展相关可能是由于 BCSC，因为 HER2 过表达可引起乳腺肿瘤中干细胞群的增加 [38]。

乳腺肿瘤干细胞与非干细胞之间存在差异表达的蛋白（表 12.4），计算机分析如乳腺肿瘤干细胞差异表达基因提示有 8 个相关的基因，即铁蛋白重链 -1（ferritin heavy chain 1，FTH1）、前列腺素氧化环化酶 -1（prostaglandin-endoperoxide synthase-1，PTGS-1）、前列腺素氧化环化酶 -2（PTGS-2）、前胸腺素 α（prothymosin alpha，PTMA）、S100 钙结合蛋白 A4（S100 calcium- binding protein A4，S100A4）、S100 钙结合蛋白 A6（S100 calcium-

表 12.4 乳腺肿瘤干细胞中显著上调的蛋白（乳腺肿瘤干细胞可能的蛋白质组学标签）

cAMP 反应元件结合蛋白（CREB）	Bad
cAMP 依赖的转录因子 1	磷酸化 CREB
间皮蛋白	磷酸化蛋白激酶 C（PKC）
甲状腺转录因子 1	Wee 1
磷酸化黏着斑激酶	细胞分裂周期蛋白 42
P38	Twist

这 12 个蛋白在乳腺肿瘤干细胞中显著上调。

binding protein A6，S100A6）、硫氧还蛋白还原酶 -1（thioredoxin reductase 1，TXNRD1）和角蛋白 14（keratin 14，KRT14）。这些基因被分配至乳腺肿瘤干细胞的另一类标签，该标签是通过蛋白质组学方法 LC-MS/MS 发现的，尤其是 PTGS-2、TXNRD1 和 KRT14 基因以前研究证实与乳腺癌预后有关 [39-41]。参与铁代谢的 FTH1 表达上调可抑制 TNF-α 诱导的凋亡 [42]。

表观遗传组学

乳腺癌细胞不仅在基因和蛋白水平上发生改变，而且在表观遗传学方面也发生变化。乳腺癌进展过程中发生的表观遗传学改变包括组蛋白修饰、DNA 甲基化和核小体重组 [43]，这些改变最终调控基因的表达或沉默。目前已有各种方法在有 / 无去甲基化药物的情况下检测全基因组甲基化，如基因组限制性标记的基因组扫描（RLGS）、CpG 岛阵列的差异性甲基化杂交（differential methylation hybridization，DMH）和微阵列分析。此外，还有染色质免疫共沉淀联合 DNA 阵列的方法（ChIP-on-chip）用于检测组蛋白修饰 [44]。

表观遗传学改变对于乳腺肿瘤干细胞表型非常重要，因此 Hernandez-Vargas 小组研究了乳腺肿瘤干细胞的甲基化谱学 [45]。为了分析乳腺肿瘤干细胞 CpG 岛的甲基化模式，他们采用光纤微珠芯片（illumina bead array）技术，因为该技术是基于高通量和定量的微阵列方法。通过分析 807 个基因和 1505 个 CpG 岛，发现与 MCF-7 细胞系相比，乳腺肿瘤干细胞中有 10 个基因高度甲基化，这些甲基化的基因是 runt 相关转录因子 3（runt-related transcription factor 3，RUNX3）、谷胱甘肽过氧化物酶（glutathione peroxidase 1，GPX1）、Fas（TNF 受体超家族成员 6）、金属肽链内切酶（membrane metalloendopeptidase，MME）、MYCL2（v-myc myelocytomatosis viral oncogene homolog 2）、Lipocalin（癌基因 24p3）（LCN2）、HRASLS（HRAS-like suppressor）、信号转导和转录激活因子 5A（signal transducer and activator of transcription 5A，STAT5A）、集落刺激因子 3 受体（粒细胞）（colony-stimulating factor 3 receptor，CSF-3R）、胎盘生长因子（placental growth factor，PGF）和血管内皮生长因子相关蛋白。也发现一些低甲基化的 JAK-STAT 相关基因——CCND2、STAT5A 和 JAK3，并进一步应用定量 RT-PCR 证实。以前有研究显示，正常干细胞的自我更新能力与 JAK-STAT 信号通路相关 [46, 47]，用同样的甲基化芯片分析低甲基化的 JAK-STAT 信号通路基因，除了 CCND2、STAT5A 和 JAK3 之外，其他的 JAK-STAT 信号基因也发生严重的低甲基化，它们是 LIF、IL12B、CSF3、EPO、CSF2、IL10、PI3KR1 和 IL13。在 BCSC 中有一些 JAK-STAT 信号通路相关基因高甲基化，但是它们变化的倍数低于低甲基化基因（IL6、JAK2、CCND1、IFNGR1、CCND3、IL11、AKT1 和 IL12A）。

上皮细胞－间充质细胞转化

上皮细胞－间充质转化（epithelial to mesenchymal transition, EMT）是一个高度程序化的过程，它可以发生在胚胎发育、伤口愈合和肿瘤进展过程中。但是 EMT 的调控机制在这三种类型中高度保守。大量的正常和恶性乳腺上皮细胞的体外研究与乳腺癌小鼠模型的体内研究显示了 EMT 在乳腺癌中的重要性[48, 49]。一些转录因子如 Snail/Slug 家族、Twist、δEF1/ZEB1、SIP1/ZEB2 和 E12/E47 在 EMT 过程充当重要角色[50-52]。

EMT 与乳腺肿瘤干细胞

近来观察发现 EMT 与乳腺肿瘤干细胞密切相关，提示在 EMT 进程中产生具有干细胞样特征的癌细胞需要扩散和自我更新从而形成二级肿瘤[53]。在永生化的人乳腺上皮细胞（HMLE）中过表达 Snail 和 Twist 或暴露于 TGF-β 可诱导 EMT，并进一步增加细胞形成肿瘤球的能力，这些细胞具有间质表型并促进肿瘤形成[54]。有 45%~50% 的乳腺癌患者发展成难治的或药物抗性的乳腺癌[53]。在乳腺肿瘤中，新辅助化疗导致 CD44+/CD24-/low 的细胞增加，并提高乳腺球形成的能力[55]。这些 CD44+/CD24-/low 细胞不像其他肿瘤群的分化乳腺癌细胞，这些细胞对化疗、放疗和其他激素治疗具有抗性[56]。EMT 诱导药物抗性的机制目前尚不清楚，Twist 的表达增加似乎在 EMT 诱导的药物抗性中充当重要角色，研究报道上调 Twist 增加 AKT-2 的转录并促进细胞生存和对紫杉醇抗性[57]。过表达 Snail 或 Slug 促进 MCF7 细胞对阿霉素抗性和细胞侵袭[58]。一旦肿瘤干细胞诱导的分子机制被阐明，将会为我们提供一个更新的、更有效的肿瘤靶点，并进一步降低肿瘤的复发。

乳腺癌中的循环肿瘤细胞

文献报道证实许多乳腺癌患者存在，并且与疾病的进展有关[59-65]。CTC 鉴定即将成为进展期肿瘤患者的诊断工具，但是数量较少的 CTC 限制了其应用，而且对检测技术也是个挑战。近期开发的检测方法包括基于图像的方法，如经典的免疫细胞化学（immunocytochemistry，ICC）、美国 FDA 批准的 CellSearch® system（Veridex）、Ariol 系统和激光扫描细胞计量仪（laser-scanning cytometry）；基于核酸的分子分析 CTC 如高灵敏的 RT-qPCR 方法、多重 RT-PCR 或是联合分子和图像分析方法；基于蛋白的分析方法如 EpiSpot 分析，该方法检测 CTC 释放的肿瘤特异性蛋白[66]。

CTC、TSC 和 EMT

已知表达干细胞样或 EMT 标志物的 CTC 与常规抗肿瘤治疗抗性和治疗失败有关，因此需要提高检测技术，从而消除微小残留病灶[67]。EMT 和 CTC 之间的关系目前尚不清楚，有数据显示在 CTC 形成过程中 EMT 具有一定的作用（图 12.1），乳腺癌移植瘤的动物模型也展示了 EMT 与 CTC 之间的关系[67]。Balic 及其同事首先在早期的乳腺癌患者骨髓中扩散的肿瘤细胞发现干细胞样特征的存在[68]。也有证据显示 CD44、CD24 和 ALDH1 不仅是肿瘤干细胞的标志物，也是 CTC 的标志物[69, 70]。CTC 的分子特征将为开发新的治疗靶点和进一步了解药物抗性机制提供基础。

miRNA 调控和乳腺肿瘤干细胞

已有研究报道，CTC 中的 miRNA 调控肿瘤形成的作用。在胚胎干细胞（embryonic stem cells，ES 细胞）中 let-7 表达水平很低或

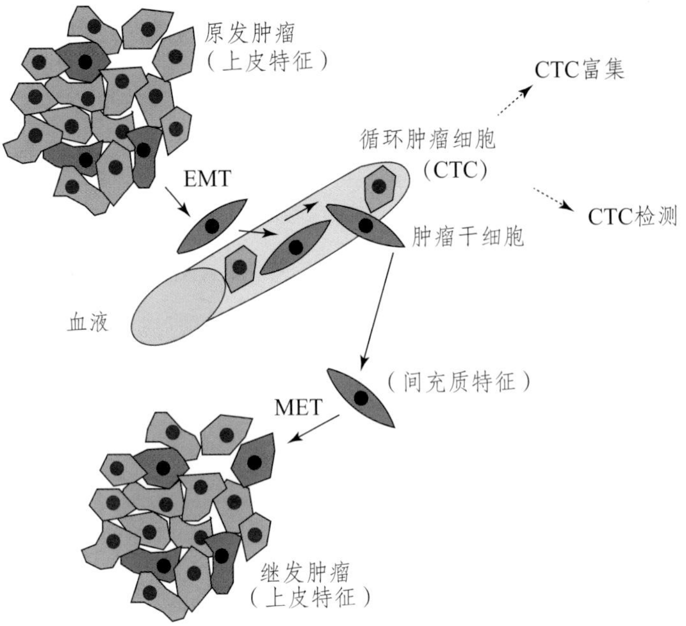

图 12.1　上皮细胞 – 间充质细胞转化（EMT）导致循环肿瘤细胞和肿瘤干细胞的形成，并通过血流进入其他器官，再经过间充质细胞 – 上皮细胞转化（MET）后在其他器官形成克隆。（见彩图）

检测不到，当 ES 细胞分化过程中 let-7 表达增加，乳腺肿瘤干细胞的表达模式类似于 let-7[71]。肿瘤干细胞中 let-7 表达显著低于非肿瘤干细胞[71]。在乳腺肿瘤干细胞中转染 let-7 可导致未分化细胞减少和抑制细胞增殖，抑制乳腺球形成及抑制体内肿瘤形成[71]。在乳腺肿瘤干细胞和非致癌性的乳腺癌之间有 37 个差异表达的 miRNA[72]。在乳腺肿瘤干细胞和正常乳腺干细胞 / 祖细胞中 miR-200 家族成员表达下调[72]，乳腺癌中 miR-200 具有抑制 EMT 的作用[73]，在体外表达 miR-200 抑制乳腺肿瘤干细胞的增殖，在体内抑制乳腺肿瘤干细胞致癌形成能力[72]。miR-34c 在乳腺肿瘤干细胞中表达也是下调的[74]，过表达 miR-34c 降低乳腺肿瘤干细胞的自我更新能力、抑制 EMT、沉默 Notch4，并抑制肿瘤细胞的侵袭[74]。Zhu 及其同事研究药物抗性乳腺癌发现在乳腺肿瘤干细胞中 miR-128 表达下调，同时伴有 Bmi-1 和 ABCC5 的过表达[75]。过表达 miR-128 增加乳腺肿瘤细胞对阿霉素的敏感性[75]。随着对非编码 RNA 调控肿瘤干细胞理解的深入，将可能为乳腺癌的治疗提供新的靶点。

总结与展望

由于疾病的复杂性，组学方法已广泛应用于肿瘤研究，研究肿瘤的基因组 / 蛋白质组 / 转录组，通过对这些结果的分析让研究者们更全面地理解疾病的病理过程。乳腺癌组学分析已经进行了很长一段时间，自从肿瘤干细胞理论被科学界接受以来，更特异的基因组学 / 蛋白质组学 / 表观遗传组学检测乳腺癌方法也已开展。从治疗药物抗性和复发来说，乳腺肿瘤干细胞是乳腺肿瘤细胞中的关键群体，目前尚不清楚这些细胞为什么特别地抗药物。为了了解这一点，开展了乳腺肿瘤干细胞的全基因组和全蛋白质组学分析，一些分析揭示了乳腺肿瘤干细胞的重要“特征”，这些特征形成一个特定的基因簇或蛋白簇，乳腺肿瘤干细胞的这些特征亟待将来进一步证实。近来有研究阐明 CTC 与 EMT 的关系，进一步了解

CTC 将有助于疾病的早期诊断和良好预后。此外，在肿瘤干细胞中 miRNA 具有调控作用，因此 miRNA 将成为乳腺癌中重要的治疗靶点。随着对乳腺肿瘤干细胞信息的深入了解，设计药物杀灭药物抗性肿瘤干细胞将更加简单，并因此而提高治疗效果。

（张宴 译）

参考文献

1. Wicha MS, Liu S, Dontu G: Cancer stem cells: an old idea--a paradigm shift. Cancer Res 2006, 66(4):1883-1890; discussion 1895-1886.
2. Regenbrecht CR, Lehrach H, Adjaye J: Stemming cancer: functional genomics of cancer stem cells in solid tumors. Stem Cell Rev 2008, 4(4):319-328.
3. Spillane JB, Henderson MA: Cancer stem cells: a review. ANZ J Surg 2007, 77(6):464-468.
4. Vescovi AL, Galli R, Reynolds BA: Brain tumour stem cells. Nat Rev Cancer 2006, 6(6):425-436.
5. Rahman R, Heath R, Grundy R: Cellular immortality in brain tumours: an integration of the cancer stem cell paradigm. Biochim Biophys Acta 2009, 1792(4):280-288.
6. Stupp R, Hegi ME: Targeting brain-tumor stem cells. Nat Biotechnol 2007, 25(2):193-194.
7. Morrison BJ, Schmidt CW, Lakhani SR, Reynolds BA, Lopez JA: Breast cancer stem cells: implications for therapy of breast cancer. Breast Cancer Res 2008, 10(4):210.
8. Al-Hajj M, Wicha MS, Benito-Hernandez A, Morrison SJ, Clarke MF: Prospective identification of tumorigenic breast cancer cells. Proc Natl Acad Sci U S A 2003, 100(7):3983-3988.
9. Vargo-Gogola T, Rosen JM: Modelling breast cancer: one size does not fit all. Nat Rev Cancer 2007, 7(9):659-672.
10. Charafe-Jauffret E, Ginestier C, Birnbaum D: Breast cancer stem cells: tools and models to rely on. BMC Cancer 2009, 9:202.
11. Cariati M, Naderi A, Brown JP, Smalley MJ, Pinder SE, Caldas C, Purushotham AD: Alpha-6 integrin is necessary for the tumourigenicity of a stem cell-like subpopulation within the MCF7 breast cancer cell line. Int J Cancer 2008, 122(2):298-304.
12. Ginestier C, Hur MH, Charafe-Jauffret E, Monville F, Dutcher J, Brown M, Jacquemier J, Viens P, Kleer CG, Liu S et al: ALDH1 is a marker of normal and malignant human mammary stem cells and a predictor of poor clinical outcome. Cell Stem Cell 2007, 1(5):555-567.
13. Ali HR, Dawson SJ, Blows FM, Provenzano E, Pharoah PD, Caldas C: Cancer stem cell markers in breast cancer: pathological, clinical and prognostic significance. Breast Cancer Res 2011, 13(6):R118.
14. Dontu G: Breast cancer stem cell markers - the rocky road to clinical applications. Breast Cancer Res 2008, 10(5):110.
15. Lehmann C, Jobs G, Thomas M, Burtscher H, Kubbies M: Established breast cancer stem cell markers do not correlate with in vivo tumorigenicity of tumor-initiating cells. Int J Oncol 2012, 41(6):1932-1942.
16. Croker AK, Goodale D, Chu J, Postenka C, Hedley BD, Hess DA, Allan AL: High aldehyde dehydrogenase and expression of cancer stem cell markers selects for breast cancer cells with enhanced malignant and metastatic ability. J Cell Mol Med 2009, 13(8B):2236-2252.
17. Ponti D, Costa A, Zaffaroni N, Pratesi G, Petrangolini G, Coradini D, Pilotti S, Pierotti MA, Daidone MG: Isolation and in vitro propagation of tumorigenic breast cancer cells with stem/progenitor cell properties. Cancer Res 2005, 65(13):5506-5511.
18. Cicalese A, Bonizzi G, Pasi CE, Faretta M, Ronzoni S, Giulini B, Brisken C, Minucci S, Di Fiore PP, Pelicci PG: The tumor suppressor p53 regulates polarity of self-renewing divisions in mammary stem cells. Cell 2009, 138(6):1083-1095.
19. Sajithlal GB, Rothermund K, Zhang F, Dabbs DJ, Latimer JJ, Grant SG, Prochownik EV: Permanently blocked stem cells derived from breast cancer cell lines. Stem Cells 2010, 28(6):1008-1018.
20. Pece S, Tosoni D, Confalonieri S, Mazzarol G, Vecchi M, Ronzoni S, Bernard L, Viale G, Pelicci PG, Di Fiore PP: Biological and molecular heterogeneity of breast cancers correlates with their cancer stem cell content. Cell 2010, 140(1):62-73.
21. Shipitsin M, Campbell LL, Argani P, Weremowicz S, Bloushtain-Qimron N, Yao J, Nikolskaya T, Serebryiskaya T, Beroukhim R, Hu M et al: Molecular definition of breast tumor heterogeneity. Cancer Cell 2007, 11(3):259-273.
22. Hardt O, Wild S, Oerlecke I, Hofmann K, Luo S, Wiencek Y, Kantelhardt E, Vess C, Smith GP, Schroth GP et al: Highly sensitive profiling of CD44+/CD24- breast cancer stem cells by combining global mRNA amplification and next generation sequencing: evidence for a hyperactive PI3K pathway. Cancer Lett 2012, 325(2):165-174.
23. Wend P, Holland JD, Ziebold U, Birchmeier W: Wnt signaling in stem and cancer stem cells. Semin Cell Dev Biol 2010, 21(8):855-863.
24. Guo S, Liu M, Gonzalez-Perez RR: Role of Notch and its oncogenic signaling crosstalk in breast cancer. Biochim Biophys Acta 2011, 1815(2):197-213.
25. Miller TW, Rexer BN, Garrett JT, Arteaga CL: Mutations in the phosphatidylinositol 3-kinase pathway: role in tumor progression and therapeutic implications in breast cancer. Breast Cancer Res 2011, 13(6):224.
26. Vollan HK, Caldas C: The breast cancer genome--a key for better oncology. BMC Cancer 2011, 11:501.
27. Miller LD, Liu ET: Expression genomics in breast cancer

research: microarrays at the crossroads of biology and medicine. Breast Cancer Res 2007, 9(2):206.
28. Budczies J, Weichert W, Noske A, Muller BM, Weller C, Wittenberger T, Hofmann HP, Dietel M, Denkert C, Gekeler V: Genome-wide gene expression profiling of formalin-fixed paraffin-embedded breast cancer core biopsies using microarrays. J Histochem Cytochem 2011, 59(2):146-157.
29. Berns K, Horlings HM, Hennessy BT, Madiredjo M, Hijmans EM, Beelen K, Linn SC, Gonzalez-Angulo AM, Stemke-Hale K, Hauptmann M et al: A functional genetic approach identifies the PI3K pathway as a major determinant of trastuzumab resistance in breast cancer. Cancer Cell 2007, 12(4):395-402.
30. Boehm JS, Zhao JJ, Yao J, Kim SY, Firestein R, Dunn IF, Sjostrom SK, Garraway LA, Weremowicz S, Richardson AL et al: Integrative genomic approaches identify IKBKE as a breast cancer oncogene. Cell 2007, 129(6):1065-1079.
31. Velculescu VE, Zhang L, Vogelstein B, Kinzler KW: Serial analysis of gene expression. Science 1995, 270(5235):484-487.
32. Derynck R, Akhurst RJ, Balmain A: TGF-beta signaling in tumor suppression and cancer progression. Nat Genet 2001, 29(2):117-129.
33. Watabe T, Miyazono K: Roles of TGF-beta family signaling in stem cell renewal and differentiation. Cell Res 2009, 19(1):103-115.
34. Liu R, Wang X, Chen GY, Dalerba P, Gurney A, Hoey T, Sherlock G, Lewicki J, Shedden K, Clarke MF: The prognostic role of a gene signature from tumorigenic breast-cancer cells. N Engl J Med 2007, 356(3):217-226.
35. Leth-Larsen R, Terp MG, Christensen AG, Elias D, Kuhlwein T, Jensen ON, Petersen OW, Ditzel HJ: Functional heterogeneity within the CD44 high human breast cancer stem cell-like compartment reveals a gene signature predictive of distant metastasis. Mol Med 2012, 18:1109-1121.
36. Laronga C, Drake RR: Proteomic approach to breast cancer. Cancer Control 2007, 14(4):360-368.
37. Kanojia D, Zhou W, Zhang J, Jie C, Lo PK, Wang Q, Chen H: Proteomic profiling of cancer stem cells derived from primary tumors of HER2/Neu transgenic mice. Proteomics 2012, 12(22):3407-3415.
38. Korkaya H, Paulson A, Iovino F, Wicha MS: HER2 regulates the mammary stem/progenitor cell population driving tumorigenesis and invasion. Oncogene 2008, 27(47):6120-6130.
39. Cadenas C, Franckenstein D, Schmidt M, Gehrmann M, Hermes M, Geppert B, Schormann W, Maccoux LJ, Schug M, Schumann A et al: Role of thioredoxin reductase 1 and thioredoxin interacting protein in prognosis of breast cancer. Breast Cancer Res 2010, 12(3):R44.
40. Abd El-Rehim DM, Pinder SE, Paish CE, Bell J, Blamey RW, Robertson JF, Nicholson RI, Ellis IO: Expression of luminal and basal cytokeratins in human breast carcinoma. J Pathol 2004, 203(2):661-671.
41. Holmes MD, Chen WY, Schnitt SJ, Collins L, Colditz GA, Hankinson SE, Tamimi RM: COX-2 expression predicts worse breast cancer prognosis and does not modify the association with aspirin. Breast Cancer Res Treat 2011, 130(2):657-662.
42. Pham CG, Bubici C, Zazzeroni F, Papa S, Jones J, Alvarez K, Jayawardena S, De Smaele E, Cong R, Beaumont C et al: Ferritin heavy chain upregulation by NF-kappaB inhibits TNFalpha-induced apoptosis by suppressing reactive oxygen species. Cell 2004, 119(4):529-542.
43. Lo PK, Sukumar S: Epigenomics and breast cancer. Pharmacogenomics 2008, 9(12):1879-1902.
44. Esteller M: Cancer epigenomics: DNA methylomes and histone-modification maps. Nat Rev Genet 2007, 8(4):286-298.
45. Hernandez-Vargas H, Ouzounova M, Le Calvez-Kelm F, Lambert MP, McKay-Chopin S, Tavtigian SV, Puisieux A, Matar C, Herceg Z: Methylome analysis reveals Jak-STAT pathway deregulation in putative breast cancer stem cells. Epigenetics 2011, 6(4):428-439.
46. Niwa H, Burdon T, Chambers I, Smith A: Self-renewal of pluripotent embryonic stem cells is mediated via activation of STAT3. Genes Dev 1998, 12(13):2048-2060.
47. Kiger AA, Jones DL, Schulz C, Rogers MB, Fuller MT: Stem cell self-renewal specified by JAK-STAT activation in response to a support cell cue. Science 2001, 294(5551):2542-2545.
48. Blick T, Widodo E, Hugo H, Waltham M, Lenburg ME, Neve RM, Thompson EW: Epithelial mesenchymal transition traits in human breast cancer cell lines. Clin Exp Metastasis 2008, 25(6):629-642.
49. Trimboli AJ, Fukino K, de Bruin A, Wei G, Shen L, Tanner SM, Creasap N, Rosol TJ, Robinson ML, Eng C et al: Direct evidence for epithelial-mesenchymal transitions in breast cancer. Cancer Res 2008, 68(3):937-945.
50. Nieto MA: The snail superfamily of zinc-finger transcription factors. Nat Rev Mol Cell Biol 2002, 3(3):155-166.
51. Hartwell KA, Muir B, Reinhardt F, Carpenter AE, Sgroi DC, Weinberg RA: The Spemann organizer gene, Goosecoid, promotes tumor metastasis. Proc Natl Acad Sci U S A 2006, 103(50):18969-18974.
52. Yang J, Mani SA, Donaher JL, Ramaswamy S, Itzykson RA, Come C, Savagner P, Gitelman I, Richardson A, Weinberg RA: Twist, a master regulator of morphogenesis, plays an essential role in tumor metastasis. Cell 2004, 117(7):927-939.
53. Hollier BG, Evans K, Mani SA: The epithelial-to-mesenchymal transition and cancer stem cells: a coalition against cancer therapies. J Mammary Gland Biol Neoplasia 2009, 14(1):29-43.
54. Mani SA, Guo W, Liao MJ, Eaton EN, Ayyanan A, Zhou AY, Brooks M, Reinhard F, Zhang CC, Shipitsin M et al: The epithelial-mesenchymal transition generates cells with properties of stem cells. Cell 2008, 133(4):704-715.

55. Li X, Lewis MT, Huang J, Gutierrez C, Osborne CK, Wu MF, Hilsenbeck SG, Pavlick A, Zhang X, Chamness GC et al: Intrinsic resistance of tumorigenic breast cancer cells to chemotherapy. J Natl Cancer Inst 2008, 100(9):672-679.
56. Nicolini A, Ferrari P, Fini M, Borsari V, Fallahi P, Antonelli A, Berti P, Carpi A, Miccoli P: Stem cells: their role in breast cancer development and resistance to treatment. Curr Pharm Biotechnol 2011, 12(2):196-205.
57. Cheng GZ, Chan J, Wang Q, Zhang W, Sun CD, Wang LH: Twist transcriptionally up-regulates AKT2 in breast cancer cells leading to increased migration, invasion, and resistance to paclitaxel. Cancer Res 2007, 67(5):1979-1987.
58. Kajita M, McClinic KN, Wade PA: Aberrant expression of the transcription factors snail and slug alters the response to genotoxic stress. Mol Cell Biol 2004, 24(17):7559-7566.
59. Stathopoulou A, Vlachonikolis I, Mavroudis D, Perraki M, Kouroussis C, Apostolaki S, Malamos N, Kakolyris S, Kotsakis A, Xenidis N et al: Molecular detection of cytokeratin-19-positive cells in the peripheral blood of patients with operable breast cancer: evaluation of their prognostic significance. J Clin Oncol 2002, 20(16):3404-3412.
60. Xenidis N, Vlachonikolis I, Mavroudis D, Perraki M, Stathopoulou A, Malamos N, Kouroussis C, Kakolyris S, Apostolaki S, Vardakis N et al: Peripheral blood circulating cytokeratin-19 mRNA-positive cells after the completion of adjuvant chemotherapy in patients with operable breast cancer. Ann Oncol 2003, 14(6):849-855.
61. Xenidis N, Perraki M, Kafousi M, Apostolaki S, Bolonaki I, Stathopoulou A, Kalbakis K, Androulakis N, Kouroussis C, Pallis T et al: Predictive and prognostic value of peripheral blood cytokeratin-19 mRNA-positive cells detected by real-time polymerase chain reaction in node-negative breast cancer patients. J Clin Oncol 2006, 24(23):3756-3762.
62. Ignatiadis M, Kallergi G, Ntoulia M, Perraki M, Apostolaki S, Kafousi M, Chlouverakis G, Stathopoulos E, Lianidou E, Georgoulias V et al: Prognostic value of the molecular detection of circulating tumor cells using a multimarker reverse transcription-PCR assay for cytokeratin 19, mammaglobin A, and HER2 in early breast cancer. Clin Cancer Res 2008, 14(9):2593-2600.
63. Ignatiadis M, Xenidis N, Perraki M, Apostolaki S, Politaki E, Kafousi M, Stathopoulos EN, Stathopoulou A, Lianidou E, Chlouverakis G et al: Different prognostic value of cytokeratin-19 mRNA positive circulating tumor cells according to estrogen receptor and HER2 status in early-stage breast cancer. J Clin Oncol 2007, 25(33):5194-5202.
64. Xenidis N, Ignatiadis M, Apostolaki S, Perraki M, Kalbakis K, Agelaki S, Stathopoulos EN, Chlouverakis G, Lianidou E, Kakolyris S et al: Cytokeratin-19 mRNA-positive circulating tumor cells after adjuvant chemotherapy in patients with early breast cancer. J Clin Oncol 2009, 27(13):2177-2184.
65. Cristofanilli M, Budd GT, Ellis MJ, Stopeck A, Matera J, Miller MC, Reuben JM, Doyle GV, Allard WJ, Terstappen LW et al: Circulating tumor cells, disease progression, and survival in metastatic breast cancer. N Engl J Med 2004, 351(8):781-791.
66. Mostert B, Sleijfer S, Foekens JA, Gratama JW: Circulating tumor cells (CTCs): detection methods and their clinical relevance in breast cancer. Cancer Treat Rev 2009, 35(5):463-474.
67. Bonnomet A, Brysse A, Tachsidis A, Waltham M, Thompson EW, Polette M, Gilles C: Epithelial-to-mesenchymal transitions and circulating tumor cells. J Mammary Gland Biol Neoplasia 2010, 15(2):261-273.
68. Balic M, Lin H, Young L, Hawes D, Giuliano A, McNamara G, Datar RH, Cote RJ: Most early disseminated cancer cells detected in bone marrow of breast cancer patients have a putative breast cancer stem cell phenotype. Clin Cancer Res 2006, 12(19):5615-5621.
69. Aktas B, Tewes M, Fehm T, Hauch S, Kimmig R, Kasimir-Bauer S: Stem cell and epithelial-mesenchymal transition markers are frequently overexpressed in circulating tumor cells of metastatic breast cancer patients. Breast Cancer Res 2009, 11(4):R46.
70. Theodoropoulos PA, Polioudaki H, Agelaki S, Kallergi G, Saridaki Z, Mavroudis D, Georgoulias V: Circulating tumor cells with a putative stem cell phenotype in peripheral blood of patients with breast cancer. Cancer Lett 2010, 288(1):99-106.
71. Yu F, Yao H, Zhu P, Zhang X, Pan Q, Gong C, Huang Y, Hu X, Su F, Lieberman J et al: let-7 regulates self renewal and tumorigenicity of breast cancer cells. Cell 2007, 131(6):1109-1123.
72. Shimono Y, Zabala M, Cho RW, Lobo N, Dalerba P, Qian D, Diehn M, Liu H, Panula SP, Chiao E et al: Downregulation of miRNA-200c links breast cancer stem cells with normal stem cells. Cell 2009, 138(3):592-603.
73. Gregory PA, Bert AG, Paterson EL, Barry SC, Tsykin A, Farshid G, Vadas MA, Khew-Goodall Y, Goodall GJ: The miR-200 family and miR-205 regulate epithelial to mesenchymal transition by targeting ZEB1 and SIP1. Nat Cell Biol 2008, 10(5):593-601.
74. Yu F, Jiao Y, Zhu Y, Wang Y, Zhu J, Cui X, Liu Y, He Y, Park EY, Zhang H et al: MicroRNA 34c gene down-regulation via DNA methylation promotes self-renewal and epithelial-mesenchymal transition in breast tumor-initiating cells. J Biol Chem 2012, 287(1):465-473.
75. Zhu Y, Yu F, Jiao Y, Feng J, Tang W, Yao H, Gong C, Chen J, Su F, Zhang Y et al: Reduced miR-128 in breast tumor-initiating cells induces chemotherapeutic resistance via Bmi-1 and ABCC5. Clin Cancer Res 2011, 17(22):7105-7115.

第 13 章

男性乳腺癌的组学研究

Zahide Nur Unal，Gülhan Kaya，Debmalya Barh，Esra Gunduz，Mehmet Gunduz

摘　要

男性乳腺癌（MBC）临床上非常罕见。男性乳腺癌相对于女性乳腺癌预后较差。引发男性乳腺癌的遗传易感性已得到研究，许多基因和蛋白的变异都在男性乳腺癌的发病过程发挥了作用，而不是单基因因素引起的。因此，包括组学和相关技术的更多综合研究应该用于男性乳腺癌的研究中，但目前这些技术还较少用于这项研究。

关键词

男性乳腺癌　遗传　BRCA1　遗传性肿瘤　分子标志物　BRCA2　EGFR　HER2

引言

男性乳腺癌是临床上罕见的一种恶性肿瘤，预后往往较差。除了环境因素、饮食结构和生活方式（包括肥胖、饮酒、雌激素摄入量）、放射暴露及某些职业暴露等因素对男性乳腺癌发病有所影响外，还有许多遗传事件，例如相关遗传倾向、染色体核型为 XXY 的克氏综合征、某些基因突变特别是 BRCA 基因家族的突变，在男性乳腺癌的发病过程中都起到了重要的作用。尽管已经大规模研究了单个基因在男性乳腺癌中所起的作用，但基于组学技术的综合方法更需要在男性乳腺癌研究中有所应用。在本章中，我们综述了男性乳腺癌的组学研究。

男性乳腺癌

流行病学

男性乳腺癌很少发生。在所有乳腺癌患者中，男性乳腺癌比例不到 1%[1-3]。根据美国癌症学会的估计，2012 年美国新发男性乳腺癌 2190 例，女性乳腺癌 226 870 例，男性和女性患乳腺癌之比为 1∶104[4]。男性乳腺癌大部分发生在 60~70 岁[5, 6]。据报道，在非洲中部男性乳腺癌发病率要高于西方国家[7,8]。

病因学

大部分男性乳腺癌是偶发的[9]。有关家族遗传性的因素如克氏综合征（Klinefelter

syndrome，中文又称“先天性睾丸发育不全”）等因素的致病原因将在“男性乳腺癌的遗传背景”里面讨论。

与克氏综合征相比，男性乳腺发育女性化现象是否会更增加男性乳腺癌的风险仍有争议。但是病理检查发现 40% 的男性乳腺癌患者有乳腺发育[10]。在美国退伍军人数据库中，乳腺发育的男性中发生男性乳腺癌的相对风险增加了 5.86 倍[11]。在用非那司提治疗前列腺增生症的患者中有 3 例诊断出男性乳腺癌，而服用该药物最常见的副作用就是乳腺发育[12]。

其他引起男性乳腺发育的因素包括肥胖、甲状腺失调、吸食大麻和摄入外源性雌激素，但仅与男性乳腺癌有微弱的相关性。在服用雌激素来治疗前列腺癌的患者中，17 000 例患者中才有 2 例患男性乳腺癌[13, 14]。另外，肝功能障碍可引起雌激素过多，因此理论上也可引起男性乳腺癌，尽管大部分晚期肝功能衰竭患者不可能生存到发生男性乳腺癌[15]。例如血吸虫病是一种地方性寄生虫感染，能够导致肝功能衰竭和雌激素过多[8]。在一些催乳素瘤患者中，当睾酮水平下降低时，会诊断出男性乳腺癌。目前还不清楚很高水平的催乳素是否是发生男性乳腺癌的高危因素，因为只有少数几个病例的报道[14, 16]。一种可能的假设是高催乳素血症刺激癌前病变向恶性转化[14]。在男性乳腺癌患者中，催乳素受体基因的表达水平显著高于男性乳腺发育患者（60% vs. 20%，P=0.003）。而且作为一种潜在的有希望的治疗方案，催乳素受体拮抗剂类药物可以在细胞模型上增加阿霉素和紫杉醇治疗效果[16]。

雄激素有保护乳腺组织的作用，因为它可以抑制细胞的增殖。有证据表明，雄激素受体基因发生突变后容易发生男性乳腺癌，但在 11 例男性乳腺癌患者的乳腺组织中又没有证实这样的突变[17]。1993 年 Sasco 的荟萃分析报道，在睾丸异常导致的雄激素缺乏的患者中，男性乳腺癌发病率增加，这些睾丸异常包括睾丸炎、隐睾和睾丸外伤[18]。根据美国退伍军人数据库分析，患睾丸炎或附睾炎症的男性发生男性乳腺癌的风险是正常人的 1.84 倍[11]。相反，用于治疗男性乳腺癌的芳香酶抑制剂可使血清中睾酮含量升高，进而发生前列腺癌[16]。

辐射对男性和女性来说都是乳腺癌的高危因素。有报道癌症发生在辐射暴露 12~36 年后[19]；在儿童期和青春期胸部暴露在超过 50~100cGy 的放射剂量下，生活方式相似男女的癌症风险均增加[6, 20]。在高温炉、钢厂和低频磁场工作的员工，男性乳腺癌的患病率增加[14]。在这些职业中，高温所致的睾丸损害增加了患癌风险[21]。也有研究显示汽油和可燃物蒸汽在男性乳腺癌的发生中起重要作用[22]。

饮酒是男性乳腺癌的发病因素。还有那些长期服用药物导致雌激素过多的患者，发生乳腺癌的风险高，这些药物包括雌激素、洋地黄、西咪替丁、甲基多巴和安体舒通[23]。

在经济发达国家，不断增加的肥胖人群已成为一个社会关注。因此，体重指数（BMI）升高与男性乳腺癌的发生有关（BMI>30 vs.<25；RR=1.79）[24]。在 30 岁之前发生肥胖是乳腺癌的风险因素，男女相同。肥胖引起乳腺癌的机制可能是由于在丰富的脂肪组织中，雄激素向雌激素转化所致[6]。也许与肥胖相对应，体育锻炼与乳腺癌风险减少相关[24, 25]。

未婚独身、犹太人种族和曾患乳腺良性疾病、青春期延迟和高胆固醇血症也都被认为是男性乳腺癌发病因素[23]。另外，糖尿病（RR=1.30）和胆结石（RR=3.45）也被认为是男性乳腺癌的风险因素[11]。

男性乳腺癌的风险因素

1. 导致男性乳腺发育和激素不平衡的因素

（1）非那司提

（2）肥胖

（3）甲状腺疾病

（4）吸食大麻

（5）摄入外源性雌激素
（6）肝功能损害
（7）血吸虫病
（8）催乳素瘤
（9）睾丸病变
2. 辐射
3. 职业环境
（1）高温
（2）低频磁场
（3）汽油
（4）可燃气体蒸汽
4. 饮酒
5. 服用引发雌激素过多的药物
（1）雌激素
（2）洋地黄
（3）西咪替丁
（4）甲基多巴
（5）螺内酯
6. 各种疾病
（1）糖尿病
（2）高胆固醇血症
（3）胆结石
7. 其他的高危因素
（1）未婚独身
（2）犹太人种族
（3）良性乳腺疾病史
（4）青春期延长
8. 染色体核型为 XXY 的克氏综合征
9. 家族遗传史

临床病理特征

男性乳腺癌临床表现为单侧、无痛和质硬的乳晕下肿块，有时乳头溢液[6, 16]。此病变常偏离中央，有些不规则和乳头溢液患者中 75% 为溢血[6]。乳头溢液可能是非浸润性病变的早期征象[16]。腋下结节特别是老年患者容易见到，可能是晚期的一个征象，腋下淋巴结转移男性更常见。诊断方法包括体检、乳腺 X 线检查（国内很少用——译者注）、乳腺超声检查、乳头溢液检查、针吸细胞学检查、活检、ER 和 PR 检测、HER2 检测（通过免疫组织化学、FISH 或 PCR 方法）、细胞多倍体水平和细胞增殖指数检测（通过流式细胞仪、细胞图像分析仪和 Ki67 检测）、基因表达模式检测和成像检测[6, 16]。3/4 男性乳腺癌患者的 ER 和 PR 为阳性[6]。

男性乳腺癌患者中，有 96% 是腺癌和 4% 是肉瘤[6]。大约 90% 的患者病理检查表现为浸润性导管癌[3, 14, 17, 26]，也有炎性乳腺癌和乳头 Paget 病[26]。淋巴或血行转移与女性乳腺癌类似[5]。

预后

男性乳腺癌的预后与女性乳腺癌相差无几。事实上，根据美国癌症学会的报告，估计男性因乳腺癌死亡的人数每年是 410 例，而女性因乳腺癌死亡的人数每年是 39 510 例，男女比例是 1∶96，这个比例与二者每年的新发乳腺癌人数比 1∶104 接近。所谓男性乳腺癌预后相对较差的说法可能是由于诊断较晚造成的感觉[3,27,28]。

肿瘤大小和淋巴结状态被认为是预后评估的指标[5,27,29,30]。淋巴结转移看来是最重要的指标[14]。若淋巴结转移，则 5 年和 10 年生存率分别从 90% 和 84% 下降到 65% 和 44%，当阳性淋巴结≥ 4 个时，10 年生存率甚至下降到 14%[14,31]。

正在研究的其他因素是细胞多倍体状态和细胞分裂周期（S 期），ER、PR 和雄激素受体状态 HER2/neu 基因扩增，BRST2，cyclin D1，BCL2，P16，P21，Ki67，CK5/6，CK14，P53，还有 EGFR 表达[32-34]。Kornegoor 等报道细胞有丝分裂增加和高级别与高 Ki67、HER2、P53、P21 和低 PR 和 BCL2 表达相关。根据他们的多因素分析，PR 阴性和 P53 蛋白增多是独立的预后标志物，与预后较差相关[34]。Johansson 等则提出 N- 乙酰转移酶可作为男性乳腺癌一个可能的预后评估生物标志物[35]。

凭借 ER、PR、HER2、EGFR、CK5/CK6、

CK14 和 Ki67 等的分子分型，男性乳腺癌可分为 5 个预后亚型[36]。男性乳腺癌大部分是管腔样 B 型 [ER+ 和（或）PR+、HER2+ 或高 Ki67] 和管腔样 A 型 [ER+ 和（或）PR+、HER2- 和低 Ki67][36]。还发现载脂蛋白 D 和男性乳腺癌相关抗原（MBTAA）过表达的患者预后较好[37]。

目前的治疗选择

尽管乳腺癌治疗的主要方法是手术，但治疗方法并不固定，可根据临床分期、病理分级和遗传特征改变治疗方式[14]。其他用作辅助和新辅助的治疗方法是放疗、化疗、内分泌治疗和它们的联合治疗[14]。也可选择睾丸切除术和 LHRH 药物去势以及抗雄激素治疗[6]。用于男性乳腺癌治疗的药物靶标包括雌激素受体的含雌激素受体调节剂的他莫昔芬，芳香酶用的含非甾类芳香酶抑制剂的来曲唑，作用于 DNA 复制的蒽环类药物和作用于细胞微管的紫杉醇类药物[38]。作为酪氨酸激酶抑制剂的拉帕替尼和单克隆抗体药物曲妥珠单抗，都可用于 HER2 阳性男性乳腺癌的治疗[38]。

在 BRCA 基因突变的患者中，建议用针对多聚 ADP 核糖聚合酶（PARP）的靶向药物，因为 PARP 酶可补偿 RRCA 基因失去的 DNA 修复作用。奥拉帕尼（olaparib）是 PARP 酶的抑制剂，用它治疗难治性男性乳腺癌已获得了较好的治疗反应并且副作用可耐受[16]。

在癌症特别是男性乳腺癌的治疗中，为了优化治疗方案和避免药物毒副作用，应该去发现肿瘤的特异性生物标志物和分子通路，因而药物基因组学和靶向技术应广泛应用。另外的研究主题植物化学也应开展起来，以期减少肿瘤治疗的不利预后[38]。

男性乳腺癌的遗传背景

癌症病例中遗传倾向达 10%（所有病例为 5%~10%）[6, 39]。根据美国国立卫生研究所（NIH）- 美国退休协会（AARP）开展的饮食和健康研究报告，有一级亲戚患乳腺癌，其他成员患乳腺癌风险增加（RR=1.92）[24]。在一项调查乳腺癌男性家族特征的研究中发现，女性乳腺癌或卵巢癌的发生率是 30%[40]。男性乳腺癌患者的姐妹或女儿患乳腺癌的风险提高 2~3 倍[41]。在一项研究中，一个家族中有两个兄弟都患男性乳腺癌，其中一人还患前列腺癌[13]。家族中有女性亲属患乳腺癌的，男性患乳腺癌的可能性也会增加[5]。

已有的研究显示与男性乳腺癌发生相关的基因，包括 BRCA1、BRCA2、HER2、P21、P53、MYC、AR、CYP19A1、ESR1、PGR、PPM1D、ZNF217、CCND1、KRAS、CHEK2、MMP2、MMP9、CYP17A1、PCNA、PTEN、HFE、MSH2、MLH1、PMS1 和 PMS2[38]。这些基因常以多个基因而不是单个基因参与男性乳腺癌的发病过程。发生突变的基因是 BRCA1、BRCA2、CHEK2、P53、PTEN、CYP17A1、HFE、MSH2、MLH1、PMS1、PMS2、AR、KRAS 和 CYP17A1；而 BRCA2、HER2、ESR1、PGR、MYC、PPM1D、ZNF217、CCND1、P53、CYP19A1、MMP2、MMP9、P21 和 PCNA 是在基因表达水平上出现了上调；而 AR 和 BRCA1 基因则是表达水平出现了下调[38]。

BRCA1 和 BRCA2 基因的突变在男性乳腺癌发病过程中扮演了重要角色[8]。据报道，BRCA1/2 突变在男性乳腺癌家族中占 34%[16]。BRCA1 基因已被克隆分离到。它是一个抑癌基因，定位在染色体 17q 位置。该基因若发生生殖细胞水平的突变，则发生乳腺癌的风险会增加。若乳腺癌的发生是由于 BRCA1 基因突变引起的，那么在遗传了该突变的后代中发生乳腺癌的可能性将达 100%。BRCA1 基因发生突变的人患乳腺癌的年龄会提前，迄今该基因已发现有将近 1200 种突变。

BRCA2 基因位于染色体 13q 上，在 BRCA2 基因发生突变的家族中，男性乳腺癌的发生率上升[42, 43]。该基因的遗传属于常染色体显性遗传，并且带有家族的特性。在 BRCA2 基因中发现了约 900 种突变。在那些没有家族史的男性乳腺癌患者中，几乎找不到

BRCA2 基因的突变。BRCA2 基因突变的乳腺癌患者，其预后情况一般与 BRCA2 未突变的类似，不过在 BRCA2 突变的男性乳腺癌患者中细胞核级别较高、P53 基因突变频率较高[40]。在男性乳腺癌患者中，有约 10% 的患者出现 BRCA2 基因的突变，而 BRCA1 基因突变的频率低[44]。已有研究证明 BRCA2 基因突变与男性乳腺癌发病更相关。有报道在家族性男性乳腺癌患者中，BRCA2 基因突变比 BRCA1 更与遗传性乳腺癌发病相关。实际上，在家族性男性乳腺癌患者中，BRCA1 和 BRCA2 基因的突变率分别是 19% 和 77%[45]。

与此相反，尽管 BRCA3 基因有研究，但还没有形成结论性结果。余下与男性乳腺癌相关的遗传因素都是通过多基因模型获得的，还有待更进一步的研究[46]。除了 BRCA1 和 BRCA2 基因的突变，其他在表达水平上升的遗传基因包括原癌基因 C-erb-2、抑癌基因 P53、cyclin D1、EGFR、BCL2、CHEK2 以及 PTEN 基因突变，以及 CYP17 基因多态性[6, 14, 44, 47]。已经发现激酶抑制蛋白 p27Kip1 和 P21 waf1 对男性乳腺癌有预测价值[48]。并且在男性乳腺癌患者中，发现 CD31、CD34、CD105 标志物和微血管密度之间存在重要的相关性[49]。

据报道，存活蛋白和 COX-2 基因的表达在许多男性乳腺癌患者中上升（分别是 69% 和 36%）。存活蛋白是细胞凋亡的抑制基因，能介导针对 HER2 治疗的抗性；而 COX2 基因的代谢产物能增加肿瘤的血管生成并抑制抗肿瘤的免疫性[16]。此外，还有维生素 D 受体基因（VDR）的多态性并不增加男性乳腺癌的风险[50]。

克氏综合征患者的特征包括性腺不发育、男性乳腺发育、精子缺乏和尿促卵泡素水平升高。男性乳腺癌发生最高的风险因素目前已知的是克氏综合征，确定的相关风险系数是 29.64；换句话说，有此病的患者发生男性乳腺癌的风险较正常男性高出了 50 倍[11, 17, 51]。这些乳腺增生不仅仅可由男性乳腺发育引起，也可由腺泡或导管发育引起[20]。克氏综合征患者明显雌激素过多[14]。

生物标志物的研究已有争论，认为男性和女性的乳腺癌是不同的疾病。Shaaban 和 Kornegoor 等通过对分子标志物包括 ER、PR、HER2、Ki67 和 CK5/CK6 的研究表明，在男性与女性乳腺癌的表型是不同的[52]。男性乳腺癌中已研究过的遗传因素和相关分子标志物见表 13.1。

在男性乳腺癌中，由于存在遗传因素的多样性并缺乏特异的生物标志物和缺乏治疗的标准模式，新的诊断和治疗方法还有待于进一步研发。组学技术在这个过程中就变得十分重要了。

组学技术和相关衍生术语

在新词创造过程中，大量以“组学（omics）”作为后缀结尾的词汇被创造出来。最为人知的是基因组学、蛋白质组学和代谢组学。组学的目标是从整体上去揭示基因组和蛋白质组的秘密[66]。按照 Merriam-Webster 的说法，从医学角度对基因组学的定义是“生物技术的一个分支，利用遗传学和分子生物学中高效率的方法对某个物种中的数个基因甚至全部基因构建遗传图谱或 DNA 测序，并把结果以数据库的方式进行存储和应用”。同样，从医学角度对蛋白质组学的定义是“生物技术的一个分支，利用分子生物学、生物化学和遗传学方法分析某种细胞、组织或生物体的基因编码蛋白的结构、功能和蛋白之间的相互作用，并把结果以数据库的方式进行存储和应用”[67]。

DNA 遗传序列甚至全基因组遗传蓝图在某种程度上能针对生理过程和疾病状态给出功能和动态发展的过程，但对遗传的研究仍然需要继续进行。尽管在 2003 年人类基因组计划完成，测序了人基因组上的 30 亿对碱基，分析了人的基因组上包含超过 22 000 个基因，并把这些信息存储在数据库中[68]。但是仅靠

表 13.1 男性乳腺癌的遗传因素和相关物质

BRCA1	CD105
BRCA2	存活蛋白
HER2	COX-2
MYC	Ki67
ER	原肌球蛋白
PR	NAT1
BRST2	RAD51B（14q4.1）
AR	TOX3（16q12.1）
C-erb-2	rs13387042（2q35）
P53	rs10941679（5p12）
P16	rs9383938（6q25.1）
P21	rs2981579（FGFR2）
P21/Waf1	rs3803662（TOX3）
P27Kip1	rs6504950（COX11）
ESR1	CCND1（11q13）
PGR	TRAF4（17q11）
PPM1D	CDC6（17q21）
ZNF217	MTDH（8q22）
CCND1	原肌球蛋白 -1
KRAS	组织蛋白酶 D
MMP2 和 MMP9	半乳凝素 -1
HFE	Enolase 1
MSH2	MSH6
MLH1	CDH13
PMS1	PAX5
PMS2	PAX6
Cyclin D1	WT1
EGFR	GATA5
BCL2	GSTP1
PCNA	HOXD10
载脂蛋白 D	VEGF
MBTAA	HSP27
CHEK2（Li-Fraumeni 综合征）	PDI
PTEN（Cowden 综合征）	PPIA
PARP	Prx1
CK5/6，8，18，19 和 14	MicroRNA
CYP17A1 和 CYP19A1	高甲基化
CD31 和 CD4	

来自参考文献 [6，8，14-16，32-34，36-38，40，42-45，47-49，53-65]。

这些基因序列难以解释基因的产生、功能和最终蛋白产物的代谢过程。特别对一些多基因疾病，例如衰老、糖尿病、心血管疾病和肿瘤，更多的关于基因功能方面和组学方面的研究有待加强。人类基因组计划完成后，人类进入了后基因组时代，此时，功能研究要优于结构研究，动态研究要优于静态研究（表 13.2）。

事实上，蛋白质组学是想尽可能对所有蛋白做一个描述，从而发现新的标志物用于疾病的精确诊断和某些恶性疾病的预后评估 [69，70]。蛋白质组学也用于研究翻译后修饰事件，翻译后修饰在肿瘤的发生和分型中起到重要作用 [70]。通过蛋白质组学中的质谱方法能更好地研究肿瘤的各种特性。

组学和男性乳腺癌

与女性乳腺癌相比，男性乳腺癌中蛋白水平改变的发生情况，我们几乎还一无所知 [53，71]。因此，蛋白质组学研究可能弄清楚男性乳腺癌的发病机制，以便精确地诊断、治疗和预后评估 [53]。据估计，乳腺癌在女性和男性之间是非常不同的疾病。这种不同可来自遗传背景的差异，因此针对这两种疾病的治疗策略也会不同 [71]。事实上，鉴别基因对揭示基因的功能是非常重要的，并能改进药物治疗 [72]。

Barh 和 Das 用多种生物信息方法研究了与男性乳腺癌发病相关的 25 个基因之间的复杂的互作关系 [38]。这些基因包括 BRCA1、

表 13.2 组学过程

	基因组时代		后基因组时代
术语	基因	→	基因组
	mRNA	→	转录组
	蛋白	→	蛋白质组
分析方法	结构	→	功能
	静态	→	动态
	单个	→	全局

BRCA2、HER2、P21/Waf1、P53、MYC、AR、CYP19A1、ESR1、PGR、PPM1D、ZNF217、CCND1、KRAS、CHEK2、MMP2、MMP9、CYP17A1、PCNA、PTEN、HFE、MSH2、MLH1、PMS1 和 PMS2[38]。该研究发现这些基因参与了男性乳腺癌的发病过程,除了 DNA 修复通路的基因,还有 ER 和 EGFR 信号基因。MYC 基因则是这个通路的下游靶标,由 TNF、EGF、TGF 和雌激素基因通过 ERBB2 基因调控,并且雌激素是这些男性乳腺癌通路的主要调控基因[38]。此外,在该研究者所用的关键节点分析方法中,发现任何异常的雄激素表达都能够影响 3 条主要的信号通路[38]。作者认为,由于男性乳腺癌患者的明显遗传变异性,因此通过药物基因组学方法制订的治疗方案会比常规治疗方法更有效。化学预防饮食和某些植物化学物质靶向个体遗传事件,如诱导细胞凋亡和抑制肿瘤增殖,对正常细胞没有不利影响,可能是更安全的治疗方法[38]。在本研究中,作者提到了一些植物化学提取成分,包括白藜芦醇、吲哚-3-甲醇、异戊烯黄酮、木黄酮、番茄红素、橘皮素、绿茶多酚(epigallocatechin gallate, EGCG)、姜黄素(或 dibenzoylmethane)、萝卜硫素、视黄酸及胡萝卜素(carotene),这些成分对一些关键的调控分子是有作用的,葡萄籽提取物和二苯酰甲烷这些调控分子包括 ESR1、BRCA1、BRCA2、PTEN、β-联蛋白、芳香酶(雌激素)、VEGF、TGF、MMP 2、MMP 9、NF-κB、AKT、EGFR、PKC 和 HER2 再通过调控这些基因的表达来抑制肿瘤增殖。并且在这项有趣的研究中,作者提到姜黄素、白藜芦醇、全反式维甲酸、木黄酮和绿茶多酚能用于所有分子类型的男性乳腺癌患者的治疗,因为这 5 种植物化学成分作用的靶点覆盖了男性乳腺癌发生过程中的所有基因通路,这使得它们成为单独使用或联合使用的有前途的潜在治疗肿瘤药物,而药物毒副作用又不大[38]。

Orr 等的报道中,通过对男性乳腺癌患者和对照人群进行 GWAS 分析,他们发现位于 14q24.1 上的 RAD51B 基因和 16q12.1 上的 TOX3 基因的 SNP 与男性乳腺癌密切相关(OR 值分别为 1.57 和 1.50[54])。

Orr 等另外的 GWAS 分析结果显示,与男性乳腺癌发生明显相关的 SNP 位点还包括 rs13387042(位于 2q35 上,OR=1.30)、rs10941679(位于 5p12 上,OR=1.26)、rs9383938(位于 6q25.1 上,OR=1.39)、rs2981579(位于 FGFR2 基因上,OR=1.18)和 rs3803662(位于 TOX3 基因上,OR=1.48)。他们发现几个 SNP 位点在男性和女性乳腺癌之间的 OR 是不同的,包括 rs13387042(位于 2q35)、rs3803662(位于 TOX3 基因上)和 rs6504950(位于 COX11 基因上),说明乳腺癌在男性与女性之间存在遗传上的异质性[25]。这些和类似的研究地表明 GWAS 分析在鉴定男性乳腺癌更新的风险位点中的重要性,它为研究恶性肿瘤的遗传背景呈现了新的愿景[25]。

利用多重连接探针扩增技术(MLPA),发现 CCND1 基因(位于 11q13)、TRAF4(位于 17q11)、CDC6 基因(位于 17q21)和 MTDH(位于 8q22)的基因拷贝数扩增与男性乳腺癌的发生密切相关,在高达 40% 的男性乳腺癌患者的癌组织中都存在这些基因拷贝数的扩增。这些基因的一个或数个基因的拷贝数扩增意味着男性乳腺癌的恶性程度更高[55]。在 Kornegoor 等的研究中,CCND1 基因拷贝数扩增是评估男性乳腺癌预后最重要的独立指标[55]。

基质辅助激光解吸电离飞行时间质谱(MALDI-TOF/MS)技术用于发现病变样本中出现的不同表达的蛋白,因此能发现恶性肿瘤新的蛋白标志物[16]。抑癌基因原肌球蛋白-1 编码蛋白的下调,以及细胞侵袭转移调节基因组织蛋白酶 D 和半乳凝素编码蛋白的改变已被报道过[16]。在染色体水平上,利用比较基因组杂交技术,发现在男性乳腺癌患者的癌组织样本上经常出现 1q、8q 和 16p 片段的重复和 8p、16q 和 13q 片段的丢失[73]。

高甲基化是伴随遗传事件的另外一种重要的表观遗传学改变。启动子区域的高甲基化能导致下游的基因表达沉默,因此可能是肿瘤发生的早期事件[56]。而甲基化的可逆特性，使甲基化基因成为治疗的后续靶标，并且可用于监测其治疗反应和预后评估[56]。事实上，甲基化在基因印记现象和疾病恶变上都发挥着生理性作用[56]。Kornegoor 等在男性乳腺癌的肿瘤样本中，用甲基化特异的 MLPA 反应检测了一些抑癌基因的甲基化，发现在 50% 的样本中，MSH6、WT1、PAX5、CDH13、GATA5 和 PAX6 基因的启动子发生了甲基化，而正常组织则没有发现甲基化。因而甲基化与肿瘤高级别（P=0.003）和不良预后的独立预测因子明显相关（P=0.048）[56]。ESR1 基因和 GSTP1 基因的高甲基化还和有丝分裂期的细胞数目增多相关（P=0.037 和 P=0.002）。在男性乳腺癌肿瘤组织中一些基因发生的甲基化频率较女性乳腺癌低，尤其是 ESR1（P=0.005）、BRCA1（P=0.010） 和 BRCA2（P<0.001）。而 MSH6、CDH13、PAX5、PAX6 和 WT1 的甲基化程度在男性和女性乳腺癌中都一致。因此，作者认为启动子区域的甲基化预示着患者的预后差，并且男性和女性乳腺癌在甲基化上存在不同的特征[56]。

在 Chahed 等 2008 年的一项研究中，第一次利用蛋白质组学技术分析男性乳腺癌中蛋白水平的改变[53]。研究用到了二维电泳和质谱技术分析男性乳腺浸润性导管癌（IDC）组织中的蛋白改变，发现 CK8、18 和 19 的表达发生了改变。这 3 种 CK 和原肌球蛋白（Tms）都是细胞结构蛋白，可以在诊断和预后评估上发挥重要作用。CK8 和 18 与几种乳腺癌细胞株较强的迁移和侵袭能力相关[74]；而 CK19 则与乳腺癌的微转移相关[75]。在 Chahed 的研究中发现肿瘤组织中 Tms1 是下调的，而已知该蛋白能抑制肿瘤的恶性程度。Tms1 的下调意味着在男性乳腺癌发生过程中起到了重要的作用。Chahed 同时发现除了 Tms1 的下调，还存在 Tms4 的上调[53]。

在男性乳腺癌中还存在分子伴侣 [热激蛋白（HSP27）和二硫异构酶编码基因（PDI）、压力相关蛋白 [过氧化物酶编码基因（Prx1）和肽酰脯氨酰异构酶 A 编码基因（PPIA）] 的共高表达。这些分子伴侣蛋白活性上升的发现说明肿瘤细胞在向恶性转化过程中出现了压力反应[53, 57]。肿瘤细胞中 Prx1 和 PPIA 基因的高表达具有抗凋亡和抗氧化的作用，因此这两个基因的高表达可为肿瘤细胞对抗氧化造成的破坏作用[58, 59]。类似的，HSP27 基因编码的蛋白也能对氧化破坏起到保护作用，并参与了恶性肿瘤细胞产生的多药抗性[53]。HSP27 蛋白也很可能与肿瘤的远处转移相关[60]。烯醇化酶 1 在该研究中也发现表达上调，该酶在糖分解途径中起到非常重要的作用，表明在细胞癌变过程中需要的能量增加[61]。组织蛋白酶 D 基因和癌细胞侵袭相关，半乳凝素 -1 和胞外基质吸附、肿瘤进展和转移相关[62]。hnRNP 是一组与 mRNA 修饰处理及端粒维持相关的蛋白，它们都在男性乳腺癌组织样本中上调，因此作者认为 hnRNP 可以成为治疗男性乳腺癌的潜在靶标[53]。

最近的研究发现非编码蛋白 RNA 的 microRNA（miRNA） 分子具有多重的调节作用，拓宽了我们对肿瘤启动和发展机制的理解[16, 63, 64]。随着对 miRNA 研究的深入，科学家发现了与肿瘤发生相关的新机制和 miRNA 能作为肿瘤诊断新的生物标志物，并且 miRNA 是潜在治疗肿瘤的靶标[63]。但是在男性乳腺癌中对 miRNA 研究的报道很少见。

在一篇研究 miRNA 和男性乳腺癌相关的研究报道中，分析了男性乳腺癌的组织样本（良恶组织标本分开）和女性乳腺癌的样本，发现相对于良性的男性乳腺发育组织，恶性的男性乳腺癌组织样本中存在 17 个 miRNA 高表达和 26 个 miRNA 低表达。而男性乳腺癌组织样本和女性乳腺癌组织样本比较，有 17 个 miRNA 表达发生变化，其中 4 个上调和 13 个下调[65]。在第一篇研究男性乳腺癌与 miRNA 关系的报道中，用到了荧光定量 RT-PCR 方法和免疫组织化学的方法来测试 miRNA 和蛋白的表达情况。该研究发现在男性乳腺癌组织样本中，与细胞迁移和胞外基质重建相关的HOXD10基因和肿瘤血管生成相关的VEGF基因的表达是上调的，而可以抑制HOXD10基因表达的miR-10b和可以抑制VEGF基因的miR-126表达水平恰好都是下调的[65]，因此作者认为男性乳腺癌和女性乳腺癌组织之间的miRNA表达谱是明显不同的，而miRNA在男性乳腺癌的发展过程中发挥了重要作用。在该研究中，男性乳腺发育的组织是作为良性的乳腺组织来看待的。这些发现建议靶向VEGF通路的治疗方法可能是治疗男性乳腺癌的一条途径[65]。

Lehmann等用荧光标记微珠方法检测在男性乳腺癌组织中差异表达的miRNA。他们发现按照全miRNA表达谱并不能区分男性乳腺癌样本和对照[63]，不过发现在男性乳腺癌组织中miR-21、miR519d、miR-183、miR-197和miR-493-5p是显著高表达的；而miR-145、miR-497是显著低表达的[63]。另外，作者指出他们发现男性和女性乳腺癌存在重大的差异。简短概括就是通过蛋白质组学研究发现了大量的蛋白发生了改变。在对男性乳腺癌蛋白质组研究的多维电泳中发现热激蛋白、细胞骨架蛋白、抗氧化酶、与侵袭和转移相关蛋白以及胞外信号蛋白都在二者间存在差异[53]。

这些结果都表明组学方法在肿瘤研究的方方面面都能发挥重要的作用，当然也包括男性乳腺癌的研究上。

总结与展望

男性乳腺癌是一种罕见的恶性肿瘤并且预后相对较差。由于病因上的家族性，遗传倾向最可能发生在男性乳腺癌。事实上，已经描述的很多基因和蛋白改变这个事实，说明男性乳腺癌的多基因属性。战胜这种疾病可能要通过更多的整合的多种方法，包括组学研究和技术，但目前组学技术用于男性乳腺癌的研究还少见报道。尽管如此，这个领域少数几篇研究也给人以希望。

（张亮 王颀 译）

参考文献

1. Borgen PI, Wong GY, Vlamis V, Potter C, Hoffmann B, Kinne DW, Osborne MP, McKinnon WM: Current management of male breast cancer. A review of 104 cases. Ann Surg 1992, 215(5):451-457; discussion 457-459.
2. Fentiman IS, Fourquet A, Hortobagyi GN: Male breast cancer. Lancet 2006, 367(9510):595-604.
3. Giordano SH, Cohen DS, Buzdar AU, Perkins G, Hortobagyi GN: Breast carcinoma in men: a population-based study. Cancer 2004, 101(1):51-57.
4. Cancer facts & figures 2012.http://www.cancer.org/acs/groups/content/@epidemiologysurveilance/documents/document/acspc-031941.pdf.
5. http://www.cancer.gov/cancertopics/pdq/treatment/malebreast/healthprofessional/#section_1.
6. Barh D: Biomarkers, critical disease pathways, drug targets, and alternative medicine in male breast cancer. Curr Drug Targets 2009, 10(1):1-8.
7. Awadelkarim KD, Aceto G, Veschi S, Elhaj A, Morgano A, Mohamedani AA, Eltayeb EA, Abuidris D, Di Gioacchino M, Battista P et al: BRCA1 and BRCA2 status in a Central Sudanese series of breast cancer patients: interactions with genetic, ethnic and reproductive factors. Breast Cancer Res Treat 2007, 102(2):189-199.
8. El-Gazayerli MA-A, AS: On bilharziasis and male breast cancer in Egypt. Br J Cancer 1963, 17:5.
9. Volpe CM, Raffetto JD, Collure DW, Hoover EL, Doerr RJ: Unilateral male breast masses: cancer risk and their evaluation and management. Am Surg 1999, 65(3):250-253.
10. Heller KS, Rosen PP, Schottenfeld D, Ashikari R, Kinne DW: Male breast cancer: a clinicopathologic study of 97 cases. Ann Surg 1978, 188(1):60-65.
11. Brinton LA, Carreon JD, Gierach GL, McGlynn KA, Gridley G: Etiologic factors for male breast cancer in the U.S. Veterans Affairs medical care system database. Breast Cancer Res Treat 2010, 119(1):185-192.
12. Green L, Wysowski DK, Fourcroy JL: Gynecomastia and breast cancer during finasteride therapy. N Engl J Med 1996, 335(11):823.
13. Marger D, Urdaneta N, Fischer JJ: Breast cancer in brothers: case reports and a review of 30 cases of male breast cancer. Cancer 1975, 36(2):458-461.
14. Zygogianni AG, Kyrgias G, Gennatas C, Ilknur A, Armonis V, Tolia M, Papaloukas C, Pistevou G, Kouvaris J, Kouloulias V: Male breast carcinoma: epidemiology, risk factors and current therapeutic approaches. Asian Pac J Cancer Prev 2012, 13(1):15-19.
15. Sørensen HT, Friis S, Olsen JH, Thulstrup AM, Mellemkjaer L, Linet M, Trichopoulos D, Vilstrup H, Olsen J: Risk of breast cancer in men with liver cirrhosis. Am J Gastroenterol 1998, 93(2):231-233.

16. Onami S, Ozaki M, Mortimer JE, Pal SK: Male breast cancer: an update in diagnosis, treatment and molecular profiling. Maturitas 2010, 65(4):308-314.
17. Gradishar: Male breast cancer. In: Disease of the breast. Edited by Harris JR LM, Morrow M, Osborn CK. Philadelphia: Lippincott Williams and Wilkins; 2000: 661-667.
18. Sasco AJ, Lowenfels AB, Pasker-de Jong P: Review article: epidemiology of male breast cancer. A meta-analysis of published case-control studies and discussion of selected aetiological factors. Int J Cancer 1993, 53(4):538-549.
19. Eldar S, Nash E, Abrahamson J: Radiation carcinogenesis in the male breast. Eur J Surg Oncol 1989, 15(3):274-278.
20. Evans DB, Crichlow RW: Carcinoma of the male breast and Klinefelter's syndrome: is there an association? CA Cancer J Clin 1987, 37(4):246-251.
21. Crichlow RW, Galt SW: Male breast cancer. Surg Clin North Am 1990, 70(5):1165-1177.
22. Hansen J: Elevated risk for male breast cancer after occupational exposure to gasoline and vehicular combustion products. Am J Ind Med 2000, 37(4):349-352.
23. Ewertz M, Holmberg L, Tretli S, Pedersen BV, Kristensen A: Risk factors for male breast cancer--a case-control study from Scandinavia. Acta Oncol 2001, 40(4):467-471.
24. Brinton LA, Richesson DA, Gierach GL, Lacey JV, Jr., Park Y, Hollenbeck AR, Schatzkin A: Prospective evaluation of risk factors for male breast cancer. J Natl Cancer Inst 2008, 100(20):1477-1481.
25. Orr N, Cooke R, Jones M, Fletcher O, Dudbridge F, Chilcott-Burns S, Tomczyk K, Broderick P, Houlston R, Ashworth A et al: Genetic variants at chromosomes 2q35, 5p12, 6q25.1, 10q26.13, and 16q12.1 influence the risk of breast cancer in men. PLoS Genet 2011, 7(9):e1002290.
26. Burstein HJ HJ, Morrow M.: Malignant tumors of the breast. In: Cancer: principles and practice of oncology, 9th ed. Edited by DeVita Jr VT LT, Rosenberg SA. Philadelphia: Lippincott Willimas & Wilkins; 2011: 1401-1446.
27. Giordano SH, Buzdar AU, Hortobagyi GN: Breast cancer in men. Ann Intern Med 2002, 137(8):678-687.
28. Ravandi-Kashani F, Hayes TG: Male breast cancer: a review of the literature. Eur J Cancer 1998, 34(9):1341-1347.
29. Cutuli B, Lacroze M, Dilhuydy JM, Velten M, De Lafontan B, Marchal C, Resbeut M, Graic Y, Campana F, Moncho-Bernier V et al: Male breast cancer: results of the treatments and prognostic factors in 397 cases. Eur J Cancer 1995, 31A(12):1960-1964.
30. Li J, Gromov P, Gromova I, Moreira JM, Timmermans-Wielenga V, Rank F, Wang K, Li S, Li H, Wiuf C et al: Omics-based profiling of carcinoma of the breast and matched regional lymph node metastasis. Proteomics 2008, 8(23-24):5038-5052.
31. Fisher B, Slack N, Katrych D, Wolmark N: Ten year follow-up results of patients with carcinoma of the breast in a co-operative clinical trial evaluating surgical adjuvant chemotherapy. Surg Gynecol Obstet 1975, 140(4):528-534.
32. Gattuso P, Reddy VB, Green L, Castelli M, Haley D, Herman C: Prognostic significance of DNA ploidy in male breast carcinoma. A retrospective analysis of 32 cases. Cancer 1992, 70(4):777-780.
33. Giordano SH: A review of the diagnosis and management of male breast cancer. Oncologist 2005, 10(7):471-479.
34. Kornegoor R, Verschuur-Maes AH, Buerger H, Hogenes MC, de Bruin PC, Oudejans JJ, Hinrichs B, van Diest PJ: Immunophenotyping of male breast cancer. Histopathology 2012, 61(6):1145-1155.
35. Johansson I, Nilsson C, Berglund P, Lauss M, Ringner M, Olsson H, Luts L, Sim E, Thorstensson S, Fjallskog ML et al: Gene expression profiling of primary male breast cancers reveals two unique subgroups and identifies N-acetyltransferase-1 (NAT1) as a novel prognostic biomarker. Breast Cancer Res 2012, 14(1):R31.
36. Kornegoor R, Verschuur-Maes AH, Buerger H, Hogenes MC, de Bruin PC, Oudejans JJ, van der Groep P, Hinrichs B, van Diest PJ: Molecular subtyping of male breast cancer by immunohistochemistry. Mod Pathol 2012, 25(3):398-404.
37. Basu A, Basu I, Chakraborty A, Pal S, Chattopadhyay U: Detection and purification of a novel 72 kDa glycoprotein male breast tumor associated antigen. Int J Cancer 2003, 105(3):377-383.
38. Barh D, Das, K.. Targeting critical disease pathways in male breast cancer: a pharmacogenomics approach. . Cancer Ther 2008, 6:9.
39. Thorlacius S, Struewing JP, Hartge P, Olafsdottir GH, Sigvaldason H, Tryggvadottir L, Wacholder S, Tulinius H, Eyfjord JE: Population-based study of risk of breast cancer in carriers of BRCA2 mutation. Lancet 1998, 352(9137):1337-1339.
40. Winer E, Morrow, M., Osborne,CK., : Malignant tumors of the breast. In: Cancer principles and practice of oncology, 6th ed. Edited by Devita VT. H, S, Rosenberg, SA.. Philadelphia: Lippincott Williams & Wilins; 2001: 66.
41. Wagner JL, Thomas CR, Jr., Koh WJ, Rudolph RH: Carcinoma of the male breast: update 1994. Med Pediatr Oncol 1995, 24(2):123-132.
42. Wooster R, Bignell G, Lancaster J, Swift S, Seal S, Mangion J, Collins N, Gregory S, Gumbs C, Micklem G: Identification of the breast cancer susceptibility gene BRCA2. Nature 1995, 378(6559):789-792.
43. Thorlacius S, Tryggvadottir L, Olafsdottir GH, Jonasson JG, Ogmundsdottir HM, Tulinius H, Eyfjord JE: Linkage to BRCA2 region in hereditary male breast cancer. Lancet 1995, 346(8974):544-545.
44. Basham VM, Lipscombe JM, Ward JM, Gayther SA, Ponder BA, Easton DF, Pharoah PD: BRCA1 and BRCA2 mutations in a population-based study of male breast cancer. Breast Cancer Res 2002,

4(1):R2.
45. Bishop DT: BRCA1 and BRCA2 and breast cancer incidence: a review. Ann Oncol 1999, 10 Suppl 6:113-119.
46. Bonadona V, Lasset C: [Inherited predisposition to breast cancer: after the BRCA1 and BRCA2 genes, what next?]. Bull Cancer 2003, 90(7):587-594.
47. Pich A, Margaria E, Chiusa L: Bcl-2 expression in male breast carcinoma. Virchows Arch 1998, 433(3):229-235.
48. Curigliano G, Colleoni M, Renne G, Mazzarol G, Gennari R, Peruzzotti G, de Braud E, Robertson C, Maiorano E, Veronesi P et al: Recognizing features that are dissimilar in male and female breast cancer: expression of p21Waf1 and p27Kip1 using an immunohistochemical assay. Ann Oncol 2002, 13(6):895-902.
49. Frangou EM, Lawson J, Kanthan R: Angiogenesis in male breast cancer. World J Surg Oncol 2005, 3(1):16.
50. Kizildag S, Gulsu E, Bagci O, Yuksel E, Canda T: Vitamin D receptor gene polymorphisms and male breast cancer risk in Turkish population. J BUON 2011, 16(4):640-645.
51. Hultborn R, Hanson C, Kopf I, Verbiene I, Warnhammar E, Weimarck A: Prevalence of Klinefelter's syndrome in male breast cancer patients. Anticancer Res 1997, 17(6D):4293-4297.
52. Shaaban AM, Ball GR, Brannan RA, Cserni G, Di Benedetto A, Dent J, Fulford L, Honarpisheh H, Jordan L, Jones JL et al: A comparative biomarker study of 514 matched cases of male and female breast cancer reveals gender-specific biological differences. Breast Cancer Res Treat 2012, 133(3):949-958.
53. Chahed K, Kabbage M, Hamrita B, Guillier CL, Trimeche M, Remadi S, Ehret-Sabatier L, Chouchane L: Detection of protein alterations in male breast cancer using two dimensional gel electrophoresis and mass spectrometry: the involvement of several pathways in tumorigenesis. Clin Chim Acta 2008, 388(1-2):106-114.
54. Orr N, Lemnrau A, Cooke R, Fletcher O, Tomczyk K, Jones M, Johnson N, Lord CJ, Mitsopoulos C, Zvelebil M et al: Genome-wide association study identifies a common variant in RAD51B associated with male breast cancer risk. Nat Genet 2012, 44(11):1182-1184.
55. Kornegoor R, Moelans CB, Verschuur-Maes AH, Hogenes MC, de Bruin PC, Oudejans JJ, Marchionni L, van Diest PJ: Oncogene amplification in male breast cancer: analysis by multiplex ligation-dependent probe amplification. Breast Cancer Res Treat 2012, 135(1):49-58.
56. Kornegoor R, Moelans CB, Verschuur-Maes AH, Hogenes M, de Bruin PC, Oudejans JJ, van Diest PJ: Promoter hypermethylation in male breast cancer: analysis by multiplex ligation-dependent probe amplification. Breast Cancer Res 2012, 14(4):R101.
57. Chahed K, Kabbage M, Ehret-Sabatier L, Lemaitre-Guillier C, Remadi S, Hoebeke J, Chouchane L: Expression of fibrinogen E-fragment and fibrin E-fragment is inhibited in the human infiltrating ductal carcinoma of the breast: the two-dimensional electrophoresis and MALDI-TOF-mass spectrometry analyses. Int J Oncol 2005, 27(5):1425-1431.
58. Kim H, Lee TH, Park ES, Suh JM, Park SJ, Chung HK, Kwon OY, Kim YK, Ro HK, Shong M: Role of peroxiredoxins in regulating intracellular hydrogen peroxide and hydrogen peroxide-induced apoptosis in thyroid cells. J Biol Chem 2000, 275(24):18266-18270.
59. Lee SP, Hwang YS, Kim YJ, Kwon KS, Kim HJ, Kim K, Chae HZ: Cyclophilin a binds to peroxiredoxins and activates its peroxidase activity. J Biol Chem 2001, 276(32):29826-29832.
60. Rui Z, Jian-Guo J, Yuan-Peng T, Hai P, Bing-Gen R: Use of serological proteomic methods to find biomarkers associated with breast cancer. Proteomics 2003, 3(4):433-439.
61. He QY, Cheung YH, Leung SY, Yuen ST, Chu KM, Chiu JF: Diverse proteomic alterations in gastric adenocarcinoma. Proteomics 2004, 4(10):3276-3287.
62. Hittelet A, Legendre H, Nagy N, Bronckart Y, Pector JC, Salmon I, Yeaton P, Gabius HJ, Kiss R, Camby I: Upregulation of galectins-1 and -3 in human colon cancer and their role in regulating cell migration. Int J Cancer 2003, 103(3):370-379.
63. Lehmann U, Streichert T, Otto B, Albat C, Hasemeier B, Christgen H, Schipper E, Hille U, Kreipe HH, Langer F: Identification of differentially expressed microRNAs in human male breast cancer. BMC Cancer 2010, 10:109.
64. Garzon R, Calin GA, Croce CM: MicroRNAs in Cancer. Annu Rev Med 2009, 60:167-179.
65. Fassan M, Baffa R, Palazzo JP, Lloyd J, Crosariol M, Liu CG, Volinia S, Alder H, Rugge M, Croce CM et al: MicroRNA expression profiling of male breast cancer. Breast Cancer Res 2009, 11(4):R58.
66. http://en.wikipedia.org/wiki/omics.
67. http://www.merriam-webster.com/dictionary/genomics and http://www.merriam-webster.com/dictionary/proteomics.
68. http://www.ornl.gov/sci/techresources/human_Genome/home.html.
69. Yang Y, Pospisil P, Iyer LK, Adelstein SJ, Kassis AI: Integrative genomic data mining for discovery of potential blood-borne biomarkers for early diagnosis of cancer. PLoS One 2008, 3(11):e3661.
70. Com E, Hondermarck H: [Functional proteomics in oncology: to understand more than to describe]. Med Sci (Paris) 2007, 23 Spec No 1:27-30.
71. Callari M, Cappelletti V, De Cecco L, Musella V, Miodini P, Veneroni S, Gariboldi M, Pierotti MA, Daidone MG: Gene expression analysis reveals a different transcriptomic landscape in female and male breast cancer. Breast Cancer Res Treat 2011, 127(3):601-610.
72. Chen X, Yan GY, Liao XP: A novel candidate disease genes prioritization method based on module

partition and rank fusion. OMICS 2010, 14(4):337-356.
73. Rudlowski C, Schulten HJ, Golas MM, Sander B, Barwing R, Palandt JE, Schlehe B, Lindenfelser R, Moll R, Liersch T et al: Comparative genomic hybridization analysis on male breast cancer. Int J Cancer 2006, 118(10):2455-2460.
74. Gonias ST. HT, Sankovik, M.: Cytokeratin 8 function as a major plasminogen receptor in select epithelial and carcinoma cells. Front Biosci 2001, 6:8.
75. Ding SJ, Li Y, Tan YX, Jiang MR, Tian B, Liu YK, Shao XX, Ye SL, Wu JR, Zeng R et al: From proteomic analysis to clinical significance: overexpression of cytokeratin 19 correlates with hepatocellular carcinoma metastasis. Mol Cell Proteomics 2004, 3(1):73-81.

第 14 章

转移性乳腺癌和化疗抗性的组学技术研究

Margarita Aguilera, Juan Antonio Marchal

摘 要

乳腺癌研究的进展，尤其是近 20 年来对乳腺癌的认识，已经阐明了涉及乳腺癌病理生物学、异质性表型、分子分型、发病风险、诊断、预后和治疗的关键信号通路。尽管有这些进展，但乳腺癌仍是发达国家主要死亡原因之一。虽然个体化医学进展已能处理大量不同的临床病例，损伤更少和疗效更佳的靶向治疗也有重要进展，但化疗抗性和转移仍然是乳腺癌尚未解决的主要问题，这些领域理应得到医学研究者的特别关注。因此，本章概述和强调了相关组学技术分析的重要性，集成基因组学、表观遗传学、药物遗传学、转录组学和代谢组学的数据，阐明病因，提出可能的解决方案，在复杂的生物学系统中勾画出乳腺癌患者的复发状态。最重要的里程碑是发现了乳腺癌特定的基因表达标签、特定的信号转导通路和 miRNA。在此背景下，一些关于乳腺肿瘤干细胞或肿瘤细胞启动理论的新假说得到了证据支持，但是需要更多的努力和高通量技术研究才能克服治愈乳腺癌的根本障碍。

关键词

乳腺癌　组学　化疗抗性　转移　生物标志物

引言

乳腺癌的异质性决定了乳腺癌病理生物学的复杂性。现有技术已能研究、分析和解释乳腺癌的生物学、诊断、预后、治疗、缓解、复发、转移和个体化医学的多种特征[1,2]。

全世界每年有 100 万女性被诊断为乳腺癌，当有了完整的基因组测序数据后，近 10 年来乳腺癌研究已面临很大挑战。国际癌症基因组协会（ICGH）组织一直致力于收集来源于基因组、表观基因组和转录组研究获得的癌症遗传学数据[3]和特异突变。但是对于目前和将来生物标志物数据复杂性的管理，以及如何将这些临床关联的数据应用并影响乳腺癌的诊断、预后和治疗，使其成为一种慢性可控性疾病，还要走很长的一段路。乳腺癌个体化医学的发展大幅度改善了乳腺癌患者的生存率，现在公认的全球乳腺癌新发病例治愈率达70%。但必须强调的是，在某些病例中，化疗抗性和转移是两个主要的和难以控制的问题。这些问题值得仔细研究，因为新的先进治疗方法并不能解决这些问题，从而导致相关患者的预后非常渺茫。后基因组时代还应将目标锚向在群体和个体水平上发展新的风险评估方法和预防措施[2]。

组学技术促成了眼前的挑战，即详细了解研究个体的分子特征用于改进乳腺癌的检测和治疗水平，并最终预防乳腺癌的发生[4]。

已取得的主要成绩是乳腺癌分子分型和对其分子病变过程的认知，此过程不应独立于整体的临床数据之外，而应有机结合。分子分型基于使用互补 DNA（cDNA）芯片发现整体水平基因表达谱的差异。因此，根据基因标签，乳腺癌个体至少可分为 6 种不同亚型（临床上一般为 5 个亚型，因无临床数据支持，一般不提最后一个亚型——译者注）：管腔样 A 型、管腔样 B 型、类正常型、HER2 阳性型、基底样和未分类型（表 14.1）。类正常型乳腺癌类似正常乳腺组织，HER2 阳性型以 HER2 过表达为特征，管腔样 A 型和管腔样 B 型为 ER 和（或）PR 阳性，基底样为三阴性（ER 阴性、PR 阴性和 HER2 阴性），未分类型则不符合前述的任何一种类型[5]。

乳腺癌中侵袭性最强、易出现化疗抗性和转移的是三阴性乳腺癌（TNBC），其表现为 ER、PR 和 HER2 表达缺乏，预后不良。因多发生在年轻患者（<50 岁），故它有流行病学关联性[6]。

组学技术对发现和确定乳腺癌发病机制的重要分子特征功不可没，它涉及另一个关键领域即 BRCA1 的关联性、凋亡、抗性、增殖、

表 14.1 乳腺癌分型的基因指纹

	管腔样 A 型	管腔样 B 型	基底样或三阴性乳腺癌	HER2 阳性型	类正常型	低密封蛋白型
遗传标签	管腔样 A 型 [ER 阳性和（或）PR 阳性，HER2 阴性]	管腔样 B 型 [ER 阳性和（或）PR 阳性，HER2 阳性]	基底样 [ER 阴性、PR 阴性、HER2 阴性、细胞角蛋白 5/6/17 阳性和（或）HER2 阳性]	HER2 阳性型 [ER 阴性和（或）PR 阴性，HER2 阳性]	脂肪组织基因表达和其他非上皮基因、高基底样和低管腔型基因表达	未分类（5 个标志物皆为阴性）
	HER2–、ER+、Ck5/6 和 EGFR +/–	HER2+、ER+、Ck5/6 和 EGFR+/–	HER2–、ER–、Ck5/6 和（或）EGFR +	HER2+、ER、Ck5/6 和 EGFR +/–	无相关数据	ER–、HER2–、Ck5/6– 和（或）EGFR–
临床预后	绝大多数预后良好	低反应性	预后最差，转移率高	无复发生存期和总生存期最短	预后中等	无相关数据
治疗反应	术前的化疗反应低	术前的化疗反应低	术前化疗反应性高 他莫昔芬和芳香化酶治疗反应低	术前化疗反应性高 靶向治疗	术前的化疗反应性低	无相关数据

注：原文中 HER 阳性型的 ER 为 ER+/–，但根据相关指南规定应为 ER–（译者注）。

EMT、血管生成和 microRNA 表达[5,7]。

强调人体生殖细胞（germline）遗传可能决定肿瘤亚型很重要，这一点已被证实，因为基底样亚型中存在 BRCA1 突变相关乳腺癌细胞群[2]。此外，对那些携带 BRCA1 或 BRCA2 突变女性进行的评估显示，在其一生中，她们发生乳腺癌的机会高达 85%[8]。

临床分子发现从实验室到临床的转化给了基因表达标签（GES）以动力，使其成为美国食品与药物管理局（FDA）和其他国际专家组认定为可应用的特定和已验证的生物标志物。这些标志物将阐明乳腺癌治疗的预后反应，如 HER1/HER2、BRCA1/BRCA2 等标志物。此外，发现的特定分子谱和信号通路是新的靶向治疗的重要基础[9]。

但是驱动突变和患者个体表型之间复杂的非线性关系使发展新一代生物标志物和生物治疗药物变得困难[10]。

尽管克服这些困难已有较大进展，现实中仍缺乏可靠并得到确认的标志物，以用于预测特定的治疗反应。此外，尚未发现可用于开发有效药物的关键靶标。因此，在组学水平（基因组、表观基因组和转录组等）系统分析超过 25 000 个癌症基因组将揭示癌基因突变的规律，并可发展新的肿瘤治疗方法。研究的目的是整合所有组学数据和临床数据，建立风险、预后和治疗分类的运算模型，正如 Glinsky 进行的工作[1]，其已开发出癌症干细胞治疗结果预测模型（CTOP）。此新领域要求对乳腺癌患者的健康进行多学科的管理。

乳腺癌的遗传学

普及一下乳腺癌遗传学知识是有必要的，以便理解本章主题的复杂性。家族性乳腺癌占所有乳腺癌的 20%~30%。目前孟德尔遗传模式或经验数据模型临床上可用于预测乳腺癌风险，以帮助开展遗传咨询。家族连锁分析已鉴定出高外显率基因，如 BRCA1、BRCA2、PTEN 和 TP53，这些基因是导致遗传性乳腺癌综合征的原因（表 14.2）。此外，基于家族和基于人群的联合研究提示涉及 DNA 修复的基因，如 CHEK2、ATM、BRIP 和 PALB2，与乳腺癌风险中度相关[11]。但并非所有家族性乳腺癌可能与单个基因关联，其他基因中易感性等位基因，如 PTEN、ATM、STK11/LKB1 和 MSH2/MLH1，很少参与遗传性乳腺癌发病。绝大多数散发性乳腺癌或非遗传性乳腺癌女性常携带低外显率遗传风险基因，如 FGFR2、TNRC9、MAP3K1、LSP1、2q35、5p12 以及目前发现 8 个变体中的 8q24，这些占据欧洲血统女性人群乳腺癌总数的 60%[2]。

乳腺癌分子生物学和基因表达标签对发展乳腺癌预防和健康管理新方法至关重要。尽管前期做了大量工作，但还必须鉴定新的分子信号通路，以便有助于了解乳腺癌遗传。

乳腺癌化疗抗性的组学应用：化疗抗性组

组学的发现正在转变治疗乳腺癌的传统方法。但是，迄今为止，临床上尚无得到验证的化疗敏感性和（或）抗性预测因子，癌细胞化疗抗性机制尚不清楚。本节所有的生物标志物是指用于鉴定各种治疗中出现抗性关键分子的“化疗抗性组”。

目前认为多个分子通路可能参与癌细胞

表 14.2　遗传性乳腺癌中的家族性基因

基因	百分比
BRCA1	20
BRCA2	20
TP53	<1
CHEK2	5
新基因：CASP8、MAP3K1、LSP1、TNRS9	5
PTEN、ATM、STK11/LKB1、BRIP1、PALB2、NBS1	<1
未知候选基因	50

对化疗的敏感/抗性。尤其是乳腺癌化疗抗性机制可能包括：药物转运分子过表达和代谢酶介导的细胞内药物浓度的减少；抗凋亡因子和 DNA 修复；细胞反馈损伤导致的细胞周期紊乱或阻滞；癌细胞群体演化的促进；DNA 甲基化和组蛋白修饰的异常，以及有效药物靶标的变化[12,13]。此外，肿瘤异质性可能涉及化疗抗性，在药物选择性压力条件下，一小部分细胞群体可能获得或已经具备使其产生药物抗性的特点。

本章证实了主要的组学技术方法，其可解释乳腺癌化疗抗性中的关键因素（表 14.3），最重要的目的在于确定那些可用于临床的乳腺癌生物标志物。

乳腺癌化疗抗性中的基因组学

基于基因组学的化疗预测是目前研究的热点，乳腺癌患者的特性和治疗变化需要持续优化化疗，几项研究已尝试这些基于基因组学对化疗的预测。Frati 等[14]建立了涉及化疗抗性的遗传表达谱，并推测药物对乳腺癌的敏感性。ER 阳性/HER 阴性/低增殖性基因表达者列为化疗抗性肿瘤。而 ER 阴性/HER2 阳性或 ER 阳性/HER2 阴性/高增殖性基因表达者为化疗敏感性肿瘤。此外，有科学证据表明，ER 阳性/HER2 阴性/低增殖性乳腺癌患者接受内分泌治疗时存在化疗抗性，有肿瘤学家在临床上通过使用基因表达检测来确定那些无淋巴结转移和 ER 阳性者，其并不需要接受化疗[15]。基于基因组情况，结合 ER 状态，来预测化疗抗性、化疗敏感性和内分泌敏感性，鉴定接受紫杉烷类和蒽环类化疗后的高生存率患者。

乳腺癌化疗抗性中的表观遗传学

表观遗传学和 RNA 相关标志物有望解释肿瘤中的细胞信号通路失调现象。的确如此，miRNA 表达分析已令人信服地用于区分肿瘤与非肿瘤样品、药物治疗的敏感性与抗性等。因此，miRNA 介导的人体肿瘤中多药抗性逆转的证据证实进一步研究基于 miRNA 治疗肿瘤耐药方法的可行性[48]。一些结果表明 miRNA-125b 在乳腺癌细胞的化疗抗性中扮演重要角色，尤其是原发性乳腺癌细胞。乳腺癌细胞实验模型显示当各种浓度的 5- 氟尿嘧啶治疗 MCF-7 细胞时，miRNA-125b 的表达减少了药物诱导的癌细胞毒性并增加了药物的抗性[49]。

乳腺癌化疗抗性中的药物基因组学

众所周知，药物的治疗效果在某种基因型中最优，相似的药物可能在另外一种不同基因型中功效最佳，因此药物治疗可以个体化，以达到最优效果。如果某个多态性位点鉴定与药物用量相关，临床医生可以根据剂量算法中基因型的情况而调整治疗。同样，如果某个多态性位点与药物严重副反应相关，则可选择其他替代治疗方案[50]。

药物基因组学和乳腺癌靶向药物治疗的目的是决定遗传多态性与治疗反应或药物毒性之间是否存在相关性[22,23]。

表 14.4 汇编了对应于乳腺癌药物治疗中相关的明显变异基因。这些数据来源于 www.pharmagkb.com 的数据库。根据临床效果和结局、美国食品与药物管理局强制标注及其他参数，该数据库分层显示已证实的单核苷酸多态性位点。这些基因绝大多数与药物转运体、CYP450 等位基因和特定靶向治疗有关。

在化疗抗性情况下，应特别关注药物转运体，包括 ATP 结合盒（ABC）转运蛋白、溶质载体（SLC）转运蛋白，这些转运体也在癌细胞中表达。

ABC 转运蛋白是一个大的膜蛋白家族，其能够利用 ATP 的水解，通过细胞膜转运各种化合物，包括代谢物和药物。ABC 转运蛋白的生理功能包括转运脂质、胆汁盐、毒性化合物和肽，用于抗原展示或其他目的，比如离子通道调节。人类基因组包含 48 个 ABC 转运体基因，据报道其中至少 14 个与人类遗传病有关[51]。

通常，P- 糖蛋白或 ABCB1、ABCB2 可广

表 14.3 乳腺癌化疗抗性组学及转移组学:乳腺癌化疗抗性和转移组学中的技术方法

组学方法应用	核心定义	技术手段	生物标志类型	数据库	化疗抗性组学参考文献	转移组学参考文献
基因组学 遗传变异	基因谱个体间的差异	Affymetrix/Luminex 公司的 SNP 芯片技术和 PCR-RFLP 技术	SNP，CNV	ICGC HAPMAP SNP	Chen 等 [4] Frati 等 [14] Kim 和 Paik[15]	Thomassen 等 [16] Dawson 等 [17]
基因组学 表观遗传学	不依赖于基本 DNA 序列的甲基化谱	组蛋白高乙酰化免疫印迹 ChIP-Seq(特异性表观遗传修饰)	SCFA，HAT， HDACi	数据库与工具 EPIGENIE_Epigenetics	Kutanzi 等 [12] Fang 等 [18]	Rodenhiser 等 [19] Samantarrai 等 [20] Bentires-Alj 等 [21]
基因组学 药物基因组学	药物治疗中基因谱个体间的差异	Affymetrix/Luminex 的 SNP 芯片技术以及 TaqMan real PCR、KASPAR PCR-RFLP	药物转运体 药物靶标通路	Cypalleles Pharmagkb	Cascorbi 和 Haenisch[22] Cascorbi[23]	Hill 等 [24]
转录组学	基因表达谱	表达谱微阵列芯片，反转录 PCR，定量 PCR	RNA 转录子 cDNA	H-DBAS-H-invitational 数据库	Gröger 等 [25] MacCartan 等 [26] Flamant 等 [27]	Saunus 等 [28] Lorusso 和 Ruegg[29]
蛋白质组学	蛋白质差异表达的确定	二维电泳分析，多维度色谱，LC-MS/MS，MALDI-TOF， SELDI-TOF	蛋白质，多肽，寡肽	UniProt 蛋白质组学数据库丨 EBI	Chuthapisith 等 [30] Hortobagyi 等 [31]	Terp 等 [32] Niu 等 [33] Qin 和 Ling [34]
代谢组学	多参数代谢反应的定量检测	NRM 分析，MS，GC，HPLC CE/MS，FTIR 分析	代谢型：脂质、糖、维生素、抗氧化剂	The Human Metabolome 数据库 (HMDB)	Martinez-Outschoorn 等 [35]	Martinez- Outschoorn 等 [35] Tenori 等 [36] Oakman 等 [37]
营养基因组学	基因组学与饮食相关数据	指令性饮食/ 测序	代谢酶;关键饮食参数	欧洲营养基因组协会	Saukko 等 [38] Riscuta 和 Dumitrescu[39] Corella 和 Ordovás[40]	Ozdemir 等 [41] Nieman 等 [42] Taniya 等 [43]
脂质组学	临床检测中脂质整体水平	GC，HPLC	脂质谱	脂质数据库	Xue 和 Wong[44] Antoon 等 [45] Aluise 等 [46]	Nieva 等 [47]

表 14.4 乳腺癌药物治疗及基因的遗传变异

药物	化学结构	基因(药物遗传学知识库)
蒽环类	总结构可变	ABCB1、ABCB4、SLC28A1、SLC22A2、ABCC1、ABCB4、SLC28A3、SLC10A2
阿霉素 FDA 药物标注于 DailyMed: 102358 dc-2109-4829-b333-b99417334e39	–	ABCB1、ABCC2、ABCC4、CBR3
抗雌激素 他莫昔芬 FDA 药物标注于 DailyMed: 7ee3d3d2-85d1-4018-8e70-5ed8a64ae1f0	–	CYP2D6、CYP3A、ABCC2、SULT1A1
抗雌激素 氟维司群 FDA 药物标注于 DailyMed: 83d7a440-e904-4e36-afb5-cb02b1c919f7	–	ESR1、ESR2
芳香酶抑制剂 来曲唑 阿那曲唑 FDA 药物标注于 DailyMed: 11628cdc-4e3c-4063-ee9f-c51e2386a820	–	CYP19A1、GLDN、CYP2A6
多西紫杉醇 FDA 药物标注于 DailyMed: 82731db6-92 fc-483b-9d73- 9b2aed79b104	–	ABCB1、SLCO1B3、ATP7A、ABCC6、SLC10A2、CYP1A1、GSTP1
紫杉醇 FDA 药物标注于 DailyMed: 88d7cdd2-e650-4a16-adec-873927e03e93	–	ABCB1
铂衍生物 顺铂 治疗性靶标数据库:DAP000215	–	ABCB1、ABCC2、ABCC4、SLC31A1、SLC19A1、SLC22A2
单克隆抗体	曲妥珠单抗	ERBB2
FDA 药物标注于 DailyMed: 492dbdb2-077e-4064-bff3-372d6af0a7a2	抗 HER2 免疫球蛋白 $\gamma 1$ 链 C 区	FCGR2A、FCGR3A
临床试验	来沙木单抗	
单克隆抗体	抗 TRAIL-R1	TRAIL-R1
	马帕木单抗	
	抗 TRAIL-R2	TRAIL-R2
临床试验	抑制剂通路	
新组合治疗	Hedgehog	SNAIL、GLI1
	Notch	Notch 受体
	WTN	无数据
	IPARP	BRCA1/BRCA2
	奥拉帕尼	

泛影响不同疾病的治疗[52]。此外，ABCC11 基因遗传多态性对生理功能、乳腺癌发病风险和对核苷化疗反应潜在的影响力也已有描述[13]。

乳腺癌抗性蛋白（BCRP）的鉴定是一项重要发现，其在肝脏的表达对于通过胆汁排出来清除 BCRP 类药物是必需的。相比于野生型，C421A（rs2231142）等位基因突变体在乳腺癌患者肝脏中表达明显更低[52]。通过确定 HER2 的表达状态来实施曲妥珠单抗的个体化用药已形成了临床共识[9]。寻找曲妥珠单抗治疗过程中产生的抗性生物标志物基于以下几种机制，即磷酸酶和张力蛋白同源物缺乏与磷酸肌醇 -3- 激酶的激活导致西罗莫司信号转导通路的 Akt 具有更高的活性[53]。此外，其他表面受体分子的过表达，如胰岛素样生长因子，提供了其他可供选择的生长因子信号转导途径，这与曲妥珠单抗用药敏感性差有关[54]。

乳腺癌的全基因组关联研究

基于大规模随机临床试验的全基因组关联研究（GWAS）能更好地解释药效最佳、毒性最少的基因组学基础。乳腺癌的 GWAS 主要关注疾病易感位点和风险预测如何使我们更好理解乳腺癌的生物学机制，以便提升乳腺癌的预防、早期检测和治疗。这具有重要临床意义，能解释一部分遗传变异在乳腺癌发病风险中的作用。专门描述影响乳腺癌的化疗抗性[55]和转移[18]的研究比较少。通过加大病例和对照组的样本数目和明确临床亚型和分子亚型[56]，可增强 GWAS 的能力。不同的 GWAS 结果存在争议，解决这一点尚需时日。研究人员开发了一种新的多个 - 单核苷酸多态性全基因组关联研究方法称为信号通路区别分析。这种方法包括全基因组关联研究数据和通路 - 基因及基因 - 单核苷酸多态性关联，用以鉴定区分病例和对照的通路[57]。因此，乳腺癌中新的 GWAS 产生的大量相关性研究结果结合重复性分析和多重确认，应该会找到更多的风险位点。

为了进一步利用转录组和基因组数据，常将转录组、蛋白质组和代谢组的数据整合分析，以观察这些数据如何应对变化的生理和表型状态。

乳腺癌化疗抗性的转录组学

利用转录组学研究肿瘤的一个主要方面是上皮细胞 - 间充质细胞转化（EMT），在癌症进展和播散过程中，EMT 至关重要。EMT 是从上皮细胞到间充质表型的细胞转化，常与更强的细胞运动能力及化疗抗性有关[25]，这个话题将在后面的讨论部分进一步涉及。此外，已确定一些影响乳腺癌患者接受内分泌治疗时产生化疗抗性的特定标志物。通过 ADAM 家族的一种非蛋白酶成员[26] ADAM22，固醇共激活蛋白 SRC-1 驱动肿瘤适应化疗。乳腺癌的红豆杉醇和依托泊苷化疗抗性被认为是由 TMEM45A 分子介导[27]。

乳腺癌化疗抗性的蛋白质组学

根据基因表达谱或 3~4 个已被鉴定为生物标志物的蛋白质组学，显然乳腺癌可分为多个亚型，其具有不同的临床特征、不同的临床过程、不同的治疗敏感性。ER、PR、HER2 和 Ki67 是关键性分子标志，它们可以鉴定乳腺癌大部分分子亚型并决定治疗方案[31]。目前技术的灵敏度使得全细胞蛋白质组学方法和亚细胞部分测序在蛋白质水平成功运用[30,58]。

乳腺癌化疗抗性的代谢组学

代谢酶和代谢介导物是区分乳腺癌化疗疗效的重要分子，它们在个体间差异影响了药物治疗的效果[12,50]。特别是研究者已发现一些酮体生成所必需的代谢酶，其在肿瘤相关成纤维细胞中高度上调。L- 乳酸盐和酮体代谢对肿瘤进展和转移非常重要[35]。

乳腺癌化疗抗性的营养基因组学

有营养遗传检测公司通过分析患者或健康人的基因组来提供营养建议。所有例子中生物标志物的有效性并不准确可靠，需要咨询专家[38]。一些作者研究了单核苷酸多态性、拷贝数、表观遗传事件和转录组稳态对食物成分如 n-3 脂肪酸的反应和对乳腺癌风险的影响[39, 40]。有食物可诱导或抑制 CYP450 酶的作用,后者参与药物代谢。

乳腺癌化疗抗性的脂质组学

脂质信号通路分析在许多临床方面得到重视了,如饮食中的成分、代谢调控子甚至乳腺癌化疗抗性中的治疗分子[44, 45]。此外,现已知膜磷脂的氧化与癌症有关。磷脂的氧化自由基损伤导致产生活性醛基,后者使蛋白内聚和触发其致癌效应[46]。

乳腺癌转移中的组学应用:转移组学

"转移组学"这个术语是指表 14.3 中所示几个作者研究乳腺癌转移的所有重要分子组学进展。肿瘤转移定义为癌细胞从原发灶播散到远处形成继发性肿瘤[28, 59]。转移步骤包括肿瘤细胞逃逸原发肿瘤渗入血管,通过血液或淋巴系统的播散,癌细胞在循环系统内的生存,癌细胞渗出血管停留于继发部位,癌细胞繁殖形成微转移灶,持续生长并血管化,最后形成临床可检测到的宏转移灶。

信号通路中关键基因的突变驱动癌细胞的启动、进展和转移。这些所谓的"驱动"突变通过细胞受体从细胞外到细胞核扰乱正常的信号转导。细胞增殖、生长、细胞死亡/凋亡和血管新生过程的调节紊乱导致癌症发展和转移。生物制剂曲妥珠单抗用于乳腺癌的靶向治疗,抑制了癌症进展中的关键信号通路,抑制转移过程中的肿瘤进展和辅助治疗中的复发风险[10]。

乳腺癌转移的基因组学

乳腺癌原发肿瘤的基因表达谱分析已能精确预测转移倾向[16]。循环血液中检测转移癌细胞是一个重要的研究领域。尽管癌症患者血液中和远处肿瘤灶中可检测到成百上千单个播散的癌细胞[17],仅有非常小部分的癌细胞形成明显可见的转移灶。

此外,肿瘤干细胞(CSC)假说可能是解释人体肿瘤进展和转移最合适的模型。EMT 与失去上皮细胞特征和获得转移表型相关的肿瘤进展有关联[60]。除非具有肿瘤干细胞特征,否则肿瘤不能形成转移性克隆群体。整合肿瘤转移模型和肿瘤干细胞假说, Brabletz[61]提出了"迁移性肿瘤干细胞"的新概念,其包含干细胞和运动特性两方面的内容。具有干细胞样特点的前体转移性癌细胞表现出自我更新和产生细胞变异的能力,其具有高度可塑性和趋向特定器官的固有侵袭性播散特点。已研究出一些方法靶向前体转移性癌细胞,在药物研发中已得到生物学和药物研究者的优先考虑。

乳腺癌转移的表观遗传学

乳腺癌中的甲基化过程与 miRNA 和小 RNA(转移相关的 miRNA)[18, 24, 19]属于表观遗传学 - 微小 RNA调节环路的一部分,此整体调节环路的紊乱是各种肿瘤类型包括乳腺癌转移的显著特征[20]。

乳腺癌转移的转录组学

大量基因表达标签(GES)已获得转录组标签和标志基因,以理解肿瘤转移相关假说如 EMT 的调节机制。Gröger 等对 18 个独立发表的关于 EMT 的 GES,聚焦不同肿瘤细胞类型和治疗方式的研究首次进行了荟萃分析[25]。作者鉴定了在多个 GES 中共同上调和下调的基因。在 EMT 时,上皮细胞相互解离,部分是由于上皮钙黏素表达缺失、间充质标志表达上调、产生成纤维细胞样形态、细胞骨架重组,从而运动能力更强和更具侵袭性。一些转录因子包括 SNAI 家族成员显示能促进 EMT,因此促进肿瘤播散[62]。

已利用微阵列芯片分析差异表达基因的实验方法来分析并鉴定参与乳腺癌器官特异

性转移的相关基因、蛋白质、代谢物和miRNA[63]。

乳腺癌器官特异性转移灶主要在骨、肺和脑中发现。为了确定哪些基因导致器官特异性转移，乳腺至骨、肺和脑的趋向性迄今已进行了几项体内研究[64-66]。作者发现了对应于组织趋向性转移的一批差异表达基因，实验分析显示了不同缺氧基因反应的作用及其对血管生成反应不同的依赖性。此外，还证实基质金属蛋白酶MMP1和ADAMTS1在乳腺癌骨转移中的生理学作用，并揭示表皮生长因子受体抑制剂在溶骨性转移时靶向反应性基质细胞的作用。在乳腺癌肺转移中，COX2、EREG、MMP1和MMP2联合发挥作用，促进原发性肿瘤血管生成和转移癌细胞从肺毛细血管渗出。具有基底样免疫表型的原发性乳腺癌更倾向转移到脑。此外，与携带BRCA2生殖细胞突变的乳腺癌和非BRCA1/2突变的乳腺癌患者相比，携带BRCA1生殖细胞突变者具有更高的脑转移发生率[28]。

肿瘤微环境和乳腺癌转移

肿瘤转移是一个非常复杂的过程，通过侵袭性癌细胞主动招募基质细胞并与之相互作用，肿瘤微环境可能促进肿瘤细胞生长和转移。一些特定分子参与此过程。通过降解细胞外基质，基质金属蛋白酶（MMP）的表达在各种生理和病理性组织重塑过程中发挥关键作用，如形态发生、血管生成、组织修复、慢性炎症、肿瘤快速生长、侵袭和转移。淋巴血管侵袭（LVI）与淋巴结转移有关，也是预后不良的标志。原发性肿瘤诱导动员骨髓来源细胞产生转移前微环境、表观遗传学调节以及HGF-HDAC-CXCR-4相互作用与乳腺癌侵袭性表型有关。肿瘤干细胞的微环境因其对肿瘤转移的影响也受到关注[29]。

乳腺癌转移的信号通路

传统的癌基因或其他熟知的信号级联反应可促进转移特异性基因表达而驱动肿瘤转移程序[63]。显然，众所周知的信号通路，如Src、H-Ras、E2F3、Myc、β-联蛋白、TCF/Wnt和转化生长因子TGF-β，驱动了乳腺癌转移进程中的某些成分。体内分析表明SATB1是促进原发性乳腺癌演进和肺转移的必要和充分条件。微阵列分析SATB1信号转导提示显著的基因表达变化和明显调节多个有关标签，比如70个基因预后不良标签以及骨和肺转移。

异黏蛋白基因（MTDH）是一种新的乳腺癌恶性进展的介导体，对乳腺癌的信号转导发挥促进性效应，但非结论性。

一些生物标志物如肿瘤抗原CA 15-3和循环肿瘤细胞已得到广泛研究。但是血液循环中携带肿瘤特异性改变的细胞外游离DNA（ctDNA）研究尚少[17]。

分泌性簇集素是种糖蛋白，压力条件下，其在多种细胞系中上调，促进细胞生存。更特异的是，乳腺癌常规治疗时，包括雌激素、簇集素频繁上调，这可能在肿瘤生长和转移进展中发挥重要作用[67]。

乳腺癌转移的蛋白质组学

蛋白质组学广泛应用于乳腺癌转移的研究，采用的所有方法（鼠模型、肿瘤干细胞和患者组织等）都是为了寻找转移标志物。Terp等[32]于2012年发现与转移侵袭而非转移定植本身相关的关键蛋白，即富含亮氨酸重复蛋白59（LRRC59）、CD59和硫酸软骨素蛋白聚糖4（CSPG4）。胰岛素样生长因子1酪氨酸激酶受体（IGF-1R）和趋化因子G蛋白偶联受体CXCR4在乳腺癌转移中发挥重要作用。此外，发现PI3Kγ通过调节eEF2磷酸化[33]。在促进细胞迁移和转移中发挥新的作用。糖蛋白组学分析[68]显示钙黏着蛋白-5（cadherin-5）是转移潜在标志物，具有区分乳腺癌复发与非复发的能力，特异度达90%。

参与铁离子代谢和铁消耗的铁蛋白重链1（FTH1）可显著减少肿瘤干细胞的自我更新，计算机分析鉴定FTH1基因可作为分子靶标[69]。

乳腺癌转移的代谢组学

代谢组学是个不断发展变化的领域，能更准确地确定乳腺癌患者的微转移。利用代谢组学方法分析转移性乳腺癌患者血清样本，以研究疾病结局和治疗反应。因此，一些作者证明在乳腺癌早期和乳腺癌转移期患者血清代谢存在特有的差别[37]。特别是观察到一些代谢物如乳酸盐和甲酮可促进胚胎干细胞生长，并在功能学上得到确认[35]。Vermeer 等调查了代谢标志物 CXCR4 在乳腺癌转移中的作用[70]。总的来说，代谢组学在患者筛选方面发挥作用，如标志物为阳性，则对特定药物治疗（紫杉醇和拉帕替尼治疗 HER2 阳性患者）更加敏感[36]。

乳腺癌转移的营养基因组学和脂质组学

为了观察诺龙醋酸治疗高脂蛋白血症对脂代谢的效应，对停经后转移性乳腺癌患者开展了一些饮食相关实验。药物治疗对乳腺癌肺转移患者产生了一些影响，包括引起了明显的高脂蛋白血症和巨大脂肪肝、血浆高三酰甘油、极低密度脂蛋白和中密度脂蛋白水平升高。Ozdemir 等[41]的研究表明，高胆固醇血症减弱血管生成，因此降低侵袭性乳腺癌的转移风险。一般而言，乳腺癌患者的高脂血症明显与远处转移有关。监测血清脂质情况可能对预测乳腺癌患者远处转移的发生有所帮助[71]。

肥胖有助于癌症转移。来源于肿瘤微环境中脂肪细胞丰富的脂质可促进肿瘤进展和不可控性生长。因此，许多肿瘤类型（乳腺癌、结肠癌、肾癌和卵巢癌）生长于脂肪组织附近。在与癌细胞相互作用过程中，脂肪细胞去分化变成脂肪前体细胞或重新编程转化成癌症相关脂肪细胞（CAA）[42]。

相反，也有调节饮食可以控制乳腺癌转移的报道，比如钙三醇（维生素 D）的抗癌作用机制包括细胞周期阻滞、刺激凋亡、抑制侵袭转移和血管生成[72]。根据脂质情况，Nieva 等[47]发展了一种有前途的技术“拉曼显微光谱学”，用于描述和划分乳腺癌细胞的恶性表型。此分类模型可区分非基底样表型的转移性癌细胞和非转移性癌细胞，该方法体现出优异的敏感度和特异度。

乳腺癌休眠与复发

肿瘤复发起源于残留的治疗抗性细胞，其至少重启了乳腺癌最初的表型。化疗之后残留的癌细胞称之为癌症干细胞或肿瘤启动细胞，是因为其具有产生新的肿瘤细胞和使治疗抗性细胞再增殖的能力，因此导致复发[73]。

肿瘤细胞休眠也是临床上的主要关注点。高度侵袭性肿瘤的复发可能出现于乳腺癌症状消失数年或几十年后[74]。尽管我们知道单个细胞可休眠于骨髓，或者缺乏合适血供的小群细胞可在内脏器官实质中保持休眠状态，但对于休眠机制和其中分子机制了解甚少。尽管有组学技术的大力支持，对乳腺癌休眠的机制理解仍然有限，这对乳腺癌的实验研究和临床治疗来说是重大挑战。

乳腺癌干细胞假说

本章重新回顾了支持乳腺肿瘤干细胞的假说及其与化疗抗性和转移关联的研究工作。应当承认的是，大量进行中的研究利用不同的科学假说解释这些问题，但那些工作不在本章讨论范围之内。

乳腺肿瘤干细胞理论已逐渐被绝大多数肿瘤学家接受[75]。肿瘤启动细胞和肿瘤干细胞这两个术语常可交换使用。但是肿瘤启动细胞是指成体组织的干细胞－祖细胞－成熟细胞层次范围内的细胞类型，癌症启动于此类细胞；肿瘤干细胞是有助于肿瘤演进、肿瘤异质性、经受治疗以及治疗后重启肿瘤的那群细胞。单核 DNA 测序研究证实乳腺癌中至少有 3 个癌细胞群体：亚二倍体、假二倍体和非整倍体细胞[76]。绝大多数肿瘤干细胞被认为抗性化疗和(或)放疗，提示其在癌症复发和转移中的重要性[77]。

正常组织干细胞能够通过对称或非对称分裂方式自我更新。祖细胞产生更多定向祖细胞或分化细胞，以实现组织特异性功能。不同版本的肿瘤干细胞假说的一个共同要素就是实体瘤和血液恶性肿瘤类似正常组织的细胞分级概念[78]。肿瘤干细胞被认为能够非对称细胞分裂，以保持肿瘤干细胞群体和产生多潜能祖细胞样细胞。这些细胞通过增殖和异常分化转而产生主体肿瘤细胞。由于具有再生一种肿瘤所有细胞类型的能力，肿瘤干细胞和祖细胞比主体肿瘤细胞具有更高的致瘤潜能。不管怎样，医学研究者在没有新发现前都不愿讨论肿瘤干细胞的起源细节、肿瘤干细胞的分化和去分化、遗传异质性、对称和非对称细胞分裂模式以及克隆性进化[74]。

根据Badve和Nakshatri的观点[79]，肿瘤干细胞表型具有以下特征：肿瘤侵袭性、与生俱来的适应性能力、休眠蛰伏和快速增殖以及满足环境变化要求的能力。肿瘤干细胞表型具有发生EMT的可塑性，从而导致肿瘤转移。其强大的细胞内转运机制可外排毒素，包括化疗药物。在干细胞表型与肿瘤异质性水平、侵袭性或转移之间很有可能存在线性相关。

先天性和适应性免疫系统的免疫监视也涉及肿瘤干细胞微环境，其效应至少对小鼠而言是抑制性作用。EMT产生肿瘤干细胞，其可恢复干细胞样表型和具有传给某些癌细胞的能力。微环境在干细胞维持方面起重要作用。干扰微环境和肿瘤干细胞之间的对话可能是克服治疗抗性关键步骤之一。

除了涉及免疫系统，另一复杂因素是细胞微环境或肿瘤干细胞环境，在此环境中，肿瘤干细胞在原发肿瘤灶或远处部位生存。旁分泌信号如TGF-β、Wnt、Hedgehog以及细胞-细胞接触传递的信号如Notch可能诱导干细胞样表型，这一点特别重要。肿瘤干细胞存在由邻近细胞和细胞外基质形成的特定背景环境中，Hedgehog、Notch和Wnt信号通路介导肿瘤干细胞与邻近细胞的近程相互作用。可溶性介导体如TGF-β和相关BMP，或生长因子如肝细胞生长因子（Met的配体）以及来自细胞外基质蛋白的信号，所有这些可能都参与调节肿瘤细胞的表型维持、自我更新和分化。肿瘤干细胞具有以下特征：复制缓慢、产生部分分化子代的能力（多潜能性）、高效的DNA修复能力、通过ABC家族转运体去除有害异物如化疗药物的能力以及表达原始膜标记CD133和Met。转录因子如Bmi-1、Musashi、SOX2、OCT4和其他因子常表达于推测的肿瘤干细胞，也过表达一组干细胞共同基因包括NOTCH1、ALDH1、FGFR1和SOX1。

除了EMT，其他去分化机制已有论述，并认为其可能参与转化细胞中干细胞特性的复原。一个广泛接受的模型是，肿瘤干细胞的非对称细胞分裂产生多潜能祖细胞，通过增殖和异常分化，后者转而产生一个或更多主体肿瘤细胞类型。相比于主体癌细胞，肿瘤干细胞和祖细胞在异种移植中更具致瘤性和化疗敏感性更差。微环境对干细胞的影响导致筛选出更恶性的表型。一旦接触到转化生长因子β，转录因子如Twist或Snail将诱导EMT。间质组织释放的转化生长因子β可致使正常组织如乳腺上皮随着肿瘤发展而展现侵袭性和转移性。因此，微环境可能适应性选择组织干细胞和诱导恶性表型。

对肿瘤干细胞标志物的识别和鉴定是源于其增殖和自我更新的能力。ALDH1、CD44+/CD24–、NANOG、OCT4和SOX2是乳腺肿瘤干细胞的标志物，其与低分化乳腺癌有关，现认为肿瘤干细胞富集表达NANOG、OCT4和SOX2（NOS标志）分子。Oak等[80]证实了HER2表达水平升高和差异表达于乳腺癌球体细胞中的不同细胞。从三维培养系统中分选高HER2和低HER2群体细胞揭示后者过表达干细胞标志物如NANOG、OCT4和SOX2及表现干细胞样特征。此外，相比于MCF-7乳腺癌细胞球体分选出高HER2细胞的异种移植物，低HER2细胞的异种移植物高表达干细胞标志物 NANOG、OCT4 和 SOX2，证实后者具有干细胞样特征。

更多临床证据支持肿瘤干细胞的存在及其在化疗抗性中的作用，特别是乳腺癌。Liu 等的研究显示新辅助化疗能筛选出带有干细胞样标志的致瘤性细胞[81]。此外，近来的研究表明，多烯紫杉醇或来曲唑治疗后存活的乳腺癌细胞具有干细胞样的基因表达标签和 EMT 表型。有趣的是，作者观察到在肿瘤移植物存在高含量的 CD133，顺铂治疗后，体内只有 CD133+ABCG2+ 和 CD133+CXCR4+ 的亚群细胞高度富集，这提示化疗高度抗性细胞只占肿瘤干细胞的一部分。关于肿瘤干细胞的精确特征及其功能还有不少争议，总体一致的看法是，肿瘤干细胞展现了增强的化疗和放疗抗性。因此，理解肿瘤干细胞化疗抗性潜能的生物学可能有助于理解肿瘤生物学并具有深远的临床意义。尽管报道几个分子赋予肿瘤干细胞化疗抗性，干细胞因子是否在肿瘤干细胞包括肿瘤细胞的化疗抗性中发挥作用，对此我们所知甚少。据报道 BMI1 在干细胞的自我更新中扮演重要角色并与多种人类恶性肿瘤有关。最近研究表明 BMI1 涉及癌症的启动，靶向 BMI1 的基因治疗可消除肿瘤细胞的化疗抗性[82]。在肿瘤干细胞的微环境中，胚胎性信号通路如 Hh、NOTCH、Wnt 和其他指导了细胞聚合的二维空间方位。因此，这些信号通路成为发展新靶向治疗重点关注的对象。

乳腺癌转移和初级脉管系统

近几年来的研究表明，可能存在一种新的脉管系统作为肿瘤转移的另一途径，是肿瘤血液和淋巴管转移途径的补充，其促进了癌细胞在其他位置的播散和定植。这种脉管系统是一种独立的液体输导系统，我们称之为初级脉管系统（primovascular system）[83]。但是需要更详细的研究证实此假说。

总结与展望

过去的十年见证了乳腺癌预防和治疗的进展，靶向 ER 和 HER2 癌基因的疗效很明确，而三阴性乳腺癌次之。三阴性乳腺癌亚型具有明显异质性、化疗抗性和易转移的特点，这使得临床试验设计更加复杂。个体化的乳腺癌预防和治疗仅凭一种方法是难以实现的，需要多种方法联合应用。乳腺癌生物标志物应整合到含分子靶向药物的临床试验中加以验证。应用各种新技术如 miRNA 分析和全基因组关联研究，可增进我们理解人体遗传在治疗优化过程中的作用。miRNA 分析技术揭示 miRNA 的去调节在人体肿瘤中频繁出现。下一个十年将开辟乳腺癌其他亚型新的靶向治疗，因为我们认识到乳腺癌不仅是一种疾病，还是一组异质性疾病。

由于绝大多数医院和临床医生关注发展电子病案，以及药物代谢异质性导致的不同药效和毒性，个体化的肿瘤管理需要更经济划算的方式。

药物剂量将建立在我们对药物遗传学和药物动力学深刻理解的基础上。对肿瘤干细胞的认知可管控化疗抗性和转移以及精心设计新的靶向药物，但最主要的是通过遗传检测 BRCA1 和 BRCA2 进行肿瘤预防和干预，最终减少乳腺癌整体死亡率，特别是年轻女性患者的死亡率。测试对抗肿瘤干细胞药物的临床试验需要慎重地评估肿瘤干细胞标志物，可能需要新的设计和终端验证方案。

（邓华　译）

参考文献

1. Glinsky GV: “Stemness” genomics law governs clinical behavior of human cancer: implications for decision making in disease management. Journal of Clinical Oncology 2008, 26(17):2846-2853.

2. Olopade OI, Grushko TA, Nanda R, Huo D: Advances in breast cancer: pathways to personalized medicine. Clinical Cancer Research 2008, 14(24):7988-7999.
3. Hudson TJ, Anderson W, Aretz A, Barker AD, Bell C, Bernabé RR, Bhan M, Calvo F, Eerola I, Gerhard DS: International network of cancer genome projects. Nature 2010, 464(7291):993-998.
4. Chen R, Mias GI, Li-Pook-Than J, Jiang L, Lam HY, Chen R, Miriami E, Karczewski KJ, Hariharan M, Dewey FE: Personal omics profiling reveals dynamic molecular and medical phenotypes. Cell 2012, 148(6):1293-1307.
5. Toft DJ, Cryns VL: Minireview: Basal-like breast cancer: from molecular profiles to targeted therapies. Molecular endocrinology 2010, 25(2):199-211.
6. Bouchalova K, Cizkova M, Cwiertka K, Trojanec R, Hajduch M: Triple negative breast cancer-current status and prospective targeted treatment based on HER1 (EGFR), TOP2A and C-MYC gene assessment. Biomedical Papers 2009, 153(1):13-17.
7. Bao L, Haque A, Jackson K, Hazari S, Moroz K, Jetly R, Dash S: Increased expression of P-glycoprotein is associated with doxorubicin chemoresistance in the metastatic 4T1 breast cancer model. The American journal of pathology 2011, 178(2):838-852.
8. Fackenthal JD, Olopade OI: Breast cancer risk associated with BRCA1 and BRCA2 in diverse populations. Nature Reviews Cancer 2007, 7(12):937-948.
9. Boekhout AH, Beijnen JH, Schellens JH: Trastuzumab. The oncologist 2011, 16(6):800-810.
10. Roukos DH: Personal genomics and genome-wide association studies: novel discoveries but limitations for practical personalized medicine. Annals of surgical oncology 2009, 16(3):772-773.
11. Conzen S, Grushko T, Olopade O: The molecular biology of breast cancer. DeVita, Hellman, and Rosenberg's cancer: principles and practice of oncology 8th ed Philadelphia (PA): Wolters Kluwer/ Lippincott Williams & Wilkins 2008:1595-1605.
12. Kutanzi KR, Yurchenko OV, Beland FA, Vasyl'F C, Pogribny IP: MicroRNA-mediated drug resistance in breast cancer. Clinical epigenetics 2011, 2(2):171-185.
13. Toyoda Y, Ishikawa T: Pharmacogenomics of human ABC transporter ABCC11 (MRP8): potential risk of breast cancer and chemotherapy failure. Anti-cancer agents in medicinal chemistry 2010, 10(8):617-624.
14. Frati A, Lesieur B, Benbara A, Bezu C, Uzan S, Rouzier R, Coutant C: [Clinicopathological and genomics predictors of response to neoadjuvant chemotherapy in breast cancer]. Gynecologie, obstetrique & fertilite 2009, 38(7-8):475-480.
15. Kim S-R, Paik S: Genomics of adjuvant therapy for breast cancer. The Cancer Journal 2011, 17(6):500-504.
16. Thomassen M, Tan Q, Eiriksdottir F, Bak M, Cold S, Kruse TA: Comparison of gene sets for expression profiling: prediction of metastasis from low-malignant breast cancer. Clinical Cancer Research 2007, 13(18):5355-5360.
17. Dawson S-J, Tsui DW, Murtaza M, Biggs H, Rueda OM, Chin S-F, Dunning MJ, Gale D, Forshew T, Mahler-Araujo B: Analysis of circulating tumor DNA to monitor metastatic breast cancer. New England Journal of Medicine 2013, 368(13):1199-1209.
18. Fang F, Turcan S, Rimner A, Kaufman A, Giri D, Morris LG, Shen R, Seshan V, Mo Q, Heguy A: Breast cancer methylomes establish an epigenomic foundation for metastasis. Science translational medicine 2011, 3(75):75ra25-75ra25.
19. Rodenhiser DI, Andrews J, Kennette W, Sadikovic B, Mendlowitz A, Tuck AB, Chambers AF: Epigenetic mapping and functional analysis in a breast cancer metastasis model using whole-genome promoter tiling microarrays. Breast Cancer Res 2008, 10(4):R62.
20. Samantarrai D, Dash S, Chhetri B, Mallick B: Genomic and epigenomic cross-talks in the regulatory landscape of miRNAs in breast cancer. Molecular Cancer Research 2013, 11(4):315-328.
21. Bentires-Alj M, Glukhova M, Hynes N, Vivanco M: New methods in mammary gland development and cancer: proteomics, epigenetics, symmetric division and metastasis. Breast Cancer Res 2012, 14(4):314.
22. Cascorbi I, Haenisch S: Pharmacogenetics of ATP-binding cassette transporters and clinical implications. In: Multi-Drug Resistance in Cancer. edn.: Springer; 2010: 95-121.
23. Cascorbi I: Role of pharmacogenetics of ATP-binding cassette transporters in the pharmacokinetics of drugs. Pharmacology & therapeutics 2006, 112(2):457-473.
24. Hill VK, Ricketts C, Bieche I, Vacher S, Gentle D, Lewis C, Maher ER, Latif F: Genome-wide DNA methylation profiling of CpG islands in breast cancer identifies novel genes associated with tumorigenicity. Cancer research 2011, 71(8):2988-2999.
25. Gröger CJ, Grubinger M, Waldhör T, Vierlinger K, Mikulits W: Meta-analysis of gene expression signatures defining the epithelial to mesenchymal transition during cancer progression. 2012.
26. McCartan D, Bolger JC, Fagan A, Byrne C, Hao Y, Qin L, McIlroy M, Xu J, Hill AD, Gaora PÓ: Global characterization of the SRC-1 transcriptome identifies ADAM22 as an ER-independent mediator of endocrine-resistant breast cancer. Cancer research 2012, 72(1):220-229.
27. Flamant L, Roegiers E, Pierre M, Hayez A, Sterpin C, De Backer O, Arnould T, Poumay Y, Michiels C: TMEM45A is essential for hypoxia-induced chemoresistance in breast and liver cancer cells. BMC cancer 2012, 12(1):391.
28. Saunus JM, Momeny M, Simpson PT, Lakhani SR, Da Silva L: Molecular aspects of breast cancer metastasis to the brain. Genetics research international 2011, 2011.

29. Lorusso G, Rüegg C: The tumor microenvironment and its contribution to tumor evolution toward metastasis. Histochemistry and cell biology 2008, 130(6):1091-1103.
30. Chuthapisith S, Eremin J, El-Sheemey M, Eremin O: Breast cancer chemoresistance: emerging importance of cancer stem cells. Surgical oncology 2010, 19(1):27-32.
31. Hortobagyi GN: Toward individualized breast cancer therapy: Translating biological concepts to the bedside. The oncologist 2012, 17(4):577-584.
32. Terp MG, Lund RR, Jensen ON, Leth-Larsen R, Ditzel HJ: Identification of markers associated with highly aggressive metastatic phenotypes using quantitative comparative proteomics. Cancer Genomics-Proteomics 2012, 9(5):265-273.
33. Niu M, Klingler-Hoffmann M, Brazzatti JA, Forbes B, Akekawatchai C, Hoffmann P, McColl SR: Comparative proteomic analysis implicates eEF2 as a novel target of PI3Kγ in the MDA-MB-231 metastatic breast cancer cell line. Proteome Sci 2013, 11(4).
34. Qin X-J, Ling BX: Proteomic studies in breast cancer (Review). Oncology letters 2012, 3(4):735-743.
35. Martinez-Outschoorn UE, Goldberg AF, Lin Z, Ko Y-H, Flomenberg N, Wang C, Pavlides S, Pestell RG, Howell A, Sotgia F: Anti-estrogen resistance in breast cancer is induced by the tumor microenvironment and can be overcome by inhibiting mitochondrial function in epithelial cancer cells. Cancer biology & therapy 2011, 12(10):924-938.
36. Tenori L, Oakman C, Claudino WM, Bernini P, Cappadona S, Nepi S, Biganzoli L, Arbushites MC, Luchinat C, Bertini I: Exploration of serum metabolomic profiles and outcomes in women with metastatic breast cancer: a pilot study. Molecular oncology 2012, 6(4):437-444.
37. Oakman C, Tenori L, Claudino W, Cappadona S, Nepi S, Battaglia A, Bernini P, Zafarana E, Saccenti E, Fornier M: Identification of a serum-detectable metabolomic fingerprint potentially correlated with the presence of micrometastatic disease in early breast cancer patients at varying risks of disease relapse by traditional prognostic methods. Annals of Oncology 2011:mdq606.
38. Saukko PM, Reed M, Britten N, Hogarth S: Negotiating the boundary between medicine and consumer culture: Online marketing of nutrigenetic tests. Social science & medicine 2010, 70(5):744-753.
39. Riscuta G, Dumitrescu RG: Nutrigenomics: implications for breast and colon cancer prevention. In: Cancer Epigenetics. edn.: Springer; 2012: 343-358.
40. Corella D, Ordovás JM: Interactions between dietary n-3 fatty acids and genetic variants and risk of disease. British Journal of Nutrition 2012, 107(S2):S271-S283.
41. Ozdemir BH, Akcali Z, Haberal M: Hypercholesterolemia impairs angiogenesis in patients with breast carcinoma and, therefore, lowers the risk of metastases. American journal of clinical pathology 2004, 122(5):696-703.
42. Nieman KM, Romero IL, Van Houten B, Lengyel E: Adipose tissue and adipocytes support tumorigenesis and metastasis. Biochimica et Biophysica Acta (BBA)-Molecular and Cell Biology of Lipids 2013, 1831(10):1533-1541.
43. Taniya T, Noguchi M, Tajiri K, Nakano Y, Kitabayashi K, Miyazaki I, Koshino Y, Nonomura A, Mabuchi H: [A case report of hyperlipemia with giant fatty liver during adjuvant endocrine therapy by tamoxifen]. Gan no rinsho Japan journal of cancer clinics 1987, 33(3):300-304.
44. Xue HY, Wong HL: Targeting megalin to enhance delivery of anti-clusterin small-interfering RNA nanomedicine to chemo-treated breast cancer. European Journal of Pharmaceutics and Biopharmaceutics 2012, 81(1):24-32.
45. Antoon JW, Liu J, Ponnapakkam AP, Gestaut MM, Foroozesh M, Beckman BS: Novel d-erythro N-octanoyl sphingosine analogs as chemo-and endocrine-resistant breast cancer therapeutics. Cancer chemotherapy and pharmacology 2010, 65(6):1191-1195.
46. Aluise CD, Rose K, Boiani M, Reyzer ML, Manna JD, Tallman K, Porter NA, Marnett LJ: Peptidyl-prolyl cis/trans-isomerase A1 (Pin1) is a target for modification by lipid electrophiles. Chemical research in toxicology 2012, 26(2):270-279.
47. Nieva C, Marro M, Santana-Codina N, Rao S, Petrov D, Sierra A: The lipid phenotype of breast cancer cells characterized by Raman microspectroscopy: towards a stratification of malignancy. 2012.
48. Zhao H, Shen J, Medico L, Wang D, Ambrosone CB, Liu S: A pilot study of circulating miRNAs as potential biomarkers of early stage breast cancer. PloS one 2010, 5(10):e13735.
49. Wang H, Tan G, Dong L, Cheng L, Li K, Wang Z, Luo H: Circulating MiR-125b as a marker predicting chemoresistance in breast cancer. PloS one 2012, 7(4):e34210.
50. Morrison R, Schleicher SM, Sun Y, Niermann KJ, Kim S, Spratt DE, Chung CH, Lu B: Targeting the mechanisms of resistance to chemotherapy and radiotherapy with the cancer stem cell hypothesis. Journal of oncology 2010, 2011.
51. Borst P, Elferink RO: Mammalian ABC transporters in health and disease. Annual review of biochemistry 2002, 71(1):537-592.
52. Prasad B, Lai Y, Lin Y, Unadkat JD: Interindividual variability in the hepatic expression of the human breast cancer resistance protein (BCRP/ABCG2): effect of age, sex, and genotype. Journal of pharmaceutical sciences 2013, 102(3):787-793.
53. Park BH, Davidson NE: PI3 kinase activation and response to Trastuzumab Therapy: what's neu with herceptin resistance?Cancer cell 2007, 12(4):297-299.
54. Harris LN, You F, Schnitt SJ, Witkiewicz A, Lu X, Sgroi D, Ryan PD, Come SE, Burstein HJ, Lesnikoski B-A: Predictors of resistance to preopera-

tive trastuzumab and vinorelbine for HER2-positive early breast cancer. Clinical Cancer Research 2007, 13(4):1198-1207.
55. Vera-Ramirez L, Sanchez-Rovira P, Ramirez-Tortosa CL, Quiles JL, Ramirez-Tortosa M, Lorente JA: Transcriptional shift identifies a set of genes driving breast cancer chemoresistance. PloS one 2013, 8(1):e53983.
56. Chang H, Rha S, Jeung H-C, Im C-K, Ahn J, Kwon W, Yoo N, Roh J, Chung H: Association of the ABCB1 gene polymorphisms 2677G> T/A and 3435C> T with clinical outcomes of paclitaxel monotherapy in metastatic breast cancer patients. Annals of oncology 2009; 20(2):272-277.
57. Braun R, Buetow K: Pathways of distinction analysis: a new technique for multi-SNP analysis of GWAS data. PLoS Genet 2011, 7(6):e1002101.
58. Chimge N-O, Baniwal SK, Little GH, Chen Y, Kahn M, Tripathy D, Borok Z, Frenkel B: Regulation of breast cancer metastasis by Runx2 and estrogen signaling: the role of SNAI2. Breast Cancer Res 2011, 13(6):R127.
59. Fanale D, Amodeo V, Corsini L, Rizzo S, Bazan V, Russo A: Breast cancer genome-wide association studies: there is strength in numbers. Oncogene 2012, 31(17):2121-2128.
60. Takebe N, Ivy SP: Controversies in cancer stem cells: targeting embryonic signaling pathways. Clinical Cancer Research 2010, 16(12):3106-3112.
61. Brabletz T: EMT and MET in metastasis: where are the cancer stem cells?Cancer cell 2012, 22(6):699-701.
62. Zhang L, Yang M, Gan L, He T, Xiao X, Stewart MD, Liu X, Yang L, Zhang T, Zhao Y: DLX4 upregulates TWIST and enhances tumor migration, invasion and metastasis. International journal of biological sciences 2012, 8(8):1178.
63. Blanco MA, Kang Y: Signaling pathways in breast cancer metastasis-novel insights from functional genomics. Breast Cancer Res 2011, 13(2):206.
64. Kang Y, Siegel PM, Shu W, Drobnjak M, Kakonen SM, Cordón-Cardo C, Guise TA, Massagué J: A multigenic program mediating breast cancer metastasis to bone. Cancer cell 2003, 3(6):537-549.
65. Minn AJ, Gupta GP, Siegel PM, Bos PD, Shu W, Giri DD, Viale A, Olshen AB, Gerald WL, Massagué J: Genes that mediate breast cancer metastasis to lung. Nature 2005, 436(7050):518-524.
66. Bos PD, Zhang XH-F, Nadal C, Shu W, Gomis RR, Nguyen DX, Minn AJ, van de Vijver MJ, Gerald WL, Foekens JA: Genes that mediate breast cancer metastasis to the brain. Nature 2009, 459(7249):1005-1009.
67. Flanagan L, Whyte L, Chatterjee N, Tenniswood M: Effects of clusterin over-expression on metastatic progression and therapy in breast cancer. BMC cancer 2010, 10(1):107.
68. Fry SA, Sinclair J, Timms JF, Leathem AJ, Dwek MV: A targeted glycoproteomic approach identifies cadherin-5 as a novel biomarker of metastatic breast cancer. Cancer letters 2013, 328(2):335-344.
69. Kanojia D, Zhou W, Zhang J, Jie C, Lo PK, Wang Q, Chen H: Proteomic profiling of cancer stem cells derived from primary tumors of HER2/Neu transgenic mice. Proteomics 2012, 12(22):3407-3415.
70. Vermeer LS, Fruhwirth GO, Pandya P, Ng T, Mason AJ: NMR metabolomics of MTLn3E breast cancer cells identifies a role for CXCR4 in lipid and choline regulation. Journal of proteome research 2012, 11(5):2996-3003.
71. Liu Y, Qian H, Qin L, Zhou X, Zhang B, Chen X: [Association of serum lipid profile with distant metastasis in breast cancer patients]. Zhonghua zhong liu za zhi [Chinese journal of oncology] 2012, 34(2):129-131.
72. Krishnan AV, Swami S, Feldman D: The potential therapeutic benefits of vitamin D in the treatment of estrogen receptor positive breast cancer. Steroids 2012, 77(11):1107-1112.
73. Al-Ejeh F, Smart CE, Morrison BJ, Chenevix-Trench G, López JA, Lakhani SR, Brown MP, Khanna KK: Breast cancer stem cells: treatment resistance and therapeutic opportunities. Carcinogenesis 2011, 32(5):650-658.
74. Allan AL, Vantyghem SA, Tuck AB, Chambers AF: Tumor Dormancy and Cancer Stem Cells: Implications for the Biology and Treatment of. Metastasis 2007, 26(2006):87-98.
75. Wu H, Li R, Hang X, Yan M, Niu F, Liu L, Liu W, Zhao S, Zhang S: Can CD44+/CD24-tumor cells be used to determine the extent of breast cancer invasion following neoadjuvant chemotherapy?Journal of breast cancer 2011, 14(3):175-180.
76. Navin N, Kendall J, Troge J, Andrews P, Rodgers L, McIndoo J, Cook K, Stepansky A, Levy D, Esposito D: Tumour evolution inferred by single-cell sequencing. Nature 2011, 472(7341):90-94.
77. Yu Z, Pestell TG, Lisanti MP, Pestell RG: Cancer stem cells. The international journal of biochemistry & cell biology 2012, 44(12):2144-2151.
78. Pannuti A, Foreman K, Rizzo P, Osipo C, Golde T, Osborne B, Miele L: Targeting Notch to target cancer stem cells. Clinical Cancer Research 2010, 16(12):3141-3152.
79. Badve S, Nakshatri H: Breast-cancer stem cells—beyond semantics. The lancet oncology 2012, 13(1):e43-e48.
80. Oak PS, Kopp F, Thakur C, Ellwart JW, Rapp UR, Ullrich A, Wagner E, Knyazev P, Roidl A: Combinatorial treatment of mammospheres with trastuzumab and salinomycin efficiently targets HER2 - positive cancer cells and cancer stem cells. International Journal of Cancer 2012, 131(12):2808-2819.
81. Liu S, Dontu G, Mantle ID, Patel S, Ahn N-s, Jackson KW, Suri P, Wicha MS: Hedgehog signaling and Bmi-1 regulate self-renewal of normal and malignant human mammary stem cells. Cancer research 2006, 66(12):6063-6071.
82. Siddique HR, Saleem M: Role of BMI1, a stem cell

factor, in cancer recurrence and chemoresistance: preclinical and clinical evidences. Stem Cells 2012, 30(3):372-378.
83. Yoo JS, Kim HB, Won N, Bang J, Kim S, Ahn S, Lee B-C, Soh K-S: Evidence for an additional metastatic route: in vivo imaging of cancer cells in the primo-vascular system around tumors and organs. Molecular Imaging and Biology 2011, 13(3):471-480.

第 15 章

乳腺癌的动物模型

E. A. El-Abd，A. S. Sultan，E. A. Shalaby，F. Matalkah

摘　要

已有一些动物模型被用来研究乳腺癌的病因和发病机制。肿瘤治疗的进步依赖于借助动物模型来研发肿瘤防治的新策略。动物模型能够形成肿瘤间质和三维立体结构，这是临床前体外细胞培养研究所无法比拟的优势。异种移植物动物模型将体外和体内模型有机结合，从而克服动物与人类在遗传学和其他生物标志物上的异质性问题。本章将阐述各种乳腺癌动物模型及其与人类乳腺癌的相关性。

关键词

动物模型　乳腺癌　犬类　化学预防　猫科动物　啮齿类　同源性　异种移植

引言

乳腺癌是全球最常见的恶性肿瘤，是导致女性死亡的第二大肿瘤杀手[1]。欧洲和澳大利亚是乳腺癌发病率最高的地区。西方人群的发病高峰是 60~70 岁。预计 2018 年欧洲乳腺癌发病人数将从 2005 年的 49 814 例上升到 64 621 例。2012 年全美估计有 39 510 名妇女将死于乳腺癌，新增 226 870 例确诊的乳腺癌（平均年龄为 61 岁），并有超过 290 万仍存活的患浸润性乳腺癌的女性[2, 3]。根据美国国家癌症研究所估计（http://www.cancer.gov/cancertopics/types/breast），2013 年这些数字将有所上升，其中女性和男性乳腺癌的新发病例数预计分别为 232 340 例和 2240 例，死于乳腺癌的人数将分别达 39 620 人和 410 人。因此，预计 8 例甚至 4 例妇女中即有 1 例妇女将在其生命的某一阶段罹患乳腺癌[4]，而男性的这个比例为千分之一[5]。在非洲，加西亚地区（埃及）的乳腺癌发病率最高，北非的发病率最低，但阿尔及利亚除外，该国发病率与欧盟相近[4]。在亚洲，发病率最高的是以色列（西化人群），最低的国家有印度、韩国和泰国，发病高峰为 40~50 岁[4]。

围绕人类乳腺癌特性和病因已经开展了大量研究。危险因素包括高龄、家族史、个人史、生育史、生活习惯和环境污染[6, 7]。从结构上讲，成年女性乳腺由脂肪覆盖的 15~20 个腺叶组成，这些腺叶又分支形成许多小叶，最终以产乳的末端腺体结束[7]。每个腺叶都有一个在乳头开口的独立输乳导管[6]。男性乳房含有少量导管组织，也可发生乳腺癌[6]。乳腺癌通常 80% 是导管癌，10% 是小叶癌[5,8]。

用于实验肿瘤研究的动物模型

许多实验无法直接在人体中进行，因此，包括啮齿类动物、犬类和猫科动物在内的实验模型被用来研究乳腺癌的发病机制，以期有效治疗肿瘤[9]。迄今采用过的肿瘤模型分为如下几类：①自发性肿瘤模型，无需对动物基因加以改变或预处理就自发产生肿瘤；②基因工程肿瘤模型，对动物基因进行遗传改造，使它们产生与人类肿瘤具有相同类型和类似性质的肿瘤；③诱导性肿瘤模型，通过化学物质或放射线等诱导动物自发性产生肿瘤；④动物原有遗传组成中存在可被检测出的肿瘤易感基因。这些模型的实际应用取决于动物品种、现有的可用于研究的试剂和工具以及与人类肿瘤的相似之处。

鸡模型

鸡模型是第一个要被用来研究癌症的模型。Peyton Rous 成功地将一只 Plymouth Rock 母鸡的一小块肉瘤组织接种到同种的另一只鸡体内，并形成了同样的肿瘤。在不同鸡个体间移植肿瘤的成功开启了肿瘤实验研究的大门。随后，Rous 通过无细胞滤液也成功诱发肿瘤产生，并提出肿瘤由病毒引起这一观点[10, 11]。小鼠由于具有体型小、繁殖快、对许多人类疾病易感等特点，后来也开始应用于包括乳腺癌在内的肿瘤研究。

啮齿类动物模型

小鼠肿瘤模型在所有动物模型中应用最为广泛，对研究肿瘤生理学极具价值。人乳腺癌小鼠模型通常分为化学诱导型、异种移植物模型和基因工程小鼠（GEM，如转基因小鼠和基因敲除小鼠）三大类[12]。在实际研究过程中可以联用多种方法制作上述三类乳腺癌肿瘤模型，例如可以用化学致癌物处理转基因小鼠以加速乳腺肿瘤的形成。

尽管小鼠模型在癌症研究的重要性毋庸置疑，但它们仍无法完全模拟人类肿瘤的一些基本特征[13]。比如，大多数小鼠肿瘤的病理学特点与人类肿瘤并不一致[14]。啮齿类动物及其肿瘤的生物学、形态学甚至包括组织学特征（如大鼠）与人体和人类肿瘤不尽相同[15]。并且啮齿类动物在发育过程中其个体大小、寿命长短、致癌性转化的细胞靶标（数量、成熟度和分化）、细胞体外转化和永生化的难易程度以及转移模式也与人类不同[15,16]。

同系小鼠模型的建立

散发性乳腺癌在野生啮齿类动物中十分罕见。连续多代的同胞间交配繁殖会产生具有遗传一致性的后代小鼠[17]。然而，近交品系在形成自发性乳腺癌方面的一致性较差。因此，需要对肿瘤高发品系和低发品系进行互交（reciprocal crosses）。小鼠乳腺癌病毒（mouse mammary tumor virus，MMTV）感染会介导乳腺癌的发生[18, 19]。遗传易感性和多胎妊娠的激素作用也被认为是小鼠乳腺癌发生的辅助因素[20]。

激素对啮齿类动物乳腺的影响

人类和啮齿类动物的乳腺形态、数量和位置均不同。小鼠和大鼠的乳腺发育受性别、年龄、激素刺激和生育状况的影响[21]。雄性小鼠的乳腺是功能萎缩的器官，几乎不会癌变。然而，繁殖期的雌性小鼠的乳腺组织在其一生中始终保持动态变化。非妊娠期雌性小鼠的乳腺在垂体 - 卵巢轴激素系统的影响下形成末端乳芽（terminal end bud，TEB），并在妊娠和哺乳期终末分化为泌乳腺泡。断奶后，乳腺泌乳上皮细胞通过凋亡和再分化可恢复到类似未生育状态。

想要考察激素对乳腺癌的影响，首先需要了解其对正常乳腺组织的作用[21]。人和大鼠对激素的应答有些不同之处。小鼠自发性乳腺癌则与长期病毒感染有关。这些研究表明，乳腺癌的发生是一个由早期的增生性病变发展成激素依赖性腺癌的多步骤过程。大鼠自发产生恶性肿瘤也很少见，与年龄、品系和激素水平有关。啮齿动物自发肿瘤模型由于其潜伏期长和发生率低而备受限制。而其他啮齿类动物模型如化学诱导模型常被用来考察化学毒性物质诱导乳腺癌形成的有效性。

化学诱导的啮齿类动物模型

早在200年前人们就开始研究化学物质和致癌的相关性，如吸烟和鼻腔癌、烟囱清扫和皮肤癌、苯胺生产和膀胱癌以及石棉和肺癌、间皮癌等[5, 6]。许多化学致癌物经鉴定与职业诱导性癌症有关，并由此成立了职业安全与健康管理局（OSHA）来制订职业健康安全与保护条例。化学致癌物根据它们的化学结构和反应性分为致癌性多环芳香烃化合物（PAH）、芳胺类、N-亚硝基化合物、烷化剂、天然产物和无机物[5, 6]。有些药物和激素也已被证实具有致癌性（如己烯雌酚可致阴道癌，雌激素可致乳腺癌和卵巢癌，睾酮可致前列腺癌），或促进肿瘤发生（如免疫抑制剂和化疗药），或抑制肿瘤生长（如西罗莫司）[5, 6, 22]。化学致癌物的影响取决于剂量、效价和暴露的组织。环境污染物因其较低的暴露剂量而不被认为具有高致癌风险[23]。

由于流行病学的方法无法考察低剂量暴露与癌症发病率增长的相关性，动物模型被用来评估低剂量暴露的影响[24]。抛开动物模型与人类乳腺癌在化学暴露、遗传代谢等方面的差异性不说，动物模型对于检测化学品危险性、遗传毒性物质的量效关系以及鉴别癌前病变等方面具有非常重要的作用。大鼠体内实验显示，高剂量二噁英可致癌，但低剂量暴露却具有保护作用[25]。杀虫剂DDT已证实可诱导大鼠乳腺癌，但对人体的作用却不确定[26, 27]。2-乙酰氨基芴（AAF）可诱发大鼠癌症发生，而对于缺乏相关活化酶的豚鼠却不起作用，不过人体内具有该活化酶。邻磺苯甲酰亚胺（即糖精）有诱发大鼠膀胱癌的作用，但在仓鼠、豚鼠、小鼠和人体内由于尿液中浓度较低而无此作用[28]。实验动物可通过喂食2-萘胺诱导膀胱癌，而将该化合物直接置于膀胱中反而无效。因此，可根据化学品的反应性将其分为前致癌物（间接作用，需经代谢活化发挥致癌作用）和致癌物（直接作用）。前致癌物通常经肝细胞色素P450酶系统代谢活化。P450在致癌物活化方面的作用已在高表达P450 1A1的基因突变小鼠中得到了证实[6]。吸烟能激活P450 1A1，从而增加患肺癌风险。

动物研究表明，DNA是化学致癌物的直接作用目标。化学诱导性癌变显然是一个多步骤的过程，而起始步骤就是化学致癌物与DNA直接或间接（经代谢活化）作用，形成DNA加合物或DNA-致癌物络合物，以遗传毒性或非遗传毒性的方式使DNA产生永久性的不可逆的损伤[5, 6]。化学致癌物活化会导致亲电基团（环氧化物、正氮离子、碳离子或自由基）的形成，并进攻富含电子的DNA，引起DNA突变。化学致癌物也可能会导致DNA双链交联、形成碱基二聚体、羟基化、单个（多个）碱基缺失或单/双链断裂。家兔和小鼠体内研究表明，癌变的第二步骤，也即促进阶段，需要发生遗传改变的细胞长期克隆增殖，以维持肿瘤发展。因此，如果化学物质能够诱导肿瘤发生并促进肿瘤生长，则被称为完全致癌物，而倘若它只具有其中某个作用，则被称为不完全致癌物。肿瘤进展是化学致癌的第三个阶段，病变部位的细胞通过克隆选择、增殖、信号通路的改变等自主性生长，并获得侵袭和转移能力。

在体外模型中已经发现，多环芳香烃、芳胺类、亚硝胺类、烷化剂和活性物质和非基因毒素等一些化学物质具有致突变性，可诱导人乳腺上皮细胞发生致癌性转化[29-32]。小鼠和大鼠被广泛应用于乳腺致癌物质研究，尤其是大鼠模型在激素依赖和病理学进程方面与人类肿瘤具有相似性[21, 33-36]。不同给药途径给予不同剂量的化学物质，特别是7，12-二甲基苯并蒽（DMBA）和N-甲基-N-亚硝基脲

（MNU），可在不同品系动物中诱导乳腺肿瘤的发生[21]。

DMBA 和 MNU 可诱导 SD 雌性大鼠乳腺肿瘤的发生。Fisher 大鼠和 Wistar 大鼠模型则被用来研究其他致癌物质对乳腺肿瘤可能的诱导作用[35]。DMBA 和 MNU 诱导的乳腺癌模型在许多方面具有相似性：两种致癌物给予单剂量即可诱导且只诱导乳腺癌的发生；二者均已建立了良好的量效关系；均可诱导肿瘤发生且无全身毒性，且对生育能力无影响；也可通过调整剂量进行多次给药。两种诱导模型的主要不同之处在于：DMBA 须经代谢活化，因此该模型更适合于研究肿瘤的起始和促进阶段，以及评估可能影响致癌剂代谢和活化的物质效应；而 MNU 是直接致癌物，因而不适用于阶段特异性化学预防剂的活性研究。此外，MNU 诱发的乳腺肿瘤大多数是腺癌，而 DMBA 诱导的肿瘤有 60% 是腺癌，另外 40% 为良性纤维腺瘤[36]。因此，DMBA 诱发的肿瘤需要进行组织病理学检测来确定癌发生率。最后，MNU 诱发的肿瘤可局部浸润并发生远处转移，这一点与 DMBA 也不同。

小鼠和大鼠模型中的化学诱导性乳腺肿瘤均呈现激素依赖性。研究表明妊娠可大大缩短乳腺肿瘤的潜伏期。此外，大鼠接受化学暴露时的年龄也有一定影响。

一般来说，乳腺末端乳芽中的上皮细胞是致癌剂的起始作用靶点，乳腺组织在癌变过程中经历了一系列的形态学改变，其中癌前步骤包括普通型导管增生、筛状或粉刺型原位癌，但导管不典型增生尚未见报道[37]。

许多外在、内在条件和生物因子都可以改变乳腺肿瘤发生的易感性[21]。腺体的分布范围、分化程度、遗传和饮食习惯、肿瘤与间质的相互作用以及激素、神经和生长因子等均影响乳腺对致癌因素的反应性。目前已建立了体外细胞模型来考察哪种小叶型乳腺癌（1、2 或 3）对致癌因素更为敏感[33,38]。

辐射致癌型啮齿类动物模型

辐射是能量的一种形式，从辐射源以波或带电粒子的形式传播[39]。原子辐射（α、β、γ 和中子）、X 线和紫外线都有致癌性。电离辐射的致癌作用通过以下 4 个群体研究得到了印证：①对原子弹爆炸幸存者（往往罹患白血病和包括乳腺癌在内的其他癌症）的研究；②对出于医学诊断或治疗目的而接受放射线照射的个体的研究；③对存在职业暴露的医疗卫生系统、制造业、采矿业和核武器 / 核电行业的工作者的研究；④对暴露于室内氡和整个核燃料循环辐射的社区人群环境流行病学研究[40]。

暴露在富含紫外线的阳光下会导致 DNA 嘧啶二聚体的形成和 P53 基因突变，产生永久性的 DNA 损伤而诱发皮肤癌。因此，辐射主要扮演肿瘤触发器的角色。动物研究显示，X 线暴露诱导的白血病发病率与辐射剂量成正比。另有研究表明，射频波也会导致 DNA 损伤。此外，人类研究报告指出，受极低频波（ELF waves）的影响，居住在高压电线附近的儿童具有更高的白血病、脑癌和其他儿科肿瘤的发病率[6]。

α 粒子（含 2 个质子和 2 个中子）带正电荷，一般来自于放射性重金属元素，如铀、镭、钋的衰变。接触 α 粒子对健康的影响在很大程度上取决于暴露途径。α 粒子穿透性很差，甚至不能穿透皮肤表层。但如果它们被吸入、吞咽或者通过破损屏障（如皮肤伤口）进入人体则十分危险。它们会通过能量耗散和电离[41]对活体敏感组织的细胞和 DNA 产生严重破坏。暴露于放射性氡环境（衰变释放 α 粒子，可存在于香烟烟雾和一些通风不良的建筑物）中的人其肺癌患病率有所上升。镭涂料也被认为与骨癌的发生有关[6]。

β 粒子（电子）可由某些不稳定原子如氢 -3（氚）、碳 -14 和锶 -90 在放射性衰变过程中释放。它们比 α 粒子更具穿透性，但由于所产生的电离作用较弱，因而对生物体组织和 DNA 的损伤较小。一些 β 粒子能够穿透皮肤并造成皮肤灼伤等损害。然而，与 α 发射体一样，β 发射体被吸入或吞咽后最具威胁性[41，42]。切尔诺贝利核电站爆炸后数年，青少年甲状腺癌发病率增加就是摄取了 β 发射形式的碘所致[43]。

γ 射线（光子）是一种没有静止质量的能量粒子，在放射性衰变过程中往往连同 α 或 β 粒子一起释放。它们可以很容易地穿透皮肤和衣服等能够阻止 α 和 β 粒子的障碍，对整个身体都有辐射危害。γ 射线可以轻易地穿透人体，并同时产生电离效应损害组织和 DNA[41，42]。电离辐射可以通过水解反应和释放羟基自由基，作用于 DNA 碱基导致各种基因突变；也可通过剥夺电子和化学键断裂等形式直接作用于 DNA。随后就会产生各种形式的 DNA 损伤，例如碱基缺失、单链和双链 DNA 断裂、序列重排和染色体异位，从而导致遗传不稳定性和肿瘤发生[6]。

人体乳腺组织遭受辐射后容易诱发乳腺癌[44]。由于乳房组织对辐射的高度敏感，偶然性或治疗性的辐射暴露也会诱发乳腺癌[45]。人体的辐射暴露具有年龄依赖性，如果暴露年龄小于 19 岁，则乳腺癌发病率上升，而这一现象在啮齿类动物中并未观察到。尽管如此，动物模型（尤其是大鼠模型）在辐射效应、分次照射效应和剂量－反应曲线研究中依然是必不可少的[46]。全身或局部接受单剂量或分次亚致死量的 γ 射线、X 线或中子均可诱发乳腺肿瘤[21，47]。在辐射暴露前给予激素刺激具有协同诱导效应[48]。

体外细胞培养模型

由于遗传学、表观遗传学和微环境的相互作用，细胞培养模型常被用来研究进展期乳腺癌中细胞异常增殖、凋亡和迁移的去调节机制。细胞在体外容易增殖，更接近于人体模型（具有肿瘤激素依赖、遗传和基因组特征以及代表乳腺细胞亚群）。它们可以被遗传改造、可以在体外和体内进行异种移植，并能在特定条件下具有可重复性和可定量性。单一的细胞系显然不能代表人类乳腺癌，但一组混合细胞可以反映乳腺癌的异质性[49]。尽管现有大多数细胞模型都取自高级别肿瘤，从肿瘤起始细胞和非起始细胞亚群中分离培养出的新细胞系，对于研究二者的分子和细胞学差异和在肿瘤药物抗性中的作用提供了便利[49]。此外，细胞二维和三维培养模型可用于翻译后调节机制的研究，异种细胞共培养体系则有助于考察肿瘤－间质相互作用[50-54]。

异种移植模型

将人源乳腺癌细胞系 [（0.5~5）× 10^6 个细胞，激素或非激素依赖性）] 接种至免疫功能低下小鼠皮下或乳房脂肪垫（原位）可建立异种移植肿瘤模型。Isaacson 和 Cattanach 首次报道某些人源乳腺癌细胞系可在免疫缺陷小鼠体内形成肿瘤[55]。但是由于操作复杂，并未能广泛应用于异种移植研究，直到裸小鼠模型的出现才有所突破。目前，Foxn1 裸小鼠和重症联合免疫缺陷（SCID）小鼠是异种移植实验最常用的研究模型。上述动物模型可自然产生影响自身免疫系统的单基因突变。裸小鼠 11 号染色体上的常染色体发生隐性突变，导致毛发生长障碍和胸腺上皮发育不全，因而 T 淋巴细胞缺陷[56]。SCID 小鼠的腺苷脱氨酶自发性突变失活，无法产生有活性的 T 细胞和 B 细胞[57，58]。

异种移植模型用于研究肿瘤形成和进展过程中的各个步骤（如遗传特征、与肿瘤微环境的相互作用和转移等）[59]。浸润前肿瘤样本（导管原位癌）更容易成功建立异种移植瘤模型[59，60]。

异种移植乳腺癌模型因具有相对廉价、易于构建、潜伏期短等优势，在临床前试验和药效学研究中发挥重要作用。它们与人类乳腺癌在预后情况上也具有一致性[49]。ER 阳性的肿瘤细胞异种移植模型是目前性激素受体信号通路抑制剂临床前试验和药物抗性研究必不可少的动物模型。据报道，类固醇和肽类激素在诱导小鼠乳腺癌发生方面的作用不可忽视[34]。此外，有关性激素信号和乳腺癌关系的研究显示，与小鼠模型不同，大鼠模型中ER阳性乳腺癌发生频率很高，有望利用该模型进行雌激素信号与肿瘤发生的相关研究[61]。异种移植模型还可用于自发型和实验诱导型的肿瘤转移研究[62]。建立乳腺癌转移模型有很多方法，这取决于注射部位和所用乳腺癌细胞的趋向性。乳房脂肪垫原位或异位接种癌细胞后可形成原发肿瘤和转移灶，可模拟人类乳腺癌的各个阶段[63]。根据细胞接种部位的不同（原位接种更佳），以及小鼠的品系和年龄、激素补剂种类差异，肿瘤转移成功率也从7%到20%不等。尾静脉注射细胞多形成肺转移灶，而门静脉注射则多定植于肝脏，心内输注会导致包括骨在内的多个靶器官转移灶的形成。

异种移植模型遭受诸多限制。例如，与乳腺原位肿瘤细胞相比，细胞系已经适应了在添加有各种培养物的体外环境下生长。此外，体外培养细胞在连续传代过程中会发生遗传漂移，而使某些性状发生了改变。培养的细胞还会受到病毒和（或）支原体的感染[64]。从乳腺癌手术中分离得到的肿瘤细胞与细胞外基质混合后，可作为异种移植物接种到裸鼠体内建立实验模型[65]。这个模型中的细胞经历的形态改变可以反映其原有表型，因而是一个研究体内乳腺原位病变和肿瘤进程的更为贴切的模型[66]。然而，即便这些直接来源于临床样本的模型也同样有其局限性。

小鼠和人类乳腺癌的另一个重要的区别在于乳腺基质存在差异。小鼠乳腺基质主要是脂肪组织，而人类乳腺基质的上皮结构外围包裹有大量的纤维细胞。Hahn 和 Weinberg 早前报道称，将人乳腺癌细胞接种至小鼠体内所形成的肿瘤组织间质成分很少。由于这种人鼠嵌合型肿瘤与人体肿瘤具有明显差异，因此其生长、分化和转移特性不可预测[67]。

为了克服这一缺陷，为人源的乳腺癌上皮细胞提供合适的微环境，可以采用从人乳腺中提取的成纤维细胞建立移植瘤模型[68]。这对于现有的使用未转化的上皮细胞建立异种移植模型是一个明显的改进。然而，只有在正常细胞和癌前细胞仍然依赖于局部生长因子的情况下才需要共移植成纤维细胞。将体外转化的乳腺癌细胞和正常的纤维细胞共同接种建立的新型乳腺癌模型，其成瘤率有所增加，这提示局部生长因子的存在有助于癌细胞增殖[69]。但是这类肿瘤的形成也不完全依赖于基质的存在。

建立异种移植模型的关键之一在于成功地将永生化的人上皮和基质细胞接种至免疫低下小鼠体内。这种组合接种应能够在原发肿瘤部位重建正确的肿瘤－间质相互作用。在肿瘤治疗方面，除肿瘤自身以外，以肿瘤相关间质成分为靶标也是一个值得考虑的治疗方案。但这种策略显然对于模型中发生转移的肿瘤细胞并不适用。需要注意的是，与原位癌不同，侵入到肺、骨等组织的乳腺癌细胞（而非成纤维细胞），需要与转移灶部位的间质相互作用才能成功定植。鉴于此，在原有异种移植模型上稍做改进就有望得到更为适用的实验模型。Kim 等发现转化后的基质细胞可随同恶性上皮细胞一起转移[15]，但这与人类乳腺癌发展的真实情况并不相符。

曾有人将三维人细胞－细胞相互作用模型移植入免疫性缺陷小鼠体内。该模型包含有取自乳房缩小整形术的乳腺成纤维细胞，人脐静脉内皮细胞以及临床样本中获取的人乳腺癌前上皮细胞[70]。可惜这些细胞在动物模型中无法实现长期增殖。随着成人乳腺间质细胞永生化技术的发展[71]，现在已经有可能在免疫缺陷小鼠体内成功建立上述人源细胞组合模型。

合适的微环境能够为上皮细胞提供局部生长因子，发挥促进肿瘤生长的重要作用。上皮细胞信号又可反馈性作用于基质，进一步促进自身的增殖和分化[72]。最新研究表明，宿主微环境可为肿瘤细胞提供促进其生存和增殖的合适条件[73, 74]。肿瘤和宿主间质细胞通过自分泌和(或)旁分泌方式产生大量的细胞因子和生长因子,可促进肿瘤生长和发展[75,76]。

治疗性临床试验有赖于研究对象具有完整的免疫系统,而缺乏免疫应答是异种移植模型的又一大缺陷。能否启动机体的细胞免疫应答杀伤肿瘤从而发挥抑癌作用还有待研究。但依然可以尝试一些策略来建立免疫缺陷模型的免疫应答。这需要除了将人类肿瘤上皮和基质细胞移植到小鼠乳腺组织以外,再匹配一套人源化免疫系统。已有研究表明,植入到SCID小鼠体内的完整肿瘤活检组织中除了肿瘤细胞外,还有浸润性淋巴细胞,后者在体内保留其原有功能并可对淋巴细胞因子产生应答[77]。此外,与人肺癌细胞共同接种至SCID小鼠中的人外周血淋巴细胞,同样成功存活并具有抗肿瘤活性[78]。因此可以考虑将人骨髓干细胞植入裸鼠或SCID小鼠,建立具有免疫功能的异种移植模型。另一种策略的关注点是肿瘤局部主要通过旁分泌方式发挥作用的生长因子。因为前述策略中将多种细胞共接种的前提在于,假设移植组织局部所有必需的生长因子均能支持细胞的正常增殖和分化,但没有考虑到宿主产生的细胞因子与移植物表面受体间可能存在的种属不相容性。

因此,一个动物模型的成功建立除了要能够实现人体激素在免疫低下宿主中的表达接近生理水平,还有必要检测这种“激素替换”导致的配体-受体不相容性对于宿主生理和生育能力有无影响。

晚期乳腺癌通常扩散到骨、肺、肝和脑组织,其中骨(70%)是最常见的乳腺癌转移部位[79]。缺乏合适的可充分反映乳腺癌转移生理过程的动物模型,是乳腺癌骨转移机制探讨和治疗研究的一大障碍。若能建立这样的模型将有助于阐明乳腺癌骨转移的分子机制、寻找合适的治疗靶标和评价候选治疗药物的有效性。此外,体外实验模型可能无法反映骨微环境中肿瘤-基质的相互作用,而体内动物模型却可以做到这一点。

此前Lynch等研发了一个小鼠乳腺癌的骨浸润模型,研究人员可以利用该模型在细胞和分子水平上探索同系肿瘤细胞和骨组织间的相互作用[80]。Lynch等将从小鼠自发性乳腺癌中提取到的3种肿瘤细胞4T1、Cl66和Cl66M2接种至BALB/c小鼠乳房脂肪垫,结果显示这些细胞在体内展现出各自不同的自发性骨转移模式[81, 82]。该小鼠模型的组织学结果显示与人乳腺癌骨转移灶的组织学特征相近。因此,该模型为考察肿瘤-骨组织相互作用和乳腺癌诱导的溶骨性改变提供了一个难得的工具。为了进一步了解人乳腺癌的骨转移微环境和预测可能的治疗靶点, Anguraj等对上述动物模型的肿瘤-间质微环境特异性基因表达标签进行了鉴定,这将有助于我们模拟人类乳腺癌骨微环境和破骨细胞生成条件[83]。用于临床前研究的动物模型不仅要再现人类肿瘤的行为学和病理学过程,也必须具有高度可重复性和可预测终点。能够用来进行治疗药物筛选的小鼠异种移植模型,必须要能够准确反映乳腺癌的细胞构成。虽然建立和使用这样复杂的模型难度相当大,但从长远来看,其潜在价值如此之大,应尽一切努力去研究开发。

遗传改造和转基因动物模型

建立遗传改造动物模型的主要手段有转基因、基因敲除或二者相结合[15, 84]。该模型有助于从分子水平上了解基因的功能和调控机制,并可通过对生长因子、信号转导、细胞周期、分化、基质金属蛋白酶和凋亡通路相关调控因子进行单点或多点突变来研究乳腺癌的发病机制。此外,它们还可用来评估治疗策略的有效性。尽管目前基因工程小鼠(genetically engineered mice, GEM)和人类相比在整体和细胞水平上存在基本差异,它依然可以用来再现人类肿瘤发生和进展过程中的某些特定基因事件。当然,遗传背景的相关性(如基因型、漂移幅度等）也必须加以考虑。双转基因小鼠模型中，其乳腺上皮细胞被转进了某些启动子基因，以考察它们对致癌基因表达的促进作用，以及对乳腺癌发生或者肺、淋巴结转移（独立或依赖于激素补充或者妊娠状态下）的调节作用[15, 84-88]。研究表明，GEM 小鼠受转入的启动子和自身遗传背景的影响，反过来又会影响肿瘤形成和潜伏期[88]。

绝大多数转入致癌基因或者敲除了抑癌基因的小鼠其全部组织和细胞都具有相同的缺陷，但这并不符合人类遗传性肿瘤的真实情况。为了解决这一问题，引入了细胞特异性启动子和启动子特异性重组酶机制来构建模型。但这些模型均因具有激素依赖性而使用受限，其他一些模型，如 ER 敲除鼠、HER2 转基因鼠、BRCA1 基因突变鼠和 EMT 模型等已被用来模拟相应的乳腺癌疾病[5,15,88]。

基因工程小鼠模型显示，哺乳后乳房退化延迟（受超过 50 个基因的调节）和年龄相关性小叶复旧保护效应与乳腺癌发生率增高之间存在相关性[89]；并且也提示致癌基因在加快乳腺癌转变方面具有协同作用[90]。MMTV、ITAM 和 MMTV LTR 小鼠模型的建立，丰富了我们有关感染和肿瘤、乳腺上皮和浸润性乳腺癌中癌基因信号转导的相关知识[91]。此外，基因工程小鼠模型还可用于乳腺肿瘤疫苗的测试。HSP65-GnRH6 免疫的基因工程小鼠中 EMT-6 乳腺癌细胞的生长受到抑制[92, 93]。COX-2 抑制剂在基因工程小鼠和人体均可延迟乳腺癌的发生[94]。

尽管转基因和遗传改造动物模型十分有用，它们仍受制于与同人类乳腺癌存在的不一致性。将啮齿类动物模型替换为猪或狗等与人类相似度更高的物种，有望为临床前研究提供更多更为合适的模型。

猫科和犬类动物模型

猫和犬类可自发形成恶性肿瘤，这为人类肿瘤研究提供了更为合适的天然模型[9, 95]。与实验用啮齿类动物不同，猫和狗是远交系且与人类的生活环境基本相同，可接触到的致癌物也相同[96]。此外，猫科动物和犬类自发性肿瘤的发病率是人类的两倍，其与人类肿瘤有着相似的病理特点，而进展更为迅速[95, 97]。因此，鉴于猫、狗与人类对细胞毒性物质的反应性相似，可用其建立实验模型探索机体对化疗和基因新疗法的应答[95,98]。

自发性猫/犬肿瘤模型究竟是否能够代表人类肿瘤的某些自然特性，自 1960 年以来就有不少研究对此进行了探讨[9]。世界卫生组织（WHO）表示，动物肿瘤可以作为天然模型研究白血病、乳腺癌、骨肉瘤、黑色素瘤和卵巢癌等人类肿瘤[9, 95]。其中乳腺癌也是猫和犬类高发的癌症之一[9]。

猫科动物

乳腺癌是除淋巴瘤和皮肤癌之外在猫中发病率排名第三的恶性肿瘤[99]。至少 80% 的猫科动物乳腺肿瘤是高度恶性的，转移迅速且致死率高[95, 98]。与小鼠和狗相比，猫科动物乳腺癌在组织学上与人类的更为相似[95, 100]。大多数情况下，通过手术切除的方法在猫和人体中都无法完全消除肿瘤[100]。此外，无论从发病年龄、发病率还是转移模式上来讲，猫科动物乳腺癌都是一个可用于人类乳腺癌研究的合适模型[95,98]。

猫科动物乳腺癌可作为非激素依赖性人乳腺癌的天然模型。激素状态对于人类乳腺癌的进展情况和治疗效果都起到重要的作用[101]。60% 的乳腺肿瘤表达 ER，而有 30% 的乳腺癌表达 PR。ER 阳性的肿瘤患者预后较好，对激素治疗（如他莫昔芬）也更敏感[9, 102]。然而有 30% 的人类乳腺肿瘤呈 ER 阴性，其预后较 ER 阳性患者差[95, 102]。激素治疗对该类患者不起作用，因此亟须探索新的治疗方案。另一方面，80% 的猫科动物乳腺肿瘤是 ER 阴性，且具有很强的侵袭性[97,102]。总的来说，大多数猫科动物肿瘤缺乏雌激素依赖性，上皮内病变（IEL）与人类极为相似，且病变部位激素表达减少，以上特征提示猫类乳腺癌可能成为研究人类 ER 和 PR 阴性乳腺癌的合适模型 [95, 102]。

猫科动物乳腺癌还可用于 HER2 高表达乳腺肿瘤的研究 [95, 103]。HER2 过表达的肿瘤高表达 HER2 受体和 HER2 信号通路相关因子 [95]。有 15%~25% 的人类乳腺癌高表达 HER2 受体 [95, 104]，这类肿瘤转移性高，预后不良 [105]。De Maria 的研究显示，猫与人体的 HER2 激酶域的同源性高达 92%[95]。此外，猫乳腺癌样本中 HER2 的蛋白表达水平明显高于人类 [95, 103]。这些数据表明，自发性猫科动物乳腺癌也可能是一个研究 HER2 高表达的人乳腺癌的合适模型 [95]。

已有研究证实，酪氨酸激酶受体 RON 及其同系物 STK 分别在人体和猫科动物乳腺癌中高表达 [98]。而且在猫科动物乳腺癌中未发现有 RAS 基因突变，这与人类乳腺癌中 RAS 的低突变率也相当一致 [95, 98]。另有研究发现，在猫和人乳腺癌中均发现细胞周期蛋白 A（cyclin A）的高表达和 P53 的核聚集 [95]。总之，这些数据表明，自发性猫科动物乳腺癌是一个很好的可用于非激素依赖性、HER2 高表达的高侵袭性乳腺癌研究的天然模型。可见，实验动物模型的适用性无论对于治疗新策略的研发或是现有方案的改进均十分重要 [104]。

犬类

自发性乳腺癌是雌性犬类最常见的癌症，占确诊肿瘤的 52% 之多 [13, 99]。其发病率是人类的 3~4 倍，易于转移，致死率也较高 [14]。与人类相似，犬类乳腺癌也主要在雌性中发病，雄性发病有所报道，却极为罕见 [13, 14]。有研究表明，犬类和人类乳腺癌在组织学分型和生物学行为上都具有相似性 [99]。此外，二者还具有许多相似的流行病学特征，例如发病率与年龄有关，早期妊娠具有保护作用、早年行卵巢切除术后老年乳腺癌发病率下降 [13,99]。

研究显示，大多数与人类乳腺癌进展有关的癌相关基因突变和基因表达改变在犬类也同样存在 [13, 100]。例如，对人与犬乳腺肿瘤全基因组的对比分析结果显示，乳腺癌中异常调节的信号通路存在很大部分的交叠，如 MAPK 通路、PI3K/ AKT 通路、PTEN 和 Wnt-β- 联蛋白等 [100]。此外，与乳腺癌发生和发展有关的 HER2 基因的遗传改变在两类乳腺癌中也存在。人类乳腺癌中常见的 HER2 的过表达情况在犬类乳腺癌中同样可检测到 [13, 96]。

BRCA1 和 BRCA2 基因在两类乳腺肿瘤中也出现异常 [13, 101, 102]。BRCA1 和 BRCA2 基因在正常细胞中有助于稳定 DNA 物质，防止细胞的生长不受控制。在人类乳腺癌中，BRCA2 的高表达与预后不良有关，而散发性乳腺癌中常见 BRCA1 基因的表达下调 [13, 102]。同样，犬类乳腺癌中 BRCA1 的下调也证实与肿瘤的恶性表型相关联 [101]，而 BRCA2 在腺瘤中表达减少，在淋巴结转移灶中表达增多 [102]。

还有一点相似之处是人类与犬类乳腺癌均具有激素依赖性。ER 和 PR 等激素受体在两类肿瘤中都具有促进作用。已有研究证实两类肿瘤中绝大多数具有雌激素依赖性，提示犬类可作为人乳腺癌激素研究和内分泌治疗的有用模型 [99]。此外，两种肿瘤的进展过程中均发现有 P53 基因的遗传改变 [103, 105]。P53 是一种抑癌基因，在细胞生长、细胞周期、DNA 修复和自噬中起重要作用 [13]。发生变异的 P53 基因已证实与犬类乳腺癌的恶性度增高和预后不良有关 [105,106]。

此外，许多可作为临床预后判断标志物的分子在人类和犬类乳腺癌中也十分相似 [13]。其中以上皮钙黏素和胎盘钙黏素为代表。钙黏素复合物主要发挥细胞间黏附的作用，它们的表达改变往往与肿瘤进程有关 [107]。已有研究证实，上皮钙黏素和胎盘钙黏素在两类肿瘤的发生和发展中均发挥作用 [13,107]。

犬类乳腺上皮内病变（IEL）的组织学特征与人类的也极为相似 [96]。常规乳房 X 线检查中常见的增生、不典型增生和乳腺导管原位癌（DCIS）等病变，在犬类中也常被观察到。对这些病变进行检测被认为是判断后期是否会发展为浸润性乳腺癌的一项风险指标[96,108]。犬类IEL发病率与人类相似，且二者在病理学特征、ERα和HER2的表达模式上也相近，说明犬类可作为研究乳腺癌发展进程和ER阴性乳腺癌防治的理想模型[96]。此外，两类肿瘤的微血管数量与肿瘤转移也存在相关性[109]。综上所述，这些研究证实犬类乳腺癌与人类乳腺癌有许多相似之处，犬类是人类乳腺癌研究中宝贵的且具有预测价值的实验模型。

治疗策略评估和临床前研究

乳腺癌特征具有遗传异质性，这使其诊断和治疗充满挑战[110]。即便组织学形态相似，不同个体和种族的乳腺肿瘤在其临床表现、侵袭性和治疗反应上也千差万别[111]。因此，乳腺癌目前被视为一种异质性疾病，依据ER、PR和HER2/neu基因表达谱的不同分为许多亚型，如基底样或三阴性（ER−、PR−、HER2-）、HER2阳性型（ER−、PR−、HER2+）、管腔样A型[ER+和（或）PR+、HER2-]、管腔样B型[ER+和（或）PR+、HER2+]乳腺癌和类正常型乳腺癌[74,112-114]。

也有研究将乳腺癌按其致癌信号通路进行分类，这有利于用小鼠模型进行临床前个体化治疗研究[54]。Myc、Ras、Neu、Wnt、MET、多瘤病毒中T癌基因、EMT和MMTV-MET诱导的转基因小鼠模型的病理学分型与基因表达谱有关。可利用转基因小鼠模型对基因表达谱中潜在的治疗靶点进行预筛选，靶向HER2阳性乳腺癌的曲妥珠单抗的研发就是一个成功的案例。小鼠乳腺癌依据遗传标签分类可分为正常型、间质型、基底样、管腔型和混合型。EMT肿瘤主要是P53-/-突变型和DMBA诱导型肿瘤，这与人三阴性乳腺癌表型相似，从而适用于疗效研究。由于ER在人与小鼠乳腺癌中存在差异，在管腔上皮型乳腺癌小鼠模型中也观察到了与人类肿瘤相矛盾的结果。经醋酸甲羟孕酮（MPA）处理的小鼠，同种移植ER-PR-乳腺癌细胞后可成功建立肿瘤转移模型[115]。此外，未经MPA处理的小鼠中也会偶发非激素依赖性肿瘤，且其中一些肿瘤细胞会对某些激素，如抗孕激素RU486、雌激素E2，或他莫昔芬治疗产生应答。随后，从C4-HD模型小鼠（含P53突变）和C7-2-HI小鼠（具有腋淋巴结和肺高转移性）中分离并建立了MC4、MC4-L4E和MC4-L4F乳腺癌细胞系，并用于研究间质－肿瘤实质相互作用和体外细胞对激素的反应性。MPA还显示对大鼠、猫、狗具有诱发乳腺癌的作用。因其明确的致癌效应，醋酸甲羟孕酮已被列为高风险的激素药物。

最近一项针对从463例患者体内收集到的466个乳腺癌样本的研究也证实了转基因小鼠模型的有效性[116]。研究者对基底样乳腺癌或三阴性乳腺癌、管腔样A型和B型乳腺癌进行了基因表达微阵列分析、DNA甲基化检测、SNP位点分析、miRNA测序、全外显子组测序和反相蛋白质阵列分析（RPPA）（检测了其中的348份样本），结果显示，这4种乳腺癌基因组学和蛋白质组学特性多变，相应的信号通路和临床表现也不同。该研究发现，乳腺癌基因突变频率和类型具有多变性；10%的病例中散发性乳腺癌与基因型有关；存在两种类型的HER2+乳腺癌；基底样乳腺癌与浆液性卵巢癌有相似之处，以及其他许多基因组靶向事件。基于这些发现，可以提出并尝试多种治疗干预手段。

GEM模型有助于揭示疾病预后和治疗干预的潜在新靶点，也为化疗药物疗效评价提供了便利的研究工具。此类模型可与其他模型相结合用于化学预防剂评估、食疗效果和化学致癌物的研究[88]。

DMBA和MNU诱导的乳腺癌动物模型多用于化学预防研究[117]。50日龄MNU大鼠模型被用来测试他莫昔芬和N-(4-羟基苯基)维生素甲酰胺（4-HPR）的化学预防效果。该模型与人类肿瘤的相似之处在于：增殖和分化程度相当，具有激素依赖性，无需代谢活化，可激活 Ras 信号，并对体重减轻敏感。DMBA 模型则多用于需经代谢活化的化学预防实验。研究表明，半纯化饮食中含有的少量纯番茄红素具有抑制乳腺肿瘤的功效 [118]。在 DMBA 诱导前两周给予腹腔注射番茄类胡萝卜素（每周 2 次），直至实验结束，可有效抑制乳腺肿瘤生长 [119]。但是由于给药途径、制备过程、剂量、小鼠种类和肿瘤类型的不同，这一结果在 MNU 诱导型乳腺癌中无法复制 [120]。此外，动物实验和流行病学数据显示，食用番茄对乳腺并无保护作用 [121]。

临床前研究常使用动物模型进行抗癌药物试验 [122]。在 0 期临床前试验阶段，需要对药物的安全性、有效性、药动学和药效学进行考察，并确定最大耐受剂量。动物模型还可用来研究分子靶向药物。然而，动物模型和物种的选择应十分谨慎，以免高估或低估人体对药物的反应性。乳腺癌转移的遗传标签需要通过体外和体内实验模型来进行鉴定 [123]。研究指出，肿瘤的遗传属性决定了其转移特性，干细胞往往决定了肿瘤的转移部位。小鼠模型还被用来进行药物敏感性测试。这些研究增强了我们对肿瘤转移过程的理解，有助于我们鉴定新的分子靶点和制订有效的治疗策略。

总结与展望

乳腺癌是一类可由多种危险因素导致的异质性疾病，包括内分泌干扰物（EDC）[124]、口服避孕药 [125]、早期的生活环境暴露 [126]、大量摄入含杂环胺（HCA）的全熟加工肉制品 [127] 以及其他因素 [5, 6, 21]。动物模型帮助我们了解了肿瘤发生过程中乳腺的变化和遗传改变 [128]，以及干细胞在肿瘤发生中的作用和在靶向治疗策略中的潜在价值 [129, 130]。然而，动物模型和人类乳腺癌毕竟存在差异。例如，小鼠 EMT 肿瘤与人类乳腺癌的病理特性不一致 [131]。犬类乳腺癌与人类的乳腺肿瘤在分子水平上也同异并存 [132, 133]。但不可否认，猫和犬类依然是人类乳腺癌研究的必不可少的天然模型 [134-136]。猫、犬肿瘤模型除了具有自发性外，其生物学特性与人类乳腺肿瘤也颇为相似，因而可作为乳腺癌临床前研究的实验模型。利用上述两类动物模型进行肿瘤发病机制和治疗学研究，对于研发新的抗癌药物和治疗手段具有重要价值。

当然，一种模型无法满足乳腺癌的所有研究，可能需要对几类模型的研究数据进行整合，才能获得更为确信的结果。建议在新模型的选择上要综合考虑其种属性和免疫状况、机体微环境、肿瘤间质和细胞外基质（ECM）的影响 [137]。并推荐采用药物反应成像监测技术 [137]、实体瘤的反应评价标准（Response Evaluation Criteria in Solid Tumors，RECIST）、组织学、转录组学和蛋白质组学等研究来对疗效进行综合评估 [138]。

总之，动物模型为阐明乳腺发病机制提供了必不可少的有力工具。但是仍需要对其进一步开发，以尽可能地囊括人类乳腺肿瘤的全部特性。分子生物学技术和高通量数据采集技术的进步已经极大推进了我们对乳腺癌异质性的理解，并将进一步促进动物模型在乳腺癌治疗和临床前研究中的应用。

（方瑞　译）

参考文献

1. Youlden DR, Cramb SM, Dunn NA, Muller JM, Pyke CM, Baade PD: The descriptive epidemiology of female breast cancer: an international comparison of screening, incidence, survival and mortality. Cancer Epidemiol 2012, 36(3):237-248.
2. DeSantis C, Siegel R, Bandi P, Jemal A: Breast cancer statistics. CA Cancer J Clin 2011, 61(6):409-418.
3. Howlader N, Noone A, Krapcho M, Neyman N, Aminou R, Altekruse S, et al. e: SEER Cancer Statistics Review, 1975–2009 (Vintage 2009 Populations). Bethesda: National Cancer Institutehttp://seercancergov/csr/1975_2009_pops09/, based on Nov 2011 SEER data submission, posted to the SEER website 2012.
4. Curado MP: Breast cancer in the world: incidence and mortality. Salud Publica Mex 2012, 53(5):372-384.
5. King R, Robins M: Cancer biology. 3rd ed. Harlow:

Pearson Education Ltd; , 2006.
6. Kleinsmith L: Principles of cancer biology. San Francisco: Pearson Education, Inc.; 2006.
7. Ban KA, Godellas CV: Epidemiology of breast cancer. Surg Oncol Clin N Am 2014, 23(3):409-422.
8. Organization WH: Tumours of the Breast and Female Genital Organs. . Oxford [Oxfordshire]:Oxford University Press 2003, ISBN 92-832-2412-4.
9. Mulas J, Reymundo C: Animal models of human breast carcinoma: canine and feline neoplasms. Revista de Oncología 2000, 2(6):274-281.
10. Rous P: A Transmissible Avian Neoplasm. (Sarcoma of the Common Fowl.). J Exp Med 1910, 12(5):696-705.
11. Van Epps M: Peyton Rous: father of the tumor virus. J Exp Med 2005, 201(3):320.
12. Wagner KU: Models of breast cancer: quo vadis, animal modeling? Breast Cancer Res 2004, 6(1):31-38.
13. Pinho SS, Carvalho S, Cabral J, Reis CA, Gartner F: Canine tumors: a spontaneous animal model of human carcinogenesis. Transl Res 2012, 159(3):165-172.
14. Strandberg JD, Goodman DG: Animal model of human disease: canine mammary neoplasia. Am J Pathol 1974, 75(1):225-228.
15. Kim JB, O'Hare MJ, Stein R: Models of breast cancer: is merging human and animal models the future? Breast Cancer Res 2004, 6(1):22-30.
16. Hanahan D, Weinberg RA: The hallmarks of cancer. Cell 2000, 100(1):57-70.
17. Crow JF: C. C. Little, cancer and inbred mice. Genetics 2002, 161(4):1357-1361.
18. Bittner JJ: Some Possible Effects of Nursing on the Mammary Gland Tumor Incidence in Mice. Science 1936, 84(2172):162.
19. Callahan R, Smith GH: MMTV-induced mammary tumorigenesis: gene discovery, progression to malignancy and cellular pathways. Oncogene 2000, 19(8):992-1001.
20. Bittner JJ: Possible relationship of estrogenic hormones, genetic susceptibility and milk influence in the production of mammary cancer in mice. Cancer Res 1943, 2:710–721.
21. Russo IH, Russo J: Mammary gland neoplasia in long-term rodent studies. Environ Health Perspect 1996, 104(9):938-967.
22. Guba M, von Breitenbuch P, Steinbauer M, Koehl G, Flegel S, Hornung M, Bruns CJ, Zuelke C, Farkas S, Anthuber M et al: Rapamycin inhibits primary and metastatic tumor growth by antiangiogenesis: involvement of vascular endothelial growth factor. Nat Med 2002, 8(2):128-135.
23. Ott WR, Roberts JW: Everyday exposure to toxic pollutants. Sci Am 1998, 278(2):86-91.
24. Abelson P: Risk assessment of low-level exposure. Science 1994, 265(5178):1507.
25. Kaiser J: Toxicology. Just how bad is dioxin? Science 2000, 288(5473):1941-1944.
26. Gammon MD, Wolff MS, Neugut AI, Eng SM, Teitelbaum SL, Britton JA, Terry MB, Levin B, Stellman SD, Kabat GC et al: Environmental toxins and breast cancer on Long Island. II. Organochlorine compound levels in blood. Cancer Epidemiol Biomarkers Prev 2002, 11(8):686-697.
27. El-Abd E, Hassan A, Faied W, Zaki S, Sobhi A, El-Swedy S, Fatema S: Clinical relevance of Hif-1α, Cox-2, leptin, and prolactin as hypoxic markers in breast cancer. AAJC 2012, 11(4):237–246.
28. Zurlo J, Squire RA: Is saccharin safe? Animal testing revisited. J Natl Cancer Inst 1998, 90(1):2-3.
29. Russo J, Calaf G, Russo IH: A critical approach to the malignant transformation of human breast epithelial cells with chemical carcinogens. Crit Rev Oncog 1993, 4(4):403-417.
30. Dogliotti E, Hainaut P, Hernandez T, D'Errico M, DeMarini DM: Mutation spectra resulting from carcinogenic exposure: from model systems to cancer-related genes. Recent Results Cancer Res 1998, 154:97-124.
31. McGregor D, Rice J, Venitt S: The use of short and medium-term tests for carcinogens and data on genetic effects in carcinogenic hazard evaluation. Lyons: IARC press; 1999.
32. Rouse J, Jackson SP: Interfaces between the detection, signaling, and repair of DNA damage. Science 2002, 297(5581):547-551.
33. Russo J, Gusterson BA, Rogers AE, Russo IH, Wellings SR, van Zwieten MJ: Comparative study of human and rat mammary tumorigenesis. Lab Invest 1990, 62(3):244-278.
34. Medina D, Smith GH: Chemical carcinogen-induced tumorigenesis in parous, involuted mouse mammary glands. J Natl Cancer Inst 1999, 91(11):967-969.
35. Ip C: Mammary tumorigenesis and chemoprevention studies in carcinogen-treated rats. J Mammary Gland Biol Neoplasia 1996, 1(1):37-47.
36. McCormick D, Adamowski C, Fiks A, Moon R: Life time dose response relationship for mammary tumor induction by a single administration of MNU. Cancer Res 1981, 41:1690-1694.
37. Thompson HJ, Singh M: Rat models of premalignant breast disease. J Mammary Gland Biol Neoplasia 2000, 5(4):409-420.
38. Neve RM, Chin K, Fridlyand J, Yeh J, Baehner FL, Fevr T, Clark L, Bayani N, Coppe JP, Tong F et al: A collection of breast cancer cell lines for the study of functionally distinct cancer subtypes. Cancer Cell 2006, 10(6):515-527.
39. Cember H, Johnson T: Introduction to health physics. 4th ed. New York: McGraw-Hill Medical; 2008.
40. Wakeford R: The cancer epidemiology of radiation. Oncogene 2004, 23(38):6404-6428.
41. Martin A, Harbison S: An introduction to radiation protection. 3rd ed. London: Chapman and Hall; , 1987.
42. Turner J: Atoms, radiation, and radiation protection.3rd ed. . Weinheim: Wiley; , 2007.
43. Cardis E, Kesminiene A, Ivanov V, Malakhova I,

Shibata Y, Khrouch V, Drozdovitch V, Maceika E, Zvonova I, Vlassov O et al: Risk of thyroid cancer after exposure to 131I in childhood. J Natl Cancer Inst 2005, 97(10):724-732.
44. National Academy of Science. The effects on populations of exposure to low levels of ionizing radiation. BEIR Committee on the Biological Effects of Ionizing Radiations, National Research Council Somatic effects: Cancer Washington, DC: National Academy Press, 1980:p. 135–158.
45. Hancock SL, Tucker MA, Hoppe RT: Breast cancer after treatment of Hodgkin's disease. J Natl Cancer Inst 1993, 85(1):25-31.
46. Land CE, Boice JD, Jr., Shore RE, Norman JE, Tokunaga M: Breast cancer risk from low-dose exposures to ionizing radiation: results of parallel analysis of three exposed populations of women. J Natl Cancer Inst 1980, 65(2):353-376.
47. Imaoka T, Nishimura M, Iizuka D, Daino K, Takabatake T, Okamoto M, Kakinuma S, Shimada Y: Radiation-induced mammary carcinogenesis in rodent models: what's different from chemical carcinogenesis? J Radiat Res 2009, 50(4):281-293.
48. Broerse JJ, Hennen LA, Klapwijk WM, Solleveld HA: Mammary carcinogenesis in different rat strains after irradiation and hormone administration. Int J Radiat Biol Relat Stud Phys Chem Med 1987, 51(6):1091-1100.
49. Vargo-Gogola T, Rosen JM: Modelling breast cancer: one size does not fit all. Nat Rev Cancer 2007, 7(9):659-672.
50. Kenny PA, Lee GY, Myers CA, Neve RM, Semeiks JR, Spellman PT, Lorenz K, Lee EH, Barcellos-Hoff MH, Petersen OW et al: The morphologies of breast cancer cell lines in three-dimensional assays correlate with their profiles of gene expression. Mol Oncol 2007, 1(1):84-96.
51. Hagemann T, Robinson SC, Schulz M, Trumper L, Balkwill FR, Binder C: Enhanced invasiveness of breast cancer cell lines upon co-cultivation with macrophages is due to TNF-alpha dependent up-regulation of matrix metalloproteases. Carcinogenesis 2004, 25(8):1543-1549.
52. Goswami S, Sahai E, Wyckoff JB, Cammer M, Cox D, Pixley FJ, Stanley ER, Segall JE, Condeelis JS: Macrophages promote the invasion of breast carcinoma cells via a colony-stimulating factor-1/epidermal growth factor paracrine loop. Cancer Res 2005, 65(12):5278-5283.
53. Pukrop T, Klemm F, Hagemann T, Gradl D, Schulz M, Siemes S, Trumper L, Binder C: Wnt 5a signaling is critical for macrophage-induced invasion of breast cancer cell lines. Proc Natl Acad Sci U S A 2006, 103(14):5454-5459.
54. Andrechek ER, Nevins JR: Mouse models of cancers: opportunities to address heterogeneity of human cancer and evaluate therapeutic strategies. J Mol Med (Berl) 2010, 88(11):1095-1100.
55. Isaacson J, Cattanach B: Report. . Mouse News Lett 1962, 27:31.
56. Kindred B: Antibody response in genetically thymus-less nude mice injected with normal thymus cells. J Immunol 1971, 107(5):1291-1295.
57. Bosma MJ, Carroll AM: The SCID mouse mutant: definition, characterization, and potential uses. Annu Rev Immunol 1991, 9:323-350.
58. Nakajima PB, Bosma MJ: Variable diversity joining recombination: nonhairpin coding ends in thymocytes of SCID and wild-type mice. J Immunol 2002, 169(6):3094-3104.
59. Gandhi A, Holland PA, Knox WF, Potten CS, Bundred NJ: Effects of a pure antiestrogen on apoptosis and proliferation within human breast ductal carcinoma in situ. Cancer Res 2000, 60(15):4284-4288.
60. Chan KC, Knox WF, Gee JM, Morris J, Nicholson RI, Potten CS, Bundred NJ: Effect of epidermal growth factor receptor tyrosine kinase inhibition on epithelial proliferation in normal and premalignant breast. Cancer Res 2002, 62(1):122-128.
61. Zan Y, Haag JD, Chen KS, Shepel LA, Wigington D, Wang YR, Hu R, Lopez-Guajardo CC, Brose HL, Porter KI et al: Production of knockout rats using ENU mutagenesis and a yeast-based screening assay. Nat Biotechnol 2003, 21(6):645-651.
62. Hurst J, Maniar N, Tombarkiewicz J, Lucas F, Roberson C, Steplewski Z, al. e: A novel model of a metastatic human breast tumor xenograft line. . Br J Cancer 1993, 68:274-276.
63. Khanna C, Hunter K: Modeling metastasis in vivo. Carcinogenesis 2005, 26(3):513-523.
64. O'Hare M: Breast cancer. In: Masters JRW, editor. Human cancer in primary culture, a handbook.London: Kluwer Academic Publishers; .1991. p.1271–1986.
65. Sultan AS, Xie J, LeBaron MJ, Ealley EL, Nevalainen MT, Rui H: Stat5 promotes homotypic adhesion and inhibits invasive characteristics of human breast cancer cells. Oncogene 2005, 24(5):746-760.
66. Yang J, Guzman R, Nandi S: Histomorphologically intact primary human breast lesions and cancers can be propagated in nude mice. Cancer Lett 2000, 159(2):205-210.
67. Hahn WC, Weinberg RA: Modelling the molecular circuitry of cancer. Nat Rev Cancer 2002, 2(5):331-341.
68. Parmar H, Young P, Emerman JT, Neve RM, Dairkee S, Cunha GR: A novel method for growing human breast epithelium in vivo using mouse and human mammary fibroblasts. Endocrinology 2002, 143(12):4886-4896.
69. Elenbaas B, Spirio L, Koerner F, Fleming MD, Zimonjic DB, Donaher JL, Popescu NC, Hahn WC, Weinberg RA: Human breast cancer cells generated by oncogenic transformation of primary mammary epithelial cells. Genes Dev 2001, 15(1):50-65.
70. Shekhar MP, Werdell J, Santner SJ, Pauley RJ, Tait L: Breast stroma plays a dominant regulatory role in breast epithelial growth and differentiation: implications for tumor development and progression. Cancer Res 2001, 61(4):1320-1326.

71. O'Hare MJ, Bond J, Clarke C, Takeuchi Y, Atherton AJ, Berry C, Moody J, Silver AR, Davies DC, Alsop AE et al: Conditional immortalization of freshly isolated human mammary fibroblasts and endothelial cells. Proc Natl Acad Sci U S A 2001, 98(2):646-651.
72. Hennighausen L, Robinson GW: Think globally, act locally: the making of a mouse mammary gland. Genes Dev 1998, 12(4):449-455.
73. Paget S: The distribution of secondary growths in cancer of the breast. 1889. Cancer Metastasis Rev 1989, 8(2):98-101.
74. Polyak K, Kalluri R: The role of the microenvironment in mammary gland development and cancer. Cold Spring Harb Perspect Biol 2010, 2(11):a003244.
75. Patel SA, Dave MA, Murthy RG, Helmy KY, Rameshwar P: Metastatic breast cancer cells in the bone marrow microenvironment: novel insights into oncoprotection. Oncol Rev 2011, 5(2):93-102.
76. Siclari VA, Guise TA, Chirgwin JM: Molecular interactions between breast cancer cells and the bone microenvironment drive skeletal metastases. Cancer Metastasis Rev 2006, 25(4):621-633.
77. Luis-Ravelo D, Anton I, Vicent S, Hernandez I, Valencia K, Zandueta C, Martinez-Canarias S, Gurpide A, Lecanda F: Tumor-stromal interactions of the bone microenvironment: in vitro findings and potential in vivo relevance in metastatic lung cancer models. Clin Exp Metastasis 2011, 28(8):779-791.
78. Sugiyama Y, Kato M, Chen FA, Williams SS, Kawaguchi Y, Miya K, Jong YS, Mathiowitz E, Egilmez NK, Bankert RB: Human inflammatory cells within the tumor microenvironment of lung tumor xenografts mediate tumor growth suppression in situ that depends on and is augmented by interleukin-12. J Immunother 2001, 24(1):37-45.
79. Iwanuma Y, Chen FA, Egilmez NK, Takita H, Bankert RB: Antitumor immune response of human peripheral blood lymphocytes coengrafted with tumor into severe combined immunodeficient mice. Cancer Res 1997, 57(14):2937-2942.
80. Coleman RE: Future directions in the treatment and prevention of bone metastases. Am J Clin Oncol 2002, 25(6 Suppl 1):S32-38.
81. Lynch CC, Hikosaka A, Acuff HB, Martin MD, Kawai N, Singh RK, Vargo-Gogola TC, Begtrup JL, Peterson TE, Fingleton B et al: MMP-7 promotes prostate cancer-induced osteolysis via the solubilization of RANKL. Cancer Cell 2005, 7(5):485-496.
82. Aslakson CJ, Miller FR: Selective events in the metastatic process defined by analysis of the sequential dissemination of subpopulations of a mouse mammary tumor. Cancer Res 1992, 52(6):1399-1405.
83. Futakuchi M, Singh RK: Animal model for mammary tumor growth in the bone microenvironment. Breast Cancer 2013, 20(3):195-203.
84. Sadanandam A, Futakuchi M, Lyssiotis CA, Gibb WJ, Singh RK: A cross-species analysis of a mouse model of breast cancer-specific osteolysis and human bone metastases using gene expression profiling. BMC Cancer 2011, 11:304.
85. Blackshear PE: Genetically engineered rodent models of mammary gland carcinogenesis: an overview. Toxicol Pathol 2001, 29(1):105-116.
86. Fantozzi A, Christofori G: Mouse models of breast cancer metastasis. Breast Cancer Res 2006, 8(4):212.
87. Blanco MA, Kang Y: Signaling pathways in breast cancer metastasis - novel insights from functional genomics. Breast Cancer Res 2011, 13(2):206.
88. Kavanaugh C GJ: Nutritional Genomics and Proteomics in Cancer Prevention. Proceedings of a conference. September 5-6, 2002, Bethesda, Maryland, USA. J Nutr 2003, 133(7 Suppl):2399S-2504S.
89. Radisky DC, Hartmann LC: Mammary involution and breast cancer risk: transgenic models and clinical studies. J Mammary Gland Biol Neoplasia 2009, 14(2):181-191.
90. Matulka L, Wagner K: Models of breast cancer. Drug Discov Today: Dis Models (Cancer) 2005, 2(1):1-6.
91. Ross SR: Mouse mammary tumor virus molecular biology and oncogenesis. Viruses 2011, 2(9):2000-2012.
92. Cardiff RD, Kenney N: A compendium of the mouse mammary tumor biologist: from the initial observations in the house mouse to the development of genetically engineered mice. Cold Spring Harb Perspect Biol 2010, 3(6).
93. Wang XJ, Gu K, Xu JS, Li MH, Cao RY, Wu J, Li TM, Liu JJ: Immunization with a recombinant GnRH vaccine fused to heat shock protein 65 inhibits mammary tumor growth in vivo. Cancer Immunol Immunother 2010, 59(12):1859-1866.
94. Millanta F, Citi S, Della Santa D, Porciani M, Poli A: COX-2 expression in canine and feline invasive mammary carcinomas: correlation with clinicopathological features and prognostic molecular markers. Breast Cancer Res Treat 2006, 98(1):115-120.
95. De Maria R, Olivero M, Iussich S, Nakaichi M, Murata T, Biolatti B, Di Renzo MF: Spontaneous feline mammary carcinoma is a model of HER2 overexpressing poor prognosis human breast cancer. Cancer Res 2005, 65(3):907-912.
96. Antuofermo E, Miller MA, Pirino S, Xie J, Badve S, Mohammed SI: Spontaneous mammary intraepithelial lesions in dogs--a model of breast cancer. Cancer Epidemiol Biomarkers Prev 2007, 16(11):2247-2256.
97. Hahn KA, Bravo L, Avenell JS: Feline breast carcinoma as a pathologic and therapeutic model for human breast cancer. In Vivo 1994, 8(5):825-828.
98. De Maria R, Maggiora P, Biolatti B, Prat M, Comoglio PM, Castagnaro M, Di Renzo MF: Feline STK gene expression in mammary carcinomas. Oncogene 2002, 21(11):1785-1790.
99. MacEwen EG, Patnaik AK, Harvey HJ, Panko WB:

Estrogen receptors in canine mammary tumors. Cancer Res 1982, 42(6):2255-2259.
100. Uva P, Aurisicchio L, Watters J, Loboda A, Kulkarni A, Castle J, Palombo F, Viti V, Mesiti G, Zappulli V et al: Comparative expression pathway analysis of human and canine mammary tumors. BMC Genomics 2009, 10:135.
101. Nieto A, Perez-Alenza MD, Del Castillo N, Tabanera E, Castano M, Pena L: BRCA1 expression in canine mammary dysplasias and tumours: relationship with prognostic variables. J Comp Pathol 2003, 128(4):260-268.
102. Klopfleisch R, Gruber AD: Increased expression of BRCA2 and RAD51 in lymph node metastases of canine mammary adenocarcinomas. Vet Pathol 2009, 46(3):416-422.
103. Miller LD, Smeds J, George J, Vega VB, Vergara L, Ploner A, Pawitan Y, Hall P, Klaar S, Liu ET et al: An expression signature for p53 status in human breast cancer predicts mutation status, transcriptional effects, and patient survival. Proc Natl Acad Sci U S A 2005, 102(38):13550-13555.
104. Gupta PB KC: Disease models of breast cancer. . Drug Discov Today: Dis Models 2004, 1(1):9-16.
105. Lee CH, Kim WH, Lim JH, Kang MS, Kim DY, Kweon OK: Mutation and overexpression of p53 as a prognostic factor in canine mammary tumors. J Vet Sci 2004, 5(1):63-69.
106. Klopfleisch R, Gruber AD: Differential expression of cell cycle regulators p21, p27 and p53 in metastasizing canine mammary adenocarcinomas versus normal mammary glands. Res Vet Sci 2009, 87(1):91-96.
107. Gama A, Paredes J, Gartner F, Alves A, Schmitt F: Expression of E-cadherin, P-cadherin and beta-catenin in canine malignant mammary tumours in relation to clinicopathological parameters, proliferation and survival. Vet J 2007, 177(1):45-53.
108. Burrai GP, Mohammed SI, Miller MA, Marras V, Pirino S, Addis MF, Uzzau S, Antuofermo E: Spontaneous feline mammary intraepithelial lesions as a model for human estrogen receptor- and progesterone receptor-negative breast lesions. BMC Cancer 2010, 10:156.
109. Graham JC, Myers RK: The prognostic significance of angiogenesis in canine mammary tumors. J Vet Intern Med 1999, 13(5):416-418.
110. Ihemelandu CU, Leffall LD, Jr., Dewitty RL, Naab TJ, Mezghebe HM, Makambi KH, Adams-Campbell L, Frederick WA: Molecular breast cancer subtypes in premenopausal and postmenopausal African-American women: age-specific prevalence and survival. J Surg Res 2007, 143(1):109-118.
111. Wiencke JK: Impact of race/ethnicity on molecular pathways in human cancer. Nat Rev Cancer 2004, 4(1):79-84.
112. Perou CM, Sorlie T, Eisen MB, van de Rijn M, Jeffrey SS, Rees CA, Pollack JR, Ross DT, Johnsen H, Akslen LA et al: Molecular portraits of human breast tumours. Nature 2000, 406(6797):747-752.
113. Sorlie T, Perou CM, Tibshirani R, Aas T, Geisler S, Johnsen H, Hastie T, Eisen MB, van de Rijn M, Jeffrey SS et al: Gene expression patterns of breast carcinomas distinguish tumor subclasses with clinical implications. Proc Natl Acad Sci U S A 2001, 98(19):10869-10874.
114. Rhee J, Han SW, Oh DY, Kim JH, Im SA, Han W, Park IA, Noh DY, Bang YJ, Kim TY: The clinicopathologic characteristics and prognostic significance of triple-negativity in node-negative breast cancer. BMC Cancer 2008, 8:307.
115. Lanari C, Lamb CA, Fabris VT, Helguero LA, Soldati R, Bottino MC, Giulianelli S, Cerliani JP, Wargon V, Molinolo A: The MPA mouse breast cancer model: evidence for a role of progesterone receptors in breast cancer. Endocr Relat Cancer 2009, 16(2):333-350.
116. network Tcga: Comprehensive molecular portraits of human breast tumours. Nature 2012, 490(7418):61-70.
117. Steele V, Lubet R, Moon R: Preclinical animal models for the development of cancer chemoprevention drugs. In: Kelloff GJ, Hawk ET, Sigman CC, editors. Cancer chemoprevention, volume 2: strategies for cancer chemoprevention Totowa: Humana Press Inc; 2005.
118. Nagasawa H, Mitamura T, Sakamoto S, Yamamoto K: Effects of lycopene on spontaneous mammary tumour development in SHN virgin mice. Anticancer Res 1995, 15(4):1173-1178.
119. Sharoni Y, Giron E, Rise M, Levy J: Effects of lycopene-enriched tomato oleoresin on 7,12-dimethyl-benz[a]anthracene-induced rat mammary tumors. Cancer Detect Prev 1997, 21(2):118-123.
120. Cohen LA, Zhao Z, Pittman B, Khachik F: Effect of dietary lycopene on N-methylnitrosourea-induced mammary tumorigenesis. Nutr Cancer 1999, 34(2):153-159.
121. Cohen LA: A review of animal model studies of tomato carotenoids, lycopene, and cancer chemoprevention. Exp Biol Med (Maywood) 2002, 227(10):864-868.
122. Clarke R: The role of preclinical animal models in breast cancer drug development. . Breast Cancer Res 2009, 11(Suppl 3):S22.
123. Weigelt B, Peterse JL, van ‘t Veer LJ: Breast cancer metastasis: markers and models. Nat Rev Cancer 2005, 5(8):591-602.
124. Diamanti-Kandarakis E, Bourguignon JP, Giudice LC, Hauser R, Prins GS, Soto AM, Zoeller RT, Gore AC: Endocrine-disrupting chemicals: an Endocrine Society scientific statement. Endocr Rev 2009, 30(4):293-342.
125. Pasquale SA: Oral contraceptives: significance of their effects in man and relationship to findings in animal models. Toxicol Pathol 1989, 17(2):396-400.
126. Rudel RA, Fenton SE, Ackerman JM, Euling SY, Makris SL: Environmental exposures and mammary gland development: state of the science, public health implications, and research recommendations.

Environ Health Perspect 2011, 119(8):1053-1061.
127. Zheng W, Lee SA: Well-done meat intake, heterocyclic amine exposure, and cancer risk. Nutr Cancer 2009, 61(4):437-446.
128. Bennett CN, Green JE: Genomic analyses as a guide to target identification and preclinical testing of mouse models of breast cancer. Toxicol Pathol 2010, 38(1):88-95.
129. Cheng L, Ramesh AV, Flesken-Nikitin A, Choi J, Nikitin AY: Mouse models for cancer stem cell research. Toxicol Pathol 2009, 38(1):62-71.
130. Fridriksdottir AJ, Petersen OW, Ronnov-Jessen L: Mammary gland stem cells: current status and future challenges. Int J Dev Biol 2011, 55(7-9):719-729.
131. Cardiff RD: The pathology of EMT in mouse mammary tumorigenesis. J Mammary Gland Biol Neoplasia 2010, 15(2):225-233.
132. Klopfleisch R, von Euler H, Sarli G, Pinho SS, Gartner F, Gruber AD: Molecular carcinogenesis of canine mammary tumors: news from an old disease. Vet Pathol 2010, 48(1):98-116.
133. Rivera P, von Euler H: Molecular biological aspects on canine and human mammary tumors. Vet Pathol 2010, 48(1):132-146.
134. Misdorp W, Weijer K: Animal model of human disease: breast cancer. Am J Pathol 1980, 98(2):573-576.
135. Viste JR, Myers SL, Singh B, Simko E: Feline mammary adenocarcinoma: tumor size as a prognostic indicator. Can Vet J 2002, 43(1):33-37.
136. Ordás J, Millan Y, Dios R, Reymundo C, de Las Mulas JM: Proto-oncogene HER-2 in normal, dysplastic and tumorous feline mammary glands: an immunohistochemical and chromogenic in situ hybridization study. BMC Cancer 2007, 7:179.
137. Shan L, Wang S, Korotcov A, Sridhar R, Wang PC: Bioluminescent animal models of human breast cancer for tumor biomass evaluation and metastasis detection. Ethn Dis 2008, 18(2 Suppl 2):S2-65-69.
138. Mollard S, Mousseau Y, Baaj Y, Richard L, Cook-Moreau J, Monteil J, Funalot B, Sturtz FG: How can grafted breast cancer models be optimized? Cancer Biol Ther 2011, 12(10):855-864.

第16章
乳腺癌的计算机模型

Anjana Munshi，Vandana Sharma

摘 要

乳腺癌是一种多细胞和基因变异导致的高度异质性疾病，是西方国家妇女的第二大死亡原因。据报道，每年8个妇女中大约有一个罹患乳腺癌，1/3妇女因乳腺癌死亡。乳腺癌中浸润性导管癌最为常见，占乳腺恶性肿瘤的80%。乳腺癌领域的最新进展已经提高了乳腺癌患者的生存率。后基因组学研究提供了关于基因突变对乳腺癌发病机制和预后影响的信息。已有报道许多属于不同信号通路生物标志物间的相互作用可能影响到乳腺癌的进展。然而，我们需要经验证的和更为尖端的技术用于乳腺癌早期诊断和有效治疗。近年来，利用计算机建模或计算机模拟已成为乳腺癌研究的一大趋势。

乳腺癌计算机模型的开发对生物学机制研究和肿瘤学家都有所帮助。通过产生所需的信息数据的实验和分析工具，促进了计算机模型的建立。基于肿瘤信号通路、基因组学和转录组学建立的统计模型已被证明可有效应用于临床诊断和预后评估。此外，统计推断网络模型还有助于避免那些过度拟合的数据。通过研究获得的肿瘤生化过程和代谢信息，也可在信号转导和代谢模型中得到体现。从长远角度来看，基于主体模型和连续模型的研发将有助于乳腺癌微环境及其他组织间相互作用研究和肿瘤进展预测。

尽管已经采用基因组学、转录组学和系统方法对乳腺癌进行了研究，但若要将肿瘤生物学计算机模型中蕴含的巨大潜能造福于乳腺癌患者，仍面临巨大挑战。因此，从传统的基于人群医疗模式向患者个体化医疗模式的转变势在必行。

关键词

乳腺癌　计算机模型　基因组学　转录组学　统计模型　连续模型　计算机模拟

引言

乳腺癌是乳腺上皮细胞过度增殖性疾病，是西方国家妇女死亡的第二主要原因。每年8个妇女中大约有一个罹患乳腺癌，1/3妇女因乳腺癌死亡。乳腺癌中浸润性导管癌最为常见，占乳腺恶性肿瘤的80%。乳腺癌是一种高度复杂的异质性疾病，涉及多种细胞、遗传变异和表观遗传改变。后基因组学研究提供了关于基因突变对乳腺癌发病机制和预后影响的信息。

乳腺癌中的信号通路纵横交错，许多信号分子之间存在相互作用，对这些生物标志物进行鉴定有助于乳腺癌的早期诊断。机体对化疗、放疗和手术治疗反应各不相同，这也使得乳腺癌的生物学行为异常复杂[1-4]。近年有一些新的乳腺癌疾病模型被研发出来。Gupta 和 Kuperwasser[5] 在文中对一些特别适用于乳腺癌治疗药物研发的新模型进行了详细介绍，并从乳腺癌发病机制的角度探讨了各模型的优缺点[5]。

对基因突变和表观遗传修饰的研究显示，乳腺癌表型在分子和细胞水平上存在着复杂的非线性关系，因此有必要将这种异质性数据整合进入计算机模型[6-11]。实验方法和分析技术的飞速发展使得同时测定上千种生物分子成为可能，从而为构建适用于日益庞大且多样的生物系统的计算机模型铺平了道路。在生物学研究的基础上，通过不同的计算机建模方法，可以获得大量的有关乳腺癌分子事件和生理学特性的数据[11]。高通量数据实践分析可以对乳腺癌表型的分子标签进行鉴定，而这些标签能够指示表现异常的信号通路。计算机模型还可用于预测活检肿瘤样本的肿瘤亚型、分期或核分级。还有一些先进手段可用于对乳腺癌重要的调控网络和信号分子间的定量关系及其结构进行推测。另外，生化反应网络的动力学模型用于模拟癌症治疗中的机制细节、代谢行为和信号转导过程。

介导肿瘤发展的一个最重要的生物系统是局部肿瘤微环境，其包括细胞外基质、基质细胞和细胞外信号分子以及局部组织的代谢产物[12-20]。除此之外，肿瘤与其他体细胞组织间也存在重要的相互作用，共同促进恶性侵袭和诱导血管生成。另外的混杂因素是肿瘤还受化疗、放疗和手术治疗的影响。肿瘤微环境的这些异质性对计算机建模构成了重大挑战。然而，正在进行的研究力图找到描述这些癌症系统特征的方法，包括建立连续和离散模型。最早的研究模型认为涉及肿瘤基因突变的分子基础是导致恶性肿瘤的原因。

随着人类基因组测序的完成，现在已经能够在整个基因组大背景下对个体肿瘤、恶性遗传转化进行研究和建模。在本章中，我们对肿瘤（尤其是乳腺癌）计算机模型研究的最新进展和目前肿瘤系统生物学的研究方向进行了介绍，并对基础研究面临的机遇和在临床实践中的潜在应用价值加以探讨。

乳腺癌模拟软件和数据库资源

高通量生物测量技术的快速进步对于搭建原始信息的发布、整合和评估平台极为重要。多重在线数据库的建立及其存储和发布的庞大的基因组蛋白质组学、转录组学和基因调控序列信息[21-25]，为获得高通量数据提供了便利，并可用于癌症模型的构建和验证（表 16.1）。其中某些常用数据库如下。

- 肿瘤编程数据门户网：www.broadinstitue.org/gsea/msigdb/
- 分子标签数据库（MsigDB）：www.broadinstitute.org/gsea/msigdb/
- Achilles 项目数据库 1.0（1.02 细胞系）：www.broadinstitute.org/icbp
- B 细胞基因相互作用数据库：http：//amdec-bioinfo.cugenome.org/html/BCellInteractome
- TransfactomeDB 数据库：http：//bussemaker.bio.columbia.edu：8080/YeastTransfactomeDB/
- 纪念斯隆 - 凯特琳癌症中心：http：//www.pathwaycommons.org
- 俄勒冈卫生科技大学（OHSU），赛智生物网络，SYNAPSE：heiserl@ohsu.edu
- DREAM 乳腺癌预后挑战：https：//synapse.sagebase.org
- Kmethylome 数据库：http：//cbbiweb.uthscsa.edu/
- 激素受体靶标结合位点数据库（HRTBLDB）：http：//motif.bmi.ohiostate.edu/hrtbldb/
- miR2Disease 数据库：http：//www.mir2disease.org/

表 16.1 乳腺癌模拟软件和数据库

数据库	用途
Ensembl UCSC 基因组浏览器	基因组 测序数据
Entrez KEGG、HPRD、DIP、MIPS、MINT、BioGRID、IntAct 基因本体注释数据库 通用蛋白质知识库 基因组评论	基因组注释信息
Kyoto 基因与基因组百科 基因本体论 The SEED MetaCyc BioCyc Transport DB	生化信号通路和功能关联分析
定量细胞信号数据库 蛋白质相互作用网络 蛋白质相互作用数据库 分子相互作用数据库 哺乳动物蛋白-蛋白相互作用数据库	蛋白质相互作用网络
基因表达 Omnibus 50	高通量基因组学数据
斯坦福微阵列数据库	转录基因组学
蛋白质组学认定数据库	蛋白质组学

线性规划

为了提高乳腺癌诊断和预后评估的精确度和客观性，基于线性规划的机器学习技法已被加以应用。线性规划能为医生和患者提供确定治疗方案所需的相关信息，而无需经组织活检来判断预后。现已有一种 X 细胞图像分析程序应用于临床，其通过对癌症患者的数字扫描来分析肿瘤的细胞学特征。该分析程序可通过扫描图像判断肿瘤为恶性或良性，连同估计诊断的精确性和预测癌症复发的可能性。该系统在 1993 年首次被外科肿瘤学家应用于临床 131 个病例分析，准确率为 100%。线性规划的另一个应用实例是通过一个递推表面近似程序（RSA）对乳腺癌术后复发进行预测[26]。线性规划还允许将患者与已有报道的上百个特异性诊断的病例进行比较，给出恶性概率的报告。

乳腺癌和分子网络的统计推断模型

乳腺癌统计模型可分为两类：第一类是使用适当的算法进行无偏性统计推断，第二类需要将从特定生物相互作用数据中获得的先验约束进行合并[11]。这些模型有助于研究人员快速有效地对各种治疗假设进行开发、量化和测试。尽管缺乏基本的生物学相互作用信息，染色体、基因、转录组学和通路层面的统计模型依然可以为肿瘤恶性转化后果和分子机制提供关键信息[11]。这些方法对于阐明肿瘤形成的关键双分子事件和信号通路十分有用。已有许多研究致力于推断出人类细胞小型和大型双分子网络结构。

研究者现正努力精心制作包括乳腺癌在内的基于网络的癌症统计模型，其中人类基因组的部分调控网络框架（如 Bayesian 模型）已逐渐清晰[27-30]。该模型可从近万个基因中分析其物理学和生理学作用[31]。相关的概率 Boolean 网络模型则被用于构建其他癌症类型，如胶质瘤[32]。

为了对肿瘤类别、亚型和分级进行鉴定和区分，开发了不同的转录分类器：等级聚类、K-均值聚类、支持向量机、人工神经网络和基于基因对相对表达的分类器[33-36]。转录组学标签也被用于模拟不同类型肿瘤的总体生存和复发情况，以及肿瘤对化疗药物的应答。例如，基因集合富集分析（GSEA）和相关工具已经开发和应用于包括乳腺癌在内的肿瘤研究，其可在获得转录组学数据的基础上对肿瘤的通路扰动进行鉴定[37-39]。这些模型的构建首先需要获得基因组规模微阵列芯片数据，进而通过或结合计算 / 实验分析得出的由少量高度相关的转录本构成的预后分类器得以实现。

统计标签可提示小分子药物化疗、放疗和手术治疗选择的潜在作用，而这些信息无法通过标准的病理组织学检测和临床分析获得[11]。统计推断的网络模型可用于研究复杂细胞环境的局部解剖结构，阐明重要的遗传相互作用和控制点[11]，以定性分析调节因子状态。获取编码调节反应多个层面的高通量数据集，并采用创新手段将它们进行整合，将有助于精确数值网络模型的构建[11]。

乳腺癌风险评估工具和国际乳腺癌干预研究模型

医生通常会依据患者的家族史及其遗传因素为可能具有中高风险的患者使用不同的乳腺癌风险模型[40]。基于 Gail 模型的乳腺癌风险评估工具（BCRAT）常用来判断患者是否已达到 5 年患病率为 1.67% 这一最低阈值，以考虑是否需要使用他莫昔芬进行化学预防[41, 42]。BCRAT 是在美国最常用的乳腺癌风险评估工具[43]。当前年龄、初潮年龄、初产年龄、活检次数、非典型增生病史、种族 / 族裔、一级女性亲属患乳腺癌的人数等因素均涵盖在这一模型当中。但该模型并不包括 BRCA1/2 突变状态或大家族史（三代或以上——译者注）的信息。相比之下，干预研究模型（IBIS）则包含上述两类信息以及初潮年龄、胎次、初产年龄、绝经年龄、激素替代治疗史等其他非遗传风险因素。BCRAT 模式已经开始应用于几项大型研究，经证实对中度风险患者有良好的预测作用[44-47]。然而，BCRAT 和 IBIS 模型所给出的短期和终身风险评估差异很大。对于具有乳腺癌高危家族史的女性，BCRAT 模型给出的风险值低于 IBIS 模型[48]。因此，不建议使用 BCRAT 模型为这类妇女做风险评估；小于 35 岁或有小叶或导管原位癌个人史的妇女也不建议使用该模型。Quante 等通过对两种模型的比较分析指出，IBIS 模型在涵盖了上述乳腺癌风险的妇女中表现更佳[49]。进一步开发与 IBIS 模型类似的囊括了大家族史和遗传信息的新模型，有望在疾病预防中发挥重要作用。

基于网络的模型

计算机预测和优化可对现有的肿瘤生物学信息和全基因组无偏测量数据进行整合，已被证实是对遗传作图的有力补充[50]。基因和蛋白质相互依存、相互作用形成复杂的细胞信号网络、基因调控网络和代谢网络。将这些网络整合其中的乳腺癌计算机模型为深入研究肿瘤发病分子机制和恶性转化提供了有用信息。

为了建模和评估，首先需从 UniProtKB/Swiss-Prot 数据库中获得乳腺癌活跃蛋白的结构和氨基酸序列。该数据库可提供诸如蛋白功能、域结构、翻译后修饰和变异等信息。模板选择和靶点结构造模还包括通过基本局部比对搜索（Basic Local Alignment Search，BlastP）获得的蛋白质结构同源信息。将同源性模型与已知的模板相比较，可推断出二者生化和生物学功能的相似之处。同源建模是基于新的蛋白是从现有蛋白的基础上通过氨基酸取代、增减、三维构象和功能的改变而逐渐演变生成，因此可尝试通过序列比较鉴定出与靶蛋白结构相似的蛋白[51]。

为了较好地理解建模过程，需对网络做一下简单介绍。网络被定义为生物体的高度抽象概括[52]。分子网络中的节点（nodes）和端点（vertices）用于表示基因、蛋白和代谢物等生物分子。边（edges）或节点间的链路（links）被用于指示物理或功能性相互作用，包括转录结合、蛋白 - 蛋白相互作用、遗传相互作用（如合成致死）、生化反应及其他[50]。网络中的“边”表示两个分子在功能上具有相关性，而之间的距离代表了二者相似性程度的远近[53]。网络图形理论提供了许多可用于测量网络中两个节点之间距离的工具，这使得网络分析特别适合于为基因 - 基因和基因 - 疾病定量关系造模[50]。网络分析为充分开发人类疾病研究的潜力提供了有力的工具。例如，在针对癌基因突变的全基因组筛选研究中发现，虽然某类肿瘤中的突变基因高达80个之多，但它们往往仅归属于几条功能性信号通路[54]。与传统的疾病基因预测方法相比，以网络为基础的方法表现更佳。

癌症基因组和表观基因组中散发的突变事件足以调控细胞的基因转录谱。基于这些突变基因而建立的模型可应用于肿瘤诊断、亚型预测和病理分级[11]。基因本体联盟（Gene Ontology Consortium）是一个有限的词汇表，利用从文献和数据库中提取的信息对基因的功能和生物过程加以描述。可通过Osprey查阅突变基因分类[55]。Lin等在乳腺癌中鉴定出有50个突变基因和77个突变位点属于钙离子结合蛋白基因[56]。他们采用突变基因多维度分析模型（包括序列相似度模型、功能注释模型和蛋白相互作用模型），发现有5组基因与胞外基质重构和形成、胞外基质细胞－细胞黏附、微管结合、肌动蛋白结合有关[56]。现已开发了不同的转录分类器，包括分层聚类器、支持向量机和人工神经网络。除此以外，还开发出了基于基因对相对表达情况的分类器[33-36]。

疾病基因和其他信息被投射到网络中，并通过一个评分方案根据基因在网络上的相对位置及附加信息对每一个候选基因进行评分。这个分数应该可以反映候选基因的致病概率。最后，根据得分对所有的候选基因进行排名，得分最高的基因被认为是致病基因。这种预测方法的有效性往往通过对已知的基因－疾病关系的交叉验证来进行评估。可见，评分方案是这种致病基因预测方法的关键[50]。

细胞网络

细胞网络是肿瘤生物学复杂性的核心基础，包括如下几种。

- 蛋白质相互作用网络：编码蛋白质信息和物理学相互作用。
- 信号网络：阐明细胞内和细胞间的信号传递和信号分子间的信息加工。
- 基因调控网络（GRN）：描述转录因子和（或）调节性RNA和基因之间的调控关系。
- 代谢网络：代谢底物和产物间的生化反应网络[57]。
- 调控网络：由枢纽基因作为整体转录因子，负责调控大量对外部和内部信号产生响应的基因。

Jeong和Lee开发了一个人乳腺癌细胞候选调控网络，并依据基因本体论编辑了425个转录因子和548种信号转导[58]。研究发现编号为1424的集群拥有49个细胞周期相关基因和26个细胞分裂相关基因，主要承担细胞生长功能[59]。作者使用TRANSFEC和HPRD数据库对基因本体富集群的基因进行了验证。其中TRANSFEC为转录因子－靶标关系数据库，而HPRD为蛋白质－蛋白质相互作用信息数据库。

网络可分为定向图和无向图。蛋白质相互作用网络是无向图，其中的节点代表蛋白质，链路代表蛋白质间的物理作用。定向图用来代表基因调控和代谢网络。在基因调控网络中，节点代表转录因子或基因，而链路代表调控基因间或转录因子间的调控关系[57]。信号网络则同时包含定向图和无向图，其中节点表示蛋白质，有向链路用于表示蛋白质之间的激活或抑制关系，无向链路则用来代表蛋白质间的物理作用。就蛋白质间的相互关系而言，信号网络的复杂程度远远高于细胞网络，譬如节点可以表示不同功能的蛋白质，如激酶、生长因子、配体、受体、适配器、支架、转录因子等。这些蛋白质均具有不同的生物学作用，并可能在某个特定的信号转导过程中参与各种生化反应[57]。

基于庞大的转录基因组数据，基因集合富集分析和相关工具已被应用于乳腺癌异常信号通路的鉴定研究[37-39]。

乳腺癌相关基因的综合网络分析

肿瘤的特定表型由网络中的基因共同决定。这些基因的功能可能并不相同，因此，将肿瘤细胞网络和基因微阵列分析结果相结合，将有助于分析和阐明基因在网络中的生物学意义[57]；并可依据已知的基因、蛋白质的生物学功能和相互作用以及分子表型，构建规整的信息网络，以对全基因组的基因表达谱进行分析。通过一种基于本体的方法可借由整个人类基因组构建人类蛋白质相互作用网络，结合相关文献，有助于揭示肿瘤突变基因的特有属性[57，60]。在上述研究中，共有 346 个编码 509 种蛋白亚型的基因被映射到网络中。分析结果表明，该网络中平均每个癌症蛋白质拥有两个作用配体，意味着癌基因也在不断进化[57]。

研究显示，癌蛋白含有众多高度混杂的功能结构域，这取决于与癌蛋白相互作用的蛋白数量，并提示这些结构域在癌蛋白的许多生物过程和突变中起重要作用，从而可能导致更高的癌症发病率[57]。癌蛋白中最常见的功能性结构域多与 DNA 调控和修复有关，如锌指结构域、植物同源结构域、BRCT 结构域和成对结构域（即所有的转录因子）[57]。

该领域的研究者就癌蛋白在蛋白质相互作用全局网络中的生物学特性进行了深入研究，并揭示了癌蛋白质最引人注目的特性——肿瘤相关蛋白作为网络枢纽在生物学系统中扮演关键角色。每个癌蛋白枢纽对应细胞功能的某个特定结构域，这表明单个或几个枢纽蛋白发生突变就可能导致肿瘤形成或癌症演进[57]。然而，这些研究并未提供致癌机制的有关信息，因为与信号网络相比（其中的蛋白质调节——激活和抑制信息是经过编码的），蛋白质相互作用网络信息毕竟有限。

在生物系统中，细胞借由蛋白质之间的复杂通讯完成一系列诸如生长、维持、存活、凋亡和发展等过程。信号通路对于维持细胞内环境稳定和决定细胞行为至关重要。因此，基因及其调控者的表达改变会在细胞信号通路上有所体现，从而导致肿瘤发展和（或）促进细胞迁移和转移。事实上，包括乳腺癌在内的许多癌症中，信号分子编码基因的突变十分常见[61]。通过文献查阅和整理，对包含 500 个蛋白质的人类细胞信号网络的结构分析显示，细胞信号通路错综复杂，共同管理细胞的各种生物学行为[62]。这项分析工作为胞内的信号加工过程提供了基本信息。例如，在一项对受体酪氨酸激酶的检测中发现，信号转导过程中存在复杂且重叠的信号对话，其可能原因是下游蛋白存在串联的对接亲和效应[63]。此外，miRNA 和信号网络之间也存在相互作用，提示前者对后者具有调控作用[64]。以上研究提示，对癌蛋白信号转导网络进行综合分析，有望揭示癌蛋白的各种特性[57]。

计算机辅助的乳腺癌早期诊断

计算机辅助的乳腺癌早期诊断有助于医生对治疗方案进行优化[65，66]。为了提高诊断和预后风险的准确性，现已开发了一些可用于乳腺癌临床诊断的计算机辅助方法。Butler 和 Web 应用 Bayes 分类器和特征筛选的方法对乳腺癌进行诊断[67]，结合 X 线散射成像技术，其准确度达 90%。Abonyi 和 Szeifert 利用监督模糊聚类技术取得了 95.7% 的准确度[68]。在 Osareh 和 Shadgar 开展的一项研究中[69]，他们使用 3 种著名的分类器：支持向量机（SVM）、K 最近邻法（KNN）和概率神经网络（PNN）进行乳腺癌诊断及复发和转移的预后风险评估，并将这些分类器与信噪比、功能排序方法、顺序前进选择、主成分分析以及基于数据集 I 的特征提取和基于数据集 II 的基因微阵列芯片分析方法相结合。研究得出的结论是，使用支持向量分类器模型的乳腺癌诊断整体准确度高达 98.80%，使用另两种乳腺癌标准数据集取得的准确度为 98.33%[69]。

微钙化灶

成簇的微钙化灶被认为是乳腺癌的重要指征。该检测主要基于对某些癌症指标的优化可视化检查进行分析。微钙化灶的检测需要通过一种在高通滤波、方差归一化和自适应滤波基础上建立的算法。依据专业规范的流程图对每个微钙化灶进行风险估计，并给出最终诊断结果（其中包括对可疑的微钙化灶簇的风险评估）。4 个主要的虚拟风险区域如下。

- 1 区：风险介于 0~35%（良性）
- 2 区：风险介于 35%~55%（良性？）
- 3 区：风险介于 55%~70%（恶性？）
- 4 区：风险介于 70%~100%（恶性）

图像处理算法有助于去噪，并从低对比度的乳腺 X 线检查片中寻找出微钙化灶。

冷冻治疗模型

冷冻治疗，也称为冷冻消融术或冷冻疗法，是目前优于其他方案的治疗局部肿瘤的手术方法。该方法需将患者个体化信息、啮合、热分析、后处理和疗效结果预测进行优化和整合已形成独立软件。Jung 在兼顾患者特异性诊断信息的基础上，开发了一个计算机模拟的乳腺癌冷冻治疗模型 [70]。

乳腺癌的有限差分模型

基于微波的成像技术是最有前途的乳腺癌检测手段。这种技术主要利用了正常组织和恶性乳腺组织微波频率的介电常数差异。有限差分（FDTD）模型通过数值模拟技术，模拟电磁波在生物组织的传播 [71]。有限差分模型能严格反映正常组织和乳腺癌组织的介电特性，从而有助于乳腺癌的检测。Lazebnik 等开展的一项研究表明，Debye 参数可并入乳腺数字成像技术以用于乳腺癌的检测和治疗 [72]。

用于疾病基因预测的关联蛋白相互作用网络与表型网络（CIPHER）

表型相似性和蛋白质网络等数据，可通过不同的计算公式应用于 CIPHER 网络，即癌基因预测的相关蛋白质作用网络和表型网络 [73]。研究人员选择对疾病表型相似性和基因功能关联性之间的关系直接建模，并依据二者关系对候选基因按重要性进行排序 [73]。CIPHER 方法可从连锁基因座或从整个基因组中发现真正的疾病基因。CIPHER 无需通过修正，也不用映射位点或映射非特异性位点，即可以重新定义未知的致病基因。在一项乳腺癌研究中，CIPHER 方法否定掉了 16 个曾被认为是乳腺癌基因的基因。CIPHER 方法可对整个人类基因组的进行优先排序。

通过 CIPHER 最短路径算法（CIPHER-SP），乳腺癌特异性表征基因 BRCA1 排位最靠前，另外 16 个基因中有 10 个排名在前 300 以内，占人类基因组的大致前 1%。此外，在重新优化排序的人类基因组中，前 10% 中有 15 个基因是新鉴定出的乳腺癌基因，包括排名为 27 的 AKT1 基因。AKT1 是一种新的癌基因，在人乳腺癌、结直肠癌和卵巢癌中存在一个转化突变体 [74]。因此，研究表明，CIPHER 的优势在于能够使我们从各类疾病角度出发，对全基因组范围内的候选基因进行排序，从遗传学角度对人类疾病有全面的了解和认知 [73]。

生化反应网络

生化反应网络用来反映整个肿瘤细胞体系中基因、蛋白质、代谢产物的化学转变之间的关联。相比之下，生化网络更优于统计推断网络。在这些模型中，网络连接是基于预先设定的双分子相互作用，而非统计关联分析，因此需要明确的实验数据来重建细胞的生化反应网络。构建生化反应网络至少需要掌握这些反应的化学计量学知识。此外，还需要添加如热力学、酶能力限制、时间 - 浓度分布和动力学速率常数等参数以构建包含更多细节的动力学模型。

化学计量模型

化学计量学是有关生物系统能量和多种化学元素平衡的研究。化学计量模型是最基本的生化反应网络数学表达模型，其有助于对涉及多种反应物和产物的生化反应中的分子互变加以解释。化学量模型的建立及其特性分析方法已经十分成熟[75-77]。利用模型已经完成了包括原核生物和真核生物在内的各种有机体全基因组范围内的代谢情况研究[75, 78]。其中最重要的是基因组规模人体代谢重构模型[79, 80]。此外,围绕信号网络、转录/翻译网络和调控网络的重构也开发了一些新模型[79-82]。这些模型与代谢网络重构模型相似[11]。化学计量方程的重构从数学上可以用基因组规模的计算机模型来表示[11]。计算工具可用来对计算机模拟的重构网络模型特性进行检验,从而促进模型驱动的验证和改良[83]。通常来说,化学计量网络的运作受物理、化学和环境因素的约束,这包括质量和能量平衡约束、电荷和流量约束及热力学约束等[11]。对约束的表述界定了一个解空间,该空间包括了所有非排外的网络状态,因此也就描述了可能的功能或允许出现的表型。

生化反应网络的约束分析已被应用到多个人类系统中。研究者使用重构的人类线粒体代谢网络,通过线性规划和随机取样对正常、糖尿病、缺血性和营养条件下的候选稳态进行鉴定[84]。在一项研究中,流量空间的 Monte Carlo 抽样法被用于人红细胞代谢网络的酶病理研究[83]。人体代谢全局重构网络的完成代表了系统生物学一个重要的里程碑。这一网络包含有 1496 个基因和 3798 个反应,共分为 88 条代谢途径,为人体内 200 种细胞的代谢模型和它们在各类肿瘤中的修饰性模型的重构铺平了道路。

肿瘤代谢模型

代谢重构模型在肿瘤研究中的应用受到诸多挑战。首先,有必要对人类代谢全局图进行修正以尽可能地提高其准确性。其次,人类这 200 种细胞中任何一种所体现出的代谢能力仅是基因组规模的沧海一粟[78]。代谢酶活性的高度不确定性必然要求要对代谢过程进行更深入的了解。特别需要注意的是,与癌前细胞相比,肿瘤细胞展现了不同的代谢表型,且大多数恶性肿瘤细胞均具有更快的代谢速度[85]。同样,乳腺癌的血管生成、细胞凋亡和逃避免疫监控等特点也与肿瘤代谢有关[86, 87]。围绕代谢靶标的研究有助于肿瘤化疗药物的研发,因此,可模拟乳腺癌疾病特点的代谢网络也可能成为研究热点。

代谢网络中肿瘤细胞的代谢改变可用于选择性药物靶标的预测。Folger 等开发出了第一个基因组规模的肿瘤代谢网络模型,并可正确鉴定出癌细胞增殖必需基因。作者预测了 52 个细胞生长抑制性药物靶点,其中 40% 的靶点已有相应的药物上市或正在研发当中,其余都是新的药物靶点。该模型还预测了多个合成致死(synthetic lethality)的基因靶点,并利用 NCI-60 肿瘤全细胞系对药物疗效和基因表达的协同致死作用进行了验证。在该代谢网络中,还编辑有依赖于肿瘤类型特异性基因表达下调和基因突变的可供选择的特定肿瘤治疗策略[88]。

动力学模型

反馈调节、竞争性抑制、翻译后修饰和转录调节等许多重要的分子过程需要更多的动力学模型加以量化。加入动力学速率常数的生化反应网络是动态微分方程模型的构建基础[81, 89, 90]。动态微分方程模型通常由一组常微分方程组成。在微分方程的信号通路模型中,单个生物分子的种类消耗和产率可用质量作用动力学的正向和逆向速率常数来进行描述,同时还需要用到米氏逼近或时标分离原则。动力学模型不同于基于约束模型,前者并不采用稳态假设,因此可以细致地模拟癌细胞的动力学行为。动力学模型还能够用于化合物浓度计算和反应计量。不过创建这些模型需要更为密集的数据,也更易发生过度拟合。尽管如此,已有研究使用较小规模的动力学模型,从机械性角度详细研究了人类肿瘤的关键信号通路。研究发现,大部分通路和分子成分不具有独立促进血管生成的作用,但它们通过信号对话、反馈机制和其他形式的上调或下调相互关联。例如，现已发现转录因子NF-κB的活性异常与癌变、肿瘤进展和药物抗性有关。在对NF-κB的暂时性调控研究中，计算机微分方程模型可用来鉴定NF-κB激酶（IκB）亚型抑制剂的作用[81]。该模型发现IκBα具有较强的负反馈效应，与NF-κB对Ikappa酶B激酶（IKK）刺激应答的迅速关闭有关；而IκBβ和IκBε可减弱信号模数振幅，并稳定NF-κB对长期刺激的应答[11]。此外，当脂多糖与细胞受体Toll样受体4（TLR4）结合产生刺激后，该模式还可用于IκB-NF-κB信号模数的动力学变化研究[89, 91]。此外，还有许多模型被用于研究调控丝裂原活化蛋白激酶（MAPK）通路动力学改变的分子机制。

肿瘤微环境和组织模型

组织水平的肿瘤模型依据其不同的功能参数划分，可以大致分为连续模型和离散模型或者成为基于主体模型[92, 93]。当单个反应单元（如肿瘤细胞）数量限定为较小时，通常采用离散模型。连续模型则更适用于人群规模研究，而此时基于主体模型/离散模型只能望而却步[11]。这两种建模方法均需整合肿瘤进展过程中的生物背景信息，因此，可以作为机体肿瘤形成的一个多规模模型[94]。

连续模型

为了在肿瘤和肿瘤微环境中对细胞-细胞或细胞-环境的相互作用进行数学模拟，细胞外的参数用连续分布的变量表示。偏微分方程系统用来模拟这些因素间相互作用的大小，例如缺氧度对细胞周期的影响、机械冲击力对肿瘤侵袭的影响和细胞外基质相互作用[95-97]。有研究对结直肠癌结肠隐窝内的细胞群体动力学进行了探讨[98, 99]。以上模型还会考虑干细胞、正在分化细胞和已分化细胞群的相互作用，以从组织水平上定量预测肿瘤的生长和侵袭。还有其他模型用来模拟实体肿瘤这一兼具局限性和移动性的多相系统。这种混合模型需要兼顾各相细胞不同的生长和凋亡速度、彼此之间的质量转移和调节作用。连续模型为模拟和表征致癌过程中细胞内外物质相互作用提供了功能强大的工具。Rosenthal等创建了一个简单的连续力学模型，用来研究乳腺癌细胞结构、细胞骨架重构和黏着形成。利用这些模型，研究者能够完全预测细胞运动过程的详细实验特征[100]。

细胞自动机和基于主体模型

虽然多元连续模型能够表示各种生理和生化事件对癌症发展的影响，但这些影响因素千差万别，并且与原位肿瘤细胞的相互作用具有间断性[101, 102]。依据细胞自动机模型的设定，肿瘤细胞是在一定时间间隔内有具体位置和大小的散在实体，彼此间和与外在因素间存在相互作用。基于主体模型拓展了细胞自动机范例，囊括了不同功能的实体，如不同的细胞种类、遗传和环境因素，它们可在一个特有现象中共同作用[103]。基于主体模型能够模拟各种状况，包括肿瘤细胞三维结构、肿瘤免疫系统的相互作用、监视、血管生成和细胞运动动力学等[104-108]。

Macklin和Edgerton将基于主体模型应用到乳腺导管原位癌（DCIS）的研究当中[109]，并且在开发了一种患者特异性定标方案（patient-specific calibration protocol）后，使用一些应用程序对该模型的预测能力进行了检验。主体模型被用来估算有关细胞死亡的生物物理学困难参数。作者使用该模型的容积平均版本分析正常乳腺上皮组织的病理学数据，并估计出细胞凋亡持续时间大约为8.6小时，这一数据很难通过观察性实验获得。该模型的数值实现功能还被应用于细胞钙化时间参数的估算研究，并得出该参数约为15天。有研究对上述模型可否预测细胞生物学过程也进行了考察，预测结果显示细胞增殖对氧气供应的应答具有米氏特性。随后对患者样本进行的免疫组织化学结果证实与该预测数值高度一致。研究人员还发现，主体模式曾在小范围原发病例中成功预测出患者特异性肿瘤大小。Mukhopadhyay 等对基于主体模型的研究显示，辐射诱发的正常人乳腺上皮细胞（HMEC）早衰与解除空间限制的变异细胞的加速过度生长最为相似[110]。这项研究表明，电离辐射可以促进发生表观遗传改变的细胞过度生长，并获得癌变潜能。

导管上皮基于主体模型（DEABM）中双层乳腺导管上皮被描述为开口的扁平管道。DEABM 是一个根据乳腺导管上皮动力学和瘤形成中细胞和分子机制规则运行的计算机模型[111]。该模型可模拟 DNA 损伤、修复、细胞分裂、基因遗传、激素分泌和受体信号刺激局部组织环境[111]。因此，它可作为一个研究乳腺癌发病机制的有效模型。

正在应用的转化模型

数学运算和计算机模型相结合使我们对乳腺癌研究和临床辅助工作有了深入了解。模型研究有必要考虑预后和临床因素，并且急需将模型推论在个体而非群体中进行验证，在这种情况下，人工神经网络（artificial neural network，ANN）模型被开发出来。ANN 是一种与大脑处理信息方式相类似的信息处理模型。它由大量高度关联的处理系统元件组成，这些元件共同工作以进行模式识别[112]。ANN 可以很轻松地处理各种相互作用信息，并用于创建非线性预测模型。ANN 可利用训练集产生类似于突触连接的连续调整[113]。与传统方法相比，ANN 能够较为灵活地对患者生存期限进行预测。

Chih-Lin 等将 ANN 模型用于乳腺癌的预后评估，以预测手术后多长时间内肿瘤可能复发[114]。作者使用 ANN 对两个数据集中乳腺癌的预后情况进行比较后发现，该模型可以准确预测术后患者各时间段内的生存概率[114]。

Ravdin 开发了一个被称为“辅助”的重要的人工神经网络，被用来预测经过各种标准化辅助治疗的早期乳腺癌的预后情况[115]。然而，该系统的一大缺陷在于，由于其依赖于已经成熟的临床数据，因此它对于抗血管生成和靶向通路的辅助治疗无法有效预测。Coldman 和 Goldie[116] 基于指数动力学建立的自发获得性药物抗性突变模型，是有助于我们理解“佐剂”这一化学疗法重要的理论工具。

另一个被称为 Norton-Simon 的模型在假设细胞遵循 Gompertzian 型生长方面发挥了重要作用。尽管该模型具有假设细胞持续生长这一缺陷，但它依然使某些患者获得显著的生存获益，并对目前剂量密集型辅助化疗手段的发展有所裨益[117]。

威斯康星乳腺癌预后（Wisconsin Prognostic Breast Cancer，WPBC）数据集的多项式神经网络（PNN）也被用于乳腺癌的预后评估。多项式神经网络连同被称为主成分分析（PCA）的数据预处理技术为乳腺癌预后提供了准确的预测信息[118]。

总结与展望

数学运算和普遍应用的计算机相结合，从而产生计算机模型，有助于研究的概念化和理解，并对研究的生理和病理现象进行预测。计算方法在对乳腺癌长期而艰难的认识和理解过程（目前依然是一个难题）中发挥了重要的历史性作用。计算机技术的进步在该领域中取得了一些进展。毫无疑问，计算肿瘤学领域充满希望，但同时也面临很多技术挑战，为了发挥其真正作用，这些挑战需要一一突破。需要促进和加速从传统的基于人群的医疗模式向患者个体化医学模式转变。

（方瑞　译）

参考文献

1. Taranawski R, Skladowski K, Swienrniaka A, Wygoda A, Mucha A: Repopulation of tumour cells during radiotherapy is doubled during treatment gaps. Comput Math Meth Med 2000, 2:297–305.

2. Kohandel M, Sivaloganathan S, Oza A: Mathematical modeling of ovarian cancer treatments: sequencing of surgery and chemotherapy. J Theor Biol 2006, 242(1):62-68.
3. Verschraegen C, Vinh-Hung V, Cserni G, Gordon R, Royce ME, Vlastos G, Tai P, Storme G: Modeling the effect of tumor size in early breast cancer. Ann Surg 2005, 241(2):309-318.
4. Ayati B, Webb G, Anderson A: Computational methods and results for structured multiscale models of tumor invasion. Multiscale Model Simul 2006, 5:1-120.
5. Gupta PB, Kuperwasser C: Disease models of breast cancer. Drug Discovery Today 2001, 1:9-14.
6. Neely KE, Workman JL: The complexity of chromatin remodeling and its links to cancer. Biochim Biophys Acta 2002, 1603(1):19-29.
7. Jones PA: DNA methylation and cancer. Oncogene 2002, 21(35):5358-5360.
8. Seligson DB, Horvath S, Shi T, Yu H, Tze S, Grunstein M, Kurdistani SK: Global histone modification patterns predict risk of prostate cancer recurrence. Nature 2005, 435(7046):1262-1266.
9. Esteller M: Cancer epigenomics: DNA methylomes and histone-modification maps. Nat Rev Genet 2007, 8(4):286-298.
10. Laird PW: Cancer epigenetics. Hum Mol Genet 2005, 14 Spec No 1:R65-76.
11. Edelman LB, Eddy JA, Price ND: In silico models of cancer. Wiley Interdiscip Rev Syst Biol Med 2010, 2(4):438-459.
12. Tang Y, Nakada MT, Kesavan P, McCabe F, Millar H, Rafferty P, Bugelski P, Yan L: Extracellular matrix metalloproteinase inducer stimulates tumor angiogenesis by elevating vascular endothelial cell growth factor and matrix metalloproteinases. Cancer Res 2005, 65(8):3193-3199.
13. Condeelis J, Pollard JW: Macrophages: obligate partners for tumor cell migration, invasion, and metastasis. Cell 2006, 124(2):263-266.
14. Lewis CE, Pollard JW: Distinct role of macrophages in different tumor microenvironments. Cancer Res 2006, 66(2):605-612.
15. Kalluri R, Zeisberg M: Fibroblasts in cancer. Nat Rev Cancer 2006, 6(5):392-401.
16. Bhowmick NA, Neilson EG, Moses HL: Stromal fibroblasts in cancer initiation and progression. Nature 2004, 432(7015):332-337.
17. Sheu BC, Chang WC, Cheng CY, Lin HH, Chang DY, Huang SC: Cytokine regulation networks in the cancer microenvironment. Front Biosci 2008, 13:6255-6268.
18. De Luca A, Carotenuto A, Rachiglio A, Gallo M, Maiello MR, Aldinucci D, Pinto A, Normanno N: The role of the EGFR signaling in tumor microenvironment. J Cell Physiol 2008, 214(3):559-567.
19. Allinen M, Beroukhim R, Cai L, Brennan C, Lahti-Domenici J, Huang H, Porter D, Hu M, Chin L, Richardson A et al: Molecular characterization of the tumor microenvironment in breast cancer. Cancer Cell 2004, 6(1):17-32.
20. Smallbone K, Gavaghan DJ, Gatenby RA, Maini PK: The role of acidity in solid tumour growth and invasion. J Theor Biol 2005, 235(4):476-484.
21. Sherlock G, Hernandez-Boussard T, Kasarskis A, Binkley G, Matese JC, Dwight SS, Kaloper M, Weng S, Jin H, Ball CA et al: The Stanford Microarray Database. Nucleic Acids Res 2001, 29(1):152-155.
22. Edgar R, Domrachev M, Lash AE: Gene Expression Omnibus: NCBI gene expression and hybridization array data repository. Nucleic Acids Res 2002, 30(1):207-210.
23. Cavin Perier R, Junier T, Bucher P: The Eukaryotic Promoter Database EPD. Nucleic Acids Res 1998, 26(1):353-357.
24. Zhao F, Xuan Z, Liu L, Zhang MQ: TRED: a Transcriptional Regulatory Element Database and a platform for in silico gene regulation studies. Nucleic Acids Res 2005, 33(Database issue):D103-107.
25. Cancer.gov（Internet）. Available from: http://www-cancergov
26. Mangasarian OL, Street WN, Wolberg WH: Breast cancer diagnosis and prognosis via linear programming. University of Wisconsin Technical Report 94–10（PDF）; 1994. Available from: ftp://ftp.cs.wisc.edu/math-prog/tech-reports/1994-1910.pdf.
27. Bansal M, Belcastro V, Ambesi-Impiombato A, di Bernardo D: How to infer gene networks from expression profiles. Mol Syst Biol 2007, 3:78.
28. Schafer J, Strimmer K: An empirical Bayes approach to inferring large-scale gene association networks. Bioinformatics 2005, 21(6):754-764.
29. Hartemink AJ: Reverse engineering gene regulatory networks. Nat Biotechnol 2005, 23(5):554-555.
30. Basso K, Margolin AA, Stolovitzky G, Klein U, Dalla-Favera R, Califano A: Reverse engineering of regulatory networks in human B cells. Nat Genet 2005, 37(4):382-390.
31. Kholodenko BN: Cell-signalling dynamics in time and space. Nat Rev Mol Cell Biol 2006, 7(3):165-176.
32. Hashimoto RF, Kim S, Shmulevich I, Zhang W, Bittner ML, Dougherty ER: Growing genetic regulatory networks from seed genes. Bioinformatics 2004, 20(8):1241-1247.
33. Geman D, d'Avignon C, Naiman DQ, Winslow RL: Classifying gene expression profiles from pairwise mRNA comparisons. Stat Appl Genet Mol Biol 2004, 3:Article19.
34. Tan AC, Naiman DQ, Xu L, Winslow RL, Geman D: Simple decision rules for classifying human cancers from gene expression profiles. Bioinformatics 2005, 21(20):3896-3904.
35. Xu L, Geman D, Winslow RL: Large-scale integration of cancer microarray data identifies a robust common cancer signature. BMC Bioinformatics 2007, 8:275.
36. Price ND, Trent J, El-Naggar AK, Cogdell D, Taylor

E, Hunt KK, Pollock RE, Hood L, Shmulevich I, Zhang W: Highly accurate two-gene classifier for differentiating gastrointestinal stromal tumors and leiomyosarcomas. Proc Natl Acad Sci U S A 2007, 104(9):3414-3419.
37. Rhodes DR, Chinnaiyan AM: Integrative analysis of the cancer transcriptome. Nat Genet 2005, 37 Suppl:S31-37.
38. Shen R, Chinnaiyan AM, Ghosh D: Pathway analysis reveals functional convergence of gene expression profiles in breast cancer. BMC Med Genomics 2008, 1:28.
39. Tomlins SA, Mehra R, Rhodes DR, Cao X, Wang L, Dhanasekaran SM, Kalyana-Sundaram S, Wei JT, Rubin MA, Pienta KJ et al: Integrative molecular concept modeling of prostate cancer progression. Nat Genet 2007, 39(1):41-51.
40. Tyrer J, Duffy SW, Cuzick J: A breast cancer prediction model incorporating familial and personal risk factors. Stat Med 2004, 23(7):1111-1130.
41. Fisher B, Costantino JP, Wickerham DL, Cecchini RS, Cronin WM, Robidoux A, Bevers TB, Kavanah MT, Atkins JN, Margolese RG et al: Tamoxifen for the prevention of breast cancer: current status of the National Surgical Adjuvant Breast and Bowel Project P-1 study. J Natl Cancer Inst 2005, 97(22):1652-1662.
42. Smith RA, Cokkinides V, Brooks D, Saslow D, Shah M, Brawley OW: Cancer screening in the United States, 2011: A review of current American Cancer Society guidelines and issues in cancer screening. CA Cancer J Clin 2011, 61(1):8-30.
43. Amir E, Evans DG, Shenton A, Lalloo F, Moran A, Boggis C, Wilson M, Howell A: Evaluation of breast cancer risk assessment packages in the family history evaluation and screening programme. J Med Genet 2003, 40(11):807-814.
44. Bondy ML, Lustbader ED, Halabi S, Ross E, Vogel VG: Validation of a breast cancer risk assessment model in women with a positive family history. J Natl Cancer Inst 1994, 86(8):620-625.
45. Spiegelman D, Colditz GA, Hunter D, Hertzmark E: Validation of the Gail et al. model for predicting individual breast cancer risk. J Natl Cancer Inst 1994, 86(8):600-607.
46. Costantino JP, Gail MH, Pee D, Anderson S, Redmond CK, Benichou J, Wieand HS: Validation studies for models projecting the risk of invasive and total breast cancer incidence. J Natl Cancer Inst 1999, 91(18):1541-1548.
47. Jacobi CE, de Bock GH, Siegerink B, van Asperen CJ: Differences and similarities in breast cancer risk assessment models in clinical practice: which model to choose? Breast Cancer Res Treat 2009, 115(2):381-390.
48. Bellcross C: Approaches to applying breast cancer risk prediction models in clinical practice. Oncol Genet 2009, 6:8.
49. Quante AS, Whittemore AS, Shriver T, Strauch K, Terry MB: Breast cancer risk assessment across the risk continuum: genetic and nongenetic risk factors contributing to differential model performance. Breast Cancer Res 2012, 14(6):R144.
50. Wu X, Li S: Cancer gene prediction using a network approach. doi: 10.1201/9781439811863-c11 CRC Press, 2010.:p. 191–212.
51. Bhagavathi S, Wadhwa G, Prakash A: In silico modelling and validation of differential expressed proteins in lung cancer. . Asian Pacifi c J Trop Dis 2012, 2(1):S524–529.
52. Barabasi AL, Oltvai ZN: Network biology: understanding the cell's functional organization. Nat Rev Genet 2004, 5(2):101-113.
53. Sharan R, Suthram S, Kelley RM, Kuhn T, McCuine S, Uetz P, Sittler T, Karp RM, Ideker T: Conserved patterns of protein interaction in multiple species. Proc Natl Acad Sci U S A 2005, 102(6):1974-1979.
54. Wood LD, Parsons DW, Jones S, Lin J, Sjoblom T, Leary RJ, Shen D, Boca SM, Barber T, Ptak J et al: The genomic landscapes of human breast and colorectal cancers. Science 2007, 318(5853):1108-1113.
55. Breitkreutz BJ, Stark C, Tyers M: Osprey: a network visualization system. Genome Biol 2003, 4(3):R22.
56. Lin J, Gan CM, Zhang X, Jones S, Sjoblom T, Wood LD, Parsons DW, Papadopoulos N, Kinzler KW, Vogelstein B et al: A multidimensional analysis of genes mutated in breast and colorectal cancers. Genome Res 2007, 17(9):1304-1318.
57. Wang E, Lenferink A, O'Connor-McCourt M: Cancer systems biology: exploring cancer-associated genes on cellular networks. Cell Mol Life Sci 2007, 64(14):1752-1762.
58. Jeong J, Lee D: Inferring candidate regulatory networks in human breast cancer cells. Bioinformatics Biosys 2007, 2(1):26-29.
59. Jeong H, Mason SP, Barabasi AL, Oltvai ZN: Lethality and centrality in protein networks. Nature 2001, 411(6833):41-42.
60. Futreal PA, Coin L, Marshall M, Down T, Hubbard T, Wooster R, Rahman N, Stratton MR: A census of human cancer genes. Nat Rev Cancer 2004, 4(3):177-183.
61. Rodriguez-Viciana P, Tetsu O, Oda K, Okada J, Rauen K, McCormick F: Cancer targets in the Ras pathway. Cold Spring Harb Symp Quant Biol 2005, 70:461-467.
62. Ma'ayan A, Jenkins SL, Neves S, Hasseldine A, Grace E, Dubin-Thaler B, Eungdamrong NJ, Weng G, Ram PT, Rice JJ et al: Formation of regulatory patterns during signal propagation in a Mammalian cellular network. Science 2005, 309(5737):1078-1083.
63. Gordus A, Krall JA, Beyer EM, Kaushansky A, Wolf-Yadlin A, Sevecka M, Chang BH, Rush J, MacBeath G: Linear combinations of docking affinities explain quantitative differences in RTK signaling. Mol Syst Biol 2009, 5:235.

64. Cui Q, Yu Z, Purisima EO, Wang E: Principles of microRNA regulation of a human cellular signaling network. Mol Syst Biol 2006, 2:46.
65. Spyrou G, Kapsimalakou S, Frigas A, Koufopoulos K, Vassilaros S, Ligomenides P: "Hippocrates-mst": a prototype for computer-aided microcalcification analysis and risk assessment for breast cancer. Med Biol Eng Comput 2006, 44(11):1007-1015.
66. Res-Systemica [Internet]. Association Française de Science des Systèmes. Available at: http://www.afscet.asso.fr/resSystemica .
67. Butler S, Webb G: A case study in feature invention for breast cancer diagnosis using X-Ray scatter images. Lect Notes Artif Intell 2003, 2903:677-685.
68. Abonyi J, Szeifert F: Supervised fuzzy clustering for the identifi cation of fuzzy classifiers. Pattern Recognit Lett 2003, 24:2195–2207.
69. Osareh A, Shadgar B: A computer-aided diagnosis system for breast cancer. Int J Comput Sci 2011, 8:233-235.
70. Jung J: Computer-aided patient specific treatment planning of cryosurgery for breast cancer. The University of Texas at Arlington, MS dissertation in Mechanical Engineering; 2006. p.1-64.
71. O' Halloran R, Conceicao D, Byrne M, Jones GE: FDTD Modeling of the breast: a review. Porg Electromagnetics Res B 2009, 18(1):1-24.
72. Lazebnik M, Okoniewski M, Booske JH, Hagness SC: Highly accurate Debye models for normal and malignant breast tissue dielectric properties at microwave frequencies. IEEE Microw Wireless Component Lett 2007, 17:822-824.
73. Wu X, Jiang R, Zhang MQ, Li S: Network-based global inference of human disease genes. Mol Syst Biol 2008, 4:189.
74. Carpten JD, Faber AL, Horn C, Donoho GP, Briggs SL, Robbins CM, Hostetter G, Boguslawski S, Moses TY, Savage S et al: A transforming mutation in the pleckstrin homology domain of AKT1 in cancer. Nature 2007, 448(7152):439-444.
75. Feist AM, Herrgard MJ, Thiele I, Reed JL, Palsson BO: Reconstruction of biochemical networks in microorganisms. Nat Rev Microbiol 2009, 7(2):129-143.
76. Francke C, Siezen RJ, Teusink B: Reconstructing the metabolic network of a bacterium from its genome. Trends Microbiol 2005, 13(11):550-558.
77. Reed JL, Famili I, Thiele I, Palsson BO: Towards multidimensional genome annotation. Nat Rev Genet 2006, 7(2):130-141.
78. Shlomi T, Cabili MN, Herrgard MJ, Palsson BO, Ruppin E: Network-based prediction of human tissue-specific metabolism. Nat Biotechnol 2008, 26(9):1003-1010.
79. Gianchandani EP, Papin JA, Price ND, Joyce AR, Palsson BO: Matrix formalism to describe functional states of transcriptional regulatory systems. PLoS Comput Biol 2006, 2(8):e101.
80. Covert MW, Knight EM, Reed JL, Herrgard MJ, Palsson BO: Integrating high-throughput and computational data elucidates bacterial networks. Nature 2004, 429(6987):92-96.
81. Hoffmann A, Levchenko A, Scott ML, Baltimore D: The Ikappa B-NF-kappa B signaling module: temporal control and selective gene activation. Science 2002, 298:1241-1245.
82. Papin JA, Palsson BO: Topological analysis of mass-balanced signaling networks: a framework to obtain network properties including crosstalk. J Theor Biol 2004, 227(2):283-297.
83. Price ND, Schellenberger J, Palsson BO: Uniform sampling of steady-state flux spaces: means to design experiments and to interpret enzymopathies. Biophys J 2004, 87(4):2172-2186.
84. Thiele I, Price ND, Vo TD, Palsson BO: Candidate metabolic network states in human mitochondria. Impact of diabetes, ischemia, and diet. J Biol Chem 2005, 280(12):11683-11695.
85. Robey IF, Lien AD, Welsh SJ, Baggett BK, Gillies RJ: Hypoxia-inducible factor-1a and the glycolytic phenotype in tumors. Neoplasia 2005, 7:324-330.
86. Kroemer G, Pouyssegur J: Tumor cell metabolism: cancer's Achilles' heel. Cancer Cell 2008, 13(6):472-482.
87. Hsu PP, Sabatini DM: Cancer cell metabolism: Warburg and beyond. Cell 2008, 134(5):703-707.
88. Folger O, Jerby L, Frezza C, Gottlieb E, Ruppin E, Shlomi T: Predicting selective drug targets in cancer through metabolic networks. Mol Syst Biol 2011, 7:501.
89. Werner SL, Barken D, Hoffmann A: Stimulus specificity of gene expression programs determined by temporal control of IKK activity. Science 2005, 309(5742):1857-1861.
90. Segre D, Zucker J, Katz J, Lin X, D'Haeseleer P, Rindone WP, Kharchenko P, Nguyen DH, Wright MA, Church GM: From annotated genomes to metabolic flux models and kinetic parameter fitting. OMICS 2003, 7(3):301-316.
91. Covert MW, Leung TH, Gaston JE, Baltimore D: Achieving stability of lipopolysaccharide-induced NF-kappaB activation. Science 2005, 309(5742):1854-1857.
92. Bellomo N, Preziosi L: Modelling and mathematical problems related to tumor evolution and its interaction with the immune system. Math Comput Model 2002, 32(3):413-452.
93. Araujo RP, McElwain DL: A history of the study of solid tumour growth: the contribution of mathematical modelling. Bull Math Biol 2004, 66(5):1039-1091.
94. Quaranta V, Rejniak KA, Gerlee P, Anderson AR: Invasion emerges from cancer cell adaptation to competitive microenvironments: quantitative predictions from multiscale mathematical models. Semin Cancer Biol 2008, 18(5):338-348.
95. Alarcon T, Byrne HM, Maini PK: A mathematical model of the effects of hypoxia on the cell-cycle of normal and cancer cells. J Theor Biol 2004, 229(3):395-411.

96. Ambrosi D, Mollica F: The role of stress in the growth of a multicell spheroid. J Math Biol 2004, 48(5):477-499.
97. Anderson AR: A hybrid mathematical model of solid tumour invasion: the importance of cell adhesion. Math Med Biol 2005, 22(2):163-186.
98. Johnston MD, Edwards CM, Bodmer WF, Maini PK, Chapman SJ: Mathematical modeling of cell population dynamics in the colonic crypt and in colorectal cancer. Proc Natl Acad Sci U S A 2007, 104(10):4008-4013.
99. d'Onofrio A, Tomlinson IP: A nonlinear mathematical model of cell turnover, differentiation and tumorigenesis in the intestinal crypt. J Theor Biol 2007, 244(3):367-374.
100. Rosenthal DT, Iyer H, Escudero S, Ventura AC, Arruda EM, Garikipati K, Merajver SD: From in vitro to in silico and back again: using biological and mathematical synergy to decipher breast cancer cell motility. Conf Proc IEEE Eng Med Biol Soc, 2010:3261-3264.
101. Baum M, Chaplain MAJ, Anderson ARA, Douek M, Vaidya JS: Does breast cancer exist in a state of chaos? Eur J Cancer 1999, 35:886-891.
102. Rew DA: Tumour biology, chaos and non-linear dynamics. Eur J Surg Oncol 1999, 25(1):86-89.
103. Mansury Y, Kimura M, Lobo J, Deisboeck TS: Emerging patterns in tumor systems: simulating the dynamics of multicellular clusters with an agent-based spatial agglomeration model. J Theor Biol 2002, 219(3):343-370.
104. Kansal AR, Torquato S, Harsh GI, Chiocca EA, Deisboeck TS: Simulated brain tumor growth dynamics using a three-dimensional cellular automaton. J Theor Biol 2000, 203(4):367-382.
105. Mallet DG, De Pillis LG: A cellular automata model of tumor-immune system interactions. J Theor Biol 2006, 239(3):334-350.
106. Alarcon T, Byrne HM, Maini PK: A cellular automaton model for tumour growth in inhomogeneous environment. J Theor Biol 2003, 225(2):257-274.
107. Bauer AL, Jackson TL, Jiang Y: A cell-based model exhibiting branching and anastomosis during tumor-induced angiogenesis. Biophys J 2007, 92(9):3105-3121.
108. Patel AA, Gawlinski ET, Lemieux SK, Gatenby RA: A cellular automaton model of early tumor growth and invasion. J Theor Biol 2001, 213(3):315-331.
109. Macklin P, Edgerton ME: Agent-based cell modelling application to breast cancer. In: Cristini V, Lowengrub J, editors. Multiscale modeling of cancer: an integrated experimental and mathematical modeling approach. . New York: Cambridge University Press, 2010. p. 216-87.
110. Mukhopadhyay R, Costes SV, Bazarov AV, Hines WC, Barcellos-Hoff MH, Yaswen P: Promotion of variant human mammary epithelial cell outgrowth by ionizing radiation: an agent-based model supported by in vitro studies. Breast Cancer Res, 12(1):R11.
111. Chapa J, Bourgo R, Greene G, Kulkarni S, An G: Examining the pathogenesis of breast cancer using a novel agent-based model of mammary ductal epithelium dynamics. PLoS One 2013, 8(5):e64091.
112. Retsky M, Demicheli R, Hrushesky W, Speer J, Swartzendruber D, Wardwell R: Recent translational research: computational studies of breast cancer. Breast Cancer Res 2005, 7(1):37-40.
113. Lisboa PJ: A review of evidence of health benefit from artificial neural networks in medical intervention. Neural Netw 2002, 15(1):11-39.
114. Chi CL, Street WN, Wolberg WH: Application of artificial neural network-based survival analysis on two breast cancer datasets. AMIA Annu Symp Proc 2007:130-134.
115. Adjuvant! Online.（Internet）. Available at: www.adjuvantonline.com .
116. Coldman AJ, Goldie JH: Role of mathematical modeling in protocol formulation in cancer chemotherapy. Cancer Treat Rep 1985, 69(10): 1041-1048.
117. Norton L: Karnofsky memorial lecture: ignoratomotu, ignoraturnatura. Am Soc Clin Oncol virtual meeting, 2004 Available at: wwwascoorg
118. Saxena S, Kirar V, Burse K: A polynomial neural network model for prognostic breast cancer prediction. Intl J Adv Trends Comput Sci Eng 2013, 2(1):103-106.

第 17 章

乳腺癌的系统生物学和组学的整合

Enrique Hernández-Lemus

摘 要

乳腺癌是一种复杂的病理现象，疾病的分子起源可追溯到 DNA 基因组的改变、基因表达异常调节、激素紊乱、代谢失常、蛋白质异常和信号转导改变。生活方式和其他外源性因素或许能影响乳腺癌的发生、发展、预后和转移。高通量的组学技术为详细研究上述改变提供了前所未有工具，并为基础医学、临床研究、转化医学和治疗学提供了必要的仪器设备。当我们思考如何解读和最佳利用这些来源于大规模实验数据的结果时，随之产生了许多挑战。考虑其与乳腺癌多维度的特点，需要新的分析推理思路。这些新的模式方法之一便是系统生物学。系统生物学是研究生物系统比如细胞、组织的科学，生物系统是整体的概念，各组成部分常以一种复杂、非线性方式相互作用。在本章，我们将考虑把若干成功的系统生物学方法应用于乳腺癌，这种方法是基于利用和整合乳腺癌高通量组学实验所产生的数据基础上的。

关键词

乳腺癌　组学　系统生物学　分子信号通路　肿瘤亚型　临床应用

引言

乳腺癌是一种分子起源高度异质性的肿瘤，其涉及肿瘤亚克隆细胞群体的 DNA 损伤和增殖效应放大的生物学过程。但是存在一些关键因素参与了乳腺癌演变，这些关键因素常影响以下一个或多个重要生物学过程，如整体细胞代谢、激素调节、DNA 损伤、转录控制和炎症。

这些生物学过程涉及大量的分子，如今常用的实验方法是组学技术。高通量组学技术为我们提供了前所未有的工具以来大规模研究生物学过程。但是随之而来的是价格问题。大数据集的分析不仅涉及使用先进的数学和计算技术，还包括采用新规则合理处理实验结果，以便我们更容易理解乳腺癌的重要生物学过程。乳腺癌研究主要进展之一是系统生物学和组学概念的整合，来源于不同层次、水平组学实验的信息整合成一个能够描述生物学本质特征的统一模型。下文中，我们将应用于乳腺癌研究系统生物学的最新进展和整合基因组学进行综述。

系统生物学模式

系统生物学的一个主要目的是加深理解生物学功能其中的分子机制，尤其是对因分子相互作用导致机体表型复杂性的深度理解。为实现此目的，高通量组学技术（HTOT）与大规模数学建模[1, 2]、计算机技术必须有机地结合[3-5]。系统生物学方法下的当代组学研究的一个基本问题是数据整合。数据整合为合理解释高通量组学技术产生的巨大数据集铺平了道路，这是一项重大的任务，因为即使是电子化管理那样大的信息量[6]，称之为大数据模式[7]，也是个挑战。

基于我们目前对生命体组成系统这一点的理解认知，表明整合架构体系的必要性，这就是系统生物学方法。实际上，已有人谈到，鉴于高通量分子生物学新技术的不断出现，组学可能已经建立，复杂的生物学系统需要从不同角度去研究，以揭示其背后真正的机制[8]。

简言之，系统生物学是系统的生物学现象，包含大量组成成分、复杂且方式多样变换的相互作用导致功能性特征。比如，细胞行为是建立在基因组信息、基因表达谱、蛋白丰度、结构、折叠和组装方式、细胞信号转导机制和复杂的生化反应交互影响的基础上[9]。因此，细胞的功能归因于 DNA 复杂的相互作用，各种不同的 RNA 与蛋白质在转录、代谢和信号转导网络[10]的作用[11-13]。实际上，某些例子，特别是在肿瘤细胞，甚至需要考虑细胞群体或微环境的影响[14-16]。简单浏览一下这种复杂的关系，我们就知道，借助系统生物学方法的帮助，图 17.1 显示复杂生物学系统大量特征性（常常是相互依存性）的问题。

高通量组学技术以一种单个问题多层分析的方式提供了测量每种数据类型的工具，即我们可以通过实验检测全转录组或蛋白质组，甚至是蛋白质的相互作用组学。因此，需要整合的架构体系[17, 18]来组织和解读实验数

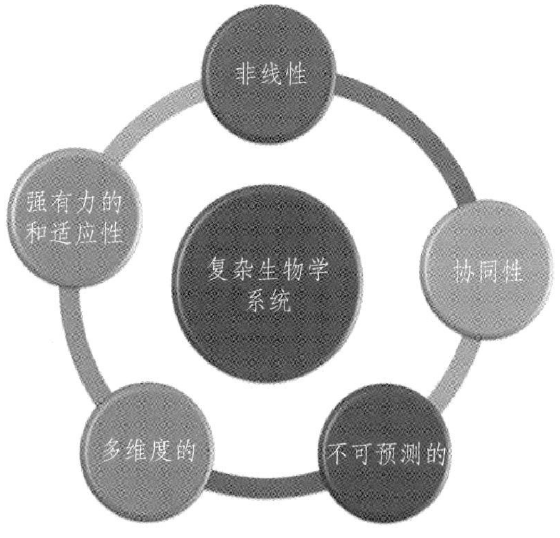

图 17.1　复杂生物学系统的一些特征。我们能注意到这些特征现象是相互依存的，不能孤立看待及处理，故需要整合观点的方法论。

据[19, 20]，以更全面、深刻地理解不同证据整合符合某特定的分子机制，或至少是近似模型[1, 8, 21-23]。在文献 [17] 中，描述了多层次数据整合平台，文献报道了在乳腺癌细胞中发生改变的基因数据、转录子数据、蛋白质数据。除外数据整合，数据库提供了基于分类学关于乳腺癌细胞内信号通路、蛋白质与蛋白质相互作用、蛋白质结构、系统建模的查询系统和分析工具。这些工作背后的基本原理是癌症的复杂性需要利用系统生物学提供的整合观点来分析。我们的观点是，这种研究方法可以更好地提升今后的肿瘤研究。乳腺癌研究中使用不同的组学技术见图 17.2。

来自癌症的挑战尤其能激发兴趣，肿瘤表型的复杂性常常需要更深度的学科交叉[23-25]，正确揭示系统复杂性，产生明白、易懂的模型以用于基础研究和临床实践。当开始了解肿瘤复杂多维度的生物学行为，常常又会考虑广为接受的基本原理，如癌基因[26, 27]、转录主要调节子的特点[28]、重启系统代谢使抗癌治疗更有效的可能性[29-31]，甚至纠缠于这 3 个问题[32, 33]。

例如，当讨论乳腺癌主调节基因（MRG）

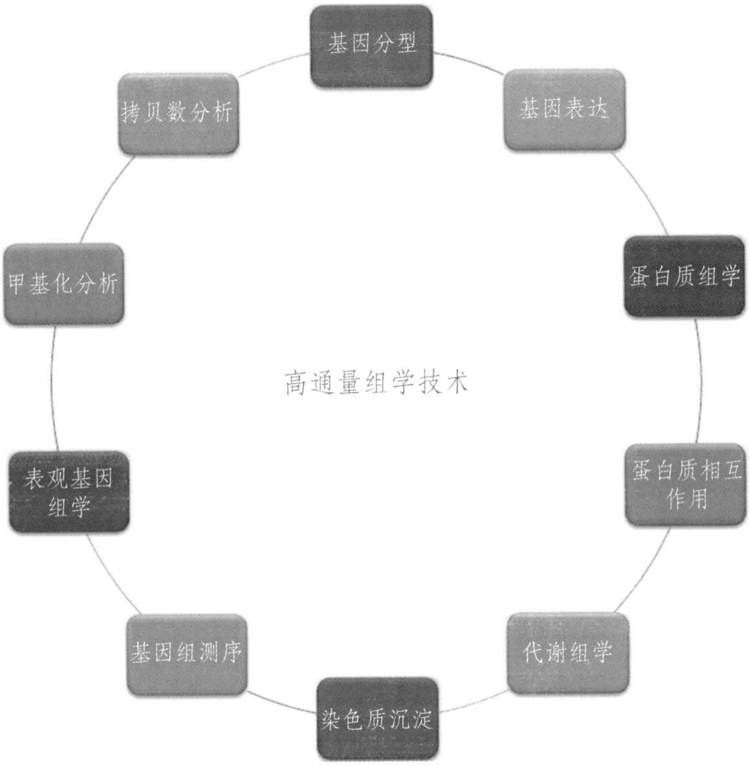

图 17.2 研究乳腺癌生物学复杂性的一些常用高通量组学技术。通过整合多个数据资源系统生物学，能更好地理解乳腺癌复杂相互关系的分子基础。

的角色，Califano[28] 领导的团队提出了一个概率模型，计算系统生物学方法可通过主调节基因的鉴定，而这些主基因与表型具有因果关系，从而推导出可靠的预后标志物。这样，作者发现了几组上游转录因子，其表达模式与正常细胞表型向恶性转换相关。作者寻找主调节基因的原因，是因为基因调节网络常常以级联放大式发挥作用，故导致表型不同，差异表达最明显的基因往往是在信号通路的下游端。由于共因子和潜在噪声背景涉及转录级联反应，这些下游基因往往不稳定。一般来说，癌基因和抑癌基因并不是差异表达最明显的基因。

为了迎接这些巨大挑战，基于几个里程碑的重要事件，系统生物学已发展出一套多学科方法。本质上，基于系统生物学的生物发现是利用不同高通量组学技术整体水平的研究，这些方法手段包括信息分类、定量、计算、可视化、存档和检索。一个特别有用的例子是复杂网络。按网络的观点，生物系统由非常大量的生物分子构成，包括 DNA 片段、RNA 转录子、酶和其他蛋白、生物分子复合物、分子器件等。这些组分通过不同的机制相互作用：基因调节、DNA- 蛋白质作用、RNA- 蛋白质作用、代谢、蛋白质 - 蛋白质作用、生化通路等。这些组分也是生物网络中的节点，而交互作用是连接的纽带。系统网络生物学建立于两个迥然不同但互补的方式：自下向上和自上向下法[5]。

自下向上法，有时称动力学观点，基于资料库已有信息的整合构建模型，随后在不同实验条件下测试模型。自上向下法或叫概率论，即以高通量组学技术实验产生的大数据为导向，用于推导网络的关联性或交互性结构，然后建模和模型测试。这两种方式相互补充，第一种方式用于模型细调，后者目的在于新发现。基因调节网络[34, 35]的概率推理及其基本热动力学特征描述[36, 37]可视为自上向下法的例子，而在熟知的信号通路[1]中的代谢重组[5]或数学模型方面可产生自下向上法。

自上向下或自下向上系统生物学的分类方法对新发现是必需的，绝大多数这些方法是基于机器学习技术，后者是用公共数据库中的数据训练计算机而来。公共数据库，比如 NCBI' s GEO[38]，是全基因组基因表达（和一些表观基因组）实验或反应组学数据库生化通路目录的存储处[39]。一个典型例子是基因集合富集分析（GSEA）[40-42]。GSEA 是种计算方法，用于评估在两个不同的表型中，某给定的一组基因是否差异表达，即是否富集于某个表型中。GSEA 或许可认为是种系统生物学方法，因为其认同基因发挥生物学功能并非单打独斗，而是以协同、合作的方式发挥效应。合作协同是基于整体系统生物学的观点[40]。

乳腺癌的组学整合

基于系统观点的高通量组学技术的兴起是技术的里程碑，鉴于前面的章节已将这一点阐述清楚，这只需简要介绍系统生物学。高通量组学技术为全面整体地理解生物学现象铺平道路，生物学现象可以是相对简单但非常重要的临床分类和表型分类，也可以是一系列更复杂的问题，如关于生物系统水平行为的机械方法论，甚至是通过治疗干预对生物系统的相对控制。因此本章将描述乳腺癌研究中组学技术的一些更重要的应用，随后以乳腺癌整体系统生物学的观点分析单个组学方法的影响力。

组学技术的首次应用，特别是基于微阵列的全基因组基因表达分析，其研究乳腺癌表型的分子标签，目的在于预测临床预后[43-49]或化疗反应[50]。基因表达谱也广泛应用于改善预后[49, 51]、肿瘤分子分型[15, 52]以及决定分子表型与乳腺癌转移的相关性[53]。

其他高通量组学技术已用于分析乳腺癌。Carroll 等[54]（基因组范围）详细地分析了 ER 所有可能的结合位点，研究结果非常重要，因为 ER 是一种激素激活的 DNA 结合转录因子，其在乳腺癌中差异表达。在低水平或正常激素水平情况下，ER 常定位于胞浆区。但当雌激素结合到 ER，此受体可发生从胞浆到胞核的迁移，促进受体二聚体化和受体二聚体结合到 DNA 的激素响应元件，导致异常的转录激活。功能实验证明 ER 对整体基因表达的去调节和乳腺癌转移非常重要，因为这对患者治疗反应和最终预后的评估具有决定性的作用。

就蛋白质组学方法应用于乳腺癌而言，已经用于寻找乳腺癌标志物，特别是经口的蛋白质组学测试属于非侵袭，相对容易操作。数年前，Sugimoto 等[55]开展了一项全蛋白质代谢组研究，不仅在乳腺癌，而且在口腔肿瘤和胰腺肿瘤中，发现了特定的蛋白质谱，方法是基于毛细管电泳质谱的唾液分析。其他乳腺癌蛋白质组学研究目的在于发现乳腺癌的风险因素，比如决定脂联素水平及其与乳腺癌风险增加的关联性[56]，相似的研究关注了其他肿瘤，包括 Teiten 等研究姜黄素处理癌细胞系的差异表达蛋白[57]。

癌症研究中的组学方法重点应用于基因组不稳定性、染色体重排、拷贝数变异和其他 DNA 突变。例如，Hicks 等发现某种基因组重排模式与乳腺癌患者生存相关[58]，PIK3CA 基因突变与当前乳腺癌更高的发病率有关[59]。其他高通量测序方法指出，乳腺癌中存在非翻译区（UTR）重排现象[60]，考虑到上皮性乳腺癌细胞发现基因组重组这一确凿事实，例如，已通过比较基因组杂交阵列技术揭示这一点[61]，非翻译区的重排可能与乳腺癌相关。

乳腺癌研究中的系统生物学方法

如前述已提及，系统生物学很重要的一个问题是数据整合[62]。对于这一点，毫无疑问，通过开发算法整合来自于不同高通量技术产生的单个零散的数据，能获得更多、更完整的信息以解码复杂生命现象。由于乳腺癌多因性特点，代谢和激素调节紊乱、基因组不稳定、炎症、异常免疫反应、染色体重排、突变、基因表达异常、信号对话和蛋白折叠异常，其中至少一种病理过程涉及乳腺癌，可想而知，乳腺癌适合用系统生物学的观点加以研究。

先回顾一下 Sun 等的工作[63]，其对乳腺癌细胞的基因表达、CpG 岛甲基化谱、拷贝数变异数据整合分析，将这些异常功能基因组关联到乳腺癌细胞深度测序的突变率，或者致力于研究基因组区域局部扩增、纯合缺失和其他序列变异对乳腺癌和某些直肠肿瘤类型影响的分类[64]。

当然，这需要计算机借助合适的数学模型来整合基因组数据[34, 65, 66]，考虑的问题包括 miRNA 寻靶[67]、基因组网络模块化[68]、数据挖掘和整合技术[69]，以证实新的生化信号通路[70]和肿瘤癌变新的分子机制[71]。尽管这并非独特的[72]，但可增进我们目前对乳腺癌生物学的理解[73]。特别要强调的是组学方法的整合[74]，其可更准确地预测患者的结局[75-77]。整合研究的范围非常广，从染色体主要断裂点对乳腺癌表观基因组调节的影响[78]到乳腺癌基因在植物中同源物的生物学作用[79]，特别是这些因素在细胞分化和增殖过程中的相互作用[8, 80]。关于这一方面，细胞信号转导、基因调节和其他生物学功能中的一些生化通路涉及乳腺癌的表型学。在图 17.3 中，我们可看到决定乳腺癌进化的基本分子通路及其相互关系，或者是直接的通路级联，或者是间接的通路对话。

关于转移和预后，文献 [77] 讨论了乳腺癌基因组研究中的一个常见的问题，即在差异表达模式中，那些最常见基因突变并无统计学差异。一些常发生突变的基因，如 P53、KRAS、HRAS、HER2/neu 和 PIK3CA，其并非总是显著差异表达，而是通过蛋白质网络连接到许多表达反应基因发挥基本作用。为了找出其中协调一致的机制，作者将每个基因表达值和其相关蛋白质置于蛋白质相互作用网络之上，然

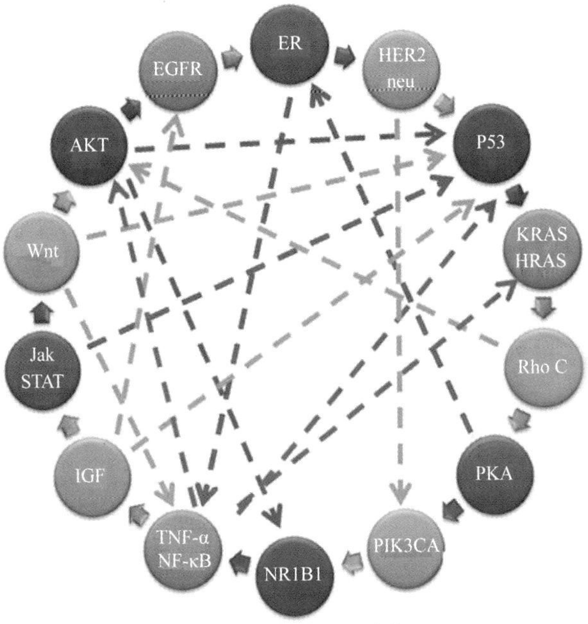

乳腺癌主要信号通路

图 17.3 涉及乳腺癌变和转移的主要分子通路。信号通路或通路级联之间的直接关系用小的、粗箭头表示；生化路线或通路间对话交流的间接关系用长的、断裂箭头表示。

后寻找表达谱更适合区分转移的子网络。基于所有患者转移 / 非转移两者状态和互信息度量得分情况，计算候选子网络的区分潜能，更高的互信息度量的子网区分能力更好。这揭示了新的基因型 / 表型模式，因为乳腺癌转移最具指征意义的表型变化并不一定是在基因表达水平受到调控。

在文献 [66] 中，作者研究了癌变中处于核心地位的转录调节不规则的复杂模式及其与其他基因组改变的关系，表明 DNA 拷贝数变异和表观遗传学改变的交互作用是复杂的，理解多个来源的全景式数据需要将其整合在一起。由于 DNA拷贝数和表观遗传学的改变都导致基因表达模式的变化，根据特定基因组区域背景情况，分析微阵列基因表达数据是整合癌症多种基因组变化效应的有效方法。

Dexter 等 [66] 甚至开发了一种新的数据聚类方法，称为“genomic distance entrained clustering”，其聚类算法目的是证实基因组区域，对应的基因表达发生协调一致的改变。借助此法，与预期（高拷贝对应高的基因表达水平）不同，作者发现并非所有差异表达幅度都对应于 DNA 拷贝数的差异，这提示存在另一种基因表达调节的机制，正如表观遗传抑制一样，在特定变化的基因组区域发挥重要作用。这样的整合研究是癌症研究中系统生物学方法的核心策略。

过去多种组学技术实验结果基础上形成的强烈科学假说指导开展了一些系统水平的研究。典型例子是激素受体，如雌激素受体（ER）或表皮生长因子受体（EGFR），其属于受体酪氨酸激酶的 ErbB 家族成员，而已知受体酪氨酸激酶在乳腺癌表象中起枢纽性作用。按此方式，Uhlmann 和合作者 [81] 分析了由于 EGFR 过表达，乳腺癌细胞周期特征性改变蛋白网络的整体 miRNA 调节模式。众所周知，EGFR 抑制剂在乳腺癌治疗学方面的作用相当重要 [82]。比如，曲妥珠单抗抵抗认为与 ErbB（尤其是 EGFR 和 HER2/neu）调节细胞周期动力学有关 [83]，HER2 的转变一直认为对乳腺癌患者具有根本性的影响 [84]。

Uhlman 等揭示了转录调节独特分子机制在乳腺癌信号转导中扮演的角色 [81]，利用组合策略分析 miRNA 和蛋白质的相互作用，这种相互作用调控了响应于 EGFR 信号的细胞增殖。这样的系统生物学研究产生了一种前所未有的观点，组合的 miRNA 调控一种信号通路，这可能在药物基因组方面具有重要作用，因为癌基因信号通路常常抵抗单个调节因素的抑制信号。这种组合分析能使我们洞察其中的分子基础，以选择单个 miRNA 或具有综合活性一小组 miRNA，通过靶向转录调节可用于乳腺肿瘤治疗。EGFR 通路尤其与乳腺癌治疗关系密切，但一些下游的信号转导器，如 RAS、AKT 或 CDK 作用也比较重要。

蛋白质的相互作用方式表明 ErbB 异源二聚体扮演着明确的癌基因角色。尤其是 Holbro 和合作者显示 ErbB2 阳性乳腺癌细胞要求 ErbB3 共同参与促进细胞增殖率 [85]。ErbB 蛋白在上皮性乳腺细胞中的癌基因角色得到进一步支持，封闭调蛋白表达（阻抑 ErbB 异源二聚体）可抑制乳腺肿瘤的生成和转移 [86]。进一步功能基因组实验显示在特异性激酶 - 激酶抑制剂条件下，细胞信号转导出现异常 [87]。可以注意到乳腺癌中 ErbB 蛋白修饰和信号转导之间重要的联系，因为已证明低水平或无效水平的 ER 信号转导可导致下游靶标不同的甲基化谱，即表观遗传学沉默 [88]。

这种信号级联反应结果对理解乳腺癌表象非常重要。事实上，免疫沉淀研究最近表明，乳腺癌相关基因调节网络拥有一个分层结构，不仅如此，研究者还提出科学假说，ER 活性在分层结构网络中扮演中心性角色 [89]。现已证实转录水平网络其他重要的中心点，其中有 E2F 转录因子 [90]、ATF3[91] 和具有 MAPK 结构转录元件的广谱家族 [92]。

ER alpha（ERα）是乳腺癌细胞基因组转录调节过程中的介导者，实际机制涉及细胞核始动的甾体信号转导和多种蛋白激酶级联反应在非基因组水平的激活。ER 调节作用很重要，因为相比于野生型细胞，他莫昔芬抗性乳腺癌细胞经雌激素处理后出现一组雌激素靶标基因富集表达[89]。

关于ER信号通路在调节网络中的相互影响，通过全基因组染色质沉淀实验，一个ERα相关的完整相互作用组学网已得到确定[93]。如前所述，对于目前的化疗学，雌激素调节反应特别重要，因为对内分泌药物如他莫昔芬和氟维司群的反应依赖于复杂的相互作用，涉及转录因子分层网络和表观遗传学机制，特别是不同的甲基化谱[94]。网络生物学研究是综合利用高通量技术数据概率性推导贝叶斯调节网络，拓扑学驱动的分析证实ERα动力学驱动的调节子网[95]。对数学－计算机模型将表型特征（系统雌激素反应）关联到分子特征的重要性，我们怎么强调都不过分，因为这能模拟评估不同治疗学的效果，为个体化医学铺平道路。就此而言，值得一提的是，那些研究甚至指出，激素时钟在乳腺癌肿瘤生成开始时具有的循环效应[96]。

这些基于系统观点的研究，已不只停留在描述性阶段，实际上已在临床上发挥作用。其中一个例子是，全基因组功能研究如何证实雌激素激活维甲酸受体（NR1B1）通路（一个熟知的治疗靶标）的机制[97]。雌激素介导的ErbB信号转导与乳腺癌异常增殖过程有关[98]，仅凭此因，其在转录和翻译水平就受到广泛研究[99]。但是其影响不只在基因组调节方面，众所周知，通过葡萄糖剥夺网络[100]，可抵消拉帕替尼在ErbB2阳性乳腺癌的细胞毒性效应。因此，ErbB信号转导已广泛数学建模[101]，以探究乳腺癌复杂信号转导后隐藏的配体反应的主要机制。

在多细胞/组织层次，已知HER2的过度调节能抑制乳腺肿瘤中上皮钙黏素的转录、解除联蛋白－上皮钙黏素复合物稳定性，导致癌细胞黏附性减弱。确实如此，在EGF刺激的HER2阳性细胞中，高度磷酸化的联蛋白-d和联蛋白-g有助于降低细胞黏附和增加细胞运动。这些事实结合IGF信号通路，可能产生具有重大药理学意义的发现。IGF-1R通过MAPK和PI3K通路诱导细胞增殖和生存，这个现象与通过增加有丝分裂能力指数EGFR在他莫昔芬抗性乳腺肿瘤细胞发挥信号转导作用相关联[98]。因此，HER2过表达能增加肿瘤增殖、血管生成及侵袭，并与不良预后有关。利用细胞外功能域结合单抗如曲妥珠单抗的药理学靶向HER2及其受体激酶复合物常足以逆转恶性表型。

除了ErbB雌激素信号转导网络的激素效应，乳腺癌研究中还有其他重要的基因/通路值得考虑。最近一项重要研究表明，作为转化癌基因，RhoC GTPase[102]具有将人类乳腺细胞转化成炎性乳腺癌表型的能力。RhoC的激活与转移过程[103]有关，RhoC是RAS同源物，后者是小分子GTPase其激活后调节反应蛋白，驱动基因表达参与细胞生长、分化和生存。鉴于RAS是人类最常见癌基因，肿瘤研究中RhoC受到广泛关注也就不足为奇，尤其是RhoC过表达能够控制乳腺癌转移潜能和干细胞丰度[104]。

遵循一个详细的数学和计算机模型，Visvanathan和合作者[1]提出一个整合系统生物学方法用于分析TNF-α-NF-κB信号通路模型的实验数据，并整合成基于知识的模型数据库，包括数学建模数据、文献信息和生物学数据。这项重要研究基于的事实是：TNF-α的去调节和过度产生是乳腺肿瘤中一个非常重要的成分，因此，通过特异性单抗如英夫利昔（infliximab）封闭其表达，可能有效缓解疾病表型。药物英夫利昔的作用机制涉及信号通路的打断，特别是TNF通路（英夫利昔属于anti-TNF单抗一类）的去调节，其结合TNF，阻止TNF被受体识别，废除其作为第二信使的细胞因子活性。但英夫利昔也能引发TNF激活的T淋巴细胞程序性细胞死亡，这与其抗自身免疫疾病作用有关，但这一点在乳腺癌中也很重要，因为其通过促炎症细胞因子在肿瘤生成中发挥重要作用，而在肿瘤转移甚至更明显[102]。

研究兴趣从细胞间信号例如TNF-α通

路，转向细胞内信号转导，比如膜受体 TNF-α 到转录因子 AP1、NF-κB 再到凋亡信号转导通路，有观点认为 TNF 细胞外信号转导的凋亡路线，对细胞群体如肿瘤组织比对单个细胞影响更大。利用信号通路数学建模研究蛋白质－蛋白质相互作用网络，这包括 TNF-α-NF-κB 通路动力学方程结合其常数和初始浓度，研究者的兴趣转换得以实现。

由于葡萄糖代谢涉及肿瘤发生和癌细胞增殖，另一个已得到充分研究的信号分子是胰岛素生长因子家族。IGFBP3[105] 在恶性和非恶性上皮细胞，以及存在整合素受体复合物情况下后者向前者转化，这种双重角色导致了乳腺上皮细胞癌性代谢转化科学假说的产生。并不奇怪，IGFBP3 分子活化机制涉及与其他肿瘤性通路如 PKA、RhoC 和神经酰胺的交流对话[106]。前已提及 RhoC 系统的生物学作用：值得注意的是其与 PKA（涉及糖原、糖和脂质代谢调节的一种蛋白激酶）、神经酰胺（涉及神经鞘髓磷脂信号转导，但在分化、增殖、程序性细胞死亡和凋亡等重要生物过程中对蛋白质的招募起更重要作用）的相互影响。

雌激素信号转导和胰岛素反馈并非乳腺癌中仅有的激素相关过程。近来，脱碘酶在细胞增殖和肿瘤生长中的去调节作用已被提及[107]，其他甲状腺激素如酪氨酸激酶通过调蛋白（heregulin）也参与[108]诱导激活肿瘤的过程[109]。基因组水平的变化可能也与上皮细胞[110]对热刺激反应有关，最终产生 DNA 损伤修复[111]，如 ATR信号转导机制[112, 113]。有趣的是，雌激素动力学负性调节 ATR 信号转导[113]，故高水平雌激素抑制细胞周期核查点和 DNA 修复过程，而同时也受 BRCA1/BRCA2 交互调节[112]。BRCA 基因除了已知功能，值得一提的是，其还涉及干细胞转化[114]和表观基因组调节的基因组不稳定性[115]。

除与表观基因组学和染色质修饰有关外，作为乳腺癌[116]和其他肿瘤[117]候选靶标分子的 FOXA1 最近受到关注，原因是其可能参与激素反应过程中生化信号通路的交互对话而被认为是种重要分子。利用系统生物学模式高通量组学技术发现肿瘤中其他激素相关内分泌和旁分泌通路的调节紊乱[118]，例如乳腺癌细胞对 5- 羟色胺 / 泌乳刺激素的重摄取、三阴性乳腺癌组织[119]中对 PARP 抑制剂的激素抗性以及肿瘤表型克服甲羟戊酸代谢[120]的情况。

系统生物学研究也能使我们开发预后判断方法，产生更好的临床决策和更合适的治疗策略，这明显取决于患者特征，尤其是分子表型，其中一个例子是 Desmetd 等[121]提出 76 个基因作为预后标签，在一项对淋巴结阴性乳腺癌患者的多中心队列研究中得到广泛证实。其他组学研究已揭示更多的特征，如炎症过程和肿瘤生存的关系[122]，并指出基因表达标签的可伸缩性是临床广泛应用所必需的，乳腺癌转移至肺部[123]的特定基因，甚至是能揭示 P53 状态与全基因组突变模式和最终患者生存[124]关系的一组分子集。随后相似的研究发现了疾病进展标志物如蛋白 BNIP3[125]，其组织中的水平（甚至其血清水平更重要）与肿瘤进展负相关。

众所周知，绝大多数乳腺癌的死亡并非由于原发性肿瘤，而是转移所致。基于此，从临床角度而言，肿瘤转移的全基因组研究非常重要。转录因子 SMAD3 在乳腺癌转移中的角色最近得到研究[8, 126, 127]，SMAD3 驱动转移的分子机制涉及 TGF-β[126] 介导 metastatin（S10-0A4）的激活以及血管新生过程[127]中 SMAD3 和 SMAD2 拮抗关系。由于 SMAD3 和 SMAD2 的同源性，拮抗性的相互作用可能是因蛋白质的其他功能所致[127]。

乳腺癌多维度基因组方法的应用已使我们研究出基因表达水平和蛋白质相互作用水平的分子标签。以后者为例，考虑到不同的患者群可能有不同的标签枢纽，已设计出高度可重复性的蛋白质标签组[128]。不同的患者群可能有不同的标签中心，这一点可能影响同一肿瘤转移相关信号通路的动力学过程，换言之，肿瘤转移并非以一个基因为中心，而是以某个信号通路或网络为中心[8]。研究发现细胞周期、凋亡、Jak-STAT、MAPK、ErbB、Wnt 和 P53 信号通路更倾向于多基因、多靶标的调节紊乱,也就是疾病相关的信号通路可能依赖于不同标签枢纽和同组富集邻邦共表达的改变。

例如, IL2 或 IL6 的相互作用相邻基因共表达的改变可能扰乱 Jak-STAT 信号通路,并有助于乳腺癌恶性演进,这是基于相互作用网络中相关蛋白中心点分层排布的理念,而以基因为中心的方法可能忽视这一点。研究显示人体相互作用组学整体模块的变化有助于增进我们对乳腺癌转移背后复杂生化机制的理解。某种程度上,这种情况类似于癌基因异常,或调节这些癌基因的 miRNA 修饰异常,所导致的癌症信号通路紊乱。基于网络理念的类似研究已阐述乳腺癌抵抗治疗带来的挑战,也即肿瘤组织中亚克隆细胞群体对化疗药如曲妥珠单抗的获得性抵抗[129]。这些系统水平的研究模式可能事实上正在使临床医生和基础研究科学家在改善临床策略和治疗干预方面展开合作,下面章节将讨论一些成功案例。

乳腺癌系统生物学的临床影响力

过去基于系统生物学的科学研究绝大多数致力于构建和分析疾病分子模型,尤其是癌症分子模型。近来大量研究开始转向更具应用性的临床试验[130]。确实,我们离一直寄予希望的个体化医学距离尚远,但是癌症生物学中的系统方法学的应用正开始缩短两者之间的距离。

目前为止,系统生物学方法的临床应用绝大多数属于改善预后,或提出新的治疗策略。肿瘤分子标志物是个有难度的领域,提高肿瘤预后标志物精确性可产生最优化、靶标特异性的联合治疗,从而改善患者生活质量、减少不必要的化疗相关费用。实际上,最多 30% 的患者因具有可用的临床标志物而得到恰当诊断[130],这种情况,如我们所预见,可将系统生物学策略引入肿瘤预后评估中而明显改变。

改善乳腺癌分子诊断和预后首先有赖于系统分析代谢通路和系统性变化,如肥胖和代谢综合征,后者是乳腺癌两种常见共患病。Krebs 等[131]的研究提出老龄妇女肥胖程度和乳腺癌风险增加具有明确的统计相关性,文献 [132] 的系统层次队列研究揭示了脂肪因子的功能性角色与胰岛素抵抗、代谢综合征和随后乳腺癌发生、复发的关联性。

一个更详细、特异分子模型的例子是 Gunter 和合作者[133]分析了胰岛素和 I 型胰岛素样生长因子信号通路在绝经后妇女乳腺癌风险中的意义。我们或许记得前期系统生物学研究指出,胰岛素样生长因子信号通路在乳腺癌发生中扮演的重要角色。有趣的是,乳头状甲状腺癌的最近研究[35]也强调凋亡通路与胰岛素样生长因子信号通路的交互对话在癌变发生过程中的作用[134]。对肿瘤代谢紊乱的系统分析也可能发现乳腺癌预后的群体-特异性分子标志物。如 Alokail 等的研究[135],代谢综合征和压力反应标志物与沙特阿拉伯妇女乳腺癌的早期发生密切相关。该研究讨论瘦素和脂联素水平的变化如何影响乳腺癌发生,还提及脂联素具有乳腺癌复发预后判断方面的意义,组学技术在这些发现中作用重大。本例中,使用了定制的多项 Luminex 分析法测量血清胰岛素、脂肪细胞因子和纤维蛋白溶酶原激活抑制因子 -1(PAI-1)的浓度。其他低通量技术使用了 ELISA 测量 CRP、TNF-α 和 ANG Ⅱ。

肿瘤预后常常与转移的速度和程度有关,系统生物学方法也证实了分子特征或分子谱可作为转移预后判断工具。Kim等[136]近来发现乳腺癌一定的分子表达谱和淋巴结侵袭存在关联,如其他研究一样[28, 70],分子表达谱甚至与预后和生存有关。

总的来说,乳腺癌预后的重要进展涉及分子标签的发现,即通过高通量技术或其他实验室技术检测一组分子或分子状态,分析结果后能判断预后情况,为达到此目的已开发了复杂的数学算法和计算机技术[40, 51, 137, 138]。例如,

Kim 等[136]讨论了由于 P53 缺失，引发 S1P（一种促生长脂质）的突然增加，后者可能调节乳腺肿瘤细胞的增殖、凋亡、迁移和血管生成，因此是一个潜在治疗靶点。

我们已讨论基因集合富集分析[40]方法。文献 [137] 中，Carrivick 及其同事开发了一种基于全基因组表达数据集的 Bayesian 统计分析工具。表达芯片已成为临床上强有力的助手（可见某些实例），其中的发现意义重大。乳腺癌的分子标签已能做到前瞻性确定某些病例[51, 138]、大幅改善临床决策过程，因此确定其自身为重要分析工具，尤其对于那些高度进展转移性乳腺癌，其常因错误诊断、不良预后和疗效欠佳而导致死亡。

某些乳腺肿瘤特定病例诊断不清、预后不良，其中一个因素是肿瘤细胞明显的异质性，肿瘤异质性是分子谱识别策略的一项挑战。但是系统生物学方法在乳腺癌研究的最大成就可能是发现了不同的肿瘤亚型。亚型的确定取决于一些分子特征，如基因表达标签[15, 76]和 DNA 拷贝数变异谱[139]，后者对基因表达标签、临床 / 病理表现和组织学分级[140]影响重大。乳腺肿瘤亚型分类众多，尚不完全，但 Perou 和合作者确定的分型也许更一致[15]，可见图 17.4 中的分型。

除了预后，临床医生真正关心的是治疗，在此方面，系统生物学方法的应用也有明显进展。从图 17.5 可见用于治疗乳腺癌的药物，这些设计的药物不是致力于诱发全面性反应（如细胞凋亡），而是着眼于引发或封阻乳腺癌特定的信号通路和转移环节。

鉴于乳腺癌与肥胖和代谢综合征的关系已讨论，系统研究揭示脂肪组织或许可成为激素依赖性乳腺癌治疗的靶器官[141]。一项相关研究[100]强调葡萄糖剥夺通路可抵消 ErbB2 阳性乳腺癌抗性细胞中拉帕替尼诱导的化疗毒性。如果考虑到 ErbB2 阳性乳腺癌细胞中

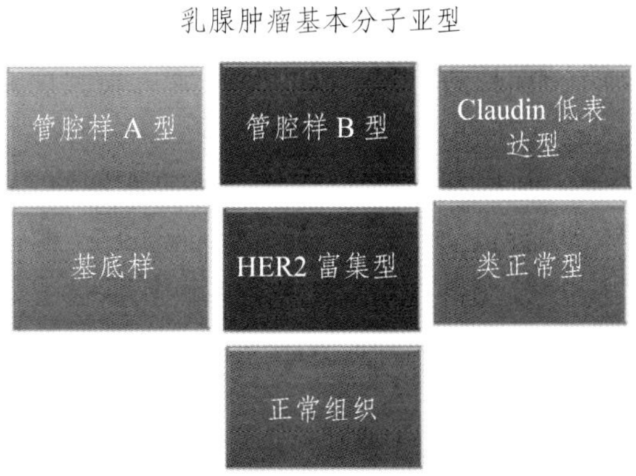

图 17.4 根据 Perou 等分类的乳腺肿瘤基本分子亚型[15]。依照近似的分子相似度，即相近的颜色和亮度水平表示相似的分子谱，采用颜色编码肿瘤亚型，颜色编码非定量的，而只是示意。（见彩图）

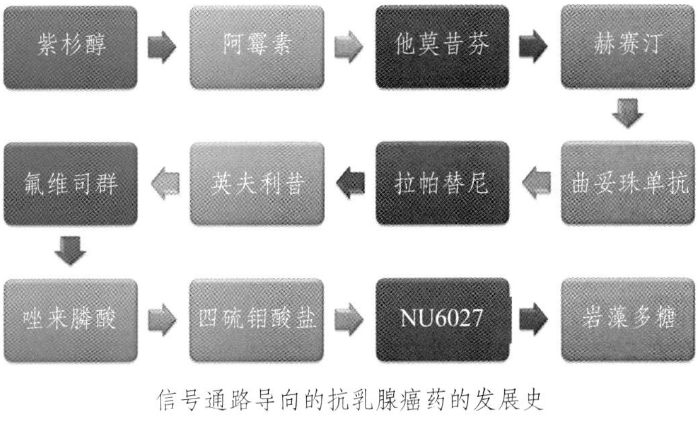

图 17.5 特异设计用于治疗乳腺癌及其转移的药物和大概历史顺序（箭头）。我们可以注意到，目前的药物越来越特异和靶向特定的信号通路及肿瘤亚型，符合个体化医疗的模式。（见彩图）

EGF 信号的抑制与葡萄糖剥夺和能量压力有关，我们或许可认识到拉帕替尼诱导细胞毒性的机制是通过抑制葡萄糖摄入，从而导致细胞水平能量压力。这个机制与以下事实一致，在 SKBR3 处理的细胞中，拉帕替尼能够降低甚至抑制葡萄糖摄取、减弱糖酵解通路，而抗性细胞无明显影响。

雌激素状态与内分泌治疗抗性中的紧密关系促使研究者发现了可能通过靶向 ERα/PI3K [142] 克服化疗抗性的治疗方案，而酪氨酸激酶抑制剂能够使预后不良的肿瘤敏感，从而接受激素相关治疗 [143]。除外它们在不能内分泌治疗的激素依赖性肿瘤的作用，由于其在细胞周期中的中枢性地位，酪氨酸激酶，特别是细胞周期核查点激酶 Chk1，已成为乳腺癌药物学靶标 [144]。

细胞周期控制与乳腺癌治疗特别相关，按此方针，已开发了一种称为 NU6027 的药物 [145]，发现其在乳腺癌和卵巢癌细胞中是 ATR 反馈的强烈抑制剂。但是激素增强的辅助联合治疗并非人人有效，一些研究已阐明选择性的疗效取决于基因表达标签 [146]。

为增强辅助联合治疗，必须考虑肿瘤亚型和其他分子标签，尤其是前面提及的 ErbB 分子。设计的新疗法在 HER2 阳性乳腺肿瘤细胞中可诱导从 HER2 到 FGFR2 的转换 [147]，因其可挽救拉帕替尼的抗性。其他相关药物的靶标是基于 EGFR 和 VEGF 信号通路的相互作用，这些通路相互纠缠，互受影响，这为多靶标的抗癌治疗提供了思路 [148]。由于 AXL 是一种酪氨酸激酶受体蛋白，对激素敏感，AXL 癌基因激活的问题导致在 HER2 阳性肿瘤中抵抗拉帕替尼的治疗 [149]。这样的病例可用四硫代钼酸铵辅助治疗，因为后者的抗血管生成效应可抵御 HER2/neu 诱发的乳腺癌，抵御机制的假说涉及乳腺的低增殖性重塑 [150]。

其他通路可能存在交互影响，并提供在乳腺癌治疗中的机遇，其包括磷酸化依赖的泛素化，特别是 SKP2 蛋白激酶，认为其可作为药物靶标 [151]。SKP2 是 cyclin A-CDK2 S 期激酶基本组成成分，已被认为是参与淋巴瘤病变的原癌基因。在 P27- 缺陷的乳腺癌中常见 SKP2 过表达，P27/Kip1 是 cyclin 依赖性激酶抑制剂，承担对细胞周期 G1 期中 cyclin（细胞周期素）的调控，尤其是 P27/Kip1 通过增殖性压力而抑制细胞分裂周期。由于 SKP2 是 P27/Kip1 的拮抗剂，故 SKP2 的作用结果是不可控性增殖。cyclin 依赖性增殖是乳腺癌转移的组成要素之一 [151]。除外 cyclin 激酶调节，其次的钙代谢可能参与乳腺癌的异常信号转导。为此，唑来磷酸盐作为一种有效辅助治疗，已应用于某些乳腺癌病例 [152]。

总结与展望

通过本章，系统生物学分析方法的大量例子加深了我们在分子水平和细胞组织水平对乳腺癌癌变和转移这一极度复杂现象的理解。新的进展带来了新的线索、工具和治疗手段，以更好和更全面的方式治疗癌症。

不同组学技术的作用高度相关，尤其是那些组学技术产生的高通量数据结果。大数据和复杂系统迫切需要新方法分析、整合那些巨大的信息全集，并将其整合汇编成便于临床医生和药理学家使用的资源，从而为需求巨大而应用尚缺的个体化医学铺平道路。对于乳腺癌及其多种亚型，每一种可能有迥然不同的分子谱特征，这就是系统生物学分析疾病的模式。我们真诚希望，本章的讨论能将系统生物学方法介绍给众多临床肿瘤学家和病理学家，以期缩小基础实验、计算肿瘤生物学和临床应用之间的鸿沟。

（邓华　译）

参考文献

1. Visvanathan M, Baumgartner C, Tilg B, Lushington GH: Systems Biology Approach for Mapping TNF-NF B Mathematical Model to a Protein Interaction Map. Open Syst Biol J 2010, 3(1):1-8.
2. Jin VX, O'Geen H, Iyengar S, Green R, Farnham

PJ: Identification of an OCT4 and SRY regulatory module using integrated computational and experimental genomics approaches. Genome Res 2007, 17(6):807-817.
3. You L: Toward computational systems biology. Cell Biochem Biophys 2004, 40(2):167-184.
4. Kitano H: Computational systems biology. Nature 2002, 420(6912):206-210.
5. Hernandez Patino CE, Jaime-Munoz G, Resendis-Antonio O: Systems biology of cancer: moving toward the integrative study of the metabolic alterations in cancer cells. Front Physiol 2012, 3:481.
6. Tretyakov K, Laur S, Smant G, Vilo J, Prins P: Fast probabilistic file fingerprinting for big data. BMC Genomics 2013, 14 Suppl 2:S8.
7. Schouten P: Big data in health care. Healthc Financ Manage 2013, 67(2):40-42.
8. Baca-Lopez K, Mayorga M, Hidalgo-Miranda A, Gutierrez-Najera N, Hernandez-Lemus E: The role of master regulators in the metabolic/transcriptional coupling in breast carcinomas. PLoS One 2012, 7(8):e42678.
9. Critchley-Thorne RJ, Miller SM, Taylor DL, Lingle WL: Applications of cellular systems biology in breast cancer patient stratification and diagnostics. Comb Chem High Throughput Screen 2009, 12(9):860-869.
10. Xu Y, Hu W, Chang Z, Duanmu H, Zhang S, Li Z, Li Z, Yu L, Li X: Prediction of human protein-protein interaction by a mixed Bayesian model and its application to exploring underlying cancer-related pathway crosstalk. J R Soc Interface 2011, 8(57):555-567.
11. Ventura AC, Jackson TL, Merajver SD: On the role of cell signaling models in cancer research. Cancer Res 2009, 69(2):400-402.
12. Ernst J, Vainas O, Harbison CT, Simon I, Bar-Joseph Z: Reconstructing dynamic regulatory maps. Mol Syst Biol 2007, 3:74.
13. Itadani H, Mizuarai S, Kotani H: Can systems biology understand pathway activation? Gene expression signatures as surrogate markers for understanding the complexity of pathway activation. Curr Genomics 2008, 9(5):349-360.
14. Entschladen F, Palm D, Drell TLt, Lang K, Zaenker KS: Connecting a tumor to the environment. Curr Pharm Des 2007, 13(33):3440-3444.
15. Perou CM, Sorlie T, Eisen MB, van de Rijn M, Jeffrey SS, Rees CA, Pollack JR, Ross DT, Johnsen H, Akslen LA et al: Molecular portraits of human breast tumours. Nature 2000, 406(6797):747-752.
16. Faratian D: Systems pathology. Breast Cancer Res 2010, 12 Suppl 4:S4.
17. Mosca E, Alfieri R, Merelli I, Viti F, Calabria A, Milanesi L: A multilevel data integration resource for breast cancer study. BMC Syst Biol 2010, 4:76.
18. Szabo C, Masiello A, Ryan JF, Brody LC: The breast cancer information core: database design, structure, and scope. Hum Mutat 2000, 16(2):123-131.
19. Kanehisa M, Goto S, Hattori M, Aoki-Kinoshita KF, Itoh M, Kawashima S, Katayama T, Araki M, Hirakawa M: From genomics to chemical genomics: new developments in KEGG. Nucleic Acids Res 2006, 34(Database issue):D354-357.
20. Emmert-Streib F, Tripathi S, Simoes RdM, Hawwa AF, Dehmer M: The human disease network: Opportunities for classification, diagnosis, and prediction of disorders and disease genes. Systems Biomedicine 2013, 1(1):20-28.
21. Brunet JP, Tamayo P, Golub TR, Mesirov JP: Metagenes and molecular pattern discovery using matrix factorization. Proc Natl Acad Sci U S A 2004, 101(12):4164-4169.
22. Lefebvre C, Rajbhandari P, Alvarez MJ, Bandaru P, Lim WK, Sato M, Wang K, Sumazin P, Kustagi M, Bisikirska BC et al: A human B-cell interactome identifies MYB and FOXM1 as master regulators of proliferation in germinal centers. Mol Syst Biol 2010, 6:377.
23. Wang X, Gotoh O: Inference of cancer-specific gene regulatory networks using soft computing rules. Gene Regul Syst Bio 2010, 4:19-34.
24. Rosenthal DT, Merajver SD: Rethinking the war on cancer: multidisciplinary collaborations between biologists and physical scientists. Future Oncol 2012, 8(4):339-341.
25. Kitano H: Cancer as a robust system: implications for anticancer therapy. Nat Rev Cancer 2004, 4(3):227-235.
26. Tonon G: From oncogene to network addiction: the new frontier of cancer genomics and therapeutics. Future Oncol 2008, 4(4):569-577.
27. Malumbres M: miRNAs versus oncogenes: the power of social networking. Mol Syst Biol 2012, 8:569.
28. Lim WK, Lyashenko E, Califano A: Master regulators used as breast cancer metastasis classifier. Pac Symp Biocomput 2009:504-515.
29. Locasale JW: Metabolic rewiring drives resistance to targeted cancer therapy. Mol Syst Biol 2012, 8:597.
30. Tennant DA, Duran RV, Gottlieb E: Targeting metabolic transformation for cancer therapy. Nat Rev Cancer 2010, 10(4):267-277.
31. Sethi JK, Vidal-Puig A: Wnt signalling and the control of cellular metabolism. Biochem J 2010, 427(1):1-17.
32. Jones RG, Thompson CB: Tumor suppressors and cell metabolism: a recipe for cancer growth. Genes Dev 2009, 23(5):537-548.
33. Levine AJ, Puzio-Kuter AM: The control of the metabolic switch in cancers by oncogenes and tumor suppressor genes. Science 2010, 330(6009):1340-1344.
34. Margolin AA, Nemenman I, Basso K, Wiggins C, Stolovitzky G, Dalla Favera R, Califano A: ARACNE: an algorithm for the reconstruction of gene regulatory networks in a mammalian cellular context. BMC Bioinformatics 2006, 7 Suppl 1:S7.

35. Hernández-Lemus E, Velázquez-Fernández D, Estrada-Gil JK, Silva-Zolezzi I, Herrera-Hernández MF, Jiménez-Sánchez G: Information theoretical methods to deconvolute genetic regulatory networks applied to thyroid neoplasms. Physica A: Statistical Mechanics and its Applications 2009, 388(24):5057-5069.
36. Lemus EH: Non-equilibrium thermodynamics of gene expression and transcriptional regulation. Journal of Non-equilibrium Thermodynamics 2009, 34(4):371-394.
37. Hernández-Lemus E: Non-equilibrium thermodynamics of transcriptional bursts. In: New Trends in Statistical Physics: Festschrift in Honor of Leopoldo Garcia-Colin's 80th Birthday Edited by MACIAS ALFREDO & DAGDUG LEONARDO Published by World Scientific Publishing Co Pte Ltd, 2010 ISBN# 9789814307543, pp 163-182: 2010; 2010: 163-182.
38. National Center for Biotechnology Information: gene expression omnibus. http://www.ncbi.nlm.nih.gov/geo/ 2012.
39. Reactome: An open-source, open access, manually curated and peer-reviewed pathway database. http://www.reactome.org. 2012.
40. Subramanian A, Tamayo P, Mootha VK, Mukherjee S, Ebert BL, Gillette MA, Paulovich A, Pomeroy SL, Golub TR, Lander ES et al: Gene set enrichment analysis: a knowledge-based approach for interpreting genome-wide expression profiles. Proc Natl Acad Sci U S A 2005, 102(43):15545-15550.
41. Broad Institute of MIT and Harvard: Gene Set Enrichment Analysis. http://www.broadinstitute.org/gsea/downloads.jsp. 2012.
42. Broad Institute of MIT and Harvard: Molecular Signature Database. http://www.broadinstitute.org/gsea/msigdb/collections.jsp. 2012.
43. van 't Veer LJ, Dai H, van de Vijver MJ, He YD, Hart AA, Mao M, Peterse HL, van der Kooy K, Marton MJ, Witteveen AT et al: Gene expression profiling predicts clinical outcome of breast cancer. Nature 2002, 415(6871):530-536.
44. Farmer P, Bonnefoi H, Becette V, Tubiana-Hulin M, Fumoleau P, Larsimont D, Macgrogan G, Bergh J, Cameron D, Goldstein D et al: Identification of molecular apocrine breast tumours by microarray analysis. Oncogene 2005, 24(29):4660-4671.
45. Pau Ni IB, Zakaria Z, Muhammad R, Abdullah N, Ibrahim N, Aina Emran N, Hisham Abdullah N, Syed Hussain SN: Gene expression patterns distinguish breast carcinomas from normal breast tissues: the Malaysian context. Pathol Res Pract 2010, 206(4):223-228.
46. Ruckhaberle E, Rody A, Engels K, Gaetje R, von Minckwitz G, Schiffmann S, Grosch S, Geisslinger G, Holtrich U, Karn T et al: Microarray analysis of altered sphingolipid metabolism reveals prognostic significance of sphingosine kinase 1 in breast cancer. Breast Cancer Res Treat 2008, 112(1):41-52.
47. Tripathi A, King C, de la Morenas A, Perry VK, Burke B, Antoine GA, Hirsch EF, Kavanah M, Mendez J, Stone M et al: Gene expression abnormalities in histologically normal breast epithelium of breast cancer patients. Int J Cancer 2008, 122(7):1557-1566.
48. Pollack JR, Sorlie T, Perou CM, Rees CA, Jeffrey SS, Lonning PE, Tibshirani R, Botstein D, Borresen-Dale AL, Brown PO: Microarray analysis reveals a major direct role of DNA copy number alteration in the transcriptional program of human breast tumors. Proc Natl Acad Sci U S A 2002, 99(20):12963-12968.
49. Sotiriou C, Wirapati P, Loi S, Harris A, Fox S, Smeds J, Nordgren H, Farmer P, Praz V, Haibe-Kains B et al: Gene expression profiling in breast cancer: understanding the molecular basis of histologic grade to improve prognosis. J Natl Cancer Inst 2006, 98(4):262-272.
50. Satih S, Chalabi N, Rabiau N, Bosviel R, Fontana L, Bignon YJ, Bernard-Gallon DJ: Gene expression profiling of breast cancer cell lines in response to soy isoflavones using a pangenomic microarray approach. OMICS 2010, 14(3):231-238.
51. Liu R, Wang X, Chen GY, Dalerba P, Gurney A, Hoey T, Sherlock G, Lewicki J, Shedden K, Clarke MF: The prognostic role of a gene signature from tumorigenic breast-cancer cells. N Engl J Med 2007, 356(3):217-226.
52. Sorlie T, Tibshirani R, Parker J, Hastie T, Marron JS, Nobel A, Deng S, Johnsen H, Pesich R, Geisler S et al: Repeated observation of breast tumor subtypes in independent gene expression data sets. Proc Natl Acad Sci U S A 2003, 100(14):8418-8423.
53. Wang Y, Klijn JG, Zhang Y, Sieuwerts AM, Look MP, Yang F, Talantov D, Timmermans M, Meijer-van Gelder ME, Yu J et al: Gene-expression profiles to predict distant metastasis of lymph-node-negative primary breast cancer. Lancet 2005, 365(9460):671-679.
54. Carroll JS, Meyer CA, Song J, Li W, Geistlinger TR, Eeckhoute J, Brodsky AS, Keeton EK, Fertuck KC, Hall GF et al: Genome-wide analysis of estrogen receptor binding sites. Nat Genet 2006, 38(11):1289-1297.
55. Sugimoto M, Wong DT, Hirayama A, Soga T, Tomita M: Capillary electrophoresis mass spectrometry-based saliva metabolomics identified oral, breast and pancreatic cancer-specific profiles. Metabolomics 2010, 6(1):78-95.
56. Tworoger SS, Eliassen AH, Kelesidis T, Colditz GA, Willett WC, Mantzoros CS, Hankinson SE: Plasma adiponectin concentrations and risk of incident breast cancer. J Clin Endocrinol Metab 2007, 92(4):1510-1516.
57. Teiten MH, Gaigneaux A, Chateauvieux S, Billing AM, Planchon S, Fack F, Renaut J, Mack F, Muller CP, Dicato M et al: Identification of differentially expressed proteins in curcumin-treated prostate cancer cell lines. OMICS 2012, 16(6):289-300.
58. Hicks J, Krasnitz A, Lakshmi B, Navin NE, Riggs

M, Leibu E, Esposito D, Alexander J, Troge J, Grubor V et al: Novel patterns of genome rearrangement and their association with survival in breast cancer. Genome Res 2006, 16(12):1465-1479.
59. Bachman KE, Argani P, Samuels Y, Silliman N, Ptak J, Szabo S, Konishi H, Karakas B, Blair BG, Lin C et al: The PIK3CA gene is mutated with high frequency in human breast cancers. Cancer Biol Ther 2004, 3(8):772-775.
60. Fu Y, Sun Y, Li Y, Li J, Rao X, Chen C, Xu A: Differential genome-wide profiling of tandem 3' UTRs among human breast cancer and normal cells by high-throughput sequencing. Genome Res 2011, 21(5):741-747.
61. Andre F, Job B, Dessen P, Tordai A, Michiels S, Liedtke C, Richon C, Yan K, Wang B, Vassal G et al: Molecular characterization of breast cancer with high-resolution oligonucleotide comparative genomic hybridization array. Clin Cancer Res 2009, 15(2):441-451.
62. Baca-López K, Correa-Rodríguez M, Flores-Espinosa R, Garcia-Herrera R, Hernández-Armenta C, Hidalgo-Miranda A, Huerta-Verde A, Imaz-Rosshandler I, Martínez-Rubio A, Medina-Escareño A: A three-state model for multidimensional genomic data integration. In: Proceedings of the ninth international conference for the Critical Assessment of Massive Data Analysis, CAMDA: 2011; 2011.
63. Sun Z, Asmann YW, Kalari KR, Bot B, Eckel-Passow JE, Baker TR, Carr JM, Khrebtukova I, Luo S, Zhang L et al: Integrated analysis of gene expression, CpG island methylation, and gene copy number in breast cancer cells by deep sequencing. PLoS One 2011, 6(2):e17490.
64. Leary RJ, Lin JC, Cummins J, Boca S, Wood LD, Parsons DW, Jones S, Sjoblom T, Park BH, Parsons R et al: Integrated analysis of homozygous deletions, focal amplifications, and sequence alterations in breast and colorectal cancers. Proc Natl Acad Sci U S A 2008, 105(42):16224-16229.
65. Baca-López K, Hernández-Lemus E, Mayorga M: Information-theoretical analysis of gene expression data to infer transcriptional interactions. Revista mexicana de física 2009, 55(6):456-466.
66. Dexter TJ, Sims D, Mitsopoulos C, Mackay A, Grigoriadis A, Ahmad AS, Zvelebil M: Genomic distance entrained clustering and regression modelling highlights interacting genomic regions contributing to proliferation in breast cancer. BMC Syst Biol 2010, 4:127.
67. Evans SC, Kourtidis A, Markham TS, Miller J, Conklin DS, Torres AS: MicroRNA target detection and analysis for genes related to breast cancer using MDLcompress. EURASIP J Bioinform Syst Biol 2007:43670.
68. Shi Z, Derow CK, Zhang B: Co-expression module analysis reveals biological processes, genomic gain, and regulatory mechanisms associated with breast cancer progression. BMC Syst Biol 2010, 4:74.
69. Mosca E, Bertoli G, Piscitelli E, Vilardo L, Reinbold RA, Zucchi I, Milanesi L: Identification of functionally related genes using data mining and data integration: a breast cancer case study. BMC Bioinformatics 2009, 10 Suppl 12:S8.
70. Rosen LS, Ashurst HL, Chap L: Targeting signal transduction pathways in metastatic breast cancer: a comprehensive review. Oncologist 2010, 15(3):216-235.
71. Tran LM, Zhang B, Zhang Z, Zhang C, Xie T, Lamb JR, Dai H, Schadt EE, Zhu J: Inferring causal genomic alterations in breast cancer using gene expression data. BMC Syst Biol 2011, 5:121.
72. Ein-Dor L, Kela I, Getz G, Givol D, Domany E: Outcome signature genes in breast cancer: is there a unique set? Bioinformatics 2005, 21(2):171-178.
73. Tabchy A, Hennessy BT, Hortobagyi G, Mills GB: Systems biology of breast cancer. Current Breast Cancer Reports 2009, 1(4):238.
74. Wang J, Chen G, Li M, Pan Y: Integration of breast cancer gene signatures based on graph centrality. BMC Syst Biol 2011, 5 Suppl 3:S10.
75. Taylor IW, Linding R, Warde-Farley D, Liu Y, Pesquita C, Faria D, Bull S, Pawson T, Morris Q, Wrana JL: Dynamic modularity in protein interaction networks predicts breast cancer outcome. Nat Biotechnol 2009, 27(2):199-204.
76. Perou CM, Borresen-Dale AL: Systems biology and genomics of breast cancer. Cold Spring Harb Perspect Biol 2011, 3(2).
77. Chuang HY, Lee E, Liu YT, Lee D, Ideker T: Network-based classification of breast cancer metastasis. Mol Syst Biol 2007, 3:140.
78. Tang MH, Varadan V, Kamalakaran S, Zhang MQ, Dimitrova N, Hicks J: Major chromosomal breakpoint intervals in breast cancer co-localize with differentially methylated regions. Front Oncol 2012, 2:197.
79. Trapp O, Seeliger K, Puchta H: Homologs of breast cancer genes in plants. Front Plant Sci 2011, 2:19.
80. Schuetz CS, Bonin M, Clare SE, Nieselt K, Sotlar K, Walter M, Fehm T, Solomayer E, Riess O, Wallwiener D et al: Progression-specific genes identified by expression profiling of matched ductal carcinomas in situ and invasive breast tumors, combining laser capture microdissection and oligonucleotide microarray analysis. Cancer Res 2006, 66(10):5278-5286.
81. Uhlmann S, Mannsperger H, Zhang JD, Horvat EA, Schmidt C, Kublbeck M, Henjes F, Ward A, Tschulena U, Zweig K et al: Global microRNA level regulation of EGFR-driven cell-cycle protein network in breast cancer. Mol Syst Biol 2012, 8:570.
82. Wheeler DL, Dunn EF, Harari PM: Understanding resistance to EGFR inhibitors-impact on future treatment strategies. Nat Rev Clin Oncol 2010, 7(9):493-507.
83. Sahin O, Frohlich H, Lobke C, Korf U, Burmester S, Majety M, Mattern J, Schupp I, Chaouiya C, Thieffry D et al: Modeling ERBB receptor-regulated G1/S transition to find novel targets for de novo

trastuzumab resistance. BMC Syst Biol 2009, 3:1.
84. Harari D, Yarden Y: Molecular mechanisms underlying ErbB2/HER2 action in breast cancer. Oncogene 2000, 19(53):6102-6114.
85. Holbro T, Beerli RR, Maurer F, Koziczak M, Barbas CF, 3rd, Hynes NE: The ErbB2/ErbB3 heterodimer functions as an oncogenic unit: ErbB2 requires ErbB3 to drive breast tumor cell proliferation. Proc Natl Acad Sci U S A 2003, 100(15):8933-8938.
86. Tsai MS, Shamon-Taylor LA, Mehmi I, Tang CK, Lupu R: Blockage of heregulin expression inhibits tumorigenicity and metastasis of breast cancer. Oncogene 2003, 22(5):761-768.
87. Thottassery JV, Sun Y, Westbrook L, Rentz SS, Manuvakhova M, Qu Z, Samuel S, Upshaw R, Cunningham A, Kern FG: Prolonged extracellular signal-regulated kinase 1/2 activation during fibroblast growth factor 1- or heregulin beta1-induced antiestrogen-resistant growth of breast cancer cells is resistant to mitogen-activated protein/extracellular regulated kinase kinase inhibitors. Cancer Res 2004, 64(13):4637-4647.
88. Leu YW, Yan PS, Fan M, Jin VX, Liu JC, Curran EM, Welshons WV, Wei SH, Davuluri RV, Plass C et al: Loss of estrogen receptor signaling triggers epigenetic silencing of downstream targets in breast cancer. Cancer Res 2004, 64(22):8184-8192.
89. Gu F, Hsu HK, Hsu PY, Wu J, Ma Y, Parvin J, Huang TH, Jin VX: Inference of hierarchical regulatory network of estrogen-dependent breast cancer through ChIP-based data. BMC Syst Biol 2010, 4:170.
90. Piulats J, Tarrasón G: E2F transcription factors and cancer. Clinical and Translational Oncology 2001, 3(5):241-249.
91. Thompson MR, Xu D, Williams BR: ATF3 transcription factor and its emerging roles in immunity and cancer. J Mol Med (Berl) 2009, 87(11):1053-1060.
92. Shen Q, Brown PH: Novel agents for the prevention of breast cancer: targeting transcription factors and signal transduction pathways. J Mammary Gland Biol Neoplasia 2003, 8(1):45-73.
93. Fullwood MJ, Liu MH, Pan YF, Liu J, Xu H, Mohamed YB, Orlov YL, Velkov S, Ho A, Mei PH et al: An oestrogen-receptor-alpha-bound human chromatin interactome. Nature 2009, 462(7269):58-64.
94. Fan M, Yan PS, Hartman-Frey C, Chen L, Paik H, Oyer SL, Salisbury JD, Cheng AS, Li L, Abbosh PH et al: Diverse gene expression and DNA methylation profiles correlate with differential adaptation of breast cancer cells to the antiestrogens tamoxifen and fulvestrant. Cancer Res 2006, 66(24):11954-11966.
95. Shen C, Huang Y, Liu Y, Wang G, Zhao Y, Wang Z, Teng M, Wang Y, Flockhart DA, Skaar TC et al: A modulated empirical Bayes model for identifying topological and temporal estrogen receptor alpha regulatory networks in breast cancer. BMC Syst Biol 2011, 5:67.
96. Sutherland RL, Musgrove EA: Cyclins and breast cancer. J Mammary Gland Biol Neoplasia 2004, 9(1):95-104.
97. Laganiere J, Deblois G, Giguere V: Functional genomics identifies a mechanism for estrogen activation of the retinoic acid receptor alpha1 gene in breast cancer cells. Mol Endocrinol 2005, 19(6):1584-1592.
98. Wolf-Yadlin A, Kumar N, Zhang Y, Hautaniemi S, Zaman M, Kim HD, Grantcharova V, Lauffenburger DA, White FM: Effects of HER2 overexpression on cell signaling networks governing proliferation and migration. Mol Syst Biol 2006, 2:54.
99. Berezov A, Greene MI: Towards comprehensive characterization of HER2 overexpression. Mol Syst Biol 2006, 2:55.
100. Komurov K, Tseng JT, Muller M, Seviour EG, Moss TJ, Yang L, Nagrath D, Ram PT: The glucose-deprivation network counteracts lapatinib-induced toxicity in resistant ErbB2-positive breast cancer cells. Mol Syst Biol 2012, 8:596.
101. Birtwistle MR, Hatakeyama M, Yumoto N, Ogunnaike BA, Hoek JB, Kholodenko BN: Ligand-dependent responses of the ErbB signaling network: experimental and modeling analyses. Mol Syst Biol 2007, 3:144.
102. van Golen KL, Wu ZF, Qiao XT, Bao LW, Merajver SD: RhoC GTPase, a novel transforming oncogene for human mammary epithelial cells that partially recapitulates the inflammatory breast cancer phenotype. Cancer Res 2000, 60(20):5832-5838.
103. Clark EA, Golub TR, Lander ES, Hynes RO: Genomic analysis of metastasis reveals an essential role for RhoC. Nature 2000, 406(6795):532-535.
104. Rosenthal DT, Zhang J, Bao L, Zhu L, Wu Z, Toy K, Kleer CG, Merajver SD: RhoC impacts the metastatic potential and abundance of breast cancer stem cells. PLoS One 2012, 7(7):e40979.
105. Burrows C, Holly JM, Laurence NJ, Vernon EG, Carter JV, Clark MA, McIntosh J, McCaig C, Winters ZE, Perks CM: Insulin-like growth factor binding protein 3 has opposing actions on malignant and nonmalignant breast epithelial cells that are each reversible and dependent upon cholesterol-stabilized integrin receptor complexes. Endocrinology 2006, 147(7):3484-3500.
106. Perks CM, Burrows C, Holly JM: Intrinsic, Pro-Apoptotic Effects of IGFBP-3 on Breast Cancer Cells are Reversible: Involvement of PKA, Rho, and Ceramide. Front Endocrinol (Lausanne) 2011, 2:13.
107. Debski MG, Pachucki J, Ambroziak M, Olszewski W, Bar-Andziak E: Human breast cancer tissue expresses high level of type 1 5'-deiodinase. Thyroid 2007, 17(1):3-10.
108. Ostrander JH, Daniel AR, Lofgren K, Kleer CG, Lange CA: Breast tumor kinase (protein tyrosine kinase 6) regulates heregulin-induced activation of ERK5 and p38 MAP kinases in breast cancer cells. Cancer Res 2007, 67(9):4199-4209.

109. Casula S, Bianco AC: Thyroid hormone deiodinases and cancer. Front Endocrinol (Lausanne) 2012, 3:74.
110. Roy D, Calaf G, Hei TK: Profiling of differentially expressed genes induced by high linear energy transfer radiation in breast epithelial cells. Mol Carcinog 2001, 31(4):192-203.
111. Cotta-Ramusino C, McDonald ER, 3rd, Hurov K, Sowa ME, Harper JW, Elledge SJ: A DNA damage response screen identifies RHINO, a 9-1-1 and TopBP1 interacting protein required for ATR signaling. Science 2011, 332(6035):1313-1317.
112. Wang K, Ye Y, Xu Z, Zhang X, Hou Z, Cui Y, Song Y: Interaction between BRCA1/BRCA2 and ATM/ATR associate with breast cancer susceptibility in a Chinese Han population. Cancer Genet Cytogenet 2010, 200(1):40-46.
113. Pedram A, Razandi M, Evinger AJ, Lee E, Levin ER: Estrogen inhibits ATR signaling to cell cycle checkpoints and DNA repair. Mol Biol Cell 2009, 20(14):3374-3389.
114. Liu S, Ginestier C, Charafe-Jauffret E, Foco H, Kleer CG, Merajver SD, Dontu G, Wicha MS: BRCA1 regulates human mammary stem/progenitor cell fate. Proc Natl Acad Sci U S A 2008, 105(5):1680-1685.
115. Gonzalez ME, DuPrie ML, Krueger H, Merajver SD, Ventura AC, Toy KA, Kleer CG: Histone methyltransferase EZH2 induces Akt-dependent genomic instability and BRCA1 inhibition in breast cancer. Cancer Res 2011, 71(6):2360-2370.
116. Nakshatri H, Badve S: FOXA1 in breast cancer. Expert Rev Mol Med 2009, 11:e8.
117. Robinson JL, Carroll JS: FoxA1 is a key mediator of hormonal response in breast and prostate cancer. Front Endocrinol (Lausanne) 2012, 3:68.
118. Ashbury JE, Levesque LE, Beck PA, Aronson KJ: Selective Serotonin Reuptake Inhibitor (SSRI) Antidepressants, Prolactin and Breast Cancer. Front Oncol 2012, 2:177.
119. Lovato A, Panasci L, Witcher M: Is there an epigenetic component underlying the resistance of triple-negative breast cancers to parp inhibitors? Front Pharmacol 2012, 3:202.
120. Knight LA, Kurbacher CM, Glaysher S, Fernando A, Reichelt R, Dexel S, Reinhold U, Cree IA: Activity of mevalonate pathway inhibitors against breast and ovarian cancers in the ATP-based tumour chemosensitivity assay. BMC Cancer 2009, 9:38.
121. Desmedt C, Piette F, Loi S, Wang Y, Lallemand F, Haibe-Kains B, Viale G, Delorenzi M, Zhang Y, d'Assignies MS et al: Strong time dependence of the 76-gene prognostic signature for node-negative breast cancer patients in the TRANSBIG multicenter independent validation series. Clin Cancer Res 2007, 13(11):3207-3214.
122. Chang HY, Nuyten DS, Sneddon JB, Hastie T, Tibshirani R, Sorlie T, Dai H, He YD, van't Veer LJ, Bartelink H et al: Robustness, scalability, and integration of a wound-response gene expression signature in predicting breast cancer survival. Proc Natl Acad Sci U S A 2005, 102(10):3738-3743.
123. Minn AJ, Gupta GP, Siegel PM, Bos PD, Shu W, Giri DD, Viale A, Olshen AB, Gerald WL, Massague J: Genes that mediate breast cancer metastasis to lung. Nature 2005, 436(7050):518-524.
124. Miller LD, Smeds J, George J, Vega VB, Vergara L, Ploner A, Pawitan Y, Hall P, Klaar S, Liu ET et al: An expression signature for p53 status in human breast cancer predicts mutation status, transcriptional effects, and patient survival. Proc Natl Acad Sci U S A 2005, 102(38):13550-13555.
125. Tan EY, Campo L, Han C, Turley H, Pezzella F, Gatter KC, Harris AL, Fox SB: BNIP3 as a progression marker in primary human breast cancer; opposing functions in in situ versus invasive cancer. Clin Cancer Res 2007, 13(2 Pt 1):467-474.
126. Matsuura I, Lai CY, Chiang KN: Functional interaction between Smad3 and S100A4 (metastatin-1) for TGF-beta-mediated cancer cell invasiveness. Biochem J 2010, 426(3):327-335.
127. Petersen M, Pardali E, van der Horst G, Cheung H, van den Hoogen C, van der Pluijm G, Ten Dijke P: Smad2 and Smad3 have opposing roles in breast cancer bone metastasis by differentially affecting tumor angiogenesis. Oncogene 2010, 29(9):1351-1361.
128. Yao C, Li H, Zhou C, Zhang L, Zou J, Guo Z: Multi-level reproducibility of signature hubs in human interactome for breast cancer metastasis. BMC Syst Biol 2010, 4:151.
129. Faratian D, Goltsov A, Lebedeva G, Sorokin A, Moodie S, Mullen P, Kay C, Um IH, Langdon S, Goryanin I et al: Systems biology reveals new strategies for personalizing cancer medicine and confirms the role of PTEN in resistance to trastuzumab. Cancer Res 2009, 69(16):6713-6720.
130. Laubenbacher R, Hower V, Jarrah A, Torti SV, Shulaev V, Mendes P, Torti FM, Akman S: A systems biology view of cancer. Biochim Biophys Acta 2009, 1796(2):129-139.
131. Krebs EE, Taylor BC, Cauley JA, Stone KL, Bowman PJ, Ensrud KE: Measures of adiposity and risk of breast cancer in older postmenopausal women. J Am Geriatr Soc 2006, 54(1):63-69.
132. Oh SW, Park CY, Lee ES, Yoon YS, Lee ES, Park SS, Kim Y, Sung NJ, Yun YH, Lee KS et al: Adipokines, insulin resistance, metabolic syndrome, and breast cancer recurrence: a cohort study. Breast Cancer Res 2011, 13(2):R34.
133. Gunter MJ, Hoover DR, Yu H, Wassertheil-Smoller S, Rohan TE, Manson JE, Li J, Ho GY, Xue X, Anderson GL et al: Insulin, insulin-like growth factor-I, and risk of breast cancer in postmenopausal women. J Natl Cancer Inst 2009, 101(1):48-60.
134. Hernández-Lemus E, Mejía C: Inference and analysis of apoptotic pathways in Papillary Thyroid Cancer. Thyroid Cancer: Diagnosis, Treatment and Prognosis Hauppauge, NY: Nova Science Publishing 2012.

135. Alokail MS, Al-Daghri N, Abdulkareem A, Draz HM, Yakout SM, Alnaami AM, Sabico S, Alenad AM, Chrousos GP: Metabolic syndrome biomarkers and early breast cancer in Saudi women: evidence for the presence of a systemic stress response and/or a pre-existing metabolic syndrome-related neoplasia risk? BMC Cancer 2013, 13:54.
136. Kim S, Nam H, Lee D: Exploring molecular links between lymph node invasion and cancer prognosis in human breast cancer. BMC Syst Biol 2011, 5 Suppl 2:S4.
137. Carrivick L, Rogers S, Clark J, Campbell C, Girolami M, Cooper C: Identification of prognostic signatures in breast cancer microarray data using Bayesian techniques. J R Soc Interface 2006, 3(8):367-381.
138. Al-Hajj M, Wicha MS, Benito-Hernandez A, Morrison SJ, Clarke MF: Prospective identification of tumorigenic breast cancer cells. Proc Natl Acad Sci U S A 2003, 100(7):3983-3988.
139. Bergamaschi A, Kim YH, Wang P, Sorlie T, Hernandez-Boussard T, Lonning PE, Tibshirani R, Borresen-Dale AL, Pollack JR: Distinct patterns of DNA copy number alteration are associated with different clinicopathological features and gene-expression subtypes of breast cancer. Genes Chromosomes Cancer 2006, 45(11):1033-1040.
140. Ivshina AV, George J, Senko O, Mow B, Putti TC, Smeds J, Lindahl T, Pawitan Y, Hall P, Nordgren H et al: Genetic reclassification of histologic grade delineates new clinical subtypes of breast cancer. Cancer Res 2006, 66(21):10292-10301.
141. Maccio A, Madeddu C, Mantovani G: Adipose tissue as target organ in the treatment of hormone-dependent breast cancer: new therapeutic perspectives. Obes Rev 2009, 10(6):660-670.
142. Fox EM, Arteaga CL, Miller TW: Abrogating endocrine resistance by targeting ERalpha and PI3K in breast cancer. Front Oncol 2012, 2:145.
143. Ursini-Siegel J: Can pharmacological receptor tyrosine kinase inhibitors sensitize poor outcome breast tumors to immune-based therapies? Front Oncol 2013, 3:23.
144. Merry C, Fu K, Wang J, Yeh IJ, Zhang Y: Targeting the checkpoint kinase Chk1 in cancer therapy. Cell Cycle 2010, 9(2):279-283.
145. Peasland A, Wang LZ, Rowling E, Kyle S, Chen T, Hopkins A, Cliby WA, Sarkaria J, Beale G, Edmondson RJ et al: Identification and evaluation of a potent novel ATR inhibitor, NU6027, in breast and ovarian cancer cell lines. Br J Cancer 2011, 105(3):372-381.
146. Pawitan Y, Bjohle J, Amler L, Borg AL, Egyhazi S, Hall P, Han X, Holmberg L, Huang F, Klaar S et al: Gene expression profiling spares early breast cancer patients from adjuvant therapy: derived and validated in two population-based cohorts. Breast Cancer Res 2005, 7(6):R953-964.
147. Azuma K, Tsurutani J, Sakai K, Kaneda H, Fujisaka Y, Takeda M, Watatani M, Arao T, Satoh T, Okamoto I et al: Switching addictions between HER2 and FGFR2 in HER2-positive breast tumor cells: FGFR2 as a potential target for salvage after lapatinib failure. Biochem Biophys Res Commun 2011, 407(1):219-224.
148. Ciardiello F, Troiani T, Bianco R, Orditura M, Morgillo F, Martinelli E, Morelli MP, Cascone T, Tortora G: Interaction between the epidermal growth factor receptor (EGFR) and the vascular endothelial growth factor (VEGF) pathways: a rational approach for multi-target anticancer therapy. Ann Oncol 2006, 17 Suppl 7:vii109-114.
149. Liu L, Greger J, Shi H, Liu Y, Greshock J, Annan R, Halsey W, Sathe GM, Martin AM, Gilmer TM: Novel mechanism of lapatinib resistance in HER2-positive breast tumor cells: activation of AXL. Cancer Res 2009, 69(17):6871-6878.
150. Pan Q, Rosenthal DT, Bao L, Kleer CG, Merajver SD: Antiangiogenic tetrathiomolybdate protects against Her2/neu-induced breast carcinoma by hypoplastic remodeling of the mammary gland. Clin Cancer Res 2009, 15(23):7441-7446.
151. Wang Z, Fukushima H, Inuzuka H, Wan L, Liu P, Gao D, Sarkar FH, Wei W: Skp2 is a promising therapeutic target in breast cancer. Front Oncol 2012, 1(57).
152. Ressler S, Mlineritsch B, Greil R: Zoledronic acid for adjuvant use in patients with breast cancer. Expert Rev Anticancer Ther 2011, 11(3):333-349.

第2部分

乳腺癌新一代诊断、预后评估和治疗技术

第 18 章

乳腺癌妇女的妇科问题

William R. Robinson III，Kaneez Fatima Ali

摘 要

基于女性患者的特有生理特性，妇科医生在处理乳腺癌筛查问题和乳腺癌风险因素方面扮演着重要角色。乳腺癌筛查的主要方法是乳腺 X 线检查，某些特定人群增加乳腺超声检查和磁共振检查（MRI）。通过细针抽吸、空芯针穿刺、切开或切除手术获得的组织样本行病理学检查仍然是诊断的金标准。近几年来修订，有时是有争议的，多个专业组织已经推出了乳腺癌筛查指南。遗传性/家族性问题应该进行家系分析并做基因检测。

预防性措施包括药物、乳房全切术、卵巢切除术或输卵管切除术，但效果并不明确，而应个体评估决定。生育问题通常要在治疗开始前早期处理，而保护生育的措施进展很快。更年期/绝经症状非常普遍，处理可能是一个挑战。一些治疗如选择性雌激素受体调节剂（SERMS）和芳香酶抑制剂（AI），要预先采取措施预防可预测的妇科方面的副作用。治疗后监测包括乳腺癌复发和可能的相关恶性肿瘤，如结直肠癌、子宫内膜癌和卵巢癌。

关键词

乳腺癌　妇科医学　遗传性癌症　激素　生育　更年期

引言

乳腺癌患者的临床处理非常复杂。典型的病例需要多个专业领域的专业医生合作，包括放射科医生、普通和整形/重建外科医生、肿瘤科医生、肿瘤放疗医生以及其他一些领域的医生。然而，乳腺癌和乳腺癌治疗对女性生殖系统功能的相互作用往往重视不够或完全忽略。肿瘤医生往往不清楚患者的妇科需求或需安排妇科会诊，而妇科医生可能也未准备好处理乳腺癌患者的妇科需求。这显然是乳腺癌预防、治疗和随访中尚未满足需求的一个领域。

本章总结了乳腺癌患者面对的主要妇科问题，既有全面介绍，又有专门章节讲述乳腺癌风险和诊断乳腺癌妇女的妇科问题处理；筛查/诊断问题，首先介绍家族性/遗传性问题，之后是乳腺癌治疗中对正常女性生殖系统生理的影响问题；随后讨论乳腺癌常规治疗引起的生育和更年期特有的妇科方面的副作用；最后是治疗后随访过程中这些妇女面临的检查问题。

作者希望本章能为肿瘤医生和治疗乳腺

癌患者的其他医生提供有价值的参考,同样也有益于妇科医生,他们将在临床工作中一样面对患乳腺癌的妇女。显而易见,关注这些问题会使我们的患者获益,他们应该得到一个这种可怕疾病影响的全面评估,这个疾病在我们的妻子、母亲、姐妹和女儿中患病率超过了10%。

筛查和诊断

妇科医生在实施有效的乳腺癌筛查上扮演着特殊角色,较之其他保健人员,妇女更习惯于和乐于与妇科医生讨论、暴露和检查她们的身体,她们高度关注的个人问题(包括乳腺和生殖道)常规包括在妇科医生诊室每年例行病史和体格检查当中。这些因素结合起来给妇科医生在乳腺癌筛查上的独特优势,有报道称,妇科医生特别擅长推荐积极的乳腺癌筛查策略[1]。

乳腺癌是一个相对常见的疾病,美国发病率为121.9/10万,数据源于2012年226 870例病例的估算。乳腺癌死亡率稍低,约22.5/10万,源于2012年39 510例死亡的估算。因而乳腺癌是妇女最常见的癌症和第二大癌症的死因(居于肺癌之后)[2]。

乳腺癌发病率和死亡率都因种族的不同而不同。如表18.1所示,美国妇女中,发生乳腺癌风险最高的是白种人,依次是黑人、西班牙人和亚洲人;相反,黑人因乳腺癌死亡最多,依次是白种人、西班牙人和亚洲人。

表18.1 美国不同种族乳腺癌的发病率和死亡率

种族	发病率(每10万人)	死亡(每10万人)
白种人	129	23
黑人	120	33
西班牙人	98	17
亚洲人	85	12

改编自国家卫生统计中心,疾病控制中心。

在美国典型的乳腺癌筛查方法是乳腺X线检查。过去10年,胶片乳腺X线检查迅速被数字乳腺X线检查所取代,不久的将来将成为行业标准。乳腺X线检查的结果判读采用BI-RADS(乳腺影像和报告数据系统)分级(类)评估系统,以一组数值(0~6)来预测影像学表现的恶性风险。用于特定个体的筛查方法包括超声检查、MRI筛查和CT扫描。超声检查有助于评估非常致密尤其是年轻女性的乳腺。在有些病例,MRI比乳腺X线检查更敏感,但是也可能会漏掉乳腺X线检查所能发现的癌灶。因而,MRI主要是和乳腺X线检查联合应用,通常用于有家族史或其他高危因素的妇女。CT检查基本不用于乳腺癌筛查,那些有着巨大乳房或巨大肿块的妇女可能会被要求做CT检查。

乳腺癌的诊断必须由病理检查来确诊,可以通过几种方法获得病理组织样本。总体来说,是要通过微创方法获得足够的样本量以做出诊断。细针抽吸细胞学检查(FNA)是一种常用的临床基本技术,它是用一个细针(22~25G)经皮穿刺到可疑部位,如果是可触及肿物以触诊来定位,若是不可触及肿物则在超声或乳腺X线影像引导下进行,在这种情况下,可以先在可疑部位置入一根钢丝或标记物,然后临床医生在标记物引导下进行FNA。将一个注射器连接在针头上用于抽吸细胞团,通常要对每个病灶进行多次抽吸,抽吸物置于一张玻片上,空气中晾干,接着用适合的喷雾或浸泡液进行“固定”。然后,将玻片染色并在显微镜下阅片。患者还在诊室时就能做出诊断,当时就诊时就能咨询和制订出治疗计划。FNA有很高的技术依赖性,需要熟练的经验丰富的临床医生才能得到满意的结果。

空芯针穿刺活检(CNB)和FNA相似,但需要一支粗针和局部麻醉。CNB也能够在门诊进行并快速得到结果,切开或切除活检通常在手术室进行,要局部麻醉和静脉镇静。切除活检需要外科医生将肿块和周边正常组织边缘切除,是确定性诊断方法。当患者有保留乳房意愿时，切除活检手术也是治疗性的[3]。

在医学界和社会上，近来都对常用的乳腺癌筛查指南存有明显的争议，美国癌症协会的指南包括：

- 推荐从 40 岁开始每年一次乳腺 X 线检查，并在健康状况良好下持续下去。
- 20~39 岁女性应每 3 年接受一次临床乳腺体检（CBE），40 岁后每年一次 CBE。
- 女性应该了解自己乳房的正常外观和感觉，任何乳腺变化都要及时向保健医生报告。20 岁开始女性可进行乳房自我检查（BSE）。
- 某些女性——因为家族史、遗传倾向或一些特定的其他原因——除乳腺 X 线检查外，还应做 MRI 筛查。

相反，美国预防服务工作组发表声明，对于 40~49 岁和年龄大于 74 岁的女性，并没有充分的证据证明每年一次的乳腺 X 线检查能够获益，包括乳腺体检、乳腺自我检查、数字 X 线检查或者 MRI。他们推荐 50~75 岁妇女每两年做一次乳腺 X 线检查。

这些推荐遭遇来自社会上和医学界发言人的许多反对声，主要集中在减少乳腺 X 线检查的频率方面[4]。在写本章时，大多数专业组织包括美国癌症协会和美国妇产科医师学会在推荐乳腺癌筛查方法上并未做出任何改变。从实际角度出发，取消每年一次的乳腺 X 线检查，只对 50~75 岁妇女进行每两年一次的乳腺 X 线检查很可能会对妇女的整体健康维系和疾病预防起到负面作用。与宫颈癌筛查巴氏涂片一样，妇女往往是把每年一次的乳腺 X 线检查当作健康检查项目“打包”的一部分，包括去看初级保健医生。现在美国的实际情况是，尽管推荐了每年一次检查，但实际上很多女性做的少得多。如果将这些打包项目由一年一次减到两年一次（或者更长的间隔），如果真是这样的话，有理由相信很多女性将更少去做健康筛查或体检。

妇科医生应该个体化地为每个人制订筛查计划，并将近期的报告作为现有数据的局限性作为坦率讨论的部分。随着健康预后研究越来越活跃，筛查推荐未来将进一步细化，因此妇科医生需要不断评估这方面的工作。

乳腺癌妇女的家族风险和遗传咨询

遗传评估

约 1/8 的美国女性在其一生中会有罹患乳腺癌的风险，导致美国乳腺癌的发病率在全世界最高，约 1/17 没有任何危险因素的美国女性也会在其一生中有罹患乳腺癌的风险，因而美国保健服务提供者会对他们的定期体检患者常规进行乳腺癌筛查。乳腺癌的风险因素包括乳腺癌家族史、初潮年龄早（小于 16 岁）、初次分娩年龄晚、绝经年龄晚、良性乳腺疾病、放疗史、肥胖、口服避孕药、绝经后激素替代疗法和乙醇摄入过多等。不幸的是，只有 25% 最终罹患乳腺癌的女性能找到明确的危险因素[5]。

5%~10% 的乳腺癌有家族史或遗传倾向，约 50% 具有遗传性乳腺癌和卵巢癌综合征的家族有 BRCA1 和 BRCA2 关联基因突变，占所有乳腺癌病例的 3%~5%。BRCA1 和 BRCA2 分别位于第 17 和 13 号染色体，均为抑癌基因，编码 DNA 修复相关蛋白。已报道的 BRCA1 基因突变类型超过 1200 种，BRCA2 超过 1300 种[6]。遗传性乳腺癌患者从父亲或母亲那里继承了 BRCA1 或 BRCA2 的一个缺陷等位基因，如果第二个等位基因发生功能异常或丧失功能，临床患乳腺癌的风险就非常高。有 BRCA2 突变的女性其一生中罹患乳腺癌的风险高达 85%，患卵巢癌的风险高达 15%~20%；BRCA1 突变的乳腺癌风险也高达 85%，卵巢癌风险平均为 40%~50%[7]。

普通人群中 1/800~1/300 的个体携带有 BRCA1 或 BRCA2 基因的一个突变。在特定的小种群中，如德系犹太人、法国加拿大人和冰岛人，这些突变的频率更高。在美国，估计 1/40 的德系犹太人携带有 BRCA1 或 BRCA2 基因突变[8]。

常规妇产科检查应该包括评估患者罹患遗传性乳腺癌和卵巢癌综合征的风险，筛查应该包括询问乳腺癌和卵巢癌个人史和家族史，针对性的筛查和预防计划可以降低具有遗传风险个体的发病率和死亡率。对倾向于罹患遗传性乳腺癌和卵巢癌风险 20%~25% 的女性推荐使用基因风险评估方法。符合下列标准之一就有约 20% 的乳腺 / 卵巢癌遗传基因携带风险，推荐应用基因风险评估。

1. 既有乳腺癌又有卵巢癌家族史的女性。

2. 患有卵巢癌和一名一级亲属（母亲、姐妹、女儿）或两名二级亲属（外 / 祖母、外 / 孙女、姨 / 姑妈、侄 / 外甥女）患有乳腺癌的女性。

3. 患绝经前乳腺癌或既患乳腺癌又患卵巢癌的女性。

4. 患有卵巢癌和德系犹太人后裔的女性。

5. 50 岁之前患乳腺癌，或一名一级或二级亲属患卵巢癌的女性，或任何年龄的男性乳腺癌患者。

6. 40 岁之前患乳腺癌的德系犹太人后裔。

7. 一名一级或二级亲属中已知有 BRCA1 或 BRCA2 突变的女性。

家族史评估

乳腺癌和卵巢癌致癌基因都可以来自父母任何一方。需要注意的是，那些女性亲属少的家庭可能会掩盖女性癌症的遗传风险。对于这些案例，50 岁或之前患乳腺癌的应考虑遗传咨询。

遗传咨询中涉及的问题

乳腺 / 卵巢癌风险的遗传咨询应包括讨论基因检测的可能效果，基因检测前就应该讨论密切随访、化学预防和降低风险手术方面的选择，检测结果带来的心理暗示也是需要考虑的。基因检测费用在遗传咨询过程中也要讨论，这可能会影响到患者和其家庭成员的决定。另外一个重要方面的讨论就是基因歧视和基因信息隐私的现行法律问题[9]。

理想情况下，基因检测从已罹患乳腺癌或卵巢癌的一位家庭成员开始，由于在 BRCA1 和 BRCA2 整个基因序列中都有突变发现，所以推荐对这两个基因都进行全序列检测。基因检测过程中，如果发现一个患病成员的某个特殊突变，其他家庭成员可以进行这一个单一位点的检测。某些种族的特定基因突变风险会增加，BRCA1 和 BRCA2 基因突变更常见于如德系犹太人、法国加拿大人、冰岛人、荷兰人和瑞典人，这些常见突变位点也被用于这类人群的基因检测。

如果没有发现任何突变，患者应该咨询，她们可能携带有 BRCA1 或 BRCA2 上未知的尚未检出的一种突变，或者她的家族性癌症史是有机会性的（非遗传倾向性）。对那些 BRCA 检测阴性、有明显乳腺癌家族史的女性应进行个体化管理，讨论包含以上内容。

有 BRCA 突变的高癌风险女性，降低风险的措施包括密切监测、化学预防和手术。由于 BRCA1 和 BRCA2 突变的携带者还有罹患第二高风险的卵巢癌和输卵管癌的可能，所以建议在 30~35 岁即开始定期性检测 CA125 和阴道超声检查，或比家族中第一个诊断卵巢癌的患者年龄提前 5~10 年开始检查。推荐密切监测的措施也包括从 25 岁或家族中最早发病年龄开始进行临床乳腺检查和每年一次的乳腺 X 线检查以及乳腺 MRI 检查。

MRI 检查检测乳腺癌的敏感性最高，对于高风险 BRCA 基因突变携带者，MRI 检查、乳腺 X 线检查和乳腺检查的联合检测其敏感性最高。

预防性乳腺切除术

携带 BRCA1 和 BRCA2 突变的妇女可能会被建议在约 35 岁开始或比家族中最早患病年龄提前 5~10 年行双侧预防性全乳切除术，预防性乳腺切除术能将乳腺癌风险降低近 90%[10]。

乳房重建术有多种方法，一般与乳腺切除术同期进行，多数用盐水假体移植物放于胸肌后方，重建乳房的大小由移植物中盐水容量决定，可 1~2 周进行一次盐水注射，允许皮肤适应性慢慢扩张。其他还可用自体组织瓣进行重建，皮肤、肌肉和脂肪能够从患者的背部、臀部和（最为常见）腹部转移到胸部，横行腹直肌肌皮瓣（TRAM）是最常用的供区组织[11]。

预防性乳腺切除术前合理的咨询应包括讨论体形问题、康复和重新正常活动所需要的时间、费用和手术效果。有报道在已行双侧预防性乳腺切除的女性中仍有乳腺癌发生，推测可能是术中看不见这些残留或异位乳腺组织，因而手术中未被切除[12]。

卵巢癌和乳腺癌

BRCA1、BRCA2 或错配修复基因（MLH1、MSH2、MSH6、PMS2）与 5%~10% 的卵巢癌有关。遗传性乳腺癌和卵巢癌综合征患者到 70 岁时发生卵巢癌的累积风险为 16%~40%，BRCA1 和 BRCA2 突变与输卵管癌的发生也相关，终生患病风险为 1.1%~3.0%[13]。

携带 BRCA1 或 BRCA2 突变的女性到 40 岁或完成哺乳后时可行双侧输卵管卵巢切除术，降低乳腺癌和卵巢癌的风险。2%~3% 携带 BRCA1 或 BRCA2 突变的妇女在 40 岁前即诊断卵巢癌，在携带 BRCA1 突变的妇女中，卵巢癌风险在 40 岁后增加，到 50 岁有 10%~21% 的携带者发展成卵巢癌；在携带 BRCA2 突变的妇女中，到 50 岁有 24%~36% 的可能发展成乳腺癌。降低乳腺癌风险最有效的措施是尽早切除卵巢，在完成哺乳后即行双侧输卵管卵巢切除术可降低 80%~90% 的卵巢癌风险和 50%~60% 的乳腺癌风险。需要注意的是，双侧输卵管卵巢切除术并不能完全消除卵巢癌的风险，因为某些患者会发展为原发性腹膜种植癌，其临床表现和组织学表现均与卵巢癌吻合。

另一种可能的外科干预方法包括输卵管结扎术而不切除卵巢，该干预方法可使普通人群患卵巢癌的风险下降 50%[14,15]。

生育问题

约 15% 的乳腺癌发生在 40 岁以下的女性[16]，这些年轻患者手术后常常接受化疗，导致卵巢早衰风险增加，化疗也能增加妊娠并发症，包括流产、早产和出生低体重。随着患者对保留卵巢功能意识的增强，出现了几种可供选择的保留生育功能的方法。

绝经前妇女的乳腺癌诊断应包括讨论生育问题，应该让患者放心，妊娠并不会增加乳腺癌的复发风险。生殖专家应该在乳腺癌治疗开始提供是否需要立即采取干预措施的咨询意见，因而建议在诊断初次就进行生殖专家咨询，最佳的生育保护时间是手术后辅助化疗开始前。化疗是多数乳腺癌的主要治疗手段[17]，卵巢对许多细胞毒药物都非常敏感，这些药物会造成卵巢不可逆性的损伤，并杀死大多数的卵泡[18]。常用的化疗药物包括环磷酰胺和阿霉素（中、重度生殖毒性）以及紫杉醇（轻度生殖毒性）[18]。

生育选择

卵巢功能衰竭或卵巢储备减少是乳腺癌妇女面临的一些问题，有一些可能的治疗包括药物治疗、卵巢移植、卵母细胞捐献和人工配子。

药物治疗

据报道，用促性腺激素释放激素（GnRH）拮抗剂阻断垂体促性腺激素的释放，抑制卵巢功能，减小卵巢损害[19]。推荐在化疗前 10 天开始应用，并在整个治疗期间持续应用。但应告知患者 GnRH 拮抗剂的疗效并不肯定。

胚胎冻存

冷冻储存是在非常低的温度下储存组织或器官以保持其活性。胚胎可以保护和储存以备乳腺癌患者将来使用，冷冻储存胚胎用于体外受精（IVF），解冻胚胎存活率为35%~90%，植入成功率为8%~30%。据辅助生殖技术协会数据，2005年美国冷冻胚胎移植的妊娠率为28%，新鲜胚胎为34%[20]。冷冻储存胚胎的局限性包括时间限制，由于超促排卵和取卵需要2~3周时间，这可能会造成化疗的延迟；另一个局限性是患者伴侣参与IVF和冷冻胚胎储存的意愿。另外，由超促排卵引起的超生理量雌二醇水平对激素受体依赖性乳腺癌患者是一个不利因素。最后，如果患者选择放弃胚胎或胚胎死亡，所有患者都要预先签署对胚胎进一步处理的文件（包括捐献、销毁或研究）。

卵子冻存

未受精的卵子冻存适用于尚无伴侣的女性而且拒绝使用捐献精子的IVF。卵子的细胞骨架、有丝分裂纺锤体、皮质颗粒和透明带均对低温损伤敏感[21]，对于胚胎冻存，需要3周时间来刺激和收集成熟的卵子，这样会延迟化疗开始的时间，超促排卵同时增加患者的风险。从自然月经周期取卵进行IVF的妊娠率低于传统的IVF，并且通常仅在高级的专业生殖中心进行。

更年期和激素替代疗法

乳腺癌治疗常较为复杂，可以包括多种手术方法，如化疗和（或）放疗。更年期综合征或早绝经经常是这些治疗后的副作用，造成这种作用的原因是使用雌激素受体拮抗剂（他莫昔芬）和下调剂（芳香酶抑制剂）[22]。

更年期综合征

一般的更年期综合征包括潮热、夜间盗汗、睡眠障碍、阴道干涩和丧失性欲。更年期综合征是继发于卵巢功能突然衰退或抑制，在绝经前乳腺癌患者身上更多表现为急性反应[23,24]。

潮热是由于下丘脑的体温调节中枢对雌激素和孕激素水平下降的过度反应所致[25]，这种过度反应刺激了调节机体体温中枢的α-肾上腺素受体，引起血管扩张和出汗[26]。

阴道萎缩是血中低雌激素水平或用他莫昔芬或芳香酶抑制剂进行抗雌激素治疗造成的，这些反应可导致性欲减退。

ATAC试验（阿纳托唑和他莫昔芬单独或联合使用）比较了他莫昔芬和芳香酶抑制剂引起更年期症状的类型和程度，试验显示使用瑞宁德比他莫昔芬较少引起血管舒缩症状[27,28]，但在使用芳香酶抑制剂的患者中阴道干涩和性交困难更常见[29]。

更年期综合征的治疗

改变生活方式以及药物和其他多种治疗手段可用来进行更年期综合征处理。美国FDA认为乳腺癌是雌激素替代治疗的禁忌证，但是雌激素（和孕激素）替代治疗对乳腺癌生存者的安全性并不清楚，1990年结束的几项研究显示替代治疗会增加乳腺癌复发风险[30]。目前这仍然是有争议的领域，普遍认为对乳腺癌患者不推荐使用激素替代治疗（尤其是激素受体阳性型）。

潮热会在某些刺激下发作，比如辛辣食物、乙醇和焦虑等。生活方式的调整包括逐层穿戴衣物，这样潮热发作时容易脱掉衣衫；肥胖能加重潮热的症状，减轻体重可以改善这些症状[31,32]；血管舒缩相关症状的非激素药物治疗包括5-羟色胺再摄取抑制剂（SSRI）、5-羟色胺去甲肾上腺素再摄取抑制剂（SNRI）、加巴喷丁（γ-氨基丁酸）和氯压定（α-肾上腺素激动剂）。虽然这些药物不如激素治疗那么普遍有效，但能在一定程度上改善40%~45%患者的潮热症状[25,33]。一个重要的认识是，SSRI可能还是不可逆的CYP2D6（细胞色素P450的一种酶）抑制剂，能够阻止他莫昔芬代谢成为活性复合物[34]；加巴喷丁，一个经常用来治疗神经性疼痛的药物，在低剂量时可以改善血管舒缩症状和睡眠质量，虽然普遍会出现眩晕的副作用[35]。需要注意的是，以上提到的非激素药物治疗均不是FDA批准的用于治疗血管舒缩症状的方法。

其他一些非药物治疗方法，如中草药、针灸和锻炼，也有相关用于治疗血管舒缩症状疗效的研究[36]。一种草药黑牡丹显示出喜忧参半的结果，但它对潮热的疗效尚未得到证实，与化疗药以及他莫昔芬的药物相互作用的安全性也未得到深入研究。已有研究证实豆制品和植物雌激素对改善乳腺癌患者的这些症状无效[37]。

其他可选择的治疗方法包括饮食改变、锻炼、针灸、放松和调节呼吸节律，都建议用来治疗血管舒缩症状。近来发现针灸有和文拉法辛（一种 SNRI，商品名为怡诺斯）相似的减轻潮热症状的功效，同时副作用少、持续时间长[38]。近期对顺势疗法（意思是同样的制剂治疗同类疾病）、针灸、锻炼和放松疗法（或放松训练）治疗血管舒缩症状的疗效进行了荟萃分析，在这篇文章中放松疗法显示有一定获益[26]，相比之下，锻炼能否带来获益缺乏足够的证据[39]。

阴道萎缩的治疗包括非激素类润滑剂和湿润剂，这些润滑剂在性交过程中可以安全使用，以避免阴道的不适感和微小创伤。一直认为含雌激素的软膏或凝胶可用于治疗阴道萎缩，因为全身吸收的激素量似乎很小；雌二醇阴道环也有应用，但没有大型的随机对照试验来评估这些方法的安全性[40]。

乳腺癌治疗

选择性雌激素受体调节剂（SERM）

这是一类在细胞水平上竞争性与 ER 结合的非甾体类化合物。各个化合物因其微细结构的不同而表现出不同效应。SERM 的功能可表现为 ER 激动剂、ER 拮抗剂或因组织类型的不同而表现为激动剂 / 拮抗剂双向性。SERM 的作用机制并不十分清楚，好像是影响一系列与 ER 相结合的不同构型的辅活化子和（或）辅阻遏子蛋白的聚集[41]。下面将讨论 SERM 在乳腺癌治疗中的应用和它们对妇科的影响。

他莫昔芬

在 20 世纪 50 年代他莫昔芬首先作为一种可能的避孕药物而被研制出来，一直到 80 年代，几项回顾性研究显示它对早期乳腺癌患者，特别是联合应用化疗的患者可以带来生存获益，它对乳腺癌的治疗作用才得以明确[42, 43]。从那以后，更多的研究显示他莫昔芬对 ER 阳性的肿瘤最为有效。到今天，它已经成为乳腺癌治疗的一种标准[44]。

他莫昔芬的副作用主要取决于它在不同组织中的不同功能。源于 ER 结构的小差异，他莫昔芬在乳腺表现为拮抗剂而在子宫则表现为激动剂，因而他莫昔芬能抑制乳腺组织的生长而同时刺激子宫（特别是子宫内膜）的生长。他莫昔芬导致的副作用包括子宫出血、息肉形成、内膜增生和子宫内膜癌[45]。需要注意的是，子宫内膜癌的风险似乎与他莫昔芬的应用程度有关，因而推荐他莫昔芬的使用年限不超过 5 年[46]。一个好的副作用是它对骨质疏松症的预防作用，它在骨组织表现为激动剂，因而可以模拟雌激素的减少骨丢失效应[47]。

雷洛昔芬

雷洛昔芬和他莫昔芬的区别在于它在乳腺和子宫均表现为拮抗剂，在骨表现为激动剂。从 20 世纪 80 年代末用于预防骨质疏松症。标志性 STAR 试验比较了雷洛昔芬和他莫昔芬对乳腺癌高危人群的预防作用，发现雷洛昔芬与他莫昔芬的预防乳腺癌效果相同，但相关的子宫内膜癌、白内障和血栓的病例较少[48]。基于此，美国 FDA 于 2007 年将雷洛昔芬作为绝经后乳腺癌高危人群的预防药物。

SERM 相关妇科问题

子宫病变的风险是他莫昔芬应用最主要的妇科问题。目前推荐当使用他莫昔芬的患者出现不规则子宫出血时（尤其是绝经后女性），要进行内膜活检。目前尚没有明确的证据显示增加密切监测的级别，包括随意的内膜活检或子宫超声（经阴道或经腹部），能够降低他莫昔芬相关妇科疾病的发病率，因而并不推荐这些检查。推荐雷洛昔芬用于绝经后乳腺癌高危女性的预防，尤其是合并有骨质疏松症患病风险的人群。

芳香酶抑制剂

芳香酶是人体内的雌激素合成酶。芳香酶抑制剂（AI）阻断雌激素的生成，用于乳腺癌及其他癌症女性的治疗。在绝经后妇女性，自然生成的雌激素主要来源于外周脂肪组织中的雄激素转化为雌激素（通过芳香酶），AI能阻断这一途径，从而降低总体雌激素水平。大型国际性的ATAC研究显示，绝经后ER阳性乳腺癌患者应用一种AI后改善了生存[27]，目前批准用于乳腺癌治疗的AI包括阿那曲唑、依西美坦和来曲唑。

AI相关妇科问题

AI对绝经前妇女的作用是矛盾的。AI能够阻断卵巢产生雌激素（绝经前妇女主要的雌激素来源），但这一效应能刺激下丘脑－垂体轴分泌更多的促性腺激素，从而刺激卵巢产生更多的雄激素，可能抵消AI的功效。因此，推荐绝经前ER阳性的乳腺癌患者使用AI时要卵巢去势（手术或者药物）。

使用阿那曲唑的乳腺癌患者骨折风险会增加[49]，需要对使用阿那曲唑的患者充分告知罹患骨质疏松症的风险，一般会推荐同时应用双磷酸盐制剂、钙补充剂和负重练习。

黄体酮

黄体酮是合成孕激素的激素，有黄体酮样作用，它能抵消雌激素在乳腺和子宫的作用，主要用来合成各种避孕药。

黄体酮可用作乳腺癌妇女的姑息治疗，尤其是那些ER阳性的乳腺癌患者。随着SERM和AI的出现，这种用法近年来已经明显减少[50]。

黄体酮相关妇科问题

黄体酮可引起绝经前妇女闭经和不规则子宫出血，大剂量黄体酮也有增进食欲的效果。

乳腺癌患者的癌症筛查

妇科癌症

宫颈癌

在认识到人乳头瘤病毒（HPV）可能是绝大部分宫颈癌的病因后，戏剧性地改变了宫颈癌的筛查策略。虽然筛查手段的基础仍然是巴氏涂片，但大多数的推荐也同时包括了HPV的检测和分型，区分低危和高危HPV分型能够帮助识别出那些可从额外评估中获益最大的女性[51]。

另外，对HPV的认识让大家清楚看到乳腺癌和宫颈癌有完全不同的风险因素和可能的发病原因，虽然它们并不相互排斥。目前并不能理解或广泛接受HPV感染和乳腺癌的相关性，正如没有明确的证据显示与乳腺癌相关的激素环境（或其他任何因素）作用于宫颈癌的病理生理过程。因而，宫颈癌筛查的推荐能反映普通人群，详细内容见相关文献[52]。以下总结了目前实施的指南。

作为预防宫颈癌的措施，当前被广泛接受和应用的HPV疫苗能够在将来戏剧性地降低宫颈癌的发病率。预计对9~25岁的女性（在HPV感染前）实施HPV疫苗接种能阻止高达80%宫颈癌的发生，尤其在发展中国家HPV疫苗接种很有希望。很多国家缺乏巴氏涂片筛查所需的标准基础体系，因而宫颈癌发生率比发达国家高得多，对这些人群用简单的疫苗接种来预防宫颈癌将会对她们产生巨大的影响[53]。

目前没有关于乳腺癌患者 HPV 疫苗接种的推荐，没有任何证据显示 HPV 疫苗接种能够影响乳腺癌的预后。因而，乳腺癌女性的 HPV 疫苗接种可以参考标准指南。总体来说，没有感染 HPV 的妇女都可以进行疫苗接种。需要指出的是对那些已 HPV 疫苗接种的女性，标准筛查的推荐并无改变，目前已行 HPV 疫苗接种的女性仍然需要按标准指南进行巴氏涂片筛查（如上所述）。

最近关于美国预防服务工作组对宫颈癌筛查的推荐引起了更多的争议[54]。与有关乳腺癌的讨论相似，这些新的指南呼吁要减少某些以往推荐的筛查频率，那些是美国癌症协会（ACS）、美国病理学会（ACP）、美国妇产科医师学会（ACOG）和其他一些专业组织相互协作的基础上得出的，尤其是美国预防服务工作组的指南，是从成本－效益分析和长期广泛高度依从性的假设上发展而来的，这些可能并不能反映真实世界的应用实际。事实上，那些有宫颈癌最高危风险的妇女常常并不愿意进行宫颈癌筛查，这些新的指南可能导致宫颈癌病例数的增加。虽然总体数字没有统计学差异，我们并没有一个清晰的方法来评价一个宫颈癌患者对个体、一个家庭和一个社区的影响。笔者仍然推荐宫颈癌筛查用 ACS/ACP/ACOG 指南。这些指南的汇总见表 18.2。

表 18.2　ACS/ACP/ACOG 宫颈癌筛查推荐汇总

年龄	推荐	变化
21	每 3 年巴氏涂片	–
30	每 5 年巴氏涂片，联合 HPV 筛查 / 分型	每 3 年仅用巴氏涂片
65	若之前检查结果完全正常停止筛查	–
子宫切除术后	如果没有 CIN2、CIN3 或癌症病史停止筛查	–

子宫内膜癌

没有明确的证据显示无症状妇女进行子宫内膜癌筛查能够改善预后。子宫内膜癌的早期诊断往往源于它常见的一个非常特殊的症状：不规则的阴道出血，尤其是绝经后出血。可能的筛查检测包括巴氏涂片、内膜活检或经阴道超声，但都缺乏能带来获益的足够敏感性和（或）特异性。

应用于乳腺癌患者的他莫昔芬和子宫内膜病变有关，包括内膜癌，在此章节另有描述。然而，这部分人群的潜在子宫内膜癌筛查研究并未证实有显著获益[55]。目前，对无相关子宫内膜癌症状的乳腺癌妇女，包括那些服用他莫昔芬的患者，并不推荐进行针对性的筛查。出现不规则阴道出血时需要进行全面检查，通常是内膜活检和超声检查。

卵巢癌

前文已描述对有遗传性乳腺－卵巢癌综合征的家族进行卵巢癌筛查。那些没有这两种癌家族史的女性，没有明确的证据显示针对卵巢癌的筛查能够获益。虽然乳腺癌妇女的卵巢癌风险可能会轻度增加，目前的筛查项目（包括血清 CA125 和经阴道超声检查）都缺乏能够带来获益的足够敏感性和特异性[56]。为明确诊断，这些项目可能会导致进一步的检查，从而增加患者的焦虑，并带来和额外检查相关的风险。虽然乳腺癌患者应该知道卵巢癌的症状[57]，但并没有特别的筛查策略推荐。

其他癌症

结直肠癌

虽然肥胖是一个共同的风险因素，但没有明确的证据显示乳腺癌患者的结直肠癌风险有何变化。Muir-Torre 综合征是一种不常见的多样性的遗传性非息肉病性结直肠癌（HNPCC），与乳腺癌的风险增加有关[58]。因强烈的结肠癌家族史和彻底的针对性筛查，这种多样性疾病可能已为大家所熟知，然而对于大多数乳腺癌患者而言，结直肠癌筛查推荐与普通人群一样[59]。总而言之，50~75 岁人群需要每 10 年进行一次结肠镜筛查，大于或低于此年龄段的人群因较高的风险 / 获益而不推荐进行常规筛查。

肺癌

同样，也没有明确的证据显示乳腺癌患者的肺癌风险有何变化。到目前为止，最重要的肺癌相关风险因素是吸烟。而且肺癌筛查证明只在高风险人群中获益，尤其是严重吸烟者或至少 30 包 / 年的曾吸烟者。在这组人群中，国家肺癌筛查试验（NLST）显示低剂量的螺旋 CT 筛查较胸部 X 线检查能减少 20% 的死亡率[60]。基于此，乳腺癌患者的肺癌筛查应该遵循 NLST 所定义的普通人群筛查标准。

随访监测

乳腺癌患者需要持久的妇科随访，要监测本章所提到的所有情况，妇科评估应该成为乳腺癌监测的常规。妇科医生通常和他们的患者保持着持续性的长期联系，其独特地位可减轻患者的忧虑和纠正错误的观念。女性癌症患者常和她们的妇科医生保持一定程度的信任，而这点是肿瘤科医生难以达到的。妇科医生需要特别询问乳腺癌患者对疾病治疗过程的了解程度、所推荐治疗计划的舒适度和她对肿瘤专家的信任度。

患者常常会向她的初诊妇科医生透露问题或忧虑，而并不告知她的肿瘤科医生[61]。乳腺癌患者中，有关外形、女性特征和性事的忧虑是很常见，很多肿瘤科医生并不会常规和患者讨论这些问题，很多患者感觉她们的“癌症医生”没有兴趣或者不能与她们讲这些问题。妇科医生应该鼓励乳腺癌患者坦率讨论这些问题或其他的个人忧虑，并作为常规保健的一部分。通常一个简单的安慰足以减轻患者的恐惧和疑惑。或者妇科医生会提出肿瘤科医生并不熟悉的特殊常识性干预措施，例如在性交过程中常规使用足够量的温暖润滑剂以减轻化疗导致的黏膜刺激。最后妇科医生可以与肿瘤科医生进行交流，提出肿瘤科医生可能并未意识到的影响治疗的信息[62]。

笔者推荐由熟悉本章和表 18.3 内容的临床医生，对已诊断乳腺癌的妇女进行一个全面的妇科基线评估，这个随访可以确定已经存在或潜在的妇科问题，为患者的初始治疗做准备，包括手术、放疗和(或)化疗。更进一步的推荐是患者完成第一线的治疗后，马上做好计划第二次看妇科医生，新的问题往往会出现在这次随访中和(或)患者对未来的忧虑。在此之后，适合进行每年一次的妇科状况评估，若出现新的症状可额外进行随访，例如阴道出血、潮热、夜间盗汗或情绪紊乱。在诊断癌症复发时强烈提示做好再次妇科状况评估。因此，妇科医生应该始终是患者癌症治疗小组成员，在妇女人生的这个紧要关头，不应该忽略对她最隐私的身体问题进行恰当照护。

总结与展望

对患有乳腺癌或高风险的女性的妇科处理常常不够重视，它应该成为癌症综合处理的

表 18.3 乳腺癌患者的妇科保健随访

基线（诊断）	治疗后	每年	有症状时
体检（PE）	PE	PE	PE
癌症筛查（Pap 涂片、结肠镜等）	–	遵循美国癌症协会指南	
咨询 / 安慰	咨询 / 安慰	咨询 / 安慰（需要时可以减少频次）	增加检查（活检、影像学检查）

一部分。女性保健作为一个独特的医学专业的出现，应该促进其相关的研究，包括常规治疗策略。基因风险评估推荐用于遗传性乳腺癌和卵巢癌风险大于 20% 的患者，有关降低风险治疗的数据进展很快，最近推荐对 BRCA1 和 BRCA2 突变的女性应该在到 40 岁时或完成哺乳后行双侧输卵管卵巢切除术。

化疗和放疗的进展改善了生存，但经常损害生育功能和加快绝经。有多种保留生育功能的方法可供选择，但应该个体化处理。高科技的卵巢和胚胎保存技术前景看好，但昂贵，并且不在保险范围内。

乳腺癌患者的更年期症状可能对患者的生活质量造成严重影响，甚至到初始治疗完成数年，伴随着许多症状的变化不定，要持续讨论各种方法以期获得最佳效果。未来新的类雌激素分子化合物的发展和试验有望缓解这些症状。

乳腺癌筛查的未来可能主要由分子水平来决定。基于个体特异的基因谱的个体化医学概念可能精确地预测个体的患癌风险。在一个对效益 / 成本意识日益增长的时代，将“DNA 指纹”整合入现行的筛查策略，将需要更仔细的获益分析。

（许娟 王颀　译）

参考文献

1. Han PK, Klabunde CN, Breen N, Yuan G, Grauman A, Davis WW, Taplin SH: Multiple clinical practice guidelines for breast and cervical cancer screening: perceptions of US primary care physicians. Med Care 2011, 49(2):139-148.
2. Ruhl J TZ, Cho H, Mariotto A, Eisner MP, Lewis DR, et al: SEER cancer statistics review, 1975–2009 (vintage 2009 populations). In. Edited by Institute NC. Bethesda; 2009.
3. Tabbara SO, Frost AR, Stoler MH, Sneige N, Sidawy MK: Changing trends in breast fine-needle aspiration: results of the Papanicolaou Society of Cytopathology Survey. Diagn Cytopathol 2000, 22(2):126-130.
4. White House takes aim at critics of new breast cancer guidelines. [FoxNews.com.]
5. Katz VL LG, Lobo RA, Gershenson DM: Comprehensive gynecology. 5th ed. Mosby: Philadelphia; 2007.
6. 103 APBN: Hereditary Breast and Ovarian Cancer Syndrome. Obstet Gynecol 2009, 113:9.
7. Metcalfe K, Gershman S, Lynch HT, Ghadirian P, Tung N, Kim-Sing C, Olopade OI, Domchek S, McLennan J, Eisen A et al: Predictors of contralateral breast cancer in BRCA1 and BRCA2 mutation carriers. Br J Cancer 2011, 104(9):1384-1392.
8. Metcalfe KA, Mian N, Enmore M, Poll A, Llacuachaqui M, Nanda S, Sun P, Hughes KS, Narod SA: Long-term follow-up of Jewish women with a BRCA1 and BRCA2 mutation who underwent population genetic screening. Breast Cancer Res Treat 2012, 133(2):735-740.
9. Surbone A: Social and ethical implications of BRCA testing. Ann Oncol 2011, 22 Suppl 1:i60-66.
10. Hartmann LC, Schaid DJ, Woods JE, Crotty TP, Myers JL, Arnold PG, Petty PM, Sellers TA, Johnson JL, McDonnell SK et al: Efficacy of bilateral prophylactic mastectomy in women with a family history of breast cancer. N Engl J Med 1999, 340(2):77-84.
11. Harcourt DM, Rumsey NJ, Ambler NR, Cawthorn SJ, Reid CD, Maddox PR, Kenealy JM, Rainsbury RM, Umpleby HC: The psychological effect of mastectomy with or without breast reconstruction: a prospective, multicenter study. Plast Reconstr Surg 2003, 111(3):1060-1068.
12. Taucher S, Gnant M, Jakesz R: Preventive mastectomy in patients at breast cancer risk due to genetic alterations in the BRCA1 and BRCA2 gene. Langenbecks Arch Surg 2003, 388(1):3-8.
13. Greene MH, Piedmonte M, Alberts D, Gail M, Hensley M, Miner Z, Mai PL, Loud J, Rodriguez G, Basil J et al: A prospective study of risk-reducing salpingo-oophorectomy and longitudinal CA-125 screening among women at increased genetic risk of ovarian cancer: design and baseline characteristics: a Gynecologic Oncology Group study. Cancer Epidemiol Biomarkers Prev 2008, 17(3):594-604.
14. Green A, Purdie D, Bain C, Siskind V, Russell P, Quinn M, Ward B: Tubal sterilisation, hysterectomy and decreased risk of ovarian cancer. Survey of Women's Health Study Group. Int J Cancer 1997, 71(6):948-951.
15. Hankinson SE, Hunter DJ, Colditz GA, Willett WC, Stampfer MJ, Rosner B, Hennekens CH, Speizer FE: Tubal ligation, hysterectomy, and risk of ovarian cancer. A prospective study. JAMA 1993, 270(23):2813-2818.
16. Jemal A, Murray T, Samuels A, Ghafoor A, Ward E, Thun MJ: Cancer statistics, 2003. CA Cancer J Clin 2003, 53(1):5-26.
17. Familiari G, Relucenti M, Ermini M, Verlengia C, Nottola SA, Motta PM: The human zona pellucida and scanning electron microscopy. Reality or artifacts? Ital J Anat Embryol 2001, 106(2 Suppl 2):33-41.
18. Kenney LB, Laufer MR, Grant FD, Grier H, Diller

L: High risk of infertility and long term gonadal damage in males treated with high dose cyclophosphamide for sarcoma during childhood. Cancer 2001, 91(3):613-621.
19. Blumenfeld Z, Haim N: Prevention of gonadal damage during cytotoxic therapy. Ann Med 1997, 29(3):199-206.
20. Abusief ME, Hornstein MD, Jain T: Assessment of United States fertility clinic websites according to the American Society for Reproductive Medicine (ASRM)/Society for Assisted Reproductive Technology (SART) guidelines. Fertil Steril 2007, 87(1):88-92.
21. Gosden RG: Prospects for oocyte banking and in vitro maturation. J Natl Cancer Inst Monogr 2005(34):60-63.
22. Loprinzi CL, Zahasky KM, Sloan JA, Novotny PJ, Quella SK: Tamoxifen-induced hot flashes. Clin Breast Cancer 2000, 1(1):52-56.
23. Ganz PA, Greendale GA, Petersen L, Zibecchi L, Kahn B, Belin TR: Managing menopausal symptoms in breast cancer survivors: results of a randomized controlled trial. J Natl Cancer Inst 2000, 92(13):1054-1064.
24. Gupta P, Sturdee DW, Palin SL, Majumder K, Fear R, Marshall T, Paterson I: Menopausal symptoms in women treated for breast cancer: the prevalence and severity of symptoms and their perceived effects on quality of life. Climacteric 2006, 9(1):49-58.
25. Morrow PK, Mattair DN, Hortobagyi GN: Hot flashes: a review of pathophysiology and treatment modalities. Oncologist 2011, 16(11):1658-1664.
26. Rada G, Capurro D, Pantoja T, Corbalan J, Moreno G, Letelier LM, Vera C: Non-hormonal interventions for hot flushes in women with a history of breast cancer. Cochrane Database Syst Rev 2010(9):CD004923.
27. Howell A, Cuzick J, Baum M, Buzdar A, Dowsett M, Forbes JF, Hoctin-Boes G, Houghton J, Locker GY, Tobias JS: Results of the ATAC (Arimidex, Tamoxifen, Alone or in Combination) trial after completion of 5 years' adjuvant treatment for breast cancer. Lancet 2005, 365(9453):60-62.
28. Janni W, Hepp P: Adjuvant aromatase inhibitor therapy: outcomes and safety. Cancer Treat Rev 2010, 36(3):249-261.
29. Morales L, Neven P, Timmerman D, Christiaens MR, Vergote I, Van Limbergen E, Carbonez A, Van Huffel S, Ameye L, Paridaens R: Acute effects of tamoxifen and third-generation aromatase inhibitors on menopausal symptoms of breast cancer patients. Anticancer Drugs 2004, 15(8):753-760.
30. Holmberg L, Anderson H: HABITS (hormonal replacement therapy after breast cancer--is it safe?), a randomised comparison: trial stopped. Lancet 2004, 363(9407):453-455.
31. Hickey M, Saunders C, Partridge A, Santoro N, Joffe H, Stearns V: Practical clinical guidelines for assessing and managing menopausal symptoms after breast cancer. Ann Oncol 2008, 19(10):1669-1680.
32. Caan BJ, Emond JA, Su HI, Patterson RE, Flatt SW, Gold EB, Newman VA, Rock CL, Thomson CA, Pierce JP: Effect of postdiagnosis weight change on hot flash status among early-stage breast cancer survivors. J Clin Oncol 2012, 30(13):1492-1497.
33. Bordeleau L, Pritchard K, Goodwin P, Loprinzi C: Therapeutic options for the management of hot flashes in breast cancer survivors: an evidence-based review. Clin Ther 2007, 29(2):230-241.
34. Sideras K, Ingle JN, Ames MM, Loprinzi CL, Mrazek DP, Black JL, Weinshilboum RM, Hawse JR, Spelsberg TC, Goetz MP: Coprescription of tamoxifen and medications that inhibit CYP2D6. J Clin Oncol 2010, 28(16):2768-2776.
35. Yurcheshen ME, Guttuso T, Jr., McDermott M, Holloway RG, Perlis M: Effects of gabapentin on sleep in menopausal women with hot flashes as measured by a Pittsburgh Sleep Quality Index factor scoring model. J Womens Health (Larchmt) 2009, 18(9):1355-1360.
36. Roberts H: Safety of herbal medicinal products in women with breast cancer. Maturitas 2010, 66(4):363-369.
37. Kronenberg F, Fugh-Berman A: Complementary and alternative medicine for menopausal symptoms: a review of randomized, controlled trials. Ann Intern Med 2002, 137(10):805-813.
38. Walker EM, Rodriguez AI, Kohn B, Ball RM, Pegg J, Pocock JR, Nunez R, Peterson E, Jakary S, Levine RA: Acupuncture versus venlafaxine for the management of vasomotor symptoms in patients with hormone receptor-positive breast cancer: a randomized controlled trial. J Clin Oncol 2010, 28(4):634-640.
39. Daley A, Stokes-Lampard H, Macarthur C: Exercise for vasomotor menopausal symptoms. Cochrane Database Syst Rev 2011(5):CD006108.
40. Files JA, Ko MG, Pruthi S: Managing aromatase inhibitors in breast cancer survivors: not just for oncologists. Mayo Clin Proc 2010, 85(6):560-566; quiz 566.
41. Riggs BL, Hartmann LC: Selective estrogen-receptor modulators -- mechanisms of action and application to clinical practice. N Engl J Med 2003, 348(7):618-629.
42. Ward HW: Anti-oestrogen therapy for breast cancer: a trial of tamoxifen at two dose levels. Br Med J 1973, 1(5844):13-14.
43. Baum M, Brinkley DM, Dossett JA, McPherson K, Patterson JS, Rubens RD, Smiddy FG, Stoll BA, Wilson A, Lea JC et al: Improved survival among patients treated with adjuvant tamoxifen after mastectomy for early breast cancer. Lancet 1983, 2(8347):450.
44. Tamoxifen for early breast cancer: an overview of the randomised trials. Early Breast Cancer Trialists' Collaborative Group. Lancet 1998, 351(9114):1451-1467.
45. Gallo MA, Kaufman D: Antagonistic and agonistic effects of tamoxifen: significance in human cancer.

Semin Oncol 1997, 24(1 Suppl 1):S1-71-S71-80.
46. Known and probable carcinogens. In. Edited by Society AC; 2006.
47. Krum SA, Miranda-Carboni GA, Hauschka PV, Carroll JS, Lane TF, Freedman LP, Brown M: Estrogen protects bone by inducing Fas ligand in osteoblasts to regulate osteoclast survival. EMBO J 2008, 27(3):535-545.
48. Vogel VG, Costantino JP, Wickerham DL, Cronin WM, Cecchini RS, Atkins JN, Bevers TB, Fehrenbacher L, Pajon ER, Jr., Wade JL, 3rd et al: Effects of tamoxifen vs raloxifene on the risk of developing invasive breast cancer and other disease outcomes: the NSABP Study of Tamoxifen and Raloxifene (STAR) P-2 trial. JAMA 2006, 295(23):2727-2741.
49. Jakesz R, Jonat W, Gnant M, Mittlboeck M, Greil R, Tausch C, Hilfrich J, Kwasny W, Menzel C, Samonigg H et al: Switching of postmenopausal women with endocrine-responsive early breast cancer to anastrozole after 2 years' adjuvant tamoxifen: combined results of ABCSG trial 8 and ARNO 95 trial. Lancet 2005, 366(9484):455-462.
50. Sitruk-Ware R: New progestogens: a review of their effects in perimenopausal and postmenopausal women. Drugs Aging 2004, 21(13):865-883.
51. Wright TC, Jr., Cox JT, Massad LS, Twiggs LB, Wilkinson EJ: 2001 Consensus Guidelines for the management of women with cervical cytological abnormalities. JAMA 2002, 287(16):2120-2129.
52. Saslow D, Solomon D, Lawson HW, Killackey M, Kulasingam SL, Cain J, Garcia FA, Moriarty AT, Waxman AG, Wilbur DC et al: American Cancer Society, American Society for Colposcopy and Cervical Pathology, and American Society for Clinical Pathology screening guidelines for the prevention and early detection of cervical cancer. CA Cancer J Clin 2012, 62(3):147-172.
53. Sankaranarayanan R, Bhatla N, Gravitt PE, Basu P, Esmy PO, Ashrafunnessa KS, Ariyaratne Y, Shah A, Nene BM: Human papillomavirus infection and cervical cancer prevention in India, Bangladesh, Sri Lanka and Nepal. Vaccine 2008, 26 Suppl 12:M43-52.
54. Moyer VA: Screening for cervical cancer: U.S. Preventive Services Task Force recommendation statement. Ann Intern Med 2012, 156(12):880-891, W312.
55. Love CD, Muir BB, Scrimgeour JB, Leonard RC, Dillon P, Dixon JM: Investigation of endometrial abnormalities in asymptomatic women treated with tamoxifen and an evaluation of the role of endometrial screening. J Clin Oncol 1999, 17(7):2050-2054.
56. van Nagell JR, Jr., Pavlik EJ: Ovarian cancer screening. Clin Obstet Gynecol 2012, 55(1):43-51.
57. Goff B: Symptoms associated with ovarian cancer. Clin Obstet Gynecol 2012, 55(1):36-42.
58. Strate LL, Syngal S: Hereditary colorectal cancer syndromes. Cancer Causes Control 2005, 16(3):201-213.
59. Pignone M, Rich M, Teutsch SM, Berg AO, Lohr KN: Screening for colorectal cancer in adults at average risk: a summary of the evidence for the U.S. Preventive Services Task Force. Ann Intern Med 2002, 137(2):132-141.
60. Aberle DR, Adams AM, Berg CD, Black WC, Clapp JD, Fagerstrom RM, Gareen IF, Gatsonis C, Marcus PM, Sicks JD: Reduced lung-cancer mortality with low-dose computed tomographic screening. N Engl J Med 2011, 365(5):395-409.
61. Heins MJ, Korevaar JC, Rijken PM, Schellevis FG: For which health problems do cancer survivors visit their General Practitioner? Eur J Cancer 2013, 49(1):211-218.
62. Carter J, Goldfrank D, Schover LR: Simple strategies for vaginal health promotion in cancer survivors. J Sex Med 2011, 8(2):549-559.

第19章

影像技术在乳腺癌早期诊断及预后评估中的应用

M.Mar Gil, Marcos Cuerva, Sara Iaco-poni, Jose I. Sanchez-Mendez, Ignacio Zapardiel

摘 要

近年来,乳腺癌影像筛查技术的发展越来越受到重视,尤其是对于一些高风险人群,传统的检查方法已显示出明显的不足。过去10年中,乳腺影像技术得到了迅猛的发展,随之带来了诊断原发性乳腺癌的新技术,许多前沿的新方法正在应用,并且在检测乳腺癌的远处转移、复发病灶及疗效评估方面有很好的发展前景。一直以来,已多次讨论一些筛查方法,但迄今为止,乳腺X线检查仍然被认为是应用最广泛和最有效的乳腺癌筛查方法;乳腺X线技术有其局限性,目前正对现有技术努力进行改进完善,并正开发一些更好的乳腺癌检测新技术。最近研究显示这些新技术能有效提高放射科医生发现早期乳腺癌的能力,并能准确评估病变的范围,对肿瘤的临床分期和治疗计划的制订是非常重要的。

超声检查是有前景的一种癌症检查方法,在乳腺致密型腺体的女性具有其优越性,因为这部分女性在传统的胶片乳腺X线筛查中不易清晰显示病灶,易造成漏诊、误诊等问题。超声检查在乳腺影像评估方面也扮演着重要角色,辅助诊断性X线检查后的引导穿刺活检、可扪及病变评估和一些良性病变的连续动态随访。磁共振成像是一种公认的诊断乳腺相关疾病的方法,其最具优势的地方就是对肿瘤的高敏感性,如果一个可疑区域没有显示出增强对比剂的摄取,那它是恶性的可能性就非常小。然而,此项检查的特异性却较低,如果某一区域显示强化,那它有可能是肿瘤,但也有可能不是。这种情况下,需要其他影像方法或活检来进一步确诊。数字乳腺X线成像是运用数字探测器采集X线信号并转换为数字信号成像在高分辨率显示器上,这种数字成像具有传统胶片成像不可比拟的优势。PET-CT主要用于检测乳腺癌患者的局部复发及远处转移。

尽管当前乳腺癌的诊断方法很多,但需要进一步研究来提高这些诊断方法的准确率,并降低通用检查的门槛,从而使假阴性率降至最低。总之,随着影像技术的不断发展,影像检查的地位也将愈加重要,最终的目标就是降低乳腺癌的发病率和死亡率。

关键词

影像技术　乳腺癌　诊断　筛查　乳腺X线检查

引言

乳腺癌仍然是发达国家妇女最常见的癌症和癌症相关死亡率的第二大原因，对各国社会和经济均造成了影响。因此，全球都非常重视乳腺癌的预防和筛查问题。过去 10 年中，乳腺影像技术得到了迅猛的发展，随之带来了诊断原发性乳腺癌的新技术，许多前沿的新方法正在应用，并且在检测乳腺癌的远处转移、复发病灶及疗效评估方面有很好的发展前景。

20 世纪，纽约、瑞典、苏格兰和加拿大开展了 8 个随机对照试验，纳入了 50 万名女性，研究证明筛查人群中乳腺癌死亡率下降 30%[1-6]。通过乳腺 X 线检查发现的癌肿小，属早期癌，这些患者的治疗选择和预后明显改善。

过去几年，乳腺癌的死亡率得到有效的遏制。19 世纪 40 年代，早期乳腺癌（无淋巴结转移和远处转移）的 5 年生存率约为 70%，现今已提高到 97%[7]。生存率的提高很大程度归功于乳腺 X 线检查计划的推广和有效应用。

乳腺 X 线检查是目前唯一被证实能有效降低乳腺癌发病率及死亡率的筛查方法。它满足一项筛查试验的所有标准。首先，乳腺癌是一种发病率较高的肿瘤（统计数据显示约 1/9 的女性在一生中会发生）[8, 9]，在疾病进展过程中，如果及时诊断和治疗（在无临床症状时），能改变它的自然病程，改善预后和最终转归；其次，乳腺 X 线检查是一项有成本效益的检查，容易开展，患者易耐受。而且乳腺 X 线检查的主要目标是检出早期乳腺癌并早期干预，避免进展期或转移性乳腺癌带来的病重和随后的死亡。

2005 年一项关于乳腺 X 线检查和辅助治疗对乳腺癌死亡率影响的研究表明 [10]，乳腺 X 线检查降低死亡率的比例为 28%~65%（平均 46%），其余归因于辅助治疗的应用。需要注意的是，这个死亡率降低幅度的变化是由于不同作者对纳入群体的标准不同所致。

虽然乳腺 X 线检查仍然是金标准，但有其局限性，尤其对于致密型腺体女性，虽然能很好地应用，它的敏感性仍然局限在 69%~90%[11-16]。新的影像技术正在不断克服乳腺 X 线检查的这些局限性，提高癌症的检出率和改善患者预后。

乳腺 X 线检查在其自身发展过程中经历了许多技术上的革新与进步，其中最重要的无疑就是数字乳腺 X 线检查。

超声检查的应用在过去 10 年间有了明显的增长，每天越来越多的超声检查与乳腺癌早期诊断相关，而且成为乳腺穿刺活检的一种有价值的引导工具。

乳腺磁共振成像（MRI）现今是乳腺癌的局部分期和随访不可或缺的一项影像技术，尽管还需要许多技术改进以提高此项检查的敏感性及特异性来普及它的应用。

另外，有关乳腺癌的诊断和随访的一些核医学研究正在开展，部分临床研究正显示令人满意的结果。

在这一章中，我们总结了最重要的指南，也简单回顾了一些很有前景的影像检查方法，但由于篇幅限制而没有谈及乳腺癌的常规诊断方法。

乳腺 X 线筛查

没有一种筛查技术是完美无缺的，每位女性乳腺癌的发病风险也有很大不同，筛查有可能导致不必要的过度检查和预警信号。因此，从理论上讲，筛查应该根据每个个体的患癌风险不同而量身定制。

乳腺 X 线检查最主要的缺陷就是辐射风险和对放射影像致密型腺体的敏感性下降，因此限制了其在高风险年轻女性的应用。它在以下的应用也受到限制：无钙化导管原位癌和小叶癌的检测、局部进展期乳腺癌的描述 [17]、多中心乳腺癌和以前经过放射治疗乳腺的评估 [6]。

乳腺X线筛查的常规推荐

一些组织已经制定了基于大量证据的不同版本的乳腺癌筛查指南,用于指导如何开展乳腺X线筛查、特别是什么年龄开始筛查和间隔多长时间筛查。虽然围绕乳腺癌筛查的许多问题仍然未能解决,但基于累积多年数据的筛查常规指南现已实施。因此,关于怎样运用影像技术来筛查的推荐已变得越来越复杂。

专家们一致同意在50岁组和60岁组的女性开始乳腺X线筛查,能有效降低乳腺癌的死亡率;然而,在谈到关于40岁组的女性开始筛查时,专家组的推荐意见存在分歧。现在荟萃分析发现,这个40岁组年龄人群,乳腺X线筛查能降低乳腺癌死亡率近20%[18],然而这部分人群的绝对获益要比老年女性低,因为年轻女性组的乳腺癌风险本来就不高[19]。有为数不多的几项关于超过70岁老年女性的筛查研究显示,筛查能降低死亡率达55%[20]。

基于上述观点,在40~49岁年龄段进行筛查并不是所有学会都推荐(美国的赞成,加拿大的反对)。相反,几乎所有学会都推荐在50~59岁年龄段进行乳腺X线筛查,因为已证实这一年龄段的筛查最有效。

目前乳腺X线筛查的应用并没有明确的年龄上限,根据2004年美国放射学会修订的指南,"究竟到什么年龄,女性不再从乳腺X线筛查中获益仍不清楚。因为这个年龄由于个体健康状况不同而差异较大,何时须停止常规乳腺X线筛查需要依据每个女性的具体情况及她的保健医生来决定[21]。同样,美国癌症协会建议筛查适用于"所有身体健康状况良好并能耐受治疗的女性"[22]。

对于一般风险的女性建立一份筛查间隔时间表,每两年进行一次筛查是比较合理的[19]。表19.1至表19.3显示了不同国家关于乳腺X线筛查的推荐建议。

表19.1 乳腺X线筛查推荐

组织机构	筛查推荐
美国家庭医生学会(AAFP)	50~69岁年龄段妇女,每1~2年筛查一次;咨询40~49岁妇女的潜在风险及乳腺X线筛查和临床乳腺检查的获益
美国妇产科医师学会(ACOG)	40岁开始每1~2年一次;超过50岁每年一次
美国外科协会(ACS)	40岁及以上女性每年一次
美国医学会(AMA)	40~49岁女性每1~2年一次;50岁及以上每年一次
加拿大预防保健工作组(CTF-PHC)	50~59岁每1~2年一次
美国国立卫生研究所(NIH)	目前获得的数据并不支持将乳腺X线筛查作为常规推荐给40岁组的女性;每一位女性需根据自身情况来决策是否进行乳腺X线筛查
美国预防服务工作组(USPSTF)	50~69岁年龄段女性每1~2年一次

表19.2 对40~49岁女性的乳腺X线筛查推荐

推荐常规筛查的组织	不推荐常规筛查的组织
美国癌症协会	美国家庭医生学会
美国妇产科医师学会	美国内科医师学会
美国放射学会	加拿大预防保健工作组
美国外科协会	美国国立卫生研究所共识小组
美国国家癌症研究所	美国预防服务工作组

乳腺癌影像诊断技术

乳腺X线检查

乳腺X线检查自20世纪开始应用至今,

表 19.3　美国放射学会特别推荐

特别推荐
对于 BRCA1 或 BRCA2 基因的携带者，BRCA 基因突变者的未检测的一级亲属，或是年轻患乳腺癌的一级亲属，筛查应从 30 岁开始
对于有导管上皮不典型增生或小叶原位癌病史的患者能从每 6 个月的乳腺 X 线检查中获益，甚至适用 MRI 检查
对于 10~30 岁时曾接受过高剂量胸部放疗史的患者应开始每年一次乳腺 X 线检查研究，推荐在暴露 8 年后每年一次 MRI 检查

是目前唯一被证实能有效降低乳腺癌发病率及死亡率的检查。乳腺 X 线检查是一种运用低剂量 X 线、高对比度、高分辨率胶片、特别设计乳腺部位成像的一个 X 线系统。虽然这个 X 线系统能独立于其他影像技术单独分析评估乳腺影像，但在临床实践中，往往更推荐与其他影像检查的联合应用，尤其是超声检查[23]。

在美国，乳腺癌的发生率为 3‰，乳腺 X 线筛查的再检查率是 8%。7% 的筛查女性只需再次乳腺 X 线检查或超声检查，仅有 1% 的女性需要活检来检出这 0.3% 的乳腺癌[24]。一些其他的诊断性检查和进一步的观察，如其他或特殊部位乳腺 X 线检查、乳腺超声，或其他补充影像检查如磁共振检查、数字乳腺 X 线检查、以核素标记的甲氧基异丁基异示踪剂核素扫描技术及电阻抗扫描成像检查。

美国食品与药物管理局（FDA）报道在超过 50 岁的女性中，乳腺 X 线检查能发现 85%~90% 的乳腺癌，并在临床察觉前 2 年发现肿块。1994 年，有关这项检查的设备、操作技术、质量控制和医生等管理执行乳腺 X 线检查质量标准法规（MQSA）。

乳腺 X 线影像就像指纹一样，每个女性的乳腺影像表现都有很大不同，没有两个乳腺影像是完全相同的。这对于放射科医生来说，通过得到的影像（不仅仅是报告）与先前检查的影像进行对比是很有帮助的，能帮助医生发现在随访时段中出现的细小变化，尽可能早期发现恶性病变。

乳腺 X 线影像分析需要一些基础知识。在摄影过程中，当乳房被压迫，球管设备产生低剂量的 X 线（25~30kVp）。乳房的压迫是必要的，这既能减少射线剂量，又能提高影像质量。球管发射出的 X 线穿过压迫的乳房投照到置于乳房下面的胶片暗盒，击中暗盒内的一种特殊的荧光涂层物质，穿过腺体的 X 线，会由其穿过的不同组织密度而有不同程度的衰减。脂肪是非常稠密的，能吸收或衰减大剂量的 X 线。乳腺导管和脂肪周围相连接的组织致密度较低，吸收或衰减了比较少的 X 线剂量。这就是 X 线吸收的不同导致相应的在胶片上曝光水平的不同，产生了组织的影像，清晰地显示出正常的组织结构，包括脂肪、纤维腺体组织和导管及乳头。影像的质量会受多种因素的影响，尤其是高致密度的乳腺组织、乳房压迫的厚度、位置、移动和 X 线剂量。

现今，有两种方式得到美国 FDA 的认证：胶 - 屏系统乳腺 X 线成像和数字乳腺 X 线成像，后一种也称为全视野数字乳腺 X 线检查，简称为 FFDM，这种成像方式将在本章后面部分介绍。影像技术方面都是相同的，所不同的是成像采用影像胶片方式还是数字文件记录直接进入计算机的方式。

乳腺 X 线检查分类

乳腺 X 线检查主要有两类：筛查和诊断。

- 筛查性检查是针对无症状女性开展的乳腺 X 线检查，代表了临床前阶段。这是乳腺 X 线筛查的目标，其目的是获得较高的敏感性，以此能够检测出任何异常。乳腺 X 线筛查时，两边乳房分开成像，通常是从上方（头尾位，CC）和从斜向（侧斜位，MLO）投照，如图 19.1 所示[25]。侧斜位的投照是最重要的，也是在头尾位后最经常采用的投照位置。图 19.2 显示了一个正常的乳腺 X 线筛查摄影图像。

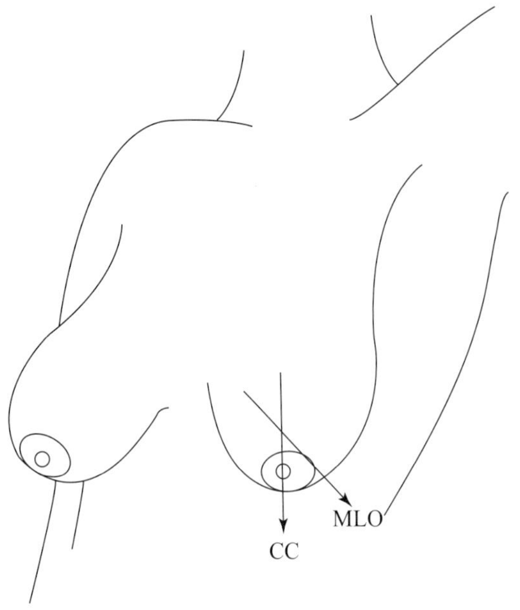

图 19.1 乳腺X线投照，头尾位（CC位）和侧斜位（MLO位）投照。

- 诊断性检查是针对有临床症状或体征的女性（如自检时发现乳房肿块、乳头溢液）或在筛查时发现有异常的女性所展开的乳腺X线检查。诊断性检查比筛查性检查更复杂、更耗时，用于确定乳腺异常病灶的位置、确切大小，并反映周围组织和淋巴结情况。在诊断性X线摄影中，有一些代表性的额外投照用于成像和解释，尤其是在一些假体植入女性和乳腺癌病史患者。因此，诊断性检查比筛查性检查费用更贵。图 19.3 显示一个异常的乳腺X线图像。

乳腺X线总体分析

对于一张乳腺X线片要做的第一步就是去分析、发现任何异常；下一步就是它的分类。美国放射学会已经建立了乳腺影像和报告数据系统（BI-RADS）[21, 26] 来指导乳腺癌的诊断路径。每一分类在放射科医生的术语里通常称为“级别”。

BI-RADS 分类是用来规范放射科医生对乳腺X线片的解释。这一分类对于乳腺X线检查数据的统计分析非常有用，其结果能汇编成整个全国范围的基础数据，用于帮助完善各地的乳腺X线检查程序。表 19.4 概述了 BI-RADS 分类。

每一 BI-RADS 分类有合适的与之相关的处理和随访建议。而且如果正确和连贯使用，每一相应的分类都有恶性风险度的评估及

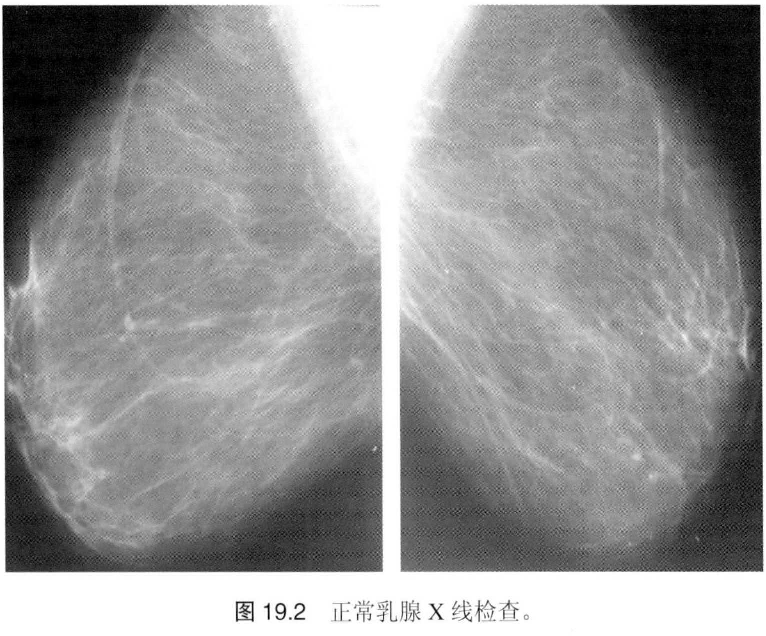

图 19.2 正常乳腺X线检查。

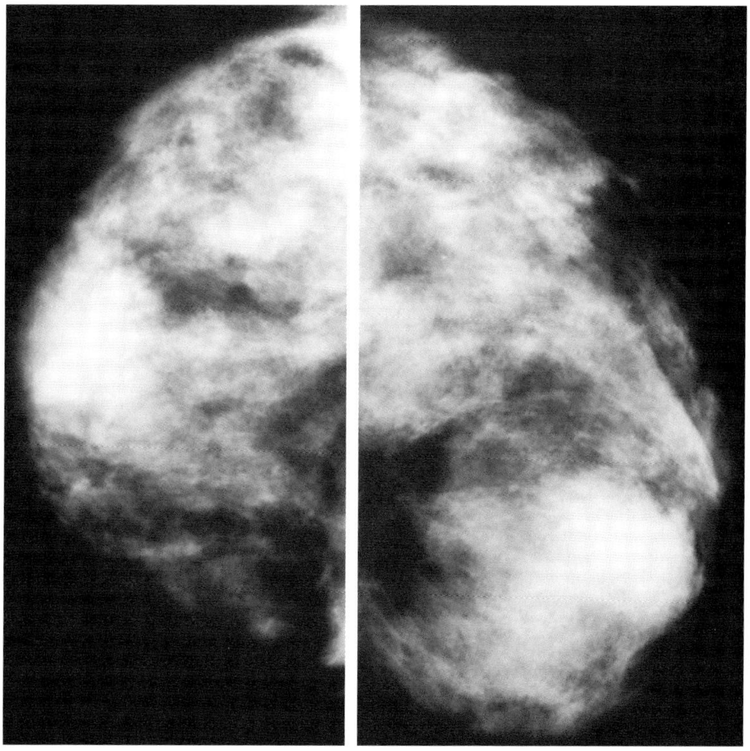

图 19.3　乳腺 X 线检查有异常发现。

表 19.4　美国放射学会乳腺 X 线检查 BI-RADS 评估分类

BI-RADS	评估分类
0 类	需要额外的影像评估
1 类	阴性。以后继续筛查
2 类	良性发现。以后继续筛查
3 类	可能良性发现。建议短期随访
4 类	可疑恶性。需要活检
5 类	高度怀疑恶性。要采取适当的措施

解释。

0 类：是一个临时的分类，指在做出最终的 BI-RADS 分类评估前还需要其他的影像检查。在那些影像检查完成后，大多数 0 类病变显示是良性的。

1 类：指筛查是阴性的，患乳腺癌的机会约为万分之五。这也意味着妇女能继续进行筛查。

2 类：是指发现的病变是良性的，并不怀疑是癌性。推荐使用与 1 类相同的随访建议。这一分类是典型的囊肿或纤维腺瘤的分类。

3 类：发现的病变可能是良性的，这一类恶性机会小于 2%。推荐 6 个月后随访复查乳腺 X 线检查。然而，大多数归入 3 类异常的病变通常不用活检。

4 类：是指病变可疑恶性。虽然多数归入 4 类的病变最后证实是良性的，但仍需要活检，因为这类病变有 25%~50% 的恶性率。

5 类：是指在乳腺 X 线片上能发现某些典型的恶性征象，显然所有的 5 类病变均要求活检。如果活检结果是良性的，通常要进行再次活检，因为可能第一次活检未能在正确的部位取得标本。这类病变癌症的比例将在 75%~99% 之间。

病变描述

在阅读一张乳腺 X 线片时，确切地了解

图像的方位是非常重要的。乳腺应被视作对称性器官。应该两侧两边比较来评价它的对称性。心理学家已经表明，眼睛在阅片时，用镜像方式观察要比并排方式更容易察觉到不对称密度。因此，常规观察评价乳腺X线片的方式是两个CC位和MLO位镜像观察，也就是背靠背放置。

在乳腺X线片上需要观察的内容包括肿块、钙化、不对称致密及乳腺结构的扭曲[27]。大多数乳腺癌看得见的，在乳腺X线片上能观察到有肿块、钙化、结构扭曲或上述几种征象合并存在[28-32]。

肿块：肿块是指有三维空间结构的病变，往往代表了乳腺肿瘤的定位标志。肿块需要描述它的定位、大小、形态（圆形、卵圆形、分叶形、不规则形或结构扭曲）、边缘（清晰、模糊、小分叶、浸润及毛刺）、X线衰减和对周边组织的影响及其他伴随改变。根据肿块的形态学标准，可评估其恶性可能性。

钙化：钙化是乳腺X线片上非常重要和常见的发现。这些钙化由细胞分泌而来或由坏死细胞碎片产生。它们可以出现在乳腺内的不同位置，同样也可出现在皮肤上。钙化可能与某种病变相关联，也可能无关联性，它们的形态和分布可提供一些线索来解释其出现的原因和一些良、恶性病程的相关性。在肿块内或肿块周边的钙化可给我们提供更多关于这个肿块的信息，例如纤维腺瘤退化通常会出现爆米花样钙化；同样边界清晰的弧形钙化往往出现在圆形或卵圆形肿块的边缘，提示良性的改变。另外，如果肿块合并有多形性、不规则形的钙化，在大小和组织形态也存在着异质性，这提醒要考虑恶性。钙化的分析主要依据大小、形态、数量和分布。一般的规律是较大的、圆形或卵圆形的、大小较均一的钙化往往较大可能与良性病程相关，而小的、不规则的、多形性、分支状、在大小和形态上异质性的钙化多提示着恶性病程。某些特定的钙化几乎都是良性的病理过程，在这部分病例，并不需要太多分析。而在大多数情况下，钙化的沉积方式是不确定的，既可能是一个良性，也可能是一个恶性的过程。BI-RADS系统也把发现的钙化定义为3类：典型良性钙化、中间型钙化和高度恶性可能的钙化。

不对称致密：乳腺被视为对称性结构，能双侧对比。虽然双侧乳腺不可能是完全镜像的图像，但每一侧乳腺的影像结构是相似的。不对称区域有可能是一个进展中的肿块，正常腺体组织的变异，活检或手术后的改变，或是由于定位和压迫不良造成的。定位和压迫导致的不对称往往是正常乳腺组织重叠所致。因此，真正的不对称是三维的，应该在CC位和MLO位都能见到。一旦确定是一个三维概念的真不对称，那医生就必须区分这个不对称是不对称乳腺组织的良性变异，还是表示一个明确肿块所致的局灶性不对称致密影。

正常乳腺的结构扭曲区域：没有一种乳腺类型能被分类为“正常”，只能从经验上来感觉判断像正常乳腺X线影像的变异。当你熟悉了一个“正常”影像图谱后，就有了一定的发现异常的能力。

常见疾病

纤维腺瘤：它是最常见的良性肿瘤，能在乳腺内稳定增长，尤其是在年轻女性。其发生与雌激素密切相关。在乳腺X线片上表现为边界清晰锐利的肿块，与囊肿或边界清晰的癌肿往往不易区别。因此，若无额外的影像征象，放射学上难以鉴别。另外一个特征能区分纤维腺瘤的是纤维腺瘤能伴随着绝经而退化，在退化过程中，外观上发生变化且出现钙化沉积。典型退化的纤维腺瘤会出现爆米花样粗大钙化，容易在乳腺X线片上识别。纤维腺瘤没有显著地变成乳腺癌的风险，也不会置患者于乳腺癌风险之中。

囊肿：囊肿是无害液体在乳腺内的积聚（也能出现在其他组织或器官）。如上述，非钙化的纤维腺瘤与囊肿在乳腺X线片上是不易区分的。也就是说，若不被周边腺体实质遮蔽时，囊肿通常有清晰的边界。囊肿发生是由于小叶内乳管分泌和吸收之间不平衡而扩张的结果。囊肿的确切成因尚不明确，但已知的是与激素变化有关，不论是在正常的月经周期还是在绝经后用激素替代疗法时。它们通常发生在 30~50 岁的妇女。囊肿不会进展为癌症，也不会增加患癌的风险。大多数情况下，囊肿是不用管的，但有时医生可以用细针抽液做细胞学检查。

脓肿：是一种良性病变，可表现或不表现为圆形或界限清楚的病变，有时脓肿与急性乳腺炎相关，需要临床处理。倘若缺乏病史，只能通过细针抽吸细胞学检查来明确诊断。

导管内乳头状瘤：它们是由于导管上皮的增生造成的。它们通常太小而不能在乳腺 X 线片上显示，但如果病变长到足够大，也能显示为边界清晰的肿块，在某些情况下，甚至会阻塞导管引起导管扩张表现。

乳腺内淋巴结：正常淋巴结通常较小，无钙化，并且具有较规则的边缘和形态。在乳腺 X 线侧斜位片上，它们正常显示位于腋窝区。另一方面，有时乳腺内淋巴结被当成可疑乳腺肿块，放大观察会见到如淋巴门和中央髓质脂肪等额外的乳腺 X 线特征，在这种情况下，它的良性可能性会增加。

影响乳腺 X 线检查敏感性和特异性的因素

乳腺 X 线检查如何能检出恶性病变，在每个妇女也许是有差异的。能影响检出敏感性和特异性的最重要因素包括患者的年龄、腺体密度、有否激素替代治疗和乳腺癌的不同组织学类型。另一个决定乳腺 X 线检查敏感性和特异性的关键因素是放射科医生的阅片解读。总之，不要忘记如下这些重要因素。

- 腺体密度：乳腺腺体的密度有很大差异性，从整个乳房全是纤维腺体组织到整个乳房几乎全是脂肪都有可能。高腺体密度与低敏感性相关[33, 34]。乳腺癌能引起 X 线的衰减，从而在 X 线片上显示为一种白色密度影。在一种黑色（脂肪）背景衬托下，一种白色密度影是容易被发现的（信噪比）。若在白色的纤维腺体组织背景衬托下，一种白色密度影（癌肿）多数难以发现。正常的腺体组织会遮蔽肿瘤，广泛的腺体致密与乳腺 X 线检查较高假阴性率相关。在所有年龄段，无论是否有激素治疗（HT），高腺体密度会导致检出敏感性下降 10%~29%[35]，对腺体致密的妇女，乳腺 X 线检查的相对不敏感是这项技术的一个明显局限。
- 年龄：乳腺腺体的密度一般随着年龄下降。因此，除外那些用激素治疗的患者，年龄超过 65 岁妇女的敏感性比年轻妇女高，这不仅是由于乳腺密度降低，也是因为腺体的纤维囊性变，甚至是生长代谢率变慢了[36,37]。
- 激素治疗：激素治疗能使乳腺密度增高，当乳腺 X 线检查阅片时，这种情况带来了两个问题。首先是腺体高密度能遮蔽可疑病变（见上文），第二个值得关注的是放射科医生也许并不能知道腺体密度的增加是由于激素治疗的结果，还是一个发展中的恶性病变[38]。
- 乳腺癌的生物亚型：浸润性小叶癌在早期可能很难被发现[39, 40]。不仅是由于它的生长特性，也是由于这种类型癌肿伴钙化的比例仅为 5%。
- 放射科医生阅片解释：现有许多研究报道显示放射科医生在阅片和解释的准确性方面有很大差异，临床上放射科医生阅片解释存在明显差异的原因尚不清楚[41]，而确定阅片谁比谁更准确是困难的。
- 技术因素：许多技术因素可能降低乳腺 X 线检查的敏感性和特异性。首先，有些区域在乳腺 X 线片上是不易显示的，由于对比度的减低，在较厚乳房的图像质量会有所下降；另一种情况是乳腺假体，被置于胸肌前方，会掩盖很多病变。

另一方面，与国际上乳腺 X 线筛查对比发现，高度集中筛查体系和国家质量保证计划的国家，乳腺 X 线筛查的特异性较高。例如，有一项研究报道美国的召回率是英国的两倍，但两国的癌症检出率却没有明显的差异[42]。这样的比较可能使人困惑，但是一些社会、文化或经济的因素确实能影响乳腺X线筛查的执行。在这些研究中，我们注意到无论多高的召回率，癌症检出率并未见明显改善。

乳腺超声检查

超声检查作为乳腺癌的一种检查方法，并不能替代乳腺X线检查作为乳腺癌的筛查手段。在70年代早期有过尝试超声检查替代乳腺X线检查进行乳腺癌筛查，但未获成功。专家们就认为乳腺癌筛查欧洲组的结论是，几乎没证据支持超声检查用于任何年龄的群体乳腺癌筛查[43]。

在尝试失败之后，乳腺超声检查陷入了不适于筛查的怀疑，因为过度反应，在接下来的10年里，超声检查除了用于区别囊实性外，一些美国乳腺超声设备商基本失去乳腺超声用于其他方面的信心。经过20世纪90年代和21世纪初，乳腺超声检查逐渐再度成为继乳腺X线检查之后的一种重要的和首要的乳腺诊断方法，超声检查的诊断和适应证继续扩大和发展，最近我们已经开始重新评估在高风险妇女、致密腺体或两种因素同时具备情况下，超声检查作为一种乳腺X线检查后的辅助筛查工具。而且超声检查是那些不能接受X线投照妇女（30岁以下的女性和孕妇）的一种可选择技术，对一些有假体植入的妇女也非常有用，因为超声检查对假体囊内、囊外破裂的评价比乳腺X线检查更敏感[44-47]。

20年过去了，医学与影像研究的进展之一就是超声检查在乳腺疾病评估方面能力明显扩展。超声检查已成为一种乳腺癌诊断和预后评估的基本方法之一。然而，乳腺超声检查也有一些缺点，包括对操作人员技能的依赖性、不同设备难以取得可重复的结果和完成学习需要时间有限。超声检查最大的不足可能就是它较高的假阴性率，与乳腺X线检查相比，用于常规筛查，乳腺X线检查对于恶性微钙化显示更优[48]。我们可以看到超声检查的一些局限性，如下所述。

超声的局限性

- 乳腺深部病变显示不良
- 无法检出大部分钙化型乳腺病变
- 病变与周边腺体组织的对比度不够明显
- 对操作人员的资质和经验有要求
- 所用设备的质量要求较高
- 检查后图像难以重新评估

了解超声传感器的知识，从而了解超声工作原理是重要且必要的。传感器从根本上说就是把能量从一种形式转换成另一种形式的装置。现代超声的传感器是一种手持装置，可将电信号转换成超声波能量，然后发送至组织。通常当施以电压时，邻近换能器表面的压电晶体产生高频超声，诊断用乳腺超声的声波频率通常大于每秒700万次（7MHz）。随着声波与组织间的相互作用，传感器接收并再把超声能量转换成电信号，并用来形成图像。

选择一个高分辨率乳腺超声设备是重要的，并采用专用乳腺超声单元会更好。配高频线阵传感器是必需的，因为线性传感器具有更宽的近场，能更容易完成介入引导操作。2000—2001年美国放射学会（ACR）乳腺超声检查性能标准建议传感器的频率要达到7MHz或更高。如果在宽频系统使用，ACR标准规定中心频率需要6MHz或更高。现在传感器频率通常能到10MHz或更高。如果可能也应用彩色多普勒。

传感器应该选用正确的频率，恰当的频率才能良好地显示异常区域的大小和深度。按ACR标准声明传感器应高到足以区分乳腺肿块的囊实性，然而，这不可能总能做到。

检查时患者位于仰卧位，能最大缩短超声束穿透组织所能成像的深度[49]。把同侧手抬高置于头后，使乳房变平，组织深度缩短。对于靠侧方的病灶，ACR标准建议以仰卧斜位来定位和扫描，把患者转向对侧来检查侧边变平的紧贴胸壁的组织。对于内侧的病变，仰卧位是首选的体位，并强烈建议扫描时触诊病灶。皮肤和较表浅的乳腺组织病变用高频传感器更利于观察。乳晕区域病变的扫描易受乳头阴影遮蔽而受限制,将传感器置于乳头后方和下方适当的角度扫描能解决这个问题。

阅片医生要了解乳腺 X 线上异常病变的三角剖分原则,并将超声和乳腺 X 线检查结合起来[50]。

乳腺超声检查适应证

乳腺超声检查有许多应用,主要包括:

- 可扪及异常病变(图 19.4)
- 乳腺 X 线检查发现异常
- 不能接受 X 线投照妇女的乳腺癌筛查
- 乳房疼痛
- 乳头溢液
- 未活检病变的随访(大部分病变是 BI-RADS 3 类)
- 检测乳腺内囊实性肿块或异常
- 检测可疑病变的血流
- MRI 检查之后的二次超声检查
- 对有可疑或恶性病变患者的区域淋巴结评估
- 可疑或恶性结节恶性度的评估
- 超声引导乳腺穿刺活检
- 除乳腺 X 线筛查之外的乳腺癌筛查

乳腺超声分析

为了帮助规范检查、报告和推荐建议,在已有乳腺 X 线检查的乳腺影像和报告数据系统(BI-RADS)术语词典基础上, ACR 增加超声检查 BI-RADS 术语词典。遵照超声检查 BI-RADS 术语词典帮助我们规范囊实性病变的影像描述,并通过 BI-RADS 评估分类帮助我们对进一步影像检查或临床处理做出更一致性推荐建议[51, 52]。然而,迄今为止的文献还没有足够的数据来验证超声检查 BI-RADS 分类评估系统的临床应用效果[53]。

超声分析一个可疑病变的特征与乳腺 X 线片分析相似,如形状、大小和边缘等(图 19.5)。根据这些特征,我们能对一个病灶进行 BI-RADS 分类[54, 55]。

乳腺磁共振成像

磁共振成像(MRI)是目前最好的诊断乳腺癌工具之一(图 19.6)。它被广泛应用于高风险妇女的乳腺癌筛查,如 BRCA 基因阳性的妇女;也被广泛用于帮助指导临床做出最佳

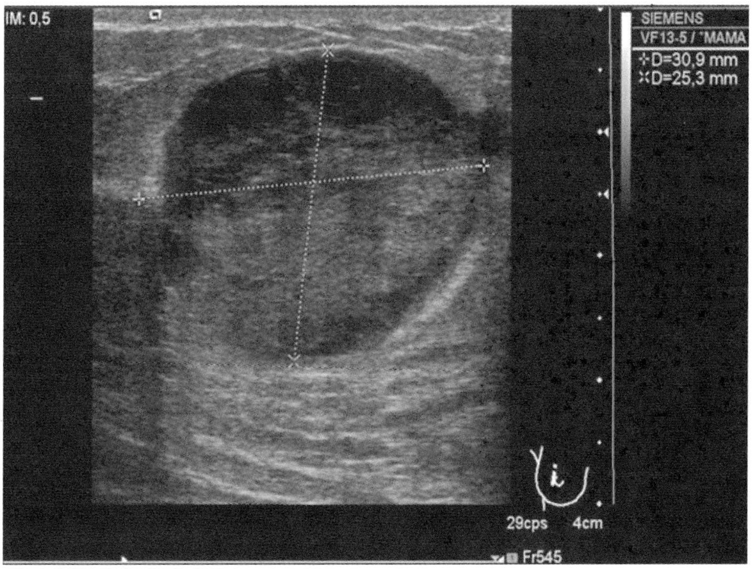

图 19.4 乳腺超声检查证实的肿瘤肿块。

处理选择，如表 19.5 所述。在乳腺癌影像方面，MRI 具有最高敏感性，但特异性低仍是其最大的不足。

与乳腺 X 线检查用低剂量 X 线来成像相比，MRI 则是利用强大磁场和无限电波来成像。MRI 能通过切换磁场和无线电波来实现任意平面和方向的成像，而乳腺 X 线成像需要乳腺不同位置的再定位来实现 X 线对不同位置的投照。

每个完整的乳腺 MRI 检查通常包括一系列的 3~6 个扫描序列。一个“MRI 序列”是指一组影像数据产生了一个特定方位的图像，从而形成特定类型的影像图像或者说是“对比图”。 在 MRI 检查过程中，无线电信号被接通和关闭，随后能量被身体不同的组织吸收，然后通过回波反射出体外。这些回波被 MRI 扫描仪连续采集，然后由数字计算机接收并重建成我们需要的图像。MRI 与乳腺 X 线检查相比较，MRI 优点之一是容易获得乳腺各个方位的图像，而乳腺 X 线检查需要对我们想要分析的位置的再定位来实现对不同位置的摄影。

最有效的乳腺 MRI 技术是以钆喷酸葡胺（Gd-DTPA）为静脉对比剂行增强检查。它有助于改善图像质量，提升对比度，产生更强化和更清晰的图像，更易于发现异常病灶。

对于乳腺癌评估有不同的 MRI 扫描方案，列举如下。

1. 定位扫描；

2.T1 加权像平扫，不抑脂，不对比；

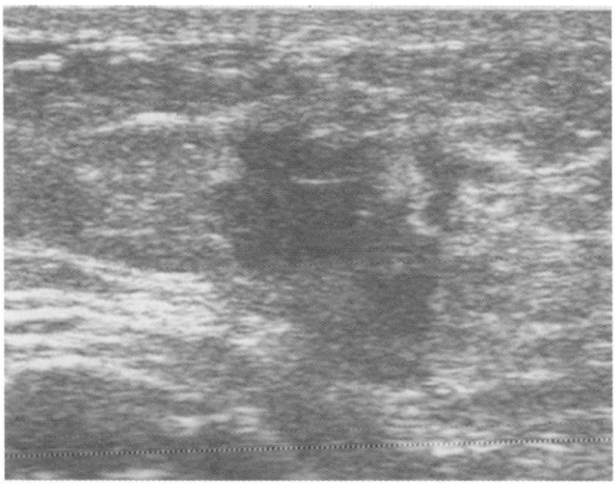

图 19.5 乳腺超声扫查到的乳腺癌。

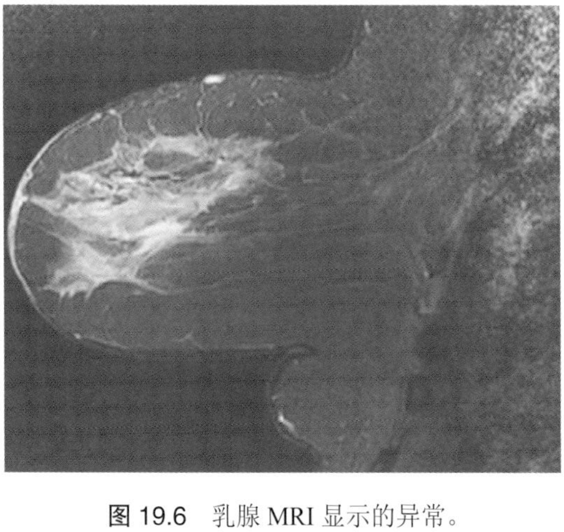

图 19.6 乳腺 MRI 显示的异常。

表 19.5 MRI 在乳腺癌的应用

MRI 检查乳腺癌
MRI 筛查
BRCA 基因携带者
未受检测 BRCA 基因携带者的一级亲属
终生患乳腺癌风险大于 20% 的女性
病变范围的评估
因假额外病灶而转向更广泛治疗的风险
改变治疗方案前，建议做 MRI 引导的活检
用于选择患者
对侧乳腺的评估
因假额外病灶而转向更广泛治疗的风险
改变治疗方案前，建议做 MRI 引导的活检
阳性预测值较低
腋窝转移的评价
评价腋淋巴结转移方面有较高敏感性和特异性
超顺磁性氧化铁（UPSIO）增强 MRI 具有最高的敏感性和特异性
不能替代前哨淋巴结活检
新辅助化疗后的评价
术前测量和病灶相关性的最佳影像技术
预测病理完全缓解有较高特异性和较低敏感性
适用于选择新辅助化疗的患者

3.T2 加权像平扫，抑脂，不对比；

4. 注入对比剂后 T1 加权三维图像并抑脂的动态扫描。

很需要注意的一点是，临床上对评估一个病变究竟是高分辨率扫描获得的形态学图像好，还是高时间分辨率（低扫描时间）扫描得到的对比增强图像，意见尚不统一。大规模临床研究仍未确定能提高敏感性和特异性的最佳成像序列。

乳腺 MRI 分析

在静脉注入对比剂后，乳腺的某些区域可能出现强化，这些强化区域必须细心分析，因为良、恶性均可有这样的改变[56, 57]。对于怎样鉴别良、恶性，阅片医生不仅要考虑到病变的形态学特征（如之前技术里所提到），也要考虑病变的动态增强特征。

下面，我们列举一些 MRI 的局限性：

- 图像采集时间较长
- 费用较贵，不能广泛应用
- 与乳腺 X 线检查比较，特异性较低，有可能导致不必要的侵入性诊疗
- 需要采用静脉注射对比剂
- 不能检出表现早期乳腺癌的某些特定钙化

MRI 筛查

由于 MRI 诊断乳腺癌的高敏感性，近年来，MRI 在临床的应用越来越广泛，增加了乳腺 X 线检查和超声检查的敏感性。MRI 的高敏感性对致密腺体组织的年轻女性和 BRCA 基因突变的女性显得尤为重要，因为这些病例行乳腺 X 线检查的敏感性较低。

用 MRI 检测乳腺癌主要是基于肿瘤血管生成。在肿瘤发生过程中，肿瘤毛细血管和周围间质出现不受控制的异常增生，从而形成异常血管，其渗透性增加。这种渗透性的增加能使增强对比剂迅速外渗入细胞外间隙，在 MRI 图像上形成增强的信号，就能观察到肿瘤的形态和性质。由于这肿瘤血管生成，对比增强 MRI 是目前用于检测乳腺恶性肿瘤最敏感的成像技术。

在一些分化较好的浸润性导管癌和某些浸润性小叶癌可能出现 MRI 检查的假阴性[12]。此外，并不是所有 DCIS 都能被 MRI 检出，这有可能与这些 DCIS 更多变复杂的血管生成和不同表现的 MRI 影像有关。但最大的问题还是在一些高风险病变如小叶原位癌（LCIS）、导管不典型增生、小叶不典型增生和放射状瘢痕，以及良性病变如纤维腺瘤、乳头状瘤、淋巴结、纤维囊性变、硬化性腺病和导管增生及纤维化所引起的假阳性问题。

已有多项前瞻性观察研究比较乳腺 MRI 检查与乳腺 X 线检查和超声检查的敏感性，相比乳腺 X 线检查，MRI 具有更高敏感性，因它不受乳腺致密度的影响。在乳腺癌高风险女性中完成的这些研究报道均显示，MRI 是检测乳腺癌最敏感的方法。Kriege 等报道 MRI 的敏感性达 79.5%，而临床乳腺检查和乳腺 X 线检查的敏感性仅为 17.9% 和 33.3%[58]。之后的一些研究报道结果相似。

MRI 的特异性较差是它的缺点之一，乳腺 X 线检查似乎有较高的特异性，达 98.5%，而 MRI 特异性约为 96.1%。乳腺 X 线检查和 MRI 之间这种特异性的差异是由于假阳性数量较多，无论是良性还是恶性病变，MRI 均能检测到血管异常。

与乳腺 X 线筛查相比，MRI 还有其他缺点，最主要的不足是费用较贵和需要静脉注入对比剂，这使得 MRI 筛查的效率不高。但是说到效率和效果，有所不同 MRI 筛查仅专注于高风险人群，因其患病率高，MRI 检查的恶性肿瘤阳性预测值增加，假阳性并不是一个太大的问题。在这些高风险女性中，MRI 筛查对于检出临床隐匿乳腺癌是很有用的，尤其是那些 BRCA 基因突变携带的高风险女性，在这些女性中，MRI 的高敏感性是特别重要的，它能检测较小癌肿和淋巴结阴性癌肿[59]。

ACS 颁布的指南已归纳 MRI 筛查的优势，推荐 MRI 筛查用于终生风险大于 20% 的女性，但不适用于终生风险低于 15% 的女性。

对于BRCA基因携带者、未检测BRCA携带者的一级亲属和终生患癌风险大于20%的女性，筛查指南推荐每年一次的MRI筛查和乳腺X线筛查，并推荐每年MRI筛查从30岁开始。

MRI在乳腺癌患者的应用

病变范围的评估

一旦患者被确诊为癌症，评估它的范围非常重要。通过MRI，我们可以有一种高度敏感的方法来寻找新的或预期以外的病变。

例如，体检或乳腺X线检查能检出乳腺癌病例中的多中心癌约10%或更少，而MRI能检出这些病例中13%~37%的多中心病变。检测到多中心病变，有可能因为保乳治疗的禁忌而改变确定性治疗方案。同时，MRI的应用是否会导致太多的乳房切除术和假阳性切除活检术仍存争议。但MRI引导下穿刺活检的开展，这已不再是个大问题。

MRI仅用于选择性患者的术前检查，以避免假阳性及降低再切除率。在致密腺体、浸润性小叶癌和加速局部乳腺放射治疗的患者，MRI是一种更有效的检查方法。

对侧乳腺的评估

文献报道MRI发现对侧隐匿乳腺癌为4%~9%。不幸的是，MRI检查出的大部分对侧病变在很多情况下却并不能很好地区分良、恶性。有时这些发现具有重要意义，能改变患者的临床分期和治疗方案，但也有可能使医生做出不必要的对侧乳腺活检的建议。

残留病灶的评价

MRI能用于乳房切除阳性切缘患者的评估。在这些情况下，如果之前未行MRI检查，那么MRI对评估残存肿瘤是非常有用的，MRI可确定患者是否需要再切除或是乳房切除术。但MRI检查并不适用于评估显微镜下显示的残留病变，外科医生需根据病理切缘是否阳性来决定是否行再切除。

腋淋巴结转移的评价

MRI能有效识别腋淋巴结的转移。一方面，MRI能观察淋巴结的大小和形态；另一方面，由于静脉注入对比剂的增强序列能根据淋巴结对对比剂的摄取方式来研究其性质。已有报道MRI对腋淋巴结转移的评估，其敏感性和特异性约为90%，若以超顺磁性氧化铁增强MR来评价，其敏感性和特异性能分别达98%和96%。因此，UPSIO增强MRI是一种诊断腋淋巴结转移非常有前景的技术，但是并不能替代前哨淋巴结活检（SLNB）。

新辅助化疗后的评价

肿瘤组织对于新辅助化疗的反应能通过临床检查、乳腺X线检查、超声检查和MRI来评价。MRI看来是术前影像评价与术后病理评价最相符的一项技术。

已有表明MRI预测乳腺癌患者新辅助化疗后病理完全缓解有较高特异性（90.7%）和较低敏感性（63.1%），但完全缓解并不是一个成功的保乳治疗所必需的。

MRI也能用于选择哪些患者适合做保乳治疗，因为它能清楚显示病灶的大小和形态；但预测新辅助化疗的疗效则更多取决于化疗药物的选择和肿瘤的性质。

乳腺X线新技术和核医学技术的应用

一些能够弥补当前技术检查和分析缺陷的新兴技术不断涌现[60]。这些新兴技术主要概括为几大类：基于形态学的、利用恶性肿瘤生理学的和基于恶性肿瘤代谢特性的。

数字乳腺X线检查的问世意味着乳腺X线检查技术的第一次重大技术变革。

数字乳腺X线检查

数字乳腺X线检查是采用电子系统来记录乳腺影像并使之存储在计算机上，而不是以往的胶片上。这种图像处理算法能形成良好的图像对比度，因此，一些细微的差别，即使在致密腺体里，也能够被分辨，如图19.7和图19.8所示[61,62]。

数字乳腺X线检查的优点包括了能显著改善图像对比度，能对图像进行后处理，没有图像胶片丢失的烦恼，能减少胶片影像的维护费用和远距离图像传输的能力（远程乳腺 X 线会诊）。全数字乳腺 X 线检查能优化病变的背景对比度，能提供更好的敏感性，并且能通过调节窗宽窗位来观察致密区域，这对于腺体比较致密的年轻女性特别有用。同时需要再成像的概率明显减低，能有效降低患者的辐射剂量。

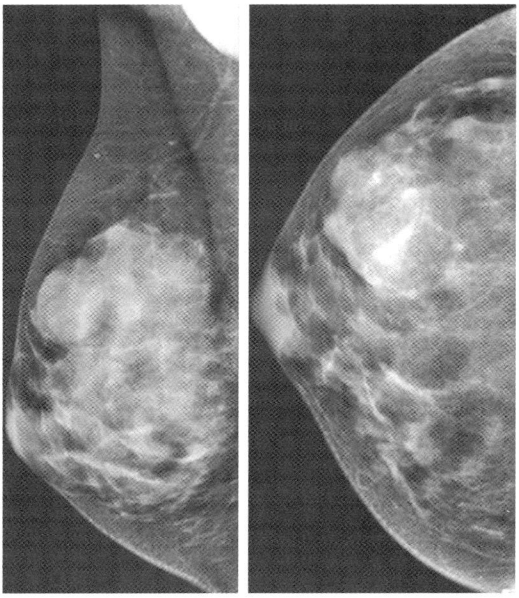

图 19.7　数字乳腺 X 线检查显示 1 例叶状瘤。

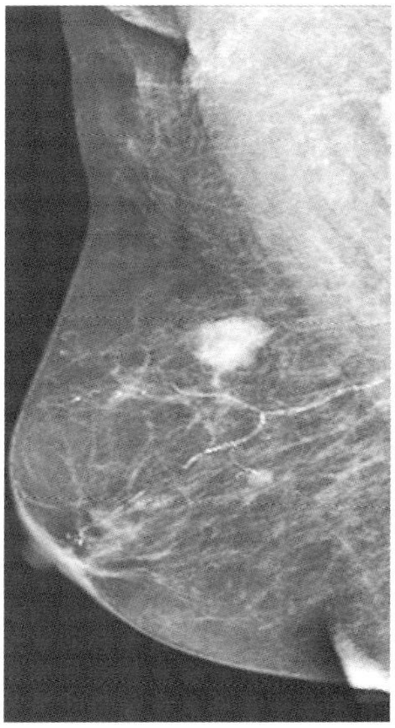

图 19.8　数字化乳腺 X 线检查显示乳腺内结节和血管钙化。

早期经验表明数字乳腺 X 线检查能减少筛查患者的召回率，能减少假阳性的活检，具有检出早期乳腺癌的能力 [63-65]。

数字乳腺 X 线检查面临的挑战和潜在存在的问题包括：需要证明在检测和诊断乳腺癌方面与传统乳腺 X 线检查有同样的效能、设备成本较昂贵、相对繁琐的后处理技术。计算机辅助检测系统能帮助放射科医生在传统 X 线影像和数字 X 线影像上很好地阅片。

在今天的临床实践中，数字乳腺 X 线检查、计算机辅助诊断、乳腺超声检查和乳腺 MRI 是辅助乳腺 X 线检查的常用技术。最近研究表明，这些技术能提高放射科医生对肿瘤的检出能力和对疾病程度的评估能力，这些对肿瘤的临床分期和治疗方案的制订有重要的作用。

核医学乳腺影像技术

核医学技术能提供正常组织和疾病组织的病理生理学功能信息。放射性核素作为乳腺癌检测的可能显像剂，始于观察到可以发射 140keV 放射性核素的锝（Tc）^{99m}－甲氧基异丁基异腈（MIBI）作为一种心脏显像剂，也在可疑乳腺癌的妇女有聚集，这种放射性摄取增高被认为是恶性肿瘤内部和周围组织中的血管增多和线粒体活性增加所致。2005 年一篇综述回顾了 5660 例 ^{99m}Tc-MIBI 乳腺核素显像的结果 [66]，检测乳腺癌的敏感性介于 80%~90% 之间，平均为 84%，然而，检测小于 10mm 病灶的敏感性低，小于 5mm 病灶则不显像，特异性平均为 86%。

核医学中最令人关注的两种显像技术分别是正电子发射断层扫描（PET）和手持 γ 射线探测仪术中检测的淋巴结显像技术 [60]。前哨淋巴结检测的可靠性已经达成共识，现在它在乳腺癌临床治疗中扮演重要的角色。另外，由于乳腺癌细胞葡萄糖的高摄取特点，许多作者已经承认 PET 在乳腺病变的鉴别诊断和局部分期的价值,而我们也证实了 PET 在检测腋淋巴结转移中的有效性[67,68]。

全身 PET 显像可能替代其他诊断评估方法,检出不同区域潜在的癌扩散。现在用于术前和术后分期评估的诊断方法包括胸部 X 线检查、腹部及乳腺超声检查、对侧乳腺 X 线检查,以及某些较大病灶或有症状患者的 ^{99m}Tc-MDP 骨扫描和其他实验室检查。同时,CT 和 MRI 也是有用的,它们的应用将取决于癌肿扩散的个体风险。尽管骨扫描和 PET 也应用于随访中监测治疗效果和肿瘤复发,但是仍有必要进一步分析其效果。

放射性核素病变定位(ROLL)是一种简便技术,用于乳腺 X 线或超声引导下放置 Kopans 钢丝到隐匿乳腺恶性病变附近定位和切除病灶,但这种技术需要将 10MBq 的 ^{99m}Tc-MAA(甲氧基烯酸)注入邻近可疑肿瘤的组织,在手术中,手持探针探测"热点",并且将其完整切除[60,69,70]。

新确诊乳腺癌患者的腋淋巴结检查

新确诊乳腺癌患者出现腋淋巴结转移传递出预测预后和指导治疗的信息。结果是,为了方便制订治疗计划,用术前腋淋巴结检查来精确分期正成为研究的热点。目前,应用最广泛的腋淋巴结评估影像检查包括超声检查(图 19.9 和图 19.10)和 MRI。在许多情况下,影像检查和影像引导活检能检出腋窝淋巴结转移,允许医生绕过前哨淋巴结活检直接做腋淋巴结清扫。然而,若未检测到异常淋巴结,目前尚无一种影像技术有足够的阴性预测值(NPV)来消除腋淋巴结外科分期。某些有前景的先进影像技术如弥散加权成像和磁共振淋巴管造影,具有提高腋窝精确分期准确性的潜力,能改变新确诊乳腺癌患者腋窝处理分期的方式[71]。

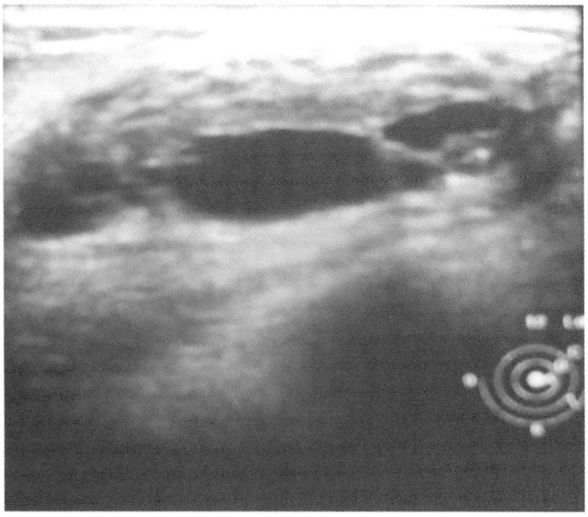

图 19.9 超声检查探及良性腋淋巴结肿大。

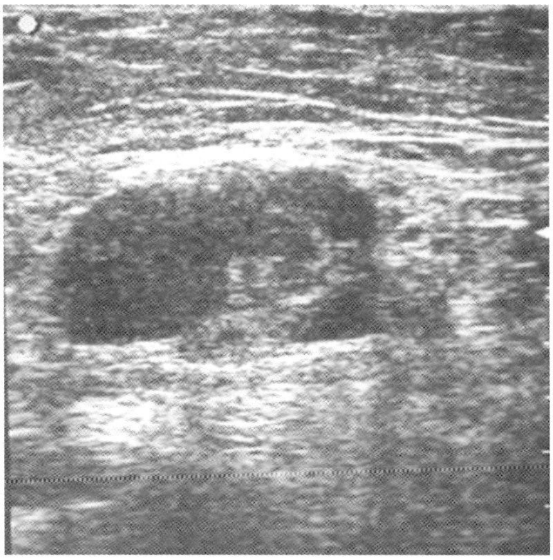

图 19.10 超声检查探及腋淋巴结转移。

总结与展望

乳腺 X 线检查是目前唯一已被证明能降低乳腺癌发病率和死亡率的筛查技术,它符合一个筛查试验的所有标准。虽然乳腺 X 线检查仍然是金标准,但它确实存在局限性,尤其是在致密型乳房的妇女。新的影像技术正不断涌现以克服这些局限性,提高乳腺癌检出率和改善患者预后。

超声检查:超声检查作为乳腺检查的一种方法,并不能完全替代乳腺 X 线检查成为乳腺癌筛查方法。过去的 20 年里,由于医学的进步和影像技术的不断发展,已经大大提高了超声检查对乳腺疾病的评价能力,乳腺超声检查已成为乳腺癌诊断和预后评估的一个基本方法。

磁共振成像检查：MRI 是目前最有意义的乳腺癌诊断工具之一，它被广泛应用于乳腺癌高风险妇女的筛查，如 BRCA 阳性患者；也被广泛应用于选择最佳的治疗方案。MRI 在乳腺癌检查方面具有最高的敏感性，但其特异性偏低是其最大的缺点。

数字乳腺 X 线检查：数字乳腺 X 线检查潜在的优势包括能显著提高图像对比度、能对图像进行后处理、没有胶片丢失的烦恼、减少胶片保存的维护费用和能远距离图像传输（远程乳腺 X 线会诊）。全数字乳腺 X 线检查能优化病变的背景对比度和提供更好的敏感性，并且能通过调节窗宽窗位来观察致密区域，这对于腺体比较致密的年轻女性特别有用，需要重复成像的概率明显降低，同时能有效降低患者的辐射剂量。早期经验表明乳腺 X 线检查能降低筛查患者的召回率，减少假阳性的活检，并具有检出早期乳腺癌的潜能。

乳腺核医学影像技术：核医学最热点的技术是 PET 和淋巴显像技术。

如前所述，改进影像技术、癌症检出率和乳腺癌精准分期的努力正在进行中，这些改进包括 X 线技术、γ 射线探测技术、磁共振成像技术、断层图像重建和信号处理以及核医学技术等多个方面。据目前的了解和正在进行的研究来看，高清晰度、高对比度、近乎解剖学的 X 线成像、无论是二维还是三维乳腺 X 线检查，将是未来 10 年乳腺癌筛查的主要方法。此外，MRI 和超声检查将越来越多地用于检查高危女性和致密型腺体的女性，并将有助于以前乳腺 X 线检查所见病灶的分类。

另一方面，我们可能正注意到，在不久的将来实行的乳腺癌筛查方式将发生转变。目前进行的乳腺癌筛查是所有女性行乳腺 X 线检查的标准筛查模式，这种标准模式可能会被基于个体化风险和其他个体化要素来选择影像检查方法的一种筛查程序所替代。

总之，目前正在进行的研究和最近的证据表明，影像技术在乳腺癌早期检出、精确诊断和分类以及完善治疗反应监测等方面的主要进展有很好的前景。

（张嫣　译）

参考文献

1. Shapiro S, Venet W, Strax P, Venet L, Roeser R:Ten-to fourteen-year effect of screening on breast cancer mortality. J Natl Cancer Inst 1982,69:349–355.
2. Verbeek AL, Hendriks JH, Holland R, Mravunac M, Sturmans F, Day NE: Reduction of breast cancer mortality through mass screening with modern mammography. First results of the Nijmegen project,1975–1981. Lancet 1984,1:1222–1224.
3. Tabar L, Vitak B, Chen HH, Yen MF, Duffy SW, Smith RA: Beyond randomized controlled trials: organized mammographic screening substantially reduces breast carcinoma mortality. Cancer 2001,91:1724–1731.
4. Seidman H, Gelb SK, Silverberg E, LaVerda N, Lubera JA: Survival experience in the Breast Cancer Detection Demonstration Project. CA Cancer J Clin 1987,37:258–290.
5. Nemec CF, Listinsky J, Rim A: How should we screen for breast cancer? Mammography, ultrasonography, MRI. Cleve Clin J Med 2007,74(12):897–904.
6. Smith JA, Andreopoulou E: An overview of the status of imaging screening technology for breast cancer. Ann Oncol 2004,15 Suppl 1:I18–26.
7. Jemal A, Siegel R, Ward E, Murray T, Xu J, Thun MJ: Cancer statistics, 2007. CA Cancer J Clin 2007,57:43–66.
8. Mitchell G, Eeles R: Incidence and aetiology of breast cancer. In: Johnson S, editor. International handbook of breast cancer. Hampshire: Euromed Communications Ltd.; 2002.
9. Greenlee RT, Hill-Harmon MB, Murray T, Thun M: Cancer statistics, 2001. CA Cancer J Clin 2001,51(1):15–36. Erratum in: CA Cancer J Clin 2001,51(2):144.
10. Berry DA, Cronin KA, Plevritis SK, Fryback DG, Clarke L, Zelen M, et al: Effect of screening and adjuvant therapy on mortality from breast cancer. N Engl J Med 2005,353:1784–1792.
11. National Cancer Institute (Internet). Bethesda: Breast Cancer Screening PDQ. 2003. http://www.cancer.gov/cancerinfo/pdq/screening/breast/.Acessed 1 Apr 2003.
12. Boetes C, Mus RD, Holland R, Barentsz JO, Strijk SP,Wobbes T, et al: Breast tumors: comparative accuracy of MR imaging relative to mammography and US for demonstrating extent. Radiology 1995,197:743–747.
13. Kacl GM, Liu P, Debatin JF, Garzoli E, Caduff RF,

restin GP: Detection of breast cancer with conventional mammography and contrast-enhanced MR imaging. Eur Radiol 1998,8:194–200.
14. Holland R, Hendriks JH: Mammographically occult breast cancer. A pathologic and radiologic study. Cancer 1983,52:1810–1819.
15. Bone B, Pentek Z, Perbeck L, Veress B: Diagnostic accuracy of mammography and contrast-enhanced MR imaging in 238 histologically verifi ed breast lesions. Acta Radiol 1997,38:489–496.
16. Rankin SC: MRI of the breast. Br J Radiol 2000,73:806–818.
17. Esserman L, Wolverton D, Hylton N: Magnetic resonance imaging for primary breast cancer management: current role and new applications. Endocr Relat Cancer 2002,9:141–153.
18. Berry DA: Benefi ts and risks of screening mammography for women in their forties: a statistical appraisal. J Natl Cancer Inst 1998,90:1431–1439.
19. Canadian Task Force on Preventive Health Care, onelli M, Gosber SC: Recommendations on screening for breast cancer in average-risk women aged 40–74 years. CMAJ 2011.doi:10.1503/cmaj.110334 .
20. Van Dijck JA, Verbeek AL, Beex LV, Hendriks JH, Holland R, Mravunac M, et al: Mammographic screening after the age of 65 years: evidence for a reduction in breast cancer mortality. Int J Cancer 1996,66:727–731.
21. American College of Radiology (Internet). ACR practice guidelines for the performance of screening mammography. Revised 2004. Available at www.acr.org .Accessed 7 Nov 2007.
22. Smith RA, Saslow D, Sawyer KA, Burke W, Costanza ME, Evans 3rd WP, et al: American Cancer Society guidelines for breast cancer screening: update 2003.CA Cancer J Clin 2003,53:141–169.
23. Harris JR, Lippman ME, Morrow M, Obsorne CK: Diseases of the breast. 3rd ed. Philadelphia: Lippincott Williams & Wilkins, 2004.
24. U.S. Department of Health and Human Services. Quality determinants of mammography. Clinical practice guideline no. 13. U.S. Government Printing Offi ce; 1994.
25. Bassett LW, Hirbawi IA, DeBruhl N, Hayes MK: Mammographic positioning: evaluation from the view box. Radiology 1993,188:803–806.
26. U.S. Department of Health and Human Services, Food and Drug Administration. Quality mammography standards; fi nal rule. Register 1997,62(208).
27. Kopans DB: The accuracy of mammographic interpretation. N Engl J Med 1998,331:1521–1522.
28. Moskowitz M: The predictive value of certain mammographic signs in screening for breast cancer. Cancer 1983,51:1007–1011.
29. Ciatto S, Cataliotti L, Distante V: Nonpalpable lesions detected with mammography: review of 512 consecutive cases. Radiology 1987,165:99–102.
30. D'Orsi CJ, Kopans DB: Mammographic feature analysis. Semin Roentgenol 1993,28:204–230.
31. Egan RL: McSweeney MB, Sewell CW. Intramammary calcifi cations without an associated mass in benign and malignant diseases. Radiology 1980,137:1–7.
32. Sickles EA: Mammographic features of 300 consecutive nonpalpable breast cancers. AJR Am J Roentgenol 1986,146:661–663.
33. Mandelson MT, Oestreicher N, Porter PL, White D, Finder CA, Taplin SH, et al: Breast density as predictor of mammographic detection: comparison of interval-and screen-detected cancers. J Natl Cancer Inst 2000,92:1081–1087.
34. Roubidoux MA, Bailey JE, Wray LA, Helvie MA: Invasive cancers detected subsequent to negative breast cancer screening: relationship of mammogram density to tumor prognostic factors. Radiology 2004,230:42–48.
35. Rosenberg RD, Hunt WC, Williamson MR, Gilliland FD, Wiest PW, Kelsey CA, et al: Effects of age, breast density, ethnicity, and estrogen replacement therapy on screening mammographic sensitivity and cancer stage at diagnosis: review of 183,134 screening mammograms in Albuquerque, New Mexico. Radiology 1998,209(2):511–518.
36. Wilson TE, Helvie MA, August DA: Breast cancer in the elderly patient: early detection with mammography. Radiology 1994,190:203–207.
37. Gabriel H, Wilson TE, Helvie MA. Breast cancer in women 65–74 years old: earlier detection by mammographic screening. AJR Am J Roentgenol 1997,168:23–27.
38. Greendale GA, Reboussin BA, Slone S, Wasilauskas C, Pike MC, Ursin G: Postmenopausal hormone therapy and change in mammographic density. J Natl Cancer Inst 2003,95:30–37.
39. Helvie MA, Paramagul C, Oberman HA, Adler DD: Invasive lobular carcinoma. Imaging features and clinical detection. Invest Radiol 1993,28:202–207.
40. Hilleren DJ, Andersson IT, Lindholm K, Linnell FS: Invasive lobular carcinoma: mammographic fi ndings in a 10-year experience. Radiology 1991,178: 149–154.
41. Nass S, Ball J: Improving breast imaging quality standards.Washington: National Academies Press, 2005.
42. Smith-Bindman R, Chu PW, Miglioretti DL, Sickles EA, Blanks R, Ballard-Barbash R, et al:Comparison of screening mammography in the United States and the United Kingdom. JAMA 2003,290(16): 2129 –2137.
43. Teh W, Wilson AR: The role of ultrasound in breast cancer screening. A consensus statement by the European Group for Breast Cancer Screening. Eur J Cancer 1998,34(4):449–450.
44. Kolb TM, Lichy J, Newhouse JH: Occult cancer in women with dense breasts: detection with screening US—diagnostic yield and tumor characteristics. Radiology 1998,207:191–199.
45. Kolb TM, Lichy J, Newhouse JH: Comparison of the performance of screening mammography, physical examination, and breast US and evaluation

of factors that infl uence them: an analysis of 27,825 patient evaluations. Radiology 2002,225: 165–175.
46. Dempsey PJ: Breast sonography: historical perspective, clinical applications and image interpretation. Ultrasound Q 1988,6:69–90.
47. Jackson VP: The role of US in breast imaging. Radiology 1990,177:305–311.
48. Basset L, Mahoney M: Breast imaging. Philadelphia: Elsevier, 2011.
49. American College of Radiology. Practice guideline for the performance of the breast ultrasound examination. Reston: American College of Radiology; 2002. 593–595.
50. Bosch AM, Kessels AG, Beets GL, Vranken KL, Borstlap AC, Von Meyenfeldt MF, et al: Interexamination variation of whole breast ultrasound. Br J Radiol 2003,76:328–331.
51. American College of Radiology. Illustrated breast imaging and reporting in data system BI-RADS. 4th ed. Reston: American College of Radiology; 2003.
52. Mendelson EB, Berg WA, Merritt CR: Toward a standardized breast ultrasound lexicon, BI-RADS: ultrasound. Semin Roentgenol 2001,36:217–225.
53. Raza S, Goldkamp A: US of breast masses categorized as BI-RADS 3, 4, and 5: pictorial review of factors infl uencing clinical management. Radiographics. 2010. doi: 10.1148/rg.305095144 .
54. Stavros AT, Thickman D, Rapp CL, Dennis MA, Parker SH, Sisney GA: Solid breast nodules: use of sonography to distinguish between benign and malignant lesions. Radiology 1995,196:123–134.
55. Rahbar G, Sie AC, Hansen GC, Prince JS, Melany ML, Reynolds HE, et al: Benign versus malignant solid breast masses: US differentiation. Radiology 1999,213:889–894.
56. Kaiser WA, Zeitler E: MR imaging of the breast: fast imaging sequences with and without Gd-DTPA: preliminary observations. Radiology 1989,170:681–686.
57. Heywang SH, Wolf A, Pruss E, Hilbertz T, Eiermann W, Permanetter W: MR imaging of the breast with Gd-DTPA:use and limitations. Radiology 1989,171:95–103.
58. Kriege M, Brekelmans CT, Boetes C, Besnard PE, Zonderland HM, Obdeijn IM, et al: Effi cacy of MRI and mammography for breast-cancer screening in women with a familial or genetic predisposition. N Engl J Med 2004,351:427–437.
59. Sickles E: Breast calcifi cations: mammographic evaluation. Radiology 1986,160:289–293.
60. Buscombe JR, Holloway B, Roche N, Bombardieri E: Position of nuclear medicine modalities in the diagnosis work-up of breast cancer. Q J Nucl Med Mol Imaging 2004,48:109–118.
61. Pisano ED, Cole EB, Hemminger BM, Yaffe MJ, Aylward SR, Maidment AD, et al: Image processing algorithms for digital mammography: a pictorial essay. Radiographics 2000,20:1479–1491.
62. Chevalier M, Torres R: Digital mammography. Rev Fis Med 2010,11(1):11–26.
63. Tejerina A, Tejerina A: Breast imaging: how we manage diagnostic technology at a multidisciplinary breast center. J Oncol 2012 doi: 10.1155/2012/213421 .
64. Lewin JM, D'Orsi CJ, Hendrick RE, Moss LJ, Isaacs PK, Karellas A, et al: Clinical comparison of full-field digital mammography and screen-fi lm mammography for detection of breast cancer. AJR Am J Roentgenol 2002,179:671–677.
65. Fischer U, Baum F, Obenauer S, Luftner-Nagel S, von Heyden D, Vosshenrich R, et al: Comparative study in patients with microcalcifi cations: full-fi eld digital mammography vs screenfi lm mammography. Eur Radiol 2002,12:2679–2683.
66. Taillefer R: Clinical applications of 99m Tc-sestamibi scintimammography. Semin Nucl Med 2005, 35:100–115.
67. Wu D, Gambhir SS: Positron emission tomography in diagnosis and management of invasive breast cancer:current status and future perspectives. Clin Breast Cancer 2003,4 Suppl 1:S55–63.
68. Peñuelas I, Domínguez-Prado I: PET tracers for clinical imaging of breast cancer. J Oncol 2012.doi: 10.1155/2012/710561 .
69. Singh V, Saunders C: New diagnostic techniques for breast cancer detection. Future Oncol 2008,4(4): 501–513.
70. Luini A, Zurrida S, Paganelli G, Galimberti V,Sacchini V, Monti S, et al: Comparison of radioguided excision with wire localization of occult breast lesions. Br J Surg 1999,86:522–525.
71. Rahbar H, Partridge SC: Imaging axillary lymph nodes in patients with newly diagnosed breast cancer.Curr Probl Diagn Radiol 2012,41(5):149–158.

第 20 章

用于乳腺癌风险评估、筛查、检测、诊断和预后评估的生物标志物

Mukesh Verma，Debmalya Barh

摘　要

如果乳腺癌能够早期发现，乳腺癌的死亡是可以预防的。过去的十多年中，鉴别有创性和无创性生物标志物的研究已取得进展。遗传生物标志物是基于乳腺癌相关的基因突变和单核苷酸多态性，具有较大的潜在应用价值，可应用于筛查高危人群以鉴别可能患乳腺癌的个体。在表观遗传学生物标志物中，选择基因的甲基化和特异性的微小 RNA 表达谱可应用于癌症检测、诊断和预后评估。本章中也将讨论其他生物标志物，如蛋白质组学、影像学和糖组学，还有无创生物标志物的优点。另外，本章也包括目前应用技术和试验的新方法和使其更适合临床应用。生物标志物检测的最终目标是希望能达到以下几点：①生物标志物能在无创技术收集的标本中进行检测；②检测的费用不能太昂贵；③生物标志物具有较高的敏感性和特异性。

关键词

生物标志物　癌症　染色体　诊断　早期检测　表观遗传学　基因不稳定性　组蛋白　甲基化　微小 RNA　预后预测　蛋白质组学　随访监测　验证

引言

乳腺癌的死亡率在全球范围内来说是非常高的[1]，其中超过一半的乳腺癌病例发生在西方国家。晚期乳腺癌的治疗费用是非常贵的，因此早期发现是治疗的关键。乳腺 X 线筛查已被证实可有效降低乳腺癌的死亡率，但其费用仍然比较高。尽管男性也会患乳腺癌，但其分布和致病因素显然与女性乳腺癌有非常大的差异。

一般人群乳腺癌的发病与遗传基因的易感性、体细胞变化、内源性和外源性环境因素都相关（特别是基因与环境因素相互作用）。乳腺癌易感性的遗传基因可分为低或高外显率基因；少数基因伴有等位基因变异，因导致个体高度患病风险而称为高外显率基因，其他能导致个体增加低至中度乳腺癌患病风险的

基因称为低外显率基因。人群中相对少的个体携带风险增高的基因型高外显率基因位点，因此人群特异危险性是低的。另一方面，低外显率基因与遗传性乳腺癌的关系不大，但与散发性乳腺癌密切相关。低外显率基因的等位变异是相对较高的，大部分乳腺癌患者携带低外显率基因。不同研究者已在许多乳腺癌患者中鉴别出低或高外显率基因。

目前仍未发现具备足够的敏感性和可重复性的单个生物标志物可独立应用于临床和商业用途[1, 2]。本章中将介绍乳腺癌的背景特性和用于乳腺癌风险评估、筛查、早期诊断和预后评估的生物标志物研究现状。

乳腺癌的特性

目前雌激素受体（ER）、孕激素受体（PR）和人类表皮生长因子受体（HER2 或 ERBB2）被应用于乳腺癌的临床和病理分型[3]。一般来说，ER 和 PR 阳性是提示乳腺癌预后良好的指标，HER2 阳性是提示乳腺癌预后较差的指标。此外，ER 阴性、PR 阴性和 HER2 阴性（也称为三阴性乳腺癌）被认为是预后极差的指标。基底样细胞表现为三阴性的特征。为改进目前的临床实践，需要我们寻找比激素受体更佳预后指标的生物标志物和更好地了解乳腺癌患者的基因特性。根据肿瘤通路的活性分析结果，乳腺癌可被分成 18 种不同的亚型[4]。然而，这些信息对临床实践的影响仍有待进一步的明确。此外，很多预测预后的基因表达标签能将乳腺癌患者分为治疗反应和治疗无反应两组，但缺乏特异性[5-8]。理想状态下，应该开发一种能指导治疗策略的术前分子表达谱。

基因组学的生物标志物

BRCA1（位于 17q21）是发现的第一个与遗传性乳腺癌易感性相关的基因，随后也被证实与卵巢癌的发病相关[9-11]。大量研究的公开数据及其他参与者的详细资料已被用于鉴别乳腺癌相关的遗传生物标志物[12]。癌症基因 - 环境联合研究协会（Collaborative Oncological Gene-environment Study，COGS）是由欧洲委员会资助的大规模基因分型队列研究。该研究中，超过 15 万份的样品进行了基因分型。家族性高外显率易感基因首先被检测，随后对低外显率基因进行关联分析[13, 14]。携带上述的基因或单核苷酸多态性（single nucleotide polymorphism，SNP）的人群更容易患乳腺癌。Pharoah 和 Caldas 发现一组 70 基因可预测乳腺癌预后[15]。基因组学的生物标志物包括 SNP、基因突变、基因扩增和缺失、基因重组和基因拷贝数变异[16-23]。

全基因组关联研究（genome-wide association study，GWAS）已由不同的团队进行不同的队列研究，以期发现有助于高危人群乳腺癌筛查的乳腺癌易感基因[24-28]。其中的一项研究对 2702 例欧洲血统的浸润性乳腺癌女性和 5726 例对照组女性进行基因分型[27]。这项研究发现的 SNP 主要定位在 1p11.2、2q35、3p、5p12、8q24、10q23、13、14q24.1 和 16q 区域。受这些 SNP 影响的基因涉及肌动蛋白细胞骨架的调节、多糖降解、α- 亚麻酸代谢、生理节律的调节和药物代谢。

表观遗传学的生物标志物

除基因密码外，人类细胞含有另外一种支配基因密码的调节系统，被称为表观遗传密码。表观遗传密码可改变基因表达，但并不改变基因组结构。由于不同的染色质呈聚缩或松散状态，相同的遗传变异体可能会与不同的表型有关联。染色质状态可能受环境因素、生活习惯和其他暴露因素的影响。一组快速增加的通过染色质重塑（聚缩或松散）表观遗传调节改变其表达的基因已被鉴定[29-37]。涉及染色质重塑机制的包括 DNA 胞嘧啶的甲基化、组蛋白修饰和非编码 RNA（特别是 miRNA）改变。

表观基因组习惯指细胞所有表观遗传状态。DNA 片段的基本生物学特性如基因密度、基因复制时间和基因重组，与它们的 GC（碱基 G 和 C）含量相关。CpG 部分富含启动子区域，0.4kb 的基因区域含有超过 50% 的 GC 含量则成为 CpG 岛。在哺乳动物中，CpG 岛通常的长度为 200~300bp。位于 CpG 岛中的组织特异性基因的启动子通常处于非甲基化状态。然而，在乳腺癌发展过程中，这些 CpG 位点开始转变为甲基化状态。胞嘧啶甲基化可通过阻碍某些相关转录因子与其同源 DNA 识别序列的联合来调控基因的表达，甲基化 CpG 结合蛋白（MBP）可与甲基化的胞嘧啶结合和释放抑制信号，也可与染色质形成蛋白相互作用修饰周围的染色质，从而使 DNA 甲基化与染色质修饰密切联系起来。胞嘧啶第 5 区域的甲基化需要 DNA 甲基化转移酶（DNMT），甲基化的启动和维持需要 DNMT。

表观遗传调节的修饰可在无数细胞分裂周期中传递下去，选定的表观遗传修饰可遗传至下一代细胞 [38-42]。肿瘤特异性甲基化修饰是多种肿瘤的印记 [43]，甲基化修饰可导致基因组不稳定性、基因组修饰和基因表达变化 [43-45]。一种系统研究方法来确定肿瘤发展过程中的表观遗传学变异可能鉴定出用于癌症诊断的生物标志物。Baylin 的研究组认为，整合基因表达谱和高甲基化谱分析可洞察主要癌症发展通路，反过来可帮助鉴定新的用于肿瘤诊断和预后评估的生物标志物 [46]。甲基化修饰和 miRNA 是两种主要的检验容易和可无创取样的生物标志物 [47, 48]。研究发现单卵学双胞胎在生活早期的表观遗传学特征是一致的，但随着年龄的增长，逐渐表现出巨大的表观遗传学差异，这表明环境因素决定着一个细胞的表观遗传标记的修饰 [49-53]。也是众所周知的，环境因素可影响乳腺癌的发生发展 [54-59]。

在研究 MCF-7、MDA-MB-231 和 MDA-MB-231（S30）细胞系的表观遗传表达谱时，观察到组蛋白 H4K20 的三甲基化（指 H3、H4 组蛋白 N 端赖氨酸和赖氨酸残基 3 个都甲基化——译者注）水平下调，而组蛋白 H4 的乙酰化水平上升。伴随三甲基化下调，Suv4-20h2 组蛋白甲基化转移酶的水平也下降。上述情况在 MDA-MB-231 细胞系中更显著，从而提示组蛋白修饰的水平可能与肿瘤侵袭性相关。另一个研究显示，HDAC6（一种组蛋白乙酰转移酶）对雌激素治疗有反应 [60, 61]。当组蛋白 H4K20 发生三甲基化时，视网膜母细胞瘤的组蛋白水平较低，这些组蛋白标志物也与肿瘤分期和组织学分级相关 [62]。另一项研究报道了 HDAC1 的定量表达与乳腺癌患者的年龄、淋巴结状态、肿瘤大小以及 HER2/neu 阴性、ER 阳性和 PR 阳性状态相关 [63]。

甲基化生物标志物

癌细胞累积异常的 DNA 甲基化模式可导致不同表型的乳腺癌。甲基化的基因组分布仍不清楚，许多 GWAS 一直旨在鉴定乳腺癌风险相关的生物标志物 [25, 64-69]。运用 DNA 甲基化免疫沉淀反应联合高通量测序技术（MeDIP-seq），比较了正常细胞和乳腺癌细胞中的甲基化水平，结果发现乳腺癌样本存在广泛的低甲基化（发生甲基化的位点未甲基化——译者注），尤其在富含 CpG 区域。这些富含 CpG 区域的位置与基因转录启动的位点并不相关。运用上述的方法，也可评估上皮细胞 - 间充质细胞转化过程中的甲基化模式并应用于疾病分层 [25]。

恶性乳腺组织的甲基接受能力是配对对照组的近 2~3 倍，然而，患者中甲基接受能力有相当大的差异 [70]。5- 甲基胞嘧啶（5meC）的定量分析显示，恶性肿瘤组织与正常组织相比，甲基化水平显著下降。BRCA1 和 BRCA2 乳腺癌的低甲基化水平稍低，但也有显著性差异 [71]。全基因组的低甲基化与卫星 DNA 序列的低甲基化相关，1 号染色体 Sa2 编码基因区域和着丝附近 Satalpha 卫星 DNA 序列呈现特别的低甲基化 [71, 72]，在 5 号染色体中，含 SATr-1 编码序列的区域也呈现低甲基化。

微小 RNA 的生物标志物

微小 RNA（miRNA，简称 miR）是许多基因表达调控因子的关键调控因子。不同研究已经报道了组织特异相关的 miR[73, 74]。miR 是分子量很小的 RNA，并有独特的茎环结构[75]。许多 miR 能从血液循环中分离出来，由于其分子量小和结构稳定（二级结构决定），这些循环 miR 为乳腺癌诊断生物标志物提供了丰富的资源。在炎性乳腺癌细胞中，超过 300 个 miR 被用于评估它们与乳腺癌的关联[76]，其中较有前景的 miR 包括 miR-29a、miR-30b、miR-342-5p 和 miR-520a-5p。这些 miR 的功能分析揭示了它们在细胞增殖和信号传递通路中的作用，这些标志物应该用于炎性乳腺癌细胞的乳腺癌亚型鉴定。运用 5- 甲基胞嘧啶免疫沉淀反应结合 miR 覆瓦式（tiling）微阵列芯片技术对 miR 编码区域的启动区进行了评估，发现数个 miR 启动子呈高甲基化（指未甲基化的位点被甲基化——译者注），尤其是 miR-31、miR-130a、miR-let7a-3/let7-b、miR-155 和 miR-137[74]。miR 通过结合其目标 miR 而发挥作用。Mitchell 及其同事的研究已证明了 miR 用于检测癌症的优势，因为 miR 的稳定性好，甚至石蜡固定组织也可检测[75]。由于较高 miR-155 表达与较高肿瘤血管生成和侵袭性相关，miR-155 可用于预测三阴性乳腺癌的预后[77]。总之，miR 检测曾用在乳腺癌筛查和发病前的风险评估。此外，一组 miR 检测可用于乳腺癌检测和诊断。为跟踪乳腺癌的治疗，miR 表达谱可作为乳腺癌预后和生存预测的生物标志物。

蛋白质组学的生物标志物

与转录组学和基因组学的生物标志物相比较，蛋白质生物标志物与疾病的表型关系更密切，而且更容易成为治疗的作用靶点。由于蛋白质组学具有高敏感性、相互作用的精确特性和能检测功能性重大的翻译后修饰，它为研究几类肿瘤的潜在生物标志物提供了强有力的工具。通过核磁共振（NMR）光谱仪、质谱仪（MS）、双向凝胶电泳和免疫沉淀反应技术的应用，蛋白质组学的生物标志物不但已经从血液（血清和血浆）中鉴定出来，而且也能从乳腺组织鉴定出来。在一项研究中，研究者运用高敏感性的无标记蛋白质组学的一种创新策略，发现了血液循环中不同分期乳腺癌的蛋白质组学标志物，此检测方法是以质谱法为基础的，可提供半定量的检测结果，能用于临床前和临床研究。运用纳米超高效液相色谱 - 电子喷射串联质谱（nanoUPLC tandem nanoESI-MS）方法对 1 例乳腺癌患者血清进行分析，以期鉴定癌症发展早期不同表达的乳腺癌生物标志物[78]，结果显示在早期乳腺癌中 GRHL3 呈高表达，而 TNF-α 呈低表达；然而 PMS2 在晚期乳腺癌中呈高表达。这些结果在不同组别的患者中得到了验证，尽管这些组别的病例数并不多。研究者还计划对这些指标预测乳腺癌或其他癌症患者的生存和复发情况进行评估。

蛋白质组学方法对识别蛋白与蛋白之间的相互作用也是非常有用的。在一项研究中，ERα 及其相互作用的许多转录因子特性为乳腺癌治疗提供了有用的临床信息[79]。通过激光捕获显微切割获得乳腺癌和正常组织细胞，并运用 MS 检测分析以期鉴定与乳腺癌相关的蛋白质组学谱[80]。另一个研究发现乙二醛酶 -1 在乳腺癌中有表达[81]。这个酶参与丙酮醛的解毒，是糖酵解的一种细胞毒性产物。组织微阵列的进一步分析表明乙二醛酶 -1 与肿瘤组织分级相关。基于反向蛋白芯片技术结果，创建一个基于紫杉类和蒽环类新辅助化疗患者的预测病理完全缓解率（pCR）的模型，由此表明乳腺癌蛋白质组学生物标志物的转化意义[82]。

影像学的生物标志物

乳腺 X 线检查在乳腺癌筛查的应用有利于降低乳腺癌的死亡率[83, 84]。影像学是一门适应性广的科学学科，结合先进成像技术和复杂的计算分析方法，提供了撷取人体空间和瞬时影像的一种独特能力[85-89]。影像是通过光谱穿透，从亚细胞到大体水平让我们了解完整的生物系统（无需分离样本或活检），得到做出临床决策的发现。

乳腺X线检查利用低剂量的X线对乳腺进行检查，可作为筛查和诊断的方法。早期乳腺癌可被乳腺X线检查发现，这些乳腺癌通常表现为特征性的乳腺肿物或微小钙化。因此，乳腺X线检查被认为是无创性肿瘤诊断方法。对于50~74岁之间的女性，建议每2年进行一次乳腺X线检查，这有利于避免不必要的手术、治疗和焦虑。必须指出的是，乳腺X线检查有大约10%的假阴性率，因为致密的腺体可掩盖癌的征象，以及在乳腺X线片的癌肿影像可与正常组织的影像重叠[90]。此外，乳腺X线检查相关的放射暴露也是一个潜在的健康风险[91-95]。

PET已被应用于乳腺癌治疗反应的判断[96]。影像技术的主要问题是肿瘤的异质性会干扰结果的解读，为了判读任何有临床价值的影像，需要结合其他生物标志物和患者相关信息。

代谢组学的生物标志物

近年来，生物体液的代谢物分析已用于癌症诊断和治疗随访。例如，尿液分析用于常规监测代谢障碍疾病引起了科学家的极大兴趣，因为方法简单、无创和有大量样本可重复检测并且有较高的精确性。通常挥发性有机代谢产物（VOM）在尿液中浓度高，其检测并不复杂[2]。采用代谢组学方法的优势在于代谢物比RNA和蛋白质更稳定，其含量水平可预测影响疾病发展的路径。来自对照组和乳腺癌患者尿液的一个小样本试验结果显示，鉴定出VOM在患者中表达有差异[97]。乳腺癌患者尿液中4-蒈烯、3-庚酮、1，2，4-三甲苯、2-甲氧基噻吩和苯酚的含量较高，而二甲基硫醚的含量较低。尿液代谢物分析也用于诊断结肠癌、肺癌、肝癌和前列腺癌[2]。

识别代谢组学通路用于制订治疗决策。乳腺癌可分为低风险组即组织学低级别、ER阳性组，中风险组即组织学高级别、ER阳性组和高风险组即ER/PR/HER2均阴性的三阴性乳腺癌。149例来自不同风险亚组的乳腺癌分子特征分析结果显示，各亚组的乳腺癌生物标志物与已经明确的肿瘤发生发展的生物学通路密切相关（如Myc、E2F1、Ras、β联蛋白和INF-γ等）。低风险组对内分泌治疗敏感，中和高风险组则对内分泌治疗抵抗。这个新的生物标志物谱被命名为临床分子三分类（Clinico Molecular Triad Classification，CMTC）。进一步的研究显示CMTC与传统的临床和病理分析相比，能更好预测乳腺癌的复发和治疗反应。这些新的生物标志物分类可以很容易地与现在临床实践用的乳腺癌亚组分类整合在一起[98]。CMTC可以在患者入组时收集穿刺活检样本，前瞻性随机的临床试验可更进一步验证上述的结果。

为什么选择无创的生物标志物

尽管无创生物标志物在检测乳腺癌方面发挥较佳，但这些生物标志物在大样本验证时，部分生物标志物没有显示出合理的敏感性和特异性[73]。乳腺癌传统治疗方式包括放疗、化疗和手术（区段切除、象限切除和全乳切除）。手术通常是联合辅助治疗（内分泌和化学治疗）。化疗药物具有相当大的毒性，内分泌治疗也有长时间持续的副反应，存活患者通常生活质量较差。此外，乳腺癌患者的化疗抗性也是另外一个重要的问题[99-103]，药物基因组学是一个为这些患者提供有用信息的研究领域[104-106]。通过应用诊断性测试和了解个人的遗传背景，从而使个体化治疗成为可能。

无创生物标志物也有助于指导乳腺癌患者治疗的选择。在一般诊疗中，导管原位癌（DCIS）患者通常是接受三苯氧胺治疗，而不是芳香酶抑制剂[107]。然而，根据一组生物标志物诊断的早期浸润癌，已经证实了芳香酶抑制剂的治疗效果优于三苯氧胺。内分泌治疗的应用是根据患者年龄和肿瘤特征进行调整的。大部分的这些肿瘤特征与早期浸润癌的关联性比 DCIS 更好。这些研究引领了乳腺预防策略的发展。目前内分泌治疗应用于 DCIS 或早期浸润癌患者以预防新原发肿瘤和浸润癌复发。药物剂量在治疗早期较高，但随着患者年龄的增大，药物剂量也逐渐下降。

肿瘤组织是检验早期检测癌生物标志物材料的最好来源，因为它们代表了癌症发展中生物标志物的真实表达。组织标本的收集是一种有创性的操作，获取正常的组织标本和对照也是非常困难的。理想的生物标志物是那些能在无创方法收集的样本中进行检测的标志物。生物体液（尿、血和痰）和脱落细胞是生物标志物无创来源的好例子，可用于癌症的早期诊断（表 20.1）。鉴定出乳腺癌生物标志物后，其检测方法和这些标志物必须得到美国 FDA 的批准才可检测临床标本。美国 FDA

表 20.1　乳腺癌生物标志物研究应用的样本

样本	内容
细针抽吸细胞学检查，乳头溢液与脱落细胞	用于确定受体水平和代谢组学表达谱 [98]
血浆	早期乳腺癌患者蛋白质组学的标志物 [78,108,109]
血清	质谱技术被用于确定蛋白质组学的生物标志物 [110]；早期乳腺癌患者蛋白质组学的标志物 [78]
肿瘤组织	通过激光捕获显微切割技术从乳腺癌组织中获取蛋白质组学的生物标志物 [80, 111]；通过组织微阵列检测技术获取相关蛋白质组学的标志物 [81]；通过反向蛋白芯片技术获取乳腺癌的生物标志物 [82]；乳腺影像学的生物标志物 [91-95]

已经提供了完成这些步骤的指南，如果生物标志物、检测方法或医疗器械打算应用于临床患者的标本，它们还应该接受美国 FDA 医疗器械与放射健康中心（CDRH）的审核，以确认它们有分析检测这些生物标志物的能力。生物标志物和设备标准的量化预期可产生等值的结果。生物标志物应该通过 FDA 的分析和临床特异性验证测试。在这种背景下，分析有效性被定义为一种精确、可靠检测实验室分析物和临床样本的检验方法的能力。临床验证需要在目标患者标本中发现或预测相关的疾病（如癌症）。FDA 对生物标志物检测的资格认定有利于不同利益相关者的合作，减少每个利益相关者的成本，从而向公众和私人个体提供有效的生物标志物。

表观遗传的生物标志物用于癌症诊断和预后评估有巨大的潜力和临床意义。由于全基因组甲基化、组蛋白和微小 RNA 分析技术的可靠性，有关表观基因组知识的快速积累，这章讨论的相关内容，其临床转化在不久的将来可能会成为现实。表观遗传的生物标记也可用于识别那类患者能从治疗中获益而不会产生药物抗性。最近开发的癌症治疗药物是基于特异性信息通路的，因而可用于这些信息通路发生改变的患者。这样方法可能被设计来做个体化治疗和精确医学。表观遗传的生物标志物也可用在这种方法。另外，更多潜在的乳腺癌生物标志物将会不断被发现，包括额外的高外显率生物标记。

乳腺癌检测专利

目前很多的授权专利涉及基因组学、表观遗传学和蛋白质组学的生物标志物（表 20.2）。生物标志物可以单个或联合应用于乳腺癌诊断。这些专利是由商业和学术机构的研究者发明。相对于乳腺癌生物标记发表的出版物，其专利的数量是非常少的。其原因可能是，相关生物标志物研究的临床验证样本量并不充足。值得注意的是，有关基因和影像学生物标

表 20.2 乳腺癌诊断和风险评估的专利

专利号	发明者 / 代理人	题目及内容
US20090311671	Rado Laboratories Ltd., Co., 英国北爱尔兰安特里姆郡	乳腺癌风险的诊断 乳腺组织样本的 PCR 检验
US5645995	Baylor College of Medicine, 美国得克萨斯州休斯敦	诊断乳腺癌或卵巢癌风险的方法 检测样本来自血液、腹水、胸水及脊髓液 PR 基因点突变的检测 测序、单链构象多态性、异源双链核酸分子及限制酶图谱技术的应用
US56838885	Baylor College of Medicine, 美国得克萨斯州休斯敦	诊断乳腺癌或卵巢癌风险的方法 分析 PR 的突变 基于抗体的试验
US20100285456	Matta, Jamie(美国) Carolina, R(美国)	利用 DNA 修复能力作为女性患乳腺癌风险的生物标志物的方法 利用宿主细胞活化实验测量淋巴细胞的 DNA 修复能力 利用血液淋巴细胞生物标志物计算患乳腺癌的概率
US7635561	Temple University of the Commonwealth System of Higher Education, 美国宾夕法尼亚州费城	乳腺癌诊断、预后及治疗的方法 通过活检获取乳腺癌细胞进行甲基化检测 ERα 基因启动子的 A、B、C 和 E 区域存在甲基化的表现
US20070141582	Li, Weiwei, 美国纽约 Li, Jessica, 美国纽约	利用血液及体液诊断早期癌症及癌前病变的方法 利用定量 PCR 分析一组基因的甲基化水平(P16、RASSF1、APC、MGMT、GSTP1、CDH-13、MLH-1) 利用定量 PCR 检测 CK7、CK20、TF-1、NKX3-1、EBV、MAT-2、PAX-1 及乳腺珠蛋白 -A 的去甲基状态 检测方法适用于乳腺癌、肺癌、卵巢癌、直肠癌、胰腺癌、肝癌、甲状腺癌和鼻咽癌
US20100221742	National Institute of Immunology, 美国印第安纳州新德里	新的癌症相关抗体及其在乳腺癌诊断上的应用 Western 法分析血清
US20100221723	The Institute of Columbia University in the City of New York, 美国纽约	通过血液中 DNA 的甲基化早期诊断乳腺癌 乳腺癌患者和对照人群的血液样本(血清或血浆)进行 DNA 甲基化试验 RASSF1A 和 P16 启动子区域的甲基化
US20090035801	Power3 Medical Products, Inc., 美国得克萨斯州伍德兰	12 种蛋白质生物标志物诊断和早期发现乳腺癌 区分乳腺癌、良性疾病和正常对照组的诊断试验 基于统计学分析所选定的 12 种蛋白的血清浓度[IαI 胰蛋白酶重链(H4)相关的蛋白、免疫球蛋白 λ 链蛋白、α1 微球蛋白的蛋白、载脂蛋白 A-1、载脂蛋白 E、补体 C4 蛋白、人血白蛋白的蛋白、植物血凝素 P35、转铁蛋白的蛋白质]

(待续)

表 20.2(续)

专利号	发明者 / 代理人	题目及内容
US6756200	The Johns Hopkins University School of Medicine，美国马里兰州巴尔的摩	异常甲基化基因作为乳腺癌恶性肿瘤的标记 基于特定扩增引物的 PCR 方法检测细胞周期蛋白 D2 启动子区域 CpG 岛甲基化 从血液、血浆、淋巴液、导管细胞、导管灌洗液、乳头溢液、乳腺组织、淋巴结、骨髓或者混合标本中分离和提取 DNA
US6835541	The Johns Hopkins University School of Medicine，美国马里兰州巴尔的摩	异常甲基化基因作为乳腺癌恶性肿瘤的标记 基于特定扩增引物的 PCR 方法检测 cRAR-β 启动子区域 CpG 岛甲基化 从血液、血浆、淋巴液、导管细胞、导管灌洗液、乳头溢液、乳腺组织、淋巴结、骨髓或者混合标本中分离和提取 DNA
US 20060154245	Rigshospitalet，Copenhagen(丹麦) Hvidovre Hospital，Hvidovre(丹麦)	个体诊断、筛查和(或)监测癌症的方法 ELISA 法及酶谱法测定唾液标本中 TIP-1 的浓度 诊断早期乳腺癌及其他癌症
US20090221010	Elting，J. J.，美国康涅狄格州麦迪逊 Carney，W. P.，美国马萨诸塞州北安多佛 Hamer，P. J.，美国马萨诸塞州雷丁	预测及诊断癌症和监测癌症治疗的方法 酶联免疫斑点试验适用的样本来自血液、血清、血浆、尿液、唾液、精液、乳房渗出物、脑脊髓液、泪液、痰、黏液、淋巴液、细胞液、腹水、胸腔积液、羊水、膀胱冲洗液和支气管肺泡灌洗液 患者标本中 VEGF-165 的水平的上升，随后可发现早期复发或转移
US7662582	Chang Gung University，我国台湾地区桃园	鉴别癌症的生物标志物和癌症进展的方法 脯氨酸 -U- 纤溶酶原激活剂的丢失或缺失表明癌症的高分期、高等级或两者兼顾 膀胱癌患者的尿液样本进行十二烷基硫酸钠聚丙烯酰胺凝胶电泳(SDS-PAGE)

志物的研究报道远远超过其他生物标志物，Pubmed 文献系统检索分析的结果见表 20.3。

总结与展望

在乳腺癌的生物学特性和用于检测乳腺癌的生物标志物鉴定方面已取很大进展，但如何把这些研究成果转化到临床应用仍是一个巨大的挑战[1]。临床验证是临床转化过程中需要克服的主要障碍。在欧洲癌症和营养前瞻性调查(EPIC)的病例对照研究中，超过 300 例乳腺癌和其匹配的对照组，在 3 年的研究中接受一组 8 个血清标志物（骨调素、结合珠蛋白、CA15-3、CEA、CA125、催乳素、CA19-9、甲胎蛋白）的检测，观察到的特异性和敏感性非常低，均为 50%[112]，这可能是由于收集样本中存在不同的乳腺癌亚型。这种流行病学研究应该选择更多的潜在生物标志物进行检测，而且这些生物标志物可以通过免疫抗体阵列检测技术对超过 100 种或以上的抗体进行同步检测。根据激素受体（雌激素和孕激素）的状态进行亚组分析也是非常有帮助的。

鉴定和描绘癌症诊断的生物标志物是非常有必要的，因为癌症具有异质性，患者个人分子特征谱受肿瘤微环境影响，决定着疾病的发展和对治疗的反应[37, 113]。肿瘤微环境受到

表 20.3 乳腺癌生物标志物领域发表的相关研究

关键词	文献数量
生物标志物	593 113
生物标志物 + 癌症	212 324
生物标志物 + 乳腺癌	27 988
生物标志物 + 乳腺癌 + 基因	10 514
生物标志物 + 乳腺癌 + 表观遗传	45
生物标志物 + 乳腺癌 + 甲基化	381
生物标志物 + 乳腺癌 + 组蛋白	247
生物标志物 + 乳腺癌 + 微小 RNA	209
生物标志物 + 乳腺癌 + 蛋白质组学	419
生物标志物 + 乳腺癌 + 影像学	1094

注：基于 PubMed 的分析，参考至 2012 年。

多个因素的影响，包括细胞表观遗传因素。如上面所述，许多早期检测乳腺癌的无创性生物标志物已经被鉴定。

在癌症预防的领域，美国国家癌症研究所（NCI）正在进行一项有关三苯氧胺和雷洛昔芬研究（STAR），其目的是与三苯氧胺比较，雷洛昔芬如何降低高危风险绝经后女性的乳腺癌发病率。初期的结果显示，两种药物的效果相仿，可以降低乳腺癌发病风险达 50%。当研究实验持续一段较长的时间后，入组妇女已经停止服药，但前期的预防效果仍继续维持，随后的结果显示，雷洛昔芬仍可降低乳腺癌发病风险达 50%，而三苯氧胺仍可降低乳腺癌发病风险达 38%。在 STAR 试验中，非浸润性和浸润性乳腺癌均纳入研究统计。此外，雷洛昔芬与三苯氧胺相比，药物副作用更少（如子宫癌、血栓、白内障）。STAR 试验是 NCI 资助，并由美国乳腺与肠道外科辅助治疗研究组（NSABP）主持，超过 500 例 35 岁或以上妇女参加了试验，试验从 1999 年开始，并于 2004 年停止患者入组。

生物标志物的鉴定需要改进和关注的主要领域包括费用成本、高通量的检测和乳腺癌相关生物标志物的临床应用。早期的标志物仍未能取得适当的分析和临床验证。目前，鉴定的生物标志物的临床验证仍是主要难题。NCI 提出了生物标志物的分析和临床验证指南，但迄今为止仍未有生物标志物被成功验证[37, 113-117]。整合基因组学、蛋白质组学和表观遗传学标志物有助于癌症的分型和分期[46, 118]。血液和组织中的甲基化表达谱经常存在差异，Koestler 及其同事通过系统的全表观基因组的甲基化分析，结果表明白细胞亚群的变化可能是造成这些差异的重要因素[119]。多元化的生物标志物可以在筛查试验中降低假阳性率，其目的为了发现乳腺癌高风险的人群。

数字影像资料的储存和维护有它们自己的挑战，如上所述。miR 的表达是否定位于乳腺组织的特定部分必须进行细致的评估。在组织学活检中，miR 局部的浓度可以低或高。确定 miR 浓度的精确水平也是非常关键的。

关联性研究在鉴定新的有治疗意义的低外显率 SNP（生物标志物）方面是非常强的。鉴定普通的低易感性等位基因是非常有用的，因为它可洞察肿瘤生物学的机制和识别高风险人体。因为基因分型的费用不再昂贵，这些研究信息可以精准一级预防和二级预防的形式应用到个体化医疗中。

在实验研究成果转化成临床实践方面，预后预测是一个非常有前途的领域。肿瘤中变异基因表达的模式已用于构建预后分类表，替代传统的标准指数，例如 Nottingham 预后指标、Adjuvant！ Online 和 PREDICT 等[120-122]。

综上所述，鉴定乳腺癌生物标志物的研究已经取得很大的进步，这些标志物已用于肿瘤发生发展的整个过程，从发病风险评估到生存随访。本章讨论的信息可能有助于开发新的干预方法和治疗靶标。

（连臻强 王颀 译）

参考文献

1. Tang SS, Gui GP: Biomarkers in the diagnosis of primary and recurrent breast cancer. Biomarkers in medicine 2012, 6(5):567-585.
2. Ouyang G, Chen Y, Setkova L, Pawliszyn J: Calibration of solid-phase micro-extraction for quantitative analysis by gas chromatography. Journal of chromatography A 2005, 1097(1-2):9-16.
3. Sotiriou C, Pusztai L: Gene-expression signatures in breast cancer. The New England journal of medicine 2009, 360(8):790-800.
4. Gatza ML, Lucas JE, Barry WT, Kim JW, Wang Q, Crawford MD, Datto MB, Kelley M, Mathey-Prevot B, Potti A et al: A pathway-based classification of human breast cancer. Proceedings of the National Academy of Sciences of the United States of America 2010, 107(15):6994-6999.
5. Desmedt C, Sotiriou C, Piccart-Gebhart MJ: Development and validation of gene expression profile signatures in early-stage breast cancer. Cancer investigation 2009, 27(1):1-10.
6. Lee SC, Xu X, Chng WJ, Watson M, Lim YW, Wong CI, Iau P, Sukri N, Lim SE, Yap HL et al: Post-treatment tumor gene expression signatures are more predictive of treatment outcomes than baseline signatures in breast cancer. Pharmacogenetics and genomics 2009, 19(11):833-842.
7. Normanno N, De Luca A, Carotenuto P, Lamura L, Oliva I, D'Alessio A: Prognostic applications of gene expression signatures in breast cancer. Oncology 2009, 77 Suppl 1:2-8.
8. Tebbit CL, Zhai J, Untch BR, Ellis MJ, Dressman HK, Bentley RC, Baker JA, Marcom PK, Nevins JR, Marks JR et al: Novel tumor sampling strategies to enable microarray gene expression signatures in breast cancer: a study to determine feasibility and reproducibility in the context of clinical care. Breast cancer research and treatment 2009, 118(3):635-643.
9. Boeri L, Canzonieri C, Cagioni C, Ornati F, Danesino C: Breast cancer and genetics. Journal of ultrasound 2011, 14(4):171-176.
10. Kirk R: Genetics: the crystal ball clears for breast cancer therapy? Nature reviews Clinical oncology 2011, 8(7):383.
11. Lindeman GJ, Visvader JE: Hereditary breast cancer genetics--from clinical curiosities to mainstream paradigms. Journal of mammary gland biology and neoplasia 2011, 16(1):1-2.
12. Hall P: Current knowledge and tomorrows challenges of breast, ovarian and prostate cancer genetics. Journal of internal medicine 2012, 271(4):318-320.
13. Gayther SA, Song H, Ramus SJ, Kjaer SK, Whittemore AS, Quaye L, Tyrer J, Shadforth D, Hogdall E, Hogdall C et al: Tagging single nucleotide polymorphisms in cell cycle control genes and susceptibility to invasive epithelial ovarian cancer. Cancer research 2007, 67(7):3027-3035.
14. Antoniou AC, Spurdle AB, Sinilnikova OM, Healey S, Pooley KA, Schmutzler RK, Versmold B, Engel C, Meindl A, Arnold N et al: Common breast cancer-predisposition alleles are associated with breast cancer risk in BRCA1 and BRCA2 mutation carriers. American journal of human genetics 2008, 82(4):937-948.
15. Pharoah PD, Caldas C: Genetics: How to validate a breast cancer prognostic signature. Nature reviews Clinical oncology 2010, 7(11):615-616.
16. Jacobson DR, Fishman CL, Mills NE: Molecular genetic tumor markers in the early diagnosis and screening of non-small-cell lung cancer. Annals of oncology : official journal of the European Society for Medical Oncology / ESMO 1995, 6 Suppl 3:S3-8.
17. Wiest JS, Franklin WA, Drabkin H, Gemmill R, Sidransky D, Anderson MW: Genetic markers for early detection of lung cancer and outcome measures for response to chemoprevention. Journal of cellular biochemistry Supplement 1997, 28-29:64-73.
18. Oyama T, Osaki T, Baba T, Nagata Y, Mizukami M, So T, Nakata S, Ichiki Y, Uramoto H, Sugaya M et al: Molecular genetic tumor markers in non-small cell lung cancer. Anticancer research 2005, 25(2B):1193-1196.
19. Chorostowska-Wynimko J, Szpechcinski A: The impact of genetic markers on the diagnosis of lung cancer: a current perspective. Journal of thoracic oncology : official publication of the International Association for the Study of Lung Cancer 2007, 2(11):1044-1051.
20. Li R, Todd NW, Qiu Q, Fan T, Zhao RY, Rodgers WH, Fang HB, Katz RL, Stass SA, Jiang F: Genetic deletions in sputum as diagnostic markers for early detection of stage I non-small cell lung cancer. Clinical cancer research : an official journal of the American Association for Cancer Research 2007, 13(2 Pt 1):482-487.
21. Gill RK, Vazquez MF, Kramer A, Hames M, Zhang L, Heselmeyer-Haddad K, Ried T, Shilo K, Henschke C, Yankelevitz D et al: The use of genetic markers to identify lung cancer in fine needle aspiration samples. Clinical cancer research : an official journal of the American Association for Cancer Research 2008, 14(22):7481-7487.
22. Adams VR, Harvey RD: Histological and genetic markers for non-small-cell lung cancer: customizing treatment based on individual tumor biology. American journal of health-system pharmacy : AJHP : official journal of the American Society of Health-System Pharmacists 2010, 67(1 Suppl 1):S3-9, quiz S15-16.
23. Ponomareva AA, Rykova E, Cherdyntseva NV, Choinzonov EL, Laktionov PP, Vlasov VV: [Molecular-genetic markers in lung cancer diagnostics]. Molekuliarnaia biologiia 2011, 45(2):203-217.

24. Arason A, Gunnarsson H, Johannesdottir G, Jonasson K, Bendahl PO, Gillanders EM, Agnarsson BA, Jonsson G, Pylkas K, Mustonen A et al: Genome-wide search for breast cancer linkage in large Icelandic non-BRCA1/2 families. Breast cancer research : BCR 2010, 12(4):R50.
25. Ruike Y, Imanaka Y, Sato F, Shimizu K, Tsujimoto G: Genome-wide analysis of aberrant methylation in human breast cancer cells using methyl-DNA immunoprecipitation combined with high-throughput sequencing. BMC genomics 2010, 11:137.
26. Turnbull C, Ahmed S, Morrison J, Pernet D, Renwick A, Maranian M, Seal S, Ghoussaini M, Hines S, Healey CS et al: Genome-wide association study identifies five new breast cancer susceptibility loci. Nature genetics 2010, 42(6):504-507.
27. Li J, Humphreys K, Heikkinen T, Aittomaki K, Blomqvist C, Pharoah PD, Dunning AM, Ahmed S, Hooning MJ, Martens JW et al: A combined analysis of genome-wide association studies in breast cancer. Breast cancer research and treatment 2011, 126(3):717-727.
28. Politopoulos I, Gibson J, Tapper W, Ennis S, Eccles D, Collins A: Genome-wide association of breast cancer: composite likelihood with imputed genotypes. European journal of human genetics : EJHG 2011, 19(2):194-199.
29. Verma M, Srivastava S: Epigenetics in cancer: implications for early detection and prevention. The Lancet Oncology 2002, 3(12):755-763.
30. Verma M: Viral genes and methylation. Annals of the New York Academy of Sciences 2003, 983:170-180.
31. Verma M, Dunn BK, Ross S, Jain P, Wang W, Hayes R, Umar A: Early detection and risk assessment: proceedings and recommendations from the Workshop on Epigenetics in Cancer Prevention. Annals of the New York Academy of Sciences 2003, 983:298-319.
32. Verma M, Maruvada P, Srivastava S: Epigenetics and cancer. Critical reviews in clinical laboratory sciences 2004, 41(5-6):585-607.
33. Agarwal R, Jin Z, Yang J, Mori Y, Song JH, Kumar S, Sato M, Cheng Y, Olaru AV, Abraham JM et al: Epigenomic program of Barrett's-associated neoplastic progression reveals possible involvement of insulin signaling pathways. Endocrine-related cancer 2012, 19(1):L5-9.
34. Khare S, Verma M: Epigenetics of colon cancer. Methods in molecular biology 2012, 863:177-185.
35. Mishra A, Verma M: Epigenetics of solid cancer stem cells. Methods in molecular biology 2012, 863:15-31.
36. Verma M: Cancer control and prevention by nutrition and epigenetic approaches. Antioxidants & redox signaling 2012, 17(2):355-364.
37. Verma M: Epigenetic biomarkers in cancer epidemiology. Methods in molecular biology 2012, 863:467-480.
38. Anway MD, Skinner MK: Epigenetic transgenerational actions of endocrine disruptors. Endocrinology 2006, 147(6 Suppl):S43-49.
39. Anway MD, Skinner MK: Epigenetic programming of the germ line: effects of endocrine disruptors on the development of transgenerational disease. Reproductive biomedicine online 2008, 16(1):23-25.
40. Berdasco M, Esteller M: Hot topics in epigenetic mechanisms of aging: 2011. Aging cell 2012, 11(2):181-186.
41. Gomez-Diaz E, Jorda M, Peinado MA, Rivero A: Epigenetics of host-pathogen interactions: the road ahead and the road behind. PLoS pathogens 2012, 8(11):e1003007.
42. Singh S, Li SS: Epigenetic effects of environmental chemicals bisphenol A and phthalates. International journal of molecular sciences 2012, 13(8):10143-10153.
43. Fang F, Turcan S, Rimner A, Kaufman A, Giri D, Morris LG, Shen R, Seshan V, Mo Q, Heguy A et al: Breast cancer methylomes establish an epigenomic foundation for metastasis. Science translational medicine 2011, 3(75):75ra25.
44. Jones PA, Baylin SB: The epigenomics of cancer. Cell 2007, 128(4):683-692.
45. Melichar B, Kroupis C: Cancer epigenomics: moving slowly, but at a steady pace from laboratory bench to clinical practice. Clinical chemistry and laboratory medicine : CCLM / FESCC 2012, 50(10):1699-1701.
46. Yi JM, Dhir M, Van Neste L, Downing SR, Jeschke J, Glockner SC, de Freitas Calmon M, Hooker CM, Funes JM, Boshoff C et al: Genomic and epigenomic integration identifies a prognostic signature in colon cancer. Clinical cancer research : an official journal of the American Association for Cancer Research 2011, 17(6):1535-1545.
47. Xing L, Todd NW, Yu L, Fang H, Jiang F: Early detection of squamous cell lung cancer in sputum by a panel of microRNA markers. Modern pathology : an official journal of the United States and Canadian Academy of Pathology, Inc 2010, 23(8):1157-1164.
48. Yu L, Todd NW, Xing L, Xie Y, Zhang H, Liu Z, Fang H, Zhang J, Katz RL, Jiang F: Early detection of lung adenocarcinoma in sputum by a panel of microRNA markers. International journal of cancer Journal international du cancer 2010, 127(12):2870-2878.
49. Petronis A, Gottesman, II, Kan P, Kennedy JL, Basile VS, Paterson AD, Popendikyte V: Monozygotic twins exhibit numerous epigenetic differences: clues to twin discordance? Schizophrenia bulletin 2003, 29(1):169-178.
50. Harder A, Titze S, Herbst L, Harder T, Guse K, Tinschert S, Kaufmann D, Rosenbaum T, Mautner VF, Windt E et al: Monozygotic twins with neurofibromatosis type 1 (NF1) display differences in methylation of NF1 gene promoter elements, 5' untranslated region, exon and intron 1. Twin research and human genetics : the official journal of the International Society for Twin Studies 2010, 13(6):582-

594.
51. Buchbinder D, Nadeau K, Nugent D: Monozygotic twin pair showing discordant phenotype for X-linked thrombocytopenia and Wiskott-Aldrich syndrome: a role for epigenetics? Journal of clinical immunology 2011, 31(5):773-777.
52. Ollikainen M, Craig JM: Epigenetic discordance at imprinting control regions in twins. Epigenomics 2011, 3(3):295-306.
53. Galetzka D, Hansmann T, El Hajj N, Weis E, Irmscher B, Ludwig M, Schneider-Ratzke B, Kohlschmidt N, Beyer V, Bartsch O et al: Monozygotic twins discordant for constitutive BRCA1 promoter methylation, childhood cancer and secondary cancer. Epigenetics 2012, 7(1):47-54.
54. Narod SA: Genes, the environment, and breast cancer. Lancet 2010, 375(9732):2123-2124.
55. Travis RC, Reeves GK, Green J, Bull D, Tipper SJ, Baker K, Beral V, Peto R, Bell J, Zelenika D et al: Gene-environment interactions in 7610 women with breast cancer: prospective evidence from the Million Women Study. Lancet 2010, 375(9732):2143-2151.
56. Song M, Lee KM, Kang D: Breast cancer prevention based on gene-environment interaction. Molecular carcinogenesis 2011, 50(4):280-290.
57. Ashley-Martin J, VanLeeuwen J, Cribb A, Andreou P, Guernsey JR: Breast cancer risk, fungicide exposure and CYP1A1*2A gene-environment interactions in a province-wide case control study in Prince Edward Island, Canada. International journal of environmental research and public health 2012, 9(5):1846-1858.
58. Qiu J, Yang R, Rao Y, Du Y, Kalembo FW: Risk factors for breast cancer and expression of insulin-like growth factor-2 (IGF-2) in women with breast cancer in Wuhan City, China. PloS one 2012, 7(5):e36497.
59. Zeeb H, Hammer GP, Blettner M: Epidemiological investigations of aircrew: an occupational group with low-level cosmic radiation exposure. Journal of radiological protection : official journal of the Society for Radiological Protection 2012, 32(1):N15-19.
60. Zhang Z, Yamashita H, Toyama T, Sugiura H, Omoto Y, Ando Y, Mita K, Hamaguchi M, Hayashi S, Iwase H: HDAC6 expression is correlated with better survival in breast cancer. Clinical cancer research : an official journal of the American Association for Cancer Research 2004, 10(20):6962-6968.
61. Saji S, Kawakami M, Hayashi S, Yoshida N, Hirose M, Horiguchi S, Itoh A, Funata N, Schreiber SL, Yoshida M et al: Significance of HDAC6 regulation via estrogen signaling for cell motility and prognosis in estrogen receptor-positive breast cancer. Oncogene 2005, 24(28):4531-4539.
62. Krusche CA, Wulfing P, Kersting C, Vloet A, Bocker W, Kiesel L, Beier HM, Alfer J: Histone deacetylase-1 and -3 protein expression in human breast cancer: a tissue microarray analysis. Breast cancer research and treatment 2005, 90(1):15-23.
63. Zhang Z, Yamashita H, Toyama T, Sugiura H, Ando Y, Mita K, Hamaguchi M, Hara Y, Kobayashi S, Iwase H: Quantitation of HDAC1 mRNA expression in invasive carcinoma of the breast*. Breast cancer research and treatment 2005, 94(1):11-16.
64. Shann YJ, Cheng C, Chiao CH, Chen DT, Li PH, Hsu MT: Genome-wide mapping and characterization of hypomethylated sites in human tissues and breast cancer cell lines. Genome research 2008, 18(5):791-801.
65. Fackler MJ, Umbricht CB, Williams D, Argani P, Cruz LA, Merino VF, Teo WW, Zhang Z, Huang P, Visvananthan K et al: Genome-wide methylation analysis identifies genes specific to breast cancer hormone receptor status and risk of recurrence. Cancer research 2011, 71(19):6195-6207.
66. Hill VK, Ricketts C, Bieche I, Vacher S, Gentle D, Lewis C, Maher ER, Latif F: Genome-wide DNA methylation profiling of CpG islands in breast cancer identifies novel genes associated with tumorigenicity. Cancer research 2011, 71(8):2988-2999.
67. Faryna M, Konermann C, Aulmann S, Bermejo JL, Brugger M, Diederichs S, Rom J, Weichenhan D, Claus R, Rehli M et al: Genome-wide methylation screen in low-grade breast cancer identifies novel epigenetically altered genes as potential biomarkers for tumor diagnosis. FASEB journal : official publication of the Federation of American Societies for Experimental Biology 2012, 26(12):4937-4950.
68. Lee SE, Kim SJ, Yoon HJ, Yu SY, Yang H, Jeong SI, Hwang SY, Park CS, Park YS: Genome-wide profiling in melatonin-exposed human breast cancer cell lines identifies differentially methylated genes involved in the anticancer effect of melatonin. Journal of pineal research 2013, 54(1):80-88.
69. Morita S, Takahashi RU, Yamashita R, Toyoda A, Horii T, Kimura M, Fujiyama A, Nakai K, Tajima S, Matoba R et al: Genome-wide analysis of DNA methylation and expression of microRNAs in breast cancer cells. International journal of molecular sciences 2012, 13(7):8259-8272.
70. Soares J, Pinto AE, Cunha CV, Andre S, Barao I, Sousa JM, Cravo M: Global DNA hypomethylation in breast carcinoma: correlation with prognostic factors and tumor progression. Cancer 1999, 85(1):112-118.
71. Jackson K, Yu MC, Arakawa K, Fiala E, Youn B, Fiegl H, Muller-Holzner E, Widschwendter M, Ehrlich M: DNA hypomethylation is prevalent even in low-grade breast cancers. Cancer biology & therapy 2004, 3(12):1225-1231.
72. Narayan A, Ji W, Zhang XY, Marrogi A, Graff JR, Baylin SB, Ehrlich M: Hypomethylation of pericentromeric DNA in breast adenocarcinomas. International journal of cancer Journal international du cancer 1998, 77(6):833-838.
73. Tjensvoll K, Svendsen KN, Reuben JM, Oltedal S, Gilje B, Smaaland R, Nordgard O: miRNA expression profiling for identification of potential breast

cancer biomarkers. Biomarkers : biochemical indicators of exposure, response, and susceptibility to chemicals 2012, 17(5):463-470.
74. Vrba L, Munoz-Rodriguez JL, Stampfer MR, Futscher BW: miRNA gene promoters are frequent targets of aberrant DNA methylation in human breast cancer. PloS one 2013, 8(1):e54398.
75. Mitchell PS, Parkin RK, Kroh EM, Fritz BR, Wyman SK, Pogosova-Agadjanyan EL, Peterson A, Noteboom J, O'Briant KC, Allen A et al: Circulating microRNAs as stable blood-based markers for cancer detection. Proceedings of the National Academy of Sciences of the United States of America 2008, 105(30):10513-10518.
76. Van der Auwera I, Limame R, van Dam P, Vermeulen PB, Dirix LY, Van Laere SJ: Integrated miRNA and mRNA expression profiling of the inflammatory breast cancer subtype. British journal of cancer 2010, 103(4):532-541.
77. Kong W, He L, Richards EJ, Challa S, Xu CX, Permuth-Wey J, Lancaster JM, Coppola D, Sellers TA, Djeu JY et al: Upregulation of miRNA-155 promotes tumour angiogenesis by targeting VHL and is associated with poor prognosis and triple-negative breast cancer. Oncogene 2014, 33(6):679-689.
78. Panis C, Pizzatti L, Herrera AC, Cecchini R, Abdelhay E: Putative circulating markers of the early and advanced stages of breast cancer identified by high-resolution label-free proteomics. Cancer letters 2013, 330(1):57-66.
79. Cirillo F, Nassa G, Tarallo R, Stellato C, De Filippo MR, Ambrosino C, Baumann M, Nyman TA, Weisz A: Molecular mechanisms of selective estrogen receptor modulator activity in human breast cancer cells: identification of novel nuclear cofactors of antiestrogen-ERalpha complexes by interaction proteomics. Journal of proteome research 2013, 12(1):421-431.
80. Liu NQ, Braakman RB, Stingl C, Luider TM, Martens JW, Foekens JA, Umar A: Proteomics pipeline for biomarker discovery of laser capture microdissected breast cancer tissue. Journal of mammary gland biology and neoplasia 2012, 17(2):155-164.
81. Fonseca-Sanchez MA, Rodriguez Cuevas S, Mendoza-Hernandez G, Bautista-Pina V, Arechaga Ocampo E, Hidalgo Miranda A, Quintanar Jurado V, Marchat LA, Alvarez-Sanchez E, Perez Plasencia C et al: Breast cancer proteomics reveals a positive correlation between glyoxalase 1 expression and high tumor grade. International journal of oncology 2012, 41(2):670-680.
82. Gonzalez-Angulo AM, Hennessy BT, Meric-Bernstam F, Sahin A, Liu W, Ju Z, Carey MS, Myhre S, Speers C, Deng L et al: Functional proteomics can define prognosis and predict pathologic complete response in patients with breast cancer. Clinical proteomics 2011, 8(1):11.
83. Fabian CJ, Kimler BF, Brady DA, Mayo MS, Chang CH, Ferraro JA, Zalles CM, Stanton AL, Masood S, Grizzle WE et al: A phase II breast cancer chemoprevention trial of oral alpha-difluoromethylornithine: breast tissue, imaging, and serum and urine biomarkers. Clinical cancer research : an official journal of the American Association for Cancer Research 2002, 8(10):3105-3117.
84. Xu H, Chen C, Liu CM, Peng J, Li Y, Zhang ZL, Tang HW: [The distribution analysis of the biomarkers on breast cancer tissues by Hadamard transform spectral microscopic imaging]. Guang pu xue yu guang pu fen xi = Guang pu 2009, 29(12):3216-3219.
85. Khalkhali I, Mena I, Diggles L: Review of imaging techniques for the diagnosis of breast cancer: a new role of prone scintimammography using technetium-99m sestamibi. European journal of nuclear medicine 1994, 21(4):357-362.
86. Jiang H, Ramesh S, Bartlett M: Combined optical and fluorescence imaging for breast cancer detection and diagnosis. Critical reviews in biomedical engineering 2000, 28(3 - 4):371-375.
87. Jiang H, Tao W, Zhang M, Pan S, Kanwar JR, Sun X: Low-dose metronomic paclitaxel chemotherapy suppresses breast tumors and metastases in mice. Cancer investigation 2010, 28(1):74-84.
88. Sentis M: Imaging diagnosis of young women with breast cancer. Breast cancer research and treatment 2010, 123 Suppl 1:11-13.
89. Heijblom M, Klaase JM, van den Engh FM, van Leeuwen TG, Steenbergen W, Manohar S: Imaging tumor vascularization for detection and diagnosis of breast cancer. Technology in cancer research & treatment 2011, 10(6):607-623.
90. Luckmann R: Magnetic resonance imaging was more sensitive than mammography for detecting breast cancer in high-risk women. ACP journal club 2005, 142(1):23.
91. Allahverdipour H, Asghari-Jafarabadi M, Emami A: Breast cancer risk perception, benefits of and barriers to mammography adherence among a group of Iranian women. Women & health 2011, 51(3):204-219.
92. Bredart A, Kop JL, Fall M, Pelissier S, Simondi C, Dolbeault S, Livartowski A, Tardivon A, Magnetic Resonance Imaging study g: Anxiety and specific distress in women at intermediate and high risk of breast cancer before and after surveillance by magnetic resonance imaging and mammography versus standard mammography. Psycho-oncology 2012, 21(11):1185-1194.
93. Salas D, Ibanez J, Roman R, Cuevas D, Sala M, Ascunce N, Zubizarreta R, Castells X, group C: Effect of start age of breast cancer screening mammography on the risk of false-positive results. Preventive medicine 2011, 53(1-2):76-81.
94. Brinton JT, Barke LD, Freivogel ME, Jackson S, O'Donnell CI, Glueck DH: Breast cancer risk assessment in 64,659 women at a single high-volume mammography clinic. Academic radiology 2012, 19(1):95-99.
95. Otto SJ, Fracheboud J, Verbeek AL, Boer R, Reijer-

ink-Verheij JC, Otten JD, Broeders MJ, de Koning HJ, National Evaluation Team for Breast Cancer S: Mammography screening and risk of breast cancer death: a population-based case-control study. Cancer epidemiology, biomarkers & prevention : a publication of the American Association for Cancer Research, cosponsored by the American Society of Preventive Oncology 2012, 21(1):66-73.
96. Kenny LM, Al-Nahhas A, Aboagye EO: Novel PET biomarkers for breast cancer imaging. Nuclear medicine communications 2011, 32(5):333-335.
97. Silva CL, Passos M, Camara JS: Solid phase microextraction, mass spectrometry and metabolomic approaches for detection of potential urinary cancer biomarkers--a powerful strategy for breast cancer diagnosis. Talanta 2012, 89:360-368.
98. Wang DY, Done SJ, McCready DR, Boerner S, Kulkarni S, Leong WL: A new gene expression signature, the ClinicoMolecular Triad Classification, may improve prediction and prognostication of breast cancer at the time of diagnosis. Breast cancer research : BCR 2011, 13(5):R92.
99. Li X, Lewis MT, Huang J, Gutierrez C, Osborne CK, Wu MF, Hilsenbeck SG, Pavlick A, Zhang X, Chamness GC et al: Intrinsic resistance of tumorigenic breast cancer cells to chemotherapy. Journal of the National Cancer Institute 2008, 100(9):672-679.
100. Germano S, O'Driscoll L: Breast cancer: understanding sensitivity and resistance to chemotherapy and targeted therapies to aid in personalised medicine. Current cancer drug targets 2009, 9(3):398-418.
101. LaPensee EW, Ben-Jonathan N: Novel roles of prolactin and estrogens in breast cancer: resistance to chemotherapy. Endocrine-related cancer 2010, 17(2):R91-107.
102. Rivera E, Gomez H: Chemotherapy resistance in metastatic breast cancer: the evolving role of ixabepilone. Breast cancer research : BCR 2010, 12 Suppl 2:S2.
103. Knappskog S, Chrisanthar R, Lokkevik E, Anker G, Ostenstad B, Lundgren S, Risberg T, Mjaaland I, Leirvaag B, Miletic H et al: Low expression levels of ATM may substitute for CHEK2 /TP53 mutations predicting resistance towards anthracycline and mitomycin chemotherapy in breast cancer. Breast cancer research : BCR 2012, 14(2):R47.
104. Wajapeyee N, Somasundaram K: Pharmacogenomics in breast cancer: current trends and future directions. Current opinion in molecular therapeutics 2004, 6(3):296-301.
105. Newman WG, Flockhart D: Breast cancer pharmacogenomics: where we are going. Pharmacogenomics 2012, 13(6):629-631.
106. Yiannakopoulou E: Pharmacogenomics of breast cancer targeted therapy: focus on recent patents. Recent patents on DNA & gene sequences 2012, 6(1):33-46.
107. Use of endocrine therapy following diagnosis of ductal carcinoma in situ or early invasive breast cancer: Data Points #14. 2012. In: Data Points Publication Series [Internet]
108. Davis MA, Hanash S: High-throughput genomic technology in research and clinical management of breast cancer. Plasma-based proteomics in early detection and therapy. Breast cancer research : BCR 2006, 8(6):217.
109. Galvao ER, Martins LM, Ibiapina JO, Andrade HM, Monte SJ: Breast cancer proteomics: a review for clinicians. Journal of cancer research and clinical oncology 2011, 137(6):915-925.
110. Garrisi VM, Abbate I, Quaranta M, Mangia A, Tommasi S, Paradiso A: SELDI-TOF serum proteomics and breast cancer: which perspective? Expert review of proteomics 2008, 5(6):779-785.
111. Braakman RB, Luider TM, Martens JW, Foekens JA, Umar A: Laser capture microdissection applications in breast cancer proteomics. Methods in molecular biology 2011, 755:143-154.
112. Opstal-van Winden AW, Rodenburg W, Pennings JL, van Oostrom CT, Beijnen JH, Peeters PH, van Gils CH, de Vries A: A bead-based multiplexed immunoassay to evaluate breast cancer biomarkers for early detection in pre-diagnostic serum. International journal of molecular sciences 2012, 13(10):13587-13604.
113. Verma M, Seminara D, Arena FJ, John C, Iwamoto K, Hartmuller V: Genetic and epigenetic biomarkers in cancer : improving diagnosis, risk assessment, and disease stratification. Molecular diagnosis & therapy 2006, 10(1):1-15.
114. Srivastava S, Verma M, Henson DE: Biomarkers for early detection of colon cancer. Clinical cancer research : an official journal of the American Association for Cancer Research 2001, 7(5):1118-1126.
115. Srinivas PR, Verma M, Zhao Y, Srivastava S: Proteomics for cancer biomarker discovery. Clinical chemistry 2002, 48(8):1160-1169.
116. Verma M, Srivastava S: New cancer biomarkers deriving from NCI early detection research. Recent results in cancer research Fortschritte der Krebsforschung Progres dans les recherches sur le cancer 2003, 163:72-84; discussion 264-266.
117. Srivastava S: Cancer biomarker discovery and development in gastrointestinal cancers: early detection research network-a collaborative approach. Gastrointestinal cancer research : GCR 2007, 1(4 Suppl 2):S60-63.
118. Kelloff GJ, Sigman CC: Cancer biomarkers: selecting the right drug for the right patient. Nature reviews Drug discovery 2012, 11(3):201-214.
119. Koestler DC, Marsit CJ, Christensen BC, Accomando W, Langevin SM, Houseman EA, Nelson HH, Karagas MR, Wiencke JK, Kelsey KT: Peripheral blood immune cell methylation profiles are associated with nonhematopoietic cancers. Cancer epidemiology, biomarkers & prevention : a publication of the American Association for Cancer Research, cosponsored by the American Society of Preventive

Oncology 2012, 21(8):1293-1302.
120. Ravdin PM, Siminoff LA, Davis GJ, Mercer MB, Hewlett J, Gerson N, Parker HL: Computer program to assist in making decisions about adjuvant therapy for women with early breast cancer. Journal of clinical oncology : official journal of the American Society of Clinical Oncology 2001, 19(4):980-991.
121. Blamey RW, Ellis IO, Pinder SE, Lee AH, Macmillan RD, Morgan DA, Robertson JF, Mitchell MJ, Ball GR, Haybittle JL et al: Survival of invasive breast cancer according to the Nottingham Prognostic Index in cases diagnosed in 1990-1999. European journal of cancer 2007, 43(10):1548-1555.
122. Wishart GC, Azzato EM, Greenberg DC, Rashbass J, Kearins O, Lawrence G, Caldas C, Pharoah PD: PREDICT: a new UK prognostic model that predicts survival following surgery for invasive breast cancer. Breast cancer research : BCR 2010, 12(1):R1.

第 21 章

乳腺循环肿瘤细胞：用于乳腺癌诊断和预后评估的潜在生物标志物

Phuc Van Pham

摘　要

循环肿瘤细胞（CTC）已被认为是肿瘤侵袭的一个指标。最近报道在乳腺癌患者中检出 CTC，CTC 正在成为评估乳腺癌进展、预后和诊断的一个靶标。CTC 是一组异质性细胞群，表型范围从上皮细胞到间充质细胞。依据上皮细胞 – 间充质细胞转化的阶段，CTC 表达包括上皮细胞黏附分子、细胞角蛋白和 MUC–1 在内的各种标志物。乳腺 CTC 通常通过富集和鉴定两个步骤来进行检测和确认。这些方法已经成为诊断乳腺癌和预测全身性治疗反应的强大工具。本章主要目的是综述乳腺循环肿瘤细胞生物学和在乳腺癌诊断及预后评估上的作用。CTC 研究的最新进展意味着 CTC 正在成为乳腺癌诊断和预后评估的一个利器。

关键词

循环肿瘤细胞　肿瘤转移　临床结局　循环肿瘤干细胞　诊断　预后

引言

乳腺癌是女性最常见的肿瘤之一，全世界估计每年有 115 万新发病例[1]。美国在 2010 年有 207 090 新发乳腺癌病例，其中 39 840 例因转移死亡[2]。转移是所有癌症患者死亡的主要原因，因此控制转移就成了乳腺癌治疗中最重要的环节。目前乳腺癌分类是用 TNM 分期和组织分化等级，同时辅助以雌激素和孕激素受体状态（ER/PR）和 HER2/neu 表达[3-7]。最新进展包括基于反转录 – 聚合酶链反应（RT-PCR）的乳腺癌基因表达谱技术，已可根据肿瘤分子特征来预测治疗效果[8-11]。

乳腺循环肿瘤细胞

CTC 是评估乳腺癌转移的生物标志物。2000 年后，CTC 就已被认为是了解乳腺癌进展、预后和治疗的独特靶标。CTC 是从原发肿瘤上脱落进入脉管系统的肿瘤细胞，因此存在于血液中。许多不同类型的癌症患者，特别是转移癌患者的血液中都能找到CTC[12,13]。一些研究发现，乳腺癌患者存在CTC与明显缩短无进展生存期（PFS）和总生存期（OS）相关[14-17]，复发风险也高[18]。

播散性肿瘤细胞（disseminated tumor cells, DTC）与CTC不同，是早期研究的一个焦点。DTC定义为骨髓中的肿瘤细胞，出现在约30%的乳腺癌患者中[19]（现在将骨髓、淋巴结和外周血的肿瘤细胞统称为DTC，而CTC专指外周血中的DTC，在第22章将专门介绍——译者注）。DTC的出现被认为是一个重要的预后预测指标。然而，骨髓穿刺是一种创伤性技术，并且DTC在骨髓中的含量很低，只有3%的骨髓穿刺液中含有肿瘤细胞[20]。因此，CTC就成了癌症诊断和预后预测更有应用价值的靶标，特别是乳腺癌。

形态学

乳腺CTC比血液中的其他细胞，比如白细胞、红细胞和血小板要大。CTC一般被引用的直径范围是12~25 μm，比最大血细胞群中90%~95%的细胞还大[21]。因此，通过细胞的大小来分离CTC是一种无需标记的很具有诱惑力的分离方法。另外一项研究发现CTC细胞的核质比与从实体瘤中转移出来的癌细胞相似，说明这两种细胞的分化程度是类似的。但是CTC细胞的平均体积要比实体瘤转移灶中的癌细胞小[22]，这提示要区分两类细胞既要考虑血液收集部位毛细胞管床近端的过滤效果，还要考虑形态学上难以检测的细胞凋亡现象对循环细胞的影响。

免疫表型

上皮细胞－间充质细胞转化（EMT）是涉及一系列分子水平改变的过程。凭借该过程，癌细胞增强了迁移、侵袭和渗入血管的能力，如图21.1所示。EMT诱导产生蛋白酶，此酶触发细胞外基质降解，允许癌细胞释放进入血液中[23,24]。因此，CTC被认为是血液中具有EMT表型的癌细胞[25]。EMT表型也与一种干细胞表型相关，并且CTC还包括一小群具有肿瘤干细胞表型的细胞[26-28]。

CTC被认为是原发癌细胞的EMT形式。癌细胞最初激活了EMT这一转分化过程，在此过程中，癌细胞获得了实施多步骤转移所需的特性[29]。在转移过程中，肿瘤原发灶上的癌细胞逐步从上皮细胞表型转变为血液中的间充质细胞表型，到达转移位置后，又从间充质细胞表型转回为上皮细胞表型，因此在血液中的CTC表现出EMT表型。

目前已经认识到，血液中的乳腺CTC具有从上皮细胞到间充质细胞的不同表型，具体由所处EMT的阶段决定。在EMT的早期，CTC常表现出上皮细胞的表型；而在中期上皮细胞和间充质细胞的表型都有；到了后期，则表现为间充质细胞的表型。最近Pecot等的研究显示，基于细胞角蛋白（cytokeratin, CK）表达来捕获CTC的方法，有可能漏掉了CTC中已完成了EMT过程的细胞群。因为在EMT后期，CTC不表达细胞角蛋白[30]。

EMT早期上皮细胞表型的CTC

CTC表面的一个上皮细胞标志物是上皮细胞黏附分子（epithelial cell adhesion molecule, EpCAM）。EpCAM是一种泛上皮细胞分化抗原，在大多数癌细胞中都有表达。CTC高表达这种抗原。实际上在原发性或转移性乳腺癌中，EpCAM的表达丰度较正常上皮细胞高100~1000倍，并且EpCAM在肿瘤的侵袭和迁移中发挥作用[31]。EpCAM已被认为是晚期恶性肿瘤潜在的治疗靶标[19]。EpCAM阳性CTC能反映乳腺癌患者的转移灶大小，也能反映侵袭、药物抗性和突变方面的肿瘤生物学特性。

CTC也被认为是不表达CD45但表达细胞角蛋白的单核细胞；而CD45在外周血细胞中有表达，CK在上皮细胞中高表达[32]。一些特异性的CK，例如CK8、CK18、CK19和CK20已被用作包括乳腺CTC在内的CTC标志物[33-36]。一些商业化的分离CTC方法就有

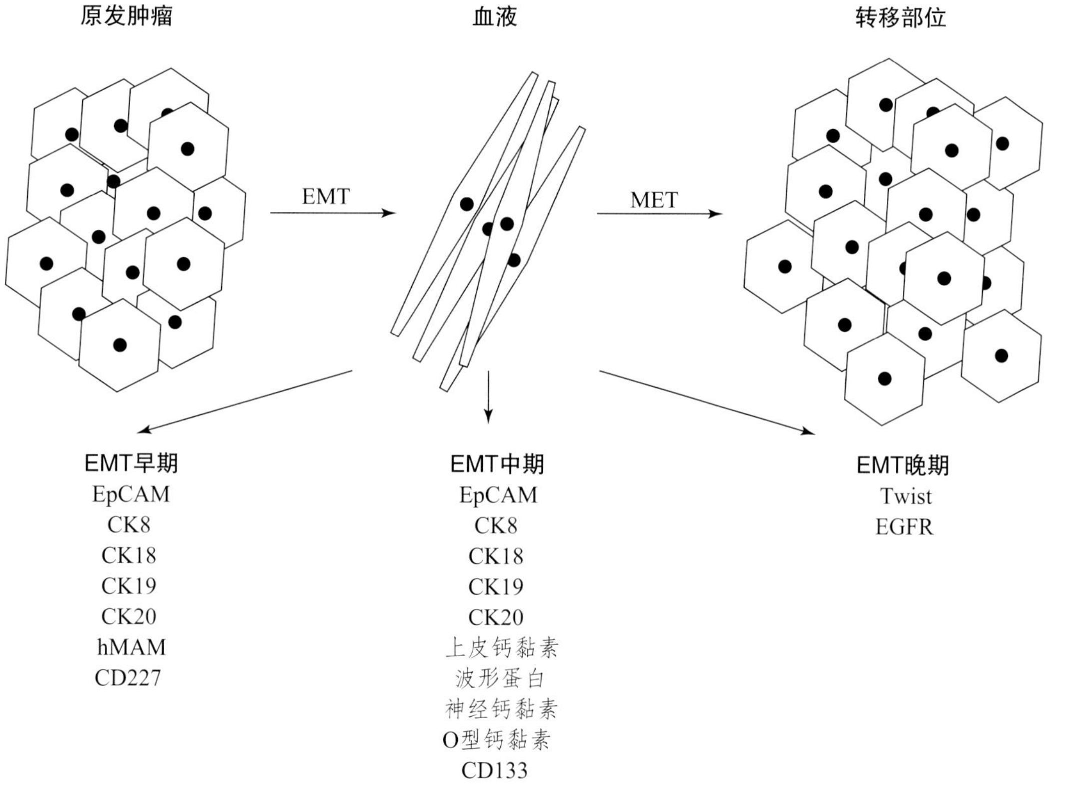

图 21.1 依赖于 EMT 分期的乳腺癌 CTC 标志物。MET，间充质细胞－上皮细胞转化；EMT，上皮细胞－间充质细胞转化。

利用以上标志物蛋白的抗体开发的，并与 CD45 阴性选择相结合，以排除血液中的白细胞。

Zhao 等的研究表明，在检测的 98 例乳腺癌患者中，EpCAM、CK19 和 hMAM（人乳腺珠蛋白）阳性的分别为 50 例（51.0%）、43 例子（43.9%）和 68 例（69.4%），而 3 个标志物任一阳性的患者为 86 例（87.8%），明显高于对照组[37]。在一项最近的研究中，Tunca 等认为 CK20 是乳腺 CTC 一个新的生物标志物，可用于鉴别 CTC 和预测乳腺癌的进展。该研究检测到 CK20 阳性率为 28.57%（24/84）[38]。CD227（又称 Mucin-1 或 CA15-3）在几乎所有的黏膜上皮细胞中都高表达和在大多数的人乳腺癌细胞中异常表达。因此，它也被用作乳腺癌细胞和乳腺 CTC 的一种标志物[39-41]。

EMT 中期上皮细胞－间充质细胞表型的 CTC

在 EMT 阶段的中期，CTC 展现出上皮细胞和间充质细胞两种细胞的特性。在转移癌患者体内的 CTC 中，有超过 80% 既共同表达上皮细胞的蛋白，例如 EpCAM、CK 和上皮钙黏素，也一起表达间充质细胞的蛋白，例如波形蛋白、神经钙黏素、O 型钙黏素和干细胞的标志物 CD133[42]。另外一项研究表明，早期乳腺癌患者的 CTC 中有 77% 表达波形蛋白、Twist 和 CK，但在转移性乳腺癌患者中，100% 的 CTC 都表达这些蛋白。因此在转移性乳腺癌患者体内的 CTC 表达 EMT 的特征性蛋白抗原超过早期肿瘤患者的，说明 EMT 与 CTC 的转移潜能有关[43]。

EMT 晚期间充质细胞表型的 CTC

Gorges 等曾试图利用 AdnaTest 试剂盒来检测转移性乳腺癌患者体内的 CTC,但是这一检测宣告失败,因为转移性乳腺癌细胞的上皮细胞标志物 EpCAM 的表达下调,而属于间充质细胞标志物的 Twist 和 EGFR 上调,说明这些患者体内的 CTC 已经进入 EMT 过程的晚期阶段。他们也因此认识到 EMT 的晚期阶段与转移性癌是相关的 [44]。

表达乳腺癌干细胞表型的 CTC

已知乳腺癌干细胞(BCSC)表面有特异性表型,例如 EpCAM+CD44+CD24-/dim,或者 CD44+CD24-/dim。基于 BCSC 表型,CTC 中有 20%~30% 的 BCSC 表 达 EpCAM+CD44+CD24-/dimCD45-。在乳腺癌患者体内还发现其他的 CTC 表型,例如 EpCAM+CD44-CD24-/dimCD45-、EpCAM+ CD44+CD24+CD45- 和 EpCAM+CD44+CD24+CD45dim[26]。Theodoropoulos 等在 66.7% 的乳腺癌患者体内检出 CTC,其中 35.2% 的 CTC 具有 BCSC 的 CD44+CD24-/dim 表型;在 17.7% 患者的 CTC 呈现 BCSC 的另外一种表型,即乙醛脱氢酶(ALDH1)hiCD24-/dim[27]。就像在实体肿瘤组织中最强致癌性的乳腺癌干细胞一样,能表达 BCSC 标志物的 CTC 也被称为乳腺循环肿瘤干细胞(CTSC),CTSC 是血液中表达 CD45-EpCAM+CD44 +CD24- 抗原的细胞。通过流式细胞仪检测到 CD45 阴性细胞中,CTSC 的比例随着 TNM 分期上升而增加,0 期 CTSC 的比例是 $(0.00\pm0.00)\%$,I 期是 $(0.03\pm0.05)\%$,II 期为 $(0.06\pm0.14)\%$,III 期是 $(0.10\pm0.09)\%$,IV 期则为 $(0.29\pm0.35)\%$,$P=0.034$[28]。

值得注意的是,研究发现在 CTC 上 ALDH1 的表达水平和疾病分期以及波形蛋白和纤连蛋白表达水平相一致 [45]。CTC 也表达 CTSC 的另外一些标志物,例如 NOTCH1,该基因和 BCSC 的自我更新相关 [46],70% 的 BCSC 表达 ALDH1[47,48]。与 BCSC 相似,CTC 也显示 ER、PR 和 HER2 的三阴性 [47,48]。

乳腺 CTC 和 HER2、ER、PR 肿瘤表型的关系

HER2/neu 被认为是乳腺癌治疗的靶标。有研究评估了乳腺 CTC 和原发肿瘤细胞中 HER2/neu 表达的一致性,以及原发肿瘤细胞中 HER2/neu 表达水平和 CTC 中特异表达基因之间的相关性 [48-55]。迄今为止的证据表明,CTC 中 HER2/neu 的表达水平并不完全取决于原发肿瘤细胞的 HER2/neu 表达;事实上,经常在原发肿瘤细胞 HER2/neu 阴性患者的血样中检出 HER2/neu 阳性的 CTC[51,54],其他团队的研究也证实了这个现象 [56,57]。但 Punnoose 等的研究认为,在大部分的乳腺癌患者中(89%)CTC 的 HER2 表达水平和原发肿瘤细胞是一致的,然而,只有小部分(11%)患者不一致 [58]。可能正是由于 CTC 和原发肿瘤细胞的 HER2 表达水平的不一致,因此某些原发肿瘤细胞 HER2/neu 阴性的乳腺癌患者仍能从靶向 HER2 治疗中获益 [59]。此外,HER2 阳性 CTC 在 HER2 阳性原发肿瘤患者中更常见 [54]。

与 HER2/neu 表达类似,CTC 的 ER/PR 表达并不取决于原发肿瘤细胞的 ER/PR 表达状态。Aktas 等的研究表明,CTC 的 ER/PR/HER2 表达谱和原发肿瘤细胞的表达状态是不同的 [47],一致率分别是 29%、25% 和 53%[48]。

乳腺 CTC 的检测方法

检测乳腺 CTC 是用于乳腺癌诊断和预后评估的一个重要的和必要的步骤。这个步骤不仅要检测到 CTC 的存在,而且还要具体到数目。类似其他特殊类型的细胞,CTC 是一群异质性的细胞,可通过其独有的特性来进行检测。由于 CTC 在外周血中含量很低,通常 10^6~10^7 个外周血单核细胞中才能发现 1 个 CTC,因此在 CTC 检测之前必须经过富集的步骤。所以 CTC 的检测通常包括两个步骤,

第一步是通过形态学或者非特异性的免疫方法富集 CTC；第二步是通过对 CTC 特异的蛋白和基于核酸的技术来鉴别 CTC。

基于特异性的蛋白和（或）核酸（通常是 RNA）的鉴别技术，CTC 不仅可以定性还可以定量。CTC 检测结果有助于乳腺癌诊断，也能协助追踪肿瘤的状态，以及治疗的药物反应。因此 CTC 的分离和鉴定过程需要有高度特异性。

富集方法

基于细胞大小的富集方法

如前所述，CTC 比大多数血细胞要大，因此有一些富集方法就利用了这个特性。基于细胞大小差异的富集方法包括离心、微过滤和液体流式筛选。离心方法在细胞和干细胞富集中已经广泛使用，而微过滤和流式筛选是相对较新的技术。

离心

离心是通过离心力使细胞分布在不同的密度层。血细胞通过简单离心被分离到离心管中的一个区间，CTC、白细胞和血小板则被分离到另外一个称之为白膜层的区间。然后再用合适的分离溶剂通过密度梯度离心进一步把细胞进行分离。密度梯度离心最常用的两种分离溶剂是 GE Healthcare 公司的 Ficoll 溶剂和 Grenier Bio-One 公司的 OncoQuick 溶剂。OncoQuick 溶剂是在 Ficoll 上改进而来的，可以通过一个有孔膜来限制不同分离区域之间的相互污染，因此有报道认为 OncoQuick 溶剂能够得到较高的细胞回收率 [60,61]。

微过滤

另外一种基于细胞大小的分离方式是用微过滤装置来富集 CTC[62-66]。如前所述，CTC 大部分是上皮细胞，体积较血细胞大 [62, 67, 68]，因此有研究利用孔径为 8μm 的微过滤装置来截获 CTC[69]。过滤最初是用聚合碳材料，通过径迹蚀刻制作的 [70]，该制作方法可以在膜上不同地方随机产生微孔。但是该方法制作的微孔密度低，有时会出现多个微孔融合，使得 CTC 的捕获效率低（50%~60%），并且细胞经常会滞留在滤膜中而不能被回收 [67,71]。为了增加捕获效率，通过改善制作工艺，使得过滤膜上的微孔呈现高密度且尺寸单一的圆孔，由此出现了二维 [21,68] 或三维 [72] 的微过滤装置。

液体流式筛选

液体流式筛选是结合微几何体装置及不同流速的平行流体来分筛肿瘤细胞。该技术的主要优点是不需要任何物理性的限制，从而减小剪切力避免细胞破碎。另外，该技术利用了流速较高的流体筛选，因此处理样品的通量较高。

介电电泳

介电电泳是一种基于细胞极性和大小不同而分离细胞的一种新技术。当细胞处于电场中时，细胞会出现电极化，并会与电场反应。介电电泳通过两种方式来分离细胞。一种是迁移，不同类型的颗粒基于在电场中极化程度不同而迁移到不同的区域；然后是滞留，介电电泳力和液体的流体力竞争使细胞出现滞留。针对从血液中分离 CTC，电场中的迁移率可以区分肿瘤细胞，肿瘤细胞被吸引到电极上发生滞留，而正常血细胞则迁移到电场中被洗脱液冲走。

基于免疫学的分离方法

基于免疫学的选择方法是由于细胞表面的标志物不同，通常有两种选择方法：阳性选择和阴性选择。

阳性选择

大部分 CTC 起源于上皮细胞，因此表达上皮细胞特有的标志物，例如 EpCAM 和 CK，根据这些标志物可以有效地富集 CTC。一些肿瘤细胞所特异的标志物，例如甲胎蛋白、HER2/neu、MUC1/MUC2、乳腺珠蛋白和癌胚抗原，也能用于富集 CTC。有些方法联合使用上皮细胞的标志物和肿瘤细胞的特异标志物来增强富集效果。现在有两种免疫磁珠方法得到应用：一种是铁性的磁珠结合有抗EpCAM的蛋白可以在磁性分选柱中捕获EpCAM阳性细胞，这种方法也称为活性磁珠细胞流式筛选（magnetic-activated cell sorting, MACS）；另外一种是在微阵列上铺一层抗EpCAM蛋白来捕获EpCAM阳性细胞。

但是，前面提到，血液中的CTC所表达的EMT标志物呈梯度反应，有些CTC表达的EpCAM很少甚至没有，因此根据EpCAM的表达来阳性筛选CTC的免疫磁珠方法就检测不到CTC[73]。事实上，一项研究认为若要把CTC作为预后评估的标志物，需要同时检测EpCAM阳性和EpCAM阴性的细胞[74]。

阴性选择

大部分血细胞呈现CD45阳性，因此可通过抗CD45来去除CD45阳性的白细胞，从而富集CD45阴性的CTC。这种选择方法也是利用标记有抗体的磁珠。目前阴性选择方法上用得最多的系统是Miltenyi公司的MACS系统。

现有许多商业化的系统来富集和分离CTC，包括MACS、CellSearch、RARE、AdnaTest、CTC chip、ELISPOT、MAINTRAC、Ikoniscope和Ariol。各种方法的特征总结见表21.1。为了提高富集效率，一些系统联合了抗CK、抗EpCAM的抗体、去除CD45阳性的血细胞，以及利用其他的生物标志物来进行富集。

鉴别方法

鉴定确定细胞是CTC必不可少的，CTC的确定通常是在转录或翻译水平上基于特异性标志物基因表达情况来决定。针对核酸的检测方法属于转录水平，利用抗体检测特异性

表 21.1 不同的CTC富集系统汇总

富集方法		富集的原理	商业化的系统
基于细胞大小的富集方法	离心	根据细胞的密度不同	Ficoll、OncoQuick、Nuclepore
	过滤	根据细胞的形态不同	Ikoniscope ™（Clearbridge Biomedics 公司）
	液体流式筛选	根据细胞的密度不同	
	介电电泳	根据细胞液体动力学不同	ApoCell
基于免疫学方法	用肿瘤细胞特异的标志物做阳性选择	结合使用CTC表达的MUC1和EpCAM蛋白进行阳性选择	AdnaTest
	去除CD45+的血细胞	白细胞表达CD45，而CTC不表达CD 45	EPISPOT、RARE
	去除CD45+的血细胞结合阳性选择	白细胞表达CD45蛋白，但CTC不表达CD45，而CTC表达CK8、CK18、CK19	CellSearch ™、CTC chip
	红细胞裂解	去除红细胞使得包括白细胞和CTC在内的有核细胞得到富集	MAINTRAC ™
	红细胞裂解结合阳性选择	去除红细胞，同时结合CK和EpCAM进行CTC阳性选择	Ariol ™
	用上皮细胞特异的生物标志物做阳性筛选	CTC强烈表达EpCAM，但白细胞不表达EpCAM	CytoScale Diagnostics、Biofluidics、On-Q-ity Inc.

蛋白则属于翻译水平的鉴定。目前有 4 种方法用于鉴别乳腺 CTC，分别是：①流式细胞方法；②图像技术，如经典的免疫细胞化学法（有 CellSearch、Ariol 系统和激光扫描系统）；③ ELISPOT 蛋白分析技术来检测 CTC 分泌的蛋白；④反转录 PCR 方法（RT-PCR），包括实时定量 PCR（qRT-PCR）和多重 PCR。

核酸分析方法

在大多数情况下，是用 RT-PCR 或者 qRT-PCR 来鉴别特异表达的基因。但是目前非特异性的基因表达谱也可用于鉴别乳腺 CTC。RT-PCR 是最常用的鉴别 EMT 过程以及乳腺癌特异基因表达情况的方法，鉴别的基因包括 CK19、乳腺珠蛋白-A（MGB1）、HER2 和 MUC1[75-80]。

一些商业化系统通过检测多个标志基因来改善 RT-PCR 判断 CTC 的结果。例如 AdnaTest BreastCancerSelect 使用多重 RT-PCR 检测了包括 HER2、MUC1 和 EpCAM 在内的几个基因来鉴别乳腺 CTC[81]。Xi 等认为，MG-B2 基因可作为乳腺 CTC 的标志物[82]。由于分离到的 CTC 数目有限，因此单细胞 RT-PCR 是鉴别 CTC 非常理想的分析平台。

除了 RT-PCR，荧光原位杂交（FISH）也可通过分析特异基因表达水平来鉴别 CTC。有研究在乳腺 CTC 中用 FISH 检测 HER2 基因的表达，发现与原发癌细胞中的 HER2 表达有 93% 的一致性[83]。Hayashi 等用 FISH 方法在发生远处转移的乳腺癌患者血样中检出一小部分的 CTC 存在 17 号染色体多拷贝情况[84]。

基于细胞计数的方法

在蛋白翻译水平，可通过细胞计数的方法来鉴别 CTC 。在细胞计数方法中，需先用针对 CTC 的特异性单克隆抗体对细胞染色。目前有 3 种基于细胞计数的方法来鉴别 CTC，分别是流式细胞术、基于成像的方法 [免疫细胞化学法、光纤阵列扫描技术（FAST）、激光扫描细胞计数法（LSC）] 和 EPISPOT（epithelial immunospot，上皮细胞免疫斑点法）。

大部分细胞计数的方法是用 CK 和 EpCAM 作为鉴别 CTC 的特征标志物。还有用 CD45 来检测白细胞以提高鉴别 CTC 的特异性。然而，并不是所有的 CTC 都表达 CK 和 EpCAM。在 EMT 过程中，CTC 可以从上皮细胞（表达 CK 和 EpCAM）转变为间充质细胞（不表达或低表达 CK 和 EpCAM）。

流式细胞术

流式细胞术是一种传统的鉴别和计数 CTC 的方法，与 PCR 比较，流式细胞有一些优势，包括高特异性、基于血样中的细胞大量计数的高统计学意义和多个参数的分析（包括 DNA 含量、细胞大小、胞活性和胞外标志物）。但它也有一些缺陷，与 RT-PCR 方法相比，流式细胞术的敏感性低。RT-PCR 方法的敏感性为每 10^6 血细胞 1 个肿瘤细胞，流式细胞的敏感性为每 10^5~10^6 血细胞 1 个肿瘤细胞[10,85]。

基于成像的方法

CTC 通过先富集再用特异的标志物对其染色来进行鉴别。数十年来病理学家们一直沿用这种方法来鉴定某种肿瘤细胞。但该方法也有其自身的局限性，诸如耗时等。因此有公司开发了自动化系统来捕获经过染色的 CTC，例如美国麻省剑桥的 Compucyte 公司研发的 LSC 系统、丹麦 Dako ACIS 公司研发的自动化细胞图像系统、美国加州圣若泽的 Applied Imaging 公司研发的 Ariol 系统。LSC 系统通过自动扫描对多种标志物（例如 EpCAM 和白细胞标志物 CD45）染色的上皮细胞进行定位。而 ACIS 和 Ariol 则可通过对 CTC 的形态进行评估后快速地自动识别 CTC 细胞。

光纤阵列扫描技术是另外一种更灵敏地鉴别 CTC 的技术。该套系统装备有特别广（50mm×341mm）的视野及较高的收集效率。大视野使得 FAST 技术能以 500 倍于传统的自动化数字显微镜技术的速度进行扫描，因此 FAST 在检测 CTC 时都没有必要做富集[86,87]。而且这个过程非常快，每秒能扫描 30 万个细胞。但目前还没有 FAST 方法在临床上进行应用的报告。

EPISPOT

EPISPOT（上皮细胞免疫斑点法）是另外一种基于酶联免疫 ELISA 抗体的方法。EPISPOT 通过检测分泌到细胞外的特异蛋白（包括 CK、MUC 和前列腺特异抗原）来鉴别 CTC。EPISPOT 的一个特点是它只检测有活性的 CTC，因为死细胞不分泌足够的蛋白[88]。当检测从癌细胞分泌的 CK19 时，EPISPOT 的敏感性较 ELISA 高出 2 个数量级[89]。EPISPOT 也还在等待临床的验证。

商业化的乳腺癌 CTC 检测系统

科技工作者为了自动化检测 CTC 做了大量的工作，目前有几个检测乳腺癌 CTC 的商业化系统，包括 CellSearch、CTC chip、The CT-Chi、MagSweeper、MAINTRAC、Ariol 和 AdnaTest，都包括了富集和鉴定的步骤，在表 21.2 中做了小结。但是目前只有 CellSearch 系统被 FDA 批准可用于检测乳腺癌 CTC[90-92]。

CellSearch 已经在超过 17 个国家得到临床应用批准，成为全球范围内检测乳腺癌 CTC 的商业化系统，它的过程包括两个步骤：第一步是通过先筛选 EpCAM 阳性的细胞来富集上皮细胞，第二步是用 CD45 和 CK 抗体双色染色来鉴别上皮来源的癌细胞，同时用 DAPI 染色观察细胞核。因此用 CellSearch 系统来分析细胞的过程如下：首先，外周血和涂覆有 EpCAM 蛋白抗体的磁珠颗粒混合，使得表达 EpCAM 蛋白的细胞被磁珠捕获；然后再用抗 CK 的抗体鉴别上皮细胞，同时用抗 CD45 的抗体排除白细胞。通过细胞核特异性染料 DAPI 来标记细胞核，使得能用显微镜观察富集的细胞数。经过孵育、清洗、磁性分离、固定，通过以上免疫磁性分离的细胞就可以用自动化数字荧光显微镜计数[90]。CellSearch 每次分析需要 7.5 mL 的血样。图 21.2 显示了在乳腺 CTC 富集和鉴别中的一些方法学。

CTC 用于诊断和预后评估

许多研究都表明 CTC 的出现与较短的无进展生存期（PFS）、无病生存期（DFS）和总生存期（OS）存在显著性关联。在早期乳腺癌和转移性乳腺癌患者中，CTC 被认为是一种稳定的预后评估指标。Cristofanilli 等通过计数转移性乳腺癌患者治疗前后 CTC 的数目，发现转移性乳腺癌患者开始一线治疗前检测 CTC 能准确预测患者的 PFS 和 OS[93]。

CTC 与 PFS、DFS、OS 相关

Zhao 等通过对公开发布的文献进行荟萃分析来评估原发性乳腺癌患者检出 CTC 是否可以作为预后评估的指标。他们一共入组了 24 项合乎要求的研究数据，包括 4013 个病例和 1333 个对照。荟萃分析应用了随机影响（random-effect）模型，在 95% 的置信区（CI）间内分析风险系数（HR），结果显示 CTC 检出阳性与较差的 OS[HR=3.00，(95% CI 2.29~3.94) n=17, P<0.0001] 和无复发生存期（RFS）有显著性相关性 [HR=2.67（95% CI 2.09~3.42），n=22, P<0.0001][94]。另外一项荟萃分析一共入组了 49 项合乎要求的研究数据，包括 6825 个病例，结果也显示若在患者中检出 CTC，也意味着较短的生存期。CTC 对预后评估的价值在早期乳腺癌（DFS，HR=2.86，95% CI 2.19~3.75；OS，HR=2.78，95% CI 2.22~s3.48）和转移性乳腺癌均十分显著（PFS，HR=1.78，95% CI 1.52~2.09；OS，HR=2.33，95% CI 2.09~2.60）[95]。

检出 CTC 和生存期的关系还取决于 CTC 数目的多少。在基线未能检出 CTC 的患者通常有较好的预后，而随着血中检出的 CTC 数目增加，意味着 PFS 和 OS 变短的风险就会增加，但是当 7.5mL 外周血中检出 5 个以上的 CTC 时，风险增加的速度会变缓慢。当 7.5mL 外周血中检出的 CTC 达到最大值 5 个时，代表肿瘤转移的一个预后因子[96]。在另一项研究中，Hayes 等分析了 CTC 数目和 OS 之间的

表 21.2　商业化的 CTC 检测系统

系统	富集方法		检测方法	
	方法	参数	方法	标志物
CellSearch	免疫方法，通过磁性操作进行细胞分流	阳性选择 EpCAM+ 的细胞	基于细胞计数的方法，用自动化荧光显微镜对免疫染色的细胞进行计数	CK8、CK18、CK19+/DAPI+/CD45-
MaSweeper	免疫方法，通过磁性操作进行细胞分流	阳性选择 EpCAM+ 的细胞	基于核酸检测的 qRT-PCR 方法	表达谱的基因包括 FOX1、KRT18、PTEN、NPTN、TGF-β1、KRT8、ZEB2 和 CXCR4
CTC chip	免疫方法，微流控方法	EpCAM 蛋白涂覆的微点	细胞计数的方法：免疫染色	CK+/CD45-/DAPI+
The CTChip	免疫方法，微流控方法	微流控，基于物理特性进行富集	细胞计数的方法：免疫染色	CK+
EPISPOT 分析	免疫方法，通过磁性操作进行细胞分流	去掉 CD45+ 的细胞，富集 CXCR4 阳性细胞	检测细胞分泌的蛋白	CK9、MUC1
MAINTRAC	红细胞裂解		细胞计数的方法，免疫染色，激光扫描细胞计数	EpCAM+/CD45-
Ariol	红细胞裂解，通过磁性操作进行细胞分流	CK+、EpCAM+		CK8、CK18、CK19+/DAPI+/CD45-
AdnaTest	免疫方法，通过磁性操作进行细胞分流	MUC1+、EpCAM+	基于核酸检测的 qRT-PCR 方法	HER2、MUC1 和 EpCAM
TelomeScan	红细胞裂解		荧光显微镜自动化扫描	检测对端粒酶复制具有特异性选择的腺病毒表达绿色荧光蛋白。该腺病毒能够复制并整合到绿色荧光蛋白中

相关性，发现 5 个时间点取样，在 7.5mL 的外周血中检出的 CTC 都＜ 5 个时，患者的 OS 的中位值＞ 18.5 个月；但检出的 CTC 细胞≥ 5 个时，依据检出 CTC 的不同，患者的 OS 显著缩短，分别是 10.9、6.3、6.3、6.6 和 6.7 个月[15]。Liu 等发现在患者开始接受治疗的 3~5 周和 7~9 周后，若在基线上每 7.5mL 血可以检出＞ 5 个 CTC，则 PFS 会较短[97]。在 CTC ≥ 5 个 /7.5mL 血样的患者中，OS 和 PFS 的中位值都较短，分别为 5 个月和 3 个月；而 CTC ＜ 5 个 /7.5mL 血样的患者中，OS 和 PFS 的中位值分别为 8 个月（P=0.003）和 7 个月（P<0.001）。此外，转移部位的数目也与 OS 和 PFS 明显相关，与 CTC 数目相关[98]。

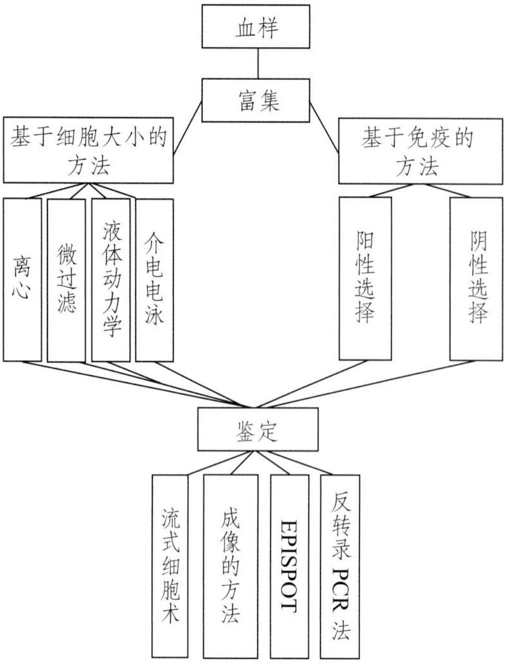

图 21.2 乳腺 CTC 富集和鉴定的方法。

在最近的一项研究中，Pierga 等的研究结果显示，CTC ≥ 1 个 /7.5mL 时是 PFS 的较强预测因子（P<0.0001），但在多因素分析中，阈值只有 ≥ 5 个 CTC 细胞 /7.5mL 才与 PFS 和 OS 存在显著相关（P=0.03）[18]。

CTC 和腋淋巴结转移的关系

之所以 CTC 能够预示较短的 OS 和 PFS，是因为出现 CTC 的患者往往意味着转移发生率高。在同一个时间点检测，CTC ≥ 5 个 /7.5mL 的患者出现进展的风险是检出 0~4 个 CTC 患者的好几倍。多因素分析显示腋淋巴结转移、血清 CA15-3 阳性率以及存在 EpCAM、CK19 和 hMAM 阳性 CTC 与患者的 PFS 密切相关。腋淋巴结转移和存在 EpCAM、CK19、hMAM 阳性 CTC 与患者的 OS 密切相关。

CTC 和组织学分级

CTC 和肿瘤高组织学分级、肿瘤大小和淋巴结状态呈显著性相关；当原发性乳腺癌患者外周血中检出 CTC，则意味着预后差。但仍然需大样本的临床研究来评估在临床实践中这些标志物的地位 [94]。

CTC 和临床治疗反应

CTC 随访被认为是治疗效果评估的一项指标。一些研究发现治疗初始时 CTC 减少与最终肿瘤反应一致 [99,100]。

在化疗过程中，CTC ＞ 6 个 /7.5mL 与转移性乳腺癌患者的预后较差一致。CTC 水平，而不是出现 CTC，与 PFS 相关，并显示与 OS 呈临界意义。在没有临床转移证据的乳腺癌患者，化疗前和化疗结束时患者 CTC 数目是否增加，对评估不同的预后和 OS 是非常有帮助的 [101]。

Pachmann 等评估了化疗前和化疗结束时 91 例乳腺癌患者外周血 CTC 数目的变化 [102]，CTC 是用 MAINTRAC 方法进行检测，CTC 的数目变化分为三组：≥ 10 倍的降低；边际变化；或≥ 10 倍的升高。结果在 CTC10 倍降低的患者中，1/28 例患者复发；在 CTC 略微变化中，5/30 例患者复发；在 CTC10 倍增加中，14/33 例患者复发。证明治疗后 CTC 水平出现 ≥ 10 倍的增加，预示早期乳腺癌复发。同样，Pachmann 的研究显示在他莫昔芬治疗过程中，CTC 逐步增加是复发的强烈预测因子 [102]。

在另外一项研究中，用紫杉醇化疗的晚期乳腺癌患者，通过 [^{18}F]3' - 脱氧 – 胸腺嘧啶 – 正电子发射断层扫描（FLT-PET）和 CTC 水平评估其治疗反应，结果发现在能检出 CTC 的患者中，2 周内 CTC 数目减少对应 FLT-PET 信号降低 [103]。

总结与展望

CTC 已经显出扮演诊断和预后评估的角色，并和乳腺癌患者的 PFS、DFS 和 OS 相关。早期乳腺癌患者若检出 CTC，则意味着转移的风险很高。最近的研究结果显示 CTC 的出现与原发肿瘤的组织学级差有一定的相关性。在治疗中评估 CTC 能为治疗效果和复发风险提供信息。而且通过分析 CTC 的分子特征,能为肿瘤治疗和化疗抗性提供蛋白靶标。但是在把 CTC 作为一项强有力的工具用于乳腺癌的诊断和预后评估之前,还需要进一步的研究,包括确定乳腺 CTC 的特异性标志物,研发高敏感性和高特异性检测 CTC 的方法及找出 CTC 的分子特征,尤其是与肿瘤进展、复发和转移相关的 CTC 标志物谱。不管如何,由于乳腺 CTC 的研究进展非常快,在不久的将来,CTC 将会成为乳腺癌诊断和预后评估的一项利器。

（张亮　译）

参考文献

1. Parkin DM, Bray F, Ferlay J, Pisani P: Global cancer statistics, 2002. CA Cancer J Clin 2005, 55(2):74-108.
2. Jemal A, Siegel R, Xu J, Ward E: Cancer statistics, 2010. CA Cancer J Clin 2010, 60(5):277-300.
3. Boyages J, Chua B, Taylor R, Bilous M, Salisbury E, Wilcken N, Ung O: Use of the St Gallen classification for patients with node-negative breast cancer may lead to overuse of adjuvant chemotherapy. Br J Surg 2002, 89(6):789-796.
4. Boyages J, Taylor R, Chua B, Ung O, Bilous M, Salisbury E, Wilcken N: A risk index for early node-negative breast cancer. Br J Surg 2006, 93(5):564-571.
5. Colomer R, Vinas G, Beltran M, Izquierdo A, Lluch A, Llombart-Cussac A, Alba E, Munarriz B, Martin M: Validation of the 2001 St Gallen risk categories for node-negative breast cancer using a database from the Spanish Breast Cancer Research Group (GEICAM). J Clin Oncol 2004, 22(5):961-962.
6. Lundin J, Lehtimaki T, Lundin M, Holli K, Elomaa L, Turpeenniemi-Hujanen T, Kataja V, Isola J, Joensuu H: Generalisability of survival estimates for patients with breast cancer--a comparison across two population-based series. Eur J Cancer 2006, 42(18):3228-3235.
7. Olivotto IA, Bajdik CD, Ravdin PM, Speers CH, Coldman AJ, Norris BD, Davis GJ, Chia SK, Gelmon KA: Population-based validation of the prognostic model ADJUVANT! for early breast cancer. J Clin Oncol 2005, 23(12):2716-2725.
8. Perou CM, Sorlie T, Eisen MB, van de Rijn M, Jeffrey SS, Rees CA, Pollack JR, Ross DT, Johnsen H, Akslen LA et al: Molecular portraits of human breast tumours. Nature 2000, 406(6797):747-752.
9. Foekens JA, Atkins D, Zhang Y, Sweep FC, Harbeck N, Paradiso A, Cufer T, Sieuwerts AM, Talantov D, Span PN et al: Multicenter validation of a gene expression-based prognostic signature in lymph node-negative primary breast cancer. J Clin Oncol 2006, 24(11):1665-1671.
10. Wang Y, Klijn JG, Zhang Y, Sieuwerts AM, Look MP, Yang F, Talantov D, Timmermans M, Meijer-van Gelder ME, Yu J et al: Gene-expression profiles to predict distant metastasis of lymph-node-negative primary breast cancer. Lancet 2005, 365(9460):671-679.
11. West M, Blanchette C, Dressman H, Huang E, Ishida S, Spang R, Zuzan H, Olson JA, Jr., Marks JR, Nevins JR: Predicting the clinical status of human breast cancer by using gene expression profiles. Proc Natl Acad Sci U S A 2001, 98(20):11462-11467.
12. Gupta GP, Massague J: Cancer metastasis: building a framework. Cell 2006, 127(4):679-695.
13. Allard WJ, Matera J, Miller MC, Repollet M, Connelly MC, Rao C, Tibbe AG, Uhr JW, Terstappen LW: Tumor cells circulate in the peripheral blood of all major carcinomas but not in healthy subjects or patients with nonmalignant diseases. Clin Cancer Res 2004, 10(20):6897-6904.
14. De Giorgi U, Valero V, Rohren E, Dawood S, Ueno NT, Miller MC, Doyle GV, Jackson S, Andreopoulou E, Handy BC et al: Circulating tumor cells and [18F]fluorodeoxyglucose positron emission tomography/computed tomography for outcome prediction in metastatic breast cancer. J Clin Oncol 2009, 27(20):3303-3311.
15. Hayes DF, Cristofanilli M, Budd GT, Ellis MJ, Stopeck A, Miller MC, Matera J, Allard WJ, Doyle GV, Terstappen LW: Circulating tumor cells at each follow-up time point during therapy of metastatic breast cancer patients predict progression-free and overall survival. Clin Cancer Res 2006, 12(14 Pt 1):4218-4224.
16. Budd GT, Cristofanilli M, Ellis MJ, Stopeck A, Borden E, Miller MC, Matera J, Repollet M, Doyle GV, Terstappen LW et al: Circulating tumor cells versus imaging--predicting overall survival in metastatic breast cancer. Clin Cancer Res 2006, 12(21):6403-6409.
17. Dawood S, Broglio K, Valero V, Reuben J, Handy B, Islam R, Jackson S, Hortobagyi GN, Fritsche H, Cristofanilli M: Circulating tumor cells in metastatic breast cancer: from prognostic stratification to modification of the staging system? Cancer 2008, 113(9):2422-2430.
18. Pierga JY, Hajage D, Bachelot T, Delaloge S, Brain E, Campone M, Dieras V, Rolland E, Mignot L, Mathiot C et al: High independent prognostic and predictive value of circulating tumor cells compared with serum tumor markers in a large prospective trial in first-line chemotherapy for metastatic breast cancer patients. Ann Oncol 2012, 23(3):618-624.

19. Braun S, Hepp F, Kentenich CR, Janni W, Pantel K, Riethmuller G, Willgeroth F, Sommer HL: Monoclonal antibody therapy with edrecolomab in breast cancer patients: monitoring of elimination of disseminated cytokeratin-positive tumor cells in bone marrow. Clin Cancer Res 1999, 5(12):3999-4004.
20. Giuliano M, Giordano A, Jackson S, Hess KR, De Giorgi U, Mego M, Handy BC, Ueno NT, Alvarez RH, De Laurentiis M et al: Circulating tumor cells as prognostic and predictive markers in metastatic breast cancer patients receiving first-line systemic treatment. Breast Cancer Res 2011, 13(3):R67.
21. Zheng S, Lin H, Liu JQ, Balic M, Datar R, Cote RJ, Tai YC: Membrane microfilter device for selective capture, electrolysis and genomic analysis of human circulating tumor cells. J Chromatogr A 2007, 1162(2):154-161.
22. Schram E, Kolatkar,A, Yoshioka,C, Scuderi,R, Lazar,D,Malchiodi,M., et al.: Comparative morphometric analysis of breast-circulating tumor cells and their corresponding solid tumor cytology: A case study. J Clin Oncol 2010, 28.
23. Ota I, Li XY, Hu Y, Weiss SJ: Induction of a MT1-MMP and MT2-MMP-dependent basement membrane transmigration program in cancer cells by Snail1. Proc Natl Acad Sci U S A 2009, 106(48):20318-20323.
24. Bonnomet A, Brysse A, Tachsidis A, Waltham M, Thompson EW, Polette M, Gilles C: Epithelial-to-mesenchymal transitions and circulating tumor cells. J Mammary Gland Biol Neoplasia 2010, 15(2):261-273.
25. Mani SA, Guo W, Liao MJ, Eaton EN, Ayyanan A, Zhou AY, Brooks M, Reinhard F, Zhang CC, Shipitsin M et al: The epithelial-mesenchymal transition generates cells with properties of stem cells. Cell 2008, 133(4):704-715.
26. Bao H, Burkc,PA, Chen,X, Shi,X, Czapiga,M, Li,Y,et al,: Analysis and characterization of subpopulations of circulating tumor cells in patients with breast cancer. J Clin Oncol 2011, 29.
27. Theodoropoulos PA, Polioudaki H, Agelaki S, Kallergi G, Saridaki Z, Mavroudis D, Georgoulias V: Circulating tumor cells with a putative stem cell phenotype in peripheral blood of patients with breast cancer. Cancer Lett 2010, 288(1):99-106.
28. Wang N, Shi L, Li H, Hu Y, Du W, Liu W, Zheng J, Huang S, Qu X: Detection of circulating tumor cells and tumor stem cells in patients with breast cancer by using flow cytometry: a valuable tool for diagnosis and prognosis evaluation. Tumour Biol 2012, 33(2):561-569.
29. Thiery JP: Epithelial-mesenchymal transitions in development and pathologies. Curr Opin Cell Biol 2003, 15(6):740-746.
30. Pecot CV, Bischoff FZ, Mayer JA, Wong KL, Pham T, Bottsford-Miller J, Stone RL, Lin YG, Jaladurgam P, Roh JW et al: A novel platform for detection of CK+ and CK- CTCs. Cancer Discov 2011, 1(7):580-586.
31. Osta WA, Chen Y, Mikhitarian K, Mitas M, Salem M, Hannun YA, Cole DJ, Gillanders WE: EpCAM is overexpressed in breast cancer and is a potential target for breast cancer gene therapy. Cancer Res 2004, 64(16):5818-5824.
32. Kagan M, Howard, D, Bendele T.,: A sample preparation and analysis system for identification of circulating tumor cells. J Clin Lig Assay 2002, 25:6.
33. Nagrath S, Sequist LV, Maheswaran S, Bell DW, Irimia D, Ulkus L, Smith MR, Kwak EL, Digumarthy S, Muzikansky A et al: Isolation of rare circulating tumour cells in cancer patients by microchip technology. Nature 2007, 450(7173):1235-1239.
34. Moll R, Divo M, Langbein L: The human keratins: biology and pathology. Histochem Cell Biol 2008, 129(6):705-733.
35. Deng G, Herrler M, Burgess D, Manna E, Krag D, Burke JF: Enrichment with anti-cytokeratin alone or combined with anti-EpCAM antibodies significantly increases the sensitivity for circulating tumor cell detection in metastatic breast cancer patients. Breast Cancer Res 2008, 10(4):R69.
36. Stott SL, Hsu CH, Tsukrov DI, Yu M, Miyamoto DT, Waltman BA, Rothenberg SM, Shah AM, Smas ME, Korir GK et al: Isolation of circulating tumor cells using a microvortex-generating herringbone-chip. Proc Natl Acad Sci U S A 2010, 107(43):18392-18397.
37. Zhao S, Yang H, Zhang M, Zhang D, Liu Y, Song Y, Zhang X, Li H, Ma W, Zhang Q: Circulating tumor cells (CTCs) detected by triple-marker EpCAM, CK19, and hMAM RT-PCR and their relation to clinical outcome in metastatic breast cancer patients. Cell Biochem Biophys 2013, 65(2):263-273.
38. Tunca B, Egeli U, Cecener G, Tezcan G, Gokgoz S, Tasdelen I, Bayram N, Tolunay S, Umut G, Demirdogen E et al: CK19, CK20, EGFR and HER2 status of circulating tumor cells in patients with breast cancer. Tumori 2012, 98(2):243-251.
39. Dick JE: Breast cancer stem cells revealed. Proc Natl Acad Sci U S A 2003, 100(7):3547-3549.
40. Hauch S, Zimmermann S, Lankiewicz S, Zieglschmid V, Bocher O, Albert WH: The clinical significance of circulating tumour cells in breast cancer and colorectal cancer patients. Anticancer Res 2007, 27(3A):1337-1341.
41. Hayes DF, Smerage J: Is there a role for circulating tumor cells in the management of breast cancer? Clin Cancer Res 2008, 14(12):3646-3650.
42. Armstrong AJ, Marengo MS, Oltean S, Kemeny G, Bitting RL, Turnbull JD, Herold CI, Marcom PK, George DJ, Garcia-Blanco MA: Circulating tumor cells from patients with advanced prostate and breast cancer display both epithelial and mesenchymal markers. Mol Cancer Res 2011, 9(8):997-1007.
43. Kallergi G, Papadaki MA, Politaki E, Mavroudis D, Georgoulias V, Agelaki S: Epithelial to mesenchymal transition markers expressed in circulating tumour cells of early and metastatic breast cancer patients. Breast Cancer Res 2011, 13(3):R59.

44. Gorges TM, Tinhofer I, Drosch M, Rose L, Zollner TM, Krahn T, von Ahsen O: Circulating tumour cells escape from EpCAM-based detection due to epithelial-to-mesenchymal transition. BMC Cancer 2012, 12:178.
45. Raimondi C, Gradilone A, Naso G, Vincenzi B, Petracca A, Nicolazzo C, Palazzo A, Saltarelli R, Spremberg F, Cortesi E et al: Epithelial-mesenchymal transition and stemness features in circulating tumor cells from breast cancer patients. Breast Cancer Res Treat 2011, 130(2):449-455.
46. Reuben JM, Lee BN, Li C, Gao H, Broglio KR, Valero V, Jackson SA, Ueno NT, Krishnamurthy S, Hortobagyi GN et al: Circulating tumor cells and biomarkers: implications for personalized targeted treatments for metastatic breast cancer. Breast J 2010, 16(3):327-330.
47. Aktas B, Tewes M, Fehm T, Hauch S, Kimmig R, Kasimir-Bauer S: Stem cell and epithelial-mesenchymal transition markers are frequently overexpressed in circulating tumor cells of metastatic breast cancer patients. Breast Cancer Res 2009, 11(4):R46.
48. Fehm T, Hoffmann O, Aktas B, Becker S, Solomayer EF, Wallwiener D, Kimmig R, Kasimir-Bauer S: Detection and characterization of circulating tumor cells in blood of primary breast cancer patients by RT-PCR and comparison to status of bone marrow disseminated cells. Breast Cancer Res 2009, 11(4):R59.
49. Meng S, Tripathy D, Shete S, Ashfaq R, Haley B, Perkins S, Beitsch P, Khan A, Euhus D, Osborne C et al: HER-2 gene amplification can be acquired as breast cancer progresses. Proc Natl Acad Sci U S A 2004, 101(25):9393-9398.
50. Bozionellou V, Mavroudis D, Perraki M, Papadopoulos S, Apostolaki S, Stathopoulos E, Stathopoulou A, Lianidou E, Georgoulias V: Trastuzumab administration can effectively target chemotherapy-resistant cytokeratin-19 messenger RNA-positive tumor cells in the peripheral blood and bone marrow of patients with breast cancer. Clin Cancer Res 2004, 10(24):8185-8194.
51. Fehm T, Muller V, Aktas B, Janni W, Schneeweiss A, Stickeler E, Lattrich C, Lohberg CR, Solomayer E, Rack B et al: HER2 status of circulating tumor cells in patients with metastatic breast cancer: a prospective, multicenter trial. Breast Cancer Res Treat 2010, 124(2):403-412.
52. Tewes M, Aktas B, Welt A, Mueller S, Hauch S, Kimmig R, Kasimir-Bauer S: Molecular profiling and predictive value of circulating tumor cells in patients with metastatic breast cancer: an option for monitoring response to breast cancer related therapies. Breast Cancer Res Treat 2009, 115(3):581-590.
53. Riethdorf S, Muller V, Zhang L, Rau T, Loibl S, Komor M, Roller M, Huober J, Fehm T, Schrader I et al: Detection and HER2 expression of circulating tumor cells: prospective monitoring in breast cancer patients treated in the neoadjuvant GeparQuattro trial. Clin Cancer Res 2010, 16(9):2634-2645.
54. Ignatiadis M, Rothe F, Chaboteaux C, Durbecq V, Rouas G, Criscitiello C, Metallo J, Kheddoumi N, Singhal SK, Michiels S et al: HER2-positive circulating tumor cells in breast cancer. PLoS One 2011, 6(1):e15624.
55. Flores LM, Kindelberger DW, Ligon AH, Capelletti M, Fiorentino M, Loda M, Cibas ES, Janne PA, Krop IE: Improving the yield of circulating tumour cells facilitates molecular characterisation and recognition of discordant HER2 amplification in breast cancer. Br J Cancer 2010, 102(10):1495-1502.
56. Pestrin M, Bessi S, Galardi F, Truglia M, Biggeri A, Biagioni C, Cappadona S, Biganzoli L, Giannini A, Di Leo A: Correlation of HER2 status between primary tumors and corresponding circulating tumor cells in advanced breast cancer patients. Breast Cancer Res Treat 2009, 118(3):523-530.
57. Sieuwerts AM, Mostert B, Bolt-de Vries J, Peeters D, de Jongh FE, Stouthard JM, Dirix LY, van Dam PA, Van Galen A, de Weerd V et al: mRNA and microRNA expression profiles in circulating tumor cells and primary tumors of metastatic breast cancer patients. Clin Cancer Res 2011, 17(11):3600-3618.
58. Punnoose EA, Atwal SK, Spoerke JM, Savage H, Pandita A, Yeh RF, Pirzkall A, Fine BM, Amler LC, Chen DS et al: Molecular biomarker analyses using circulating tumor cells. PLoS One 2010, 5(9):e12517.
59. Hartkopf AD, Banys M, Fehm T: HER2-positive DTCs/CTCs in breast cancer. Recent Results Cancer Res 2012, 195:203-215.
60. Rosenberg R, Gertler R, Friederichs J, Fuehrer K, Dahm M, Phelps R, Thorban S, Nekarda H, Siewert JR: Comparison of two density gradient centrifugation systems for the enrichment of disseminated tumor cells in blood. Cytometry 2002, 49(4):150-158.
61. Gertler R, Rosenberg R, Fuehrer K, Dahm M, Nekarda H, Siewert JR: Detection of circulating tumor cells in blood using an optimized density gradient centrifugation. Recent Results Cancer Res 2003, 162:149-155.
62. Vona G, Sabile A, Louha M, Sitruk V, Romana S, Schutze K, Capron F, Franco D, Pazzagli M, Vekemans M et al: Isolation by size of epithelial tumor cells : a new method for the immunomorphological and molecular characterization of circulatingtumor cells. Am J Pathol 2000, 156(1):57-63.
63. Vona G, Beroud C, Benachi A, Quenette A, Bonnefont JP, Romana S, Dumez Y, Lacour B, Paterlini-Brechot P: Enrichment, immunomorphological, and genetic characterization of fetal cells circulating in maternal blood. Am J Pathol 2002, 160(1):51-58.
64. Vona G, Estepa L, Beroud C, Damotte D, Capron F, Nalpas B, Mineur A, Franco D, Lacour B, Pol S et al: Impact of cytomorphological detection of circulating tumor cells in patients with liver cancer. Hepatology 2004, 39(3):792-797.
65. Kahn HJ, Presta A, Yang LY, Blondal J, Trudeau M,

Lickley L, Holloway C, McCready DR, Maclean D, Marks A: Enumeration of circulating tumor cells in the blood of breast cancer patients after filtration enrichment: correlation with disease stage. Breast Cancer Res Treat 2004, 86(3):237-247.
66. Pinzani P, Salvadori B, Simi L, Bianchi S, Distante V, Cataliotti L, Pazzagli M, Orlando C: Isolation by size of epithelial tumor cells in peripheral blood of patients with breast cancer: correlation with real-time reverse transcriptase-polymerase chain reaction results and feasibility of molecular analysis by laser microdissection. Hum Pathol 2006, 37(6):711-718.
67. Lara O, Tong X, Zborowski M, Chalmers JJ: Enrichment of rare cancer cells through depletion of normal cells using density and flow-through, immunomagnetic cell separation. Exp Hematol 2004, 32(10):891-904.
68. Lin HK, Zheng S, Williams AJ, Balic M, Groshen S, Scher HI, Fleisher M, Stadler W, Datar RH, Tai YC et al: Portable filter-based microdevice for detection and characterization of circulating tumor cells. Clin Cancer Res 2010, 16(20):5011-5018.
69. Zabaglo L, Ormerod MG, Parton M, Ring A, Smith IE, Dowsett M: Cell filtration-laser scanning cytometry for the characterisation of circulating breast cancer cells. Cytometry A 2003, 55(2):102-108.
70. Fleischer RL, Alter HW, Furman SC, Price PB, Walker RM: Particle track etching. Science 1972, 178(4058):255-263.
71. Rostagno P, Moll JL, Bisconte JC, Caldani C: Detection of rare circulating breast cancer cells by filtration cytometry and identification by DNA content: sensitivity in an experimental model. Anticancer Res 1997, 17(4A):2481-2485.
72. Zheng S, Lin HK, Lu B, Williams A, Datar R, Cote RJ, Tai YC: 3D microfilter device for viable circulating tumor cell (CTC) enrichment from blood. Biomed Microdevices 2011, 13(1):203-213.
73. Sieuwerts AM, Kraan J, Bolt J, van der Spoel P, Elstrodt F, Schutte M, Martens JW, Gratama JW, Sleijfer S, Foekens JA: Anti-epithelial cell adhesion molecule antibodies and the detection of circulating normal-like breast tumor cells. J Natl Cancer Inst 2009, 101(1):61-66.
74. Konigsberg R, Obermayr E, Bises G, Pfeiler G, Gneist M, Wrba F, de Santis M, Zeillinger R, Hudec M, Dittrich C: Detection of EpCAM positive and negative circulating tumor cells in metastatic breast cancer patients. Acta Oncol 2011, 50(5):700-710.
75. Slade MJ, Smith BM, Sinnett HD, Cross NC, Coombes RC: Quantitative polymerase chain reaction for the detection of micrometastases in patients with breast cancer. J Clin Oncol 1999, 17(3):870-879.
76. de Cremoux P, Extra JM, Denis MG, Pierga JY, Bourstyn E, Nos C, Clough KB, Boudou E, Martin EC, Muller A et al: Detection of MUC1-expressing mammary carcinoma cells in the peripheral blood of breast cancer patients by real-time polymerase chain reaction. Clin Cancer Res 2000, 6(8):3117-3122.
77. Reinholz MM, Nibbe A, Jonart LM, Kitzmann K, Suman VJ, Ingle JN, Houghton R, Zehentner B, Roche PC, Lingle WL: Evaluation of a panel of tumor markers for molecular detection of circulating cancer cells in women with suspected breast cancer. Clin Cancer Res 2005, 11(10):3722-3732.
78. Zehentner BK, Secrist H, Hayes DC, Zhang X, Ostenson RC, Loop S, Goodman G, Houghton RL, Persing DH: Detection of circulating tumor cells in peripheral blood of breast cancer patients during or after therapy using a multigene real-time RT-PCR assay. Mol Diagn Ther 2006, 10(1):41-47.
79. Van der Auwera I, Peeters D, Benoy IH, Elst HJ, Van Laere SJ, Prove A, Maes H, Huget P, van Dam P, Vermeulen PB et al: Circulating tumour cell detection: a direct comparison between the CellSearch System, the AdnaTest and CK-19/mammaglobin RT-PCR in patients with metastatic breast cancer. Br J Cancer 2010, 102(2):276-284.
80. Markou A, Strati A, Malamos N, Georgoulias V, Lianidou ES: Molecular characterization of circulating tumor cells in breast cancer by a liquid bead array hybridization assay. Clin Chem 2011, 57(3):421-430.
81. Zieglschmid V, Hollmann C, Bocher O: Detection of disseminated tumor cells in peripheral blood. Crit Rev Clin Lab Sci 2005, 42(2):155-196.
82. Xi L, Nicastri DG, El-Hefnawy T, Hughes SJ, Luketich JD, Godfrey TE: Optimal markers for real-time quantitative reverse transcription PCR detection of circulating tumor cells from melanoma, breast, colon, esophageal, head and neck, and lung cancers. Clin Chem 2007, 53(7):1206-1215.
83. Mayer JA, Pham T, Wong KL, Scoggin J, Sales EV, Clarin T, Pircher TJ, Mikolajczyk SD, Cotter PD, Bischoff FZ: FISH-based determination of HER2 status in circulating tumor cells isolated with the microfluidic CEE platform. Cancer Genet 2011, 204(11):589-595.
84. Hayashi N, Nakamura S, Yagata H, Shimoda Y, Ota H, Hortobagyi GN, Cristofanilli M, Ueno NT: Chromosome 17 polysomy in circulating tumor cells in patients with metastatic breast cancer: a case series. Int J Clin Oncol 2011, 16(5):596-600.
85. Hu Y, Fan L, Zheng J, Cui R, Liu W, He Y, Li X, Huang S: Detection of circulating tumor cells in breast cancer patients utilizing multiparameter flow cytometry and assessment of the prognosis of patients in different CTCs levels. Cytometry A 2010, 77(3):213-219.
86. Krivacic RT, Ladanyi A, Curry DN, Hsieh HB, Kuhn P, Bergsrud DE, Kepros JF, Barbera T, Ho MY, Chen LB et al: A rare-cell detector for cancer. Proc Natl Acad Sci U S A 2004, 101(29):10501-10504.
87. Hsieh HB, Marrinucci D, Bethel K, Curry DN, Humphrey M, Krivacic RT, Kroener J, Kroener L, Ladanyi A, Lazarus N et al: High speed detection of circulating tumor cells. Biosens Bioelectron 2006,

21(10):1893-1899.
88. Alix-Panabieres C, Vendrell JP, Pelle O, Rebillard X, Riethdorf S, Muller V, Fabbro M, Pantel K: Detection and characterization of putative metastatic precursor cells in cancer patients. Clin Chem 2007, 53(3):537-539.
89. Alix-Panabieres C, Vendrell JP, Slijper M, Pelle O, Barbotte E, Mercier G, Jacot W, Fabbro M, Pantel K: Full-length cytokeratin-19 is released by human tumor cells: a potential role in metastatic progression of breast cancer. Breast Cancer Res 2009, 11(3):R39.
90. Cristofanilli M, Budd GT, Ellis MJ, Stopeck A, Matera J, Miller MC, Reuben JM, Doyle GV, Allard WJ, Terstappen LW et al: Circulating tumor cells, disease progression, and survival in metastatic breast cancer. N Engl J Med 2004, 351(8):781-791.
91. Cohen SJ, Punt CJ, Iannotti N, Saidman BH, Sabbath KD, Gabrail NY, Picus J, Morse M, Mitchell E, Miller MC et al: Relationship of circulating tumor cells to tumor response, progression-free survival, and overall survival in patients with metastatic colorectal cancer. J Clin Oncol 2008, 26(19):3213-3221.
92. Danila DC, Heller G, Gignac GA, Gonzalez-Espinoza R, Anand A, Tanaka E, Lilja H, Schwartz L, Larson S, Fleisher M et al: Circulating tumor cell number and prognosis in progressive castration-resistant prostate cancer. Clin Cancer Res 2007, 13(23):7053-7058.
93. Cristofanilli M, Hayes DF, Budd GT, Ellis MJ, Stopeck A, Reuben JM, Doyle GV, Matera J, Allard WJ, Miller MC et al: Circulating tumor cells: a novel prognostic factor for newly diagnosed metastatic breast cancer. J Clin Oncol 2005, 23(7):1420-1430.
94. Zhao S, Liu Y, Zhang Q, Li H, Zhang M, Ma W, Zhao W, Wang J, Yang M: The prognostic role of circulating tumor cells (CTCs) detected by RT-PCR in breast cancer: a meta-analysis of published literature. Breast Cancer Res Treat 2011, 130(3):809-816.
95. Zhang L, Riethdorf S, Wu G, Wang T, Yang K, Peng G, Liu J, Pantel K: Meta-analysis of the prognostic value of circulating tumor cells in breast cancer. Clin Cancer Res 2012, 18(20):5701-5710.
96. Botteri E, Sandri MT, Bagnardi V, Munzone E, Zorzino L, Rotmensz N, Casadio C, Cassatella MC, Esposito A, Curigliano G et al: Modeling the relationship between circulating tumour cells number and prognosis of metastatic breast cancer. Breast Cancer Res Treat 2010, 122(1):211-217.
97. Liu MC, Shields PG, Warren RD, Cohen P, Wilkinson M, Ottaviano YL, Rao SB, Eng-Wong J, Seillier-Moiseiwitsch F, Noone AM et al: Circulating tumor cells: a useful predictor of treatment efficacy in metastatic breast cancer. J Clin Oncol 2009, 27(31):5153-5159.
98. Consoli F, Grisanti S, Amoroso V, Almici C, Verardi R, Marini M, Simoncini E: Circulating tumor cells as predictors of prognosis in metastatic breast cancer: clinical application outside a clinical trial. Tumori 2011, 97(6):737-742.
99. Camara O, Rengsberger M, Egbe A, Koch A, Gajda M, Hammer U, Jorke C, Rabenstein C, Untch M, Pachmann K: The relevance of circulating epithelial tumor cells (CETC) for therapy monitoring during neoadjuvant (primary systemic) chemotherapy in breast cancer. Ann Oncol 2007, 18(9):1484-1492.
100. Pachmann K, Camara O, Kavallaris A, Schneider U, Schunemann S, Hoffken K: Quantification of the response of circulating epithelial cells to neodadjuvant treatment for breast cancer: a new tool for therapy monitoring. Breast Cancer Res 2005, 7(6):R975-979.
101. Serrano MJ, Sanchez-Rovira P, Delgado-Rodriguez M, Gaforio JJ: Detection of circulating tumor cells in the context of treatment: prognostic value in breast cancer. Cancer Biol Ther 2009, 8(8):671-675.
102. Pachmann K, Camara O, Kohlhase A, Rabenstein C, Kroll T, Runnebaum IB, Hoeffken K: Assessing the efficacy of targeted therapy using circulating epithelial tumor cells (CETC): the example of SERM therapy monitoring as a unique tool to individualize therapy. J Cancer Res Clin Oncol 2011, 137(5):821-828.
103. Contractor K, Aboagye EO, Jacob J, Challapalli A, Coombes RC, Stebbing J: Monitoring early response to taxane therapy in advanced breast cancer with circulating tumor cells and [(18)F] 3 -deoxy-3 -fluorothymidine PET: a pilot study. Biomark Med 2012, 6(2):231-233.

第 **22** 章

基于体液活检的转移性乳腺癌分子诊断

Shailendra Dwivedi, Apul Goel, Sadashiv,Arti Verma, Shailja Shukla, Praveen Sharma,Sanjay Khattri，Kamlesh Kumar Pant

摘 要

对于乳腺癌患者来说，发生远处转移是其主要的死因。然而，促使肿瘤细胞从原发器官向远处转移并生长的核心因素迄今还不清楚[1]。1889 年，基于 1 例乳腺癌伴随骨转移的病例，Steven Paget 提出肿瘤种子和土壤理论[2]。Rohr 和 Hegglin 发现乳腺癌相关的骨髓转移[3]，并且通过 HE 染色在骨髓中发现转移的肿瘤细胞。骨髓涂片中首次在非转移性的乳腺癌患者筛出播散的单个肿瘤细胞[4]，然而仅有很少被报道为微转移[5]。此外，从形态学上，也很难令人信服地区分上皮肿瘤细胞和骨髓细胞，尤其是存在涂布不匀的各种形态的造血细胞、间充质干细胞和祖细胞时[6]。

骨髓微转移领域获得显著进展，引入了抗上皮特异性标志物（EMA 和 cytokeratins）抗体，进行免疫组织化学染色，而肿瘤邻近的骨髓细胞不表达该分子，因此不会被染色[7]。越来越多的证据表明与骨或其他器官转移伴随的肿瘤患者，往往有播散的和进入血液循环的肿瘤细胞出现（DTC/CTC），并且还有几种新的分子生物标志物 。在过去 20 年里，学者们通过这些方法和标志物的应用发现骨髓是最常见的乳腺癌细胞转移和生存的场所[8]。此类细胞休眠状态时似乎可以逃脱宿主免疫系统监控，直至内部或外部信号刺激，促使它们迁移和在不同器官中生长[9]。

本章我们着重于阐述基于体液活检的标志物进展和研究，尤其是 DTC 和 CTC，连同阐述许多基于体液的分子生物标志物的演化，这些标志物可能成为转移性乳腺癌的潜在分子标志物 。

关键词

播散性肿瘤细胞　循环肿瘤细胞　转移　乳腺癌　分子生物标志物　多聚糖　组织间液

引言

乳腺癌起因于多种致癌因素。正常细胞恶变为肿瘤细胞同样与多种复杂因子的作用相关。特定的乳腺癌发生在特定的个体取决于肿瘤细胞与宿主复杂的相互作用。乳腺癌是女性最常见的肿瘤，国际上，年龄标准化发病率（ASR）是 39/10 万，乳腺癌也是最常见的肿瘤死亡原因，占成人女性肿瘤致死的 16% [10]。乳腺癌发病率在多数国家呈逐渐增加趋势，而此前一些国家的发病率相当低 [11]。

在印度，罹患肿瘤女性中乳腺癌居于第二位原因。根据印度国家 Atlas 癌症项目统计，乳腺癌患者在大城市很常见，并预计未来 10 年将成为最为常见的肿瘤。某些区域乳腺癌发病率甚至更高（例如加迪加尔 39.5/10 万，北部果阿邦 36.8/10 万），而新德里基于人口登记报道的数据相对低些（28.9/10 万）。在其他城市班加罗尔、金奈、德里、孟买和加尔各答，年龄校正后发病率分别是 30.9/10 万、33/10 万、31.4/10 万、29.3/10 万和 20.6/10 万 [12]。

印度医学研究委员会近期报道，预计印度乳腺癌患者人数将从 2015 年的 106 124 例升至 2020 年的 123 634 例（癌症发病率 1982—2005）。全国肿瘤登记项目来看，乳腺癌死亡人数将从 2015 年的 106 124 例 升至 2020 年的 123 634 例（肿瘤发病率 1982—2005）。

乳腺癌处理取决于几种已经明确的预后和预测因素、筛查、监测和干预措施，但很多病例将死于进展、晚期乳腺癌。如果没有早期发现，乳腺癌患病率显著增加，症状出现前早期发现乳腺癌是最有效的阻止肿瘤进展的措施。有 15%~25% 的早期乳腺癌患者用目前广泛使用的诊断方式如乳腺 X 线检查会漏诊，因此真正的挑战是发现新的乳腺癌可成像和非侵入血液检测的标志物来解决目前乳腺癌检测的局限性。外周血循环肿瘤细胞（CTC）和肿瘤患者骨髓播散性肿瘤细胞（DTC）检测目前逐渐成为转化肿瘤研究的热点，几个研究小组研发了全新的诊断分析程序，有 200 个以上针对不同类型实体瘤的临床试验，包含了 CTC 计数作为标志物。这些研究中，乳腺癌作为“关键研究对象”，用于研究 CTC/DTC 代表的意义。 DTC 的临床重要性已经很清楚，并且在不同大规模研究中采用。CTC 分析作为“体液活检”，方便医生对肿瘤患者随诊和给予后续治疗，因此对于进展期患者，CTC 代表了一种新的更有前景的诊断领域。

当前对 CTC 的研究重点在于鉴定这些细胞表达的具有诊断和治疗意义的分子标志物。然而，我们需要更敏感、更特异的策略，以便更准确识别乳腺癌。本章基于现有数据，介绍 CTC/DTC 新的肿瘤分子生物标志物，可被用于预测乳腺癌的发生和预后。

乳腺癌筛选方法

迄今为止，只有少数几个可能被用于检测早期乳腺癌的蛋白分子，包括糖类抗原 CA15-3 [13-18]、CA 27.29[19,20]、癌胚抗原（CEA）[13, 15, 16, 18]、簇连蛋白 [21] 和 α1- 抗胰凝乳蛋白酶 [22]。由于疾病早期缺乏特异性和（或）敏感性，这些标志物对早期乳腺癌没有多大的诊断价值 [15]。因此，当前临床迫切需求新的、敏感性的和特异性的分子标志物。

尽管乳腺癌筛查和治疗进展还是令人满意的，但仍有约 40% 患者无效。肿瘤远处转移是主要的致死原因。一旦“传统”方式检测到转移，乳腺癌便不可治愈，这些传统方式如转移的临床表现、影像学检查、血清标志物检测 [如 CA15-3 检测或 CEA 等]。根据已知理论，乳腺癌扩散包含从原位癌开始的一系列临床和病理发展阶段，逐渐成为侵袭性病灶，最后发生转移。数十年来，一直认为转移性乳腺癌细胞（BCC）在进入到外周血循环和远处转移包括骨髓之前首先播散至淋巴结。遗憾的是，临床上有明显的局部乳腺癌患者大约 50% 发生转移扩散，高达 30% 无淋巴结转移的患者 5 年内发生远处转移 [23]。因此，复发最大可能是原发病局部区域性治疗之前就存在微小转移。在自然肿瘤病史中，BCC几乎不可能从非常早期原发病灶上脱离，而直接血行播散途径期望是存在淋巴旁路，这强力支持对检测技术和能鉴定DTC标志物的研究探索。在预测转移和监测各种治疗反应中，应允许检测可能的DTC。

乳腺癌筛查包括3种方法：①女性满20岁乳腺自我检查（每月一次）；②满20岁以后，临床乳腺检查（每3年一次）；③ 40岁以后，乳腺X线检查（每年一次）。乳腺X线检查对常规每年或每半年检查的女性减少乳腺癌死亡率的作用似乎还令人满意。因此，乳腺X线检查当前对无症状女性是唯一被接受的作为筛查和发现（敏感性判断）或排除（特异性判断）乳腺癌的诊断方法[24, 25]。即使乳腺X线检查可显著减少乳腺癌死亡率，它的使用仍有局限性：敏感性从90%降到75%，导致过度诊断和过度治疗，在疾病超早期发现不足，即在肿瘤还未表现出恶性本性之前难以发现[26, 27]。此外，对年轻女性阳性预测值低[28]。

若乳腺癌位于局部，<10 mm，5年生存率是98%。如果病变较大，通常会扩散到邻近的淋巴结（区域病灶），5年生存率下降至50%~80%。如果肿瘤扩散（转移）至远处器官如肺、骨髓或肝脏，5年生存率低于25%。因此，研发更敏感的诊断工具至关重要，这不仅是对乳腺X线检查的补充，也使更早期发现和诊断乳腺癌成为可能，减少临床上侵入性治疗。理想的筛查方法应建立一个高敏感和特异的分子标志物平台，通过简单的血样筛选高风险病例，检测复发和监测治疗。目前，CTC和DTC的研究与进展，连同基于基因组学、转录组学、代谢组学和蛋白质组学的分子标志物不断发现，乳腺癌不同阶段标志物有更多的选择。一种基于体液如体液活检，利用血清/血浆检测的方法，准确确定疾病的阶段和进展，以便更好地治疗乳腺癌患者。本章将探索转移性乳腺癌基于分子生物标志物的体液活检现状和进展。

基于乳腺癌分期和特征的分子生物标志物

新技术可以使我们同时分析肿瘤标本多个RNA（DNA微阵列芯片）或蛋白质（组织芯片）。这些研究表明可根据特异性基因/蛋白高表达将乳腺肿瘤细分为很少的几种类型[29, 30]，约2/3肿瘤特征表达提示是乳腺管腔上皮成分，这些肿瘤分化良好、低级别和类固醇受体表达高；细胞角蛋白KRT8、KRT18和KRT19、BCL2、CDH1和MUC1，以及转录因子GATA3、FOXA1、XBP1[31]、TFF1、TFF3、SLC39A6、CDKN1A、CDKN1B和CCND1，与“管腔上皮样”病灶相比，约15%肿瘤有低水平的上述标志物，而相对高表达的是角蛋白KRT5和 KRT17、CDH3、EGFR、FOXC1、KIT、SERPINB5、TRIM29、GABRP、MMP7、SLPI和多种增殖标志物。多数这些“基底/肌上皮样”肿瘤呈低分化和高级别[32]，其中一些伴随罕见的无基质上皮肿瘤[33]和家族性肿瘤易感基因BRCA1突变[34]。肿瘤过表达ERBB2作为基因扩增的一个结果，可分类为一个独立类型（ERBB2亚型），它更接近于基底/肌上皮样而不是管腔上皮样肿瘤。有趣的是，管腔上皮样、基底/肌上皮样和ERBB2亚型也见于来源于DTC（从胸膜腔渗液获得）的乳腺癌细胞系[35]。

值得注意的是，上述的这些标志物很多与特定类型肿瘤相关。EGFR、胎源性非甲基化丝氨酸蛋白酶抑制剂B5（SERPINB5）和γ-氨基丁酸A受体（GABRP）主要在基底/肌上皮样肿瘤表达，而高水平ERBB2主要表达在ERBB2类型肿瘤，ESR1、TFF1和TFF3三基因紧密相关，只在管腔上皮样肿瘤高表达。其他与这类分化良好、低级别类型肿瘤相关的标志物是分泌型蛋白，如PIP、SCGB2A1、SCG-B2A2和SCGB2D1，尽管基因复杂性增加，但黏蛋白类MUC1和SBEM、转录因子SPDEF和ANKRD30A是进展中乳腺癌的一个稳定特征描绘。据基因/蛋白标记给乳腺癌分类表明，肿瘤生物学可以很大程度上反映肿瘤启动时来源细胞的生物学。与起始于分化良好的上皮细胞相比，来自更多未分化上皮细胞的肿瘤表现为快速增长的模式、更强的侵袭性和不良预后，因此这种“特征描绘”在肿瘤进程中是稳定的。

基于先前研究和乳腺癌生物学、病理学和遗传学相关的大量数据，现在很清楚的是，在肿瘤进展和转移期间，尽管遗传学不断改变，但大部分肿瘤仍然维持其原来的特征描绘（管腔上皮样、基底/肌上皮样和 ERBB2 亚类）。的确，各种级别（Ⅰ～Ⅲ）和标志物表达如 ESR1、PGR、TFF1、EGFR、ERBB2 和 P53 以及不同的增殖标志物，在原发灶和转移性灶之间通常是一致的[36]。事实上，以这些特征描绘为基础的基因标记在整个乳腺癌转移过程中保留了下来[37]。这与传统观点相反，传统认为肿瘤进展常与某些去分化相关（比如失去 ER）和预期肿瘤细胞生物学状态发生深度变化。一种结果是 DTC 预期表达相同标志物，很可能有与原发灶肿瘤细胞一致的相同特性（例如化疗药物敏感或抵抗）。尽管肿瘤特性表面上稳定，但从原位到转移的进展常伴随着不断的复杂遗传改变。这可能源于各种微小（低频率）基因或基因组许多位点表观遗传学事件的汇聚，形成不同的蓝图，每个蓝图限制在一小部分细胞亚群。这种遗传微异质性对肿瘤整体特征影响很小，但最终会改变控制细胞黏附、迁移能力、蛋白水解和血管生成的分子平衡，可能促使 DTC 移至远处器官并形成继发性肿瘤[36]。

尽管基因复杂性是乳腺癌的标志，但近期的研究已认可基于阵列 CGH 分析的肿瘤亚型分类。乳腺癌染色体 1q DNA 增加和 16q 缺失似乎是个普遍现象，某些 ER 阳性、低级别肿瘤除了染色体 1q DNA 增加和 16q 缺失外，极少发现拷贝数变化，而且患者预后最好。其他染色体组不稳定的极端情况，肿瘤表现为许多低水平拷贝数失常，这组患者普遍存在染色体 3p、4、5q、11p、14q、15q、17q 和 18q 的拷贝数缺失，肿瘤主要是 ER 阴性、高级别病灶和患者预后非常差[38]。

Fridlyand 等已经认识到另一个亚型，既包含 ER 阳性又包含 ER 阴性的肿瘤，以存在低水平 DNA 增加和缺失及重复扩增为特征[38]。这组病例扩增更多见，多数为 ER 阳性，包含 8p，其中有 FGFR1、11q13、CCND1 和 20q 区，包含 ZNF217。众所周知，乳腺癌普遍发生特异性基因扩增，例如 ERBB2、EGFR、MYC、CCND1、MDM2、NCOA3/AIB1、FGFR1、TOP2A、CTTN/EMS1、FGF3、AKT2 和 ZNF217，这些基因扩增先前研究均有报道[39]。这些基因的某些扩增或多或少与肿瘤侵袭程度相关，例如 ERBB2 和 MYC 扩增与生存率降低相关，而 ERBB2/MYC 同时扩增的肿瘤比单个基因扩增预后更差[39]。因此，原发肿瘤的基因不稳定性增加会导致生存率下降，但特异性 DNA 增加/缺失组合以及基因扩增对此有更大影响。

DTC 和 CTC 在乳腺癌生物学的重要作用

转移包括 CTC 多阶段的复杂过程，如浸润、生存和迁居到远处器官[8]。这一领域的近期进展对转移的早期播散模型发现是一个鼓舞，通过观察，与原发肿瘤细胞相比，从骨髓或淋巴结分离的 DTC 在所有水平基因分辨上表现出不同的变化[40]。癌细胞播散可能发生在一个或多个器官复发之前的休眠期之后[41]，这对 DTC 和 CTC 研究是一个挑战，因为这些细胞是已知肿瘤生物学和肿瘤细胞播散的明确靶点，这将为转移扩散的早期检测和成功的治疗开辟一条新途径。CTC 很少，肿瘤转移患者的血液中每 10^6 血细胞才有几个，因此这些细胞分离在技术上就是一个巨大的挑战[42]。DTC 和 CTC 现在可在单个细胞水平检测并鉴定[43]。表 22.1 展示的是乳腺癌 CTC 和 DTC 检测的比较。

表 22.1 乳腺癌 CTC 和 DTC 检测的比较

检测方法	患者状态	备注	患者数目	n(%)				一致性 (%)	参考文献
				CTC+, DTC+	CTC+, DTC−	CTC−, DTC+	CTC−, DTC−		
Pan-CK 染色	M0 和 M1	–	114	26(22.8)	2(1.7)	41(35.9)	45(39.4)	62.3	[44]
Pan-CK 染色	M0 和 M1	–	53	3(5.6)	2(3.7)	6(11.3)	42(79.2)	84.9	[45]
RT-PCR	M0 和 M1	检测 CK19	148	8(5.4)	14(9.5)	34(22.9)	92(62.2)	67.5	[46]
CK19 或乳腺珠蛋白	M0 和 M1	检测乳腺珠蛋白	148	11(7.4)	18(12.2)	19(12.8)	100(67.6)	75.0	[46]
CK 染色	M0	–	341	8(2.3)	26(7.6)	40(11.7)	267(78.3)	80.6	[47]
Pan-CK 染色	M0 和 M1	–	39	12(30.8)	3(7.6)	12(30.8)	12(30.8)	61.5	[48]
RT-PCR、CK19	M0	接受新辅助化疗之前的患者	165	88(53.3)	3(1.8)	7(4.2)	67(40.6)	93.9	[49]
		接受新辅助化疗之后的患者	84	32(38.1)	12(14.2)	11(13.1)	29(34.5)	72.6	[49]
CellSearch®, RT-PCR	M0	高风险的患者	27	16(59.2)	4(14.8)	3(11.2)	4(14.8)	74.1	[50]
Pan-CK 染色、CellSearch®	M0		63	5(7.9)	13(20.6)	15(23.8)	30(47.6)	55.5	[51]
平均								72.8	[51]
最小值								55.5	[51]
最大值								93.9	[49]

播散位置:淋巴结、外周血和骨髓

淋巴结(LN)

过去 DTC 检测对淋巴结病理分期来说是最重要的。过去几年,骨髓 DTC 存在也已显示出预测预后的信息,有前景的检测外周血 DTC 策略也正被验证。关于乳腺癌 LN,转移的风险是通过一些因素来行传统评估的,这些因素如肿瘤大小、分级、雌激素受体（ESR1）和孕激素受体（PGR）、染色体多倍性、ERBB2（HE R2/neu）、细胞因子、MMP、NF-κB 过表达和腋下淋巴结（ALN）阳性数。数个研究表明，ALN 出现 DTC 是最强的风险预测因素，与差的无病生存期和总生存期相关[1]。过去数年里提出了前哨淋巴结(SLN)理论,SLN 活检是用染料或（和）核素示踪剂找到肿瘤淋巴首先引流到的 1~2 个淋巴结（前哨淋巴结）进行活检,因此该淋巴结最可能成为转移细胞的躲藏之处。乳腺癌 SLN 检查已广泛采用,与全腋淋巴结清扫相比,该方法以最小损伤为临床提供有价值的预测信息。

SLN 预筛高敏感性检测肿瘤微转移的方法代表了一个极有前景的策略。考虑到众多淋巴结阴性患者也会发生转移,当前检测淋巴结 DTC 分期方法的可靠性还不确定。

外周血(PB)

外周血是最有效的诊断标本之一已由来已久,例如,循环肿瘤标志物作为评估转移或发生原发性乳腺癌的血清学方法已用多年并有参考价值。血清标志物可用于显示肿瘤负荷,但在大多数情况下该类标志物未能提供微小残留病变信息,因此未达到标识标准。技术上来讲,外周血似乎是监测 DTC 非常理想的标本,实际上外周血标本采集也不麻烦,可隔一段时间进行一次(如评估患者的恢复情况或进展转移的可能性)。数个研究已证明无明显转移的早期肿瘤患者外周血中存在 DTC[1, 24]。

骨髓(BM)

与外周血采集相反,在外科进行 BM 穿刺似乎耗时且让患者感觉不舒适。然而,在远处器官中,骨髓是乳腺癌和其他原发性肿瘤来源 DTC 最常见的滞留处，DTC 骨髓滞留甚至发生在淋巴结或远处器官尚无明显转移之时[1]。非转移性乳腺癌患者骨髓 DTC 筛查阳性率从 0[52] 到 100%[53],这个结果差异对应不同的检测技术或标志基因。近期的一项大规模研究（超过 3500 例患者）包括 Ⅰ~Ⅲ 期乳腺癌病例,骨髓 DTC 免疫细胞化学（ICC）检测阳性率从 13% 到 43%[54]。骨髓出现 DTC 可能不仅支持肿瘤骨髓转移,而且提示有远处其他器官转移,比如肺和肝脏。不过现在还未解决的问题是,骨髓是否是 DTC 的一个储存池,使 DTC 适应性生存并日后播散到其他器官,或骨髓中出现 DTC 是否是反映这些细胞要在器官播散和存活的一般趋势,而不仅限于骨髓。除非检测器官如肺或肝脏的 DTC 方法有更大进步,否则仍无法区分这两种可能性。乳腺癌患者的骨髓可作为储存池,这一点可通过下述情况证实,原发肿瘤切除多年后的患者再发明显远处器官转移,其外周血出现上皮细胞（细胞角蛋白阳性）。这表明肿瘤细胞可突破骨转移而再次进入血循环并播散到其他组织[1]。这种“两步”转移模式可解释为何明显转移患者的 DTC 在基因方面彼此如此相似[55]。

根据 Ring 等[56] 的研究结果,使用基于抗体测定（细胞计数）的方法,可手术乳腺癌患者（Ⅰ~Ⅲ a 期）的外周血中有 0~100% 肿瘤细胞特征的细胞出现,而转移患者中这个范围是 3%~100%。数个基于核酸技术的研究报告在可手术乳腺癌患者（Ⅰ~Ⅲ a 期）的外周血中有 0~88% 肿瘤细胞特征的细胞出现,而转移患者这个范围是 0~100%。遵循同样的思路,在一项超过 3500 例 Ⅰ~Ⅲ期乳腺癌患者的研究中,骨髓 DTC 发现率为 13%~43%[54]。事实上,非转移性乳腺癌骨髓 DTC 发现率从 0[52] 到 100%[53]。DTC 发现率的不同取决于方法学上的差异，作为研究人群的异质性影响研究结果的因素可能如下。

1. 分期。随着临床分期的升高，阳性病例数和每个患者 DTC 绝对数增加[57]。

2. 手术到获取 DTC 间隔时间影响 DTC。手术可能增加外周血乳腺癌 DTC 数量（0~8000 个细胞 /mL），不同患者持续时间长短不同[58]。

3. 转移部位。对早期和转移性乳腺癌分组的方法可能过于简单，并且 DTC 采集时转移灶可能被忽略，导致患者错误归类为“早期乳腺癌”。

其他因素如标本处理和准备、采集和分析迟缓、标本储存条件、正常上皮细胞污染等也会影响结果。静脉穿刺采集外周血会带入皮肤细胞，可能导致假阳性结果。很多研究人员建议丢弃采样的前数毫升血液以防污染。近期也报道乳腺癌患者由于医源性位移和良性上皮细胞移位导致 SLN 活检假阳性[59]。很显然，这样的上皮细胞无法代表转移发生。

检测骨髓 DTC/CTC

目前的乳腺癌转移模型显示原发肿瘤来源的细胞早期播散可能性，并且直接释放 DTC 至血液和骨髓，部分病例进入淋巴系统。DTC 很少，数百万个骨髓细胞中只有 10~20 个。为增加在骨髓中发现 DTC 的概率，检测和进一步定性之前要采用新的程序来富集细胞。因而，不同密度梯度离心分离方法如 Ficoll 密度梯度离心法或 OncoQuick 分离管方法，还有阳性或阴性免疫磁珠富集法和靠肿瘤细胞大小单纯过滤方法，这些方法都已被认识和采用[9]。现在有两种方法来检测骨髓样本 DTC/CTC，就是细胞学 / 细胞计数（基于抗体）和分子基于核酸的方法。检测 CTC 的技术见表 22.2，常用的基于抗体或核酸技术检测播散性肿瘤细胞所用的标志物见表 22.3 。

基于抗体技术

荧光显微镜（FM）、免疫细胞化学（ICC）和流式细胞术（FC）分析的目的是分离并计算单个肿瘤细胞。ICC 仍然是 DTC 检测的金标准，通过 ICC 筛查可得到大多数临床数据，尤其是骨髓[23]。此方法的一个优点是依据关键性生物标志物表达，在分子水平上做进一步特征分析，比如 ERBB2（用 FISH 评估 ERBB2 基因扩增）和细胞形态学研究。不过细胞内靶标的鉴定，如细胞角蛋白抗体检测需要进行细胞穿透性处理，结果是细胞不能生存，使得死的和活的 DTC 的重要差异鉴别变得不可能。因为活的细胞才会转移，因此无法评估这个有价值的信息[23]。

跟免疫组织化学（IHC）相似，FM 和 ICC 耗费人力和时间，这些技术对于常规检测来说花费太昂贵。与传统、定性的 FM 和 ICC 相比，FC 的优势在于能全自动定性检测，而且高敏感、优良分辨率、快速、可重复和统计分析可靠。对于乳腺肿瘤，基于抗体技术最常用的靶标是细胞角蛋白。ERBB2、MUC1 和肿瘤相关钙信号转导 1（TACSTD1），后两者还有不同的名称，它们已经作为抗体靶标用于分离和（或）鉴定 DTC。

双色 ELISPO，一种基于酶联免疫吸附方法的免疫学检测方法，最近用于检测 DTC 分泌的组织蛋白 D（CTSD）和 MUC1。不过抗体技术有一些局限性。一些直接结合于上皮和乳腺肿瘤细胞的抗体也可以结合造血细胞，导致造血细胞染色，这些抗体包括细胞角蛋白（KRT19）、TACSTD1 和 MUC1。非特异性浆细胞染色也可能因为碱性磷酸酶与细胞膜表面 k 和 l 轻链反应[87]而出现。根据所用抗体，估计假阳性率在 1%~3%[23]。由于肿瘤和上皮细胞标志物抗原在 DTC 分别表达，用一组单克隆抗体可帮助富集 DTC 并容易发现 DTC[88]。

基于核酸的技术

PCR，无论定性还是定量的，已经通过检测与癌细胞相关联的遗传学（等位基因特异性表达、微卫星不稳定性和杂合子丢失）和表观

表 22.2　目前用于 CTC 检测的技术

分析系统	富集方法	检测指标	评论
基于 EpCAM 的分析方法			
CellSearch® 系统	免疫磁珠法 EpCAM 抗体偶联的铁磁流体	免疫细胞化学法,CK8、CK18、CK19 为阳性, CD45 为阴性,DAPI 核染色为阳性	是半自动化系统,已经得到 FDA 批准用于转移性乳腺癌、结肠癌和前列腺癌。CTC 细胞可被富集并可视化[60]
CTC-chip	用 EpCAM 抗体偶联的微珠	免疫细胞化学法,CK8、CK18、CK19 为阳性, CD45 为阴性,DAPI 核染色为阳性	即使在 M0 期的患者中都具有高检测率(大约 100%),保证了后续分析的特异性。第二代芯片特异性更高,还需要在临床上进行验证[61,62]
CTC-chip Ephesia	纳米柱中填充 EpCAM 抗体偶联的铁磁流体	免疫细胞化学法,CK8、CK18、CK19 为阳性, CD45 为阴性,DAPI 核染色为阳性	缺乏临床的数据[63]
MagSweeper	免疫磁珠法,EpCAM 抗体偶联的铁磁流体	显微镜看细胞的形态	能高纯度地分离出 Cep 细胞,但需要大体积的血样[64]
激光扫描流式仪 Maintrac®	外周红细胞裂解	免疫细胞化学法,EpCAM 阳性,CD45 阴性	获得的 CTC 细胞阳性数目比其他方法的高 3 个数量级,保证了后续分析的特异性[65]
Ikoniscope® 成像系统	用 Ficoll 密度离心或轨道蚀刻的膜来过滤	免疫细胞化学法, EpCAM、CK7/8 为阳性,前列腺中 PSA 为阳性,需要 FISH 来检测第 7、第 8 号染色体,DAPI 核染色为阳性	使用 2 个上皮细胞特异的抗体和 FISH 方法来检测 CTC 细胞中的染色体变异[66]
Ariol® 系统	外周红细胞裂解,然后使用免疫磁珠,CK-Ab-+EpCAM 抗体偶联的铁磁流体	免疫细胞化学法 CK8、CK18、CK19 为阳性, CD45 为阴性,DAPI 核染色为阳性	可以检测 EpCAM 阳性和 EpCAM 阴性的 CTC 细胞[67]
AdnaTest	免疫磁珠法, MUC1-、EpCAM 抗体偶联的微珠	分子生物学,RT-PCR 方法检测。MUC1、HER2、EpCAM 中至少有一个标志物为阳性	AdnaTest 不能对肿瘤细胞的载量进行定量,由于非特异性的扩增导致假阳性,后续不能进行其他分析[68]

(待续)

表 22.2(续)

分析系统	富集方法	检测指标	评论
功能分析			
EPISPOT 分析	Rosette 加上 Ficoll,耗尽 CD45+ 细胞	分泌蛋白 CK19、MUC1、Cath-D(乳腺)、CK19(结肠)、PSA(前列腺)、TG(甲状腺)	检测活的上皮分泌细胞,不依赖 CTC/DTC 表型,是不带偏差的富集方法 [9]
Vita-Assay ™或在胶原蛋白吸附基质技术(CAM)	通过浸润能力检测,采用荧光摄入法,CAM 片段阳性	免疫细胞化学法,EpCAM、ESA、CK4、CK5、CK6、CK8、CK10、CK13、CK18 为阳性,CD45 为阴性	在血样中用有创性方法检测 CTC 细胞 [69]
其他			
ISET	细胞大小	免疫细胞化学法,CK 细胞核阳性,Mayer 苏木精染色	敏感性可达到每毫升血液中检出 1 个肿瘤细胞,HER2 的扩增是先用激光显微切割从 ISET 滤膜富集的 CK 抗体免疫染色的 CTC 细胞提取的 DNA 进行 qPCR 检测。由于假阳性较高,因此需要附加的方法来改善结果 [70]
光纤阵列扫描技术	没有预先富集步骤	免疫荧光法,CK 阳性,CD45 阴性,DAPI 核染色为阳性,形态学观察	用激光扫描罕见细胞的速度会较数字显微镜快 1000 倍 [71]
介电电泳场流分离(DEP-FFF)	根据细胞的表型-膜的电容性差异	免疫细胞化学法,Wright 染色	无需标记或修饰 CTC 细胞;PBMC/CTC 细胞数目比值可以富集 2000 倍,被 DEP 方法分离的 CTC 细胞是活的,可用于下游的各种分析 [72]
各种无标记的生物芯片技术	细胞大小的差异	免疫荧光法,CK 阳性,CD45 阴性,DAPI 核染色为阳性,形态学观察	无标记选择,从血液中分离的 CTC 细胞是活的 [73]

CepC,循环上皮细胞;CK,细胞角蛋白;CTC,循环肿瘤细胞;DAPI,二氨基苯吲哚;DEP,介电电泳;DTC,播散性肿瘤细胞;EpCAM,上皮细胞黏附分子;EPSPOT,上皮细胞免疫斑点法;ESA,上皮细胞特异抗原;ISET,通过上皮肿瘤细胞的细胞大小进行分离;PBMC,外周血单核细胞;PSA,前列腺特异性抗原;TG,甲状腺球蛋白。

表 22.3　通过抗体或核酸方法用于检测 DTC 的标志物

标志物（基因）名称	基因位置	标准名称	其他常用名称	与 DTC 检测相关的参考文献
ANKRD30A	10p11.21	Ankyrin 重复结构域 30A	乳腺癌抗原 NYBR-1；B726P	[74,75]
B305D	21q11.1~q11.2	抗原 B305D	B305D, 异构体 A（B305D-A）；B305D; 异构体 C（B305D-C）	[76-78]
CD44	11p13-pter	抗原 CD44	Hermes 抗原，PGP1	[79]
CDH1	16q22.1	钙黏素 -1（上皮细胞）	上皮钙黏素，uvomorulin	[78]
KRT19	17q21~q22	角蛋白 19	细胞角蛋白 19（CK19）	[74,75,79-86]
KRT7	12q12~q14	角蛋白 7	细胞角蛋白 7（CK7），Sarcolectin（SCL）	[56]
GABRP	5q32~q33	γ- 氨基丁酸 A 受体的 pi 亚单位	GABA 受体 A，pi 多肽（GABARAP），GABAA 受体，pi 多肽 [GABAA（pi）]	[75-77]

遗传学（甲基化状态）改变[89]来鉴定和定性 DTC，包括寻找癌基因或抑癌基因相关位点突变。不过后者 PCR 比较复杂，因为肿瘤之间有很大程度的遗传变异性。例如 TP53，编码 P53 的基因，在乳腺肿瘤突变率约 25%；但是该基因有超过 1400 个不同位点突变[90]。需要注意的是，PCR 已经用于筛查血浆游离 DNA，如乳腺癌患者血清特异性基因 [ESR1、腺瘤性结肠息肉病基因（APC）、羟基类固醇（17β）脱氢酶 4（HSD17B4）、肿瘤超甲基化基因 1（HIC1）和 Ras 相关区域家族 1A（RASSF1A）] 的 DNA 甲基化状态分析已显示出预后预测价值[91]。基于 PCR 的 RASSF1A 甲基化检测已用于辅助他莫昔芬治疗有效性评估[92]。不过 PCR 的低特异性使之还不够完美，这部分是由于与 mRNA 相比，血浆 DNA 的高度稳定性[93]。结果是不清楚从血浆扩增的游离 DNA 是否来自血浆的 DTC 或这个 DNA 是否是来自原发性肿瘤、转移性肿瘤或来自正常组织[56]。为鉴定单个 DTC 的 DNA 获得或缺失，比较基因组杂交（CGH）技术的使用正增加[94]。

现在已经使用反转录（RT）-PCR 通过上皮或乳腺癌相关 mRNA 转录表达鉴定 DTC。RT-PCR 通常比基于抗体的技术更敏感，不过来自正常志愿者和血液恶性肿瘤患者的标本会有假阳性，妨碍了 RT-PCR 结果判断[56]。假阳性有多个原因，包括实验技术、引物选择、正常细胞靶基因异常表达、假基因存在或污染（KRT19/CK19）。采用基于 RT-PCR 方法检测 DTC 时，必须要考虑敏感性和特异性的平衡。总体来说，特异性下降则敏感性增加，反之亦然。一个解决办法是检测样本中多种肿瘤标志物。如下所述，多重 RT-PCR 检测比单个标志物检测具有更高的有效性（包括敏感性和特异性）。为保证可靠性，尤其是 RT-PCR 检测特异性，可选择定量 RT-PCR（qRT-PCR）。此外，还要考虑定性标志物信息，qRT-PCR 所用标志物转录数阈值，转录数在阈值以下时可被认为是肿瘤细胞来源的。并且与传统 RT-PCR 相比，qRT-PCR 的特异性不仅依赖于引物，而且还依赖于扩增序列特异性杂交的内部探针。此外，由于扩增信号的连续检测、假阳性结果，它们可产生异常锥形的、非线性扩增曲线，这些很容易鉴别和清除[23]。不同的RT-PCR技术，如巢式RT-PCR和竞争性巢式RT-PCR也被应用[79]。

荧光原位杂交（FISH）可检测基因扩增，例如乳腺癌ERBB2扩增。FISH用于分析骨髓DTC基因变异。考虑到ERBB2作为成功抗体治疗一个新靶标的重要性，FISH用于检测DTC中ERBB2扩增看上去是有前景的[95]。在分离和单个细胞计数的细胞学方法中，免疫细胞化学应用最为广泛。因为缺乏肿瘤特异性靶标抗原，最常见抗不同上皮特异性抗原的抗体，如与细胞骨架相关的细胞角蛋白抗体即表面黏附分子或生长因子受体，常被用作肿瘤细胞的筛选[96]。细胞学方法的主要优点就是有机会将细胞形态学与免疫染色相结合，以便可预测细胞大小和形状、胞核胞浆关系，排除骨髓关注蛋白的不当表达。

临床上检测骨髓DTC还不是肿瘤分期的常规项目，不过从越来越多的数据看，DTC筛查未来将扮演乳腺癌患者风险评估和治疗监测的角色[97]。只是非转移性乳腺癌患者骨髓DTC检测率千差万别[53]，这反映出目前的检测方法和标志基因/蛋白有不同的敏感性和特异性。对于骨髓DTC检测来说，最新定义的共识概念预示用Ficoll密度梯度离心法富集骨髓单核细胞和免疫细胞化学检测细胞角蛋白表达是标准方法，必将克服上述问题并为将来临床多中心研究提供参考基线。研究者推荐抗广谱细胞角蛋白的全-抗-细胞角蛋白抗体A45-B/B3或AE1/AE3作为标准应用，以确保检测到上皮细胞-间充质细胞转化过程中已下调个体细胞角蛋白表达细胞中的DTC[42]。大规模免疫染色准备的显微镜下筛查由配备复杂图像处理的全自动显微镜完成，已定义检测形态学和染色结果的标准来避免假阳性和假阴性[42]。

尽管有推荐的标准化操作程序，由于染色程序自身和显微镜结果解读的重复性，免疫细胞化学方法的标准化仍受限制。因此，内部和室间实验室方法评估必须确保结果的可靠性[98]。

除了免疫细胞化学法，非常灵敏的基于核酸的技术现在允许在单个细胞水平检测DTC。这些方法的主要优点是可不受限制获得每个兴趣基因的引物。由于乳腺癌细胞有众多遗传学变异和异质性，因此目前还没有可普遍应用的DNA标志物用于大范围DTC初筛[9]。更有效的有骨髓和血浆中游离循环DNA或循环DNA表观遗传变异如甲基化的检测，但结果仍在初级阶段[99]。因此，上皮特异性或更多特定器官特异性mRNA如角蛋白19或乳腺珠蛋白mRNA的RT-PCR检测被证实是检测骨髓样本DTC极具前景的手段[100]。由于缺乏肿瘤特异性标志物，替代的组织特异标志物应用的主要缺点是假阳性结果，这是正常上皮或乳腺组织特异性基因不合理低水平转录所致[56]。并且部分基因表达异质性不可识别，每个细胞的靶基因表达水平无法预估。目前，分析上主要依靠实时定量RT-PCR，以确保发现表达水平的差别。而且多标志物实时RT-PCR甚至在单基因表达下调时也可提高检测能力[53]。只是标本储存和制备要严格，避免RNA降解，这是影响RT-PCR的主要问题[100]。

多标志物检测也可弥补由于肿瘤细胞数量少所致mRNA含量低的缺陷。有众多精彩的综述都列举了目前用RT-PCR方法来检测乳腺癌患者骨髓DTC或血液CTC的标志基因[56]，上述检测方法不能区分有活力的还是凋亡的DTC，一项新技术，特指上皮细胞免疫斑点技术（EPISPOT），可检测有活力的肿瘤细胞，这是由于这些细胞可分泌独特的蛋白。在一项已发表的研究中，已经证实在转移性和非转移性乳腺癌患者的骨髓中，前者约90%而后者约50%患者含有活力的肿瘤细胞，该细胞分泌MUC1和（或）细胞角蛋白19，而健康对照组没有检测到这些分泌蛋白[9]。

骨髓 DTC 的临床相关性

大量研究表明众多上皮类型肿瘤患者骨髓中存在 DTC[1]。过去的 15 年中数个研究已经明确乳腺癌患者骨髓发现 DTC 往往伴随预后不良[97]。从欧洲 9 个不同的中心共计 4703 例患者数据合并分析来看，Braun 等报道约 30% 原发性乳腺癌患者的骨髓中发现 DTC，在多变量分析中，这部分患者与没有发现 DTC 的对照组相比，10 年随诊生存显著下降[101]。骨髓出现 DTC 明显伴随高级别肿瘤分期、低分化、淋巴结转移和激素受体表达阴性。所有亚型均表现预后关联，即使在微小肿瘤和无淋巴结转移患者。在抗体和检测方法选择上，所有参与合并分析的研究者均使用抗细胞角蛋白抗体筛选骨髓 DTC[101]。

骨髓 DTC 可以被血液 CTC 替代吗

骨髓吸出的过程是有创操作、费时和有痛楚或不适，这些都会妨碍治疗监测所必需的重复采样。并且骨髓抽吸采样的体积和质量很难做到标准化。因此，近期主要工作集中在肿瘤患者外周血 CTC 检测[56]，不过临床上还没有常规应用。迄今只有几个有限的研究比较了同一时间点骨髓和外周血检查，临床外周血 CTC 的临床意义远不如骨髓中 DTC 清楚，在所有发表的研究中，来源于同一患者标本的骨髓阳性比例比血液阳性比例要高[102]，这可能是由于骨髓为 DTC 提供了归巢和生存的环境，导致 DTC 在此积聚。尽管 Pierga 等[102]和 Muller 报道一部分患者骨髓和血液分析结果一致[103]。在 Pierga 研究中，只有当骨髓出现 DTC 而血液中无 CTC 时，非转移性乳腺癌患者的无病生存期才与预后相关[102]。有趣的是，既有骨髓出现 DTC 又有血中出现 CTC 的一组亚组患者表现出极差的预后[104]。与乳腺癌患者 CTC 检测相比，上述研究中采用的免疫细胞化学方法、实时 RT-PCR 检测骨髓 DTC 更有预测预后的意义。还有一项研究通过定量 RT-PCR 分析角蛋白 19 和乳腺珠蛋白 mRNA 水平[105]。目前，比较研究获得的结果并不支持血液分析替代骨髓，但 CTC 检测有补充信息的价值。

越来越多的研究证实，实时 RT-PCR 仅标识角蛋白 19 mRNA 或多个标志物检测血液 CTC 的临床关联性[96]。最近，用实时 RT-PCR 角蛋白 19 mRNA 分析[105]，对 167 例淋巴结阴性乳腺癌患者的血样检测发现 22% 有 CTC，而这个结果与总生存期和无病生存期显著相关。血液 CTC 出现与淋巴结状态的相关性在 2007 年已有报道[106]，用多重标志物实时 RT-PCR 检测 90 例 Ⅰ～Ⅲ期乳腺癌患者，其中 CTC 阳性有 39 个（43%），而正常健康志愿者均为阴性。

本领域显著的进展是 CTC 全自动富集和免疫细胞化学检测系统的研发（CellSearch ™）[107]。此系统包括以抗 -EpCAM 抗体包被的亚铁化合物自动富集器，随后自动荧光偶联抗－角蛋白和抗 -CD45 抗体对捕获细胞染色仪（AutoPrep），最后是半自动显微镜扫描和数据读取设备（CellSpotter Analyzer）。通过这个系统，Cristofanilli 等[107]展示了一项令人鼓舞的前瞻性研究，CTC 检测为转移性乳腺癌患者提供重要的预后信息。此外，Hayes 等证实在转移性乳腺癌治疗每个随诊时间点的 CTC 可预测无进展期和总生存期。CellSearch 系统已得到 FDA 批准，用于乳腺癌患者常规临床应用。3 个独立实验室的有效数据也验证了该系统用于转移性乳腺癌患者外周血 CTC 检测应用的可靠性。

此外，样本可在室温下转运，而 CTC 计数在 72 小时内稳定，方便中心实验室检测或远距离运送[108]。另外，还有数个关于原发性乳腺癌患者 CTC 检测的报告，不过绝大多数发现率低，相关的阳性患者数和个体患者 CTC 数结果都不相同[109]。

骨髓 DTC 和血液 CTC 的分子特征

明确 DTC/CTC 的特征目的在于:①为 DTC/CTC 恶性来源提供依据;②明确 DTC/CTC 在诊断和治疗上的意义可为更多的靶向治疗和个体化抗-转移治疗创造条件。但 DTC/CTC 呈现的特征有别于原发肿瘤,妨碍其特征识别,不过反过来说,这种情况有助于识别肿瘤患者其他靶向治疗。多荧光原位杂交分析表明,乳腺癌患者血中大多数 CTC 是染色体非整倍体,来源于原发肿瘤[42]。进一步研究单细胞比较基因组杂交显示,DTC 不稳定并有异质性[110]。并且研究者认为乳腺癌患者骨髓来源的 DTC 在很小进展基因组状态时播散,之后才获得典型的转移性基因组改变特征[111]。

DTC/CTC 遗传学和表观遗传学变化,还有周围微环境或促转移生态改变都会终止休眠,促使休眠状态转化为准备转移的活跃状态[112]。EpCAM 富集的骨髓和血细胞转录分析得到的基因表达谱可用于区分正常人和癌症患者[113]。研究者必须揭示这些细胞个体基因的表达改变是否可作为乳腺癌早期复发的标志物[113]。

有趣的是,碱性螺旋环螺旋转录因子(TWIST1),这个转录因子过去被认为在加速上皮细胞-间充细胞转化的转移中扮演重要角色[114],现在是化疗后乳腺癌患者骨髓 EpCAM 富集细胞基因表达鉴定标签的一部分[113]。而健康志愿者骨髓 EpCAM 富集细胞 TWIST1 不表达,TWIST1 表达与肿瘤发生远处转移和局部进展相关[113]。

DTC/CTC 似乎与生长因子受体、黏附分子、蛋白酶、诱导物及受体和主要组织相容性复合物抗原或信号激酶表达不同[55]。尤其值得注意的是,表皮生长因子受体 HER2,在原发肿瘤表达是赫塞汀(Herceptin)抗乳腺癌治疗的基础。

Braun 等发现,从Ⅰ~Ⅲ期乳腺癌患者骨髓 DTC HER2 过表达意味着临床预后不良[115]。一项有 27 例乳腺癌患者参与的研究表明,大多数病例原发性肿瘤和骨髓微转移之间 HER2 状态维持相对稳定[116],也有证据表明原发肿瘤和骨髓 DTC HER2 状态存在差异[117]。研究者发现 HER2 阴性原发肿瘤患者 20 个骨髓样本中 12 个 DTC HER2 阳性。尽管个体患者 DTC HER2 表达有异质性,但 HER2 阳性 DTC 有助于发现其他可进行赫塞汀治疗的患者。也有报道外周血 CTC 的 HER2 状态也可能与原发肿瘤不一致[118],这些研究者提出许多原发肿瘤 HER2 阴性患者,而手术前 CTC 是 HER2 阳性,而且这个研究中 HER2 阳性 CTC 与无病生存期和总生存期显著相关[118]。接下来要做的是探究高水平 HER2 阳性 CTC 是否能反映肿瘤活性,以及能否对赫塞汀治疗患者的改进反应提供预测价值[118]。尽管 Meng 等报道在肿瘤进展期 31 例原发肿瘤和 CTC HER2 状态高度一致(97%)。尽管原发肿瘤是 HER2 阴性,在 24 例中有 9 例可检测到 HER2 阳性 CTC,这些 CTC 可能获得了 HER2 基因扩增,4 例接受赫塞汀治疗,其中 3 例反应良好[95]。

Apostolaki 等研究显示,通过辅助化疗使 45 例患者中 16 例 HER2 mRNA 阳性 CTC 消除,化疗后检测 HER2 mRNA 阳性 CTC 与无病生存期减少相关。并且 161 例原发肿瘤 HER2 阴性患者中有 8 例检测到 HER2 mRNA 阳性 CTC[119]。因此,对Ⅰ~Ⅱ期乳腺癌患者辅助化疗后检测外周血 HER2 mRNA 阳性 CTC 可为化疗是否有用和患者预后预测提供信息,并对是否需要额外的赫塞汀治疗做出判断[119]。

在过去数年中,主要通过基于核酸技术检测 DTC 的单个标志物数量逐渐增多。类似研究的详细描述可参考 Gilbey 等[79]和 Ring 等[56]发表的论文。本章同一个名称用于基因和相应蛋白的表述。例如,鉴于文献中 NY-BR-1 和 B726P 都用于描述同一种抗原,相应基因人源重组蛋白(ANKRD30A)也用于该蛋白的命名。分泌球蛋白家族2A成员2（SCGB2A2）替代乳腺珠蛋白，用ESR1替代雌激素受体α（ERα）等。

理想的标志物应该有普遍性但只在所有的乳腺癌细胞中表达。理想的标志物也应该容易发现，极少变异，与临床相关联。因为没有一个单个的、精确的标志物符合这些标准，现在研究者致力于研发使用多个肿瘤标志物的综合检测，一些检测方法对乳腺组织或乳腺肿瘤还有高度特异性。研发的目的是尽量避免假阳性（非肿瘤细胞错误检测，这是由于多数备选标志物在正常组织也有基线表达）和假阴性结果（检测不到肿瘤细胞，这是由于阳性阈值设定过高）。

多重标志物已被各研究者所采用[56, 79, 80]，与单个标志物相比显示出高效性能（敏感性和特异性）。低乳腺（癌）特异性的标志物细胞角蛋白（KRT）与上皮肿瘤有关，细胞骨架成分KRT已成为DTC识别的选择性标志物。这类分子属于一个超过30个成员的大型多基因家族。在上皮肿瘤中它们表达水平和成分不同，但几乎不存在于其他组织。基于抗体研究中，最常用的是几种单克隆抗体联合使用，以区分不同细胞角蛋白抗原或用广谱抗细胞角蛋白单克隆抗体，以识别多数细胞角蛋白常见的单个抗原决定簇[1, 56]。基于核酸研究中，细胞角蛋白19（KRT19）和细胞角蛋白20（KRT20）已经成为常用的标志物，不过后者使用较少些。KRT19可显示DTC检测中假阳性的来源。

由于高度敏感性，KRT19成为乳腺癌患者寻找DTC广泛应用的标志物[56, 79]。取决于分析方法，KRT19既是一个特异性标志物又是一个非特异性标志物。事实上，RT-PCR研究中KRT19是一个可追踪假阳性可能来源的优秀指标，假阳性包括异常转录、血液异常、假基因存在和样本污染。异常转录是正常组织细胞中基因表达的少量没有实际生理作用的mRNA。据估计，每个启动子可被普遍的转录因子激活，导致500~1000个非肿瘤细胞中可能有一个肿瘤标志物基因转录[23]。血液系统异常时，外周血KRT19可被细胞因子和生长因子诱导表达，炎症和中性粒细胞增多时以高浓度进入循环系统[56]。这些情况下会出现更多假阳性结果。假基因的出现，如KRT19已鉴定出两个假基因，即KRT19a和KRT19b[120]，与KRT19 mRNA有显著的同源序列。因而，努力鉴定真正的KRT19表达可发现或部分发现这些假基因。为避免假基因扩增，建议一定要仔细设计RT-PCR的引物。关于污染，用于后续分析的外周血样本，能被采样时静脉穿刺带入的表达KRT19 mRNA的上皮细胞所污染，弃取前段采血的标本可以减少或避免污染问题。

总之，KRT19显示出是一种非常敏感的肿瘤标志物，不过其低特异性限制其应用。该基因可检测播散上皮细胞，但不算真正的乳腺癌标志物。

KRT20

乳腺癌细胞可见KRT20[121]。不过KRT20的表达与乳腺组织关联很少，更多的是与胃和小肠上皮、尿路上皮和Merkel细胞相关[23]。此外，KRT20已经确定表达于粒细胞[122]。与KRT19相比，由于KRT20低特异性，不建议将其用于乳腺癌患者。KRT8和KRT18很少用于DTC检测。事实上，这些上皮细胞因子的表达形式跟KRT19很相似，却并没有更强的特异性。值得注意的是，KRT8、KRT18和KRT19表达于乳腺上皮，在管腔比基底成分表达水平更高。最近观察表明，乳腺肿瘤可分几个亚类，包括管腔上皮样和基底上皮样，这类细胞角蛋白分子很难识别来源于基底上皮样肿瘤的DTC。

CEACAM5

我们都熟悉的另一个名字是CEA，它有几个生物学作用，包括细胞之间黏附。这个分子在乳腺是最常见的表达标志物，当然在不同的其他组织如肿瘤细胞也表达[56, 79]。因此，和

KRT19 一样特异性低，外周血中同样可被细胞因子和生长因子诱导[56]。

TACSTD1

这个上皮细胞间黏附分子蛋白也有一系列名称，其中 GA733-2 和 EpCAM 最为常用。广泛表达于上皮细胞表面，一般用于阳性免疫磁珠分离法（IMS）富集 DTC 的靶标，然后进行 RT-PCR 分析[23]。抗此抗原的单克隆抗体在诊断中已经广泛应用，当然也用于治疗和处理。尽管对上皮恶性肿瘤包括乳腺癌有高度敏感性，但现实中由于外周血的表达含量极低，限制其应用[123]。

MUC1

Mucin-1 是广泛分布、多种形态和重度糖基化的黏蛋白。黏蛋白作用主要是吸附水分并润滑黏膜层，不过也认为这类蛋白可调控生长因子信号和细胞黏附。进一步研究表明在乳腺细胞顶面表达 MUC1 可减少细胞黏附和播散倾向[124]。相反，MUC1 在乳腺肿瘤细胞附着于远处器官组织的初期发挥作用，容易形成转移灶[125]。MUC1 在正常上皮组织的广泛表达，主要出现在乳腺、支气管、胰腺、子宫、唾液腺、小肠和其他腺体组织细胞的顶面。与 TACSTD1 一样，MUC1 通常用作阳性 IMS 的靶标，富集 DTC 用于 RT-PCR[23]。众多研究发现 MUC1 在健康血液捐赠者中即有显著比例的表达。事实上，外周血细胞有相当多的 MUC1 表达[23]。尽管特异性低，DTC 的 MUC1 表达评估得到了日益增加的基于 MUC1 免疫治疗的支持[126]。大多数乳腺肿瘤有 MUC1 表达，但其过表达常见于低级别和高 ER 阳性的表型[127]。

EGFR

基于 RT-PCR 的单个或多重标志物系列研究已经评估了此生长因子受体与 DTC 检测的相关性[128, 81]。EGFR 比 KRT19 更特异但敏感性差一些。不过遗憾的是，此标志物也偶然在健康人外周血中出现[23]。不幸的是，Weigelt 等[81]发现正常 ALN 的 EGFR 表达中位数比 DTC 阳性的 ALN 还高！引人注意的是，EGFRvⅢ，一种肿瘤特异性 EGFR 变异体，现在已经用于乳腺癌患者 DTC 检测。该变异体在不同分组患者的外周血可见率分别如下：33 例低风险早期患者是 30%，18 例新辅助化疗患者是 56%，11 例有肿瘤播散患者是 63.6%，重要的是，对照组 40 个女性样本中没有发现[129]。

ERBB2

作为涉及信号转导的分子，ERBB2（HER2）参与乳腺肿瘤生物学过程。然而该分子非乳腺组织特有[130]，几项研究发现健康女性外周血有微弱 ERBB2 表达[23]。但在 20%~35% 乳腺癌患者该基因过表达，主要是基因扩增的结果，预示生存率下降。并且在乳腺癌患者，骨髓 DTC 的 ERBB2 过表达也预示不良的临床结局[115]。ERBB2 作为免疫治疗靶点（曲妥珠单抗）的应用也在增加[126]，这支持 DTC 评估，无论在 mRNA 水平（RT-PCR）还是 DNA（FISH）水平。

乳腺癌高特异性的标志物

通过分子生物学方法或联合技术，各研究小组通过比较正常外周血、骨髓或其他人类组织，已经认识到特异性表达于乳腺和（或）乳腺癌组织或细胞的标志物。比如，在乳腺癌组织高表达而在正常外周血和骨髓中无表达的一类基因，已通过基因表达的系列分析（SAGE）逐一鉴定。

按照 SAGE 标签频率由高到低的顺序，这些基因有 SBEM、LACRT、TFF3、COL1A1、MGP、KRT8、MUC1、KRT7、CLECSF1、IL6ST、APOC1、SCGB2A2、TFF1、TM4SF1、C6 和 KRT19[131]。与相应的正常组织和（或）其他（大肠、胃、肾、肝脏、肺、卵巢、胰腺、前列腺）正常组织相比，通过注释 / 蛋白测序分析、转录特征、免疫组织化学和免疫检测下例基因：HA-PLN1、GFRA、SCGB1D2、CXCL10、CXCL11、COL11A1、E2F3、TRMT1、CHST2、SERHL2、ZNF324、SCGB2A2、COX6C 和 SCGB2A1，公认了乳腺癌组织中一系列基因编码的分泌性蛋白过表达[132]。根据基因表达谱可构建一个起源分类参照，从而判断未知的原发肿瘤。一项对 229 例原发性和转移性肿瘤的分析中，包括 14 种肿瘤类型（乳腺——34 个样本，结直肠、胃、黑色素瘤、间皮瘤、卵巢、胰腺、前列腺、肾、睾丸、鳞状细胞癌、子宫和肺），界定了 79 个位置特异的清晰标志物谱。与乳腺特异性联系的基因有 ACADSB、CCNG2、ESR1、EFHD1、GATA3、SLC39A6、MYB、SCYL3、PIK3R3、PIP、PRLR、RABEP1、TRPS1 和 VAV3。其中两个 GATA3 和 PIP 被公认为强表达和相对一致表达于乳腺肿瘤各阶段。

Smirnov 等[82]从 1 例转移性结肠癌、1 例转移性前列腺癌和 1 例转移性乳腺癌患者中获得含有 R100 DTC 的外周血。首先，样本进行全基因表达研究，获得一份肿瘤特异性 DTC 基因列表。肿瘤（结直肠、前列腺和乳腺）和对照之间的差异基因是 KRT18、KRT19、TACSTD1、TACSTD2、AGR2、TFF1 和 TFF3，所有已知基因都与上皮细胞表型关联。乳腺肿瘤和对照有 53 个差异基因，包括 ESR1 和 ERBB2。

第二步，从 74 例转移患者和 50 例正常对照获得的外周血样本免疫磁珠富集 DTC（30 例结直肠癌患者、31 例前列腺癌患者、13 例转移性乳腺癌患者和 50 例正常捐赠者），实时 RT-PCR 检测以确定 DTC 特异性表达的选择基因。与正常捐赠者和结直肠癌、前列腺癌的患者相比，多数仅限于乳腺癌患者表达的基因是 SCGB2A1、SCGB2A2 和 PIP。还有两个基因 S100A14 和 S100A16，仅限于乳腺和结肠癌表达。重要的是另两个基因 KRT19 和 AGR2，表达于大多转移性样本（结直肠和前列腺及乳腺），正常对照则无表达。这一点验证了 KRT19 作为上皮肿瘤细胞标志物的意义。

AGR2 的表达很少检测到。Smirnov 等[82]从高度转移的 SCGB2A2- 过表达 ALN 中分离得到 RNA（仅 1 例样本）。然后按不同比例将其稀释成正常淋巴结 RNA 库。接着用微阵列芯片做基因表达分析，乳腺癌相关备选基因选择基于下述 3 个原则：① 4 个正常淋巴结库中无表达；②微阵列芯片分析强荧光信号；③在 1∶50 倍稀释时仍然有荧光信号。据此原则通过信号相对强度在转移性 ALN 发现 34 个指定基因 。14 个基因是 SCGB2A2、TFF1、TFF3、KRT19、SCGB1D2、S100P、FOS、SERPINA3、ESR1、TACSTD2、JUN、PGDS、KRT8 和 AFP。显而易见，其他用于发现微转移病灶分子的基因，如 PIP、SPDEF、TACSTD1、CEACAM5 和 SCGB2A1 没有进入前 15 位，即使在转移性 ALN 可观察到有表达信号。病理阴性的 ALN（nZ72）的实时 RT-PCR 分析证明 PIP、SCGB2A2、SPDEF、TACSTD1 和 TFF1、SCGB2A2 及 TFF1 检查微转移性乳腺癌有最高的敏感性[53]。

通过微阵列芯片方法，Backus 等检测各种样本 RNA 包括正常组、良性病变组和肿瘤组织，这些肿瘤组织来源于乳腺、结肠、肺、卵巢和前列腺，以及来自健康捐赠人群的外周血白细胞。联合微阵列芯片和数据库 / 文献搜索，找到一系列乳腺组织 - 特异性备选标志物和乳腺癌分期备选标志物[76]。这些标志物接着用于另外可重复使用的选择程序：某些标志物基于下述某个原因之一被排除在外：①在白细胞表达过高；②在乳腺癌表达过低；③肺、结肠、卵巢癌的表达过高。研究中最终获得 14 个标志物，其中 ANKRD30A、GABRP、KRT19、OR4K11P、PIP、SCGB2A2 和 SPDEF 等 7 个进一步选择（其他基因是 CEACAM6、ERBB2、MUC1、S100A7、S100A14、SBEM 和 TNNT1）。这些鉴定临床上淋巴结转移标志物的应用，用 254 例乳腺癌患者 SLN 进行了 RT-PCR 分析评估，研究者发现一套优选二基因标志物组合

（KRT19 和 SCGB2A2）可用于乳腺 SLN 转移检测 [76]。

一系列迄今报道的乳腺（癌）高度特异的标志物详列如下。

SCGB2A2

没有什么乳腺癌标志物是在健康志愿者身上从不表达的，但某些标志物几乎在对照组找不到，SCGB2A2[133] 就是其中之一，其更广为熟悉的名称是乳腺珠蛋白。它是分泌珠蛋白超家族成员 [134]，分泌珠蛋白超家族是一群小分子、能分泌和很少糖基化的二聚蛋白，普遍表达于黏膜组织，该分子参与信号通路、免疫反应和趋化 [84]，并且可能在人类是一个类固醇激素的载体。基于 RT-PCR 方法的乳腺 DTC 检测，SCGB2A2 已成为一个准标准，继 KRT19 后成为最广泛研究的标志物，已经用于淋巴结、外周血和骨髓甚至恶性渗液的 DTC 鉴定。SCGB2A2 表达在不同正常组织很少或低水平表达，考虑到自体免疫毒性，这可能限制其未来作为免疫治疗靶点的应用 [135]。

Zafrakas 等发现大量 SCGB2A2 表达在恶性和正常乳腺组织，还有女性生殖道，即宫颈、子宫和卵巢，而其他肿瘤和正常组织很少有表达 [136]。这些结果或许会拓展 SCGB2A2 的诊断潜能，用于检测妇科恶性肿瘤来源的 DTC。SCGB2A2 比 KRT19 更有明显的乳腺癌特异性，它在这些肿瘤的表达也不是那么“普遍”。事实上，SCGB2A2 在乳腺肿瘤表达水平变化很大，有些甚至根本没有表达。已有报道在 mRNA 或蛋白水平，估计 61%~93% 的原发性和（或）转移性乳腺癌标本有 SCGB2A2 表达 [137-139]。通过对 11 个乳腺癌细胞系 SCGB2A2 基因表达检测，即细胞系 BT-474、Evsa-T、Hs578T、IBEP-1、IBEP-2、IBEP-3 [140]、KPL-1、MCF-7、MDA-MB-231、MDA-MB-453 和 T-47D，微阵列芯片和 RT-PCR 发现仅在 Evsa-T 乳腺癌细胞系中 SCGB2A2 mRNA 表达水平升高，而在 BT-474 乳腺癌细胞系中微弱表达 [141]。重要的是，多数乳腺癌细胞系是转移源 [140]。

正常乳腺 SCGB2A2 的功能和其在乳腺癌发病中的作用还不清楚，正努力寻找 SCGB2A2 表达和不同肿瘤特征之间的联系。SCGB2A2 高表达与绝经后低级别、激素受体阳性肿瘤绝经后患者有相关性 [139]。O’ Brien 等 [115] 发现在乳腺组织中，SCGB2A2 存在两个主要形式，以 18 和 25 kDa（千道尔顿）相近的分子量伴随迁移，高分子量形式与激素受体关联而与肿瘤分级和增殖率无关 [142]。因此，目前 SCGB2A2 用于转移性乳腺癌筛查最具有精确诊断价值。不过尽管组织特异性对循环细胞标志物来说是最重要，但敏感性却可能不行。遗憾的是，以 SCGB2A2 为标志物很可能检测不到最有侵袭性的、激素受体阴性、高级别的乳腺癌及其对应的 DTC。

SCGB2A1

SCGB2A1 是一类比其他蛋白更类似于 SCGB2A2 的分子，包括分泌球蛋白超家族的其他成员。乳腺癌 SCGB2A1 的表达模式与 SCGB2A2 相似。乳腺癌细胞系 SCGB2A1 高度表达于 MDA-MB-415 乳腺癌细胞系，同样 SCGB2A2 也高表达 [143]。用 RT-PCR 检测乳腺癌 30 例患者 SLN，有 12 例检测到 SCGB2A1（40.0%）[74]。Lee 等做了一项大规模 mRNA 共表达分析，是基于 60 个包含总共 6.22 千万个 mRNA 分布在 3924 个微阵列芯片的不同人类数据库做出的 [144]，可见 SCGB2A2 和 SCGB1D2 与乳腺癌有显著相关性。SCGB1D2 可以反向共价结合于 SCGB2A2 形成四聚复合体，二者相互作用的意义还是未知，但看起来这种形式是乳腺癌细胞中两个蛋白存在的主要形式 [145]。

与 SCGB2A2 类似，大量 SCGB1D2 表达于乳腺恶性肿瘤和正常组织，还有女性生殖道，即宫颈、子宫和卵巢 [136]。简单说，分泌球蛋白 SCGB2A1、SCGB2A2 和 SCGB1D2 以不同水平表达于乳腺肿瘤亚类，尽管它们对乳腺相对高特异性，但也见于其他组织，尤其是腺体和类固醇 - 高含量器官。这些分泌球蛋白中，SCGB2A2 在 DTC 检测中使用最多。由于 SCGB2A1、SCGB2A2 和 SCGB1D2 经常共表达，很可能多数病例不表达 SCGB2A2 的 DTC 也不表达 SCGB2A1 和 SCGB1D2。

PIP

PIP 是熟知的大囊肿病流体蛋白 -15，用于筛查乳腺癌和随诊进展与转移已经多年。一般认为这个小蛋白是顶浆分泌分化的高特异性和敏感性分子标志物 [146]。大多数乳腺癌标本已经发现表达 [147]，并且与类固醇受体状态相关。一致的是，雄激素、雌激素和糖皮质激素可调控 PIP 表达 [148]。不过，如同 SCGB2A1，PIP 的表达在乳腺肿瘤也不尽相同，部分甚至没有表达。评估 11 个乳腺癌细胞（BCC）（参见上述 SCGB2A2 部分）PIP 基因表达，研究者发现 PIP mRNA 水平仅在 MDA-MB-453 乳腺癌细胞系升高，支持这些细胞的全顶浆分泌表型 [141]。因此，PIP 在乳腺癌可能不敏感。尽管 PIP 呈高度乳腺特异性，现仍在其他不同组织能检测到，虽然表达水平很低 [147]。

SBEM

也称 BS106[149]，SBEM cDNA 鉴定是基于正常乳腺组织和乳腺肿瘤来源制备的 DNA 文库。SBEM 是一类小分子，可分泌的黏蛋白样蛋白，酷似众多的唾黏蛋白 [150]。一项对 43 个正常人组织的研究发现，其多数限于乳房和唾液腺表达。在肿瘤组织方面，在乳腺和前列腺 [125] MCF-7、T-47D 和 ZR-75-1 乳腺癌细胞系能鉴定出 SBEM，但分化差的、ER 阴性的基底上皮样 MDA-MB-231 细胞中没有被发现 [151]。

90% 浸润性导管癌有 SBEM 表达，尽管表达水平差异较大，并且与 SCGB2A2 表达存在关联。SBEM 表达与类固醇受体或肿瘤分级没有密切联系 [151]。

ESR1

尽管迄今 ESR1 还没有用于辨别 DTC，但不可否认它作为乳腺癌重要的标志物而存在。ESR1 作为转录因子容许女性类固醇激素具有调控功能，该类激素主要是 17β- 雌二醇，调控生长、分化和数个靶组织功能，包括女性和男性生殖道、乳腺和骨骼及心血管系统。生物学和乳腺癌治疗中 ESR1 的核心作用已经明确，包括其活化机制和功能 [152]。

近 2/3 的乳腺癌有 ESR1 表达。事实上，ESR1 是乳腺肿瘤分类的主要鉴别依据，它的存在是分化良好、低级别肿瘤的一个特定类别（管腔上皮样）特征。ESR1 也显著表达于子宫内膜和卵巢癌。TFF1 和 TFF3 都是半胱氨酸 - 丰富的小分子酸性分泌蛋白，包含一个三叶草结构域，其中有保守序列，包括 6 个半胱氨酸残基。三叶结构肽行使“管腔上皮守护者”的功能。它们可参与管腔黏膜保护和损伤后修复。黏膜上皮迅速修复对于预防炎症至关重要，而炎症是肿瘤进展的关键环节 [153]。肿瘤发生后 TFF1 和 TFF3 水平异常升高，包括乳腺癌。TFF3 与 TFF1 广泛共表达于 ER 阳性乳腺癌细胞 [154]，均可被雌激素上调，TFF3 也受生长激素刺激产生表达。

TFF1 和 TFF3 的表达并不在所有乳腺肿瘤。二者的表达形式近于 ESR1，并且上述 3 个基因作为管腔上皮标记性成分界定一类分化良好、低级别的乳腺癌亚型占全部乳腺癌的 65%。因此，TFF1 和 TFF3 或许不是最好的乳腺癌标志物，特别是它们不能为大多数侵袭性、ER 阴性和高级别肿瘤 DTC 检测提供有价值的信息。

SPDEF

SPDEF 是“E26 转录因子”（Ets）家族的成员。这些转录因子调控诸多生物学过程，包括细胞增殖、分化和侵袭，并认为这些因子在肿瘤形成过程中起重要作用。与大多数 Ets 因子不同的是，SPDEF 仅在含有大量上皮成分的组织表达，比如前列腺和乳腺[155]。而且很多研究发现SPDEF是人和小鼠乳腺肿瘤mRNA高度过表达的因子之一[155，156]。乳腺癌细胞研究表明，SPDEF可联合ERBB2协同促进迁移和转移。上述实验数据表明DTC SPDEF和ERBB2同时表达增高具有极大的预测价值[157]。

ANKRD30A

早期认为ANKRD30A就是NYBR-1[74]或抗原B726P[158]。此蛋白被认为是最佳的转录因子，因为其结构包含二重核定位信号侧链和bZIP结构（DNA-结合位点连接亮氨酸拉链单元）。其他结构特征包括5个串联的锚蛋白重复序列，在ANKRD30A参与蛋白相互作用时起作用。由于其高度有限表达，ANKRD30A可作为乳腺分化抗原，在免疫治疗中作为合适的靶点[159]。事实上，80%乳腺癌标本可检测到该分子，而其他组织学类型肿瘤ANKRD30A阴性。其他研究者报道ANKRD30A表达可见于40%~50%原发性和60%~70%转移性乳腺癌样本中[160，161]。目前，乳腺ANKRD30A表达可通过免疫组织化学检测（124个侵袭性肿瘤病灶有60%），但23个其他正常组织无表达，包括前列腺和睾丸、乳腺肿瘤，在淋巴瘤、精原细胞瘤、黑色素瘤、肾脏、卵巢、子宫内膜、前列腺和肺癌无表达[162]。

通过RT-PCR检测30例乳腺癌患者SLN，13例ANKRD30A有表达（43.3%）[74]。因此，即使是高度敏感性标志物，ANKRD30A在乳腺癌也不经常表达。而且其表达与分化程度高度相关。例如，在一项124例浸润性乳腺癌病灶的研究分析中，26例组织学1级中有20例（77%），38例组织学2级中有24例（63%），60例组织学3级中有30例（50%）阳性表达。NYBR-1表达也认为与淋巴结阴性、ERBB2扩增和ER表达相关[162]。因此，ANKRD30A可用于检测分化良好的肿瘤和相关DTC。

SERPINB5

通常称为乳腺丝抑蛋白（maspin），这是上皮特异性的丝氨酸蛋白激酶抑制物（serpin），与纤溶酶原激活物抑制剂PAI-1（SERPINB1）和PAI-2（SERPINB2）高度同源。SERPINB5在数个正常器官上皮表达情况已明确，包括乳腺[163]。乳腺组织SERPINB5出现似乎限于肌上皮细胞[164]，对原位导管癌进展到有侵袭能力的肿瘤这些肌上皮细胞可形成防御屏障[165]。文献也记录肿瘤SERPINB5的不同来源，包括乳腺，尽管多数情况下与正常相似物比较表达减少[163]。

越来越多的证据表明，SERPINB5是一个肿瘤抑制因子，其细胞外形式足以抑制肿瘤细胞运动、细胞外基质降解和体外侵袭，体内实验可抑制肿瘤生长和转移[166]。该因子也抑制肿瘤诱导的血管生成[167]。细胞内SERPINB5负责增加细胞对凋亡的敏感性[168]。前期研究表明乳腺肿瘤SERPINB5表达可阻滞肿瘤进展，并且高水平SERPINB5表达与低侵袭性相关。比如在导管原位癌—浸润癌—淋巴结转移顺序中，该基因表达呈阶梯度下降[164]。不过根据不同研究SERPINB5过表达仅发生在乳腺癌亚型（10%~35%）[164]。这些研究中，SERPINB5在乳腺癌表达水平直接与肿瘤大小、高级别、高S期分数、非整倍体、P53阳性、粉刺样坏死和间质富淋巴细胞相关，而与类固醇受体无关，提示预后不良、无复发生存期（RFS）和OS缩短[169-171]。因此，除了肿瘤抑制功能，SERPINB5表达似乎可作为侵袭性肿瘤的特征，支持用于DTC检测。

GABRP

γ-氨基丁酸（GABA）受体是氯离子通道跨膜复合受体。GABA-受体16个亚型亚基结构上被分为6个类型（a1-6、b1-3、g1-3、g3、q、p）。这些亚基可装配成不同的五聚复合体。先前通过计算机分析400万条EST鉴定

GABRP 作为乳腺癌差异表达的备选基因。该基因编码 GABA 受体 p- 亚基。在一项对 23 例正常人类组织的研究中，乳腺 GABRP 表达水平最为显著。乳腺 GABRP 主要表达于肌上皮 / 基底细胞，并且推测其功能与组织收缩有关。与相应正常组织相比，在大多数原发性乳腺肿瘤 GABRP 表达下降。而正常上皮和良性乳头状瘤乳腺细胞 GABRP 高表达，在侵袭性导管癌无表达，表明 GABRP 随肿瘤进展表达下调，提示此分子可作为有价值的乳腺癌预测标志物 [136]。相反在一项对 203 例浸润性乳腺癌的研究中，GABRP 高表达于特异的一个亚型（16%），这个亚型的特征是 ER 阴性、ERBB2 阴性、高级别伴随基底样（未分化的）表型的肿瘤 [172]。

DTC 的遗传改变

DTC 可表现出显著的遗传多样性，反映原发肿瘤的不稳定性和微异质性。采用全基因组扩增和后续 CGH 单细胞免疫染色，在无明显转移临床征象乳腺癌患者（M0 期）的骨髓（BM）中，细胞角蛋白阳性 DTC 呈遗传异质性 [55]。当出现明显临床转移（M1 期）时该异质性降低。M1 期患者 DTC 互相遗传极度相似的事实表明细胞可在继发部位脱落（如 BM）并再次进入循环系统转移至其他部位。

先前推测骨髓可作为“储存池”允许 DTC 适应性生存并准备日后播散至其他器官。研究者联合 ICC 和 FISH 方法发现骨髓来源的 DTC 遗传畸变的模式在不同肿瘤患者中千变万化 [173]。这个结果与 Klein 等基于 CGH 研究数据一致，支持 M0 期细胞随机变异的多样性。Schmidt-Kittler 等 [111] 也阐述了 M0 期细胞高度遗传异质性，尽管这些 DTC 比 M1 期患者原发性肿瘤或细胞染色体畸变要少很多。研究者们也发现许多没有检测到畸变 的 M0 期 DTC（CGH 分析法）。

对于 M0 期细胞，遗传畸变似乎是随机产生的，而 M1 期细胞可见染色体不平衡特征。这表明在乳腺癌，肿瘤细胞可能在比我们先前想象的更早阶段即少得多的进展基因组阶段就开始播散，其后这些细胞获得转移性细胞变异的典型特征。

与此类似，Gangnus 等 [174] 通过单细胞 CGH 分析早期乳腺癌患者骨髓的肿瘤细胞基因组变化，有活力的肿瘤细胞基因有大量的拷贝数改变。所有受试细胞染色体拷贝数变异伴本质上胞内异质性，不同于匹配的原发性肿瘤。M0 期细胞进一步发展到转移性，因此 M1 期细胞很显然是突变和选择的结果，这是肿瘤休眠貌似合理的解释。按这个解释，休眠反映 M0 期细胞获得无限生长能力所需的时间。这个选择模型与有明显转移患者 DTC 遗传上高度相似的事实一致 [55]。必须注意的是，骨髓 [55, 174] 和外周血 [175] 来源 DTC 的遗传变异，证实了这些 DTC 的肿瘤性质。由于原发性肿瘤特异性 DNA 获得 / 丧失组合和基因扩增与预后关联，DNA 分析将有助于评估 DTC 是否也发生类似变化、这些细胞出现 DNA 变异和其他不同指标的可能联系（DTC 生存、临床转移前的时间和转移的靶器官）。例如，现在已经发现乳腺 DTC 基因组变异的预测价值 [176]。研究者发现 DTC 的 DCC 和 ERBB2 基因变异与无复发生存期有高度关联性，并且 DTC 基因组不平衡数增加与复发病例预后差显著相关。乳腺肿瘤基因编码蛋白经常扩增的部分基因可作为靶点进行特异性治疗。例如 HER2/neu，ERBB2 的表达产物，就是曲妥珠单抗的作用靶点，而目前正研发可阻碍泛素配体 MDM2 和癌基因 P53 相互作用的分子 [96]。现在通过联合 CGH 和 FISH 的方法，进行 DTC 特异性基因扩增鉴定，可在肿瘤特异性治疗中得以应用 [177]。

DTC 在淋巴结、外周血和骨髓的重要意义

预后和相关性

很多研究报道 ICC 或 RT-PCR 发现骨髓出现 DTC 与早期乳腺癌复发和患者生存率降低显著相关[104, 178]。一项超过 4000 例乳腺癌患者的国际性多中心前瞻性临床随诊数据表明，骨髓出现 DTC（首诊时 ICC 鉴定明确）预示术后骨和其他器官明显转移[101]。重要的是,已有报道骨髓微转移的出现和生存期差显著相关,并独立于淋巴结转移[179]。

Ⅳ期乳腺癌患者的预后评估依靠 CTC 检测而不是 DTC

转移性乳腺癌的骨髓 DTC 检测率（59%）明显高于早期乳腺癌的（15%）[180]。骨髓 DTC 检测率在一线治疗（58%, $n = 110$）和二线治疗（或更多）（61%，$n= 28$）患者间则无显著差异[181]。对于 CTC 检测，与前述的上皮细胞黏附分子（EpCAM）富集法相比，本研究用的标准化 Ficoll 密度梯度离心技术造成一个较低的血 CTC 筛选率（61% vs. 40%）[182]。这种敏感性的缺乏可通过提高特异性来平衡，如高 CTC 计数患者的检测，而这个可解释为何在数个研究中 CTC 检测代表重要的预测因素。并且一组 33 例转移性乳腺癌患者的研究表明，骨髓鉴定的 DTC 增加代表一种独立的预测因素[183]。对更多患者的进一步研究认为骨髓 DTC 检测临床意义较小[181]，他们根据两个分析方法也研究了这些有参数的预测价值，包括骨髓 DTC 出现或未出现，或规定肿瘤细胞数的阈值，在这 138 例患者中，上述分析对预测 OS 无统计学意义。

数个评估辅助治疗后骨髓存留 DTC 的生物学研究发现，这些细胞有对化疗抗性的可能[184]。早期乳腺癌骨髓发现 DTC 预示骨转移[184]。Bidard 等发现骨髓 DTC 和骨髓转移高度关联，并在转移发展后持续存在。他们也观察到小叶癌比导管癌患者的骨髓 DTC 检测率更高[181]。这些发现表明肿瘤细胞定居至骨和骨髓可能依赖于相似的分子决定因素[185]。这个结论与前期的小叶癌更广泛转移播散的报道一致[186]。相反，CTC 与特定的转移模式无关。总之，DTC，检测骨髓（DTC）或检测血液（CTC），能用于乳腺癌早期和转移阶段的评估。因此，研究者认为早期骨髓 DTC 检测比 CTC 检测更与乳腺癌的预后相关[45]。现在的临床研究正采用更敏感和特异的技术以明确 CTC 在辅助治疗中的价值[187]。CTC 检测的临床意义和在乳腺癌的全部意义参见表 22.4。

DTC 潜在的应用价值

由于乳腺癌自然病史中某些病例可能很早就发生肿瘤细胞播散，对于那些表面上无明显癌症症状但因高风险常规筛查的女性，可能要面对 DTC 检测。当前患者选择 DTC 检测取决于其肿瘤复发的统计学风险，但并不知道他们是否实际上存在 DTC 潜伏。该疑问会导致肿瘤患者过度治疗和毒性药物产生严重副作用。比如，仅有 20%~25% 淋巴结阴性的乳腺癌患者术后 10 年内会发生转移复发，但是这些患者超过 90% 会依从指南推荐接受化疗[200]。

外周血或骨髓中识别 DTC 可成为另外的临床标志物，用于鉴别那些 LN 阴性的患者是手术治愈还是需要接受额外的辅助治疗。疗效监测是另一个重要的方面，这个可用来预测早期或转移疾病的患者将复发，并且也可以用来支持更换其他的治疗，如监测早期或转移患者似乎成功辅助治疗后的复发，或监测发生转移前消灭 DTC 情况 。有人认为晚期癌症患者观察到的有限反应率可能归因于实体转移灶形成生理障碍阻止循环中大分子如抗体的进入所致[201]。因此，静脉应用免疫球蛋白更容易接近 DTC。

表 22.4 乳腺癌患者检测 CTC 的临床意义

方法	标志物	CTC 检出率	临床意义	参考文献
早期乳腺癌				
巢式 RT-PCR	CK19	44/148(30%)	DFI, P=0.001; OS, P=0.014	[188]
RT-qPCR	CK19	淋巴结阴性,36/167(21.6%)	DFI, P<0.001; OS, P=0.008	[105]
RT-qPCR	CK19	针对 CK19,72/145(41%)	CK19: DFI, P<0.001; OS, P=0.044	[189]
	mammaglobin	针对 mammaglobin,14/175(8%)	mammaglobin: DFI, P=0.011; OS, P=0.034	
	HER2	针对 HER2,50/175(29%)	HER2: DFI, P<0.001	
RT-qPCR	CK19、ER	181/444(41%)	DFI, CK19 阳性而 ER 阴性(P=0.001); OS, CK19 阳性而 ER 阴性(P=0.001)	[190]
RT-qPCR	CK19	化疗后 179/437(41%)	DFI, P<0.001; OS, P=0.003	[191]
RT-qPCR	CK19	化疗前 91/165(55.2%),化疗后 79/162(48.8%)	化疗前: DFI, P=0.081; OS, P=0.024; 化疗后: DFI, P=0.057; OS, P=0.128	[48]
RT-qPCR	CK19	99/133(31.7%)	DFI, P=0.001; OS, P=0.001	[192]
CellSearch	全部细胞角蛋白	在新辅助化疗之前和(或)之后 32/118(27%)	DFI, P=0.013	
CellSearch	全部细胞角蛋白	化疗前 95/115(82.6%),化疗后 85/115(73.9%)	化疗前: DFI, P=0.007; OS, P=0.0006; 化疗后: DFI, P=0.04; OS, P=0.02	[193]
CellSearch	全部细胞角蛋白	化疗前 140/1489(9.4%),化疗后 129/1489(8.7%)	化疗前: DFI, P<0.0001; OS, P=0.023; 化疗后: DFI, P=0.054; OS, P=0.154	[194]
ICC	CK	47/71(66%)	DFI, P=0.052; OS, P=0.071	[195]
RT-PCR	CK-19、HER2、P1B、PS2、上皮糖蛋白 2	43/72(60%)	DFI, P=0.031; OS, P=0.03	[196]
ICC	CK 和 HER2	17/35(49%)	DFI, P<0.005; OS, P<0.05	[118]
巢式 RT-PCR	mammaglobin	14/101(13.9%)	DFI, P=0.020; OS, P=0.009	[197]
转移性乳腺癌				
CellSearch	全部细胞角蛋白	87/177(49%)	DFI, P<0.001; OS, P<0.001	[182]
CellSearch	全部细胞角蛋白	43/83(52%)	DFI, P=0.0014; OS, P=0.0048	[107]
CellSearch	全部细胞角蛋白	92/195(47.2%)	DFI, P=0.0122; OS, P=0.0007	[198]
CellSearch	全部细胞角蛋白	35/138(25%)	OS, P<0.0001	[199]

总结与展望

现代科技的进步已允许检测单个或成组播散到淋巴结、外周血和骨髓的乳腺癌细胞,因而,原发肿瘤和转移的筛查和发现变得相对容易。如今肿瘤生物学的研究和进展清楚表明两种不同的途径引起肿瘤细胞播散。一些细胞在进入外周血和骨髓前进入淋巴结,由淋巴结转运(淋巴途径),另一个途径是 DTC 可直接进入血流(血行途径)。引起直接血行肿瘤细胞播散的机制仍未得到认可,但较为接受的观点是原发灶的高微血管密度(MVD),这个特征与外周血或骨髓 DTC 的存在相关[202-203]。

按照标准规程进行 DTC/CTC 筛查,随后这些细胞的综合表型和分子特征分析将有助于提高对需要外加全身抗肿瘤治疗患者的辨识,并与他们现有疾病状态一致,最后给予乳腺癌患者更多定制的和个体化治疗。最后同样重要的是,各种分子生物标志物的 CTC 和 DTC 检测即基于体液活检策略,可指导早期诊断和治疗,为我们理解乳腺癌肿瘤生物学打开一扇崭新的大门,进而可能实现乳腺癌患者得以更好治疗的目标。

(杨梅 王颀 译)

参考文献

1. Pantel K, Brakenhoff RH: Dissecting the metastatic cascade. Nat Rev Cancer 2004, 4(6):448-456.
2. Paget S: The distribution of secondary growths in cancer of the breast. 1889. Cancer Metastasis Rev 1989, 8(2):98-101.
3. Rohr K HR: Tumorzellen im sternalpunktat. Dtsch Arch Klin Med 1936, 179:18.
4. Schreiber D: [Demonstration of micrometastases in the bone marrow of clinically undiagnosed primary tumor]. Z Arztl Fortbild (Jena) 1954, 48(11):389-392.
5. Frey U, Senn HJ: [Demonstration of osseous tumor micrometastases: comparison of the value of bone marrow cytology and histology]. Schweiz Med Wochenschr 1978, 108(3):82-91.
6. Bauer K: Das Krebsproblem. Berlin: Springer; 1946.
7. Sloane JP, Ormerod MG, Neville AM: Potential pathological application of immunocytochemical methods to the detection of micrometastases. Cancer Res 1980, 40(8 Pt 2):3079-3082.
8. Pantel K, Woelfle U: Micrometastasis in breast cancer and other solid tumors. J Biol Regul Homeost Agents 2004, 18(2):120-125.
9. Alix-Panabieres C, Vendrell JP, Pelle O, Rebillard X, Riethdorf S, Muller V, Fabbro M, Pantel K: Detection and characterization of putative metastatic precursor cells in cancer patients. Clin Chem 2007, 53(3):537-539.
10. Ferlay J SH, Bray F, Forman D: GLOBOCAN v1.2, Cancer incidence and mortality worldwide: IARC cancer base. 2008; No. 10. 2010. Cited 25 Oct 2011, 2011. In.; 2011.
11. Parkin DM, Bray FI, Devesa SS: Cancer burden in the year 2000. The global picture. Eur J Cancer 2001, 37 Suppl 8:S4-66.
12. Two year report of the population based cancer registries, 2004–2005. Incidence and distribution of cancer. New Delhi:National Cancer Registry Programme, Indian Council of Medical Research [https://canceratlasindia.org]
13. Hayes DF: Serum (circulating) tumor markers for breast cancer. Recent Results Cancer Res 1996, 140:101-113.
14. Martin A, Corte MD, Alvarez AM, Rodriguez JC, Andicoechea A, Bongera M, Junquera S, Pidal D, Allende T, Muniz JL et al: Prognostic value of pre-operative serum CA 15.3 levels in breast cancer. Anticancer Res 2006, 26(5B):3965-3971.
15. Duffy MJ: Serum tumor markers in breast cancer: are they of clinical value? Clin Chem 2006, 52(3):345-351.
16. Uehara M, Kinoshita T, Hojo T, Akashi-Tanaka S, Iwamoto E, Fukutomi T: Long-term prognostic study of carcinoembryonic antigen (CEA) and carbohydrate antigen 15-3 (CA 15-3) in breast cancer. Int J Clin Oncol 2008, 13(5):447-451.
17. Kim HS, Park YH, Park MJ, Chang MH, Jun HJ, Kim KH, Ahn JS, Kang WK, Park K, Im YH: Clinical significance of a serum CA15-3 surge and the usefulness of CA15-3 kinetics in monitoring chemotherapy response in patients with metastatic breast cancer. Breast Cancer Res Treat 2009, 118(1):89-97.
18. Dede DS, Arslan C, Altundag K: Serum levels of CEA and CA 15-3 in triple-negative breast cancer at the time of diagnosis. Med Oncol 2010, 27(4):1429.
19. Gion M, Mione R, Leon AE, Luftner D, Molina R, Possinger K, Robertson JF: CA27.29: a valuable marker for breast cancer management. A confirmatory multicentric study on 603 cases. Eur J Cancer 2001, 37(3):355-363.
20. Lumachi F, Basso SM: Serum tumor markers in patients with breast cancer. Expert Rev Anticancer Ther 2004, 4(5):921-931.
21. Yom CK, Woo HY, Min SY, Kang SY, Kim HS: Clusterin overexpression and relapse-free survival

in breast cancer. Anticancer Res 2009, 29(10):3909-3912.
22. Doustjalali SR, Yusof R, Yip CH, Looi LM, Pillay B, Hashim OH: Aberrant expression of acute-phase reactant proteins in sera and breast lesions of patients with malignant and benign breast tumors. Electrophoresis 2004, 25(14):2392-2401.
23. Zieglschmid V, Hollmann C, Bocher O: Detection of disseminated tumor cells in peripheral blood. Crit Rev Clin Lab Sci 2005, 42(2):155-196.
24. Elmore JG, Armstrong K, Lehman CD, Fletcher SW: Screening for breast cancer. JAMA 2005, 293(10):1245-1256.
25. Nothacker M, Duda V, Hahn M, Warm M, Degenhardt F, Madjar H, Weinbrenner S, Albert US: Early detection of breast cancer: benefits and risks of supplemental breast ultrasound in asymptomatic women with mammographically dense breast tissue. A systematic review. BMC Cancer 2009, 9:335.
26. Timins JK: Controversies in mammography. N J Med 2005, 102(1-2):45-49.
27. Pisano E: Issues in breast cancer screening. Technol Cancer Res Treat 2005, 4(1):5-9.
28. Gillett D, Kennedy C, Carmalt H: Breast cancer in young women. Aust N Z J Surg 1997, 67(11):761-764.
29. Brenton JD, Carey LA, Ahmed AA, Caldas C: Molecular classification and molecular forecasting of breast cancer: ready for clinical application? J Clin Oncol 2005, 23(29):7350-7360.
30. Hu Z, Fan C, Oh DS, Marron JS, He X, Qaqish BF, Livasy C, Carey LA, Reynolds E, Dressler L et al: The molecular portraits of breast tumors are conserved across microarray platforms. BMC Genomics 2006, 7:96.
31. Lacroix M, Leclercq G: About GATA3, HNF3A, and XBP1, three genes co-expressed with the oestrogen receptor-alpha gene (ESR1) in breast cancer. Mol Cell Endocrinol 2004, 219(1-2):1-7.
32. Nielsen TO, Hsu FD, Jensen K, Cheang M, Karaca G, Hu Z, Hernandez-Boussard T, Livasy C, Cowan D, Dressler L et al: Immunohistochemical and clinical characterization of the basal-like subtype of invasive breast carcinoma. Clin Cancer Res 2004, 10(16):5367-5374.
33. Bertucci F, Finetti P, Cervera N, Charafe-Jauffret E, Mamessier E, Adelaide J, Debono S, Houvenaeghel G, Maraninchi D, Viens P et al: Gene expression profiling shows medullary breast cancer is a subgroup of basal breast cancers. Cancer Res 2006, 66(9):4636-4644.
34. Lacroix M LG: Hereditary breast cancer: an update on genotype and phenotype. In: New breast cancer research. Edited by AP Y. New York: Nova Science Publishers; 2006: 27-51.
35. Charafe-Jauffret E, Ginestier C, Monville F, Finetti P, Adelaide J, Cervera N, Fekairi S, Xerri L, Jacquemier J, Birnbaum D et al: Gene expression profiling of breast cell lines identifies potential new basal markers. Oncogene 2006, 25(15):2273-2284.
36. Lacroix M, Toillon RA, Leclercq G: Stable 'portrait' of breast tumors during progression: data from biology, pathology and genetics. Endocr Relat Cancer 2004, 11(3):497-522.
37. Weigelt B, Hu Z, He X, Livasy C, Carey LA, Ewend MG, Glas AM, Perou CM, Van't Veer LJ: Molecular portraits and 70-gene prognosis signature are preserved throughout the metastatic process of breast cancer. Cancer Res 2005, 65(20):9155-9158.
38. Fridlyand J, Snijders AM, Ylstra B, Li H, Olshen A, Segraves R, Dairkee S, Tokuyasu T, Ljung BM, Jain AN et al: Breast tumor copy number aberration phenotypes and genomic instability. BMC Cancer 2006, 6:96.
39. Al-Kuraya K, Schraml P, Torhorst J, Tapia C, Zaharieva B, Novotny H, Spichtin H, Maurer R, Mirlacher M, Kochli O et al: Prognostic relevance of gene amplifications and coamplifications in breast cancer. Cancer Res 2004, 64(23):8534-8540.
40. Klein CA: Parallel progression of primary tumours and metastases. Nat Rev Cancer 2009, 9(4):302-312.
41. Aguirre-Ghiso JA: Models, mechanisms and clinical evidence for cancer dormancy. Nat Rev Cancer 2007, 7(11):834-846.
42. Fehm T, Braun S, Muller V, Janni W, Gebauer G, Marth C, Schindlbeck C, Wallwiener D, Borgen E, Naume B et al: A concept for the standardized detection of disseminated tumor cells in bone marrow from patients with primary breast cancer and its clinical implementation. Cancer 2006, 107(5):885-892.
43. Hartmann CH, Klein CA: Gene expression profiling of single cells on large-scale oligonucleotide arrays. Nucleic Acids Res 2006, 34(21):e143.
44. Bartkowiak K, Wieczorek M, Buck F, Harder S, Moldenhauer J, Effenberger KE, Pantel K, Peter-Katalinic J, Brandt BH: Two-dimensional differential gel electrophoresis of a cell line derived from a breast cancer micrometastasis revealed a stem/progenitor cell protein profile. J Proteome Res 2009, 8(4):2004-2014.
45. Muller V, Stahmann N, Riethdorf S, Rau T, Zabel T, Goetz A, Janicke F, Pantel K: Circulating tumor cells in breast cancer: correlation to bone marrow micrometastases, heterogeneous response to systemic therapy and low proliferative activity. Clin Cancer Res 2005, 11(10):3678-3685.
46. Banys M, Krawczyk N, Becker S, Jakubowska J, Staebler A, Wallwiener D, Fehm T, Rothmund R: The influence of removal of primary tumor on incidence and phenotype of circulating tumor cells in primary breast cancer. Breast Cancer Res Treat 2012, 132(1):121-129.
47. GEPARQuattro trial [http://www.germanbreastgroup.de/studien/neoadjuvant/geparquattro-/english-summary-html?lang=de_DE.UTF-8,+de_CH.U]
48. Daskalaki A, Agelaki S, Perraki M, Apostolaki S, Xenidis N, Stathopoulos E, Kontopodis E, Hatzida-

ki D, Mavroudis D, Georgoulias V: Detection of cytokeratin-19 mRNA-positive cells in the peripheral blood and bone marrow of patients with operable breast cancer. Br J Cancer 2009, 101(4):589-597.

49. Liu Z, Fusi A, Schmittel A, Tinhofer I, Schneider A, Keilholz U: Eradication of EGFR-positive circulating tumor cells and objective tumor response with lapatinib and capecitabine. Cancer Biol Ther 2010, 10(9):860-864.
50. Slade MJ, Payne R, Riethdorf S, Ward B, Zaidi SA, Stebbing J, Palmieri C, Sinnett HD, Kulinskaya E, Pitfield T et al: Comparison of bone marrow, disseminated tumour cells and blood-circulating tumour cells in breast cancer patients after primary treatment. Br J Cancer 2009, 100(1):160-166.
51. Krishnamurthy S, Cristofanilli M, Singh B, Reuben J, Gao H, Cohen EN, Andreopoulou E, Hall CS, Lodhi A, Jackson S et al: Detection of minimal residual disease in blood and bone marrow in early stage breast cancer. Cancer 2010, 116(14):3330-3337.
52. Fetsch PA, Cowan KH, Weng DE, Freifield A, Filie AC, Abati A: Detection of circulating tumor cells and micrometastases in stage II, III, and IV breast cancer patients utilizing cytology and immunocytochemistry. Diagn Cytopathol 2000, 22(5):323-328.
53. Slade MJ, Singh A, Smith BM, Tripuraneni G, Hall E, Peckitt C, Fox S, Graham H, Luchtenborg M, Sinnett HD et al: Persistence of bone marrow micrometastases in patients receiving adjuvant therapy for breast cancer: results at 4 years. Int J Cancer 2005, 114(1):94-100.
54. Braun S, Naume B: Circulating and disseminated tumor cells. J Clin Oncol 2005, 23(8):1623-1626.
55. Klein CA, Blankenstein TJ, Schmidt-Kittler O, Petronio M, Polzer B, Stoecklein NH, Riethmuller G: Genetic heterogeneity of single disseminated tumour cells in minimal residual cancer. Lancet 2002, 360(9334):683-689.
56. Ring A, Smith IE, Dowsett M: Circulating tumour cells in breast cancer. Lancet Oncol 2004, 5(2):79-88.
57. Hsieh HB, Marrinucci D, Bethel K, Curry DN, Humphrey M, Krivacic RT, Kroener J, Kroener L, Ladanyi A, Lazarus N et al: High speed detection of circulating tumor cells. Biosens Bioelectron 2006, 21(10):1893-1899.
58. Hu XC, Loo WT, Chow LW: Surgery-related shedding of breast cancer cells as determined by RT-PCR assay. J Surg Oncol 2003, 82(4):228-232; discussion 233.
59. Bleiweiss IJ, Nagi CS, Jaffer S: Axillary sentinel lymph nodes can be falsely positive due to iatrogenic displacement and transport of benign epithelial cells in patients with breast carcinoma. J Clin Oncol 2006, 24(13):2013-2018.
60. Pantel K, Alix-Panabieres C, Riethdorf S: Cancer micrometastases. Nat Rev Clin Oncol 2009, 6(6):339-351.
61. Maheswaran S, Sequist LV, Nagrath S, Ulkus L, Brannigan B, Collura CV, Inserra E, Diederichs S, Iafrate AJ, Bell DW et al: Detection of mutations in EGFR in circulating lung-cancer cells. N Engl J Med 2008, 359(4):366-377.
62. Stott SL, Lee RJ, Nagrath S, Yu M, Miyamoto DT, Ulkus L, Inserra EJ, Ulman M, Springer S, Nakamura Z et al: Isolation and characterization of circulating tumor cells from patients with localized and metastatic prostate cancer. Sci Transl Med 2010, 2(25):25ra23.
63. Saliba AE, Saias L, Psychari E, Minc N, Simon D, Bidard FC, Mathiot C, Pierga JY, Fraisier V, Salamero J et al: Microfluidic sorting and multimodal typing of cancer cells in self-assembled magnetic arrays. Proc Natl Acad Sci U S A 2010, 107(33):14524-14529.
64. Talasaz AH, Powell AA, Huber DE, Berbee JG, Roh KH, Yu W, Xiao W, Davis MM, Pease RF, Mindrinos MN et al: Isolating highly enriched populations of circulating epithelial cells and other rare cells from blood using a magnetic sweeper device. Proc Natl Acad Sci U S A 2009, 106(10):3970-3975.
65. Rolle A, Gunzel R, Pachmann U, Willen B, Hoffken K, Pachmann K: Increase in number of circulating disseminated epithelial cells after surgery for non-small cell lung cancer monitored by MAINTRAC(R) is a predictor for relapse: A preliminary report. World J Surg Oncol 2005, 3(1):18.
66. Ntouroupi TG, Ashraf SQ, McGregor SB, Turney BW, Seppo A, Kim Y, Wang X, Kilpatrick MW, Tsipouras P, Tafas T et al: Detection of circulating tumour cells in peripheral blood with an automated scanning fluorescence microscope. Br J Cancer 2008, 99(5):789-795.
67. Deng G, Herrler M, Burgess D, Manna E, Krag D, Burke JF: Enrichment with anti-cytokeratin alone or combined with anti-EpCAM antibodies significantly increases the sensitivity for circulating tumor cell detection in metastatic breast cancer patients. Breast Cancer Res 2008, 10(4):R69.
68. Andreopoulou E, Yang LY, Rangel KM, Reuben JM, Hsu L, Krishnamurthy S, Valero V, Fritsche HA, Cristofanilli M: Comparison of assay methods for detection of circulating tumor cells in metastatic breast cancer: AdnaGen AdnaTest BreastCancer Select/Detect versus Veridex CellSearch system. Int J Cancer 2012, 130(7):1590-1597.
69. Lu J, Fan T, Zhao Q, Zeng W, Zaslavsky E, Chen JJ, Frohman MA, Golightly MG, Madajewicz S, Chen WT: Isolation of circulating epithelial and tumor progenitor cells with an invasive phenotype from breast cancer patients. Int J Cancer 2010, 126(3):669-683.
70. Vona G, Sabile A, Louha M, Sitruk V, Romana S, Schutze K, Capron F, Franco D, Pazzagli M, Vekemans M et al: Isolation by size of epithelial tumor cells : a new method for the immunomorphological and molecular characterization of circulatingtumor cells. Am J Pathol 2000, 156(1):57-63.
71. Somlo G, Lau SK, Frankel P, Hsieh HB, Liu X,

Yang L, Krivacic R, Bruce RH: Multiple biomarker expression on circulating tumor cells in comparison to tumor tissues from primary and metastatic sites in patients with locally advanced/inflammatory, and stage IV breast cancer, using a novel detection technology. Breast Cancer Res Treat 2011, 128(1):155-163.

72. Gascoyne PR, Noshari J, Anderson TJ, Becker FF: Isolation of rare cells from cell mixtures by dielectrophoresis. Electrophoresis 2009, 30(8):1388-1398.
73. Tan SJ, Lakshmi RL, Chen P, Lim WT, Yobas L, Lim CT: Versatile label free biochip for the detection of circulating tumor cells from peripheral blood in cancer patients. Biosens Bioelectron 2010, 26(4):1701-1705.
74. Nissan A, Jager D, Roystacher M, Prus D, Peretz T, Eisenberg I, Freund HR, Scanlan M, Ritter G, Old LJ et al: Multimarker RT-PCR assay for the detection of minimal residual disease in sentinel lymph nodes of breast cancer patients. Br J Cancer 2006, 94(5):681-685.
75. Zach O, Lutz D: Tumor cell detection in peripheral blood and bone marrow. Curr Opin Oncol 2006, 18(1):48-56.
76. Backus J, Laughlin T, Wang Y, Belly R, White R, Baden J, Justus Min C, Mannie A, Tafra L, Atkins D et al: Identification and characterization of optimal gene expression markers for detection of breast cancer metastasis. J Mol Diagn 2005, 7(3):327-336.
77. Reinholz MM, Nibbe A, Jonart LM, Kitzmann K, Suman VJ, Ingle JN, Houghton R, Zehentner B, Roche PC, Lingle WL: Evaluation of a panel of tumor markers for molecular detection of circulating cancer cells in women with suspected breast cancer. Clin Cancer Res 2005, 11(10):3722-3732.
78. Harigopal M, Berger AJ, Camp RL, Rimm DL, Kluger HM: Automated quantitative analysis of E-cadherin expression in lymph node metastases is predictive of survival in invasive ductal breast cancer. Clin Cancer Res 2005, 11(11):4083-4089.
79. Gilbey AM, Burnett D, Coleman RE, Holen I: The detection of circulating breast cancer cells in blood. J Clin Pathol 2004, 57(9):903-911.
80. Ring AE, Zabaglo L, Ormerod MG, Smith IE, Dowsett M: Detection of circulating epithelial cells in the blood of patients with breast cancer: comparison of three techniques. Br J Cancer 2005, 92(5):906-912.
81. Weigelt B, Verduijn P, Bosma AJ, Rutgers EJ, Peterse HL, van't Veer LJ: Detection of metastases in sentinel lymph nodes of breast cancer patients by multiple mRNA markers. Br J Cancer 2004, 90(8):1531-1537.
82. Smirnov DA, Zweitzig DR, Foulk BW, Miller MC, Doyle GV, Pienta KJ, Meropol NJ, Weiner LM, Cohen SJ, Moreno JG et al: Global gene expression profiling of circulating tumor cells. Cancer Res 2005, 65(12):4993-4997.
83. Mikhitarian K, Gillanders WE, Almeida JS, Hebert Martin R, Varela JC, Metcalf JS, Cole DJ, Mitas M: An innovative microarray strategy identities informative molecular markers for the detection of micrometastatic breast cancer. Clin Cancer Res 2005, 11(10):3697-3704.
84. Brown NM, Stenzel TT, Friedman PN, Henslee J, Huper G, Marks JR: Evaluation of expression based markers for the detection of breast cancer cells. Breast Cancer Res Treat 2006, 97(1):41-47.
85. Gillanders WE, Mikhitarian K, Hebert R, Mauldin PD, Palesch Y, Walters C, Urist MM, Mann GB, Doherty G, Herrmann VM et al: Molecular detection of micrometastatic breast cancer in histopathology-negative axillary lymph nodes correlates with traditional predictors of prognosis: an interim analysis of a prospective multi-institutional cohort study. Ann Surg 2004, 239(6):828-837; discussion 837-840.
86. Stathopoulou A, Vlachonikolis I, Mavroudis D, Perraki M, Kouroussis C, Apostolaki S, Malamos N, Kakolyris S, Kotsakis A, Xenidis N et al: Molecular detection of cytokeratin-19-positive cells in the peripheral blood of patients with operable breast cancer: evaluation of their prognostic significance. J Clin Oncol 2002, 20(16):3404-3412.
87. Smerage JB, Hayes DF: The measurement and therapeutic implications of circulating tumour cells in breast cancer. Br J Cancer 2006, 94(1):8-12.
88. Hager G, Cacsire-Castillo Tong D, Schiebel I, Rezniczek GA, Watrowski R, Speiser P, Zeillinger R: The use of a panel of monoclonal antibodies to enrich circulating breast cancer cells facilitates their detection. Gynecol Oncol 2005, 98(2):211-216.
89. Sidransky D: Nucleic acid-based methods for the detection of cancer. Science 1997, 278(5340):1054-1059.
90. Lacroix M, Toillon RA, Leclercq G: p53 and breast cancer, an update. Endocr Relat Cancer 2006, 13(2):293-325.
91. Muller HM, Widschwendter A, Fiegl H, Ivarsson L, Goebel G, Perkmann E, Marth C, Widschwendter M: DNA methylation in serum of breast cancer patients: an independent prognostic marker. Cancer Res 2003, 63(22):7641-7645.
92. Fiegl H, Millinger S, Mueller-Holzner E, Marth C, Ensinger C, Berger A, Klocker H, Goebel G, Widschwendter M: Circulating tumor-specific DNA: a marker for monitoring efficacy of adjuvant therapy in cancer patients. Cancer Res 2005, 65(4):1141-1145.
93. Silva SM, Madeira MD, Ruela C, Paula-Barbosa MM: Prolonged alcohol intake leads to irreversible loss of vasopressin and oxytocin neurons in the paraventricular nucleus of the hypothalamus. Brain Res 2002, 925(1):76-88.
94. Schardt JA, Meyer M, Hartmann CH, Schubert F, Schmidt-Kittler O, Fuhrmann C, Polzer B, Petronio M, Eils R, Klein CA: Genomic analysis of single cytokeratin-positive cells from bone marrow reveals early mutational events in breast cancer. Cancer Cell 2005, 8(3):227-239.

95. Meng S, Tripathy D, Shete S, Ashfaq R, Haley B, Perkins S, Beitsch P, Khan A, Euhus D, Osborne C et al: HER-2 gene amplification can be acquired as breast cancer progresses. Proc Natl Acad Sci U S A 2004, 101(25):9393-9398.
96. Lacroix M: Significance, detection and markers of disseminated breast cancer cells. Endocr Relat Cancer 2006, 13(4):1033-1067.
97. Braun S, Kentenich C, Janni W, Hepp F, de Waal J, Willgeroth F, Sommer H, Pantel K: Lack of effect of adjuvant chemotherapy on the elimination of single dormant tumor cells in bone marrow of high-risk breast cancer patients. J Clin Oncol 2000, 18(1):80-86.
98. Borgen E, Pantel K, Schlimok G, Muller P, Otte M, Renolen A, Ehnle S, Coith C, Nesland JM, Naume B: A European interlaboratory testing of three well-known procedures for immunocytochemical detection of epithelial cells in bone marrow. Results from analysis of normal bone marrow. Cytometry B Clin Cytom 2006, 70(6):400-409.
99. Schwarzenbach H, Muller V, Beeger C, Gottberg M, Stahmann N, Pantel K: A critical evaluation of loss of heterozygosity detected in tumor tissues, blood serum and bone marrow plasma from patients with breast cancer. Breast Cancer Res 2007, 9(5):R66.
100. Becker S, Becker-Pergola G, Fehm T, Wallwiener D, Solomayer EF: Time is an important factor when processing samples for the detection of disseminated tumor cells in blood/bone marrow by reverse transcription-PCR. Clin Chem 2004, 50(4):785-786.
101. Braun S, Vogl FD, Naume B, Janni W, Osborne MP, Coombes RC, Schlimok G, Diel IJ, Gerber B, Gebauer G et al: A pooled analysis of bone marrow micrometastasis in breast cancer. N Engl J Med 2005, 353(8):793-802.
102. Pierga JY, Bonneton C, Vincent-Salomon A, de Cremoux P, Nos C, Blin N, Pouillart P, Thiery JP, Magdelenat H: Clinical significance of immunocytochemical detection of tumor cells using digital microscopy in peripheral blood and bone marrow of breast cancer patients. Clin Cancer Res 2004, 10(4):1392-1400.
103. Wiedswang G, Borgen E, Schirmer C, Karesen R, Kvalheim G, Nesland JM, Naume B: Comparison of the clinical significance of occult tumor cells in blood and bone marrow in breast cancer. Int J Cancer 2006, 118(8):2013-2019.
104. Benoy IH, Elst H, Philips M, Wuyts H, Van Dam P, Scharpe S, Van Marck E, Vermeulen PB, Dirix LY: Real-time RT-PCR detection of disseminated tumour cells in bone marrow has superior prognostic significance in comparison with circulating tumour cells in patients with breast cancer. Br J Cancer 2006, 94(5):672-680.
105. Xenidis N, Perraki M, Kafousi M, Apostolaki S, Bolonaki I, Stathopoulou A, Kalbakis K, Androulakis N, Kouroussis C, Pallis T et al: Predictive and prognostic value of peripheral blood cytokeratin-19 mRNA-positive cells detected by real-time polymerase chain reaction in node-negative breast cancer patients. J Clin Oncol 2006, 24(23):3756-3762.
106. Nakagawa T, Martinez SR, Goto Y, Koyanagi K, Kitago M, Shingai T, Elashoff DA, Ye X, Singer FR, Giuliano AE et al: Detection of circulating tumor cells in early-stage breast cancer metastasis to axillary lymph nodes. Clin Cancer Res 2007, 13(14):4105-4110.
107. Cristofanilli M, Hayes DF, Budd GT, Ellis MJ, Stopeck A, Reuben JM, Doyle GV, Matera J, Allard WJ, Miller MC et al: Circulating tumor cells: a novel prognostic factor for newly diagnosed metastatic breast cancer. J Clin Oncol 2005, 23(7):1420-1430.
108. Hayes DF, Cristofanilli M, Budd GT, Ellis MJ, Stopeck A, Miller MC, Matera J, Allard WJ, Doyle GV, Terstappen LW: Circulating tumor cells at each follow-up time point during therapy of metastatic breast cancer patients predict progression-free and overall survival. Clin Cancer Res 2006, 12(14 Pt 1):4218-4224.
109. Pachmann K, Camara O, Kavallaris A, Schneider U, Schunemann S, Hoffken K: Quantification of the response of circulating epithelial cells to neodadjuvant treatment for breast cancer: a new tool for therapy monitoring. Breast Cancer Res 2005, 7(6):R975-979.
110. Klein CA, Seidl S, Petat-Dutter K, Offner S, Geigl JB, Schmidt-Kittler O, Wendler N, Passlick B, Huber RM, Schlimok G et al: Combined transcriptome and genome analysis of single micrometastatic cells. Nat Biotechnol 2002, 20(4):387-392.
111. Schmidt-Kittler O, Ragg T, Daskalakis A, Granzow M, Ahr A, Blankenstein TJ, Kaufmann M, Diebold J, Arnholdt H, Muller P et al: From latent disseminated cells to overt metastasis: genetic analysis of systemic breast cancer progression. Proc Natl Acad Sci U S A 2003, 100(13):7737-7742.
112. Marches R, Scheuermann R, Uhr J: Cancer dormancy: from mice to man. Cell Cycle 2006, 5(16):1772-1778.
113. Watson MA, Ylagan LR, Trinkaus KM, Gillanders WE, Naughton MJ, Weilbaecher KN, Fleming TP, Aft RL: Isolation and molecular profiling of bone marrow micrometastases identifies TWIST1 as a marker of early tumor relapse in breast cancer patients. Clin Cancer Res 2007, 13(17):5001-5009.
114. Kang Y, Massague J: Epithelial-mesenchymal transitions: twist in development and metastasis. Cell 2004, 118(3):277-279.
115. Braun S, Schlimok G, Heumos I, Schaller G, Riethdorf L, Riethmuller G, Pantel K: ErbB2 overexpression on occult metastatic cells in bone marrow predicts poor clinical outcome of stage I-III breast cancer patients. Cancer Res 2001, 61(5):1890-1895.
116. Vincent-Salomon A, Pierga JY, Couturier J, d'Enghien CD, Nos C, Sigal-Zafrani B, Lae M, Freneaux P, Dieras V, Thiery JP et al: HER2 status of bone marrow micrometastasis and their corresponding primary tumours in a pilot study of 27 cases: a possible tool for anti-HER2 therapy management? Br J

Cancer 2007, 96(4):654-659.
117. Solomayer EF, Becker S, Pergola-Becker G, Bachmann R, Kramer B, Vogel U, Neubauer H, Wallwiener D, Huober J, Fehm TN: Comparison of HER2 status between primary tumor and disseminated tumor cells in primary breast cancer patients. Breast Cancer Res Treat 2006, 98(2):179-184.
118. Wulfing P, Borchard J, Buerger H, Heidl S, Zanker KS, Kiesel L, Brandt B: HER2-positive circulating tumor cells indicate poor clinical outcome in stage I to III breast cancer patients. Clin Cancer Res 2006, 12(6):1715-1720.
119. Apostolaki S, Perraki M, Pallis A, Bozionelou V, Agelaki S, Kanellou P, Kotsakis A, Politaki E, Kalbakis K, Kalykaki A et al: Circulating HER2 mRNA-positive cells in the peripheral blood of patients with stage I and II breast cancer after the administration of adjuvant chemotherapy: evaluation of their clinical relevance. Ann Oncol 2007, 18(5):851-858.
120. Ruud P, Fodstad O, Hovig E: Identification of a novel cytokeratin 19 pseudogene that may interfere with reverse transcriptase-polymerase chain reaction assays used to detect micrometastatic tumor cells. Int J Cancer 1999, 80(1):119-125.
121. Corradini P, Voena C, Astolfi M, Delloro S, Pilotti S, Arrigoni G, Bregni M, Pileri A, Gianni AM: Maspin and mammaglobin genes are specific markers for RT-PCR detection of minimal residual disease in patients with breast cancer. Ann Oncol 2001, 12(12):1693-1698.
122. Jung R, Petersen K, Kruger W, Wolf M, Wagener C, Zander A, Neumaier M: Detection of micrometastasis by cytokeratin 20 RT-PCR is limited due to stable background transcription in granulocytes. Br J Cancer 1999, 81(5):870-873.
123. Zhong XY, Kaul S, Eichler A, Bastert G: Evaluating GA733-2 mRNA as a marker for the detection of micrometastatic breast cancer in peripheral blood and bone marrow. Arch Gynecol Obstet 1999, 263(1-2):2-6.
124. Ligtenberg MJ, Buijs F, Vos HL, Hilkens J: Suppression of cellular aggregation by high levels of episialin. Cancer Res 1992, 52(8):2318-2324.
125. Ciborowski P, Finn OJ: Non-glycosylated tandem repeats of MUC1 facilitate attachment of breast tumor cells to normal human lung tissue and immobilized extracellular matrix proteins (ECM) in vitro: potential role in metastasis. Clin Exp Metastasis 2002, 19(4):339-345.
126. Emens LA, Reilly RT, Jaffee EM: Breast cancer vaccines: maximizing cancer treatment by tapping into host immunity. Endocr Relat Cancer 2005, 12(1):1-17.
127. Rakha EA, Boyce RW, Abd El-Rehim D, Kurien T, Green AR, Paish EC, Robertson JF, Ellis IO: Expression of mucins (MUC1, MUC2, MUC3, MUC4, MUC5AC and MUC6) and their prognostic significance in human breast cancer. Mod Pathol 2005, 18(10):1295-1304.
128. Gradilone A, Gazzaniga P, Silvestri I, Gandini O, Trasatti L, Lauro S, Frati L, Agliano AM: Detection of CK19, CK20 and EGFR mRNAs in peripheral blood of carcinoma patients: correlation with clinical stage of disease. Oncol Rep 2003, 10(1):217-222.
129. Silva HA, Abraul E, Raimundo D, Dias MF, Marques C, Guerra C, de Oliveira CF, Regateiro FJ: Molecular detection of EGFRvIII-positive cells in the peripheral blood of breast cancer patients. Eur J Cancer 2006, 42(15):2617-2622.
130. Mitas M, Mikhitarian K, Walters C, Baron PL, Elliott BM, Brothers TE, Robison JG, Metcalf JS, Palesch YY, Zhang Z et al: Quantitative real-time RT-PCR detection of breast cancer micrometastasis using a multigene marker panel. Int J Cancer 2001, 93(2):162-171.
131. Bosma AJ, Weigelt B, Lambrechts AC, Verhagen OJ, Pruntel R, Hart AA, Rodenhuis S, van 't Veer LJ: Detection of circulating breast tumor cells by differential expression of marker genes. Clin Cancer Res 2002, 8(6):1871-1877.
132. Welsh JB, Sapinoso LM, Kern SG, Brown DA, Liu T, Bauskin AR, Ward RL, Hawkins NJ, Quinn DI, Russell PJ et al: Large-scale delineation of secreted protein biomarkers overexpressed in cancer tissue and serum. Proc Natl Acad Sci U S A 2003, 100(6):3410-3415.
133. Watson MA, Fleming TP: Mammaglobin, a mammary-specific member of the uteroglobin gene family, is overexpressed in human breast cancer. Cancer Res 1996, 56(4):860-865.
134. Klug J, Beier HM, Bernard A, Chilton BS, Fleming TP, Lehrer RI, Miele L, Pattabiraman N, Singh G: Uteroglobin/Clara cell 10-kDa family of proteins: nomenclature committee report. Ann N Y Acad Sci 2000, 923:348-354.
135. Viehl CT, Tanaka Y, Chen T, Frey DM, Tran A, Fleming TP, Eberlein TJ, Goedegebuure PS: Tat mammaglobin fusion protein transduced dendritic cells stimulate mammaglobin-specific CD4 and CD8 T cells. Breast Cancer Res Treat 2005, 91(3):271-278.
136. Zafrakas M, Petschke B, Donner A, Fritzsche F, Kristiansen G, Knuchel R, Dahl E: Expression analysis of mammaglobin A (SCGB2A2) and lipophilin B (SCGB1D2) in more than 300 human tumors and matching normal tissues reveals their co-expression in gynecologic malignancies. BMC Cancer 2006, 6:88.
137. Min CJ, Tafra L, Verbanac KM: Identification of superior markers for polymerase chain reaction detection of breast cancer metastases in sentinel lymph nodes. Cancer Res 1998, 58(20):4581-4584.
138. Han JH, Kang Y, Shin HC, Kim HS, Kang YM, Kim YB, Oh SY: Mammaglobin expression in lymph nodes is an important marker of metastatic breast carcinoma. Arch Pathol Lab Med 2003, 127(10):1330-1334.
139. Span PN, Waanders E, Manders P, Heuvel JJ, Foek-

ens JA, Watson MA, Beex LV, Sweep FC: Mammaglobin is associated with low-grade, steroid receptor-positive breast tumors from postmenopausal patients, and has independent prognostic value for relapse-free survival time. J Clin Oncol 2004, 22(4):691-698.

140. Siwek B, Larsimont D, Lacroix M, Body JJ: Establishment and characterization of three new breast-cancer cell lines. Int J Cancer 1998, 76(5):677-683.
141. de Longueville F, Lacroix M, Barbuto AM, Bertholet V, Gallo D, Larsimont D, Marcq L, Zammatteo N, Boffe S, Leclercq G et al: Molecular characterization of breast cancer cell lines by a low-density microarray. Int J Oncol 2005, 27(4):881-892.
142. O'Brien NA, O'Donovan N, Ryan B, Hill AD, McDermott E, O'Higgins N, Duffy MJ: Mammaglobin a in breast cancer: existence of multiple molecular forms. Int J Cancer 2005, 114(4):623-627.
143. Becker RM, Darrow C, Zimonjic DB, Popescu NC, Watson MA, Fleming TP: Identification of mammaglobin B, a novel member of the uteroglobin gene family. Genomics 1998, 54(1):70-78.
144. Lee HK, Hsu AK, Sajdak J, Qin J, Pavlidis P: Coexpression analysis of human genes across many microarray data sets. Genome Res 2004, 14(6):1085-1094.
145. Carter D, Douglass JF, Cornellison CD, Retter MW, Johnson JC, Bennington AA, Fleming TP, Reed SG, Houghton RL, Diamond DL et al: Purification and characterization of the mammaglobin/lipophilin B complex, a promising diagnostic marker for breast cancer. Biochemistry 2002, 41(21):6714-6722.
146. Jones C, Damiani S, Wells D, Chaggar R, Lakhani SR, Eusebi V: Molecular cytogenetic comparison of apocrine hyperplasia and apocrine carcinoma of the breast. Am J Pathol 2001, 158(1):207-214.
147. Clark JW, Snell L, Shiu RP, Orr FW, Maitre N, Vary CP, Cole DJ, Watson PH: The potential role for prolactin-inducible protein (PIP) as a marker of human breast cancer micrometastasis. Br J Cancer 1999, 81(6):1002-1008.
148. Murphy LC, Lee-Wing M, Goldenberg GJ, Shiu RP: Expression of the gene encoding a prolactin-inducible protein by human breast cancers in vivo: correlation with steroid receptor status. Cancer Res 1987, 47(15):4160-4164.
149. Colpitts TL, Billing P, Granados E, Hayden M, Hodges S, Roberts L, Russell J, Friedman P, Stroupe S: Identification and immunohistochemical characterization of a mucin-like glycoprotein expressed in early stage breast carcinoma. Tumour Biol 2002, 23(5):263-278.
150. Hube F, Mutawe M, Leygue E, Myal Y: Human small breast epithelial mucin: the promise of a new breast tumor biomarker. DNA Cell Biol 2004, 23(12):842-849.
151. Miksicek RJ, Myal Y, Watson PH, Walker C, Murphy LC, Leygue E: Identification of a novel breast- and salivary gland-specific, mucin-like gene strongly expressed in normal and tumor human mammary epithelium. Cancer Res 2002, 62(10):2736-2740.
152. Leclercq G, Lacroix M, Laios I, Laurent G: Estrogen receptor alpha: impact of ligands on intracellular shuttling and turnover rate in breast cancer cells. Curr Cancer Drug Targets 2006, 6(1):39-64.
153. Hoffmann W: Trefoil factors TFF (trefoil factor family) peptide-triggered signals promoting mucosal restitution. Cell Mol Life Sci 2005, 62(24):2932-2938.
154. Poulsom R, Hanby AM, Lalani EN, Hauser F, Hoffmann W, Stamp GW: Intestinal trefoil factor (TFF 3) and pS2 (TFF 1), but not spasmolytic polypeptide (TFF 2) mRNAs are co-expressed in normal, hyperplastic, and neoplastic human breast epithelium. J Pathol 1997, 183(1):30-38.
155. Mitas M, Mikhitarian K, Hoover L, Lockett MA, Kelley L, Hill A, Gillanders WE, Cole DJ: Prostate-Specific Ets (PSE) factor: a novel marker for detection of metastatic breast cancer in axillary lymph nodes. Br J Cancer 2002, 86(6):899-904.
156. Ghadersohi A, Sood AK: Prostate epithelium-derived Ets transcription factor mRNA is overexpressed in human breast tumors and is a candidate breast tumor marker and a breast tumor antigen. Clin Cancer Res 2001, 7(9):2731-2738.
157. Gunawardane RN, Sgroi DC, Wrobel CN, Koh E, Daley GQ, Brugge JS: Novel role for PDEF in epithelial cell migration and invasion. Cancer Res 2005, 65(24):11572-11580.
158. Jiang Y, Harlocker SL, Molesh DA, Dillon DC, Stolk JA, Houghton RL, Repasky EA, Badaro R, Reed SG, Xu J: Discovery of differentially expressed genes in human breast cancer using subtracted cDNA libraries and cDNA microarrays. Oncogene 2002, 21(14):2270-2282.
159. Wang W, Epler J, Salazar LG, Riddell SR: Recognition of breast cancer cells by CD8+ cytotoxic T-cell clones specific for NY-BR-1. Cancer Res 2006, 66(13):6826-6833.
160. Zehentner BK, Dillon DC, Jiang Y, Xu J, Bennington A, Molesh DA, Zhang X, Reed SG, Persing D, Houghton RL: Application of a multigene reverse transcription-PCR assay for detection of mammaglobin and complementary transcribed genes in breast cancer lymph nodes. Clin Chem 2002, 48(8):1225-1231.
161. O'Brien N ODN, Hill A, McDermott E, O'Higgins N, Duffy MJ: B726P, a gene expressed specifi cally in breast tissue. Proc Am Assoc Cancer Res 2003, 32.
162. Varga Z, Theurillat JP, Filonenko V, Sasse B, Odermatt B, Jungbluth AA, Chen YT, Old LJ, Knuth A, Jager D et al: Preferential nuclear and cytoplasmic NY-BR-1 protein expression in primary breast cancer and lymph node metastases. Clin Cancer Res 2006, 12(9):2745-2751.
163. Zhang W, Zhang M: Tissue microarray analysis of maspin expression and its reverse correlation with mutant p53 in various tumors. Int J Oncol 2002,

20(6):1145-1150.
164. Maass N, Teffner M, Rosel F, Pawaresch R, Jonat W, Nagasaki K, Rudolph P: Decline in the expression of the serine proteinase inhibitor maspin is associated with tumour progression in ductal carcinomas of the breast. J Pathol 2001, 195(3):321-326.
165. Polyak K, Hu M: Do myoepithelial cells hold the key for breast tumor progression? J Mammary Gland Biol Neoplasia 2005, 10(3):231-247.
166. Zou Z, Anisowicz A, Hendrix MJ, Thor A, Neveu M, Sheng S, Rafidi K, Seftor E, Sager R: Maspin, a serpin with tumor-suppressing activity in human mammary epithelial cells. Science 1994, 263(5146):526-529.
167. Zhang M, Volpert O, Shi YH, Bouck N: Maspin is an angiogenesis inhibitor. Nat Med 2000, 6(2):196-199.
168. Lockett J, Yin S, Li X, Meng Y, Sheng S: Tumor suppressive maspin and epithelial homeostasis. J Cell Biochem 2006, 97(4):651-660.
169. Martin KJ, Kritzman BM, Price LM, Koh B, Kwan CP, Zhang X, Mackay A, O'Hare MJ, Kaelin CM, Mutter GL et al: Linking gene expression patterns to therapeutic groups in breast cancer. Cancer Res 2000, 60(8):2232-2238.
170. Kim DH, Yoon DS, Dooley WC, Nam ES, Ryu JW, Jung KC, Park HR, Sohn JH, Shin HS, Park YE: Association of maspin expression with the high histological grade and lymphocyte-rich stroma in early-stage breast cancer. Histopathology 2003, 42(1):37-42.
171. Mohsin SK, Zhang M, Clark GM, Craig Allred D: Maspin expression in invasive breast cancer: association with other prognostic factors. J Pathol 2003, 199(4):432-435.
172. Symmans WF, Fiterman DJ, Anderson SK, Ayers M, Rouzier R, Dunmire V, Stec J, Valero V, Sneige N, Albarracin C et al: A single-gene biomarker identifies breast cancers associated with immature cell type and short duration of prior breastfeeding. Endocr Relat Cancer 2005, 12(4):1059-1069.
173. Solakoglu O, Maierhofer C, Lahr G, Breit E, Scheunemann P, Heumos I, Pichlmeier U, Schlimok G, Oberneder R, Kollermann MW et al: Heterogeneous proliferative potential of occult metastatic cells in bone marrow of patients with solid epithelial tumors. Proc Natl Acad Sci U S A 2002, 99(4):2246-2251.
174. Gangnus R, Langer S, Breit E, Pantel K, Speicher MR: Genomic profiling of viable and proliferative micrometastatic cells from early-stage breast cancer patients. Clin Cancer Res 2004, 10(10):3457-3464.
175. Fehm T, Sagalowsky A, Clifford E, Beitsch P, Saboorian H, Euhus D, Meng S, Morrison L, Tucker T, Lane N et al: Cytogenetic evidence that circulating epithelial cells in patients with carcinoma are malignant. Clin Cancer Res 2002, 8(7):2073-2084.
176. Austrup F, Uciechowski P, Eder C, Bockmann B, Suchy B, Driesel G, Jackel S, Kusiak I, Grill HJ, Giesing M: Prognostic value of genomic alterations in minimal residual cancer cells purified from the blood of breast cancer patients. Br J Cancer 2000, 83(12):1664-1673.
177. Bussey KJ, Chin K, Lababidi S, Reimers M, Reinhold WC, Kuo WL, Gwadry F, Ajay, Kouros-Mehr H, Fridlyand J et al: Integrating data on DNA copy number with gene expression levels and drug sensitivities in the NCI-60 cell line panel. Mol Cancer Ther 2006, 5(4):853-867.
178. Pantel K, Woelfle U: Detection and molecular characterisation of disseminated tumour cells: implications for anti-cancer therapy. Biochim Biophys Acta 2005, 1756(1):53-64.
179. Cote RJ, Rosen PP, Lesser ML, Old LJ, Osborne MP: Prediction of early relapse in patients with operable breast cancer by detection of occult bone marrow micrometastases. J Clin Oncol 1991, 9(10):1749-1756.
180. Wiedswang G, Borgen E, Karesen R, Kvalheim G, Nesland JM, Qvist H, Schlichting E, Sauer T, Janbu J, Harbitz T et al: Detection of isolated tumor cells in bone marrow is an independent prognostic factor in breast cancer. J Clin Oncol 2003, 21(18):3469-3478.
181. Bidard FC, Vincent-Salomon A, Sigal-Zafrani B, Dieras V, Mathiot C, Mignot L, Thiery JP, Sastre-Garau X, Pierga JY: Prognosis of women with stage IV breast cancer depends on detection of circulating tumor cells rather than disseminated tumor cells. Ann Oncol 2008, 19(3):496-500.
182. Cristofanilli M, Budd GT, Ellis MJ, Stopeck A, Matera J, Miller MC, Reuben JM, Doyle GV, Allard WJ, Terstappen LW et al: Circulating tumor cells, disease progression, and survival in metastatic breast cancer. N Engl J Med 2004, 351(8):781-791.
183. Janni W, Hepp F, Rjosk D, Kentenich C, Strobl B, Schindlbeck C, Hantschmann P, Sommer H, Pantel K, Braun S: The fate and prognostic value of occult metastatic cells in the bone marrow of patients with breast carcinoma between primary treatment and recurrence. Cancer 2001, 92(1):46-53.
184. Wiedswang G, Borgen E, Karesen R, Qvist H, Janbu J, Kvalheim G, Nesland JM, Naume B: Isolated tumor cells in bone marrow three years after diagnosis in disease-free breast cancer patients predict unfavorable clinical outcome. Clin Cancer Res 2004, 10(16):5342-5348.
185. Kang Y, He W, Tulley S, Gupta GP, Serganova I, Chen CR, Manova-Todorova K, Blasberg R, Gerald WL, Massague J: Breast cancer bone metastasis mediated by the Smad tumor suppressor pathway. Proc Natl Acad Sci U S A 2005, 102(39):13909-13914.
186. Ferlicot S, Vincent-Salomon A, Medioni J, Genin P, Rosty C, Sigal-Zafrani B, Freneaux P, Jouve M, Thiery JP, Sastre-Garau X: Wide metastatic spreading in infiltrating lobular carcinoma of the breast. Eur J Cancer 2004, 40(3):336-341.
187. Pantel K, Alix-Panabieres C: The clinical significance of circulating tumor cells. Nat Clin Pract On-

col 2007, 4(2):62-63.
188. Mikhitarian K, Martin RH, Mitas M, Mauldin PD, Palesch Y, Metcalf JS, Cole DJ, Gillanders WE: Molecular analysis improves sensitivity of breast sentinel lymph node biopsy: results of a multi-institutional prospective cohort study. Surgery 2005, 138(3):474-481.
189. Ignatiadis M, Kallergi G, Ntoulia M, Perraki M, Apostolaki S, Kafousi M, Chlouverakis G, Stathopoulos E, Lianidou E, Georgoulias V et al: Prognostic value of the molecular detection of circulating tumor cells using a multimarker reverse transcription-PCR assay for cytokeratin 19, mammaglobin A, and HER2 in early breast cancer. Clin Cancer Res 2008, 14(9):2593-2600.
190. Ignatiadis M, Xenidis N, Perraki M, Apostolaki S, Politaki E, Kafousi M, Stathopoulos EN, Stathopoulou A, Lianidou E, Chlouverakis G et al: Different prognostic value of cytokeratin-19 mRNA positive circulating tumor cells according to estrogen receptor and HER2 status in early-stage breast cancer. J Clin Oncol 2007, 25(33):5194-5202.
191. Xenidis N, Ignatiadis M, Apostolaki S, Perraki M, Kalbakis K, Agelaki S, Stathopoulos EN, Chlouverakis G, Lianidou E, Kakolyris S et al: Cytokeratin-19 mRNA-positive circulating tumor cells after adjuvant chemotherapy in patients with early breast cancer. J Clin Oncol 2009, 27(13):2177-2184.
192. Saloustros E, Perraki M, Apostolaki S, Kallergi G, Xyrafas A, Kalbakis K, Agelaki S, Kalykaki A, Georgoulias V, Mavroudis D: Cytokeratin-19 mRNA-positive circulating tumor cells during follow-up of patients with operable breast cancer: prognostic relevance for late relapse. Breast Cancer Res 2011, 13(3):R60.
193. Bidard FC, Mathiot C, Delaloge S, Brain E, Giachetti S, de Cremoux P, Marty M, Pierga JY: Single circulating tumor cell detection and overall survival in nonmetastatic breast cancer. Ann Oncol 2010, 21(4):729-733.
194. Rack B SC, Andergassen U: Use of circulating tumor cells (CTC) in peripheral blood of breast cancer patients before and after adjuvant chemotherapy to predict risk for relapse: the SUCCESS trial. J Clin Oncol 2010, 28.
195. Nakamura S, Yagata H, Ohno S, Yamaguchi H, Iwata H, Tsunoda N, Ito Y, Tokudome N, Toi M, Kuroi K et al: Multi-center study evaluating circulating tumor cells as a surrogate for response to treatment and overall survival in metastatic breast cancer. Breast Cancer 2010, 17(3):199-204.
196. Gaforio JJ, Serrano MJ, Sanchez-Rovira P, Sirvent A, Delgado-Rodriguez M, Campos M, de la Torre N, Algarra I, Duenas R, Lozano A: Detection of breast cancer cells in the peripheral blood is positively correlated with estrogen-receptor status and predicts for poor prognosis. Int J Cancer 2003, 107(6):984-990.
197. Ntoulia M, Stathopoulou A, Ignatiadis M, Malamos N, Mavroudis D, Georgoulias V, Lianidou ES: Detection of Mammaglobin A-mRNA-positive circulating tumor cells in peripheral blood of patients with operable breast cancer with nested RT-PCR. Clin Biochem 2006, 39(9):879-887.
198. De Giorgi U, Valero V, Rohren E, Mego M, Doyle GV, Miller MC, Ueno NT, Handy BC, Reuben JM, Macapinlac HA et al: Circulating tumor cells and bone metastases as detected by FDG-PET/CT in patients with metastatic breast cancer. Ann Oncol 2010, 21(1):33-39.
199. Budd GT, Cristofanilli M, Ellis MJ, Stopeck A, Borden E, Miller MC, Matera J, Repollet M, Doyle GV, Terstappen LW et al: Circulating tumor cells versus imaging--predicting overall survival in metastatic breast cancer. Clin Cancer Res 2006, 12(21):6403-6409.
200. Goldhirsch A, Wood WC, Gelber RD, Coates AS, Thurlimann B, Senn HJ: Meeting highlights: updated international expert consensus on the primary therapy of early breast cancer. J Clin Oncol 2003, 21(17):3357-3365.
201. Jain RK: Physiological barriers to delivery of monoclonal antibodies and other macromolecules in tumors. Cancer Res 1990, 50(3 Suppl):814s-819s.
202. Gerber B, Krause A, Muller H, Richter D, Reimer T, Makovitzky J, Herrnring C, Jeschke U, Kundt G, Friese K: Simultaneous immunohistochemical detection of tumor cells in lymph nodes and bone marrow aspirates in breast cancer and its correlation with other prognostic factors. J Clin Oncol 2001, 19(4):960-971.
203. Benoy IH, Salgado R, Elst H, Van Dam P, Weyler J, Van Marck E, Scharpe S, Vermeulen PB, Dirix LY: Relative microvessel area of the primary tumour, and not lymph node status, predicts the presence of bone marrow micrometastases detected by reverse transcriptase polymerase chain reaction in patients with clinically non-metastatic breast cancer. Breast Cancer Res 2005, 7(2):R210-219.

第 23 章

作为乳腺癌无创性标志物的呼气挥发性有机化合物

Orna Barash, Hossam Haick

摘　要

呼气时的挥发性有机化合物（volatile organic compounds, VOC）是乳腺癌恶性程度、分期、组织学、基因型和鉴别其他良恶性疾病有趣的备选标志物。VOC 乳腺癌标志物可以衍生为由分析化学方法检测的特异性化合物，或者是通过对传感器阵列输出数据进行统计学分析得到的呼吸指纹。尽管有很大的临床诊断价值，但迄今只有几项 VOC 标志物得到研究，并且对乳腺癌检测的实验也仅限于研究和临床实验阶段，主要是由于缺乏标准化的实验技术。本章我们将以 VOC 作为全新的乳腺癌分子标志物叙述其应用的巨大前景，并介绍从实验到临床转化面临的挑战。我们将介绍呼吸样本搜集的工艺技术、样本保存、呼吸 VOC 分析和管理呼吸指纹的方法，并且我们将展示通过 VOC 分析诊断乳腺癌的一个实例。

关键词

乳腺癌标志物　挥发性有机化合物　呼吸分析　传感器阵列　呼吸指纹

引言

乳腺癌（BC）是母乳哺养运输乳汁的导管内上皮细胞或产生乳汁的小叶发生恶性增殖（导管癌或小叶癌）[1]。人类乳腺癌是一种克隆性疾病，是一系列能最终表达全部恶性潜能的体细胞或生殖细胞突变的产物。因此，乳腺癌可作为非侵袭性疾病或有侵袭性但不转移的疾病而长期生存[1]。西方国家乳腺癌是最常见的女性肿瘤，每年可有 40 000 多例人数死亡[2]。尽管乳腺癌主要影响老年人，但低于 30 岁的女性也有受累。

有数个已经明确的风险因素与乳腺癌的发生相关：年龄、肥胖、电离辐射暴露等。一级亲属（如母亲、姐妹和女儿）家族史有高度相关性，肿瘤发生率可增加 3~4 倍。所有乳腺癌病例中大约 8% 是可遗传的，其中的一半由于两个乳腺癌易感基因突变——抑癌基因 BRCA1 和 BRCA2 所致[3]。另一个重要基因在 1/4 乳腺癌病例中起一定作用，就是编码表皮生长因子受体的 erbB2（HER2/neu），由于基因扩增在乳腺癌过表达，这种过表达导致人乳腺上皮的转化，是辅助全身治疗和转移癌治疗的有效靶点。然而，如果乳腺肿瘤尚处于局部阶段被发现，乳腺癌也是最可能被治愈的恶性肿瘤之一，通过乳腺X线筛查无症状妇女可减少20%~30%的死亡率[1]。例如，对于<1cm的浸润性乳腺癌，15年后相对生存率为90%~92%；1~2cm肿瘤的生存率约75%，肿瘤分期越高，该生存率越低[3]。

发生乳腺癌的一个重要风险因素与增强氧化应激和细胞色素P450复合氧化酶（CYP-450）诱导相关[4]。氧化应激负责平衡机体的活性氧类（reactive oxygen species, ROS）和自由基的生成和清除。ROS是线粒体外层不平衡电子的分子或离子，在线粒体持续生成，是细胞呼吸的一部分，也可外源性生成，如吸烟、污染和辐射。当ROS累积时，ROS能攻击细胞内生物分子，如蛋白和多不饱和脂肪酸（PUFA）。ROS分子增强CYP450活性，CYP-450作为数量众多复合型氧化酶，催化有机物的氧化。已经有数个研究报道乳腺组织CYP-450酶上调[5,6]，一个重要的CYP450酶就是芳香酶，其合成雌激素，在人类乳腺组织高表达[7]。在正常的氧化应激反应中，从线粒体漏出的活性氧和细胞膜超氧化的PUFA，生成挥发性烷类和甲烷，可通过呼吸排出[8]。

常规乳腺癌影像诊断和筛查的标志物和方法

基于人群的高敏感性和特异性筛查对尽早发现无症状可治性乳腺癌是非常有必要的[9,10]。最广泛应用的方法是乳腺X线检查联合常规临床检查。诊断性乳腺X线检查可能包含其他检查，常用于有乳腺癌症状的女性（有症状表现的）[3]。然而，筛查性X线检查有一定的局限性：①检测的异常可能是良性和假阳性的，不得不做其他检查，增加患者的经济负担和不必要的焦虑；②错过处于临床前期的肿瘤组织，10%~15%乳腺癌无法通过X线检查检测出来[11]；③图像质量受乳腺密度影响。因此，更适合于绝经后女性而不适合于年轻女性，因为后者有更高的乳腺密度[12]。筛查大量人群，体检和乳腺X线检查都要做，因为后者仅能检测35%~50%的早期乳腺癌，其他40%仅能靠触诊发现。乳腺X线检查发现明显的或可疑肿块的病例必须靠组织活检以确诊，所有疑似病例的活检最终为临床提供组织学诊断依据。

一项有用的活检技术是细针抽吸细胞学检查（FNA），即采用细针吸出病灶细胞进行细胞学检查。粗针（空芯针）活检可局麻下取出一小块组织。但最可靠的方法还是开放式活检，比如在细针抽吸或细针组织活检仍然不能明确诊断时经常采用。某些乳腺原位癌通过细胞学检查不容易确诊，仍然需要切除组织进一步检查。然而，这些技术有如下的缺陷：样本问题、需要病理学技术检查细胞/组织、侵入性和高成本。

另一项技术是超声检查，常用于区分囊性还是实体性病变[13]。超声检查通常用于乳腺X线检查仍不能下结论或乳腺组织致密时。磁共振成像（MRI）对于乳腺疾病敏感性高，但明显比乳腺X线检查的特异性低，容易产生假阳性结果。

作为未来无创性乳腺癌分子标志物的挥发性有机化合物

VOC是近来才作为潜在的未来乳腺癌分子标志物出现的[14-19]。VOC有一个相对高的蒸汽压(>0.1mmHg)，因此肺泡气血交换时从血中弥散至肺泡并可随呼气呼出。这意味着VOC能从呼出气体中无创性检出。期望乳腺癌不同的表现型和基因型分子产生可鉴别VOC谱。令人鼓舞的经验数据证实VOC可作为一种无创性、简单经济和容易使用的诊断工具，尤其是对于肺癌病例[14,20-53]。有意思的是，队列研究表明呼气VOC也可被用于诊断肺以外的疾病，如乳腺癌[12,14-17,19]。由于过去20年里呼气采集和气体分析技术的快速进展，可能不久呼气VOC气监测就会成为常规医学诊断和治疗效果随诊的补充方法或其他选择。这种新方法可能彻底改变乳腺癌个体化治疗和管理，有可能成为未来人群乳腺癌筛查的主要方法，尽管近期这个技术还没成熟到足以临床应用的地步[54]。

呼气挥发性有机化合物

呼出的气体可能是临床上最容易获得的用于分析乳腺癌标志物的样本，无需侵入机体，可以持续在线取样[55, 56]。此外，呼出气体成分不像其他标本如唾液、痰、血、尿、大便和肿瘤组织等成分复杂，分析起来更容易些。在气相时人呼出的气体是既有无机分子也有有机分子的多样混合体[43]，其主要成分有氮、氧、二氧化碳、水和惰性气体。呼气完全性湿化，呈不同相对湿度（relative humidity，RH），范围40%~80%。呼气标本的湿度随年龄增长而下降，在良性肿瘤和恶性肺部疾病、节食和生活方式改变时也会相应变化。除了无机气体分子，还可在不同人群中检测到数千种体积比为10 亿分之一（ppbv）甚至万亿分之一（pptv）的极低浓度形式存在的 VOC。呼气中的 VOC 来自于血液，而血中的 VOC 产生于机体的不同细胞生物化学过程或通过摄入、吸入和皮肤接触而从环境中吸收[39, 57]。因此，乳腺癌患者 VOC 谱可通过呼气来检测[12,14-17,19]，因为血液化学改变反映在经肺交换后呼出气体的可检测化学成分的变化上[24, 58]。某些气体交换在气道而不是肺泡进行，取决于血 / 气分配系数，即 λb：a。血中低溶解度的气体，主要是非极性 VOC（λb：a<10），几乎都在肺泡进行气体交换，而高溶解度的，主要是极性 VOC（λb：a>100），其交换发生在气道[59]。而介于二者之间的 VOC（10<λb：a<100），既在气道也在肺泡进行气体交换[59]。因此，气道在肺气体交换中扮演的作用比过去通常认为的大[56, 60]，而肺检测和呼吸检测的意义需要重新评估[59]。 VOC 谱也受肺滞留的 VOC 影响，即由于血 / 气分配系数的原因，呼出和吸入全程滞留于呼吸道的那部分分子[61]。因此，最终理想比例和 VOC 的呼出取决于其理化特性以及与不同肺泡清除过程的相互作用[61, 62]。

除疾病外，还有几个其他可影响人体呼吸 VOC 浓度的因素需要注意，包括永久性 / 长期身体状态和短期机体的动态改变。VOC 谱产生的变化有时是实质性的，所以可能与疾病导致的 VOC 谱混杂。混杂因素如年龄、性别、生活方式、营养状况、给药方式、医疗史、吸烟和饮酒等都会改变某些呼吸 VOC 浓度[41,42,63,64]，例如，呼出异戊二烯水平随年龄、性别和治疗干预的变化而变化[46]。

来自呼气 VOC 的潜在未来乳腺癌标志物

未来临床应用

疾病特异性改变的呼气中的 VOC 的小部分（1%）可用于寻找乳腺癌分子标志物[65]。乳腺癌特异性呼吸 VOC 或每个人呼吸 VOC 成分的变化可以是肿瘤自身代谢活动所致，也可能是由于肿瘤微环境局部炎症的细菌和坏死反应引起，或部分来自先前机体吸收的环境毒素重新释放[54]。此外，因为身体别处的肿瘤相关性变化，可产生或消耗系统的呼吸 VOC，影响血液化学，最终经呼吸系统排出[54]。

外源性和内源性的呼气 VOC 可用于乳腺癌诊断和管理，乳腺癌分子标志物基本上用于：

1. 健康人群发生乳腺癌的风险标志物；
2. 揭示早期或进展，包括提供分期信息的标志物；
3. 用于不同基因型和表型（包括癌基因和组织学存在与否）预后预测和（或）治疗反应的标志物；
4. 用于监测治疗反应如手术、放疗、免疫治疗或化疗的标志物。

基于呼气的乳腺癌分子标志物有很多优

势：无创性技术对患者来说安全和方便；取样和分析快速，能在普通诊室完成，如当地全科诊所，检测方法成本低（比如传感器阵列应用）；因此，发展中国家也可把 VOC 用于人群的乳腺癌筛查项目。

单独的乳腺癌特异性 VOC 分析与直接传感器阵列呼吸指纹检测的比较

分析源自呼气 VOC 中的乳腺癌标志物有两个原理上完全不同的方法。一种采用分析化学方法鉴定和定量乳腺癌特异性 VOC。表 23.1 展示的就是 3 种已使用的 VOC 化学分析方法及其优缺点，即气相色谱质谱分析（GC-MS）、质子传递反应质谱法（PTR-MS）以及质子传递反应飞行时间质谱法（PTR-TOF-MS）。这些分析化学鉴定方法中，乳腺癌标志物与乳腺癌患者实际呼气 VOC 浓度一致。然而，不同 VOC 的成分变化差异并不足以对乳腺癌进行分类。况且现有技术需要另外的实验程序（如样本预浓缩、GC-MS 系统校准）或仅对特异类型呼气 VOC 敏感。该分析技术在“化学分析：特异性乳腺癌标志物 VOC 的鉴定”一节将详述。

搜集的呼气 VOC 为数据模式原则上可由另外的预设选 VOC 为浓度特征谱统计分析得来，但全程冗长乏味、令人厌烦且费时费力。简单来说，呼气化学分析法可获得单独的乳腺癌特异性 VOC 精确的浓度特征曲线，为研究乳腺癌生化通路提供有趣的信息。可惜涉及的实验程序对于现实诊断和乳腺癌筛查来说难以实现。

第二种方法是使用广泛的可交叉反应传感器阵列直接检测搜集的呼气 VOC 模式（不需明确混化合物成分）[66, 67]，。这种模式称为呼吸指纹。传感器阵列模拟哺乳动物的嗅觉，也因此被称为电子鼻。阵列的每个传感器对呼吸样本全部或部分 VOC 起反应。呼吸指纹是用统计数据分析方法对与呼气 VOC 交互的传感器所产生的海量数据进行分析获得，乳腺癌标志物呼吸指纹是无量纲参数。这种方法不需昂贵的设备，对未来快速、经济和高通量乳腺癌诊断极有现实意义。一般不需要做预

表 23.1 用于研究乳腺癌呼气 VOC 的化学分析方法特点和传感器阵列一般特性的比较

	GC–MS	传感器阵列
化合物	挥发性和半挥发性化合物	通过传感器选择的可调式的
化合物识别精度	非常高	无识别
检测范围	~ppmv，通过样品浓缩可提高到 ~ppbv	取决于传感器类型，可检测特定的 VOC 化合物
化合物定量	需要标准化	n/a
速度	脱线	高
对用户技能水平要求	高	无
样品制备	需要预先样品浓缩	无
直接呼吸采样的可能性	无	适用
呼吸指纹 /VOC 模式确定	VOC 浓度分布的独立统计处理；需要定量	直接通过内置的统计处理的集体感测信号
设备大小	非常大	小，轻便
维护	高	低
单个样品消耗成本	\$40~\$150	\$1~\$5

浓缩，因为总浓度百万分之一或以上，来源于宽波段呼气 VOC 的附加信号可以实时监测。这种方法基本上可用于患者呼吸样本的直接检测。但迄今为止，提前采样的间接性标本操作起来更为可行，因为传感器阵列仪器一般都放在研究机构和实验室中。所以传感器阵列是直接检测乳腺癌标志物呼吸指纹的理想工具[12, 14]。用于呼吸指纹的传感器阵列类型在“检测乳腺癌标志物呼吸指纹的传感器阵列”一节中将详细介绍。不过呼吸指纹本质上是对通往化学传感的一个黑盒子，在统计分析上要承担过拟合小数据集的风险[30]。因此，谨慎验证研究结果和采用盲法设置样本是有限的概念性验证和大规模临床试验的主要部分。

临床实践面临的挑战

过去 10 年里，呼气 VOC 可预测肿瘤吸引了众多研究者的目光；可是乳腺癌研究的初步结果无论是呼气成分化学分析还是基于传感器呼吸指纹检测都很有限（表 23.2 至表 23.4）。由于呼吸搜集过程和分析的复杂性及对混杂因素重视不够，仍没有一个可行的和普遍接受的 VOC 乳腺癌标志物检测被建立起来，VOC 乳腺癌呼吸标志物仅限于研究。在呼气 VOC 的可靠乳腺癌标志物建立的多级过程中，每一个步骤都缺乏标准化。图 23.1 是乳腺癌标志物发展一览表“从实验室到临床”。有限的试点研究中，不同小组的相互矛盾的结果可能归因于下列问题。

1. 在概念性验证临床研究的小范围对照组预选中存在不一致。例如，对照组可能包括健康人、良性乳腺肿瘤患者、年龄匹配组、医院同事、患者亲属和配偶等。临床研究对象是乳腺癌呼气 VOC，特别是小规模概念性验证，一定要使用严格匹配人群，谨慎设计，避免偏倚。

2. 不同研究中呼吸样本和预浓缩 VOC 过程不一致（参见“呼吸样本采集、储存和可能的污染源”一书）。呼吸样本采集需标准化，采用普遍能接受的方法或定义明确的技术。此外，呼吸样本采集过程应使受营养、吸烟和服药的影响最小。

3. 研究使用不同的分析方法，包括不同的设备（如 GC-MS[42, 48]、PTR-MS[25, 37] 等）。参见表 23.1、表 23.2 和“化学分析：特异性乳腺癌标志物 VOC 的鉴定”。要注意的是，通过 GC-MS 或 PTR-MS 鉴定的 VOC 并不是百分之百无疑问的，即使是通过了很可靠的波光谱库匹配和 GC-MS 滞留时间匹配鉴定[22, 24, 48]。

4. 使用不同的传感器阵列分析呼吸指纹。做传感器阵列时尤其要注意混杂因素，传感器阵列对混杂因素的反应要考虑在内，以排除结果偏倚。

5. 原始数据标准化过程不一致。部分研究根据呼气中特异性 VOC 的浓度标准化[14]，而其他研究根据呼气和吸气浓度差标准化[15-17]。无标准化的数据也有报道。传感器阵列标准化更具有挑战性，因为必须考虑长期和短期传感器漂移[68]。

6. 数据分析不一致。比如，GC-MS 的原始数据分析包括鉴定、分离和每个样本层析谱的峰值面积整合，也包括统计算法时层析谱峰值面积的定量比较，或不同研究组间成分浓度比较。研究组间的模式区别可通过有或无监督统计识别算法从 GC-MS 搜集的结果获得。例如，Phillips 等为确定乳腺癌模式基于（未确定的）色谱分析峰值使用可监督的前溯性多重线性回归[16]。无监督方法如主成分分析用于乳腺癌 VOC 模式研究[12]。传感器阵列输出的数据分析还涉及原始数据的多变量分析。

7. 缺乏体外研究。体外研究可剔除混杂因素，可直接对组织进行检测，并预测靶向治疗的临床获益。此方法通过追踪冰冻组织的遗传变化指导治疗，不受时间和费用限制。

接下来的章节为读者介绍最先进的呼吸乳腺癌标志物研究实验过程的关键部分；不同呼吸样本采集方法的优缺点下面也要讨论；呼气 VOC 分析方法和研究选择在章节“化学分析：特异性乳腺癌标志物 VOC 的鉴定”中阐述；传感器阵列的研发和检测乳腺癌标志物呼吸指纹参看章节“检测乳腺癌标志物呼吸指

表 23.2 用不同分析技术实验性研究乳腺癌特异性 VOC 模式的范例

VOC 模式确定				研究人群			取得结果				作为标志物应用的前景		
							对照 1		对照 2				
分析方法	VOC 作为输入来计算	统计算法	确认	靶标	对照 1（通过乳腺 X 线或活检确认）	对照 2（健康志愿者）	敏感性（%）	特异性（%）	敏感性（%）	特异性（%）	乳腺恶性肿瘤	病史	主要研究者
TD/GC-MS	8 VOC	正向逐步判别分析	交叉验证	51 BC	–	42			88.2	73.8		–	Phillips 等 [16]，#144
	10 VOC	正向逐步判别分析	交叉验证	52 BC	50	–	60.8	82				–	Phillips 等 [16]，#144
	5VOC	模糊逻辑	预测	51 BC		42			93.8	84.6		–	Phillips 等 [17]，#143
	10 VOC	加权数字分析（WDA）	预测	54 BC	204	–	75.3	84.8	–	–		–	Phillips 等 [15]，#150
	5VOC	–	*T* 检验和 Mann-whitney *U* 检验	10 BC	–	10	–	–	n/a	n/a	×	–	Mangler 等 [19]，#159
SPME/GC-MS	5VOC	正向逐步判别分析		14 BC	–	22	–	–	n/a	n/a	×	–	Peng 等 [14]

VOC 模式是从特异性 VOC 的浓度资料计算得出，作为有潜力的特异性乳腺癌标志物，它与预后、治疗选择和治疗随访有高度相关性。

表 23.3 潜在乳腺癌标志物的呼气 VOC

研究	分析方法	VOC	化学类别	可能来源	主要研究者
1	TD/GC-MS	壬烷	烷烃	氧化应激标志物命名为：呼气甲基化烷烃（BMAC）	Phillips 等[16]
		十三烷、5- 甲基	甲基烷烃		
		十一烷、甲基	甲基烷烃		
		十五烷、6- 甲基	甲基烷烃		
		丙烷、2- 甲基	甲基烷烃		
		十九烷、甲基	甲基烷烃		
		十二烷、4- 甲基	甲基烷烃		
		辛烷、2- 甲基	甲基烷烃		
2		异丙醇	乙醇	n/a	Phillips 等[17]
		2,3- 二氢 -1- 苯基 -4（1H）- 喹唑啉酮	酮	抗肿瘤活性	
		1- 戊乙酮	酮	抗人乳腺癌细胞 MCF-7/6 侵袭	
		庚醛	醛	癌症生物标志	
		肉豆蔻酸异丙酯	酯	n/a	
3		环丙烷、乙烷[a]	二烯	n/a	Phillips 等[15]
		八甲基环四硅氧烷[a]	硅氧烷	外因	
		右旋柠烯 5989-27-5[a]	液态烷烃	食品摄入	
		苯、1,2,4,5- 四甲基[a]	苯衍生物	环境污染物	
		十三烷[a]	烷烃	氧化应激	
		十二烷,2,7,10- 三甲基[a]	甲基烷烃	氧化应激	
		十四烷[a]	烷烃	氧化应激	
		(+)- 长叶烯[a]	油状液体烷烃	n/a	
		2- 已基 -1- 辛醇[a]	乙醇	n/a	
		2,5- 环已二烯 -1,4 - 二酮，2,6- 双（1,1- 乙烷基）[a]	酮	n/a	
4		3- 甲基已烷	甲基烷烃	细胞色素 P450 活性改变	Mangler 等[19]，#159
		癸烷	烷烃	细胞色素 P450 活性改变	
		石竹烯	萜烯	细胞色素 P450 活性改变	
		萘	多环芳烃	细胞色素 P450 活性改变	
		三氯乙烯	卤化烃	肿瘤细胞代谢	
5	SPME/GC-MS	3,3- 二甲基戊烷	甲基烷烃	氧化应激	Peng 等[14]
		2- 氨基 -5- 异丙基 -8 甲基 -1- 薁腈	腈	n/a	
		5 -（2- 甲基丙基）壬烷	甲基烷烃	氧化应激	
		2,3,4- 三甲基癸烷	甲基烷烃	氧化应激	
		6- 乙基 -3- 辛基酯	酯	n/a	
		2- 三氟甲基苯甲酸			

列表中所有呼出气体中所含化合物的平均浓度，在所研究的乳腺癌和健康对照之间均有显著的统计学差异。
[a]，VOC 的试验性鉴定，仅列出第一鉴定。

表 23.4 用传感器阵列实验性研究乳腺癌呼吸指纹的范例

传感阵列			研究人群						作为标志相应用的前景							
传感器类型	传感材料	统计算法	目标人群	对照 1（良性乳腺病）	对照 2（健康志愿者）	对照 3（钼靶阴性）	敏感性（%）	特异性（%）	乳腺恶性肿瘤	区别于其他乳房缺陷	区别于其他恶性肿瘤	分期	病史	治疗反应	基因型	主要研究者
化学电阻传感器	GNP	PCA	13	–	22	–	n/a	n/a	×	n/a	×	×	×	n/a	n/a	Peng 等[14]
	GNP+cubic Pt NP	PCA+SVM	11	14	–	7	94	80	×	×	–	×	×	n/a	n/a	Shuster 等[12]
	GNP+cubic Pt NP	PCA+SVM	11	–	21	–	n/a	n/a	×	–	–	×	×	n/a	n/a	

作为有潜力的特异性乳腺癌标志物，VOC 与预后、治疗选择及随访有高度相关性。

GNP，金纳米颗粒；Pt NP，铂金纳米颗粒；PCA，主成分分析；SVM，支持向量机。

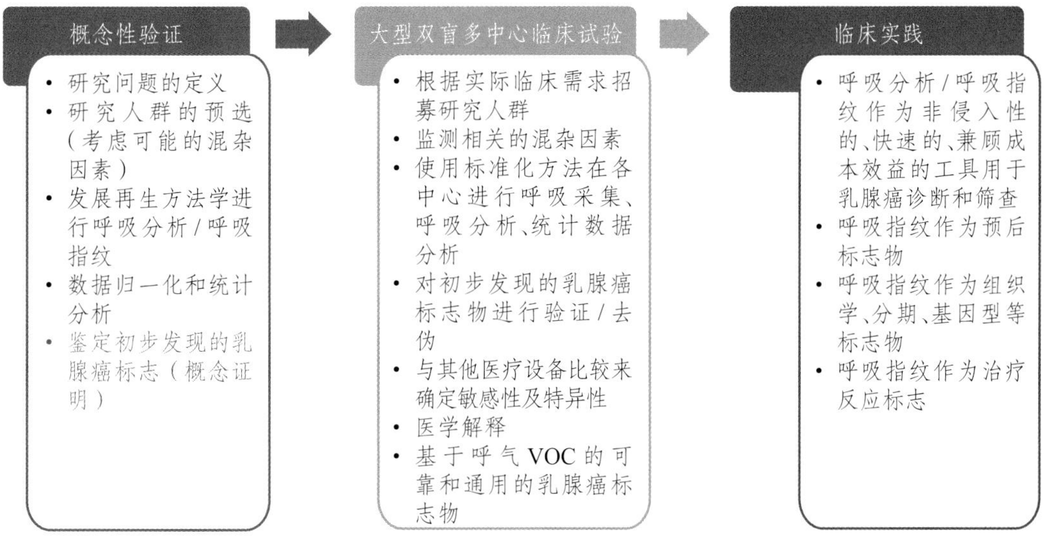

图 23.1 研发用于临床的可靠的呼气 VOC 乳腺癌分子标志物的步骤——从研究到临床。

纹的传感器阵列”。

呼吸样本采集、储存和可能的污染源

呼吸样本的处理要相当小心，特别要注意的是样本的采集和保存：①保护高挥发性疾病标志物；②避免杂质或环境中外源性 VOC 的污染。呼气中生物标志物的研究还缺少一种标准化的呼吸样本采集和分析方法。Amann 及其同事最近提议的标准化样本采集方案未来可能会被广泛使用[69]。当前几种不同的直接或间接呼吸样本采集程序正在应用。其程序包括但不限于混合性呼出气体采集，呼气末控制 CO_2 含量样本采集[36]，用 Tedlar 或 Mylar 袋的标本[41]和 Phillips 等研发和使用的便携式呼吸标本采集仪（BCA）[70]。

直接和间接呼吸样本

直接样本采集时，呼出气体直接进入测量系统[47]。所以这样的设备对将来临床应用非常方便。基于传感器阵列的呼吸指纹分析，基本上适用于直接样本检测。但直接样本检测不能联合最重要的化学分析方法（GC-MS）使用。间接样本采集时，呼出气体储存留待后续分析。无论化学分析还是传感器阵列，研究研究机构更广泛采用的是间接样本。

几种间接 VOC 采集方法如下：Tedlar、Mylar 袋或其他化学性质不活跃、低排放性塑料袋子、空玻璃瓶、不锈钢容器或有吸附剂的玻璃筒（所谓的吸附储存器）。Tedlar 袋和吸附储存器目前广泛使用[65]。商品化的吸附储存器很薄，材料或是玻璃或是不锈钢，管状，内含有单一树脂或树脂混合物。可吸附 VOC 的树脂包括 carboxene、Tenax®TA 和 Tenax® GR，后者是 Tenax® TA 和 30% 石墨的复合材料。至于选择上要参考材料参数如突破体积和滞留时间[65]，若我们感兴趣化合物的滞留体积足够高到可以防止 VOC 在收集过程中被释放掉，则呼气 VOC 可以在室温下进行捕获。因为保留容积随温度升高显著降低，温度升高比如到 200℃ ~300℃时，捕获的 VOC 马上会充分地从吸附储存器上解离，从而为样本采集后的样本分析赢得数天甚至数周时间。

吸附储存器比标本袋有更多的优点，如更高的样本储存稳定性、更容易运输和呼气 VOC 预浓缩。预浓缩增强检测设备分析能力，使之在 VOC 很低浓度时即可被检测到（例如 10 亿分子之一数量级）。然而，呼吸采集标本袋更容易检测者在呼气时充满,吸附储存器则要提供一种高阻力气体转移泵将呼出气体挤压进入储存器筒[65],因此操作较复杂,可能会影响整个采集过程的可靠性。所以吸附储存器通常与采集袋联合使用:呼吸样本首先用袋子采集,袋子中的样本随后立即用注射器或电子泵转移到吸附储存器。这个方法结合了标本袋和吸附管的优点,不需其他特别的仪器。采集袋预浓缩 VOC 其他的办法也有,比如固相微萃取（SPME),是用二氧化硅光导纤维,以聚合固定相薄层或聚合物混合物包被,吸附气相或固定相溶液中拟选择的 VOC。不过样本转移的中间环节和预浓缩可能增加信息丢失和(或)外源性污染的风险。

样本采集过程尤其要注意避免来自检测人员呼出的外源性 VOC,以及先前吸入、摄入或皮肤接触而吸附到身体上的 VOC。外源性 VOC 或其代谢产物可立即被呼出（如医院环境中高挥发性室内气体污染物）或短暂的 1~2 小时后被呼出（如咖啡成分、食物或吸烟）;或 VOC 储存在脂肪组织,然后经过数周甚至数年才释放,这取决于每个 VOC 的蒸汽压和肺泡梯度（即呼吸和室内气体中每种 VOC 的数量差）。

图 23.2 是肺泡气体呼吸样本采集仪示意图,其设计目的为最小程度减少采集过程中的污染,该仪器使用所谓的肺洗脱方法清除吸入气体的环境污染物。在此过程中,测试人员通过有滤筒的吹气口重复吸气约 3 分钟至全肺充满（可购自 Eco Medics, Duerten,瑞士),结果可见肺洗脱方法显著减少外源性 VOC 的浓度[14, 32]。肺洗脱后,吸气然后缓慢呼出,经过仪器吹气口对抗 10~15cmH_2O（1cmH_2O=98Pa）压力吹到另一个单独的呼气口,这种做法确保仪器密闭以防止来自鼻子呼气的污染。呼气包括呼吸系统无效腔的空气被首先呼出(如吸入的气体但不参加肺气体交换的体积),然后是肺泡的气体。图 23.2 是采集仪自动填充无效腔入特定的无效腔气体袋,之后会被去除。尽管无效腔的气体通常不会用来进行 VOC 分析,但可依据血 / 气分配系数 λb∶a,评估某种气体的气体交换是在气道而不是在肺泡进行的。例如,高血溶性和极性 VOC 容易在气道交换[59]。呼气末的肺泡呼吸可用惰性样本袋或金属罐储存做间接样本或直接用分析仪分析。

中间环节释放的外源性污染物如营养物、烟、药物或护肤品可按照下述程序减至最低。如测试人员在采集样本前 1~2 小时测前接受指导,克制吸烟、喝咖啡、服药、用香水等。但某些长时间释放的污染物,主要是吸烟或由于长期职业性暴露持续摄入某种 VOC,则污染

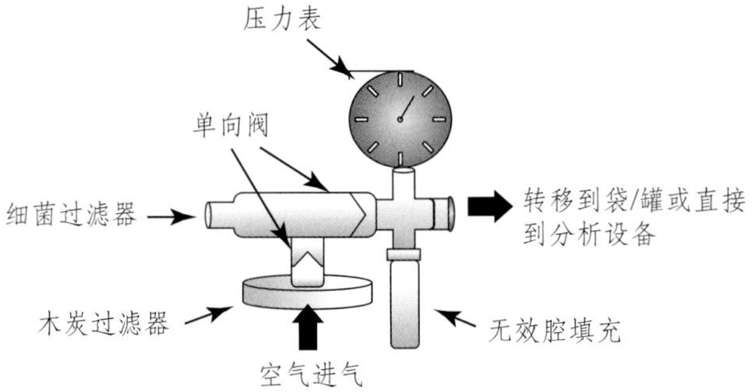

图 23.2 一种呼吸采集装置示意图。该系统允许呼吸样本采集前对高挥发性的空气污染物进行肺洗脱,这要求受试者数次通过木炭过滤器吸气。此后,受试者要通过细菌过滤器吸气。该系统自动从呼吸无效腔分离肺泡气和空气。压力表保证牛皮纸密封。肺泡气体样本收集在一个惰性样本袋和罐里或直接传送给检测仪器。该系统已在多项研究中使用[12, 14]。

无法完全避免[8]。事实上，这些外源性 VOC 是已知的致癌物，可作为发生乳腺癌的外源性标志物。

化学分析：特异性乳腺癌标志物 VOC 的鉴定

过去的 30 年间，数百个研究宣称已鉴定和定量大量不同的单个呼吸标本和顶空采样 VOC。GC-MS 作为明确呼吸样本成分的金标准最常用于乳腺癌标志物 VOC 的研究中[14-17,19]。GC 根据挥发性分离 VOC：装载在氦离子束上的样本通过一根长长的加热毛细管柱，高挥发性成分运动速度快于低挥发性成分。GC 的分离能力依赖于柱子尺度（长度、直径和薄膜的厚度）。柱中滞留时间测量代表挥发性。MS 研究在 VOC 分解成有特征性的碎片和离子化后呼气 VOC 的分子质量和化学结构。在质谱分析仪中，依据其质荷比（*m/e*），离子被电场滤过掉，质谱范围能调整到感兴趣的化合物，此外，已知的污染物已被排除。化合物成分可根据其 VOC 碎片质量和 GC 柱中滞留时间得以鉴定。

GC 和 MS 联合应用可减少相对误差的概率，因为两种不同的分子具有相同质量和滞留时间的可能性微乎其微。实验化合物鉴定能用文献表格值，通过波谱库匹配获得。然而，化合物的最终验证只能靠实验证实，用高纯度实验室标准品，对每种感兴趣的化合物用实际的 GC-MS 仪器进行校准。

尽管 GC-MS 获得了高度精确的结果和展示了基础研究的丰富信息，但作为临床现场即时应用方法仍有一些明显缺陷（表 23.1）。首先，也是最重要的一点，该方法仍需要复杂的和昂贵的设备，仅在大型和装备齐全的实验室才能实施。首台 GC-MS 仪器运转缓慢，体积庞大，不过在过去 10 年中，其速度和敏感性上都有显著提高。未来 10 年内，有限的、应用领域非常明确的小型化 GC-MS 很可能得到应用[31]。GC-MS 第二个缺点在于需要特殊专家来解读 GC-MS 原始数据。第三个缺点是呼气 VOC 以 ppbv/pptv 数量级的浓度进行分析，这需要 GC-MS 检测前样本预浓缩——如固相微萃取纤维或其他合适的吸附介质[31]或低温集中[53]，这几个方法在呼吸样本采样章节已有描述。预浓缩使整个实验步骤变得相对复杂。另外，可能会选择性地增强某种 VOC 信号而其他的或许会丢失。总而言之，对应用于大量的肺癌诊断和筛查来说费时费力，并且无法使用直接呼吸样本。

数个 GC-MS 关于呼气乳腺癌标志物 VOC 的 GC-MS 研究经验数据已有报道[15-19]。图 23.3 以表面曲线图的形式展示了一项研究结果[16]。3 个研究小组通过 GC-MS 分析呼吸样本揭示呼气甲基化烃分布曲线：51 例活检证实为乳腺癌的女性，50 例年龄匹配的活检无组织学证据表明乳腺癌的女性及一组健康志愿者参与。有关吸烟情况和肿瘤病史也已获知。图中 X 轴代表碳链长度，C4~C20 烷烃平均肺泡梯度（呼吸丰度减去室内空气丰度的值）和它们单甲基化衍生物对应 Y 轴，甲基化位点对应 Z 轴。图 23.3 列出当年龄匹配的健康志愿者与乳腺癌组比较时，这些化合物显示增加或减少。交叉验证后显示设计模型的敏感性为 88.2% 和特异性为 73.8%，敏感性和特异性总和最大值设为诊断阈值。统计分析以区分乳腺癌女性与乳腺 X 线筛查无乳腺癌女性，其结果欠完美。这个模型包含 10 VOC，交叉验证后敏感性为 60.8%，而特异性为 82%。筛查性呼吸检测的阴性预检值优于乳腺 X 线检查，这个重要成就意味着呼气检测阴性的女性再做乳腺 X 线筛查不会再提供更多的临床信息[16]。

基于 GC-MS 结果所了解的，呼气中生化过程引起的 VOC 释放主要与氧化应激有关。VOC 作为氧化应激的标志物在数个研究中已有报道[8,16,18,71]，因为已知乳腺癌与氧化应激和多态性 CYP450 复合氧化酶诱导相关，这些标志物可作为潜在的挥发性标志物用于乳腺癌诊断。然而，这些仍然在争论，需要有更多研

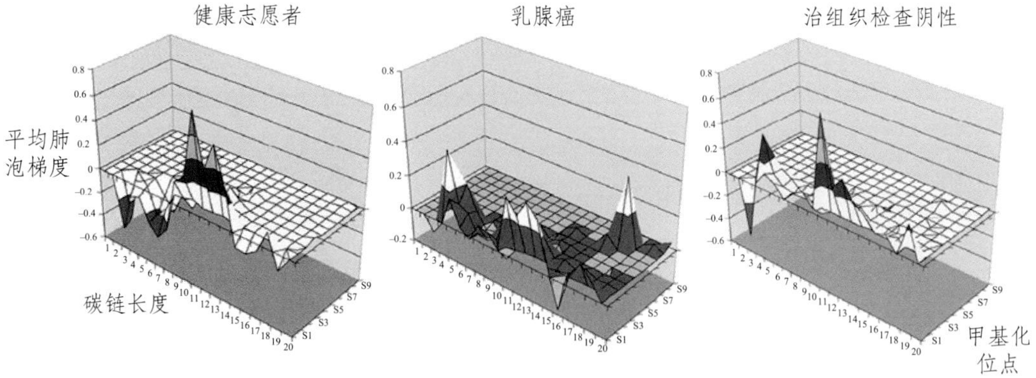

图 23.3 呼气中 VOC 的曲面图。表面图显示了在 3 个研究中 BMAC VOC 在呼出气体中的分布：51 例活检证实为乳腺癌，50 例年龄匹配的活检无乳腺癌的女性以及第三组 42 例健康志愿者。X 轴表示碳链长度、平均肺泡梯度（呼吸丰度减去室内空气丰度的值）C4~C20 烷烃及其甲基化衍生物对应 Y 轴，甲基化位点对应 Z 轴。交叉验证，8 种化合物确定女性乳腺癌的敏感性为 88.2%，特异性为 73.8%，因而诊断阈值被确定了。（Reproduced with permission from Phillips et al.[16]. Copyright © 2003, John Wiley and Sons）

究和人群接受检测。尽管如此，明确生化过程中乳腺癌 VOC 产物的理想方法还要跟同一患者和（或）同一动物模型不同来源（器官或临床标本）的 VOC 谱进行比对。不过技术手段的局限妨碍了该途径的实现。尽管实验方法不一致，关于生化过程的荟萃分析已得到一些有趣的结论，比如最近发表的关于肺癌的研究（图 23.4）[8]。而且直接比较乳腺癌患者和其他肿瘤（即肺、结肠和前列腺癌）患者呼吸时，某些烷烃、烯烃和芳香化合物成分的 VOC 存在显著差异[14]。

检测乳腺癌标志物呼吸指纹的传感器阵列

传感器阵列直接分析呼吸指纹比呼吸分析更适合于临床应用，实现传感器阵列检测呼吸指纹是完全不同的，传感器要满足如下需求：因为在预期未来临床应用中传感器阵列要直接接触患者的呼吸样本，组成的传感器应该在水蒸气存在的情况下对极低浓度的 VOC 保持极高的敏感性，因为呼吸样本有很高的湿度。第二，每个传感器要对乳腺癌特异性呼气 VOC 浓度的微小变化迅速反应，以便传感器输出信息对应特定的疾病情况。理想的状况是，传感器离开呼吸样本就能迅速回退到基线，或者如果传感器阵列制造是再生和非常简单的，大规模制造同一设备而费用可接受，可使用一次性传感器阵列。

乳腺癌呼吸指纹的研究已经采用有电子转导机制的化学电阻传感器（表 23.4）。化学电阻传感器是简单的电子设备，在两个金属电极之间有化学电阻存在（表 23.4 和图 23.5）。当活性物与呼气 VOC 相互作用时，化学电阻的阻抗改变。阻抗变化很容易被探测到，或者通过持续交流电，既定电压 V，直接监测电流变化 ΔI，或通过给予持续性电流 I，测量通过化学电阻的电压下降的幅度 ΔV。化学电阻器用于呼吸指纹分析应用很有吸引力，因它们制作和使用简单容易，体积小和重量轻，反应迅速和可靠，并且以晶片级、芯片集成和批量生产电子读数便携式的自动包装传感器阵列产品是很有价格优势的[30, 72]。

在化学电阻传感器中联合使用纳米颗粒可克服传感器体积问题。纳米颗粒在传感器应用有多个重要的优势。最重要的是尺寸小（1~100nm），增加了活性表面与体积的比率，形成全新的界面，从而获得出色的敏感性和迅

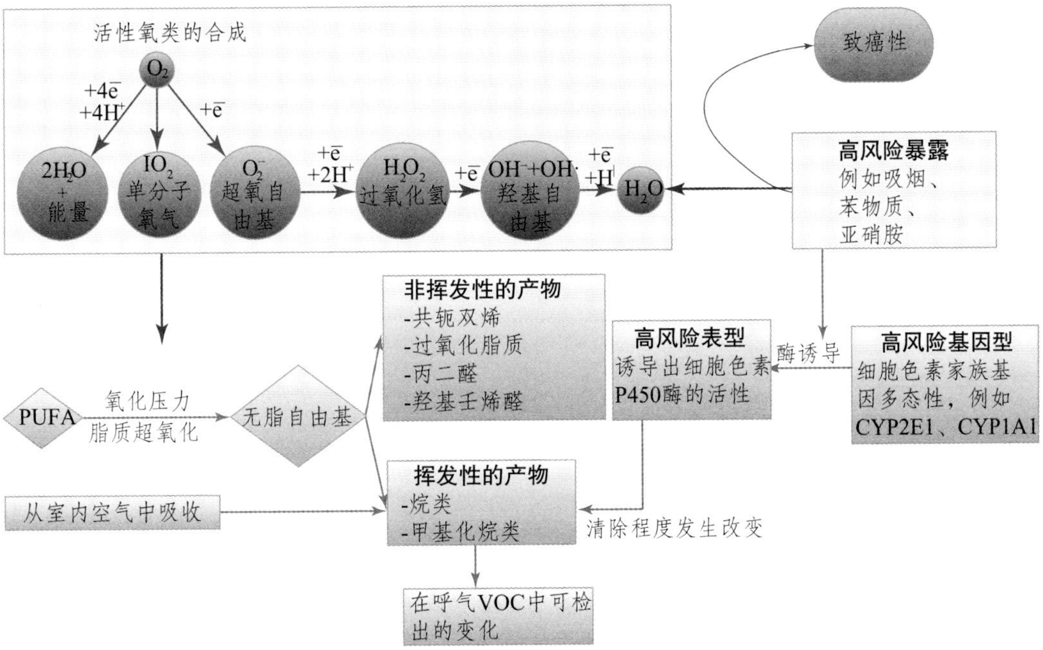

图 23.4　乳腺癌呼气中 VOC 假设的生化来源：乳腺癌可能是遗传和环境相互作用的结果。细胞色素 P450 混合氧化酶在接触环境毒素如香烟烟雾和辐射等被激活。由于增加前体向致癌物质转变，诱导形成的表型可能会增加乳腺癌的风险。细胞色素 P450 氧化酶活性改变可能调节氧化应激内源性 VOC 产物代谢，导致呼气 VOC 模式改变。（Reprinted with permission fromHakim et al.[8] Copyright © 2012 American Chemical Society）

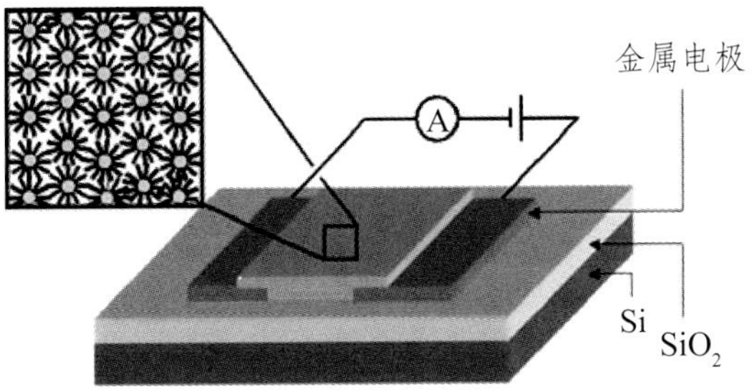

图 23.5　一个化学电阻传感器组成的两个金属电极之间的化学电阻材料示意图。（见彩图）

速的反应能力与复原时间。此外，纳米颗粒的理化特性使之有出色的灵活性，可被修饰成有独特的靶点结合能力的特性，避免水分子存在时敏感性降低。这一点尤其对呼气 VOC 检测很重要。本节重点关注含有金或铂金层的纳米颗粒传感器（GNP 和 PtNP，图 23.5）。薄膜上，无机纳米颗粒有导电性，有机纳米成分有 VOC 吸附位点。金和铂金作为金属核心纳米颗粒的首选是由于其化学性质稳定。

GNP 和 PtNP 膜在吸附 VOC 时有两个效应：膜呈三维膨胀增大，增加载荷子穿过颗粒间隧道的距离，因此膜电阻增加；并且在金属核心周围的有机基质的电容率增加，金属核心电势降低，膜电阻增加。这两个机制使金属层能感知呼气 VOC 并用于建立乳腺癌标志物呼吸指纹[12, 14]。传感器阵列的敏感性可通过有机材料的配基选择而进行调整（如烷基硫醇、烷基胺、对苯硫酚、羧化物和有机二硫醇等）。不同 GNP 和 GNP + PtNP 传感器联合用于探寻乳腺恶性肿瘤的呼吸指纹，以区别其他癌症和乳腺良性病变（表 23.4），对敏感性和特异性很有价值（表 23.4 及参考文献 [12] 和 [14]）。表 23.6a 展示的是一组正确分类的乳腺癌患者（恶性病变）和对照组（包括乳腺 X 线检查阴性和良性病变）的乳腺癌标志物呼吸指纹实例分析。传感器阵列也能从良性病变和乳腺X线检查阴性的健康对照人群中辨别出乳腺癌患者(图23.6b)。并且图23.7表明,GNP传感器阵列的集合反应也能准确区分乳腺癌与其他癌症(肺、结肠和前列腺)。

这些研究中所有GNP和PtNP传感器在临床应用前都要进行实验室检测,以确保对肺癌患者呼吸中极低浓度VOC有足够高的探测限、敏感性、分辨率和动态范围。所有传感器对水蒸气不反应或反应非常轻微。尤其是GC-MC和传感器阵列分析要用同一份呼吸样本[14]。GC-MS鉴定呼气VOC用于优化传感器阵列并确认传感器阵列的检测结果,从而减少实验假阳性结果。

最后,一体化GNP和PtNP的传感器阵列可被设计成对重要混杂因素不敏感,以用于未来诊断性呼吸指纹检测。图23.8展示了52例健康受试者排除重要混杂因素后的呼吸指纹稳定性,这些混杂因素包括年龄、性别、肿瘤家族史、出生地、种族、吸烟史、工作环境和食品添加剂摄入情况等。

基于纳米颗粒的化学电阻传感器在未来乳腺癌呼吸指纹检测中有更大的应用前景,因为其实验室初步试验已经展现了其极为出色的性能。

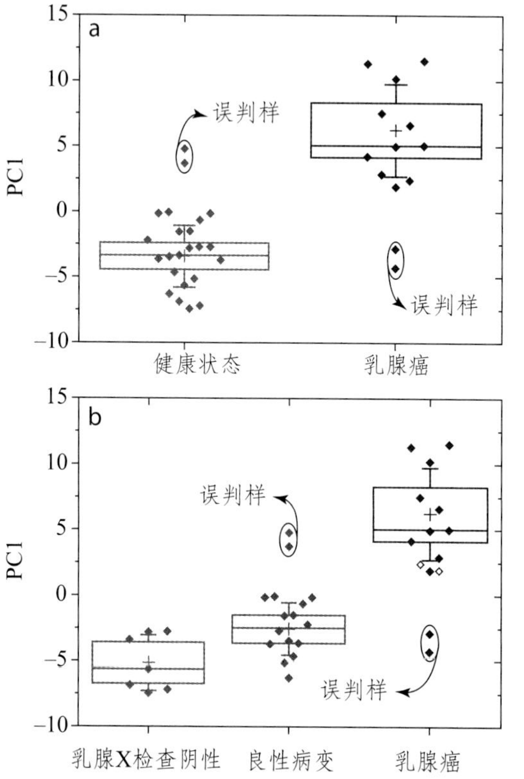

图23.6 关于利用呼吸指纹乳腺癌标志物从良性和健康状态诊断出恶性肿瘤的例子(来自呼气VOC模式,采用传感器阵列包括GNP化学电阻传感器。)图示从6组传感器NA-NOSE得到的PC1值(a)健康对照组的乳腺癌患者,(b)乳腺X线检查阴性和良性乳腺病的健康亚组,乳腺癌亚组DCIS(空心的符号)和IDC(实心的符号)。每一点代表一个患者。PC1平均值的位置予以标记,对应到95%可信区间,误差线对应PC1标准差。图中4个错误分类的患者没有纳入统计分析。VOC,挥发性有机化合物;GNP,金纳米颗粒;PC,主要成分;NA-NOSE,纳米级人造鼻;DCIS,导管原位癌;IDC,浸润性导管癌。(With kind permission from Springer Science + Business Media: Shuster et al. [12]. Copyright © Springer Science + Business Media, LLC)

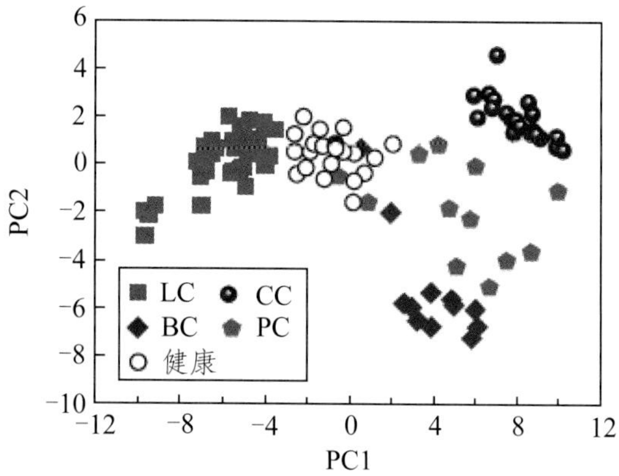

图23.7 关于利用呼吸指纹乳腺癌标志物从其他恶性肿瘤中诊断出恶性肿瘤的例子(来自呼气VOC模式,采用传感器阵列包括GNP化学电阻传感器。图示从6组传感器NA-NOSE得到的所有恶性肿瘤和健康状态下的PC1和PC2值。每一点代表一个患者。描述的两个主成分包含了>88%的数据总方差。NA-NOSE,纳米级人造鼻;PC,主要成分。(Reprinted by permission from Macmillan Publishers Ltd. on behalf of Cancer Research UK: by Peng et al. [35]Copyright © 2010 Nature Publishing Group)(见彩图)

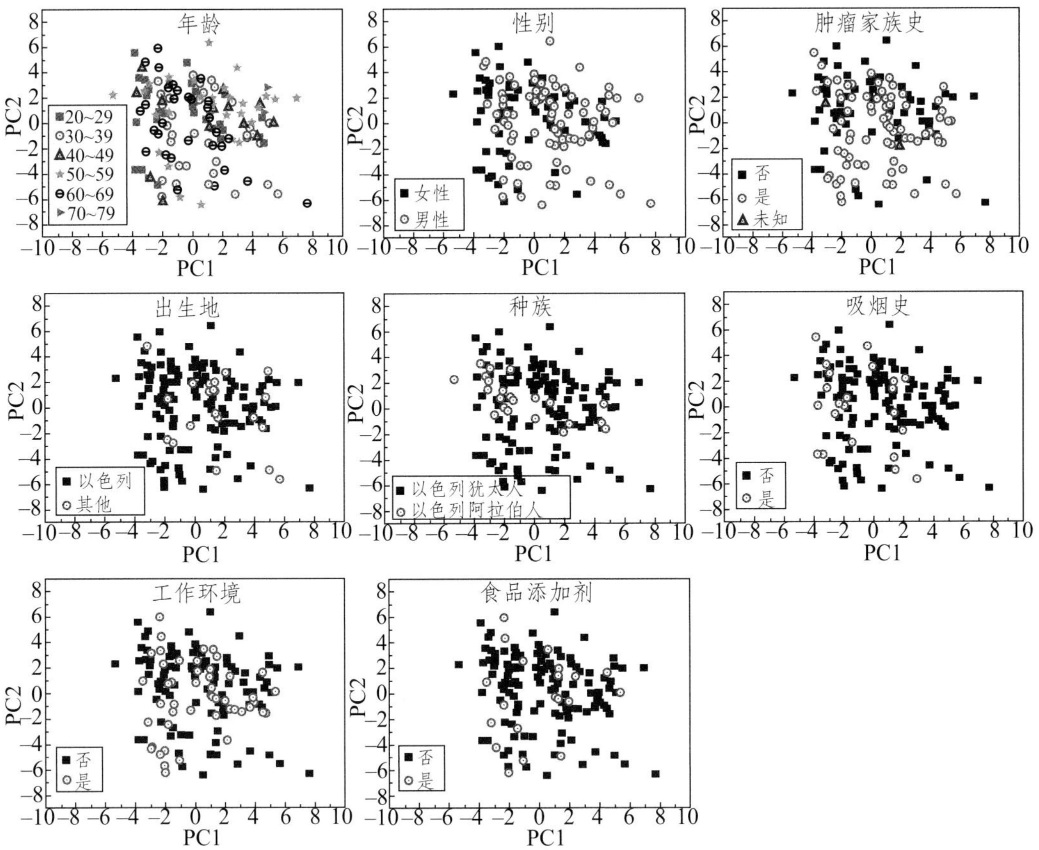

图 23.8　传感器阵列从混杂因素中得到的呼吸指纹的稳定性。一个传感器阵列的 PCA 模块由 GNP 化学电阻传感器组成，暴露于 52 例健康受试者呼气 VOC 中。每位受试者取两份呼吸样本进行分析；图中一个点代表一个呼吸样本。该模块根据重要的混杂因素进行分析，这些重要的因素可能与将来诊断性呼吸测试相关，包括年龄、性别、肿瘤家族史、出生地、种族、吸烟史、工作环境、食品添加剂的摄入等。GNP，金纳米颗粒；PCA，主要成分分析；VOC，挥发性有机化合物。（Reprinted by permission from Macmillan Publishers Ltd. on behalf of Cancer Research UK: by Hakim et al. [51] Copyright © 2011 Nature Publishing Group）（见彩图）

总结与展望

呼气 VOC 很有希望提供新一类乳腺癌分子标志物。乳腺癌特异性呼气 VOC 浓度谱或收集 VOC 模式的呼吸指纹可用于为早期乳腺癌、不同表型或基因型、健康个体乳腺癌风险预测和乳腺癌治疗反应建立不同的标志物。乳腺癌特异性 VOC 谱可能代表肿瘤活动的代谢产物或肿瘤局部及其周围的炎症产物。这些 VOC 谱也部分包含吸入环境毒素的重新释放和（或）有其系统来源。呼吸指纹和个体的 VOC 已被作为乳腺癌标志物研究，同时不同乳腺癌表型的标志物在做大量的概念性验证。然而，这些实验还没能建立起一套可靠的用于临床应用的乳腺癌标志物。前期小规模研究对混杂因素的忽视和实验上对采样、样本储存、分析方法、基于传感器的呼吸指纹，以及统计学处理的差异和不一致，妨碍了临床乳腺癌呼气 VOC 标志物的进一步研究。因此尽快制订标准化方案才能推动这个领域的进步。

传感器阵列的呼吸指纹比呼吸分析更适合实际的临床应用，因为此方法快速，有希望实现低价高效，可直接检测呼吸样本并在线获取结果。基于纳米颗粒的化学电阻传感器和比色传感器阵列更适合做呼吸指纹。这项无创性检查方法极有希望在未来成为人类乳腺癌筛查、治疗后随访和个体化乳腺癌管理的组成部分，即使当前该技术在临床应用上尚不够成熟。

（张嫣　译）

参考文献

1. Lippman ME. Hematology and oncology. In: Longo DL, Fauci AS, Kasper DL, Hauser SL, Jameson JL, Loscalzo J, ditors. Harrison's principles of internal medicine. 17th ed. New York: McGraw Hill; 2008.
2. Al-Hajj M, Wicha MS, Benito-Hernandez A, Morrison SJ, Clarke MF. Prospective identifi cation of tumorigenic breast cancer cells. Proc Natl Acad Sci U S A. 2002;100(7):3983–8.
3. Lm A. Breast cancer diagnosis and screening. Am Fam Physician. 2000;62(3):596–602.
4. Ambrosone CB. Oxidants and antioxidants in breast cancer. Antioxid Redox Signal. 2000;2(4):903–17.
5. Gi M. The role of cytochrome P450 in tumour development and progression and its potential in therapy. J Pathol. 2000;192:418–26.
6. Watanabe M. Polymorphic CYP, genes and disease predisposition—what have the studies shown so far? Toxicol Lett. 1998;102–103:167–71.
7. Chen S. Aromatase and breast cancer. Front Biosci. 1998;6(3):d922–33.
8. Hakim M, Broza YY, Barash O, Peled N, Phillips M, Amann A, et al. Volatile organic compounds of lung cancer and possible biochemical pathways. Chem Rev. 2012;112:5949–66.
9. Oestreicher N, Lehman CD, Seger DJ, Buist DS, White E. The incremental contribution of clinical breast examination to invasive cancer detection in a mammography screening program. AJR Am J Roentgenol. 2005;184(2):428–32.
10. Baines CJ. Are there downsides to mammography screening? Breast J. 2005;11(Supp 1):S7–10.
11. Heywang-Kobrunner S, Hacker A, Sedlacek S. Advantages and disadvantages of mammography screening. Breast Care. 2011;6:199–207.
12. Shuster G, Gallimidi Z, Reiss AH, Dovgolevsky E, Billan S, Abdah-Bortnyak R, et al. Classifi cation of breast cancer precursors through exhaled breath. Breast Cancer Res Treat. 2011;126:791–6.
13. Hunt KK, Newman LA, Copeland EM, Bland KI. The breast. In: Brunicardi F, Andersen D, Billiar T, editors. Schwartz's principles of surgery. 9th ed. New York: McGraw-Hill; 2009.
14. Peng G, Hakim M, Broza Y, Billan S, Abdah- Bortnyak R, Kuten A, et al. Detection of lung, breast, colorectal, and prostate cancers from exhaled breath using a single array of nanosensors. Br J Cancer. 2010;103:542–51.
15. Phillips M, Cataneo RN, Saunders C, Hope P, Schmitt P, Wai J. Volatile biomarkers in the breath of women with breast cancer. J Breath Res. 2010; 4:026003.
16. Phillips M, Cataneo RN, Ditkoff BA, Fisher P, Greenberg J, Gunawardena R, et al. Volatile markers of breast cancer in the breath. Breast J. 2003;9(3):184–91.
17. Phillips M, Cataneo RN, Ditkoff BA, Fisher P, Greenberg J, Gunawardena R, et al. Prediction of breast cancer using volatile biomarkers in the breath. Breast Cancer Res Treat. 2006;99:19–21.
18. Hietanen E, Bartsch H, Béréziat JC, Camus AM, McClinton S, Eremin O, et al. Diet and oxidative stress in breast, colon and prostate cancer patients: a casecontrol study. Eur J Clin Nutr. 1994;48(8):575–86.
19. Mangler M, Freitag C, Lanowska M, Staeck O, Schneider A, Speiser D. Volatile organic compounds (VOCs) in exhaled breath of patients with breast cancer in a clinical setting. Ginekol Pol. 2012;83:730–6.
20. Barash O, Peled N, Tisch U, Bunn PA, Hirsch FR, Haick H. Classifi cation of the lung cancer histology by gold nanoparticle sensors. Nanomedicine. 2012;8(5):580–9.
21. Barash O, Peled N, Hirsch FR, Haick H. Sniffi ng the unique 'odor print' of non-small-cell lung cancer with gold nanoparticles. Small. 2009;5:2618–24.
22. Filipiak W, Sponring A, Mikoviny T, Ager C, Schubert J, Miekisch W, et al. Release of volatile organic compounds (VOCs) from the lung cancer cell line CALU-1 in vitro. Cancer Cell Int. 2008;8(8):17.
23. Sponring A, Filipiak W, Ager C, Schubert J, Miekisch W, Amann A, et al. Analysis of volatile organic compounds (VOCs) in the headspace of NCI-H1666 lung cancer cells. Cancer Biomark. 2010;7:153–61.
24. Sponring A, Filipiak W, Mikoviny T, Ager C, Schubert J, Miekisch W, et al. Release of volatile organic compounds from the lung cancer cell line NCI-H2087 in vitro. Anticancer Res. 2009;29:419–26.
25. Brunner C, Szymczak W, Höllriegl V, Mörtl S, Oelmez H, Bergner A, et al. Discrimination of cancerous and non-cancerous cell lines by headspaceanalysis with PTR-MS. Anal Bioanal Chem. 2010;397:2315–24.
26. Sulé-Suso J, Pysanenko A, Špan lP, Smith D. Quantifi cation of acetaldehyde and carbon dioxide in the headspace of malignant and non-malig-23 Exhaled Volatile Organic Compounds as Noninvasive Markers in Breast Cancer 480 nant lung cells in vitro by SIFT-MS. Analyst. 2009; 134:2419–25.
27. Patel M, Lu L, Zander DS, Sreerama L, Coco D, Moreb JS. ALDH1A1 and ALDH3A1 expression in lung cancers: correlation with histologic type and potential precursors. Lung Cancer. 2008;59:340–9.
28. Smith D, Wang T, Sulé-Suso J, Spanel P, El Haj A. Quantifi cation of acetaldehyde released by lung

cancer cells in vitro using selected ion fl ow tube mass spectrometry. Rapid Commun Mass Spectrom. 2003;17:845–50.
29. Deng C, Zhang X, Li N. Investigation of volatile biomarkers in lung cancer blood using solid-phase microextraction and capillary gas chromatography-mass spectrometry. J Chromatogr B Analyt Technol Biomed Life Sci. 2004;808(2):269–77.
30. Tisch U, Haick H. Arrays of chemisensitive mono-layer- capped metallic nanoparticles for diagnostic breath testing. Rev Chem Eng. 2010;26:171–9.
31. Amann A, Ligor M, Ligor T, Bajtarevic A, Ager C, Pienz M, et al. Analysis of exhaled breath for screening of lung cancer patients. Memo. 2010;3:106–12.
32. Peng G, Tisch U, Adams O, Hakim M, Shehada N, Broza YY, et al. Diagnosing lung cancer in exhaled breath using gold nanoparticles. Nat Nanotech. 2009;4:669–73. PubMed PMID: 19809459.
33. Peng G, Tisch U, Haick H. Detection of nonpolar molecules by means of carrier scattering in random networks of carbon nanotubes: toward diagnosis of diseases via breath samples. Nano Lett. 2009;9: 1362–8.
34. Peng G, Trock E, Haick H. Detecting simulated patterns of lung cancer biomarkers by random network of single-walled carbon nanotubes coated with non-polymeric organic materials. Nano Lett. 2008;8:3631–5.
35. Poli D, Carbognani P, Corradi M, Goldoni M, Acampa O, Balbi B, et al. Exhaled volatile organic compounds in patients with non-small cell lung cancer: cross sectional and nested short-term follow-up study. Respir Res. 2005;6:71.
36. Wehinger A, Schmid A, Mechtcheriakov S, Ledochowski M, Grabmer C, Gastl GA, et al. Lung cancer detection by proton transfer reaction massspectrometric analysis of human breath gas. Int J Mass Spectrom. 2007;265(1):49–59.
37. Cao W, Duan Y. Current status of methods and techniques for breath analysis. Crit Rev Anal Chem. 2007;37(1):3–13.
38. Bajtarevic A, Ager C, Pienz M, Klieber M, Schwarz K, Ligor M, et al. Noninvasive detection of lung cancer by analysis of exhaled breath. BMC Cancer. 2009;9:348.
39. Buszewski B, Kesy M, Ligor T, Amann A. Human exhaled air analytics: biomarkers of diseases. Biomed Chromatogr. 2007;21(6):553–66.
40. Horvath L, Lazar Z, Gyulai N, Kollai M, Losonczy G. Exhaled biomarkers in lung cancer. Eur Respir J. 2009;34:261–75.
41. Kischkel S, Miekisch W, Sawacki A, Straker EM, Trefz P, Amann A, et al. Breath biomarkers for lung cancer detection and assessment of smoking related effects—confounding variables, infl uence of normalization and statistical algorithms. Clin Chim Acta. 2010;411:1637–44.
42. Mendis S, Sobotka PA, Euler DE. Pentane and isoprene in expired air from humans: gas- chromatographic analysis of single breath. Clin Chem. 1994;40:1485–8.
43. Miekisch W, Schubert JK, Noeldge-Schomburg GFE. Diagnostic potential of breath analysis—focus on volatile organic compounds. Clin Chim Acta. 2004;347(1–2):25–39.
44. O'Neill HJ, Gordon SM, O'Neill MH, Gibbons RD, Szidon JP. A computerized classifi cation technique for screening for the presence of breath biomarkers in lung cancer. Clin Chem. 1988;34(8):1613–8.
45. Phillips M, Greenberg J, Awad J. Metabolic and environmental origins of volatile organic compounds in breath. J Clin Pathol. 1994;47(11):1052.
46. Amann A, Corradi M, Mazzone P, Mutti A. Lung cancer biomarkers in exhaled breath. Expert Rev Mol Diagn. 2011;11(2):207–17.
47. Phillips M, Cataneo RN, Cummin AR, Gagliardi AJ, Gleeson K, Greenberg J, et al. Detection of lung cancer with volatile markers in the breath. Chest. 2003;123(6):2115–23.
48. Filipiak W, Sponring A, Filipiak A, Ager C, Schubert J, Miekisch W, et al. TD-GC-MS analysis of volatile metabolites of human lung cancer and normal cells in vitro. Cancer Epidemiol Biomarkers Prev. 2010;19(1):182–95. PubMed PMID: 20056637.
49. Poli D, Goldoni M, Corradi M, Acampa O, Carbognani P, Internullo E, et al. Determination of aldehydes in exhaled breath of patients with lung cancer by means of on-fi ber-derivatisation SPME-GC/MS. J Chromatogr B Analyt Technol Biomed Life Sci. 2010;878(27):2643–51.
50. Hakim M, Billan S, Tisch U, Peng G, Dvrokind I, Marom O, et al. Diagnosis of head-andneck cancer from exhaled breath. Br J Cancer. 2011;104(10):1649–55.
51. Phillips M, Altorki N, Austin JHM, Cameron RB, Cataneo RN, Kloss R, et al. Detection of lung cancer using weighted digital analysis of breath biomarkers. Clin Chim Acta. 2008;393(2):76–84.
52. Gordon SM, Szidon JP, Krotoszynski BK, Gibbons RD, O'Neill HJ. Volatile organic compounds in exhaled air from patients with lung cancer. Clin Chem. 1985;31(8):1278–82.
53. Phillips M, Gleeson K, Hughes JM, Greenberg J, Cataneo RN, Baker L, et al. Volatile organic compounds in breath as markers of lung cancer: a cross-sectional study. Lancet. 1999;353(9168):1930–3.
54. Tisch U, Billan S, Ilouze M, Phillips M, Peled N, Haick H. Volatile organic compounds in exhaled breath as biomarkers for the early detection and screening of lung cancer. CML-Lung Cancer. 2012;5(4): 107–17. O. Barash and H. Haick 481.
55. King J, Mochalski P, Kupferthaler A, Unterkofl er K, Filipiak W, Teschl S, et al. Dynamic profi les of volatile organic compounds in exhaled breath as determined by a coupled PTR-MS/GC-MS study. Physiol Meas. 2010;31:1169–84.
56. King J, Kupferthaler A, Frauscher B, Hackner H, Unterkofl er K, Teschl G, et al. Measurement of endogenous acetone and isoprene in exhaled breath during sleep. Physiol Meas. 2012;33(3):413–28.

57. Amann A, Spaněl P, Smith D. Breath analysis: the approach towards clinical applications. Mini Rev Med Chem. 2007;7(2):115–29.
58. Preti G, Labows JN, Kostelc JG, Aldinger S, Daniele R. Analysis of lung air from patients with bronchogenic carcinoma and controls using gas chromatography- mass spectrometry. J Chromatogr. 1988;432:1–11.
59. Anderson JC, Babb AL, Hlastala MP. Modeling soluble gas exchange in the airways and alveoli. Ann Biomed Eng. 2003;31:1402–22.
60. King J, Unterkofl er K, Teschl G, Teschl S, Koc H, Hinterhuber H, et al. A mathematical model for breath gas analysis of volatile organic compounds with special emphasis on acetone. J Math Biol. 2011;63:959–99.
61. Kalliomäki P-L, Korhonen O, Vaaranen V, Kalliomäki K, Koponen M. Lung retention and clearance of shipyard arc welders. Int Arch Occur Environ Health. 1978;42(2):83–90.
62. Jakubowski M, Czerczak S. Calculating the retention of volatile organic compounds in the lung on the basis of their physicochemical properties. Environ Toxicol Pharmacol. 2009;28(2):311–5.
63. Lechner M, Moser B, Niederseer D, Karlseder A, Holzknecht B, Fuchs M, et al. Gender and age specifi c differences in exhaled isoprene levels. Respir Physiol Neurobiol. 2006;154(3):478–83.
64. Kushch I, Arendacká B, Štolc S, Mochalski P, Filipiak W, Schwarz K, et al. Breath isoprene–aspects of normal physiology related to age, gender and cholesterol profi le as determined in a proton transfer reaction mass spectrometry study. Clin Chem Lab Med. 2008;46(7):1011–8.
65. Pennazza G, Santonicoa M, Agròb AF. Narrowing the gap between breathprinting and disease diagnosis, a sensor perspective. Sens Actuators B. 2013; 179:270–5 dx.doi.org/10.1016/j.snb.2012.09.103.
66. Persaud K, Dodd G. Analysis of discrimination mechanisms in the mammalian olfactory system using a model nose. Nature. 1982;299(5881):352–5.
67. Röck F, Barsan N, Weimar U. Electronic nose: current status and future trends. Chem Rev. 2008;108 (2):705–25.
68. Konvalina G, Haick H. Effect of humidity on nanoparticle- based chemiresistors: a comparison between synthetic and real-world samples. ACS Appl Mater Interfaces. 2012;4(1):317–25.
69. Amann A, Miekisch W, Pleil J, Risby T, Schubert J. Chapter 7: Methodological issues of sample collection and analysis of exhaled breath. Eur Respir Soc Monograph. 2010;49:96–114.
70. Phillips M. Method for the collection and assay of volatile organic compounds in breath. Anal Biochem. 1997;247:272–8.
71. Kneepkens CM, Lepage G, Roy CC. The potential of the hydrocarbon breath test as a measure of lipid peroxidation. Free Radic Biol Med. 1994;17(2): 127–60.
72. Tisch U, Haick H. Nanomaterials for cross-reactive sensor arrays. MRS Bull. 2010;35:797–803. 23 Exhaled Volatile Organic Compounds as Noninvasive Markers in Breast Cancer

第 24 章

乳腺癌传统治疗、药物靶标和靶向治疗

Eugenia Ch Yiannakopopulou

摘 要

乳腺癌治疗选择包括化疗、内分泌治疗和新型靶向治疗。根据肿瘤分期、组织分级、雌激素和孕激素受体、增殖指数和人类表皮生长因子（HER2）情况，辅助化疗适用于早期乳腺癌的治疗。在转移情况下，根据美国国家综合癌症网（NCCN）指南，全身性化疗推荐用于有症状的内脏转移患者。目前，紫杉烷类和蒽环类药物代表了用于乳腺癌最有效的药物，包括用于辅助化疗、新辅助化疗和转移癌化疗。内分泌治疗适用于 ER 阳性的乳腺癌妇女，药物包括三苯氧胺、芳香酶抑制剂、氟维司群、促黄体素释放素（LHRH）拮抗剂和孕激素。三苯氧胺是选择性雌激素受体调节剂，适用于绝经前和绝经后乳腺癌患者和男性乳腺癌的治疗以及乳腺癌高风险女性的化学预防。第三代芳香酶抑制剂，包括依西美坦、阿那曲唑和来曲唑适用于绝经后女性的治疗。氟维司群是一种选择性雌激素受体下调剂，作为一种完全拮抗剂适用于转移性乳腺癌的治疗。LHRH 拮抗剂戈舍瑞林和曲普瑞林适用于激素阳性乳腺癌的绝经前女性。孕激素甲地孕酮和甲羟孕酮适用于转移性乳腺癌的治疗。

新型靶向治疗药物，包括 HER2 抑制剂、抗血管生成剂和哺乳动物西罗莫司靶蛋白（mTOR）抑制剂。曲妥珠单抗是一种人源化抗 HER2 单克隆抗体，已经批准应用 HER2 过表达或者 HER2 基因扩增乳腺癌的治疗，包括在辅助和转移情况下应用。拉帕替尼是一种小分子化合物和一种有效可逆双向抑制剂，同时抑制 EGFR 和 HER2 的酪氨酸激酶结构域，目前批准联合卡培他滨用于 HER2 过表达晚期乳腺癌的治疗。贝伐单抗是第一个批准用于人癌症治疗的抗血管生成剂，与化疗联合治疗转移性乳腺癌有明显获益，改善无进展生存期和客观反应率。口服依维莫司联合依西美坦适用于激素受体阳性、HER2 阴性绝经后乳腺癌治疗失败患者的治疗，在美国用于阿那曲唑或来曲唑治疗失败后，或在欧洲用于非甾体芳香酶抑制剂治疗后出现无症状内脏器官转移复发的女性。

关键词

乳腺癌　化疗　内分泌治疗　他莫昔芬　芳香酶抑制剂　靶向治疗

引言

乳腺癌是女性癌症死亡的主要原因之一，据估计在全世界每年有120万新发乳腺癌病例。毫无疑问，近数十年来乳腺癌治疗已取得很大进展，但乳腺癌死亡率仍然很高。乳腺癌治疗包括手术切除、内科治疗和放疗，内科治疗是指辅助性治疗、新辅助治疗和转移性乳腺癌治疗，内科治疗方法具体包括化疗、内分泌治疗和新型靶向治疗。紫杉烷和蒽环类药物是乳腺癌最常用的化疗药物；内分泌治疗适用于ER阳性的乳腺癌患者，所用的内分泌治疗药物包括三苯氧胺、芳香酶抑制剂、氟维司群、LHRH拮抗剂和孕激素。新型的靶向治疗包括HER2抑制剂、抗血管生成剂和mTOR抑制剂。

化疗

蒽环类、卡培他滨、紫杉烷类和埃博霉素是治疗乳腺癌的主要化疗药物（表24.1）。联合用药方案如CMF方案（环磷酰胺、甲氨蝶呤和5-FU）、CEF方案（环磷酰胺、表柔比星和5-FU）、CA（F）方案（环磷酰胺、阿霉素或5-FU），以及包括紫杉烷类或长春瑞滨方案，常用于一线乳腺癌辅助治疗。但目前紫杉烷和蒽环类药物是乳腺癌最有效的化疗药物，用于辅助治疗、新辅助治疗和转移治疗。早期乳腺癌患者增加辅助化疗大约能将总生存率提高10%[1]。在早期乳腺癌中，管腔样A型、B型和基底样分子亚型对计划辅助全身治疗是重要的，用预后和预测标志物，如激素受体、HER2、Ki67、uPA/PAI-1或多基因检测，例如OncoType DX检测，现在能避免过度治疗或治疗不足[2]。根据圣加仑（St. Gallen）指南，管腔样B型乳腺癌（三阳性）、HER2阳性和三阴性乳腺癌应该接受蒽环类药物和紫杉烷类的联合治疗。因此，推荐赞成管腔样B型（三阳性）患者用蒽环药物和紫杉烷类治疗；在三阴性乳腺癌患者推荐用蒽环药物、紫杉烷类和烷基化类药物[1]。分子亚型管腔样A型乳腺癌（ER/PR阳性，HER2阴性）对辅助化疗最不敏感，按照国际指南，pT1、pN0、ER阳性、增殖指数低和HER2阴性乳腺癌患者一般不推荐辅助化疗的[3]。相反，至少满足以下一项则可以辅助化疗：ER阴性、HER2阳性、增殖指数高（>30%）、组织分级为3级[4]。然而，辅助化疗在中度复发风险（即肿瘤直径达到2cm或以上，1~3个淋巴结阳性）、组织分级2级和增殖系数低于30%的内分泌治疗敏感乳腺癌中的作用尚未不清楚[4]。

表24.1 乳腺癌化疗的药物类别和药物

药物类别	药物名称
烷化剂	环磷酰胺
抗代谢剂	5-氟尿嘧啶（5-FU）、甲氨蝶呤、卡培他滨、吉西他滨
铂盐	顺铂、卡铂、奥沙利铂
蒽环类	柔红霉素、阿霉素、去甲氧基柔红霉素（伊达比星）、表柔比星、米托蒽醌
拓扑异构酶Ⅰ抑制剂	伊立替康
拓扑异构酶Ⅱ抑制剂	依托泊苷
紫杉烷类	多西他赛、紫杉醇
埃博霉素	伊沙匹隆

对于转移性乳腺癌患者，根据NCCN指南，推荐全身性化疗用于有症状的内脏转移患者，如肝脏、肺部和骨髓。但是化疗所带来的毒副作用限制了它的临床应用，具体见表24.2。

表 24.2　乳腺癌化疗和全身毒性

化疗药物	主要的毒性
蒽环类药物	心脏毒性、骨髓抑制毒性
卡培他滨	高胆红素血症、腹泻、手 - 足综合征
紫杉烷类	神经性毒性、中性粒细胞减少症
埃博霉素	中性粒细胞减少症、周围神经病变

蒽环类药物

蒽环类药物包括柔红霉素、阿霉素、去甲氧基柔红霉素、表柔比星和米托蒽醌，其中临床用得最多的是表柔比星和阿霉素。表柔比星是阿霉素的异构体，都用于早期和转移性乳腺癌的化疗[5]。表柔比星的疗效与阿霉素类似，但表柔比星有一个不同的毒性谱，特别是心脏毒性。蒽环类药物的主要毒副作用是心脏毒性和骨髓抑制毒性，对于蒽环类药物心脏毒性，阿霉素的研究最为广泛[6]。阿霉素治疗的心脏并发症报道很少，包括急性可逆性心律失常、亚急性心肌炎和心包炎。最完整的评估，阿霉素的心脏毒性是累积进展性损害，导致的临床事件包括从左心室射血分数轻度下降到不可逆的充血性心力衰竭[6]。蒽环类药物所致充血性心力衰竭出现早期，即治疗后的几天到数月，高峰期出现在最后一次用药后的 3 个月，或可晚到最后一次用药后的 10~12 年。蒽环类药物造成心脏毒性的风险因素包括累积剂量（最大的风险因素）、患者年龄、以前放疗史、同时使用其他药物和以前用药史。蒽环类药物建议的最大累积耐受剂量为 450~500mg/m^2，由于大部分乳腺癌化疗方案的最大累积剂量为 240~300mg/m^2，因此乳腺癌患者好像并不会引发阿霉素心脏毒性。阿霉素脂质体已显示出更低的心脏毒性。据报道表柔比星较阿霉素的心脏毒性要低，已建议表柔比星的累积耐受剂量为 900~1000mg/m^2[6]。

在严格实施的大宗病例临床试验中，表柔比星已经列入大多数含蒽环类的联合化疗方案。调查也涉及表柔比星剂量密集化疗方案的研究，剂量密集临床试验的短期随访证明表柔比星较阿霉素更安全。

卡培他滨

卡培他滨是口服的 5' - 脱氧 -5' - 氟尿苷药物的前体药。卡培他滨经肿瘤组织内高浓度的胸腺嘧啶脱氧核苷磷酸化酶作用，优先转化为 5- 氟尿嘧啶（5-FU）。口服之后，卡培他滨能完整通过进入小肠被吸收，因此避免了在胃肠道中直接发生分解。卡倍他滨随后经过三步酶促反应转化，其中最后一个酶促反应是依赖胸腺嘧啶脱氧核苷磷酸化酶来完成的，而这种酶在肿瘤组织较在正常组织过表达，从而导致 5-FU 主要在肿瘤组织中生成，避免了 5-FU 对全身的暴露。口服卡培他滨的生物利用度达到 100%[7]。

卡培他滨是一种有效和耐受好的药物，能单独使用，或者与其他静脉化疗药物联合，用于治疗几种癌症。此外，由于卡培他滨与紫杉烷类显示出协同效应，两种药物一起使用是合理的。卡倍他滨用于转移性乳腺癌的拯救治疗是有效的。因此，根据 NCCN 乳腺癌治疗指南委员会的建议，基于蒽环类药物治疗方案失败后的复发或转移性乳腺癌，优先考虑用卡倍他滨 / 紫杉烷类联合化疗方案。这个药物已批准单药用于对蒽环类和紫杉醇方案产生抗性的转移性乳腺癌患者，或用于进一步蒽环类药物治疗有禁忌证患者。

另外，卡培他滨也用于乳腺癌的新辅助化疗中，但出现了矛盾的结果。最近发表的一篇荟萃分析，包括了 5 个临床试验 3257 例未发生远处转移的早期或可手术乳腺癌患者，用卡培他滨和基于蒽环类药物或（和）基于紫杉烷联合治疗，结果发现将卡培他滨加入到新辅助化疗方案中并不能改善未发生远处转移乳腺癌患者的预后[8]。

单独使用卡培他滨的剂量限制副作用主要是高胆红素血症、腹泻和手 - 足综合征，骨髓抑制、疲劳和体弱、腹部疼痛和呕吐也有报道。美国 FDA 批准卡培他滨用于治疗转移性结直肠癌和乳腺癌的剂量是每天 1250mg/m^2，分 2 次口服，在最初 2 周内每隔 12 小时服一次，每 3 周为一个治疗周期。

紫杉烷类药物

紫杉烷类药物多西他赛和紫杉醇最初主要用于转移性乳腺癌的治疗。紫杉烷药物对肿瘤细胞的毒性作用于微管稳定和细胞周期停滞 [9]。紫杉烷药物也能促进肿瘤细胞凋亡、抑制血管生成和诱导调节各种细胞进程的基因。尽管紫杉烷类药物作用机制类似，但与紫杉醇比较，除了有很强的促微管蛋白装配和微管稳定外，多西他赛有一个较长的血浆半衰期和细胞内滞留。紫杉醇的毒性主要是神经毒性，多西他赛的毒性主要是外周性神经疾病，多西他赛引起的中性粒细胞减少症比紫杉醇要更普遍。其他的毒性还包括紫杉醇能引起超敏反应，多西他赛可引起体液潴留和胃肠毒性。紫杉烷类药物引起的其他副作用还包括无力、脱发和口腔溃烂。紫杉烷类药物抗性定义为治疗中进展或≤ 12 个月辅助化疗进展，或 4 个月转移治疗进展，抗性是一个普遍问题。

埃博霉素

埃博霉素（epothilones）是有细胞毒性的大环内酯类药物，作用机制和紫杉醇类似，但在临床前模型中紫杉烷类药物抗性情况下仍有活性优势。埃博霉素的抗肿瘤活性是稳定微管，引起有丝分裂停滞在 G2/M 转化期。

伊沙匹隆是一种人工半合成的埃博霉素 B 衍生物，设计优化保留了自然前体的特性，具有对肿瘤抗性共同机制低易感性的特性，包括由多重耐药蛋白、P- 糖蛋白介导的抗性 [10, 11]。另外，伊沙匹隆作为微管稳定剂，延长有丝分裂纺锤体检验点活性，在有丝分裂或随后有丝分裂退出时，促进癌细胞死亡。此外，伊沙匹隆作为埃博霉素 B 衍生物，可通过控制凋亡前体 Bax 蛋白构象改变的 BCL2 抑制通路来诱导细胞凋亡。伊沙匹隆在肝脏中进行代谢，因此当肝功能损害患者需要该药治疗时应该谨慎应用。肝功能损害或同时用细胞色素 P450 CYP3A4 抑制剂的患者，伊沙匹隆暴露较强。

2007 年 10 月，美国 FDA 批准伊沙匹隆用于治疗局部晚期和转移性乳腺癌。伊沙匹隆单药治疗用于对蒽环类、紫杉烷和卡培他滨耐药或不耐受的局部晚期乳腺癌或转移性乳腺癌患者。当局部晚期乳腺癌或转移性乳腺癌患者对蒽环类药物和紫杉烷类药物产生抗性，或进一步蒽环类药物治疗有禁忌证时，伊沙匹隆还可以和卡培他滨联合用药。

伊沙匹隆能引起血液毒性，包括中性粒细胞减少症、白细胞减少症、贫血和血小板减少。单用伊沙匹隆治疗时，中性粒细胞减少症是最常见的毒性。在患者经历过严重的中性粒细胞减少或血小板减少时，推荐伊沙匹隆减量。患者中性粒细胞 <1500 细胞 /mm^3 是伊沙匹隆的禁忌证。周围神经性疾病的症状，例如灼烧感、感觉过敏、感觉迟钝、皮肤感觉异常、感觉恐慌或神经性疼痛在伊沙匹隆试验中已有报道。伊沙匹隆过敏性反应也有报道。尽管伊沙匹隆不考虑心脏毒性，但对于有心脏病史的患者推荐慎用，并且在治疗过程中，若患者出现了进行性心肌缺血或心脏功能损害，则要终止伊沙匹隆治疗。

转移性乳腺癌的化疗

基于蒽环类和基于紫杉烷类药物方案推荐用于转移性乳腺癌的一线治疗（表 24.3）。然而，对蒽环类和紫杉烷类药物抗性或紫杉烷类难治性乳腺癌的患者治疗选择就很少了 [12]。单药卡培他滨已批准用于蒽环类和紫杉烷类药物治疗失败的患者治疗。已证明伊沙匹隆对多重化疗药物耐药的转移性乳腺癌有效，是美国 FDA 批准的仅有的一个用于对蒽环类、紫杉烷类和卡培他滨耐药的转移性乳腺癌单药治疗药物 [12]。

表 24.3　转移性乳腺癌的化疗方案选择

联合化疗	单一药物化疗
紫杉烷类－蒽环类药物	蒽环类药物
奥沙利铂－吉西他滨	紫杉烷类药物
多西他赛－长春瑞滨	非紫杉烷类
多西他赛－卡培他滨	长春瑞滨
长春瑞滨－卡培他滨	卡培他滨
紫杉醇－吉西他滨	铂类
	环磷酰胺
	5- 氟尿嘧啶

内分泌治疗

内分泌治疗是最古老的乳腺癌靶向治疗方法。选择性雌激素受体调节剂（SERM），如他莫昔芬、芳香酶抑制剂和 GnRH 拮抗剂都是可选择的药物。GnRH 拮抗剂能抑制卵巢功能，诱导绝经前女性产生绝经样状态[13]。属于内分泌治疗药物的氟维司群和孕激素都用于治疗转移性乳腺癌（表 24.4）。

选择性雌激素受体调节剂

SERM 是一类结构上各不相同的化合物，能与雌激素 α 和雌激素 β 受体结合，从而在某些组织中产生雌激素兴奋作用，而在其他组织中产生雌激素拮抗作用。SERM 的组织特异性作用是由 ER-SERM 复合体来决定的，SERM 吸附到 ERα 或 ERβ 上后，激活基因表达的能力是不同的。

他莫昔芬，一种人工合成非甾体类抗雌激素制剂，是一种经典的部分兴奋剂和表现出在物种和组织引起兴奋或抑制反应的特异性。在老鼠，他莫昔芬是一种兴奋剂；在大鼠和人类，它是部分激动剂，如在乳腺组织产生雌激素拮抗作用，但在阴道和子宫内膜则产生兴奋作用[14]。长时间服用他莫昔芬可减少对侧乳腺癌的发生（拮抗剂），在高风险女性降低原发性乳腺癌的发生率（拮抗剂），保持骨密度（激动剂）和增加子宫内膜癌风险（激动剂）。

他莫昔芬母体药物和 ER 的亲和性很弱，但是母体药物在体内经过两个阶段的酶促反应后会转化为活性和无活性代谢产物。N- 二甲基－他莫昔芬是通过 CYP3A4/5 酶形成的初级代谢产物，它抗雌激素能力也很弱，但它随后代谢为 a- 羟基－他莫昔芬、N- 二去甲基 - 他莫昔芬和 4- 羟基 -N- 去甲基－他莫昔芬（称为吲哚昔芬，endoxifen）。4- 羟基－他莫昔芬是 CYP2D6 等多个酶促反应后产生的少量初级代谢物。吲哚昔芬和 4- 羟基－他莫昔芬每一个与 ER 的亲和性比他莫昔芬要高出 10 倍，具有相等的抗雌激素效价强度。在长期接受他莫昔芬治疗的患者，血清中吲哚昔芬的浓度是 4- 羟基他莫昔芬的 6~12 倍，说明吲哚昔芬是他莫昔芬治疗所需的最重要的活性代谢产物。他莫昔芬单剂口服剂量 20mg 很快被人体吸收，约 5 小时达到高峰值浓度。他莫昔芬的终末半衰期为 5~7 天，在他莫昔芬治疗 4 周后血浆中浓度达到稳定状态，他莫昔芬口服剂量的 65% 在 2 周后通过粪便排泄出。

表 24.4　乳腺癌内分泌治疗：除芳香酶抑制剂以外的药物

药物类别	药物名称	用途
SERM	他莫昔芬	乳腺癌辅助化疗和转移性治疗、男性乳腺癌治疗和高风险妇女的化学预防
SERD	氟维司群	转移性乳腺癌
LHRH 拮抗剂	戈舍瑞林、曲普瑞林	激素阳性的绝经前乳腺癌
孕激素	醋酸甲地孕酮、醋酸甲羟孕酮	转移性乳腺癌

他莫昔芬已经得到批准用于ER阳性乳腺癌患者的辅助治疗和转移的治疗。目前,他莫昔芬主要应用于治疗绝经前ER阳性的乳腺癌患者,但对于绝经后ER阳性的乳腺癌患者,若对芳香酶抑制剂产生了抗性,那么也可以在芳香酶抑制剂治疗2年后换成他莫昔芬来治疗。并且他莫昔芬还被批准用于男性乳腺癌的内分泌治疗。最后他莫昔芬也是被批准用于乳腺癌高风险女性进行化学预防的唯一药物(现又批准了雷洛昔芬——译者注)。

50岁以上诊断乳腺癌女性的临床试验已表明他莫昔芬治疗总生存期获益,接受手术的淋巴结阴性乳腺癌女性,他莫昔芬治疗组较安慰剂对照组显著延长患者的无病生存期。他莫昔芬降低局部复发和远处转移率、减少对侧乳腺癌的发生率和降低肿块切除和放疗后的肿瘤复发率。早期乳腺癌试验临床协助组(EBCTCG)进行的随访超过10年、37 000多例乳腺癌患者的55项临床试验荟萃分析表明,与安慰剂治疗相比,他莫昔芬治疗能使乳腺癌的复发率降低26%和死亡率减少14%。此外,ER阳性乳腺癌和他莫昔芬治疗至少5年的患者比ER阴性或治疗小于5年的患者有更大的获益。特别是在ER阳性乳腺癌患者中,接受5年他莫昔芬治疗可以减少31%年死亡率,并且与患者年龄、辅助化疗、孕激素受体状态和其他肿瘤特征无关[14-16]。

他莫昔芬治疗ER阴性乳腺癌的效果仍存争议。关于他莫昔芬治疗时间对复发和死亡的影响,业已证明ER阳性患者5年他莫昔芬治疗效果优于1年或2年,但他莫昔芬治疗超过5年却不能额外获益[15](最新ATLAS试验结果显示10年TAM治疗能够进一步降低乳腺癌复发和死亡——译者注)。

另外,已证明他莫昔芬治疗转移性乳腺癌有效。对于他莫昔芬治疗中止后超过6个月出现复发的患者,他莫昔芬仍然是治疗的第一选择。

另一方面,他莫昔芬会引起一些子宫内膜良性病变,包括子宫内膜增厚、子宫内膜息肉、子宫内膜囊性萎缩,具体见表24.5。然而,他莫昔芬治疗相关的最严重副作用是子宫内膜癌,发生率增加是安慰剂组的2~4倍。他莫昔芬最常见的副作用是更年期综合征,包括潮热和萎缩性阴道炎,绝经后阴道排液和不规则月经也有报道。另外,服用较高剂量他莫昔芬女性出现视网膜疾病已有报道,但威胁视力失明的毒性罕见报道。他莫昔芬也能轻微增加白内障的发生率和血栓的发生率,包括深静脉血栓和肺栓塞,据估计,血栓事件的相对风险比(RR)在1.3~7.0范围[15,17]。

芳香酶抑制剂(AI)

AI阻断芳香酶活性影响雌激素合成的最后一步,从而降低循环中雌激素水平,使ER失去底物。所有第三代AI都可以明显减少循环中95%~98%的雌激素。AI分为非甾体类(可逆Ⅱ型),如阿那曲唑和来曲唑以及甾体类(不可逆Ⅰ型),如依西美坦(表24.6)。目前AI是绝经后ER和(或)PR阳性的浸润性乳腺癌患者标准治疗部分,可单独用药,也可在他莫昔芬用前后序贯用药。绝经后ER阳性的乳腺癌患者应该用AI治疗5年。初始用他莫昔芬的围绝经期患者,推荐他莫昔芬治疗2~3年后,在确定绝经情况下,转换为AI完成5年的治疗。另外,根据对完成5年他莫昔芬标准治疗后的绝经后患者进行的延长辅助治疗研究结果,继续用AI治疗至少2~5年可能是一种选择,特别是淋巴结阳性患者或高风险预后因素的患者。绝经前和围绝经期乳腺癌患者禁用AI[16]。

表24.5 乳腺癌内分泌治疗的副作用

他莫昔芬	芳香酶抑制剂
血栓	骨折
子宫内膜良性病变	关节疼痛
子宫内膜癌	血胆固醇过多症
视网膜疾病,白内障	心血管事件

表 24.6　AI 药物分类

药物类别	药物名称	用途
第一类	氨鲁米特	转移性乳腺癌
第二类	法曲唑（fadrozole）、洛太米特（rogletimide）、福美坦（formestane）	转移性乳腺癌
第三类	依西美坦、阿那曲唑、来曲唑	激素受体阳性的绝经后乳腺癌患者辅助化疗或转移性治疗

两项大型的临床随机试验比较了他莫昔芬和 AI 作为初始辅助治疗效果，ATAC 试验将 9366 例 ER 阳性或未知的浸润性乳腺癌患者随机分为阿那曲唑、他莫昔芬和两药联用治疗 5 年，他莫昔芬或两药联合的无病生存期没有差别，但阿那曲唑优于前两者。另外，中位随访 120 个月时，阿那曲唑和他莫昔芬用药 5 年比较，阿那曲唑组显著延长了无病生存期，降低了复发风险（HR 0.87，95% CI 0.78~0.97，P=0.01）和延长了肿瘤复发的时间（HR 0.79，95% CI 0.70~0.90，P=0.005）[18]。阿那曲唑也显著减少乳腺癌的远处转移（HR 0.86, 95% CI 0.74~0.99，P=0.04）和明显降低对侧乳腺癌的发生率（降低 42%，95% CI 12%~62%，P=0.01）。然而，迄今为止，患者的全部死亡率没有差别（HR 0.97，95% CI 0.85~1.12，P=0.7），乳腺癌相关死亡很少[19-22]。

第二项大型前期芳香酶抑制剂试验，乳腺癌国际小组（BIG）1~98 号研究（n=8010）比较了来曲唑和他莫昔芬 5 年治疗效果，该研究有 4 个治疗组：①来曲唑 5 年；②他莫昔芬 5 年；③他莫昔芬 2 年，然后来曲唑 3 年；④来曲唑 2 年，然后他莫昔芬 3 年。发表的数据对初始用来曲唑两组和初始用他莫昔芬两组进行了比较。中位随访时间为 25.8 个月，主要分析显示来曲唑治疗明显降低复发风险（HR 0.81，95% CI 0.70~0.93，P=0.003），来曲唑组 5 年无病生存率约 84%，他莫昔芬组约 81.4%，来曲唑明显减少了远处转移率（HR 0.73，95% CI 0.60~0.88，P=0.001）。但是两组之间的总生存期并没有明显差别（HR 0.86，95% CI 0.70~1.06，P=0.16）[18, 23, 24]。

目前 AI 已经大部分替代他莫昔芬用于治疗绝经后有激素反应的乳腺癌患者，因为有更好的无复发生存期，尽管报道总生存期没有明显差别。不过 AI 可以引起肌肉骨骼疼痛，导致 10%~20% 的患者不得不终止治疗。另外，AI 的副作用还包括骨折、血胆固醇过多和心血管事件[25-28]，副作用概括见表 24.5。由于 AI 的作用机制是预防外周雌激素的产生，循环血液中的雌激素水平被抑制到低于自然绝经水平。的确，芳香酶抑制剂引起的骨质丢失是生理性绝经后骨质丢失的 2 倍以上。AI 对心血管的副作用可导致心血管疾病的风险升高[29, 30]。

激素治疗转移性乳腺癌

对绝经后激素受体阳性的乳腺癌患者，AI 用于没有接受过治疗的或曾 AI 治疗但辅助治疗 12 个月后进展的一线治疗。较长无病间隔和无内脏疾病患者对 AI 反应较好。若乳腺癌复发在 12 个月内，推荐先用他莫昔芬或氟维司群治疗。在二线治疗中，进展后的最佳选择是使用他莫昔芬或氟维司群。在三线治疗中，可考虑接受 AI 治疗[31]。

对辅助治疗 12 个月后进展的绝经前患者，推荐先用他莫昔芬和 LHRH 拮抗剂联合治疗；若以上联合治疗失败，醋酸甲地孕酮或 LHRH 拮抗剂加上 AI 治疗可能是一种选择。

选择性雌激素受体下调剂

氟维司群（fulvestrant）是 17 β- 雌二醇的一个 7-α 烷基亚硫酰基衍生物，它的结构与他莫昔芬、雷洛昔芬和其他选择性雌激素受体调节剂的非甾类化学结构明显不同。氟维司群是一种选择性雌激素受体下调剂，表现为一种完全性拮抗剂，竞争性抑制雌二醇与雌激素受体的结合，它与雌二醇的结合亲和性是 89%。由于具有甾体结构和长侧链，氟维司群与雌激素受体结合，产生与非甾体类他莫昔芬不同的受体构型。因此，氟维司群能防止雌激素受体形成二聚体，使氟维司群 - 雌激素受体复合物快速降解，让细胞雌激素受体丢失。

氟维司群是肌内注射用药，没有所有已知的雌激素受体激动剂作用。氟维司群已经被批准作为二线治疗用于内分泌治疗后进展的 ER 阳性、绝经后晚期乳腺癌患者[32]。Ⅲ期临床试验结果表明，对于肿瘤复发和内分泌治疗后进展的患者，氟维司群至少和第三代 AI 阿那曲唑效果相同。然而，一项比较氟维司群和他莫昔芬作为晚期乳腺癌一线治疗的Ⅲ期临床试验结果显示，氟维司群没有达到他莫昔芬相同的效果。由于氟维司群的作用模式和其他激素类药物不同，对他莫昔芬抗性的肿瘤，氟维司群仍然有效，不像他莫昔芬，氟维司群不具有雌激素兴奋剂效应。事实上，氟维司群治疗绝经后乳腺癌顺序的最佳位置和联合用药的作用仍未解决[33, 34]。

药物靶标

酪氨酸激酶受体

酪氨酸激酶包括跨膜型生长因子受体，例如胰岛素样生长因子Ⅰ受体（IGF-1R）、成纤维细胞生长因子受体（FGFR）和表皮生长因子受体（EGFR），它们均处于细胞内信号通路的上游。

ErbB2（HER2）

Ⅰ型酪氨酸激酶受体中的 ErbB 家族包括 ErbB1（即表皮生长因子受体，又称 EGFR 或 HER1）、ErbB2（即著名的 HER2）、ErbB3、和 ErbB4。所有 HER 受体的结构类似，包括细胞外配体结合域，一个短的疏水性跨膜区和一个细胞质的酪氨酸激酶结构域。这些酪氨酸激酶受体在上皮细胞、间充质细胞和神经元组织中广泛表达，起到调节细胞增殖、存活和分化的作用。表皮生长因子和转化生长因子 α（TGF-α）都可与 EGFR 结合并激活它。

当调节蛋白与 ErbB3 和 ErbB4 结合，引起 EGFR 磷酸化并随后形成同源二聚体和异二聚体。HER2 与 EGFR、ErbB3 和 ErbB4 形成异二聚体，没有发现 HER2 的配体。现有资料提示 HER2 在形成异二聚体后会被顺式激活。EGFR 和 HER2 包含多个酪氨酸磷酸化位点，并且特异的酪氨酸残基自磷酸化发生在 ErbB1 和 ErbB2 中高度保守的催化激酶结构域上。随后，处于这些受体羧基端中的磷酸化酪氨酸残基招募介质并激活信号通路，导致细胞增殖（丝裂原活化蛋白激酶或 MAPK 通路）和存活（磷脂酰肌醇 3- 激酶或 PI3K 通路）。

有 20%~25% 的转移性乳腺癌是有 HER2 扩增的。HER2 过表达和乳腺癌患者预后差相关，HER2 赋予了化疗和内分泌治疗的抗性。此外，HER2 带来了肿瘤强侵袭性状态，明显缩短无病生存期和总生存期。在某些肿瘤，ErbB 受体抑制可以抑制肿瘤细胞生长，加速肿瘤细胞死亡和提高其他癌症治疗的反应。抑制 ErbB 受体可更多选择性靶向瞄准癌细胞和保留正常细胞，因而可减少治疗的有害不良事件的发生。

VEGF

血管内皮生长因子（VEGF）是调控血管生成开关的关键因子，它构建原发肿瘤组织与宿主循环相连接的高密度血管网络，也是一种高通透状态特征的过早血管化。VEGF 高表达是一个独立的预后预测因子，在早期和晚期乳腺癌都可观察到，与癌症晚期、预后差、化疗和内分泌治疗反应下降相关。VEGF 过表达与肿瘤抑制因子 P53 丢失和癌基因 HER2 扩增相关联。

PI3K/Akt/mTOR 通路

细胞内信号通路涉及磷脂酰肌醇 -3 激酶（PI3K）、蛋白激酶 B/PKB(Akt）和哺乳动物西罗莫司靶蛋白（mTOR），可调节几种细胞功能，如细胞生长、存活和增殖，这是肿瘤发生和发展所必需的。细胞外信号激活细胞膜受体后，通过磷酸化级联反应激活 PI3K 和 Akt，最后激活它们的下游底物，包括 mTOR，一种色氨酸 / 苏氨酸激酶。mTOR 是蛋白翻译的中心调控因子，mTOR 被磷酸化并激活真核细胞翻译起始因子 eIF4E 吸附蛋白（4E-BP1）和 70kD 大小的核糖体蛋白 S6 激酶（p70S6K）。此外，mTOR 可引起 Akt 磷酸化的正反馈作用，提高该通路的信号转导。PIEK/Akt/mTOR 通路的高激活水平，与乳腺癌常规治疗抗性、内分泌治疗抗性和增加转移风险相关。

靶向治疗

HER2 抑制剂

曲妥珠单抗（商品名为赫赛汀）是一种人源化抗 HER2 蛋白单克隆抗体，已被批准用于 HER2 基因扩增或过表达乳腺癌患者的辅助治疗与转移癌治疗[35]，辅助治疗的周期是 1 年。曲妥珠单抗与 HER2 受体的细胞外结构域结合，通过以下几种机制发挥抗肿瘤活性：抑制酪氨酸激酶的激活，诱导受体被细胞内噬和降解，抑制受体胞外结构域的解离，降低 DNA 修复能力，减少胞外信号转导能力，降低血管生成能力和诱导免疫介导的细胞毒性。另外，有报道称曲妥珠单抗可将 HER2 过表达细胞中的 HER2 基因表达下调。

曲妥珠单抗辅助治疗试验（HERA）是一项国际多中心、随机和开放性临床III期试验，目的是观察比较 HER2 阳性早期乳腺癌患者，经过标准新辅助化疗或辅助化疗后曲妥珠单抗分别治疗 1 年和 2 年的效果[36]。根据 HEAR 和 NSABPB/31NCCTG N9831 研究，化疗后辅助曲妥珠单抗治疗 1 年降低乳腺癌复发风险 50%，主要终点是无病生存期。在首个阳性期中分析后，为了比较观察组 1 年曲妥珠单抗治疗效果，允许观察组未出现复发或转移事件的患者转换接受曲妥珠单抗。曲妥珠单抗治疗 1 年和观察组中位随访 48.4 个月的试验结果表明，在 4 年中位随访时，化疗后曲妥珠单抗辅助治疗 1 年能明显临床获益[37]。

因此，现在曲妥珠单抗联合化疗是早期 HER2 阳性、肿瘤 >1cm 患者的标准治疗。然而，有一些不需要或仅仅不想化疗的患者，例如肿瘤 <1cm、淋巴结阴性的 HER2 阳性乳腺癌患者就被排除在上述临床试验之外，因为这类患者感知预后很好。在新辅助化疗临床试验中，曲妥珠单抗和帕妥珠单抗（pertuzumab）联合治疗，不用化疗，一些少数患者达到完全病理缓解率，提示存在一个单用抗 HER2 治疗能达到额外化疗效果的亚组。在选择性患者中用曲妥珠单抗治疗而不用化疗的问题还需要临床试验和前瞻性研究来进一步验证。与此同时，已有足够的证据表明，在有化疗禁忌证患者单用抗 HER2 治疗是可行的[38]。

曲妥珠单抗的严重毒副作用包括首次注射时的过敏反应和充血性心力衰竭。当曲妥珠单抗和蒽环类化疗药物合用时，充血性心力衰竭的风险会增加，已经注意到辅助曲妥珠单抗与蒽环类化疗药物合用时，充血性心力衰竭的发生率将增加 4~5 倍，甚至更高比例的患者会出现左心室功能亚临床减退。观察到的曲妥珠单抗相关心脏事件大部分是无临床症状的左心室射血分数下降。在大宗的辅助曲妥珠单抗临床试验中，严重充血性心力衰竭和心脏死亡事件发生率为 0.6%~4%。已有报道有临床症状和无临床症状事件都是可逆的和可处理的，但无症状的左心室射血分数下降的意义还不清楚，长期心脏随访是有必要的。目前正接受临床应用或研发中抗 HER2 药物治疗的患者，一定要进行密切心脏监测[39]。

曲妥珠单抗不应该用于妊娠期妇女。然而，曲妥珠单抗治疗过程中偶然怀孕并希望继续妊娠的妇女，则应该停用曲妥珠单抗，而允许继续妊娠。

通过免疫组织化学或 FISH 检测的 HER2 阳性转移性乳腺癌患者中，约 30% 患者单用曲妥珠单抗治疗就表现出客观临床反应，而 50% 患者对曲妥珠单抗加化疗有反应，余下部分患者即使没有客观反应，但仍可能有临床获益。然而，有很大一部分患者会对曲妥珠单抗产生原发性耐药。另外，在曲妥珠单抗治疗期间，许多患者在转移癌治疗初期临床获益，但最后进展（获得性耐药）。

曲妥珠单抗抗性有几种潜在的机制，包括第 10 号染色体缺失的磷酸酶和张力蛋白同源物基因（PTEN）失活或丢失和其他酪氨酸激酶受体激活，还包括类胰岛素生长因子受体（IGF-1R）。其他潜在抗性机制是截短体 HER2受体聚集（截短体 p95-HER2——译者注），这种受体缺少细胞外曲妥珠单抗结合结构域，造成曲妥珠单抗不能识别并结合，逃避抗体对 HER2 受体的抑制。

酪氨酸激酶抑制剂

拉帕替尼

拉帕替尼（lapatinib）是一种小分子化合物，是 EGFR 和 HER2 酪氨酸激酶结构域的双重抑制剂，抑制作用有效且可逆。现在已批准拉帕替尼和卡培他滨联合治疗用于 HER2 阳性晚期乳腺癌[40]。与曲妥珠单抗的作用机制不同，拉帕替尼进入到细胞内与酪氨酸激酶受体的胞内段结合，完全封闭了酪氨酸激酶的自磷酸化反应，从而抑制了下游的级联反应。临床前期研究表明在 HER2 过表达模型中拉帕替尼有强力抗肿瘤效果，包括对曲妥珠单抗获得性耐药的细胞系。在一项对晚期乳腺癌患者Ⅱ期单药治疗试验中，拉帕替尼有良好的耐受性，然而 HER2 阳性患者有很小的客观肿瘤反应，HER2 阴性患者则无反应。在一项 39 例 HER2 阳性乳腺癌和脑转移患者单用拉帕替尼的Ⅱ期临床试验中，尽管 15.4% 患者病情稳定保持≥ 16 周，但只有 1 例患者产生部分反应。一项Ⅲ期临床试验比较了拉帕替尼和卡培他滨联合与卡培他滨单用治疗蒽环类药物、紫杉烷类药物和曲妥珠单抗难治性的 HER2 阳性晚期乳腺癌患者的效果，结果显示联合治疗的疾病进展中位时间是 8.4 个月；单用卡培他滨的中位时间是4.4 个月（$P<0.001$）。但在总反应率和总生存期方面，联合治疗和单药治疗没有显著差异。不像曲妥珠单抗，拉帕替尼是口服药物。拉帕替尼和卡培他滨联合治疗的毒副作用最常见是腹泻和手－足综合征。

新型抗 HER2 药物

与曲妥珠单抗类似，帕妥珠单抗是靶向结合 HER2 胞外结构域，但结合在不同的抗原表位上，抑制 HER2 和其他 HER 家族受体形成二聚体。曲妥珠单抗 -DM1（T-MD1）是一种化学驱动将曲妥珠单抗和真菌毒素美登素偶联一起的 HER2 单抗，这种复合物的设计是为了克服曲妥珠单抗的抗性。美登素是一种抗微管剂，可抑制细胞微管装配环节。体外实验表明，美登素的细胞毒性是任何其他化疗药物的 1000 倍以上。在 T-DM1 复合物中，曲妥珠单抗主要是作为一种载体，把 DM1 运输给标记 HER2 的肿瘤细胞。T-DM1 的抗肿瘤机制不依赖 HER2 信号通道，若细胞表面存在 HER2 过表达，T-DM1 就能起作用，因此 T-DM1 能成功克服几种 HER2 下游信号通路变异相关的曲妥珠单抗抗性。在转移性乳腺癌患者中，T-DM1 的客观反应率为 26%~64%，与其他治疗比较，拉帕替尼联合卡培他滨（48%）、曲妥珠单抗和卡培他滨联合（48%）、帕妥珠单抗和曲妥珠单抗联合（24%）和来那替尼治疗（24%）。事实上，T-DM1 代表了乳腺癌患者治疗方向上的一个主要转变，就是通过用已知的标志物将细胞毒治疗直接杀癌细胞的一种“聪明”药物治疗取代传统的非靶向化疗[41-43]。

来那替尼（neratinib）是一种口服小分子全 HER 酪氨酸激酶抑制剂，不可逆地抑制 HER1 和 HER2 活性。在临床前期 HER2 模型实验中，来那替尼具有抗细胞增殖作用，伴随 G1 细胞周期停滞和减少下游信号转导。一般来说，联合多项靶向 HER2 治疗的治疗策略可能会产生递增效应或协同效应，并改善预后。未来的挑战包括进一步了解 HER2 功能、设计合理的药物组合和患者的优选[44, 45]。

抗血管生成剂

贝伐单抗（bevacizumab）是第一个被批准用于人类癌症的抗血管生成药物。许多临床试验旨在验证贝伐单抗治疗转移性乳腺癌的效果，特别是和一线化疗药物联合时。最近发表的一项荟萃分析总结了除化疗外用贝伐单抗治疗转移性乳腺癌的可用随机临床试验[46]，结果表明，贝伐单抗联合化疗方案治疗转移性乳腺癌有实质性获益，改善无进展生存期和客观反应率，但总生存期没有明显差异。

索拉非尼（sorafenib）和舒尼替尼（sunitinib）这两种药物都是新型的多靶标酪氨酸激酶抑制剂，可抑制包括 VEGFR 在内的几种促血管生成的酪氨酸激酶受体。几项临床 I 期和 II 期试验正在进行当中，以评估这两种酪氨酸激酶抑制剂作为联合化疗治疗转移性乳腺癌的安全性和疗效。

mTOR 抑制剂

西罗莫司（rapamycin）是一种 mTOR 蛋白的抑制剂，具有抗真菌活性和免疫抑制效果，已批准作为器官移植的免疫抑制剂。替西罗莫司（temsirolimus）和依维莫司（everolimus）是西罗莫可的酯类衍生物。替西罗莫司在 2007 年被美国 FDA 批准静脉用药治疗转移性肾细胞癌。依维莫司最初研发是用于肾脏和心脏移植的免疫抑制剂。替西罗莫司和依维莫司都表现出抗肿瘤活性和通过与 FK506 结合蛋白相结合来抑制 mTOR。体外和体内的临床前实验都表明这两种西罗莫司的衍生物都有抑制多种乳腺癌细胞增殖的能力，这些细胞系 ER 阳性和伴 HER2 过表达或 PTEN 丢失，也无论是单用或与化疗药物、内分泌药物、其他靶向药物或放疗联合时。一项随机 I 期临床试验中比较了依维莫司联合他莫昔芬与他莫昔芬单独治疗的效果，发现在激素受体阳性 /HER2 阴性的转移性乳腺癌患者中，联合治疗较单独用药的生存期延长了 6 个月。一项Ⅲ期临床试验原计划比较采用替西罗莫司和来曲唑联合与来曲唑单用治疗绝经后晚期或转移性乳腺癌患者的效果，但由于联合用药产生了高级别 3 级毒性，加上联合治疗没有比单独治疗有更好的临床获益，因此该项临床试验提前终止。目前，口服的依维莫司［商品名为飞尼妥（afinitor）］联合 AI 依西美坦适用于激素受体阳性、HER2 阴性、来曲唑或阿那曲唑治疗失败（美国），或非甾类 AI 治疗后无症状内脏转移进展复发（欧洲）的绝经后晚期乳腺癌患者的治疗。在一项合理设计的 BOLERO-2 研究中，绝经后激素受体阳性、HER2 阴性晚期乳腺癌患者，在非甾类 AI 治疗后进展复发和无症状内脏转移的女性用依维莫司和依西美坦联合治疗显著延长无进展生存期[47]。

总结与展望

治疗乳腺癌的方法包括化疗、内分泌治疗和新型靶向治疗。毫无疑问，未来研究要集中在 ER 阴性和转移性乳腺癌的治疗。另外，还需要发现更多的生物标志物，才能达到可行的患者靶向治疗目标。

（张亮　译）

参考文献

1. Joerger M, Thurlimann B: Chemotherapy regimens in early breast cancer: major controversies and future outlook. Expert Rev Anticancer Ther 2013, 13(2):165-178.
2. Harbeck N, Wuerstlein R: [Breast cancer. Individualized therapy concepts]. Internist (Berl) 2013, 54(2):194-199.
3. Goldhirsch A, Wood WC, Coates AS, Gelber RD, Thurlimann B, Senn HJ: Strategies for subtypes--dealing with the diversity of breast cancer: highlights of the St. Gallen International Expert Consensus on the Primary Therapy of Early Breast Cancer 2011. Ann Oncol 2011, 22(8):1736-1747.
4. Clavarezza M, Mustacchi G, Casadei Gardini A, Del Mastro L, De Matteis A, Riccardi F, Adamo V, Aitini E, Amoroso D, Marchetti P et al: Biological characterization and selection criteria of adjuvant chemotherapy for early breast cancer: experience from the Italian observational NEMESI study. BMC Cancer 2012, 12:216.
5. Khasraw M, Bell R, Dang C: Epirubicin: is it like doxorubicin in breast cancer? A clinical review. Breast 2012, 21(2):142-149.
6. Yau.T.K.: Cardiotoxicity after adjuvant anthracycline-based chemotherapy and radiotherapy for breast cancer. J HK Coll Radiol 2005, 8:4.
7. Wagstaff AJ, Ibbotson T, Goa KL: Capecitabine: a review of its pharmacology and therapeutic efficacy in the management of advanced breast cancer. Drugs 2003, 63(2):217-236.
8. Li Q, Jiang Y, Wei W, Yang H, Liu J: Clinical efficacy of including capecitabine in neoadjuvant chemotherapy for breast cancer: a systematic review and meta-analysis of randomized controlled trials. PLoS One 2013, 8(1):e53403.
9. McGrogan BT, Gilmartin B, Carney DN, McCann A: Taxanes, microtubules and chemoresistant breast cancer. Biochim Biophys Acta 2008, 1785(2):96-132.
10. Toppmeyer DL, Goodin S: Ixabepilone, a new treatment option for metastatic breast cancer. Am J Clin Oncol 2010, 33(5):516-521.
11. Alvarez RH, Valero V, Hortobagyi GN: Ixabepilone for the treatment of breast cancer. Ann Med 2011, 43(6):477-486.
12. Rivera E: Management of metastatic breast cancer: monotherapy options for patients resistant to anthracyclines and taxanes. Am J Clin Oncol 2010, 33(2):176-185.
13. Lumachi F, Luisetto G, Basso SM, Basso U, Brunello A, Camozzi V: Endocrine therapy of breast cancer. Curr Med Chem 2011, 18(4):513-522.
14. Maximov PY, Lee TM, Jordan VC: The discovery and development of selective estrogen receptor modulators (SERMs) for clinical practice. Curr Clin Pharmacol 2013, 8(2):135-155.
15. Effects of chemotherapy and hormonal therapy for early breast cancer on recurrence and 15-year survival: an overview of the randomised trials. Lancet 2005, 365(9472):1687-1717.
16. Ryan PD, Goss PE: Adjuvant hormonal therapy in peri- and postmenopausal breast cancer. Oncologist 2006, 11(7):718-731.
17. Onitilo AA, Doi SA, Engel JM, Glurich I, Johnson J, Berg R: Clustering of venous thrombosis events at the start of tamoxifen therapy in breast cancer: a population-based experience. Thromb Res 2012, 130(1):27-31.
18. Mouridsen H, Giobbie-Hurder A, Goldhirsch A, Thurlimann B, Paridaens R, Smith I, Mauriac L, Forbes J, Price KN, Regan MM et al: Letrozole therapy alone or in sequence with tamoxifen in women with breast cancer. N Engl J Med 2009, 361(8):766-776.
19. Baum M, Buzdar A, Cuzick J, Forbes J, Houghton J, Howell A, Sahmoud T: Anastrozole alone or in combination with tamoxifen versus tamoxifen alone for adjuvant treatment of postmenopausal women with early-stage breast cancer: results of the ATAC (Arimidex, Tamoxifen Alone or in Combination) trial efficacy and safety update analyses. Cancer 2003, 98(9):1802-1810.
20. Baum M, Budzar AU, Cuzick J, Forbes J, Houghton JH, Klijn JG, Sahmoud T: Anastrozole alone or in combination with tamoxifen versus tamoxifen alone for adjuvant treatment of postmenopausal women with early breast cancer: first results of the ATAC randomised trial. Lancet 2002, 359(9324):2131-2139.
21. Cuzick J, Sestak I, Baum M, Buzdar A, Howell A, Dowsett M, Forbes JF: Effect of anastrozole and tamoxifen as adjuvant treatment for early-stage breast cancer: 10-year analysis of the ATAC trial. Lancet Oncol 2010, 11(12):1135-1141.
22. Forbes JF, Cuzick J, Buzdar A, Howell A, Tobias JS, Baum M: Effect of anastrozole and tamoxifen as adjuvant treatment for early-stage breast cancer: 100-month analysis of the ATAC trial. Lancet Oncol 2008, 9(1):45-53.
23. Giobbie-Hurder A, Price KN, Gelber RD: Design, conduct, and analyses of Breast International Group (BIG) 1-98: a randomized, double-blind, phase-III study comparing letrozole and tamoxifen as adjuvant endocrine therapy for postmenopausal women with receptor-positive, early breast cancer. Clin Trials 2009, 6(3):272-287.
24. Thurlimann B, Keshaviah A, Coates AS, Mouridsen H, Mauriac L, Forbes JF, Paridaens R, Castiglione-Gertsch M, Gelber RD, Rabaglio M et al: A comparison of letrozole and tamoxifen in postmenopausal women with early breast cancer. N Engl J Med 2005, 353(26):2747-2757.
25. Lucchi-Angellier E: [Hormone therapy and breast cancer: a review]. Rev Med Interne 2001, 22(12):1213-1224.

26. P. E. Lonning JG, L. E. Krag, L. Ottestad, Y. Bremnes, A. I. Hagen, E. Schlichting, A. Polli, J. Paolini and G. Massimini: Effect of exemestane on bone: A randomized placebo controlled study in postmenopausal women with early breast cancer at low risk. Journal of Clinical Oncology 2004, 22(14S):1.
27. Lester J, Coleman R: Bone loss and the aromatase inhibitors. Br J Cancer 2005, 93 Suppl 1:S16-22.
28. Singh S, Cuzick J, Mesher D, Richmond B, Howell A: Effect of baseline serum vitamin D levels on aromatase inhibitors induced musculoskeletal symptoms: results from the IBIS-II, chemoprevention study using anastrozole. Breast Cancer Res Treat 2012, 132(2):625-629.
29. Younus M, Kissner M, Reich L, Wallis N: Putting the cardiovascular safety of aromatase inhibitors in patients with early breast cancer into perspective: a systematic review of the literature. Drug Saf 2011, 34(12):1125-1149.
30. Perez EA: Safety profiles of tamoxifen and the aromatase inhibitors in adjuvant therapy of hormone-responsive early breast cancer. Ann Oncol 2007, 18 Suppl 8:viii26-35.
31. Cruz Jurado J, Richart Aznar P, Garcia Mata J, Fernandez Martinez R, Pelaez Fernandez I, Sampedro Gimeno T, Galve Calvo E, Murillo Jaso L, Polo Marques E, Garcia Palomo A: Management of patients with metastatic breast cancer. Adv Ther 2011, 28 Suppl 6:50-65.
32. Howell A, Sapunar F: Fulvestrant revisited: efficacy and safety of the 500-mg dose. Clin Breast Cancer 2011, 11(4):204-210.
33. Scott SM, Brown M, Come SE: Emerging data on the efficacy and safety of fulvestrant, a unique antiestrogen therapy for advanced breast cancer. Expert Opin Drug Saf 2011, 10(5):819-826.
34. McKeage K, Curran MP, Plosker GL: Fulvestrant: a review of its use in hormone receptor-positive metastatic breast cancer in postmenopausal women with disease progression following antiestrogen therapy. Drugs 2004, 64(6):633-648.
35. Jahanzeb M: Adjuvant trastuzumab therapy for HER2-positive breast cancer. Clin Breast Cancer 2008, 8(4):324-333.
36. Smith I, Procter M, Gelber RD, Guillaume S, Feyereislova A, Dowsett M, Goldhirsch A, Untch M, Mariani G, Baselga J et al: 2-year follow-up of trastuzumab after adjuvant chemotherapy in HER2-positive breast cancer: a randomised controlled trial. Lancet 2007, 369(9555):29-36.
37. Gianni L, Dafni U, Gelber RD, Azambuja E, Muehlbauer S, Goldhirsch A, Untch M, Smith I, Baselga J, Jackisch C et al: Treatment with trastuzumab for 1 year after adjuvant chemotherapy in patients with HER2-positive early breast cancer: a 4-year follow-up of a randomised controlled trial. Lancet Oncol 2011, 12(3):236-244.
38. Constantinidou A, Smith I: Is there a case for anti-HER2 therapy without chemotherapy in early breast cancer?Breast 2011, 20 Suppl 3:S158-161.
39. Chien AJ, Rugo HS: The cardiac safety of trastuzumab in the treatment of breast cancer. Expert Opin Drug Saf 2010, 9(2):335-346.
40. Tevaarwerk AJ, Kolesar JM: Lapatinib: a small-molecule inhibitor of epidermal growth factor receptor and human epidermal growth factor receptor-2 tyrosine kinases used in the treatment of breast cancer. Clin Ther 2009, 31 Pt 2:2332-2348.
41. Boyraz B, Sendur MA, Aksoy S, Babacan T, Roach EC, Kizilarslanoglu MC, Petekkaya I, Altundag K: Trastuzumab emtansine (T-DM1) for HER2-positive breast cancer. Curr Med Res Opin 2013, 29(4):405-414.
42. Barginear MF, John V, Budman DR: Trastuzumab-DM1: a clinical update of the novel antibody-drug conjugate for HER2-overexpressing breast cancer. Mol Med 2012, 18:1473-1479.
43. Peddi PF, Hurvitz SA: Trastuzumab emtansine: the first targeted chemotherapy for treatment of breast cancer. Future Oncol 2013, 9(3):319-326.
44. Fang L, Barekati Z, Zhang B, Liu Z, Zhong X: Targeted therapy in breast cancer: what's new?Swiss Med Wkly 2011, 141:w13231.
45. Jones KL, Buzdar AU: Evolving novel anti-HER2 strategies. Lancet Oncol 2009, 10(12):1179-1187.
46. Valachis A, Polyzos NP, Patsopoulos NA, Georgoulias V, Mavroudis D, Mauri D: Bevacizumab in metastatic breast cancer: a meta-analysis of randomized controlled trials. Breast Cancer Res Treat 2010, 122(1):1-7.
47. Dhillon S: Everolimus in combination with exemestane: a review of its use in the treatment of patients with postmenopausal hormone receptor-positive, HER2-negative advanced breast cancer. Drugs 2013, 73(5):475-485.

第 25 章

乳腺癌治疗的药物基因组学和药物表观基因组学：临床应用

Eugenia Ch Yiannakopoulou, Debmalya Barh

摘 要

乳腺癌是女性最常见的肿瘤类型和主要致死原因之一。乳腺癌治疗可选择的药物包括他莫昔芬、芳香酶抑制剂、氟维司群、化疗、单克隆抗体、酪氨酸激酶抑制剂、mTOR 抑制剂和血管表皮生长因子抑制剂。激素受体阳性的乳腺癌患者接受内分泌治疗，可减少再发风险和改善生存。但是相当一部分接受治疗的乳腺癌患者并未从中受益；同时一部分对治疗有反应的患者最终也会出现疾病恶化和复发。比如，接受他莫昔芬治疗的早期乳腺癌患者中有 30% 会产生药物抗性和复发。药物基因组学和药物表观基因组学研究药物反应的遗传变异，其能部分解释乳腺癌靶向治疗反应的变异现象。在核苷酸水平，遗传变异是由多态性、大片段插入、缺失和重复所致。多态性是指 DNA 序列的常见变异，一般情况可致蛋白编码基因活性降低，有时也可增加活性。多态性包括单核苷酸多态性、微卫星和小卫星。药物表观遗传学是一项新的研究领域，可能与乳腺癌治疗有关。

表观基因组学涉及遗传变异的另一方面，可能影响药物反应，表观基因组学的术语是指细胞和机体中的可遗传性状，其并不涉及 DNA 序列的改变，但改变基因表达，常受环境因素影响。这些改变可贯穿于机体的细胞分裂和亲本中，持续存在。表观遗传学过程包括 DNA 甲基化、乙酰化、磷酸化、泛素化、组蛋白的 SUMO 蛋白修饰（sumoylation）、组蛋白修饰和非编码 RNA 介导的基因表达调节。本章将评述乳腺癌治疗中的药物基因组学和药物表观基因组学数据，重点关注临床用药的效率和安全性。

关键词

乳腺癌　药物基因组学　他莫昔芬　芳香酶抑制剂　CYP2D6　临床应用

引言

乳腺癌的辅助内分泌治疗，即他莫昔芬联合芳香酶抑制剂用药，可减少激素受体阳性乳腺癌的复发和改善生存。其他形式乳腺癌的靶向治疗如曲妥珠单抗和贝伐单抗，有助于改善生存。但是相当一部分接受辅助治疗和转移治疗的患者并未从中受益，一部分对治疗有反应的患者最终将出现疾病恶化和复发[1]。比如，接受他莫昔芬治疗超过 5 年，30% 的早期乳腺癌患者产生抗药性和复发[2]。药物基因组学和药物表观基因组学研究药物反应的遗传变异，其能部分解释乳腺癌靶向治疗反应的变异现象[3]。DNA 序列变异是由于拷贝数变异，即至少 1000 个碱基长度的基因组 DNA 片段的缺失和复制、单核苷酸多态性（SNP）、微卫星和小卫星重复[4-7]。发生肿瘤的情况下，宿主的药物基因组学和肿瘤组织本身的药物基因组学可影响药物治疗反应，我们期望乳腺癌靶向治疗的药物基因组学和药物遗传学有助于个体化医学，即合适的患者选择合适的药物。

他莫昔芬的代谢

他莫昔芬可认为是药物前体，原药与雌激素受体亲和力弱，体内经生物转化，由 I 期和 II 期酶将其催化成活化和失活代谢物。CYP3A4 是主要的 CYP450 酶，参与从他莫昔芬到 a- 羟基他莫昔芬和 N- 去甲基他莫昔芬的代谢过程[8-11]。CYP2D6 是主要代谢酶涉及从顺式 - 他莫昔芬到顺式 -4- 羟基 - 他莫昔芬的羟基化[11]。吲哚昔芬和 4- 羟基他莫昔芬与雌激素受体的亲和力比他莫昔芬至少高 10 倍，相当于具有拮抗雌激素的能力[11-14]。他莫昔芬长期治疗的患者，发现血清吲哚昔芬浓度比 4- 羟基他莫昔芬高 6~12 倍。体内外研究表明吲哚昔芬是他莫昔芬最重要的代谢产物，但是临床相关研究结果不一[15]。

CYP2D6的药物基因组学和他莫昔芬

CYP2D6 的药物基因组学被认为可影响吲哚昔芬浓度和他莫昔芬的长期疗效[16]。已确定 CYP2D6 超过 80 个等位基因和一系列亚变体[17]，包括全功能等位基因、弱功能等位基因和无功能等位基因，对应的酶活性从无活性到超快代谢的广泛范围。绝大多数 CYP2D6 灭活突变是点突变，导致剪切缺陷或缺失，最终蛋白截短或根本无蛋白产生[18]。因此，如此时使用标准剂量的药物，可出现副作用或无效[18-20]。

人群中 CYP2D6 活性范围波动大，包括快速代谢型、中等代谢型、慢速代谢型和超快代谢型（表 25.1）[18-20]。相关基因位点至少有 1 个功能性野生型等位基因时为快速代谢型表型，其对标准剂量的药物具有正常代谢反应[21]。不少个体为中等代谢型，携带 1 个失活突变的杂合子或者是代谢受损的纯合突变[21]。在欧洲人群中，常见代谢受损的 2 个等位基因：CYP2D6*9 和 CYP2D6*41[22]。CYP2D6*9 编码蛋白缺失了一个氨基酸，CYP2D6*41 包括若干个多态性位点，2 个非同义突变见于 CYP2D6*2 等位基因，1 个位于 -1584 上游位置，另一个是碱基替换位于第 6 内含子。非同义突变似乎并不改变酶活性，但第 6 内含子处的多态位点与 RNA 可变拼接有关，导致蛋白水平降低。

慢速代谢型发生于 2 个等位基因失活突变，合成的酶活性受损或根本不合成酶。有 2%~10% 的人群属于此型，西方人群中约 8% 是 CYP2D6慢速代谢型。据估计 95%欧洲人的慢速代谢型携带以下 4 个等位基因任意组合的 2 个拷贝：CYP2D6*3、CYP2D6*4、CYP2D6*5 和 CYP2D6*6，每个等位基因编码缺陷的 CYP2D6[19]。其余的 5% 是一系列相对少见、功能丧失的纯合突变或杂合突变，包含 CYP2D6*7、CYP2D6*8、CYP2D6*11、CYP2D6*12、CYP2D6*13、CYP2D6*14、CYP2D6*15、CYP2D6*16、CYP2D6*18、CYP2D6*19、CYP2D6*20、CYP2D6*21、CYP2D6*38、CYP2D6*40、CYP2D6*42、CYP2D6*44、CYP2D6*56 和 CYP2D6*62[19]。另一方面，由于基因扩增，CYP2D6 超快代谢型可迅速代谢药物，据报道同一位点的扩增可达 12 个拷贝数[19]。

最相关的临床问题是，CYP2D6 基因分型是否影响患者化疗结局。基于上述数据，相比

表 25.1 CYP2D6 等位基因

正常功能等位基因	功能减弱等位基因	无功能等位基因	功能增强等位基因
CYP2D6*2	CYP2D6*3	CYP2D6*8	CYP2D6*1×N
–	CYP2D6*4	CYP2D6*11	CYP2D6*2×N
–	CYP2D6*5	CYP2D6*12	–
–	CYP2D6*6	CYP2D6*13	–
–	CYP2D6*9	CYP2D6*14	–
–	CYP2D6*10	CYP2D6*15	–
–	CYP2D6*41	CYP2D6*16	–
–	–	CYP2D6*17	–
–	–	CYP2D6*18	–
–	–	CYP2D6*19	–
–	–	CYP2D6*20	–
–	–	CYP2D6*21	–
–	–	CYP2D6*38	–
–	–	CYP2D6*40	–
–	–	CYP2D6*42	–
–	–	CYP2D6*44	–
–	–	CYP2D6*56	–
–	–	CYP2D6*62	–

于快速代谢型，CYP2D6 慢速代谢型乳腺癌患者吲哚昔芬的血浆浓度估计较低，结局可能更差[23]。

CYP2D6 多态性与吲哚昔芬的血浆浓度是否存在相关性？他莫昔芬辅助治疗的前瞻性队列研究显示，因 CYP2D6 多态性，乳腺癌患者的他莫昔芬活化代谢物和 4- 羟基他莫昔芬血浆浓度存在广泛的个体间变异，见表 25.2 至表 25.4[23-37]。尤其是与快速代谢型相比，慢速代谢型患者吲哚昔芬的血浆浓度低 4 倍。

Goetz 等[24]首次展示的证据表明，CYP2D6 的遗传变异可影响他莫昔芬的治疗效果，作者对外科切除的停经后雌激素受体阳性乳腺癌（Ⅰ～Ⅲ期）患者他莫昔芬辅助临床试验（NCCTG 89-30-52）进行了回顾性分析，以判断 CYP2D6 的遗传变异对化疗结局的作用。由于甲醛固定石蜡包埋组织 DNA 扩增的难度，只研究了最常见的无效等位基因、产生慢速代谢型的 CYP2D6*4，以及 CYP2D6*6 少见无效等位基因，但没有检测到 *6 变异。携带 CYP2D6*4/*4 基因型患者比携带 1 个或无 *4 等位基因者，其无复发时期更短、无病生存期更差，随后的回顾性研究证实 CYP2D6 基因型在他莫昔芬治疗结局中发挥作用[25]。

Schroth 等[29]调查了雌激素阳性早期乳腺癌患者中 CYP2D6 代谢表型和他莫昔芬辅助治疗的相关性。经过 9 年的追踪，携带 CYP2D6 快速中等型或慢速代谢型患者其再发风险更高，但总生期无明显差别。CYP2D6 基因型与澳大利亚乳腺与结直肠癌研究会（ABCCSG）临床试验中的乳腺癌复发风险增加有关，此关联只在他莫昔芬单一治疗中观察

表 25.2 CYP2D6 多态性和乳腺癌他莫昔芬辅助治疗结局正相关的研究

等位基因	化疗结局	参考文献
CYP2D6*4	相比于携带 1 个或无 *4 等位基因女性，CYP2D6*4/*4 基因型女性无复发时间更短，无病生存期更差	[24]
CYP2D6*4 或药物诱导损害的 CYP2D6 代谢	CYP2D6 代谢减少患者复发时间现在缩短，无复发生存期更差	[25]
CYP2D6*10、CYP2D6*41、CYP2D6*4、CYP2D6*5	他莫昔芬治疗的乳腺癌患者如携带 CYP2D6 至少 1 个 *4、*5、*10 和 *41 等位基因，抗雌激素代谢物形成受损，复发率更高，无复发周期更短，无病生存期更差	[26]
家族性乳腺癌患者中的 CYP2D6*3、CYP2D6*4、CYP2D6*5 和 CYP2D6*41	携带受损等位基因的患者总生存期更差	[27]
CYP2D6*10	CYP2D6 *10 T/T 基因型女性无病生存期更差	[28]
CYP2D6*10、CYP2D6*41、CYP2D6*3、CYP2D6*4、CYP2D6*5	具有 2 个功能性 CYP2D6 等位基因，临床结局更好；如携带非功能性或功能减弱等位基因，结局则差	[29]

表 25.3 CYP2D6 多态性和乳腺癌他莫昔芬辅助治疗结局不相关的研究

等位基因	化疗结局	参考文献
CYP2D6 *1、*2、*2 L、*3、*4、*5、*10B (*10),*14、*18、*21、*41、*49、*52 和 *60 等位基因	多变量分析显示 CYP2D6 多态性与化疗结局无关联	[30]
CYP2D6*1、CYP2D6*4、CYP2D6*5、CYP2D6*6b/c、CYP2D6*9、CYP2D6*10、CYP2D6*41、CYP2D6*UM	CYP2D6*6 可能影响乳腺癌他莫昔芬治疗的生存，但高频率变体如 CYP2D6*4 与乳腺癌生存未见关联	[23]
AmpliChip CYP450 中的 27 个等位基因	CYP2D6 基因分型对早期乳腺癌他莫昔芬辅助治疗复发风险无明显效果	[31]
CYP2D6*10、CYP2D*10、CYP2D6*41	任何测试的 CYP2D6 变量与无病生存期无关联	[32]
9 个 CYP2D6 单核苷酸多态性；基因型组合用于分类 CYP2D6 代谢表型，慢速代谢型、中等代谢型和快速代谢型	酶活性减少的 CYP2D6 表型与更差的疾病对照无关	[33]

到，未见于他莫昔芬联合阿那曲唑用药，后者是种活性药物，不经 CYP2D6 代谢。

其他研究者重点关注 CYP2D6*4 等位基因，这是西方人最常见的慢速代谢型，利用来自 Goetz 研究的数据建立了模型，以估计接受他莫昔芬而非芳香酶抑制剂治疗携带野生型 CYP2D6 的乳腺癌女性是否具有更长的无病生存期。利用此模型，研究者提出野生型 CYP2D6 者接受他莫昔芬治疗比使用芳香酶抑制剂，复发率相似或更低。

但是也有大量的阴性或者不同研究结果[23,30,38-41]，少数研究表明 CYP2D6 基因型和他莫昔芬治疗反应存在负相关[42]。两项大样本随机性临床试验(ATAC 和 BIG)的回顾性分析，比较了他莫昔芬和芳香酶抑制剂辅助治疗停经后早期乳腺癌女性，结果显示 CYP2D6

表 25.4 CYP2D6 多态性对乳腺癌他莫昔芬治疗结局的影响:他莫昔芬适应证,而非乳腺癌辅助治疗适应证

他莫昔芬适应证	等位基因	化疗结局	参考文献
乳腺癌化学预防	CYP2D6*3、CYP2D6*4、CYP2D6*5、CYP2D6*6、CYP2D6*10、CYP2D6*17、CYP2D6*41、CYP2D6*1×N、CYP2D6*1×N	CYP2D6 多态性与乳腺癌发生无关	[34]
乳腺癌化学预防	AmpliChip CYP450 中的 33 个等位基因	CYP2D6 慢速代谢型乳腺癌发生风险增加;探索性分析的数据显示 CYP2D6*2A 等位基因携带者他莫昔芬疗效增加	[35]
转移性乳腺癌	CYP2D6*10	携带 CYP2D6*10/CYP2D6*10 基因型患者疾病进展明显加快	[36]
转移性乳腺癌	CYP2D6*3、CYP2D6*4、CYP2D6*5、CYP2D6*6、CYP2D6*10 和 CYP2D6*41	CYP2D6 慢速代谢表型患者总生存期显著缩短	[37]

基因型与他莫昔芬治疗结局不相关[43, 44]。在一项精心设计的病例 - 对照研究中，Morrow 等[31]调查了 CYP2D6 多态性对乳腺癌再发的影响。利用 AmpliChip CYP450 对他莫昔芬辅助治疗早期乳腺癌患者的全血和新鲜冻存肿瘤组织进行了 CYP2D6 基因分型,乳腺癌复发患者同时按诊断日期、停经状态及临床分期匹配无复发对照。研究显示 CYP2D6 基因型对他莫昔芬辅助治疗早期乳腺癌的复发风险无明显影响。不一致的结果可能是由于临床试验中的回顾性设计,因为一部分试验使用了前瞻性临床试验收集和存档的标本,没有设计实验主要针对这个问题调查[31]。

CYP2C19 和其他 CYP 酶多态性与他莫昔芬的药物基因组学

CYP2C19 多态性对他莫昔芬治疗期间乳腺癌复发的潜在影响也有研究。CYP2C9 和 CYP2C19 似乎在他莫昔芬代谢通路中扮演次要角色(表 25.5)。许多 CYP2C19 多态性位点如 CYP2C19*2、CYP2C19*3、CYP2C19*4、CYP2C19*5、CYP2C19*6、CYP2C19*7 和 CYP2C19*8 与酶活性减弱有关[45]。CYP2C19*17 与酶超快代谢有关[46],这些多态性对乳腺癌患者接受他莫昔芬治疗效果的影响数据相当有限(表 25.6)[26, 33, 47, 48]。

一项 621 例接受他莫昔芬辅助治疗乳腺癌患者的回顾性研究,存档标本用于分析各种基因型。与 CYP2C19*1、CYP2C19*2 和 CYP2C19*3 携带者相比,存在 1 个或 2 个 CYP2C19*17 等位基因与无复发生存相关[26]。另一方面,一项 173 例雌激素受体阳性和(或)孕激素受体阳性日本人乳腺癌患者接受他莫昔芬辅助治疗的研究中,其外周血用于分析 CYP2C19 基因型。与野生型相比,酶活性减弱基因型者与无病生存的任何差别无关[47]。

表 25.5 参与他莫昔芬代谢的 II 期代谢酶和转运蛋白

CYP450 酶	II 期代谢酶	药物转运蛋白
CYP3A4	UGT1A8	ABCB1
CYP3A5	UGT1A4	–
CYP2D6	UGT1A10	–
CYP2C9	UGT12B7	–
CYP2C19	UGT2B15	–
CYP2D9	UGT2B17	–
CYP2C8	SULT1A1	–

表 25.6 CYP2C19 基因多态性对他莫昔芬治疗结局的影响

他莫昔芬适应证	等位基因	治疗结局	参考文献
乳腺癌辅助治疗	CYP2C19*1、CYP2C19*2,CYP2C19*3、CYP2C19*17	CYP2C19*7 酶活性高可能使患者从他莫昔芬治疗中受益	[26]
乳腺癌辅助治疗	CYP2C19*2、CYP2C19*3	相比于野生型,这些基因型与乳腺癌无病生存期无关;研究的等位基因与子宫内膜癌和骨矿物质密度也无关	[47]
进展期乳腺癌辅助治疗	CYP2C19*2、CYP2C19*17	CYP2C19*2 与治疗失败时间独立相关;CY2C19*17 与更长的无病生存期独立相关	[48]
乳腺癌化学预防	CYP2C19*1、CYP2C19*2、CYP2C19*3、CYP2C19*17	CYP2C19 多态性与他莫昔芬效率无关联	[35]

因此,目前对接受他莫昔芬治疗的乳腺癌患者不做基因分型临床检测。

涉及他莫昔芬代谢的其他 CYP 酶有 CYP3A4 和 CYP3A5。CYP3A4 是参与人体药物代谢数量最多的一种酶,据估计,此酶负责近 50% 所有细胞色素 P450 介导的处方药物的代谢反应。CYP3A4 活性总体水平存在个体差异,已发现几个多态性位点,但其基因频率较低。CYP3A5 基因多态性与血浆他莫昔芬代谢物浓度或他莫昔芬治疗结局已有研究,但无显著临床相关性。1 个 CYP3A4 启动子变异被证实,即 CYP3A4*1B,关于 CYP3A4*1B 与他莫昔芬代谢变化的相关性尚无研究[1]。但是在他莫昔芬治疗的女性中,据报道,CYP3A4*1B 可致子宫内膜癌的风险增加 3 倍[49]。

CYP3A5 基因最常见和功能相关的多态性位点是位于内含子 3 的一个 A6986 基因转换,即 CYP3A5*3。此多态产生了一种可变剪切位点,导致移码和蛋白截短[50]。CYP3A5*3 导致 CYP3A5 活性降低,但是关于 CYP3A5*3 与他莫昔芬代谢和(或)乳腺癌结局的相关性,相关研究结果不一[24, 51, 52]。Goetz 及其同事[24]调查了 CYP3A5*3 多态性与来自他莫昔芬治疗乳腺癌结局的影响,石蜡包埋肿瘤样本和活体口腔颊细胞用于决定 CYP3A5*3 基因型。CYP3A5*3 多态性对患者结局、无病生存期或总生存期均无影响[24]。Tucker 等[51]调查了 CYP3A5 多态性是否与他莫昔芬代谢改变有关,结果发现在乳腺癌治疗患者中,无论 CYP3A5*3 状态如何,他莫昔芬或代谢物浓度都无差别[51]。但是 Wegman 等[52]调查了 CYP3A5、CYP2D6、SULT1A1 和 UGT2B15 的遗传变异对患者结局的影响,发现携带 CYP3A5*3C 纯合子的绝经后乳腺癌患者接受他莫昔芬辅助治疗,其无复发生存明显改善[52]。然而,正如作者指出的,此发现出乎意料,因为 CYP3A5*3 基因型代表酶的灭活形式。其他研究者证明 CYP3A5*3 在 CYP3A5 的总体代谢中可能贡献甚微[53]。另外,CYP3A4 和 CYP3A5 之间底物特异性存在重叠,每一亚型对总 CYP3A 酶活性的贡献依赖于药物和服药的个体[25]。尽管数据有限,目前证据表明对接受他莫昔芬治疗的乳腺癌患者进行 CYP3A 分型并无临床意义。

II 期代谢酶、药物转运蛋白、药物基因组学与他莫昔芬

除了 CYP450 介导的信号通路,其他非 CYP450 介导的通路对他莫昔芬总体代谢和活性变化似乎也发挥重要作用。在他莫昔芬 II 期代谢水平,硫酸化和葡萄糖醛酸化是主要机制[54, 55]。

葡萄糖醛酸转移酶(UGT)催化许多亲脂

性内生和异生物质的葡萄糖醛酸，使其变得更具水溶性，因此增加其清除。人葡萄糖醛酸转移酶超家族分成UGT1和UGT2家族，进一步细分为3个亚族：UGT1A、UGT2A和UGT2B。现已鉴定30个特异性重叠的UGT异构体，功能多态性的有UGT1A1、UGT1A6、UGT1A7、UGT2B4、UGT2B7和UGT2B15。总体上，由于UGT的活性重叠和缺乏选择性探针、葡萄糖醛酸化循环的复杂性以及发展葡萄糖苷酸检测分析方法的难度，UGT的多态性尚未得到充分研究[56]。UGT1A1和UGT2B7多态性导致酶活性改变，从而产生药物代谢变化[57-59]。

清除他莫昔芬及其代谢物最重要路线是尿苷二磷酸（UDP）-葡萄糖醛酸转移酶（UGT）、UGT1A8、UGT1A10、UGT2B7、UGT2B15和UGT2B17异构体以及活性最强的肝细胞性UGT2B7通过葡萄糖醛酸化完成[60, 61]。葡萄糖醛酸转移酶催化葡萄糖苷酸部分加成到4-羟基-他莫昔芬和吲哚昔芬，以消除两者的抗雌激素作用和促进外排[60, 61]。他莫昔芬主要通过胆汁排出，葡萄糖醛酸化过程中他莫昔芬偶联到葡萄糖醛酸促进上述过程[62]。现已鉴定影响他莫昔芬代谢物的UGT错义多态性，包括UGT1A4基因24和48号编码子的非同义SNP、UGT2B7基因268号编码子、UGT1A10基因139号编码子以及UGT1A8基因173和277号编码子[63]。

体外实验表明UGT1A4的Leu48Val变异可增加葡萄糖醛酸化活性以处理他莫昔芬和其代谢物，但是此发现的临床意义没有进一步研究[64]。UGTB215的非同义多态性在接受他莫昔芬辅助治疗乳腺癌患者中的效应已有研究，携带SULT1A1*2*2和UGT2B15*1*2或者UGT2B15*2*2，其5年生存期明显缩短[65]。此外，人肝组织样本中的顺式-4-羟基-他莫昔芬和顺式吲哚昔芬的O-葡萄糖醛酸化与UGT2B7基因型中更多的UGT2B7*2（UGT-2B7268268 Tyr）等位基因和更低的酶活性显著相关[66]。约50%的西方人群和亚洲人群携带UGT2B7*2等位基因。

磺基转移酶（SULT）呈高度多态性，SULT1A1是负责4-羟基-吲哚昔芬和吲哚昔芬硫酸化主要的磺基转移酶。人体中的SULT1A1活性个体差异大，此差异是因为基因编码区单核苷酸多态性G638A、基因3’非编码区和3’侧翼区单核苷酸多态性、基因缺失和基因重复所致。SULT1A1多态性与他莫昔芬代谢或他莫昔芬治疗结局的相关性已有研究，但发现不太一致[67, 68]。

转运蛋白可分成流入或流出蛋白，定位于极性细胞顶端膜或基底侧[69]。流出转运蛋白包括ATP结合盒转运家族（ABC）和多药毒素外排蛋白（MATES）[70]。流入转运蛋白包括有机阴离子转运蛋白（OAT和OATP）、有机阳离子转运蛋白（OATP）和寡肽转运蛋白[56]。

基于核苷酸结合域和穿膜域的差别，ABC转运蛋白分成7个家族（A~G）。至少有49个ABC转运基因，主要是ABCB1、ABCC1、ABCC2、ABCC3和ABCG2涉及药物转运[71]。超过50个单核苷酸多态性和其他变异影响ABCB1基因编码转运P-糖蛋白（P-gp）的功能[56]。来自P-糖蛋白敲除小鼠的数据表明，其参与他莫昔芬代谢物吲哚昔芬和4-羟基-他莫昔芬的转运[72]。ABCB1多态性认为与他莫昔芬治疗结局相关[73, 74]。此外，Kiyotani等[75]研究显示ABCC2基因的rs3740065等位基因对乳腺癌他莫昔芬辅助治疗的无复发生存结局具有累加效应，尽管此多态性与他莫昔芬代谢物血浆浓度并不相关[75]。

尽管绝大多数研究聚焦于CYP2D6多态性对乳腺癌他莫昔芬辅助治疗结局，CYP2D6多态性可能也影响他莫昔芬化学预防乳腺癌的结果。最近一项已发表的研究显示，存在NSABP-1和NSABP-2的情况下，该嵌入式病例-对照研究调查了CYP2D6基因型和CYP2D6抑制剂和代谢状态（两者组合）对乳腺癌的影响。病例是他莫昔芬或雷洛昔芬化学预防至少5年最终发展成乳腺癌的女性，对照是非乳腺癌女性。对酶活性较弱、丧失或增强者 CYP2D6 所有等位基因进行分型,作者得出 CYP2D6 代谢对他莫昔芬或雷洛昔芬化学预防乳腺癌效率无影响的结论[34]。

毫无疑问,对基于药物基因组学技术的他莫昔芬临床治疗结局的评估需要进一步研究,后续研究的重点应在预测,这是基于我们对基因的遗传变异、乳腺肿瘤基因组学、表观遗传学和 miRNA 药物基因组学的了解。

药物基因组学和芳香酶抑制剂

依西美坦是用于绝经后女性乳腺癌治疗的非竞争性、第三代芳香酶抑制剂,其代谢的主要途径是由醛－酮还原酶还原 17- 酮基形成 17- 双羟依西美坦[76]。少量的数据表明,17- 双羟依西美坦具有与依西美坦相似的抗芳香酶活性,提示前者明显有助于后者体内的抗芳香酶活性[77]。关于这一点,证据表明,乳腺癌患者接受依西美坦治疗者,17- 双羟依西美坦的绝对浓度占血浆中总依西美坦浓度的 10%~15%[76, 78]。根据另一项研究,17- 羟依西美坦水平占血浆中依西美坦浓度的 35%~40%[79]。

依西美坦代谢另一主要途径是随后的 17- 双羟依西美坦葡萄糖醛酸化转变成依西美坦 -17-O- 葡萄糖醛酸苷[80]。现已表明 4 个葡萄糖醛酸转移酶具有体内处理 17- 双羟依西美坦的活性,它们是肝脏内的 UGT1A4 和 UGT2B17 以及肝外的 UGT1A8 和 UGT1A10,UGT2B17 是主要的活化酶,负责 17- 双羟依西美坦葡萄糖醛酸化[81]。

文献数据表明,UGT2B17 缺失多态性可能在依西美坦代谢中发挥作用,UGT2B17 缺失与更高水平的 17- 双羟依西美坦相关[81]。最近一项的专利 WO2011017696A2 提供了辅助判定芳香酶抑制剂依西美坦治疗效率的方法[82]。根据其发明,UGT2B17 具有修饰依西美坦葡萄糖醛酸化至少一个代谢物的活性,特别是 17- 双氢依西美坦。

由于 UGT2B17 的多态性,依西美坦代谢物至少其中的一个,特别是 17- 双羟依西美坦,其葡萄糖醛酸化的增加或减少,对应于减少或增强的依西美坦治疗效率。因此,个体 UGT2B17 基因缺失、mRNA、蛋白表达水平和(或)酶活性的确定有助于决定个体接受依西美坦治疗的效率[82]。

此外,宿主的芳香酶药物基因组学可能解释人体对芳香酶抑制剂反应的差异。芳香酶(细胞色素 P45019 和 CYP19 基因)是一种雌激素生物合成关键酶,现已正式确定其有 88 个多态性位点,44 个单倍体[83]。一项相关研究中,Colomer 等[84] 调查了 CYP19 基因的 3 个单核甘酸多态性与停经后女性激素受体阳性的进展期乳腺癌接受来曲唑辅助治疗结局的相关性。3 个单核甘酸多态性分别是位于 3’ 非编码区的 rs10046和 rs4646,以及内含子区的 rs727479。来曲唑治疗持续到疾病进展或严重毒性发生。研究表明发展到疾病进展期的时间和 rs10046 或 rs727479 多态性无关。另外,与野生型相比,携带 rs4646 患者,其发展到疾病进展期的时间明显缩短(17.2 个月 vs. 6.4 个月;$P = 0.02$)[84]。但另一项研究中,芳香酶 CYP19 基因 3’非编码区的 rs4646 多态性位点与来曲唑治疗 4 个月后不良的结局有关,尤其是年纪大的女性患者[85]。

CYP2A6 多态性也参与来曲唑的药动学。最近一项多中心前瞻性临床试验中,女性随机口服来曲唑或依西美坦 2 年[86],Desta 等调查了血浆来曲唑浓度与 CYP2A6 和 CYP3A5 遗传变异的相关性。发现血浆来曲唑浓度与 CYP2A6 变异显著相关,但与 CYP3A5 无关[86]。这些数据与日本人群的药动学研究一致,后者认为不同人种 CYP2A6 遗传变异是来曲唑药动学差异的原因[87]。但是作者注意到,由于来曲唑治疗剂量范围宽,剂量调整不是必需的。

除了对药物治疗效率的预测,药物基因组学还可预测芳香酶抑制剂治疗乳腺癌的不良反应。芳香酶抑制剂可导致肌肉骨骼疼痛,后者导致 10%~20% 患者终止治疗。在一项全基因组关联研究（GWAS）中，使用的DNA样本来自一项大的临床试验芳香酶抑制剂治疗的乳腺癌患者，肌肉骨骼疼痛与编码T细胞白血病－淋巴瘤蛋白（TCL）的基因簇变体之间存在关联性[88]。

药物基因组学与氟维司群

氟维司群可选择性下调雌激素受体表达，作为一种完全拮抗剂，其竞争性抑制雌激素受体与雌二醇结合，氟维司群与雌激素受体的亲和力达雌二醇与雌激素受体亲和力的89%[89,90]。氟维司群是17β-雌二醇的7α-烷基亚磺酰类似物，其化学结构与他莫昔芬、雷洛昔芬和其他选择性雌激素受体调节子的非类固醇化学结构明显不同。此药是肌内给药，缺乏所有已知雌激素受体激动剂效应[89, 90]。其已被批准用于停经后雌激素受体阳性乳腺癌内分泌治疗后病变仍然进展的二线药物[91]。目前为止，遗传变异对氟维司群治疗结局的影响尚无研究。关于氟维司群的代谢，证据表明细胞色素P450酶、尿苷二磷酸葡萄糖醛酸基转移酶和磺基转移酶参与其代谢[91]。

雌激素受体的药物基因组学

雌激素在乳腺中的生理性效应由雌激素受体介导，后者有两种结构相关的亚型，ERα和ERβ[92]。ERα是乳腺癌细胞表达的主要受体，约70%的乳腺癌患者ERα阳性[93]。他莫昔芬是通过调节雌激素受体发挥作用，他莫昔芬治疗抵抗主要是因为ERα表达丢失。

雌激素受体多态性或许也能解释乳腺癌患者接受辅助内分泌治疗的无响应。ERS1和ESR2基因分别编码ERα和ERβ，已发现这两个基因的一些单核甘酸多态性位点。例如，雌激素受体基因外显子5缺失剪切变体（del5-ER）的差异表达被认为可解释他莫昔芬治疗获得性抵抗[94]。此外，雌激素受体基因的2个少见点突变Asp351Tyr和Tyr537Asn，已表明其与雌二醇和抗雌激素药不同的用药反应有关[95]。雌激素受体多态性与接受选择性雌激素受体调节剂治疗乳腺癌女性的骨矿密度变化相关[96, 97]。但最近一项研究发现ERα的单核甘酸多态性（Xba Ⅰ = rs 9340799和Pvu Ⅱ = rs2234693）以及ERβ的单核甘酸多态性（ESR2_01 = rs1256049和ESR2_02 = rs 4986938）与接受他莫昔芬治疗乳腺癌患者的骨矿物质密度无关[98]。此外，有证据表明ERα基因的串联重复对接受他莫昔芬治疗乳腺癌患者的反应可能有一定影响[99]。

乳腺癌内分泌治疗药物基因组学的临床应用

临床实践中，乳腺癌内分泌治疗药物基因组学的兴趣在于临床应用。无疑，研究最彻底的是CYP2D6基因多态性与乳腺癌辅助治疗的关联性。近来的一些临床研究提出一个有趣的问题是CYP2D6基因分型是否可指导他莫昔芬的用量[100-102]。因此，在一项最近发表的前瞻性研究中，Irvin等[100]研究了CYP2D6基因分型是否能决定最佳的他莫昔芬用量，评估CYP2D6基因型和他莫昔芬治疗至少4个月的他莫昔芬代谢物浓度的关系，快速代谢酶者他莫昔芬持续给药20mg/d，而慢速和中等型代谢者增加到40 mg/d。4个月后，他莫昔芬代谢物再次评估，慢速和中等型代谢者吲哚昔芬平均测量值增加。因此，作者得出结论，CYP2D6基因分型能够指导他莫昔芬用量[100]。

另一项最近研究，Kiyotani等[101]招募了98例日本乳腺癌患者，每天接受20mg他莫昔芬治疗。携带一个或不含野生型CYP2D6等位基因者，他莫昔芬剂量分别增加到30和40mg/d。利用液相色谱串联质谱技术在剂量调整后的第8周测量血浆他莫昔芬和其代谢物的浓度，他莫昔芬剂量增加后，乳腺癌患者如携带CYP2D6*1/*10和CYP2D6*10/*10，吲哚昔芬和4-羟基他莫昔芬血浆平均水平明显增加，对于那些携带CYP2D6*1/*1基因型每天接受 20mg 他莫昔芬治疗者,吲哚昔芬和 4-羟基他莫昔芬血浆平均水平相似,变化不大,剂量调整看来不影响副作用的发生 [101]。

接受他莫昔芬辅助治疗的乳腺癌患者常常给予选择性 5-羟色胺再摄取抑制剂(SSRI)以缓解停经症状(表 25.7)[12, 103-105]。但是鉴于 SSRI 是强烈的 CYP2D6 抑制剂,越来越多的兴趣关注 SSRI 合并用药对吲哚昔芬水平的影响。中等或弱 CYP2D6 抑制剂有西咪替丁、胺碘酮和氟哌啶醇。一项回顾性研究调查了接受他莫昔芬治疗的乳腺癌患者合并用药 CYP2D6 抑制剂的效应和 CYP2D6 的状态, CYP2D6 活性降低者,他莫昔芬的临床疗效也显著降低,这归因于慢速代谢基因型或者联合使用 CYP2D6 抑制剂所致 [103]。此外,药动学研究已表明,相比于 CYP2D6 正常代谢的乳腺癌患者,那些慢速代谢者,或者合并使用 CYP2D6 抑制剂如一些 5-羟色胺再摄取抑制剂(帕络西汀或氟西汀)以减轻热潮红者,吲哚昔芬的血浆浓度更低 [12]。

基于上述证据,强制性 CYP2D6 遗传检测还需要另外的随机性临床试验数据。美国 FDA 已同意 CYP2D6 可预测他莫昔芬疗效,并推荐重新评定他莫昔芬,如 CYP2D6 为慢速代谢型,乳腺癌再发风险更高,目前已有这种检测。AmpliChip CYP450 检测是 FDA 批准的一种方法,使用了 Affymetrix微阵列技术,即 DNA 微阵列技术,结合分子杂交、玻璃芯片上的精确定位和荧光标记,允许同时分析成千上万的 DNA 序列。通过检测 27 个等位基因,包括 7 个重复,检测结果分为 3 种 CYP2D6 表型:①超快代谢型;②中等代谢型;③慢速代谢型。此外,通过检测 3 个等位基因,个体也可分为 2 种 CYP2C19 表型,即快速代谢型和慢速代谢型。

关于 CYP2D6 抑制剂,强 CYP2D6 抑制剂比如选择性 5-羟色胺再摄取抑制剂,用于减轻热潮红的帕络西汀或氟西汀,因其严重损害活化型他莫昔芬代谢物,应该避免使用 [106]。

药物基因组学与曲妥珠单抗:临床应用

I 型受体酪氨酸激酶的 ErbB 家族包括 ErbB1,也即表皮生长因子受体(EGFR 或 HER1)、ErbB2(也即 HER2)、ErbB3 和 ErbB4。所有 HER 受体结构相似,包括一个细胞外配体-结合功能域、一个短疏水穿膜区和一个胞浆酪氨酸激酶功能域。这些受体酪氨酸激酶广泛表达于上皮、间质和神经组织,并发挥调节细胞增殖、生存和分化的功能, ErbB2 或 EGFR 表达增加与乳腺癌患者不良结局相关。

曲妥珠单抗是人源化抗 ErbB2 的单抗,已获批用于乳腺癌辅助治疗,或用于高表达 ErbB2 或 ErbB2 基因扩增的转移性乳腺癌 [107]。曲妥珠单抗结合到 ErbB2 受体的细胞外功能域,并通过以下几种机制发挥其抗肿瘤效应。

表 25.7 CYP2D6 相互作用药物对他莫昔芬治疗乳腺癌效疗影响的临床试验

他莫昔芬适应证	临床结局	参考文献
乳腺癌辅助治疗	合并用药帕络西汀降低吲哚昔芬的血浆浓度	[12]
乳腺癌辅助治疗	乳腺癌用药 CYP2D6 弱抑制剂,万拉法新,吲哚昔芬的血浆浓度轻微下降;使用 CYP2D6 强抑制剂,帕络西汀,吲哚昔芬的血浆浓度显著下降	[104]
乳腺癌辅助治疗	合并使用 CYP2D6 强或中等抑制剂者,CYP2D6 代谢下降,乳腺癌复发时间明显更短、无复发生存更差	[103]
乳腺癌(分期未知)	帕络西汀联合他莫昔芬用药者,死于乳腺癌或其他任何原因的风险增加	[105]

1. 阻止 HER2 细胞外功能域的裂解，因此激活受体。

2. 封阻 HER2 二聚体化。

3. 介导激活抗体依赖细胞介导的细胞毒性（ADCC）功能，从而导致肿瘤细胞裂解。

4. 促进 HER2 内化。

曲妥珠单抗已获批用于乳腺癌辅助治疗或用于高表达 ErbB2 或 ErbB2 基因扩增的转移性乳腺癌。早期乳腺癌的辅助治疗和新辅助治疗可使用曲妥珠单抗。对于停经后内分泌治疗敏感的 HER2 阳性转移性乳腺癌患者，如先前没有使用曲妥珠单抗者，可以使用曲妥珠单抗联合一种芳香酶抑制剂，或化疗方案后的曲妥珠单抗单一用药，或者其与红豆杉醇或多烯紫杉醇联用。曲妥珠单抗的一个严重副反应是左心室射血分数下降，导致充血性心力衰竭。HER2 的细胞外、穿膜区和胞浆区已报道大量单核苷酸多态性，但到目前为止，这些单核苷酸多态性是否影响曲妥珠单抗的结合、效率或耐受性，了解有限。

临床上 HER2 研究最彻底的单核苷酸多态性是 Ile655Val，位于穿膜区编码子 655GTC 缬氨酸转换成 ATC 异亮氨酸，这是一个具有潜在功能意义的单核苷酸多态性。基于计算机模型的预测表明此单核苷酸多态性增加 HER2 蛋白激酶的活性。此外，编码缬氨酸的等位基因可能是曲妥珠单抗诱导心脏毒性的一个风险因子。一个位于曲妥珠单抗靶向 HER2 胞外功能域的非同义编码多态性位点 rs4252633 已被证实，但目前为止，此单核苷酸多态性的功能性结果尚不清楚。如上所述，通过与白细胞 Fcγ 受体（FcγR）的相互作用，抗体依赖细胞介导的细胞毒性可能参与曲妥珠单抗的抗肿瘤毒性。FCGR3A 和 FCGR2A 基因的单核苷酸多态性可分别导致第 158 和第 131 位的氨基酸发生置换，进而影响抗体与 FcγR 的结合。最近一项研究发现 Fcγ 受体Ⅲa 和Ⅱa 与曲妥珠单抗治疗 HER2 阳性非转移性乳腺癌的临床结果无相关性 [108]，此与最近另一项临床试验结论一致，后者使用紫杉烷联合曲妥珠单抗治疗 HER2 阳性转移性乳腺癌患者 [109]。

编码肝脏细胞色素或细胞表面转运蛋白的单核苷酸多态性并不影响曲妥珠单抗药动学，这是因为曲妥珠单抗并非由 CYP2C9、CYP2C19 和 CYP2D6 代谢，也非 P- 糖蛋白的底物。

药物基因组学与拉帕替尼

拉帕替尼是一种针对表皮生长因子受体 1（ErbB1）和人类表皮生长因子 2（HER2）口服的活性双重酪氨酸激酶抑制剂。拉帕替尼联合卡培他滨或来曲唑应用于先前使用了蒽环霉素、紫杉烷和曲妥珠单抗的 HER2 过表达转移性乳腺癌患者。通过与 ATP 结合功能域的结合，拉帕替尼下调靶标分子的酪氨酸磷酸化水平。因并未在 HER2 的 ATP 结合功能域发现编码子单核苷酸多态性位点，故 HER2 多态性不影响酪氨酸激酶的安全性与效率 [110]。

尽管拉帕替尼治疗乳腺癌安全性尚可，已有报道其可诱导的严重肝损伤。虽然这种临床肝损伤可能是拉帕替尼的一些代谢产物所致，拉帕替尼药物基因组学的角色不可低估，但是我们对此了解相当有限。CYP2C9 似乎对拉帕替尼的代谢影响不大。此外，体外研究显示拉帕替尼是 P- 糖蛋白的作用底物，关于 CYP2C9 或 ABCB1 多态性是否影响拉帕替尼药动学目前尚不清楚。

药物基因组学与贝伐单抗

血管网络系统对肿瘤细胞生存和生长、原发肿瘤的发展、侵袭和转移不可缺少，因此，血管生成可作为乳腺癌新治疗策略中的一个关键靶标。血管内皮生长因子（VEGF）通路在正常和肿瘤血管新生中扮演关键角色，针对此通路已开发大量抑制剂，最成功的策略是使用特异性单克隆抗体直接抑制 VEGF 配体或利用小分子酪氨酸激酶抑制剂（TKI）抑制VEGF受体。贝伐单抗，一种针对VEGF的人源化单抗，是第一个得到美国FDA和欧盟医药管理局（EMA）批准的用于抗血管生成的药物。但是相当数量的患者对血管生成抑制治疗并无反应，其中机制尚不清楚。此外，血管生成抑制治疗有大量副作用，包括胃肠道穿孔、血栓形成、出血、高血压和蛋白尿。目前尚未找到遗传或分子标志物用于预测或监控贝伐单抗效率或抗性，因此需要一些方法来确定哪些患者对血管生成抑制剂治疗反应良好。由于贝伐单抗最熟知的作用机制是抑制VEGF，贝伐单抗的个体化治疗可分析VEGF基因及其他参与VEGF通路基因的多态性。这些基因包括VEGF，也即VEGFA；VEGF同源物包括胎盘生长因子（PlGF）、VEGFB、VEGFC、VEGFD；VEGF受体，包括VEGFR-1和VEGFR-2，也即FLTl和FLK1/KDR；VEGF诱导剂，包括低氧诱导因子HIFl和HIF2；以及氧气传感器PHDl、PHD2和PHD3。但是迄今为止，研究并没对任何临床应用有影响。VEGFA基因的单核苷酸多态性对乳腺癌患者的发病风险、预后和生存似乎颇为重要，但其对预测贝伐单抗治疗是否受益，意见不一，存在争议。

在一项相关研究中，Schneider等[111]报道转移性乳腺癌Ⅲ期临床试验不同VEGFA基因型与患者接受贝伐单抗治疗整体中位生存期的相关性。在一项回顾性病例研究中，患者接受红豆杉醇和贝伐单抗对比红豆杉醇单独治疗，VEGFA-2578AA基因型与更好的整体生存率相关。此外，作者证实患者携带VEGFA-1154A等位基因者整体生存情况更佳[111]。此外，另一研究作者分析了137例接受含贝伐单抗的一线药物治疗局部再发或转移性乳腺癌女性与VEGFA多态性（-2578 C/A、-1498 T/C、-1154 G/A、-634 G/C和+936 C/T）的相关性[112]，上述任何一种多态性与临床结局没有关联。但是分析+936 C/T多态性，相比于936T等位基因，患者如为936C纯合子，恶化进展趋势明显[65]。应当强调的是，肾癌例外，贝伐单抗与化疗一起使用，部分观察到的抗血管生成效应可能是化疗药所致，这令贝伐单抗的药物基因组学研究更加迫切。

最后，已提出预测贝伐单抗疗效的另一备选方案以取代研究VEGFA多态性，建议研究其他血管生成相关基因多态性。但是即使采用此法，目前尚无有用成果。另一方面，Kim等在118例结直肠癌患者中使用人单核苷酸多态性阵列和体外化疗敏感实验，证实了一个新基因的单核苷酸多态性位点与贝伐单抗治疗反应相关。非血管生成相关基因，如ANXA11和LINS1，发现其与贝伐单抗治疗反应相关。但是，即便如此，此发现的临床应用尚未得到证实[113]。

药物基因组学与乳腺癌化疗

尽管药物基因组学可部分解释乳腺癌化疗疗效与安全性的个体差异，但目前的科学数据相当有限，常存在争议，并且临床应用并非那么简单易行。

代谢拮抗剂与自然产生的核苷酸结构相似，通过掺入到DNA或RNA，或者通过抑制蛋白参与核苷酸代谢。所有嘧啶拮抗药都是药物前体，它们在细胞内转化成具有细胞毒性的核苷和核苷酸。最常用的嘧啶拮抗剂是5-氟尿嘧啶（5-FU）、吉西他滨（dFdC）、阿糖孢苷（ara-C）和新一代的口服5-氟尿嘧啶、卡培他滨和替加氟。理论上，胸苷酸合成酶、亚甲基四氢叶酸还原酶（MTHFR）、二氢嘧啶脱氢酶（DPD）的多态性可能影响氟嘧啶的药动学，但是目前相关数据相当有限。胸苷酸合成酶基因多态性与乳腺癌接受卡培他滨或5-氟尿嘧啶治疗更糟糕的结局有关。二氢嘧啶脱氢酶（DPD）多态性与严重毒性，尤其是5-氟尿嘧啶或卡培他滨用药的神经毒性有关。

环磷酰胺是一种烷化剂，常用于联合治疗乳腺癌。它是种药物前体，通过CYP450氧化酶转化成活性代谢物。环磷酰胺是代谢酶

CYP2B6、CYP2C9、CYP2C19 和 CYP3A5 的底物。此外,它也是谷胱甘肽巯基转移酶(GST)和乙醛脱氢酶的底物。环磷酰胺的药物基因组学尚未充分研究,因为其常与其他化疗药联合使用。

蒽环霉素、阿霉素和表柔比星的药动学个体差异极大。通过Ⅱ期还原反应,羰基还原酶和醛-酮还原酶将阿霉素和表柔比星分别转换成各自的代谢物doxorubicinol和epirubicinol,并由CYP3A4和CYP3A5灭活。阿霉素是ABCB1和可溶性转运蛋白SLC22A16的底物。编码这些酶基因的多态性变体已得到证实,这些变体可能影响药物的系统药理学,即由于更低的酶活性导致更大的药物可利用度,谷胱甘肽巯基转移酶多态性与阿霉素疗效改善有关。但是目前为止,编码上述这些酶基因多态性的贡献还存在争议。

紫杉醇、多烯紫杉醇和蛋白结合型紫杉醇(nabpaclitaxel)作为男性乳腺癌化疗的一线药物在许多临床试验中已有研究。紫杉烷一般与其他化疗药,即蒽环霉素联合使用。通过与微管蛋白二聚体结合稳定微管,从而间接诱导凋亡发挥紫杉烷的抗肿瘤效应。紫杉烷抗药性归因于编码β-微管蛋白基因的多态性。通过SLCO1B3,紫杉烷被摄取进入肝细胞。CYP450酶 类,如CYP3A4、CYP3A5、和CYP2C8负责将紫杉烷转化成代谢物,ABCB1和ABCC2处理这些代谢物进入胆小管。编码蛋白涉及紫杉烷转运和清除基因的多态性可减少药物的外排,导致毒性反应发生。CYP2C8基因多态性与紫杉烷代谢的减弱有关,ABCB1基因多态性与紫杉烷治疗抵抗有关。

总结与展望

现有的证据表明遗传变异影响乳腺癌治疗结局,但是考虑所有已知的遗传变异,在合适的临床推荐之前,还需要进一步研究。

(邓华 译)

参考文献

1. Del Re M, Michelucci A, Simi P, Danesi R: Pharmacogenetics of anti-estrogen treatment of breast cancer. Cancer treatment reviews 2012, 38(5):442-450.
2. Group EBCTCG: Effects of chemotherapy and hormonal therapy for early breast cancer on recurrence and 15-year survival: an overview of the randomised trials. The Lancet 2005, 365(9472):1687-1717.
3. Ch Yiannakopoulou E: Pharmacogenomics of breast cancer targeted therapy: focus on recent patents. Recent patents on DNA & gene sequences 2012, 6(1):33-46.
4. Massouras A, Waszak SM, Albarca-Aguilera M, Hens K, Holcombe W, Ayroles JF, Dermitzakis ET, Stone EA, Jensen JD, Mackay TF: Genomic variation and its impact on gene expression in Drosophila melanogaster. Plos Genet 2012, 8: e1003055.
5. Sawaya S, Bagshaw A, Buschiazzo E, Kumar P, Chowdhury S, Black MA, Gemmell N: Microsatellite tandem repeats are abundant in human promoters and are associated with regulatory elements. PloS one 2013, 8(2):e54710.
6. Qidwai T, Jamal F, Khan M: DNA sequence variation and regulation of genes involved in pathogenesis of pulmonary tuberculosis. Scandinavian journal of immunology 2012, 75(6):568-587.
7. Conrad DF, Pinto D, Redon R, Feuk L, Gokcumen O, Zhang Y, Aerts J, Andrews TD, Barnes C, Campbell P: Origins and functional impact of copy number variation in the human genome. Nature 2010, 464(7289):704-712.
8. Boocock DJ, Brown K, Gibbs AH, Sanchez E, Turteltaub KW, White IN: Identification of human CYP forms involved in the activation of tamoxifen and irreversible binding to DNA. Carcinogenesis 2002, 23(11):1897-1902.
9. Kim SY, Suzuki N, Santosh Laxmi Y, Rieger R, Shibutani S: α-Hydroxylation of tamoxifen and toremifene by human and rat cytochrome P450 3A subfamily enzymes. Chemical research in toxicology 2003, 16(9):1138-1144.
10. Jacolot F, Simon I, Dreano Y, Beaune P, Riche C, Berthou F: Identification of the cytochrome P450 IIIA family as the enzymes involved in the N-demethylation of tamoxifen in human liver microsomes. Biochemical pharmacology 1991, 41(12):1911-1919.
11. Desta Z, Ward BA, Soukhova NV, Flockhart DA: Comprehensive evaluation of tamoxifen sequential biotransformation by the human cytochrome P450 system in vitro: prominent roles for CYP3A and CYP2D6. Journal of Pharmacology and Experimental Therapeutics 2004, 310(3):1062-1075.
12. Stearns V, Johnson MD, Rae JM, Morocho A,

Novielli A, Bhargava P, Hayes DF, Desta Z, Flockhart DA: Active tamoxifen metabolite plasma concentrations after coadministration of tamoxifen and the selective serotonin reuptake inhibitor paroxetine. Journal of the National Cancer Institute 2003, 95(23):1758-1764.
13. Johnson MD, Zuo H, Lee K-H, Trebley JP, Rae JM, Weatherman RV, Desta Z, Flockhart DA, Skaar TC: Pharmacological characterization of 4-hydroxy-N-desmethyl tamoxifen, a novel active metabolite of tamoxifen. Breast cancer research and treatment 2004, 85(2):151-159.
14. Lim YC, Desta Z, Flockhart DA, Skaar TC: Endoxifen (4-hydroxy-N-desmethyl-tamoxifen) has anti-estrogenic effects in breast cancer cells with potency similar to 4-hydroxy-tamoxifen. Cancer chemotherapy and pharmacology 2005, 55(5):471-478.
15. Love RR, Desta Z, Flockhart D, Skaar T, Ogburn ET, Ramamoorthy A, Uy GB, Laudico AV, Van Dinh N, Quang LH: CYP2D6 genotypes, endoxifen levels, and disease recurrence in 224 Filipino and Vietnamese women receiving adjuvant tamoxifen for operable breast cancer. Springerplus 2013, 2(1):52.
16. Zhou S-F: Polymorphism of human cytochrome P450 2D6 and its clinical significance. Clinical pharmacokinetics 2009, 48(12):761-804.
17. Daly A, Brockmoller J, Broly F, Eichelbaum M, Evans W, Gonzalez F, Huang J-D, Idle J, Ingelman-Sundberg M, Ishizaki T: Nomenclature for human CYP2D6 alleles. Pharmacogenetics and Genomics 1996, 6(3):193-201.
18. Vuilleumier PH, Stamer UM, Landau R: Pharmacogenomic considerations in opioid analgesia. Pharmacogenomics and personalized medicine 2012, 5:73-87.
19. Shu-Feng-Zhou P: Polymorphism of Human Cytochrome P450 2D6 and Its Clinical Significance Part I. Clin Pharmacokinet 2009, 48:689-723.
20. Zanger UM, Raimundo S, Eichelbaum M: Cytochrome P450 2D6: overview and update on pharmacology, genetics, biochemistry. Naunyn-Schmiedeberg's archives of pharmacology 2004, 369(1):23-37.
21. Samer CF, Lorenzini KI, Rollason V, Daali Y, Desmeules JA: Applications of CYP450 testing in the clinical setting. Molecular diagnosis & therapy 2013, 17(3):165-184.
22. Bradford LD: CYP2D6 allele frequency in European Caucasians, Asians, Africans and their descendants. Pharmacogenomics 2002, 3(2):229-243.
23. Abraham JE, Maranian MJ, Driver KE, Platte R, Kalmyrzaev B, Baynes C, Luccarini C, Shah M, Ingle S, Greenberg D: CYP2D6 gene variants: association with breast cancer specific survival in a cohort of breast cancer patients from the United Kingdom treated with adjuvant tamoxifen. Breast Cancer Res 2010, 12(4):R64.
24. Goetz MP, Rae JM, Suman VJ, Safgren SL, Ames MM, Visscher DW, Reynolds C, Couch FJ, Lingle WL, Flockhart DA: Pharmacogenetics of tamoxifen biotransformation is associated with clinical outcomes of efficacy and hot flashes. Journal of Clinical Oncology 2005, 23(36):9312-9318.
25. van Schaik RH: Cancer treatment and pharmacogenetics of cytochrome P450 enzymes. Investigational new drugs 2005, 23(6):513-522.
26. Schroth W, Antoniadou L, Fritz P, Schwab M, Muerdter T, Zanger UM, Simon W, Eichelbaum M, Brauch H: Breast cancer treatment outcome with adjuvant tamoxifen relative to patient CYP2D6 and CYP2C19 genotypes. Journal of Clinical Oncology 2007, 25(33):5187-5193.
27. Newman WG, Hadfield KD, Latif A, Roberts SA, Shenton A, McHague C, Lalloo F, Howell S, Evans DG: Impaired tamoxifen metabolism reduces survival in familial breast cancer patients. Clinical Cancer Research 2008, 14(18):5913-5918.
28. Xu Y, Sun Y, Yao L, Shi L, Wu Y, Ouyang T, Li J, Wang T, Fan Z, Fan T: Association between CYP2D6* 10 genotype and survival of breast cancer patients receiving tamoxifen treatment. Annals of oncology 2008, 19(8):1423-1429.
29. Schroth W, Goetz MP, Hamann U, Fasching PA, Schmidt M, Winter S, Fritz P, Simon W, Suman VJ, Ames MM: Association between CYP2D6 polymorphisms and outcomes among women with early stage breast cancer treated with tamoxifen. Jama 2009, 302(13):1429-1436.
30. Park HS, Choi J-Y, Lee M-J, Park S, Yeo C-W, Lee SS, Shin J-G, Park B-W: Association between genetic polymorphisms of CYP2D6 and outcomes in breast cancer patients with tamoxifen treatment. Journal of Korean medical science 2011, 26(8):1007-1013.
31. Morrow PK, Serna R, Broglio K, Pusztai L, Nikoloff DM, Hillman GR, Fontecha M, Li R, Michaud L, Hortobagyi G: Effect of CYP2D6 polymorphisms on breast cancer recurrence. Cancer 2012, 118(5):1221-1227.
32. Park IH, Ro J, Park S, Lim H-S, Lee KS, Kang HS, Jung S-Y, Lee S: Lack of any association between functionally significant CYP2D6 polymorphisms and clinical outcomes in early breast cancer patients receiving adjuvant tamoxifen treatment. Breast cancer research and treatment 2012, 131(2):455-461.
33. Regan MM, Leyland-Jones B, Bouzyk M, Pagani O, Tang W, Kammler R, Dell'Orto P, Biasi MO, Thürlimann B, Lyng MB: CYP2D6 genotype and tamoxifen response in postmenopausal women with endocrine-responsive breast cancer: the breast international group 1-98 trial. Journal of the National Cancer Institute 2012, 104:441-451.
34. Goetz MP, Schaid DJ, Wickerham DL, Safgren S, Mushiroda T, Kubo M, Batzler A, Costantino JP, Vogel VG, Paik S: Evaluation of CYP2D6 and efficacy of tamoxifen and raloxifene in women treated for breast cancer chemoprevention: results from the NSABP P1 and P2 clinical trials. Clinical Cancer

Research 2011, 17(21):6944-6951.
35. Serrano D, Lazzeroni M, Zambon C, Macis D, Maisonneuve P, Johansson H, Guerrieri-Gonzaga A, Plebani M, Basso D, Gjerde J: Efficacy of tamoxifen based on cytochrome P450 2D6, CYP2C19 and SULT1A1 genotype in the Italian Tamoxifen Prevention Trial. The pharmacogenomics journal 2011, 11(2):100-107.
36. Lim H-S, Lee HJ, Lee KS, Lee ES, Jang I-J, Ro J: Clinical implications of CYP2D6 genotypes predictive of tamoxifen pharmacokinetics in metastatic breast cancer. Journal of Clinical Oncology 2007, 25(25):3837-3845.
37. Lammers L, Mathijssen R, van Gelder T, Bijl M, de Graan AM, Seynaeve C, Van Fessem M, Berns E, Vulto A, Van Schaik R: The impact of CYP2D6-predicted phenotype on tamoxifen treatment outcome in patients with metastatic breast cancer. British journal of cancer 2010, 103(6):765-771.
38. Wegman P, Vainikka L, Stal O, Nordenskjold B, Skoog L, Rutqvist L-E, Wingren S: Genotype of metabolic enzymes and the benefit of tamoxifen in postmenopausal breast cancer patients. Breast Cancer Res 2005, 7(3):R284-R290.
39. Stingl JC, Parmar S, Huber-Wechselberger A, Kainz A, Renner W, Seeringer A, Brockmöller J, Langsenlehner U, Krippl P, Haschke-Becher E: Impact of CYP2D6* 4 genotype on progression free survival in tamoxifen breast cancer treatment. Current Medical Research & Opinion 2010, 26(11):2535-2542.
40. Thompson AM, Johnson A, Quinlan P, Hillman G, Fontecha M, Bray SE, Purdie CA, Jordan LB, Ferraldeschi R, Latif A: Comprehensive CYP2D6 genotype and adherence affect outcome in breast cancer patients treated with tamoxifen monotherapy. Breast cancer research and treatment 2011, 125(1):279-287.
41. Nowell S, Sweeney C, Winters M, Stone A, Lang NP, Hutchins LF, Kadlubar FF, Ambrosone CB: Association between sulfotransferase 1A1 genotype and survival of breast cancer patients receiving tamoxifen therapy. Journal of the National Cancer Institute 2002, 94(21):1635-1640.
42. Lash TL, Rosenberg CL: Evidence and practice regarding the role for CYP2D6 inhibition in decisions about tamoxifen therapy. Journal of Clinical Oncology 2010, 28(8):1273-1275.
43. Rae J, Drury S, Hayes D, Stearns V, Thibert J, Haynes B, Salter J, Pineda S, Cuzick J, Dowsett M: Abstract S1-7: Lack of Correlation between Gene Variants in Tamoxifen Metabolizing Enymes with Primary Endpoints in the ATAC Trial. Cancer Research 2010, 70(24 Supplement):S1-7-S1-7.
44. Leyland-Jones B, Regan M, Bouzyk M, Kammler R, Tang W, Pagani O, Maibach R, Dell'Orto P, Thurlimann B, Price K: Abstract S1-8: Outcome According to CYP2D6 Genotype among Postmenopausal Women with Endocrine-Responsive Early Invasive Breast Cancer Randomized in the BIG 1-98 Trial. Cancer Research 2010, 70(24 Supplement):S1-8.
45. Desta Z, Zhao X, Shin J-G, Flockhart DA: Clinical significance of the cytochrome P450 2C19 genetic polymorphism. Clinical pharmacokinetics 2002, 41(12):913-958.
46. Sim SC, Risinger C, Dahl ML, Aklillu E, Christensen M, Bertilsson L, Ingelman - Sundberg M: A common novel CYP2C19 gene variant causes ultrarapid drug metabolism relevant for the drug response to proton pump inhibitors and antidepressants. Clinical Pharmacology & Therapeutics 2006, 79(1):103-113.
47. Okishiro M, Taguchi T, Jin Kim S, Shimazu K, Tamaki Y, Noguchi S: Genetic polymorphisms of CYP2D6* 10 and CYP2C19* 2,* 3 are not associated with prognosis, endometrial thickness, or bone mineral density in Japanese breast cancer patients treated with adjuvant tamoxifen. Cancer 2009, 115(5):952-961.
48. Van Schaik RH, Kok M, Sweep FC, Van Vliet M, Van Fessem M, Meijer-van Gelder ME, Seynaeve C, Lindemans J, Wesseling J, Van't Veer LJ: The CYP2C19* 2 genotype predicts tamoxifen treatment outcome in advanced breast cancer patients. Pharmacogenomics 2011, 12(8):1137-1146.
49. Chu W, Fyles A, Sellers EM, McCready DR, Murphy J, Pal T, Narod SA: Association between CYP3A4 genotype and risk of endometrial cancer following tamoxifen use. Carcinogenesis 2007, 28(10):2139-2142.
50. Kuehl P, Zhang J, Lin Y, Lamba J, Assem M, Schuetz J, Watkins PB, Daly A, Wrighton SA, Hall SD: Sequence diversity in CYP3A promoters and characterization of the genetic basis of polymorphic CYP3A5 expression. Nature genetics 2001, 27(4):383-391.
51. Tucker AN, Tkaczuk KA, Lewis LM, Tomic D, Lim CK, Flaws JA: Polymorphisms in cytochrome P4503A5 (CYP3A5) may be associated with race and tumor characteristics, but not metabolism and side effects of tamoxifen in breast cancer patients. Cancer letters 2005, 217(1):61-72.
52. Wegman P, Elingarami S, Carstensen J, Stal O, Nordenskjold B, Wingren S: Genetic variants of CYP3A5, CYP2D6, SULT1A1, UGT2B15 and tamoxifen response in postmenopausal patients with breast cancer. Breast Cancer Res 2007, 9(1):R7.
53. Koch I, Weil R, Wolbold R, Brockmöller J, Hustert E, Burk O, Nuessler A, Neuhaus P, Eichelbaum M, Zanger U: Interindividual variability and tissue-specificity in the expression of cytochrome P450 3A mRNA. Drug Metabolism and Disposition 2002, 30(10):1108-1114.
54. Lazarus P, Blevins - Primeau AS, Zheng Y, Sun D: Potential role of UGT pharmacogenetics in cancer treatment and prevention. Annals of the New York Academy of Sciences 2009, 1155(1):99-111.
55. Nishiyama T, Ogura K, Nakano H, Ohnuma T, Kaku T, Hiratsuka A, Muro K, Watabe T: Reverse geometrical selectivity in glucuronidation and sulfa-

tion of cis-and trans-4-hydroxytamoxifens by human liver UDP-glucuronosyltransferases and sulfotransferases. Biochemical pharmacology 2002, 63(10):1817-1830.

56. Yiannakopoulou EC: Pharmacogenomics of phase II metabolizing enzymes and drug transporters: clinical implications. The pharmacogenomics journal 2013, 13(2):105-109.

57. Bandrés E, Zárate R, Ramirez N, Abajo A, Bitarte N, Gariia-Foncillas J: Pharmacogenomics in colorectal cancer: the first step for individualized-therapy. World journal of gastroenterology: WJG 2007, 13(44):5888-5901.

58. Palomaki GE, Bradley LA, Douglas MP, Kolor K, Dotson WD: Can UGT1A1 genotyping reduce morbidity and mortality in patients with metastatic colorectal cancer treated with irinotecan? An evidence-based review. Genetics in Medicine 2009, 11(1):21-34.

59. Daly AK, Aithal GP, Leathart JB, Swainsbury RA, Dang TS, Day CP: Genetic susceptibility to diclofenac-induced hepatotoxicity: contribution of UGT2B7, CYP2C8, and ABCC2 genotypes. Gastroenterology 2007, 132(1):272-281.

60. Zheng Y, Sun D, Sharma AK, Chen G, Amin S, Lazarus P: Elimination of antiestrogenic effects of active tamoxifen metabolites by glucuronidation. Drug Metabolism and Disposition 2007, 35(10):1942-1948.

61. Sun D, Sharma AK, Dellinger RW, Blevins-Primeau AS, Balliet RM, Chen G, Boyiri T, Amin S, Lazarus P: Glucuronidation of active tamoxifen metabolites by the human UDP glucuronosyltransferases. Drug Metabolism and Disposition 2007, 35(11):2006-2014.

62. Lien EA, Solheim E, Kvinnsland S, Ueland PM: Identification of 4-hydroxy-N-desmethyltamoxifen as a metabolite of tamoxifen in human bile. Cancer research 1988, 48(8):2304-2308.

63. Blevins-Primeau AS, Sun D, Chen G, Sharma AK, Gallagher CJ, Amin S, Lazarus P: Functional significance of UDP-glucuronosyltransferase variants in the metabolism of active tamoxifen metabolites. Cancer research 2009, 69(5):1892-1900.

64. Sun D, Chen G, Dellinger RW, Duncan K, Fang J-L, Lazarus P: Characterization of tamoxifen and 4-hydroxytamoxifen glucuronidation by human UGT1A4 variants. Breast Cancer Research 2006, 8(4):R50.

65. Nowell SA, Ahn J, Rae JM, Scheys JO, Trovato A, Sweeney C, MacLeod SL, Kadlubar FF, Ambrosone CB: Association of genetic variation in tamoxifen-metabolizing enzymes with overall survival and recurrence of disease in breast cancer patients. Breast cancer research and treatment 2005, 91(3):249-258.

66. Lønning PE, Lien EA, Lundgren S, Kvinnsland S: Clinical pharmacokinetics of endocrine agents used in advanced breast cancer. Clinical pharmacokinetics 1992, 22(5):327-358.

67. Moyer AM, Suman VJ, Weinshilboum RM, Avula R, Black JL, Safgren SL, Kuffel MJ, Ames MM, Ingle JN, Goetz MP: SULT1A1, CYP2C19 and disease-free survival in early breast cancer patients receiving tamoxifen. Pharmacogenomics 2011, 12(11):1535-1543.

68. Tengström M, Mannermaa A, Kosma V-M, Hirvonen A, Kataja V: SULT1A1 rs9282861 polymorphism-a potential modifier of efficacy of the systemic adjuvant therapy in breast cancer?BMC cancer 2012, 12(1):257.

69. Kalliokoski A, Niemi M: Impact of OATP transporters on pharmacokinetics. British journal of pharmacology 2009, 158(3):693-705.

70. DeGorter MK, Kim RB: Hepatic drug transporters, old and new: pharmacogenomics, drug response, and clinical relevance. Hepatology 2009, 50(4):1014-1016.

71. Haufroid V: Genetic polymorphisms of ATP-binding cassette transporters ABCB1 and ABCC2 and their impact on drug disposition. Current drug targets 2011, 12(5):631-646.

72. Teft WA, Mansell SE, Kim RB: Endoxifen, the active metabolite of tamoxifen, is a substrate of the efflux transporter P-glycoprotein (multidrug resistance 1). Drug Metabolism and Disposition 2011, 39(3):558-562.

73. Tan S-H, Lee S-C, Goh B-C, Wong J: Pharmacogenetics in breast cancer therapy. Clinical Cancer Research 2008, 14(24):8027-8041.

74. Teh L, Mohamed N, Salleh M, Rohaizak M, Shahrun N, Saladina J, Shia J, Roslan H, Sood S, Rajoo T: The risk of recurrence in breast cancer patients treated with tamoxifen: polymorphisms of CYP2D6 and ABCB1. The AAPS journal 2012, 14(1):52-59.

75. Kiyotani K, Mushiroda T, Imamura CK, Hosono N, Tsunoda T, Kubo M, Tanigawara Y, Flockhart DA, Desta Z, Skaar TC: Significant effect of polymorphisms in CYP2D6 and ABCC2 on clinical outcomes of adjuvant tamoxifen therapy for breast cancer patients. Journal of Clinical Oncology 2010, 28(8):1287-1293.

76. Evans TJ, Di Salle E, Ornati G, Lassus M, Benedetti MS, Pianezzola E, Coombes RC: Phase I and endocrine study of exemestane (FCE 24304), a new aromatase inhibitor, in postmenopausal women. Cancer research 1992, 52(21):5933-5939.

77. Buzzetti F, Di Salle E, Longo A, Briatico G: Synthesis and aromatase inhibition by potential metabolites of exemestane (6-methylenandrosta-1, 4-diene-3, 17-dione). Steroids 1993, 58(11):527-532.

78. Traina T, Poggesi I, Robson M, Asnis A, Duncan B, Heerdt A, Dang C, Lake D, Moasser M, Panageas K: Pharmacokinetics and tolerability of exemestane in combination with raloxifene in postmenopausal women with a history of breast cancer. Breast cancer research and treatment 2008, 111(2):377-388.

79. Corona G, Elia C, Casetta B, Diana C, Rosalen S, Bari M, Toffoli G: A liquid chromatography-tandem

mass spectrometry method for the simultaneous determination of exemestane and its metabolite 17-dihydroexemestane in human plasma. Journal of mass spectrometry 2009, 44(6):920-928.
80. Mareck U, Geyer H, Guddat S, Haenelt N, Koch A, Kohler M, Opfermann G, Thevis M, Schänzer W: Identification of the aromatase inhibitors anastrozole and exemestane in human urine using liquid chromatography/tandem mass spectrometry. Rapid communications in mass spectrometry 2006, 20(12):1954-1962.
81. Sun D, Chen G, Dellinger RW, Sharma AK, Lazarus P: Characterization of 17-dihydroexemestane glucuronidation: potential role of the UGT2B17 deletion in exemestane pharmacogenetics. Pharmacogenetics and genomics 2010, 20(10):575-585.
82. Lazarus P, Sun D: Methods relating to aromatase inhibitor pharmacogenetics. In.: WO2011017696A2; 2011.
83. Iwase H: Current topics and perspectives on the use of aromatase inhibitors in the treatment of breast cancer. Breast cancer 2008, 15(4):278-290.
84. Colomer R, Monzo M, Tusquets I, Rifa J, Baena JM, Barnadas A, Calvo L, Carabantes F, Crespo C, Muñoz M: A single-nucleotide polymorphism in the aromatase gene is associated with the efficacy of the aromatase inhibitor letrozole in advanced breast carcinoma. Clinical Cancer Research 2008, 14(3):811-816.
85. Garcia-Casado Z, Guerrero-Zotano A, Llombart-Cussac A, Calatrava A, Fernandez-Serra A, Ruiz-Simon A, Gavila J, Climent MA, Almenar S, Cervera-Deval J: A polymorphism at the 3’-UTR region of the aromatase gene defines a subgroup of postmenopausal breast cancer patients with poor response to neoadjuvant letrozole. BMC cancer 2010, 10(1):36.
86. Desta Z, Kreutz Y, Nguyen A, Li L, Skaar T, Kamdem L, Henry N, Hayes D, Storniolo A, Stearns V: Plasma letrozole concentrations in postmenopausal women with breast cancer are associated with CYP2A6 genetic variants, body mass index, and age. Clinical Pharmacology & Therapeutics 2011, 90(5):693-700.
87. Tanii H, Shitara Y, Horie T: Population pharmacokinetic analysis of letrozole in Japanese postmenopausal women. European journal of clinical pharmacology 2011, 67(10):1017-1025.
88. Ingle JN: Genome-wide case-control study of musculoskeletal adverse events and functional genomics in women receiving aromatase inhibitors: going beyond associations. Breast Cancer Res 2010, 12(Suppl 4):S17.
89. Lumachi F, Brunello A, Maruzzo M, Basso U, MM Basso S: Treatment of estrogen receptor-positive breast cancer. Current medicinal chemistry 2013, 20(5):596-604.
90. Howell SJ, Johnston SR, Howell A: The use of selective estrogen receptor modulators and selective estrogen receptor down-regulators in breast cancer. Best Practice & Research Clinical Endocrinology & Metabolism 2004, 18(1):47-66.
91. Edavana VK, Yu X, Dhakal IB, Williams S, Ning B, Cook IT, Caldwell D, Falany CN, Kadlubar S: Sulfation of fulvestrant by human liver cytosols and recombinant SULT1A1 and SULT1E1. Pharmacogenomics and personalized medicine 2011, 4:137-145.
92. Arpino G, Wiechmann L, Osborne CK, Schiff R: Crosstalk between the estrogen receptor and the HER tyrosine kinase receptor family: molecular mechanism and clinical implications for endocrine therapy resistance. Endocrine reviews 2008, 29(2):217-233.
93. Clarke R, Leonessa F, Welch JN, Skaar TC: Cellular and molecular pharmacology of antiestrogen action and resistance. Pharmacological reviews 2001, 53(1):25-72.
94. Ferro P, Forlani A, Muselli M, Pfeffer U: Alternative splicing of the human estrogen receptor α primary transcript: mechanisms of exon skipping. International journal of molecular medicine 2003, 12(3):355-363.
95. Webb P, Nguyen P, Valentine C, Weatherman RV, Scanlan TS, Kushner PJ: An antiestrogen-responsive estrogen receptor-α mutant (D351Y) shows weak AF-2 activity in the presence of tamoxifen. Journal of Biological Chemistry 2000, 275(48):37552-37558.
96. Yoneda K, Tanji Y, Ikeda N, Miyoshi Y, Taguchi T, Tamaki Y, Noguchi S: Influence of adjuvant tamoxifen treatment on bone mineral density and bone turnover markers in postmenopausal breast cancer patients in Japan. Cancer letters 2002, 186(2):223-230.
97. Heilberg IP, Hernandez E, Alonzo E, Valera R, Ferreira LG, Gomes SA, Bellorin-Font E, Weisinger JR: Estrogen receptor (ER) gene polymorphism may predict the bone mineral density response to raloxifene in postmenopausal women on chronic hemodialysis. Renal failure 2005, 27(2):155-161.
98. Henry N, Nguyen A, Azzouz F, Li L, Robarge J, Philips S, Cao D, Skaar T, Rae J, Storniolo A: Lack of association between oestrogen receptor polymorphisms and change in bone mineral density with tamoxifen therapy. British journal of cancer 2010, 102(2):294-300.
99. Anghel A, Raica M, Marian C, Ursoniu S, Mitrasca O: Combined profile of the tandem repeats CAG, TA and CA of the androgen and estrogen receptor genes in breast cancer. Journal of cancer research and clinical oncology 2006, 132(11):727-733.
100. Irvin WJ, Walko CM, Weck KE, Ibrahim JG, Chiu WK, Dees EC, Moore SG, Olajide OA, Graham ML, Canale ST: Genotype-guided tamoxifen dosing increases active metabolite exposure in women with reduced CYP2D6 metabolism: a multicenter study. Journal of Clinical Oncology 2011, 29(24):3232-3239.
101. Kiyotani K, Mushiroda T, Imamura CK, Tanigawara

Y, Hosono N, Kubo M, Sasa M, Nakamura Y, Zembutsu H: Dose-adjustment study of tamoxifen based on CYP2D6 genotypes in Japanese breast cancer patients. Breast cancer research and treatment 2012, 131(1):137-145.
102. Barginear M, Jaremko M, Peter I, Yu C, Kasai Y, Kemeny M, Raptis G, Desnick R: Increasing tamoxifen dose in breast cancer patients based on CYP2D6 genotypes and endoxifen levels: effect on active metabolite isomers and the antiestrogenic activity score. Clinical Pharmacology & Therapeutics 2011, 90(4):605-611.
103. Goetz MP, Knox SK, Suman VJ, Rae JM, Safgren SL, Ames MM, Visscher DW, Reynolds C, Couch FJ, Lingle WL: The impact of cytochrome P450 2D6 metabolism in women receiving adjuvant tamoxifen. Breast cancer research and treatment 2007, 101(1):113-121.
104. Jin Y, Desta Z, Stearns V, Ward B, Ho H, Lee K-H, Skaar T, Storniolo AM, Li L, Araba A: CYP2D6 genotype, antidepressant use, and tamoxifen metabolism during adjuvant breast cancer treatment. Journal of the National Cancer Institute 2005, 97(1):30-39.
105. Kelly CM, Juurlink DN, Gomes T, Duong-Hua M, Pritchard KI, Austin PC, Paszat LF: Selective serotonin reuptake inhibitors and breast cancer mortality in women receiving tamoxifen: a population based cohort study. Bmj 2010, 340:c693.
106. Brauch H, Mürdter TE, Eichelbaum M, Schwab M: Pharmacogenomics of tamoxifen therapy. Clinical chemistry 2009, 55(10):1770-1782.
107. Cobleigh MA, Vogel CL, Tripathy D, Robert NJ, Scholl S, Fehrenbacher L, Wolter JM, Paton V, Shak S, Lieberman G: Multinational study of the efficacy and safety of humanized anti-HER2 monoclonal antibody in women who have HER2-overexpressing metastatic breast cancer that has progressed after chemotherapy for metastatic disease. Journal of Clinical Oncology 1999, 17(9):2639-2639.
108. Hurvitz SA, Betting DJ, Stern HM, Quinaux E, Stinson J, Seshagiri S, Zhao Y, Buyse M, Mackey J, Driga A: Analysis of Fcγ receptor IIIa and IIa polymorphisms: lack of correlation with outcome in trastuzumab-treated breast cancer patients. Clinical Cancer Research 2012, 18(12):3478-3486.
109. Kim J-W, Kim JH, Im S-A, Kim YJ, Han H-S, Kim J-S, Han S-W, Jeon YK, Oh D-Y, Han W: ABCB1, FCGR2A, and FCGR3A polymorphisms in patients with HER2-positive metastatic breast cancer who were treated with first-line taxane plus trastuzumab chemotherapy. Oncology 2012, 83(4):218-227.
110. Benusiglio PR: Focus on ERBB2. Pharmacogenomics 2008, 9:825-828.
111. Schneider BP, Wang M, Radovich M, Sledge GW, Badve S, Thor A, Flockhart DA, Hancock B, Davidson N, Gralow J: Association of vascular endothelial growth factor and vascular endothelial growth factor receptor-2 genetic polymorphisms with outcome in a trial of paclitaxel compared with paclitaxel plus bevacizumab in advanced breast cancer: ECOG 2100. Journal of Clinical Oncology 2008, 26(28):4672-4678.
112. Etienne - Grimaldi MC, Formento P, Degeorges A, Pierga JY, Delva R, Pivot X, Dalenc F, Espié M, Veyret C, Formento JL: Prospective analysis of the impact of VEGF-A gene polymorphisms on the pharmacodynamics of bevacizumab-based therapy in metastatic breast cancer patients. British journal of clinical pharmacology 2011, 71(6):921-928.
113. Kim JC, Kim SY, Cho DH, Ha YJ, Choi EY, Kim CW, Roh SA, Kim TW, Ju H, Kim YS: Novel chemosensitive single-nucleotide polymorphism markers to targeted regimens in metastatic colorectal cancer. Clinical Cancer Research 2011, 17(5):1200-1209.

第 26 章

乳腺癌基因治疗

Gülay Büyükköroğlu,Duygu Abbasoğlu,
Candan Hizel

摘 要

乳腺癌是全球女性最常见的恶性肿瘤之一，是一个重大的公共卫生问题。据估计，每 9 名女性中就有 1 名在其一生中罹患乳腺癌。近年来，放疗、化疗和内分泌治疗等常规治疗的效果不断提高。然而，尽管早期发现和早期治疗乳腺癌的治疗效果相对较好，但发生远处转移的晚期乳腺癌预后仍然很差。作为常规治疗的替代治疗方法，基因治疗正日益进步，计划用于治疗各种恶性肿瘤，例如乳腺癌、卵巢癌、肺癌和宫颈癌等。基因治疗是应用基因工程技术将带有基因序列信息（DNA 或 RNA）的正常基因引入细胞内，调节特异基因在细胞内的表达，从而达到修复缺陷基因的治疗目的。基因治疗主要以导致疾病的单个基因突变或多基因复杂变异等为治疗靶点。缺陷基因的修复通常需要运用类似特洛伊木马（Trojan horse）的技术，将正常的基因导入突变癌细胞的基因组。广义来讲，基因治疗包括免疫基因治疗、自杀基因治疗、抑癌基因和原癌基因的纠正以及抗血管生成基因治疗。目前，基因治疗处于试验阶段并远离临床，但正在加速发展，现有的研究数据尚不允许将基因治疗作为常规治疗的一种替代治疗。

关键词

乳腺癌　基因治疗　基因信息　突变　癌基因　肿瘤抑制　DNA　RNA　载体

引言

随着人类基因组学知识和分子遗传技术在人类生物学的应用，相关研究新进展让人们更好地认识到该如何去诊断和治疗各种各样的疾病。近年来，免疫学、病毒学、遗传学和肿瘤生物学等分子医学取得了的巨大进展，从而掀起了基因治疗的研究热潮[1]。癌症是由一系列基因改变的积累、多步过程发展而来的基因疾病，其中细胞基因组中调节细胞正常功能的 DNA 修复基因、癌基因和抑癌基因的突变，从而导致细胞之间相关信息传递的改变[2, 3]。乳腺癌是全球女性最常见的恶性肿瘤之一，占女性恶性肿瘤新发病例 21%[4, 5]。5%~10% 的乳腺癌与基因遗传有关，例如遗传性乳腺癌；另外 85%~90% 的散发性或非遗传性乳腺癌与环境致病因素密切相关[6, 7]。放疗、化疗和内分泌治疗等常规治疗对早期乳腺癌的治疗效果正在不断提高（表 26.1）[8]。然而，这些常规治疗方法仍不能完全治愈乳腺癌，尤其对晚期乳腺癌的治疗效果仍然很差。基因治疗的策略是在个体的细胞或组织中导入相关基因，从而达到治疗疾病的目的，可作为遗传性和获得性疾病的一种可选择治疗方式[1, 9-11]。尽管基因治疗的载体系统能较好地把基因导入细胞内，但理想的转运载体仍有待进一步的研发（图 26.1）。关于这方面的众多研究正在进行当中，以期发现更有效率的病毒和非病毒的载体系统。疾病在分子水平与病理生理基础并不一致的时候，不同的治疗方法均可考虑。从药理学角度，可根据缺失基因产物或需要导入"转基因"的功能特性设计特异性药物，这些药物能弥补导致疾病异常的缺陷基因所表达的功能蛋白。此种治疗方法可应用于单个基因改变导致的结构性基因疾病或其他获得性

表 26.1　乳腺癌常规治疗方法

外科手术	保乳手术，即对早期乳腺癌（Ⅰ～Ⅱ期）行乳腺区段切除联合腋淋巴结清扫，辅以局部放疗
放疗	术后放疗，包括前胸壁、同侧内乳淋巴结、腋窝顶部和锁骨上淋巴结的放疗
环磷酰胺	一种烷化剂药物，可与 DNA 发生交联，导致 DNA 模板的错译，促进细胞核的降解和细胞死亡
蒽环类药物（阿霉素、表柔比星、去甲氧柔红霉素）	通过 DNA 嵌入，干扰拓扑异构酶Ⅱ，产生自由基，金属螯合作用和损伤细胞膜，从而发挥其细胞毒性
甲氨蝶呤	二氢叶酸还原酶抑制剂，从而阻断 DNA 和 RNA 合成所需要的还原性叶酸
5- 氟尿嘧啶	在体内可转化为氟尿嘧啶三磷酸，掺入 RNA 中干扰 RNA 的合成和功能；而且在细胞内转变为氟尿嘧啶脱氧核苷酸（FdUMP），而抑制脱氧胸苷酸合成酶，从而影响 DNA 的合成
长春新碱	通过与微管蛋白结合，阻止其聚合，可干扰有丝分裂期纺锤体的形成，妨碍有丝分裂，从而发挥其细胞毒性
丝裂霉素 C	丝裂霉素 C 在体内代谢转化为一种烷化剂，可与 DNA 结合，从而抑制 DNA 的合成
米托蒽醌	米托蒽醌通过与 DNA 的交联或抑制拓扑异构酶Ⅱ，从而干扰 DNA 的合成
紫杉醇	紫杉醇通过抑制微管蛋白聚合解聚和有丝分裂的纺锤体，从而导致抑制细胞有丝分裂
VP-16	VP-16 可通过与拓扑异构酶Ⅱ结合导致 DNA 链的断裂，另外可阻止 DNA 链的重新聚合
LHRH 类似物	戈舍瑞林是一种合成的、促黄体素释放素的类似物，多用于绝经前激素受体阳性的转移性乳腺癌的姑息治疗
三苯氧胺	三苯氧胺主要适用于 ER 阳性的乳腺癌治疗，其可降低 ER 阳性肿瘤细胞转化生长因子α的产生
来曲唑	芳香酶抑制剂阿那曲唑和来曲唑通过抑制细胞色素 P450 芳香酶，从而阻止雌激素的合成
曲妥珠单抗	曲妥珠单抗 是与 HER2 受体特异性结合的人源性单克隆抗体。主要阻断 HER2 介导的信息转导通路或激活抗体依赖细胞介导的细胞毒性作用

改编自 Reilly[8]。

的疾病，例如艾滋病、癌症、血液性疾病、心血管疾病和退行性神经疾病等[12-14]。目前一般认为，癌症与单个细胞多点突变相关，从而导致某些特异基因的功能异常和细胞增殖的失控。基因治疗可通过维持完整的基因编码蛋白，从而取代疾病缺陷基因的作用。为了达到治疗的目的，基因治疗可以通过抑制刺激细胞失控增殖的蛋白活性或恢复控制细胞分裂的蛋白功能[10, 15]。基因治疗并不是治疗的全部，而是治疗的一种方法。基因治疗的原则是向细胞"注入""正常"的基因，从而替代缺陷基因或产生破坏肿瘤细胞的物质，例如仍在实验阶段的仅可用于临床试验的白介素[16-18]。癌症基因治疗是把基因、基因某部分、寡核苷酸或 RNA 等核酸物质转导入癌细胞或正常细胞。癌症的基因治疗包括多种不同的方法，例如突变校正、提高抗肿瘤免疫、自杀基因和抗血管生成治疗，这些治疗纠正基因的错误或免疫调节，逆转恶性肿瘤状态[19]。

人体的基因治疗方法主要有两种，分别为生殖细胞基因治疗和体细胞基因治疗。

- 生殖细胞基因治疗是把转基因细胞同时转导入体细胞和生殖细胞，因此不仅可取得个体治愈的效果，而且配子可携带和遗传经过纠正的基因型。
- 体细胞基因治疗仅着重于身体或体细胞，通过治疗患病个体的体细胞组织，从而逆转疾病的状态[20]。

一般来说，癌症的基因治疗可通过以下 3 种策略达到治疗的目的：①提取患者体内的目标细胞并在体外培养，通过携带治疗基因的病毒载体对目标细胞进行孵化和基因修饰，然后将那些经过基因改变的细胞重新导入患者体内。这种方法特别适合血细胞，因其较容易进行提取和重新导入体内。②将转染载体原位导入目标组织。这种方法特别适合囊性纤维化（转染载体导入气管和支气管）、肌肉萎缩症（向肌肉注入携带萎缩相关基因的载体）或癌症（向肿瘤注入携带毒素相关基因的载体）。③体内注入携带治疗基因的载体，这些载体能到达特定的目标细胞。当然，基因治疗达到体内成功是相当困难的[13, 21]。

成功的基因治疗取决于选择合适的生物学、化学和物理方法修饰出达到预想治疗效果足够的目标细胞量（表 26.2）[22]。

癌症基因治疗的基础

癌症基因治疗进展很大程度上依赖于新载体的研发，以期对作用靶点获得最大的治疗效果和对正常组织产生最小的毒副作用[23]。

基因转染载体的特点

一旦基因被选择作为某种疾病潜在的治疗靶点，基因治疗最重要的一步就是对目标组织和细胞注入新的基因信息[21, 24]。细胞对基因序列信息的摄取受多种因素影响。蛋白质的构成和细胞外环境的糖基质可阻碍外源性物质的移动。其次，免疫介导因子，例如噬菌素和噬菌细胞，能识别和吞噬被认为是"外来"的物质。此外，细胞内和细胞外酶，例如 DNA 酶和 RNA 酶都可破坏转运来的新遗传物质。为了获得高效率的细胞摄取，这些"遗传信息货物"需要由专门的运载工具转运。因此，治疗基因的传递包括运载工具的使用，这些运载工具称为载体。为达到最佳的治疗效果，载体和相关转染基因必须满足以下几个条件：①载体必须具有较高的转染率；②载体必须特异性地以疾病细胞为靶点，例如包括转移细胞在内的肿瘤细胞；③为了达到较好的基因表达效果，可控性基因必须能与恰当的启动子增强子序列相结合；④载体必须具有较低毒性和免疫原性（图 26.1）[25, 26]。目前，基因治疗载体可分为病毒性、非病毒性和物理性方法。每种方法均有自身的优缺点（表 26.3）[26-29]。

病毒载体

RNA 和 DNA 病毒均可作为病毒载体[30]。由于对各种细胞具备较高的转运效率，病毒载体最早被应用于基因治疗的临床研

表 26.2 生物、化学和物理学方法基因传递的比较

基因传递的方法	优点	缺点
生物学方法		
反转录病毒载体	对分裂或非分裂细胞均具有较高的转染率	不容易人工生产,需要冷冻储存
腺病毒	可作为特异性靶向的传递	质量控制要求复杂烦琐
腺相关病毒	可作为全身系统的传递	成本高,免疫原性和致肿瘤性的风险
慢性病毒	基因表达稳定	插入基因的大小受限制
其他类型的病毒载体		
物理方法		
直接肌内注入 DNA 质粒	较高的局部组织转染率	需要特定的器材工具
直接细胞内微注射	直接细胞内微注射	不同类型的细胞需要参数的优化
电穿孔	对所有类型的细胞均可转染,即使对难转染的细胞也有效果	组织的损伤较高
喷射注射	流程标准化较容易	
粒子轰击(基因枪)	基因的大小不受限制,通常在体外进行	
化学方法		
二乙氨基乙基纤维素	体外转染率较高	体内转染效率较低
磷酸钙联合沉淀	可对体内器官靶向传递	对原始细胞和非分裂细胞转染效率低
DNA- 聚赖氨酸 - 细胞受体偶合物	成本低	临床成功率有限
聚凝胺 - 二甲基亚砜	基因的大小不受限制	大规模生产的一致性问题
脂质体介导的 DNA 传递	容易进行小批量生产,储存的条件较灵活,具有较高的商业利润	

改编自 Jinturkar 等 [22]。

究 [31]。由少量数目基因构建的病毒被用于向细胞转入新的遗传物质。它们被保护性的蛋白围绕,从而可转运至细胞内,病毒基因可利用宿主细胞的转录机制进行复制表达。因此,病毒载体是合适的基因传导运载工具 [32]。尽管这些特性使病毒作为基因治疗的载体尤为引人注目,但其本身的致病性也应引起足够的重视。应用于基因转运的病毒载体是经过基因敲除的所谓“安全”的基因修饰病毒。其原理是消除编码蛋白的病毒基因序列,包括与病毒致病性潜在相关的基因序列,仅仅保留与病毒颗粒构建和转染周期相关的序列。病毒的基因组通过重建,从而达到承载治疗基因序列的目的 [28, 32, 33]。

反转录病毒

大多数的反转录病毒载体来自于反转录病毒,它们是基因传递和治疗转基因稳定表达的基本工具。反转录病毒是第一个受测试的病毒,其基因组是由单链二倍体 RNA 分子组成(核糖核酸)。反转录病毒基因组为 8~11kb

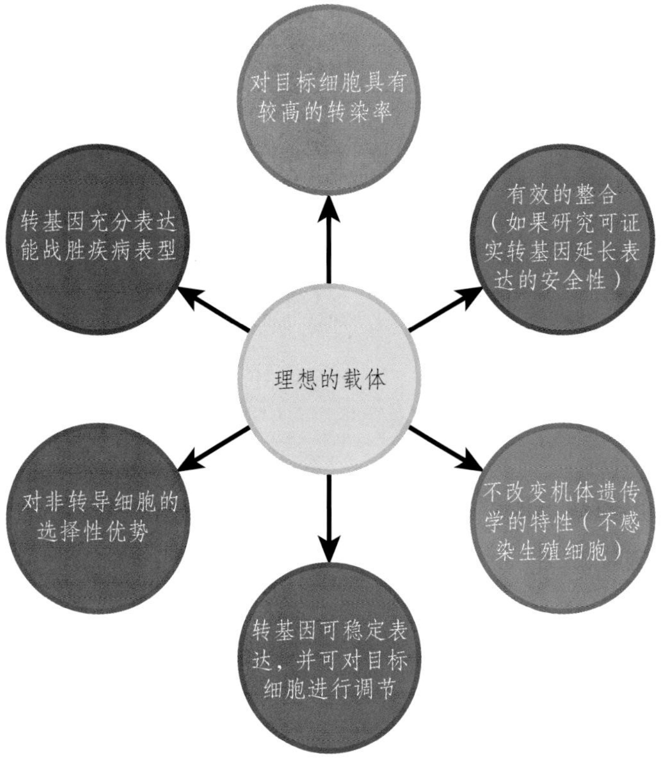

图 26.1 理想载体的特征。

碱基对,它们能接受多达 7~10kb 的外源性基因序列[34-36]。目前,60% 的临床方案均以源于鼠白血病反转录病毒（莫洛尼病毒）的反转病毒载体作为基础,这是在病毒载体学中应用最主要的病毒[37]。当反转录病毒感染宿主细胞,病毒的 RNA 以及反转录酶和整合酶将被转导入细胞内[28, 30, 34]。这些分子 RNA 反转录病毒与宿主细胞 DNA 遗传物质整合之前,RNA 反转录病毒必须生产出 RNA 分子的 DNA 拷贝。反转录病毒将很自然地整合到处于有丝分裂期的宿主细胞,例如肿瘤细胞[23, 28, 34]。目前在研发当中的 RNA 病毒载体包括编码 *gag*、*pol* 和 *env* 等结构基因的癌症反转录病毒、慢性病毒和泡沫病毒,后两种病毒均含有额外的病毒蛋白[38, 39]。

慢性病毒（缓慢复制的反转录病毒）是另一个反转录病毒的家族,它可以感染非分裂细胞,是近年来研究较多的基因转运反转录病毒载体。慢性病毒是导致 HIV（人类免疫缺陷病毒）免疫抑制的一种病毒[39, 40]。慢性病毒载体称为“复合体”,因为其除了 *gag*、*pol* 和 *env* 基因外,还具有 3~6 种额外的病毒蛋白,例如 *tat*、*rev*、*nef*、*vif*、*vpr* 和 *vpu*[38, 39]。这些蛋白能促进整合前复合物通过核孔的主动运输,与其他慢性病毒载体不同,它们不需要击穿核膜,因此它们能转染非分裂和休眠期的细胞[28, 41-44]。

腺病毒

腺病毒是双链 DNA 病毒,其基因组由 36~38kb DNA 组成[28]。遗传物质装在病毒衣壳蛋白结构内。病毒衣壳可能通过长蛋白纤维与受体细胞膜的相互作用,从而固定在靶细胞上。为了利用人类腺病毒作为基因载体,病毒复制的 E1 和 E3 基因通常被去除并由治疗基因序列代替。这种腺病毒被称为缺陷型腺病毒[45-47]。这些重组的腺病毒是在体外生成的,可通过感染含有 E1 和 E3 基因的培养细胞,从而生成重组的腺病毒。腺病毒的优点是可感染多种类型含有表面受体的细胞[48, 49]。因此,腺病毒载体是基因治疗（如肿瘤）最常用的载体,约占 24%。腺病毒 DNA 并不会整合

表 26.3 目前临床实践或研究认可载体的主要特点

载体	优点	缺点
反转录病毒	可与宿主基因组整合 延长在分裂细胞中的表达 缺乏辅助病毒时,具有无毒特性 具有各种潜在的靶向细胞	仅能感染处于细胞周期的细胞 转染率一般较低 传递 DNA 的大小受限制(8~9kb)
腺病毒	可传递 15kb 的 DNA 具有各种潜在的靶向细胞 能产生大量的病毒 体内稳定性好 转基因的高表达 并不整合到宿主基因组:无插入诱变的风险	暂时性的表达(因为并不整合到宿主基因组) 较高的炎性和免疫原性反应,使其难以重复应用 病毒重组的风险,例如暴露于具有恢复感染能力的野生型病毒
腺相关病毒	无毒性(与人类疾病无任何已知的相关性) 特异性地融入到宿主基因组的已知位点(19号染色体) 体内具有稳定性 具有各种潜在的靶向细胞	感染的效率低,需要大量的病毒颗粒 整合至宿主基因组的效率较低 需要腺病毒产生的分子才能转导入靶细胞 被动转导入靶细胞 制备大量病毒的准备工作相当困难 需要辅助病毒进行生产制备
慢性病毒	可感染静止期的细胞 可与宿主基因组整合 通过修饰包膜蛋白进行靶向定位	理论上存在高致病性野生型病毒重组的风险 特异性限定于 CD4 阳性的细胞(缺乏包膜蛋白修饰的情况下) 转基因表达的不稳定性
疱疹病毒	较大的负载能力(30kb) 容易处理 高病毒滴度 较长的潜伏期(神经元)	缺乏整合至基因组的扩展效能 明显的细胞病变效应(第一代) 血清反应阳性率高 潜在野生型病毒的重新激活

到宿主细胞基因组 DNA 上去,而是作为宿主细胞染色体外遗传物质[46, 50, 51]。尽管利用腺病毒载体可使治疗基因表达达到较高的水平,但其发生相关免疫反应的机会也很高。因此,这种在 20 世纪 90 年代广泛应用的载体目前在基因治疗中已经很少运用了[46]。

腺相关病毒(AAV)

AAV 是一种单链的非致病性细小病毒。它需要辅助病毒(如腺病毒、单纯疱疹病毒)进行繁殖传播[52]。AAV 的 DNA 能稳定有效地融合到受感染细胞的基因组。它们能特异性地融入到基因组(19q13.3 区段),从而降低了激活原癌基因的风险。然而,制备 AAV 是非常烦琐的,因为它通过各种纯化步骤去除其所需的辅助腺病毒。为此,大量的 AAV 需要进行相关的体内试验[53, 54]。

其他病毒载体

除了前面章节提到的临床常用的病毒载体,很多其他的病毒也可描述为载体并作为基因转运的运载工具,例如单纯疱疹病毒(HSV)、痘病毒和泡沫病毒载体[28]。

非病毒载体

尽管病毒载体系统有很多优点,但目前它们也并不一定安全。近年来为了结合病毒载体的优点并克服其缺点,人们开发出多种不同类型的非病毒基因转导技术。非病毒载体与病毒载体相比较,具有较低的宿主免疫原性和较大的 DNA 片段。与病毒载体不同，非病毒载体更容易生产、处理和储存。然而相对能转导基因信息到大量细胞的病毒载体，非病毒载体的转染率低，因此非病毒载体在某些情况下难以应用，例如在多数肿瘤细胞修饰的情况下[23, 55, 56]。

裸 DNA 的转导

这是最早的非病毒转染方法。在这个系统中，DNA 被直接注入组织以形成质粒。这种注射是运用基因枪，把包裹 DNA 的微粒注入表皮[57]。DNA 到达细胞核时仍处于游离状态，因此可允许感兴趣的蛋白瞬时表达。这种技术似乎并不足以纠正异常基因的缺陷，但可达到疫苗接种的效果，因为低表达转基因足以触发免疫反应[58]。其他物理学方法也被应用于裸 DNA 的转导，例如电穿孔、超声和水动力等[59]。

基于脂质体的非病毒载体

由于单独处理 DNA 存在很多障碍，为了提高新 DNA 转导至细胞的效率，DNA 必须被保护以防止损伤并促进 DNA 进入细胞内。为此，新的分子脂质体和人工合成多聚物已经研发出来，它们可保护 DNA，避免转染过程中出现的降解。脂质体在 1965 年作为一种细胞膜模型首次被报道[60]，并很快成为基因治疗的候选方法[28, 56]。

基于脂质体的基因转导是以 DNA 分子包裹在由一层或多层的双层磷脂构成的囊泡为基础的，囊泡可封闭一个水溶性间室，而此间室可容纳各种不同的分子，例如药物、蛋白和核酸[61, 62]。用于制备脂质体的脂质分为 3 种：阴离子（负电荷）、中性和阳离子（正电荷）。在基因治疗中，由阳离子脂质构成的脂质体应用更普遍[63, 64]。DNA- 脂质体的阳离子复合物与细胞脂质膜融合，然后进入细胞内吞路径。内吞体释放的 DNA 在某些情况下可穿过核膜，并在宿主细胞核内进行转录[65]。理论上，脂质载体没有质粒大小的限制并具有极低的免疫原性，因此可以进行重复的操作处理[66]。

基于聚合物的非病毒载体

生物可降解的阳离子聚合物也是一直研究的核酸转导载体，应用于癌症基因治疗。这些正电荷的聚合物，例如阳离子聚合物、树状聚合物和脱乙酰壳多糖，能与阴离子核酸相结合。由阳离子聚合物 /DNA 复合物介导的基因转导已经有效地完成体内和体外试验。通常体内基因转导的效率低于体外试验，并且难以根据体外试验结果预测体内基因转导的效果[67, 68]。

乳腺癌的基因治疗

基因可通过控制细胞的分裂，从而使正常的细胞转变为恶性肿瘤细胞，而这个过程中涉及大量基因参与。这些基因可分类为作用完全相反的两个主要基因家族：原癌基因和抑癌基因。

原癌基因决定了促进细胞分裂的蛋白合成。当原癌基因突变为癌基因，可导致细胞过度增殖，例如 ErbB2/HER2 基因与乳腺癌；c-Myc 基因与白血病、胃癌、肺癌和乳腺癌；BCL2 基因和某些淋巴瘤；cyclin D1 和乳腺癌[15]。所有这些癌基因均为显性遗传：原癌基因的两个等位基因，其中一个发生突变，就变成了有害的癌基因。

抑癌基因编码抑制细胞分裂的蛋白。基因突变可引起抑癌基因的失活，从而导致细胞的增殖和肿瘤的发生[15, 69, 70]。抑癌基因的两个等位基因都必须突变，从而消除对细胞分裂的制动作用[2, 3]。P53 基因是一种抑癌基因，其突变与几乎半数的癌症相关[71-74]；RB 基因的突变与视网膜细胞瘤、骨癌、膀胱癌和乳腺癌密切相关[69, 75]；BRCA1/BRCA2 基因的突变则与乳腺癌和卵巢癌相关。遗传事件对这些抑癌基因的影响是隐性的，在癌症中其两个等位基因均失活[15, 76]。到目前为止，有几种方法均可应用于乳腺癌的基因治疗。目前乳腺癌基因治疗的方法见图 26.2[77]。

恢复突变抑癌基因的功能

肿瘤发生过程中抑癌基因活性缺失，将导致肿瘤生长，例如 P53 基因的突变，可见于包括乳腺癌在内的各种恶性肿瘤。野生型 P53 抑制基因的表达导致不可控制的细胞增殖，激活控制程序性细胞死亡（凋亡）的基因[2, 71, 72, 74]。野生型 P53 的缺失或失活则引起不可控制的细胞增殖。因此，理论上恢复野生型 P53 的功能可以阻止某些类型肿瘤无序的细胞生长或引发细胞凋亡[71-74]。在不同的临床前研究模型中，运用各种载体，例如腺样病毒、反转录病毒和非病毒载体，均可成功地转导编码野生型 P53 基因。例如，腺样病毒 P53 基因治疗联合多西他赛化疗已经在做临床试验，前景看好[78]。

癌基因功能的调节

由于癌基因的生物学活性可在 RNA 或 DNA 水平进行调节和抑制[77, 79, 80]，这些策略包括运用反义寡核苷酸通过 Watson-Crick 碱基配对在 mRNA 水平靶向癌基因，抑制蛋白质合成的翻译步骤；也可运用抗原核苷酸在 DNA 水平靶向癌基因，封阻转录水平的基因表达[77, 79-82]。

c-fos 和 c-Myc 基因的抑制

c-fos 和 c-Myc 是细胞的原癌基因，当发生突变的时候，它们会转化为癌基因，其过表达会刺激细胞增殖[83-86]。在动物模型的实验中已证实，将带有 c-fos 和 c-Myc 反义 mRNA 的反转录病毒载体转导至乳腺癌细胞系，可抑制肿瘤的形成[84]。

ErB2/HER2 基因的抑制

HER2（neu 或 c-erbB2）由原癌基因 HER2/neu 编码[87]。ErB2/HER2 在某些类型的癌中过表达，例如胃癌、乳腺癌和卵巢癌，是已知的预后差的一个指标，与肿瘤复发密切相关[15]。ErB2/HER2 在 20%~30% 的乳腺癌中扩增，并与

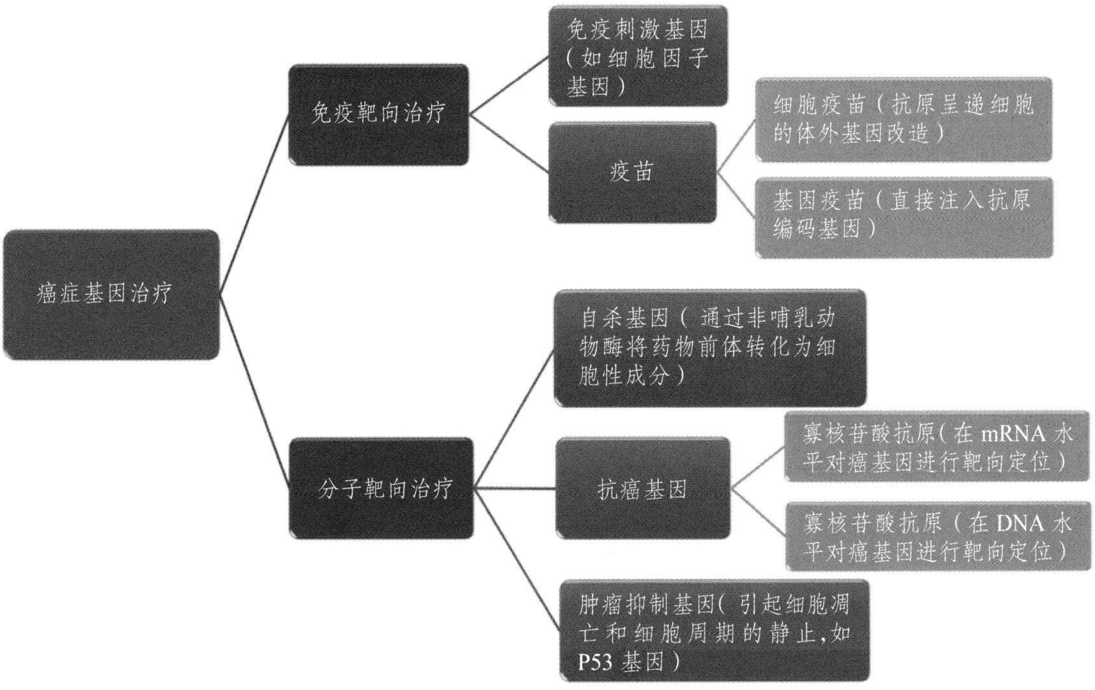

图 26.2　目前乳腺癌的基因治疗方法（改编自 El-Aneed[77]）。

乳腺癌不良预后和内分泌治疗抗性相关[88, 89]。人源性鼠型ErbB2/HER2蛋白单克隆抗体（曲妥珠单抗/赫赛汀）的研发彻底改变了乳腺癌治疗的进程，特别是ErbB2/HER2过表达患者[88]。既然ErbB2/HER2是过表达，因而在肿瘤细胞内下调其表达就显得非常重要。将脂质体包裹E1A基因的腺样病毒注入皮肤病灶或胸腹腔积液，以达到下调ErbB2/HER2表达的目的，这种抗癌基因的基因治疗已在研究当中[90-92]。通过腺样病毒介导的核糖酶方法在体内抑制HER2/neu的表达和乳腺癌细胞的生长，同样在小鼠模型上被证实[93]。

自杀基因

自杀基因治疗涉及基因转导，导入基因可使靶细胞对药物敏感，例如20世纪80年代提出利用Ⅰ型单纯疱疹病毒－胸腺嘧啶激酶的酶活性进行的化疗[94]。自杀基因治疗的目的是将编码药物活性酶的基因转导至肿瘤细胞，然后用化疗药物的前体进行治疗，这样可使肿瘤组织中产生高浓度的活性化药物[95, 96]。这种方法能提高肿瘤组织中治疗药物的浓度，同时能保护周围正常组织。自杀基因治疗有几个优点：首先自杀基因和其前体药物对化疗抗性的肿瘤均具有毒性；其次，仅仅需要短期的基因表达；第三，肿瘤病灶中仅需要部分肿瘤细胞表达自杀基因，就可消灭全部肿瘤[97, 98]。此外，在自杀基因治疗过程中，肿瘤细胞可诱导相关免疫反应，从而避免以后的肿瘤复发（图26.3）[97, 99, 100]。

抗血管形成基因治疗

血管形成是从已有的血管发展生成新血管的过程，这在恶性肿瘤生长和转移发展中起着重要的作用。肿瘤生长依赖于血管形成是抗肿瘤治疗的主要靶点[101]。为此，由于对血管形成复杂机制的认识和内源性血管形成抑制剂的鉴定发现，开辟了抗血管形成基因治疗癌症的道路，其中包括乳腺癌[102, 103]。即使内源性血管形成抑制剂种类不断增加，但临床前期和临床试验的结果表明，单纯的抗血管形成治疗并没有提高乳腺癌和卵巢癌患者的生存率。在这点上，抗血管形成治疗联合常规治疗或其他基因治疗方法能产生更好的治疗反应[104]。

血管抑素和内皮抑素是最重要的天生的血管形成抑制剂，参与了基因治疗计划，例如在裸鼠模型中已经证明，通过编码血管抑素和内皮抑素的质粒联合脂质体，可抑制乳腺癌细胞[105, 106]。血管抑素和三苯氧胺的相互作用，

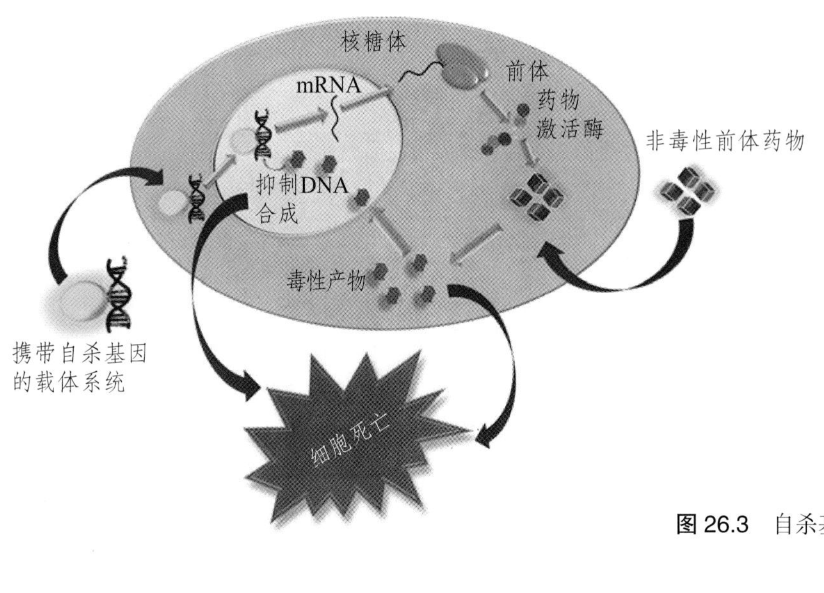

图26.3 自杀基因治疗的过程。（见彩图）

已经在转基因老鼠乳腺癌模型中显示出更好的效果[107]。

免疫治疗

癌症的免疫治疗涉及诱导和增强宿主对癌细胞的免疫反应[108]。免疫治疗的方法包括体内主动免疫治疗和体外被动免疫治疗（过继性免疫疗法）。体内主动免疫治疗主要涉及基因修饰的细胞和肿瘤抗原呈递细胞（树突细胞）的操控，这些细胞的功能是恢复和刺激抗肿瘤的免疫效应分子[109]。肿瘤领域的基因治疗主体仍是主动免疫治疗[97]。编码白介素（IL-2、IL-4、IL-7、IL-12）、肿瘤坏死因子（TNF-α）和干扰素-γ（IFN-γ）的细胞因子基因转染至肿瘤细胞，可提高肿瘤细胞表面主要组织相容性复合体（MHC）Ⅰ的表达。这样可提高肿瘤抗原对细胞毒性T淋巴细胞的抗原呈递[97, 110]。被动免疫治疗是通过给予抗肿瘤的效应细胞（T淋巴细胞）来提高抗肿瘤的免疫反应，这些效应细胞通常经过基因修饰以提高其细胞毒性作用[79, 109]。

提高健康组织的化疗耐受性：多药耐药性（MDR）

肿瘤细胞可逐渐产生对化疗的抗性，提高化疗药物的剂量是克服化疗抗性的方法之一。但由于化疗药物对正常组织（如造血组织）的毒性作用，因此化疗剂量是受限制的[111-113]。MDR1基因是编码跨膜蛋白P-糖蛋白（P-gp），涉及细胞内毒性物质的排出[114]，可保护细胞免受化疗药物的毒性[115]。不同的研究组已开展有关MDR1基因治疗在晚期乳腺癌或其他肿瘤的临床试验[116, 117]，具有良好临床效果的乳腺癌化疗药物（如多西他赛和紫杉醇）能被P-gp有效排出而减少了对正常细胞的毒性，这种机制可能是接受上述治疗方法的最佳选择[118, 119]。近来，MDR1介导的放射保护基因治疗是降低正常组织细胞放疗相关毒性的非常有前景的治疗方法，对提高治疗的成功率和患者的生活质量有重要作用[120]。

上皮细胞黏附分子介导的基因治疗

EpCAM是EPCAM基因编码的细胞表面分子，在几乎所用肿瘤均呈高表达，与肿瘤细胞的增殖和肿瘤的转变密切相关[121]。研究显示，EpCAM可作为乳腺癌基因治疗新的潜在靶点[122]。

合成致死方法的癌症治疗

合成致死相互作用立足于同一细胞上两个及以上导致细胞死亡的基因联合突变。每一个单独基因的突变是非致死性的，据说是可生存的[123]。合成致死在20世纪早期由美国遗传学家Calvin Bridges首次描述[124]，并在20年后由Theodore Dobzhansky正式命名[125]。在合成致死基因筛查中，首先由不会引起细胞死亡的突变开始，然后全面检测在其他位点的突变，从而确定那些突变是致死性的[126-128]。合成致死方法可作为一种改进的和成熟的新方法用于抑癌基因和DNA修复基因BRCA1和BRCA2的个体化靶向治疗，这两个基因突变会引起乳腺癌和卵巢癌[129, 130]。大约有5%的乳腺癌是遗传性的，这可解释为BRCA1或BRCA2人抑癌基因在生殖系细胞突变，在乳腺癌和卵巢癌患者中，这两个基因突变时，双链DNA断裂后的修复功能存在缺陷[6,7,130]。多聚腺苷二磷酸核糖（ADP-ribose）聚合酶（PARP）可催化转录后蛋白的修饰（多聚ADP核糖基化），参与DNA损伤修复（如化疗和放疗引起的损伤）[130-132]。根据靶向癌症治疗的“合成致死”概念，PARP抑制剂成为BRCA1和BRCA2功能缺失乳腺癌患者新的治疗药物，而且取得令人鼓舞的临床治疗效果[124,133,134]。

总结与展望

35年前人们就已提出了基因治疗的概念，过去一般认为其最终大部分的临床应用将与遗传性疾病的单基因治疗相关[13,21,135,136]。

目前正在进行的工作显示出截然不同的结果,而大部分进行中或正计划的国际水平的基因治疗方案都是用于癌症患者的[5,14,29,76]。在这种有利的背景下,这些工作在一定程度上与风险/效益比有关,但这些技术可以优化常规治疗或发展出全新的治疗方式。

在陶醉于初期可能并不成熟的成果后,现在我们正目睹公开抨击治疗目的的基因转导无效的舆论,这两方面的立场和观点都是比较偏激的。当今乳腺癌能够早期诊断,可用的治疗策略是非常有效的。然而,分期越晚,预后越差,远处转移可导致患者的死亡。从这方面来看,更好地了解相关基因功能并开发相关基因治疗可给患者治愈带来新的希望。

尽管基因治疗展示了令人兴奋和鼓舞的治疗前景,但基因治疗在目前乳腺癌治疗中的地位仍未得到认可。基因治疗其中的一个限制因素是载体的选择,因其关系到转运治疗成分至靶细胞。因此,未来研究的重点除了肿瘤发生发展的信号通路外,研发基因转导的创新性载体也同样重要。另一方面,为了这些努力,有必要重新审视公众和机构在合理的基础科学研究需要上的综合利益[23,79,137]。仍在进行的新的基因治疗方法出现了有希望的和令人鼓舞的前景。希望在不久的将来,它们中的一些方法能取得对抗各种癌症的真正治疗上的获益。

(连臻强 王颀 译)

参考文献

1. Cusack JC, Jr., Tanabe KK: Introduction to cancer gene therapy. Surg Oncol Clin N Am 2002, 11(3):497-519, v.
2. Bertram JS: The molecular biology of cancer. Mol Aspects Med 2000, 21(6):167-223.
3. Balmain A, Gray J, Ponder B: The genetics and genomics of cancer. Nat Genet 2003, 33:238-244.
4. Parkin DM, Pisani P, Ferlay J: Estimates of the worldwide incidence of 25 major cancers in 1990. Int J Cancer 1999, 80(6):827-841.
5. Raheel Syed SM, Zahra Anum, Aftab And, Ahmad: GENE THERAPY A PROMISING TREATMENT FOR BREAST CANCER: CURRENT SCENARIO IN PAKISTAN. Sci Tech Dev 2012, 31:35-50.
6. Lynch HT, Bewtra C, Wells IC, Schuelke GS, Lynch JF. Hereditary ovarian cancer. In: Lynch HT, Kullander S, editors. Cancer genetics in women, vol. 1. 2nd ed.Boca Raton: CRC Press; 1987. p.49–97.
7. Wooster R, Weber BL: Breast and ovarian cancer. N Engl J Med 2003, 348(23):2339-2347.
8. Reilly R. Breast cancer. In: Enna SJ, Bylund DB, editors. xPharm: the comprehensive pharmacology reference. Amsterdam: Elsevier; 2007.
9. Mulligan RC: The basic science of gene therapy. Science 1993, 260(5110):926-932.
10. McCormick F: Cancer gene therapy: fringe or cutting edge? Nature reviews Cancer 2001, 1(2):130-141.
11. Rubanyi GM: The future of human gene therapy. Molecular aspects of medicine 2001, 22(3):113-142.
12. Leiden JM: Gene therapy--promise, pitfalls, and prognosis. The New England journal of medicine 1995, 333(13):871-873.
13. Romano G, Pacilio C, Giordano A: Gene transfer technology in therapy: current applications and future goals. Stem Cells 1999, 17(4):191-202.
14. Kay MA: State-of-the-art gene-based therapies: the road ahead. Nature reviews Genetics 2011, 12(5):316-328.
15. Osborne C, Wilson P, Tripathy D: Oncogenes and tumor suppressor genes in breast cancer: potential diagnostic and therapeutic applications. The oncologist 2004, 9(4):361-377.
16. Slos P, De Meyer M, Leroy P, Rousseau C, Acres B: Immunotherapy of established tumors in mice by intratumoral injection of an adenovirus vector harboring the human IL-2 cDNA: induction of CD8(+) T-cell immunity and NK activity. Cancer gene therapy 2001, 8(5):321-332.
17. Lo CH, Lee SC, Wu PY, Pan WY, Su J, Cheng CW, Roffler SR, Chiang BL, Lee CN, Wu CW et al: Antitumor and antimetastatic activity of IL-23. Journal of immunology 2003, 171(2):600-607.
18. Lichtor T, Glick RP, Lin H, I OS, Cohen EP: Intratumoral injection of IL-secreting syngeneic/allogeneic fibroblasts transfected with DNA from breast cancer cells prolongs the survival of mice with intracerebral breast cancer. Cancer gene therapy 2005, 12(8):708-714.
19. Weichselbaum RR, Kufe D: Gene therapy of cancer. Lancet 1997, 349 Suppl 2:SII10-12.
20. Strachnan T, Read AP, editors. Human molecular genetics. 3rd ed. New York: Garland Publishing; 2004.
21. Anderson WF: Human gene therapy. Nature 1998, 392(6679 Suppl):25-30.
22. Jinturkar KA, Rathi MN, Misra A. Gene delivery using physical methods. In: Misra A, editor. Challenges in delivery of therapeutic genomics and proteomics. Amsterdam: Elsevier; 2011. p. 83–126.
23. Hatefi A, Canine BF: Perspectives in vector development for systemic cancer gene therapy. Gene Ther Mol Biol 2009, 13(A):15-19.

24. Wang W, Li W, Ma N, Steinhoff G: Non-viral gene delivery methods. Current pharmaceutical biotechnology 2013, 14(1):46-60.
25. Liu FF: Novel gene therapy approach for nasopharyngeal carcinoma. Seminars in cancer biology 2002, 12(6):505-515.
26. Dolgin E: Gene therapies advance, but some see manufacturing challenges. Nat Med 2012, 18(12):1718-1719.
27. Abaan OG, Criss WE. Gene therapy in human breast cancer. Turk J Med Sci. 2002;32:283–91.
28. Kamimura K, Suda T, Zhang G, Liu D: Advances in Gene Delivery Systems. Pharmaceut Med 2011, 25(5):293-306.
29. Schlenk F, Grund S, Fischer D: Recent developments and perspectives on gene therapy using synthetic vectors. Ther Deliv 2013, 4(1):95-113.
30. Kay MA, Glorioso JC, Naldini L: Viral vectors for gene therapy: the art of turning infectious agents into vehicles of therapeutics. Nature medicine 2001, 7(1):33-40.
31. Blaese RM, Culver KW, Miller AD, Carter CS, Fleisher T, Clerici M, Shearer G, Chang L, Chiang Y, Tolstoshev P et al: T lymphocyte-directed gene therapy for ADA- SCID: initial trial results after 4 years. Science 1995, 270(5235):475-480.
32. Nemunaitis J, Cunningham C: Emerging new therapies for chemotherapy-resistant cancer using adenoviral vectors. Drug resistance updates : reviews and commentaries in antimicrobial and anticancer chemotherapy 2002, 5(1):34-46.
33. Harrington KJ, Bateman AR, Melcher AA, Ahmed A, Vile RG: Cancer gene therapy: Part 1. Vector development and regulation of gene expression. Clinical oncology 2002, 14(1):3-16.
34. Robbins PD, Ghivizzani SC: Viral vectors for gene therapy. Pharmacology & therapeutics 1998, 80(1):35-47.
35. Barquinero J, Eixarch H, Perez-Melgosa M: Retroviral vectors: new applications for an old tool. Gene therapy 2004, 11 Suppl 1:S3-9.
36. Daniel R, Smith JA: Integration site selection by retroviral vectors: molecular mechanism and clinical consequences. Human gene therapy 2008, 19(6):557-568.
37. Varmus H: Retroviruses. Science 1988, 240(4858):1427-1435.
38. Frankel AD, Young JA: HIV-1: fifteen proteins and an RNA. Annual review of biochemistry 1998, 67:1-25.
39. Amado RG, Chen IS: Lentiviral vectors--the promise of gene therapy within reach? Science 1999, 285(5428):674-676.
40. Weiss RA: How does HIV cause AIDS? Science 1993, 260(5112):1273-1279.
41. Lewis PF, Emerman M: Passage through mitosis is required for oncoretroviruses but not for the human immunodeficiency virus. Journal of virology 1994, 68(1):510-516.
42. Naldini L, Blomer U, Gallay P, Ory D, Mulligan R, Gage FH, Verma IM, Trono D: In vivo gene delivery and stable transduction of nondividing cells by a lentiviral vector. Science 1996, 272(5259):263-267.
43. Goldman MJ, Lee PS, Yang JS, Wilson JM: Lentiviral vectors for gene therapy of cystic fibrosis. Human gene therapy 1997, 8(18):2261-2268.
44. Vigna E, Naldini L: Lentiviral vectors: excellent tools for experimental gene transfer and promising candidates for gene therapy. The journal of gene medicine 2000, 2(5):308-316.
45. Kovesdi I, Brough DE, Bruder JT, Wickham TJ: Adenoviral vectors for gene transfer. Current opinion in biotechnology 1997, 8(5):583-589.
46. Campos SK, Barry MA: Current advances and future challenges in Adenoviral vector biology and targeting. Current gene therapy 2007, 7(3):189-204.
47. Yoshida T, Kondoh M, Ojima M, Mizuguchi H, Yamagishi Y, Sakamoto N, Yagi K: Adenovirus vector-mediated assay system for hepatitis C virus replication. Nucleic acids research 2011, 39(10):e64.
48. Templeton NS: Gene and cell therapy : therapeutic mechanisms and strategies, 3rd ed. edn. Boca Raton, Fla.: CRC ; London : Taylor & Francis [distributor]; 2009.
49. Warnock JN, Daigre C, Al-Rubeai M: Introduction to viral vectors. Methods in molecular biology 2011, 737:1-25.
50. Morsy MA, Gu M, Motzel S, Zhao J, Lin J, Su Q, Allen H, Franlin L, Parks RJ, Graham FL et al: An adenoviral vector deleted for all viral coding sequences results in enhanced safety and extended expression of a leptin transgene. Proceedings of the National Academy of Sciences of the United States of America 1998, 95(14):7866-7871.
51. Gregory SM, Nazir SA, Metcalf JP: Implications of the innate immune response to adenovirus and adenoviral vectors. Future virology 2011, 6(3):357-374.
52. Coura Rdos S, Nardi NB: The state of the art of adeno-associated virus-based vectors in gene therapy. Virology journal 2007, 4:99.
53. Samulski RJ: Adeno-associated virus: integration at a specific chromosomal locus. Current opinion in genetics & development 1993, 3(1):74-80.
54. Smith RH: Adeno-associated virus integration: virus versus vector. Gene therapy 2008, 15(11):817-822.
55. Lv H, Zhang S, Wang B, Cui S, Yan J: Toxicity of cationic lipids and cationic polymers in gene delivery. Journal of controlled release : official journal of the Controlled Release Society 2006, 114(1):100-109.
56. Pathak A, Patnaik S, Gupta KC: Recent trends in non-viral vector-mediated gene delivery. Biotechnology journal 2009, 4(11):1559-1572.
57. Davis HL, Demeneix BA, Quantin B, Coulombe J, Whalen RG: Plasmid DNA is superior to viral vectors for direct gene transfer into adult mouse skeletal muscle. Human gene therapy 1993, 4(6):733-740.
58. Zhu N, Liggitt D, Liu Y, Debs R: Systemic gene expression after intravenous DNA delivery into adult

mice. Science 1993, 261(5118):209-211.
59. Gao X, Kim KS, Liu D: Nonviral gene delivery: what we know and what is next. The AAPS journal 2007, 9(1):E92-104.
60. Bangham AD, Standish MM, Watkins JC: Diffusion of univalent ions across the lamellae of swollen phospholipids. Journal of molecular biology 1965, 13(1):238-252.
61. Gabizon A, Isacson R, Libson E, Kaufman B, Uziely B, Catane R, Ben-Dor CG, Rabello E, Cass Y, Peretz T et al: Clinical studies of liposome-encapsulated doxorubicin. Acta oncologica 1994, 33(7):779-786.
62. Lee MJ, Straubinger RM, Jusko WJ: Physicochemical, pharmacokinetic and pharmacodynamic evaluation of liposomal tacrolimus (FK 506) in rats. Pharmaceutical research 1995, 12(7):1055-1059.
63. Felgner PL, Gadek TR, Holm M, Roman R, Chan HW, Wenz M, Northrop JP, Ringold GM, Danielsen M: Lipofection: a highly efficient, lipid-mediated DNA-transfection procedure. Proceedings of the National Academy of Sciences of the United States of America 1987, 84(21):7413-7417.
64. Simoes S, Filipe A, Faneca H, Mano M, Penacho N, Duzgunes N, de Lima MP: Cationic liposomes for gene delivery. Expert opinion on drug delivery 2005, 2(2):237-254.
65. Stephan DJ, Yang ZY, San H, Simari RD, Wheeler CJ, Felgner PL, Gordon D, Nabel GJ, Nabel EG: A new cationic liposome DNA complex enhances the efficiency of arterial gene transfer in vivo. Human gene therapy 1996, 7(15):1803-1812.
66. Chen C, Han D, Cai C, Tang X: An overview of liposome lyophilization and its future potential. Journal of controlled release : official journal of the Controlled Release Society 2010, 142(3):299-311.
67. Lasic DD, Templeton NS. In: Templeton NS, Lasic DD, Basel M, editors. Bioorganic colloids. New York: Dekker Inc; 2000. p. 241–66.
68. Varkouhi AK, Lammers T, Schiffelers RM, van Steenbergen MJ, Hennink WE, Storm G: Gene silencing activity of siRNA polyplexes based on biodegradable polymers. European journal of pharmaceutics and biopharmaceutics : official journal of Arbeitsgemeinschaft fur Pharmazeutische Verfahrenstechnik eV 2011, 77(3):450-457.
69. Sherr CJ, McCormick F: The RB and p53 pathways in cancer. Cancer Cell 2002, 2(2):103-112.
70. Wiechec E: Implications of genomic instability in the diagnosis and treatment of breast cancer. Expert Rev Mol Diagn 2011, 11(4):445-453.
71. Nigro JM, Baker SJ, Preisinger AC, Jessup JM, Hostetter R, Cleary K, Bigner SH, Davidson N, Baylin S, Devilee P et al: Mutations in the p53 gene occur in diverse human tumour types. Nature 1989, 342(6250):705-708.
72. Hollstein M, Sidransky D, Vogelstein B, Harris CC: p53 mutations in human cancers. Science 1991, 253(5015):49-53.
73. Coles C, Condie A, Chetty U, Steel CM, Evans HJ, Prosser J: p53 mutations in breast cancer. Cancer research 1992, 52(19):5291-5298.
74. Puzio-Kuter AM: The Role of p53 in Metabolic Regulation. Genes & cancer 2011, 2(4):385-391.
75. Weinberg RA: The retinoblastoma protein and cell cycle control. Cell 1995, 81(3):323-330.
76. Lai D, Visser-Grieve S, Yang X: Tumour suppressor genes in chemotherapeutic drug response. Biosci Rep 2012, 32(4):361-374.
77. Kibler-Herzog L, Kell B, Zon G, Shinozuka K, Mizan S, Wilson WD: Sequence dependent effects in methylphosphonate deoxyribonucleotide double and triple helical complexes. Nucleic acids research 1990, 18(12):3545-3555.
78. Cristofanilli M, Krishnamurthy S, Guerra L, Broglio K, Arun B, Booser DJ, Menander K, Van Wart Hood J, Valero V, Hortobagyi GN: A nonreplicating adenoviral vector that contains the wild-type p53 transgene combined with chemotherapy for primary breast cancer: safety, efficacy, and biologic activity of a novel gene-therapy approach. Cancer 2006, 107(5):935-944.
79. El-Aneed A: Current strategies in cancer gene therapy. Eur J Pharmacol 2004, 498(1-3):1-8.
80. Dias N, Stein CA: Antisense oligonucleotides: basic concepts and mechanisms. Molecular cancer therapeutics 2002, 1(5):347-355.
81. Stoff-Khalili MA, Dall P, Curiel DT: Gene therapy for carcinoma of the breast. Cancer gene therapy 2006, 13(7):633-647.
82. Helene C, Thuong NT, Harel-Bellan A: Control of gene expression by triple helix-forming oligonucleotides. The antigene strategy. Annals of the New York Academy of Sciences 1992, 660:27-36.
83. Holt JT, Arteaga CB, Robertson D, Moses HL: Gene therapy for the treatment of metastatic breast cancer by in vivo transduction with breast-targeted retroviral vector expressing antisense c-fos RNA. Human gene therapy 1996, 7(11):1367-1380.
84. Arteaga CL, Holt JT: Tissue-targeted antisense c-fos retroviral vector inhibits established breast cancer xenografts in nude mice. Cancer research 1996, 56(5):1098-1103.
85. Nass SJ, Dickson RB: Defining a role for c-Myc in breast tumorigenesis. Breast cancer research and treatment 1997, 44(1):1-22.
86. Chana JS, Grover R, Tulley P, Lohrer H, Sanders R, Grobbelaar AO, Wilson GD: The c-myc oncogene: use of a biological prognostic marker as a potential target for gene therapy in melanoma. British journal of plastic surgery 2002, 55(8):623-627.
87. Olayioye MA: Update on HER-2 as a target for cancer therapy: intracellular signaling pathways of ErbB2/HER-2 and family members. Breast Cancer Res 2001, 3(6):385-389.
88. Slamon DJ, Leyland-Jones B, Shak S, Fuchs H, Paton V, Bajamonde A, Fleming T, Eiermann W, Wolter J, Pegram M et al: Use of chemotherapy plus a monoclonal antibody against HER2 for metastatic breast cancer that overexpresses HER2. The New

England journal of medicine 2001, 344(11):783-792.
89. Tan M, Yu D: Molecular mechanisms of erbB2-mediated breast cancer chemoresistance. Advances in experimental medicine and biology 2007, 608:119-129.
90. Yan DH, Chang LS, Hung MC: Repressed expression of the HER-2/c-erbB-2 proto-oncogene by the adenovirus E1a gene products. Oncogene 1991, 6(2):343-345.
91. Hortobagyi GN, Ueno NT, Xia W, Zhang S, Wolf JK, Putnam JB, Weiden PL, Willey JS, Carey M, Branham DL et al: Cationic liposome-mediated E1A gene transfer to human breast and ovarian cancer cells and its biologic effects: a phase I clinical trial. Journal of clinical oncology : official journal of the American Society of Clinical Oncology 2001, 19(14):3422-3433.
92. Yoo GH, Hung MC, Lopez-Berestein G, LaFollette S, Ensley JF, Carey M, Batson E, Reynolds TC, Murray JL: Phase I trial of intratumoral liposome E1A gene therapy in patients with recurrent breast and head and neck cancer. Clinical cancer research : an official journal of the American Association for Cancer Research 2001, 7(5):1237-1245.
93. Suzuki T, Anderegg B, Ohkawa T, Irie A, Engebraaten O, Halks-Miller M, Holm PS, Curiel DT, Kashani-Sabet M, Scanlon KJ: Adenovirus-mediated ribozyme targeting of HER-2/neu inhibits in vivo growth of breast cancer cells. Gene therapy 2000, 7(3):241-248.
94. Elion GB: The biochemistry and mechanism of action of acyclovir. The Journal of antimicrobial chemotherapy 1983, 12 Suppl B:9-17.
95. Pandha HS, Martin LA, Rigg A, Hurst HC, Stamp GW, Sikora K, Lemoine NR: Genetic prodrug activation therapy for breast cancer: A phase I clinical trial of erbB-2-directed suicide gene expression. Journal of clinical oncology : official journal of the American Society of Clinical Oncology 1999, 17(7):2180-2189.
96. Braybrooke JP, Slade A, Deplanque G, Harrop R, Madhusudan S, Forster MD, Gibson R, Makris A, Talbot DC, Steiner J et al: Phase I study of MetXia-P450 gene therapy and oral cyclophosphamide for patients with advanced breast cancer or melanoma. Clinical cancer research : an official journal of the American Association for Cancer Research 2005, 11(4):1512-1520.
97. Mhashilkar A, Chada S, Roth JA, Ramesh R: Gene therapy. Therapeutic approaches and implications. Biotechnology advances 2001, 19(4):279-297.
98. Portsmouth D, Hlavaty J, Renner M: Suicide genes for cancer therapy. Mol Aspects Med 2007, 28(1):4-41.
99. Freeman SM, Ramesh R, Marrogi AJ: Immune system in suicide-gene therapy. Lancet 1997, 349(9044):2-3.
100. Lal S, Lauer UM, Niethammer D, Beck JF, Schlegel PG: Suicide genes: past, present and future perspectives. Immunology today 2000, 21(1):48-54.
101. Folkman J: What is the evidence that tumors are angiogenesis dependent? Journal of the National Cancer Institute 1990, 82(1):4-6.
102. Fan TP, Jaggar R, Bicknell R: Controlling the vasculature: angiogenesis, anti-angiogenesis and vascular targeting of gene therapy. Trends in pharmacological sciences 1995, 16(2):57-66.
103. Davidoff AM, Nathwani AC: Antiangiogenic gene therapy for cancer treatment. Current hematology reports 2004, 3(4):267-273.
104. Boehm-Viswanathan T: Why angiogenesis inhibition? Commentary. International journal of molecular medicine 1999, 4(4):413-417.
105. Chen QR, Kumar D, Stass SA, Mixson AJ: Liposomes complexed to plasmids encoding angiostatin and endostatin inhibit breast cancer in nude mice. Cancer research 1999, 59(14):3308-3312.
106. Oga M, Takenaga K, Sato Y, Nakajima H, Koshikawa N, Osato K, Sakiyama S: Inhibition of metastatic brain tumor growth by intramuscular administration of the endostatin gene. International journal of oncology 2003, 23(1):73-79.
107. Sacco MG, Soldati S, Mira Cato E, Cattaneo L, Pratesi G, Scanziani E, Vezzoni P: Combined effects on tumor growth and metastasis by anti-estrogenic and antiangiogenic therapies in MMTV-neu mice. Gene therapy 2002, 9(19):1338-1341.
108. Strong TV: Gene therapy for carcinoma of the breast: Genetic immunotherapy. Breast Cancer Res 2000, 2(1):15-21.
109. Biagi E, Rousseau RF, Yvon E, Vigouroux S, Dotti G, Brenner MK: Cancer vaccines: dream, reality, or nightmare? Clinical and experimental medicine 2002, 2(3):109-118.
110. Stewart AK, Lassam NJ, Graham FL, Gauldie J, Addison CL, Bailey DJ, Dessureault S, Dube ID, Gallenger S, Krajden M et al: A phase I study of adenovirus mediated gene transfer of interleukin 2 cDNA into metastatic breast cancer or melanoma. Human gene therapy 1997, 8(11):1403-1414.
111. Dunphy FR, Spitzer G, Fornoff JE, Yau JC, Huan SD, Dicke KA, Buzdar AU, Hortobagyi GN: Factors predicting long-term survival for metastatic breast cancer patients treated with high-dose chemotherapy and bone marrow support. Cancer 1994, 73(8):2157-2167.
112. Peters WP, Dansey RD, Klein JL, Baynes RD: High-dose chemotherapy and peripheral blood progenitor cell transplantation in the treatment of breast cancer. The oncologist 2000, 5(1):1-13.
113. Berry DA, Broadwater G, Klein JP, Antman K, Aisner J, Bitran J, Costanza M, Freytes CO, Stadtmauer E, Gale RP et al: High-dose versus standard chemotherapy in metastatic breast cancer: comparison of Cancer and Leukemia Group B trials with data from the Autologous Blood and Marrow Transplant Registry. Journal of clinical oncology : official journal of the American Society of Clinical Oncology 2002, 20(3):743-750.

114. Chen KG, Sikic BI: Molecular pathways: regulation and therapeutic implications of multidrug resistance. Clinical cancer research : an official journal of the American Association for Cancer Research 2012, 18(7):1863-1869.
115. Aksentijevich I, Cardarelli CO, Pastan I, Gottesman MM: Retroviral transfer of the human MDR1 gene confers resistance to bisantrene-specific hematotoxicity. Clinical cancer research : an official journal of the American Association for Cancer Research 1996, 2(6):973-980.
116. Hesdorffer C, Ayello J, Ward M, Kaubisch A, Vahdat L, Balmaceda C, Garrett T, Fetell M, Reiss R, Bank A et al: Phase I trial of retroviral-mediated transfer of the human MDR1 gene as marrow chemoprotection in patients undergoing high-dose chemotherapy and autologous stem-cell transplantation. Journal of clinical oncology : official journal of the American Society of Clinical Oncology 1998, 16(1):165-172.
117. Cowan KH, Moscow JA, Huang H, Zujewski JA, O'Shaughnessy J, Sorrentino B, Hines K, Carter C, Schneider E, Cusack G et al: Paclitaxel chemotherapy after autologous stem-cell transplantation and engraftment of hematopoietic cells transduced with a retrovirus containing the multidrug resistance complementary DNA (MDR1) in metastatic breast cancer patients. Clinical cancer research : an official journal of the American Association for Cancer Research 1999, 5(7):1619-1628.
118. Sorrentino BP, Brandt SJ, Bodine D, Gottesman M, Pastan I, Cline A, Nienhuis AW: Selection of drug-resistant bone marrow cells in vivo after retroviral transfer of human MDR1. Science 1992, 257(5066):99-103.
119. Takahashi S, Ito Y, Hatake K, Sugimoto Y: Gene therapy for breast cancer. --Review of clinical gene therapy trials for breast cancer and MDR1 gene therapy trial in Cancer Institute Hospital. Breast cancer 2006, 13(1):8-15.
120. Maier P, Veldwijk MR, Wenz F: Radioprotective gene therapy. Expert opinion on biological therapy 2011, 11(9):1135-1151.
121. Imrich S, Hachmeister M, Gires O: EpCAM and its potential role in tumor-initiating cells. Cell adhesion & migration 2012, 6(1):30-38.
122. Osta WA, Chen Y, Mikhitarian K, Mitas M, Salem M, Hannun YA, Cole DJ, Gillanders WE: EpCAM is overexpressed in breast cancer and is a potential target for breast cancer gene therapy. Cancer research 2004, 64(16):5818-5824.
123. Tucker CL, Fields S: Lethal combinations. Nat Genet 2003, 35(3):204-205.
124. Bridges CB. The origin of variation. Amer Nat. 1922;6:51–63.
125. Dobzhansky T: Genetics of Natural Populations. Xiii. Recombination and Variability in Populations of Drosophila Pseudoobscura. Genetics 1946, 31(3):269-290.
126. Ferrari E, Lucca C, Foiani M: A lethal combination for cancer cells: synthetic lethality screenings for drug discovery. European journal of cancer 2010, 46(16):2889-2895.
127. Nijman SM: Synthetic lethality: general principles, utility and detection using genetic screens in human cells. FEBS letters 2011, 585(1):1-6.
128. Brough R, Frankum JR, Costa-Cabral S, Lord CJ, Ashworth A: Searching for synthetic lethality in cancer. Current opinion in genetics & development 2011, 21(1):34-41.
129. Iglehart JD, Silver DP: Synthetic lethality--a new direction in cancer-drug development. The New England journal of medicine 2009, 361(2):189-191.
130. Caestecker KW, Van de Walle GR: The role of BRCA1 in DNA double-strand repair: past and present. Experimental cell research 2013, 319(5):575-587.
131. Schreiber V, Dantzer F, Ame JC, de Murcia G: Poly(ADP-ribose): novel functions for an old molecule. Nature reviews Molecular cell biology 2006, 7(7):517-528.
132. Dantzer F, Ame JC, Schreiber V, Nakamura J, Menissier-de Murcia J, de Murcia G: Poly(ADP-ribose) polymerase-1 activation during DNA damage and repair. Methods in enzymology 2006, 409:493-510.
133. Ashworth A: A synthetic lethal therapeutic approach: poly(ADP) ribose polymerase inhibitors for the treatment of cancers deficient in DNA double-strand break repair. Journal of clinical oncology : official journal of the American Society of Clinical Oncology 2008, 26(22):3785-3790.
134. Sandhu SK, Yap TA, de Bono JS: Poly(ADP-ribose) polymerase inhibitors in cancer treatment: a clinical perspective. European journal of cancer 2010, 46(1):9-20.
135. Wivel N. Cilinical overview of human gene transfer trials. In: Gene delivery systems. Paris: OECD; 1996. p. 127–40.
136. Kim CK, Haider KH, Lim SJ: Gene medicine : a new field of molecular medicine. Archives of pharmacal research 2001, 24(1):1-15.
137. Guinn BA, Mulherkar R: International progress in cancer gene therapy. Cancer gene therapy 2008, 15(12):765-775.

第 27 章

乳腺癌临床试验研究终点

Melvin George, Sandhiya Selvarajan

摘 要

在世界范围内乳腺癌都是最常见的癌症之一。虽然乳腺癌的治疗已取得了相当的进步,但面对转移性乳腺癌的无望结局仍然束手无策。在治疗上必须有合适的研究终点来筛选具有良好疗效和毒性耐受的药物。总生存期是乳腺癌 III 期临床试验评价的金标准,但由于需要对患者进行非常长时间的随访,不便于作为研究终点,尤其在需要快速获得批准的情况下。无病生存期(DFS)作为研究终点可成为改善生存期的一个早期指标。近年来引入了一些衍生 DFS 指标,如无浸润 DFS 和无远处转移 DFS,无进展生存期是目前乳腺癌临床研究最常应用的研究终点。

客观缓解率是 II 期临床试验的一个常用研究终点,它对药物的疗效提供了一个公正的评价指标,帮助研究者决定是否对该药物再继续进行更大型的 III 期临床试验。在对高危早期乳腺癌行新辅助化疗的研究中,病理完全缓解率(pCR)是一个广为接纳的研究终点。FDA 发布了一个初步的 pCR 临床试验应用指南,近期的一项荟萃分析显示 pCR 与总生存期相关。随着我们对乳腺癌病理生理的认识和不同研究终点的经验不断增加,预期将会涌现出一大批针对早期和进展期乳腺癌的新分子化合物。

关键词

研究终点 乳腺癌 总生存期 无病生存期 病理完全缓解率 生活质量 不良反应事件评估 快速批准 临床试验

引言

一个临床试验最关键的要素之一就是选择最优化、最合理的研究终点。依据美国国家癌症研究所的定义,一个研究终点就是能够客观衡量干预性研究能否获益的一个事件或结果。一个研究终点通常依据该临床试验项目的设计经过特定的方法而得出。一个临床试验需要考虑多种因素以选择最适宜的研究终点。对于内容特点各异的乳腺癌临床试验,最常使用的研究终点包括总生存期、无进展生存期、副反应事件和生活质量。本章对乳腺癌临床试验中使用的各种研究终点进行了总结。

研究终点分类

虽然临床试验可以设计好几个研究终点,

但只有主要研究终点是临床试验项目的决定性因素，因为只有它能决定该研究药物对于受试人群能否获益。研究的样本量的大小取决于主要研究终点。乳腺癌领域所使用的研究终点通常也应用于大多数研究中。主要研究终点必须在研究一开始时便定义好，以避免任何偏倚。

次要研究终点是帮助研究者获得研究药物更多有价值的信息而附加的变量。在一个临床试验中，样本量的大小似乎并不足以对次要研究终点能得出有统计学差异的结果。如果主要研究终点没有显著性差异，那么对次要研究终点的统计学分析并无多大价值，即使所有的研究终点都进行了统计学分析 [1]。

真正的研究终点是能够直接衡量患者临床获益的指标，比如生存期或生活质量的提高。总生存期就是真正的研究终点。替代研究终点是那些便于量化并在一定程度上能代表真正研究终点的指标。在它能常规评价药物疗效之前它只是一个用于验证的替代研究终点 [2-4]。因为不恰当地运用替代研究终点会得出错误的结论，因而在运用时应非常慎重 [5]。以下列出了用于验证一个替代研究终点的通用标准。

1. 研究终点必须有一个被广泛接受的基本定义。

2. 通过几项研究证实此替代研究终点和临床结果有很强的相关性。

3. 强有力的前瞻性研究证实此替代研究终点能够预测临床获益。

4. 前瞻性研究决定此替代研究终点能否将该药物延伸应用于其他机制、其他靶器官和其他人群。

总生存期

总生存期（overall survival，OS）能够对乳腺癌治疗领域新药的疗效进行最好的评价。由于它能直接反映药物的获益，是最为广泛接受的研究终点。依据 FDA 的定义，总生存期是治疗意向人群从随机化入组至任何原因所致死亡之间的时间 [6]。因为研究药物本身的不够有力，大多数的随机化试验似乎并不能发现 OS 的获益。然而，它对药物的有效性提供了最客观的评价方法。因为需要足够长的时间才能完成将 OS 作为主要研究终点的试验，这使之成为一项令人望而却步的任务。如果还预见到方案会频繁发生改变，OS 应该不是一个最佳的选择 [7]。

虽然认为 OS 作为研究终点是一个金标准，但在乳腺癌领域它变得越来越不受欢迎 [8]。例如有一项研究分析了在 8 个顶级期刊上发表的针对晚期乳腺癌的 RCT 研究，发现 58 个研究项目中只有一项是将 OS 作为研究终点 [9]。而且用 OS 作为研究终点可能会推迟一个新药的启用时间，即使它可能对乳腺癌有效。在交叉设计的临床试验中，OS 的结果很容易导致模糊不清，因为很难评价究竟是哪一组的治疗对 OS 有贡献。当仅仅使用 OS 作为主要研究终点时，二线治疗的出现导致更多的混乱和偏倚。

虽然倾向于不将 OS 作为主要研究终点，但 2012 年在临床试验网站上（clinicaltrials.gov）注册的 22 项乳腺癌III期临床研究中有 17 项将 OS 作为了次要结果指标或研究终点 [9,10]。因为 OS 很容易进行评价，而且结果是最清晰的，因而它被作为次要结果指标 [11]。当一个非劣性临床试验研究将 OS 作为主要研究终点，常见的可能性是该新药也具备标准药物带来的生存获益。

由于 OS 有数项缺点，围绕 OS 的这些局限性提出了较多可选择的研究终点 [7]。乳腺癌临床试验常用的替代研究终点有无病生存期、无进展生存期和客观缓解率。图 27.1 显示替代研究终点相较于真正研究终点（如 OS）的长处。虽然替代研究终点能潜在地缩小研究的规模、持续时间和花费，但这些研究终点并非没有它们自己的局限性。替代研究终点普遍更适合于II期临床试验，这些研究的主要目标是决定药物是否值得以III期临床试验的形式进行更大规模的投入。然而，在III期

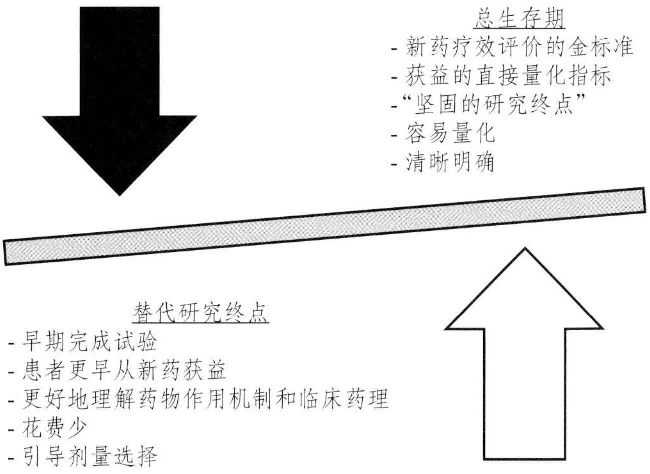

图 27.1　总生存期和替代研究终点比较。

临床研究的背景下，如果想要得到一个药物绝对的确定疗效，真正的研究终点几乎是必不可少的[12]。

无病生存期

无病生存期（disease-free survival，DFS）被定义为从随机入组到肿瘤复发或任何原因所致死亡之间的时间。DFS 是乳腺癌临床试验普遍使用的替代研究终点，尤其是手术或放疗后的辅助治疗。在目前肿瘤患者生存延长的情况下，再去检测总生存期可能并不切实可行，DFS 可能是这种情形下的一个优选研究终点，能够成为改善生存的一个早期征象。无疾病复发的患者可用 DFS 来进行观察，正规机构认可的许多内分泌治疗和细胞毒化疗药物，在它们的探索性和验证性临床试验中都是将 DFS 作为主要研究终点。当一个临床试验设计将 DFS 作为研究终点时，DFS 的定义必须很清楚地标示在研究方案上，随访时间表必须毫无歧义地标示出来，以避免非计划性的拜访，否则会导致研究偏倚。如果由于一组毒性反应的增加而导致另一组随访次数的增多会给研究带来偏倚。

虽然乳腺癌临床试验中死亡可以是由肿瘤复发导致的，但也始终存在着一种以前没有任何肿瘤进展记录的死亡。实践中往往将死亡都归因于肿瘤复发以减少偏倚的程度，然而如果患者存活相当长的时间，也存在高估 DFS 的可能性。DFS 是那些没有肿瘤复发的患者所占比例[11,13]。

将 DFS 用作主要研究终点的一个重要挑战是在不同的乳腺癌临床试验中 DFS 有不同的定义。一些被大多数研究者纳入乳腺癌 DFS 研究终点的事件是对侧乳腺癌，包括浸润性小叶癌、浸润性导管癌和导管原位癌，以及其他原因所致的死亡。当乳腺癌 DFS 的定义多变后，便不宜将不同研究的结果进行比较而得出有意义的结论。还有一种可能性是在一个特定的 DFS 下，一种治疗被认为是有效的，但在另一个 DFS 的定义下却无效[13]。

在美国和加拿大，由来自数个有威望机构的医学肿瘤学家、生物统计学家和其他学科的学者组成的专家组在指南中对乳腺癌临床试验中的研究终点的定义制定了标准。专家组建议对于早期乳腺癌辅助治疗的临床试验可以用更特异的无浸润癌生存期（invasive disease-free survival, IDFS）代替 DFS[13]。以下列出了 IDFS 包含的事件。

- 同侧浸润性癌复发（ipsilateral invasive breast tumor recurrence, IIBTR）：浸润性癌原发于

同侧乳腺实质。

- 区域浸润性癌复发：同侧腋窝、区域淋巴结、胸壁和皮肤的浸润性癌。
- 远处复发：通过病理活检证实或临床诊断为复发浸润性乳腺癌的远处转移乳腺癌病灶。
- 任何原因所致死亡，包括乳腺癌、非乳腺癌和不明原因。
- 对侧浸润性乳腺癌。
- 非浸润性乳腺癌的第二原发癌。

远处转移是影响患者生存的最关键因素。Hudis 等提出了一个新的研究终点，叫无远处转移生存期，在这个终点下同侧乳腺癌复发、区域浸润性癌复发、对侧乳腺癌和所有原位癌都不记为事件，因为它们对生存的影响很小[13]。远处复发转移和死亡有很强的相关性。无远处转移生存期只包括远处复发和乳腺癌或非乳腺癌死亡。

客观缓解率

客观缓解率（objective response rate, ORR）是指肿瘤缩小到一定量并保持最短时间的患者比例。ORR 是有最佳效果的完全缓解（CR）和部分缓解（PR）患者的总和。ORR 能直接量化药物的抗肿瘤活性，但并不能量化临床获益[14]。非常重要的是在临床试验方案中必须清晰标明有反应的定义。将疾病稳定归入到客观缓解率中并不适宜，因为疾病稳定可以是疾病自然病程的反应，会混淆临床试验的结果。因为在某些病例中 ORR 能在一个非常短期的时段内得出，在需要快速批准时它是可选择的研究终点之一。但是随后认识到其他研究终点如 OS 更能反映药物的获益，因而正规管理部门对临床试验项目的批准依据用 OS 代替了 ORR。虽然如此，在乳腺癌治疗的 II 期临床试验中，ORR 仍然是一个重要的研究终点[2]。

运用实体瘤的反应评价标准（Response Evaluation Criteria in Solid Tumors, RECIST），仅仅依靠影像学检查如 X 线、CT 或 MRI 就能非常精确地得出反应率。RECIST 标准是制订指南的一个基本依据，由欧洲癌症研究与治疗组织（European Organization for Research and Treatment of Cancer, EORTC）和美国及加拿大的国家癌症研究所（National Cancer Institute, NCI）共同制定，用于评价肿瘤的进展[15]。RECIST 标准最早是在 2000 年提出的，在 2009 年进行了修正，版本为 RECIST 1.1[16]。FDA 定义 ORR 是部分缓解和完全缓解的总和。按照 RECIST 1.1 的标准，CR 定义为靶病灶的完全消失，PR 定义为靶病灶缩小达 30% 以上。疾病进展则是靶病灶总和增大了 20%，处于 PR 和疾病进展之间的状态定义为疾病稳定[16]。由于治疗的效果直接由药物活性决定，当用 ORR 作为研究终点时可以只设计单组试验。

当需要评价肿瘤大小负荷和对治疗的反应时，RECIST 标准适用于所有情况。但是 ORR 的临床显著性还必须通过对药物反应的程度和耐受性进行风险 - 获益分析来决定[12]。Bruzzi 等设计随机对照试验，将标准 FEC（氟尿嘧啶、表柔比星和环磷酰胺）和剂量密集型 FEC 方案进行比较，显示肿瘤缓解率是生存期的一个显著性预测因子[17]。但是在另一篇 Burzykowski 等的分析中，没有任何其他研究终点可以非常好地替代总生存期[18]。

无进展生存期

无进展生存期（progression-free survival, PFS）定义为从随机入组或治疗开始至肿瘤进展或死亡的时间。相较于 OS，它只需要短期的随访时间和较小的样本量，而且不受后续治疗的影响，在需要加速获得药物应用的批准时经常用它作为替代研究终点。在癌症致死较高的情况下，如晚期乳腺癌，无病进展生存期比肿瘤进展时间是一个更好的指标。

Burzykowski 等的一项研究显示，对于晚期乳腺癌患者肿瘤缓解率可以预测 PFS，因而可作为 PFS 的替代指标。但是作者也很公正地指出考虑替代研究终点的有效性要分析“特定于有良好定义的疾病、临床结果和治疗”[18]。

目前认为 PFS 是评价药物疗效的最敏感的指标[19]。因而在文献检索乳腺癌III期临床试验的数据时，显示 PFS 是最常用的主要研究终点就显得不足为奇（图 27.2）。

PFS 的优点包括对疾病结果评价的客观和量化。而且 PFS 不受交叉治疗的影响。PFS 的局限性包括设立的两个研究组都要在指定的时段内频繁地对疾病进展情况进行评估，运用多种检查手段，包括 X 线检查。这些可能会增加研究的费用。而且 PFS 的定义可能会在试验过程中发生变化，因为并无一个基本的管理标准来定义疾病进展，因而，并不认为它是一个统计学上有效的生存的替代研究终点。另外，试验中缺失的数据也会影响 PFS 的分析。这些可以通过指定早阶段随访评估进展情况，同时失访情况下依据后来的放射学检查归入无进展来克服。再者，由于疾病进展不能精确测量，评估偏倚是 PFS 的一个主要缺点，这可以通过随机化和双盲的设计来克服[6]。

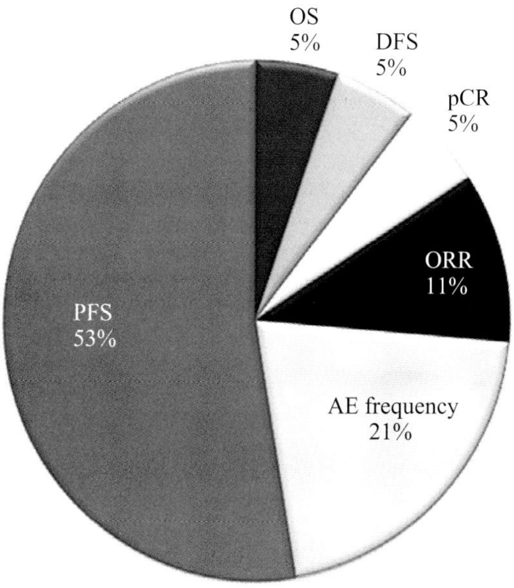

图 27.2 乳腺癌III期临床试验使用的研究终点。数据来源于 2012 年在临床试验管理局上注册的正在进行中的研究。PFS，无进展生存期；OS，总生存期；DFS，无病生存期；pCR，病理完全缓解率；ORR，客观缓解率；AE frequency，不良反应率。

在目前的方案中，针对实体瘤的随机化临床试验已更倾向于用 PFS 而非 OS 来作为主要研究终点。这是因为 PFS 较 OS 能更早得到结果，而且 PFS 不受癌症二线治疗的影响[20]。PFS 在不同癌症包括乳腺癌和结直肠癌中是有效的替代研究终点。在晚期结直肠癌，完成一线化疗后，PFS 被发现是替代 OS 的有效指标。文献检索转移性结直肠癌一线化疗后，相较于 OS，PFS 是一个潜在的替代研究终点，同 OS 有非常好的相关性[21]。相比之下，到目前为止 PFS 还没有证实在晚期乳腺癌中是 OS 的一个有效的替代研究终点。近来的研究，显示肿瘤反应是晚期乳腺癌 PFS 的可接受的替代指标，因二者显示了很好的相关性[18]。然而，成功将 PFS 作为潜在研究终点来解释临床试验结果还需更多的探索[9]。

疾病进展时间

除外 PFS，疾病（肿瘤）进展时间是乳腺癌临床试验中最常应用的研究终点之一。疾病进展时间（time to tumor progression, TTP）定义为从随机化入组至疾病进展的时间，删除未观察到疾病进展即死亡的病例。因为 PFS 包含了死亡，乳腺癌临床试验也倾向于用 TTP 作研究终点。PFS 假定死亡都与疾病进展有关，而 TTP 则完全忽略死亡。TTP 特别适用于那些大多数的死亡与肿瘤进展无关的情况[6]。

自 1975 年开始，应用 PFS/TTP 作为主要研究终点的临床试验逐渐增多，尤其是乳腺癌、结直肠癌和非小细胞肺癌[22]。在药物批准方面，FDA 认为 PFS 和 TTP 都可作为评价疗效的主要研究终点。然而，二者间的选择主要取决于药物有效的程度和风险 - 效益情况。在 TTP 分析过程中，未记录到疾病进展的死亡是可忽略掉的，可能会导致评估的偏差。这能被 PFS 所克服，因其在分析中包括了死亡，认为其治疗效果未能高于肿瘤负荷。因而 PFS 较 TTP 是更规范的研究终点[23]。但是在评估 TTP 或 PFS 时，所有治疗组患者的所有病灶都要定期进行评估，为减少偏差，在每一次随访时要使用相同的评估手段。尽管如此，两个治疗组间 TTP 或 PFS 的显著统计学差异并一定意味着临床获益[12]。Bowater 等指出"从治疗开始至疾病进展的时间（例如进展时间）有明显延长的趋势，与治疗开始至死亡的时间大致相等"[24]。

治疗失败时间

治疗失败时间（time to treatment failure，TTF）定义为从随机化入组至任何原因中断治疗的时间，包括疾病进展、治疗毒副作用和死亡。有时 TTF 会被误认为是从进入研究至疾病进展或死亡的时间。但实际上 TTF 是一个复合型的研究终点，除了中断治疗的原因外还包含了对症状的主观评价[25]。一项多中心前瞻性随机对照研究比较了长春瑞滨和美法仑对蒽环类药物抵抗晚期乳腺癌患者的安全性和疗效，使用了包括 TTP 在内的研究终点，同时使用的还有疾病进展时间、生存期、肿瘤缓解率和生活质量[26]。要成为一个标准管理的研究终点，此参数必须将药物的疗效和副反应区分开来，而 TTF 做不到这一点。因而 FDA 并不推荐 TTF 作为一个标准的研究终点，使用它不能获得药物批准[6]。

病理完全缓解率

对病理完全缓解率（pathologic complete response，pCR）并没有一个很正式的得到共识的定义。一些学者将 pCR 定义为经过手术确定在乳房和区域淋巴结都无残留癌灶，同时也有其他人认为只要乳房内没有残留癌灶，而不论腋淋巴结是否还有累及都可定义为 pCR[27-30]。依据 FDA 公布的指南，pCR 被定义为完成系统性新辅助治疗后，手术切下的乳房组织标本和所有活检的淋巴结经 HE 染色无浸润性癌病灶残留。pCR 特别适用于新辅助化疗的评价，有好几项临床试验均应用 pCR 作为研究终点[31]。由于病理医生在 pCR 的评价中扮演关键角色，为避免偏倚要求他们盲于治疗组的信息。

乳腺癌新辅助治疗协作试验（CTNeoBC）进行了一项大型的荟萃分析，包含超过 13 000 例的患者，来评价 pCR 和 DFS/OS 的相关性，也决定 pCR 对哪种乳腺癌最能预测临床获益[32]。研究显示那些获得 pCR 的患者，无论是 ypT0ypN0 还是 ypT0/isypN0，都有一个更好的长期生存，在数据上也显示 OS 有差别。因而 pCR 和 OS 一样可以反映长期生存。在随后的几年随着我们对 pCR 作为研究终点认识的提高，有可能在正式的临床试验中更多地用它来作为主要研究终点。

临床获益率

临床获益率（clinical benefit rate, CBR）是总体反应好的患者的比例——包括完全缓解（CR）、部分缓解（PR）和疾病稳定（SD）——按 RECIST 1.1 的定义持续超过 24 周。在随机入组后平均每 8 周对患者的耐受性和预期进行随访。疾病控制率（DCR）和 CBR 被定义为晚期或转移性癌症患者在用抗癌药物进行治疗性干预的临床试验中获得 CR、PR、SD 的患者百分比[33]。

总体健康状况 / 生活质量的患者评价结果

患者 - 评价结果，例如在总体健康状况 / 生活质量（quality of life，QOL）方面至明确恶化的时间，对于所研究的药物在其他常用的研究终点之外也提供了有价值的补充信息[34]。这些研究终点的主要缺点是需要绝对随机化和盲选避免结果评价的偏倚。研究中必须非常仔细地鉴别由恶性肿瘤引起的症状和由药物毒副作用引起的症状[12]。患者 - 评价结果，例如 QOL，在预期治疗对患者生存没有任何潜在获益的情况下有重要地位。虽然没有重要到可以将它作为主要研究终点，作为设立的几个次要研究终点中的一员它并不少见[1]。

不同组织机构采用的 QOL 评分标准有显著差别。一些乳腺癌临床试验中所采用的 QOL 评分标准包括欧洲癌症研究与治疗组织 QOL 问卷（EORTC QLQ-C30，EORTC QLQ-BR23）、癌症治疗功能评价问卷（FACT-G、FACT-B）和它的子表、DBCG-89 问卷、医疗结果研究－健康咨询简表（MOS-SF-36）、在院焦虑和抑郁评分表（HADS）和国际乳腺癌研究组（IBCSG）方法[35]。由于乳腺癌临床试验中缺少标准的方法来评价 QOL，因而在选择对患者正确的治疗时，QOL 的评价显得获益有限[36]。确实需要各组织机构对于 QOL 的标准有更多的一致性，从而能将各不同研究的结果进行比较[37]。

不良反应事件评估

在大多数评价新抗癌药物的临床试验中，对新药的安全性与标准药物进行比较非常必要。不良反应（副反应）通用标准术语由美国国家癌症研究所（NCI）发布。依据 NCI 定义，"不良反应（adverse event，AE）是任何不良或非意愿征象（包括异常的实验室检查结果）、症状，或者在医疗过程中暂时出现的疾病，和医疗过程有关或者无关"。每一种描述的 AE，都可以按严重程度评为 1~5 分，从最轻微的 AE，到提示死亡的 5 分，2~4 分随严重程度而增加。每一种 AE 都有明确的定义，以避免含混模糊[38]。检索临床试验管理局网站（clinicaltrials.gov）可见 2012 年乳腺癌Ⅲ期临床试验中 AE 是常用的主要研究终点之一。

乳腺癌不常应用的研究终点

无复发生存期（relapse-free survival, RFS）是从随机化入组至首次复发或任何原因所致死的时间。由于 PFS 包含了所有的死亡，因而它被认为是一个敏感的研究终点。无病生存期仅包括肿瘤复发而不包括死亡[13]。重要的是，任何衍生的研究终点都必须明确定义，并被所有收集数据的研究者所知晓，在学术交流

表 27.1　乳腺癌临床试验常用研究终点比较

研究终点	总生存期	无病生存期	客观缓解率	无进展生存期	肿瘤进展时间
定义	随机入组至任何原因所致死亡的时间	随机入组至肿瘤复发或任何原因所致死亡的时间	在最短时间内肿瘤大小缩小到先前所设定范围的患者所占比例	从随机化入组或治疗开始至肿瘤进展或死亡时间	随化机入组至肿瘤进展的时间
官方许可	临床获益可获正规批准	正规或加速批准时的替代研究终点	正规或加速批准时的替代研究终点	正规或加速批准时的替代研究终点	正规或加速批准时的替代研究终点
研究设计	随机对照研究	随机对照，需要盲法	单组或随机对照研究，最好为盲法	最好是随机对照盲法试验	最好是随机对照盲法试验
获益	精确量化直接获益，全体接受	较小的样本量，较短期的随访	小型研究，早期评估	样本量小，随访期短，不受交叉和后续治疗影响	样本量小，随访期短，不受交叉和后续治疗影响
局限性	随访时间长，包括非癌症死亡，结果会因交叉研究或后续治疗而发生变化，需要大型的研究	可导致偏倚，非精确衡量结果	不是获益的直接量化指标，仅仅是研究亚群的获益	丢失的数据会影响分析，定义可多样化	丢失的数据会影响分析，定义可多样化

表 27.2 支持乳腺癌药物获批研究终点例证

系列号	使用研究终点	获批药物
1	总生存期	卡培他滨 多西他赛
2	客观缓解率	阿那曲唑 来曲唑 依西美坦
3	无病生存期	曲妥珠单抗 他莫昔芬 来曲唑 阿那曲唑
4	无进展生存期	贝伐单抗
5	肿瘤进展时间	氟维司群 拉帕替尼 阿那曲唑 曲妥珠单抗

时也要表述清晰。表 27.1 比较了乳腺癌临床试验中常用的研究终点，表 27.2 列举了获得乳腺癌治疗批准的不同的研究终点。

快速批准的研究终点

快速批准是 FDA 基于替代研究终点的结果证实疗效的基础上通过某个药物用于临床的官方途径。然而，因为药物是经过快速批准途径获得通过，药厂必须进行上市后的研究，以保证药物的疗效和安全性[39]。由于这个途径能加快药物的通过，往往用于转移性乳腺癌，因其有着非常明确的医疗需求。贝伐单抗于 2008 年获得 FDA 快速批准通过用于转移性乳腺癌，基于在 E2100 试验中它能够改善无进展生存期，客观缓解率也显示能够减少肿瘤负荷。但是在随后的上市后研究中，Genentech 发现贝伐单抗并不能改善总生存期，也没有延缓疾病进展。而且贝伐单抗的不良反应如出血、心肌梗死风险增加，心力衰竭和肠穿孔使风险－获益比进一步变差。这些上市后的研究使 FDA 撤回了贝伐单抗用于治疗转移性乳腺癌的许可。这一系列事件典型地描述了在替代研究终点前提下获得的快速批准并不一定意味着直接的临床获益[40-42]。

总结与展望

乳腺癌仍然是女性第一高发癌症。发展新的既能够改善生存又具有最小不良反应的药物是目前研究的活跃领域。在评价这些药物时选择合适的研究终点非常重要，它能在药物的疗效和安全性上真正反映出药物的潜力，又能避免不恰当地影响试验完成的时间和经费需求。真正的研究终点如总生存期，虽然能彻底地作为一个金标准，却有很大局限性。因此它在Ⅲ期临床试验中更多的是作为次要研究终点而非主要研究终点。无进展生存期是目前乳腺癌Ⅲ期临床试验最常应用的主要研究终点。新的研究终点，如病理完全缓解率，也在乳腺癌中得到越来越多的应用。然而，它们与基础良好的研究终点如总生存期和无进展生存期的关系还有待最终的确立。希望乳腺癌治疗领域研究终点的发展演化能够引领优秀的乳腺癌治疗药物的发现和应用。

（许娟 王颀 译）

参考文献

1. Wu W SD: Choice of end points in clinical trials. In: Oncology clinical trials. Edited by Hallibi S KK. New York: Demos Medical Publishing; 2013: p. 35–42. .
2. Nottage M, Siu LL: Principles of clinical trial design. J Clin Oncol 2002, 20(18 Suppl):42S-46S.
3. Buyse M, Molenberghs G, Burzykowski T, Renard D, Geys H: The validation of surrogate endpoints in meta-analyses of randomized experiments. Biostatistics 2000, 1(1):49-67.
4. Molenberghs G, Buyse M, Geys H, Renard D, Burzykowski T, Alonso A: Statistical challenges in the evaluation of surrogate endpoints in randomized trials. Control Clin Trials 2002, 23(6):607-625.
5. Tassinari D: Surrogate end points of quality of life assessment: have we really found what we are looking for? Health Qual Life Outcomes 2003, 1:71.
6. Guidance for industry clinical trail endpoints for the approval of cancer drugs and biologics. 2007 [http://www.fda.gov/ downloads/Drugs/GuidanceCompli-

anceRegulatory Information/Guidances/ucm071590.pdf]
7. Di Leo A, Bleiberg H, Buyse M: Overall survival is not a realistic end point for clinical trials of new drugs in advanced solid tumors: a critical assessment based on recently reported phase III trials in colorectal and breast cancer. J Clin Oncol 2003, 21(10):2045-2047.
8. Zhuang SH, Xiu L, Elsayed YA: Overall survival: a gold standard in search of a surrogate: the value of progression-free survival and time to progression as end points of drug efficacy. Cancer J 2009, 15(5):395-400.
9. Saad ED, Katz A: Progression-free survival and time to progression as primary end points in advanced breast cancer: often used, sometimes loosely defined. Ann Oncol 2009, 20(3):460-464.
10. Clinical Trial Registry [http://clinicaltrials.gov/]
11. McCain J: The ongoing evolution of endpoints in oncology. Manag Care 2010, 19:8.
12. Pazdur R: Endpoints for assessing drug activity in clinical trials. Oncologist 2008, 13 Suppl 2:19-21.
13. Hudis CA, Barlow WE, Costantino JP, Gray RJ, Pritchard KI, Chapman JA, Sparano JA, Hunsberger S, Enos RA, Gelber RD et al: Proposal for standardized definitions for efficacy end points in adjuvant breast cancer trials: the STEEP system. J Clin Oncol 2007, 25(15):2127-2132.
14. Fleming TR: Objective response rate as a surrogate end point: a commentary. J Clin Oncol 2005, 23(22):4845-4846.
15. Dancey JE, Dodd LE, Ford R, Kaplan R, Mooney M, Rubinstein L, Schwartz LH, Shankar L, Therasse P: Recommendations for the assessment of progression in randomised cancer treatment trials. Eur J Cancer 2009, 45(2):281-289.
16. Eisenhauer EA, Therasse P, Bogaerts J, Schwartz LH, Sargent D, Ford R, Dancey J, Arbuck S, Gwyther S, Mooney M et al: New response evaluation criteria in solid tumours: revised RECIST guideline (version 1.1). Eur J Cancer 2009, 45(2):228-247.
17. Bruzzi P, Del Mastro L, Sormani MP, Bastholt L, Danova M, Focan C, Fountzilas G, Paul J, Rosso R, Venturini M: Objective response to chemotherapy as a potential surrogate end point of survival in metastatic breast cancer patients. J Clin Oncol 2005, 23(22):5117-5125.
18. Burzykowski T, Buyse M, Piccart-Gebhart MJ, Sledge G, Carmichael J, Luck HJ, Mackey JR, Nabholtz JM, Paridaens R, Biganzoli L et al: Evaluation of tumor response, disease control, progression-free survival, and time to progression as potential surrogate end points in metastatic breast cancer. J Clin Oncol 2008, 26(12):1987-1992.
19. Saad ED: Endpoints in advanced breast cancer: methodological aspects & clinical implications. Indian J Med Res 2011, 134:413-418.
20. Kogan AJ, Haren M: Translating cancer trial endpoints into the language of managed care. Biotechnol Healthc 2008, 5(1):22-35.
21. Giessen C, Laubender RP, Ankerst DP, Stintzing S, Modest DP, Mansmann U, Heinemann V: Progression-free survival as a surrogate endpoint for median overall survival in metastatic colorectal cancer: literature-based analysis from 50 randomized first-line trials. Clin Cancer Res 2013, 19(1):225-235.
22. Booth CM, Cescon DW, Wang L, Tannock IF, Krzyzanowska MK: Evolution of the randomized controlled trial in oncology over three decades. J Clin Oncol 2008, 26(33):5458-5464.
23. Sridhara R, Johnson JR, Justice R, Keegan P, Chakravarty A, Pazdur R: Review of oncology and hematology drug product approvals at the US Food and Drug Administration between July 2005 and December 2007. J Natl Cancer Inst 2010, 102(4):230-243.
24. Bowater RJ, Lilford PE, Lilford RJ: Estimating changes in overall survival using progression-free survival in metastatic breast and colorectal cancer. Int J Technol Assess Health Care 2011, 27(3):207-214.
25. Saad ED, Katz A, Hoff PM, Buyse M: Progression-free survival as surrogate and as true end point: insights from the breast and colorectal cancer literature. Ann Oncol 2010, 21(1):7-12.
26. Jones S, Winer E, Vogel C, Laufman L, Hutchins L, O'Rourke M, Lembersky B, Budman D, Bigley J, Hohneker J: Randomized comparison of vinorelbine and melphalan in anthracycline-refractory advanced breast cancer. J Clin Oncol 1995, 13(10):2567-2574.
27. Buzdar AU, Ibrahim NK, Francis D, Booser DJ, Thomas ES, Theriault RL, Pusztai L, Green MC, Arun BK, Giordano SH et al: Significantly higher pathologic complete remission rate after neoadjuvant therapy with trastuzumab, paclitaxel, and epirubicin chemotherapy: results of a randomized trial in human epidermal growth factor receptor 2-positive operable breast cancer. J Clin Oncol 2005, 23(16):3676-3685.
28. von Minckwitz G, Rezai M, Loibl S, Fasching PA, Huober J, Tesch H, Bauerfeind I, Hilfrich J, Eidtmann H, Gerber B et al: Capecitabine in addition to anthracycline- and taxane-based neoadjuvant treatment in patients with primary breast cancer: phase III GeparQuattro study. J Clin Oncol 2010, 28(12):2015-2023.
29. Bear HD, Anderson S, Smith RE, Geyer CE, Jr., Mamounas EP, Fisher B, Brown AM, Robidoux A, Margolese R, Kahlenberg MS et al: Sequential preoperative or postoperative docetaxel added to preoperative doxorubicin plus cyclophosphamide for operable breast cancer:National Surgical Adjuvant Breast and Bowel Project Protocol B-27. J Clin Oncol 2006, 24(13):2019-2027.
30. Wolmark N, Wang J, Mamounas E, Bryant J, Fisher B: Preoperative chemotherapy in patients with operable breast cancer: nine-year results from National

Surgical Adjuvant Breast and Bowel Project B-18. J Natl Cancer Inst Monogr 2001(30):96-102.
31. Pathologic complete response in neoadjuvant treatment of high-risk early-stage breast cancer: use as an endpoint to support accelerated approval. [http://www.fda.gov/downloads/ Drugs/GuidanceComplianceRegulatoryInformation/ Guidances/ UCM305501.pdf]
32. Cortazar P: meta-analysis results from the Collaborative Trials in Neoadjuvant Breast Cancer (CTNeoBC). Cancer Res 2012, 72:10.
33. Sznol M: Reporting disease control rates or clinical benefit rates in early clinical trials of anticancer agents: useful endpoint or hype? Curr Opin Investig Drugs 2010, 11(12):1340-1341.
34. Groenvold M: Health-related quality of life in early breast cancer. Dan Med Bull 2010, 57(9):B4184.
35. Reimer T, Gerber B: Quality-of-life considerations in the treatment of early-stage breast cancer in the elderly. Drugs Aging 2010, 27(10):791-800.
36. Fossati R, Confalonieri C, Mosconi P, Pistotti V, Apolone G: Quality of life in randomized trials of cytotoxic or hormonal treatment of advanced breast cancer. Is there added value? Breast Cancer Res Treat 2004, 87(3):233-243.
37. Reed E, Kossler I, Hawthorn J: Quality of life assessments in advanced breast cancer: should there be more consistency? Eur J Cancer Care (Engl) 2012, 21(5):565-580.
38. Common terminology criteria for adverse events (CTCAE) Version 4.0 [http://evs.nci.nih.gov/ftp1/CTCAE/CTCAE_4.03/QuickReference_8.5x11.p]
39. Schilsky RL SD, Wilson WH, Jernigan CL, Woodcock J. : Re-evaluating criteria for accelerated approval. . In: Proceedings of the Clinical Cancer Research Conference: 2012 Nov 14.; Washington; 2012 Nov 14.
40. Lohmann AE, Chia S: Patients with metastatic breast cancer using bevacizumab as a treatment: is there still a role for it? Curr Treat Options Oncol 2012, 13(2):249-262.
41. Printz C: Bevacizumab recommendation highlights difficulties. Cancer 2011, 117(22):5025.
42. Stevenson CE, Nagahashi M, Ramachandran S, Yamada A, Bear HD, Takabe K: Bevacizumab and breast cancer: what does the future hold? Future Oncol 2012, 8(4):403-414.

索引

D

E

F

G

H

J

K

L

M

N

O

P

Q

R

S

T

W

X

Y

Z

其他

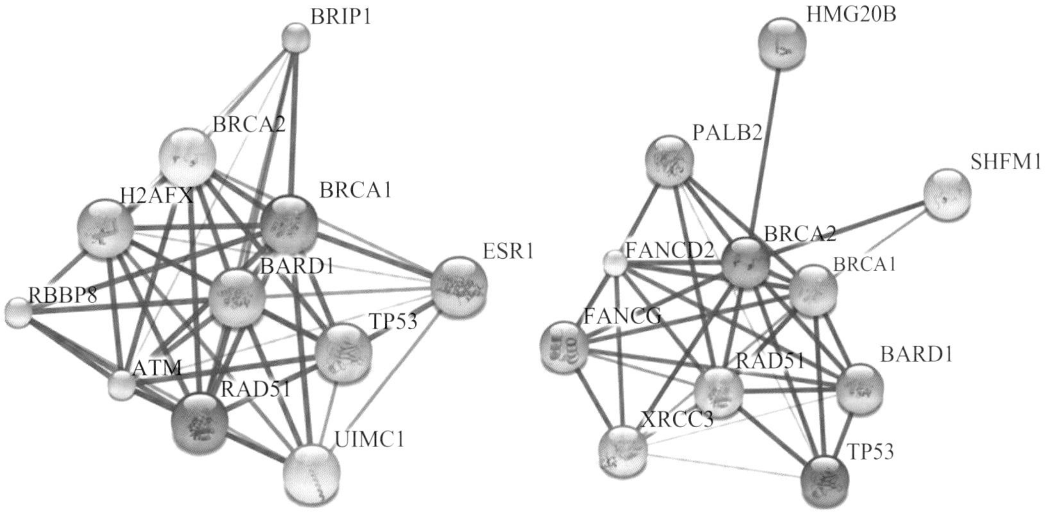
BRIP1
BRCA2
H2AFX
BRCA1
ESR1
BARD1
RBBP8
TP53
ATM
RAD51
UIMC1
HMG20B
PALB2
SHFM1
BRCA2
FANCD2
BRCA1
FANCG
RAD51
BARD1
XRCC3
TP53

图 2.3

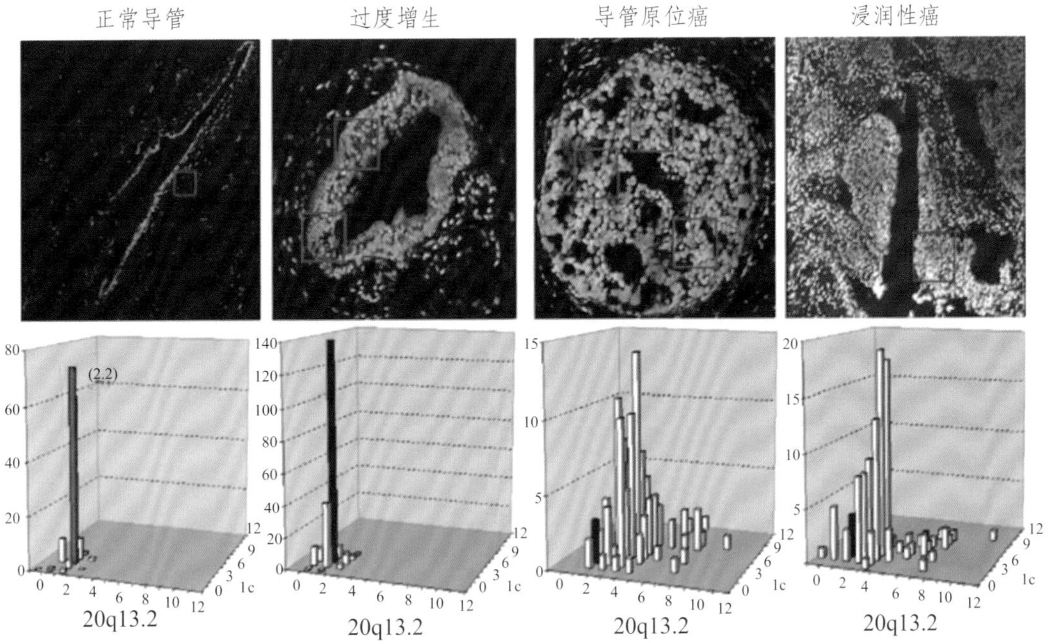
正常导管
过度增生
导管原位癌
浸润性癌
(2.2)
20q13.2
20q13.2
20q13.2
20q13.2

图 4.1

彩图 1

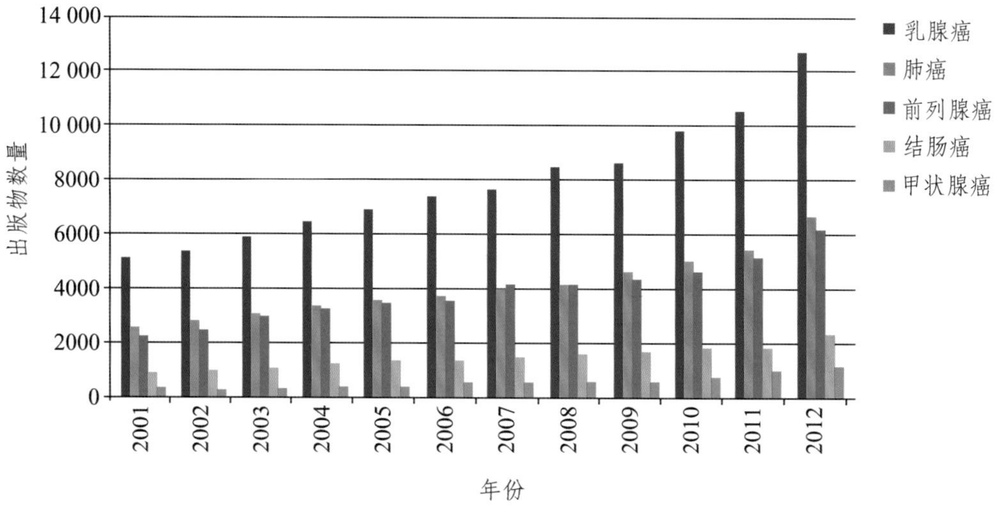
出版物数量
14 000
12 000
10 000
8000
6000
4000
2000
0
2001
2002
2003
2004
2005
2006
2007
2008
2009
2010
2011
2012
年份
乳腺癌
肺癌
前列腺癌
结肠癌
甲状腺癌

图 9.1

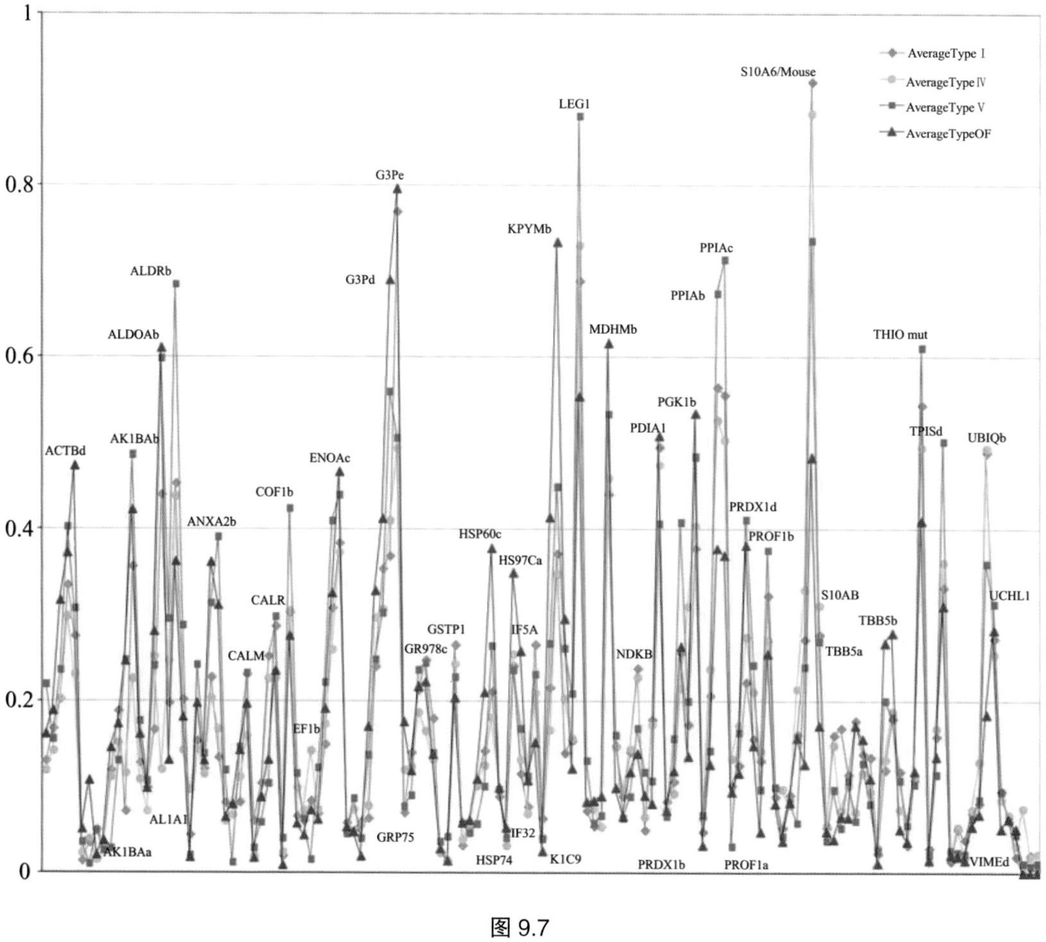
1
0.8
0.6
0.4
0.2
0
AverageType Ⅰ
AverageType Ⅳ
AverageType Ⅴ
AverageTypeOF
ACTBd
AK1BAa
AK1BAb
ALDOAb
ALDRb
AL1A1
ANXA2b
CALM
CALR
COF1b
EF1b
ENOAc
G3Pd
G3Pe
GRP75
GR978c
GSTP1
HSP60c
HSP74
HS97Ca
IF5A
IF32
KPYMb
K1C9
LEG1
MDHMb
NDKB
PDIA1
PRDX1b
PGK1b
PPIAb
PPIAc
PROF1a
PRDX1d
PROF1b
S10A6/Mouse
S10AB
TBB5a
TBB5b
THIO mut
TPISd
UBIQb
UCHL1
VIMEd

图 9.7

彩图 2

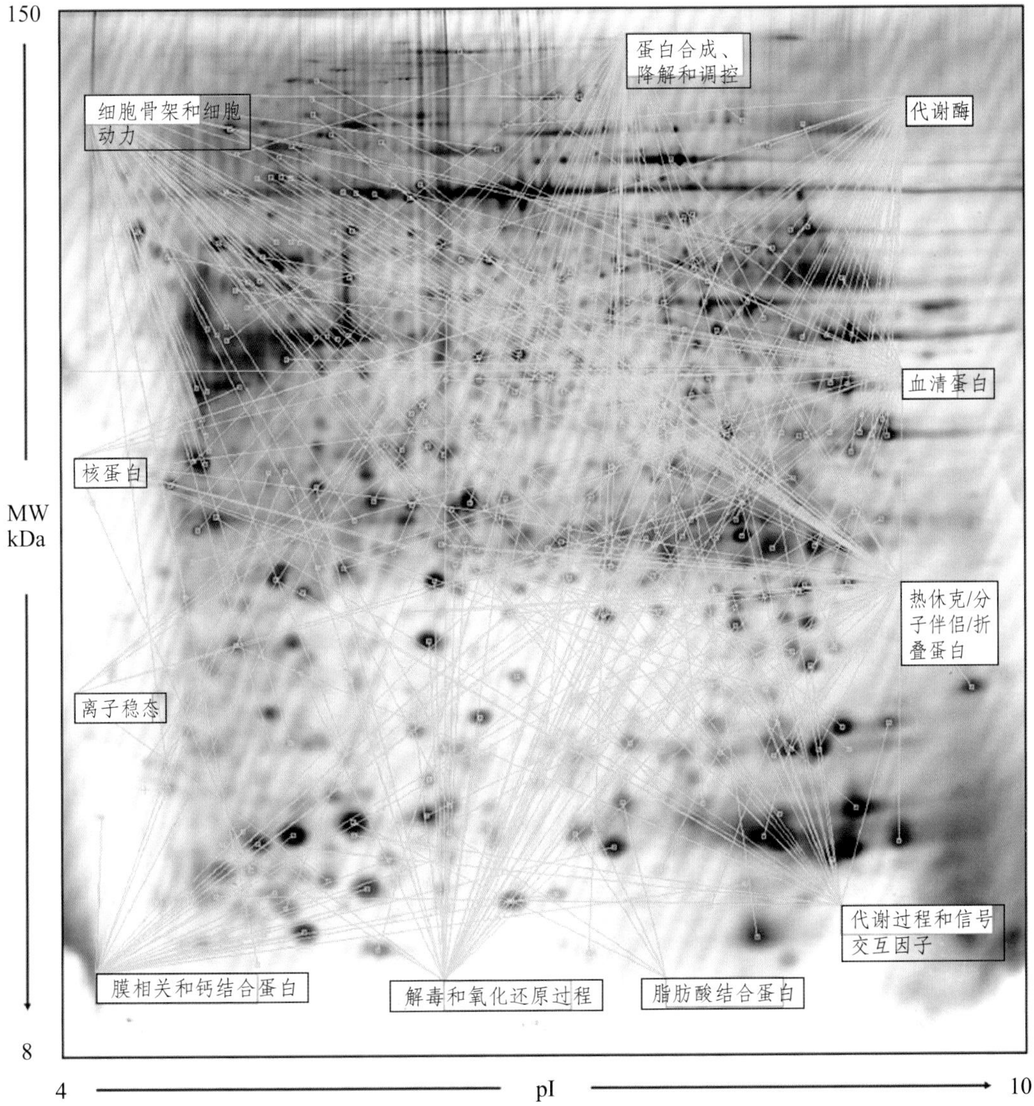
150
蛋白合成、
降解和调控
细胞骨架和细胞
动力
代谢酶
血清蛋白
核蛋白
MW
kDa
热休克/分
子伴侣/折
叠蛋白
离子稳态
代谢过程和信号
交互因子
膜相关和钙结合蛋白
解毒和氧化还原过程
脂肪酸结合蛋白
8
4
pI
10

图 9.3

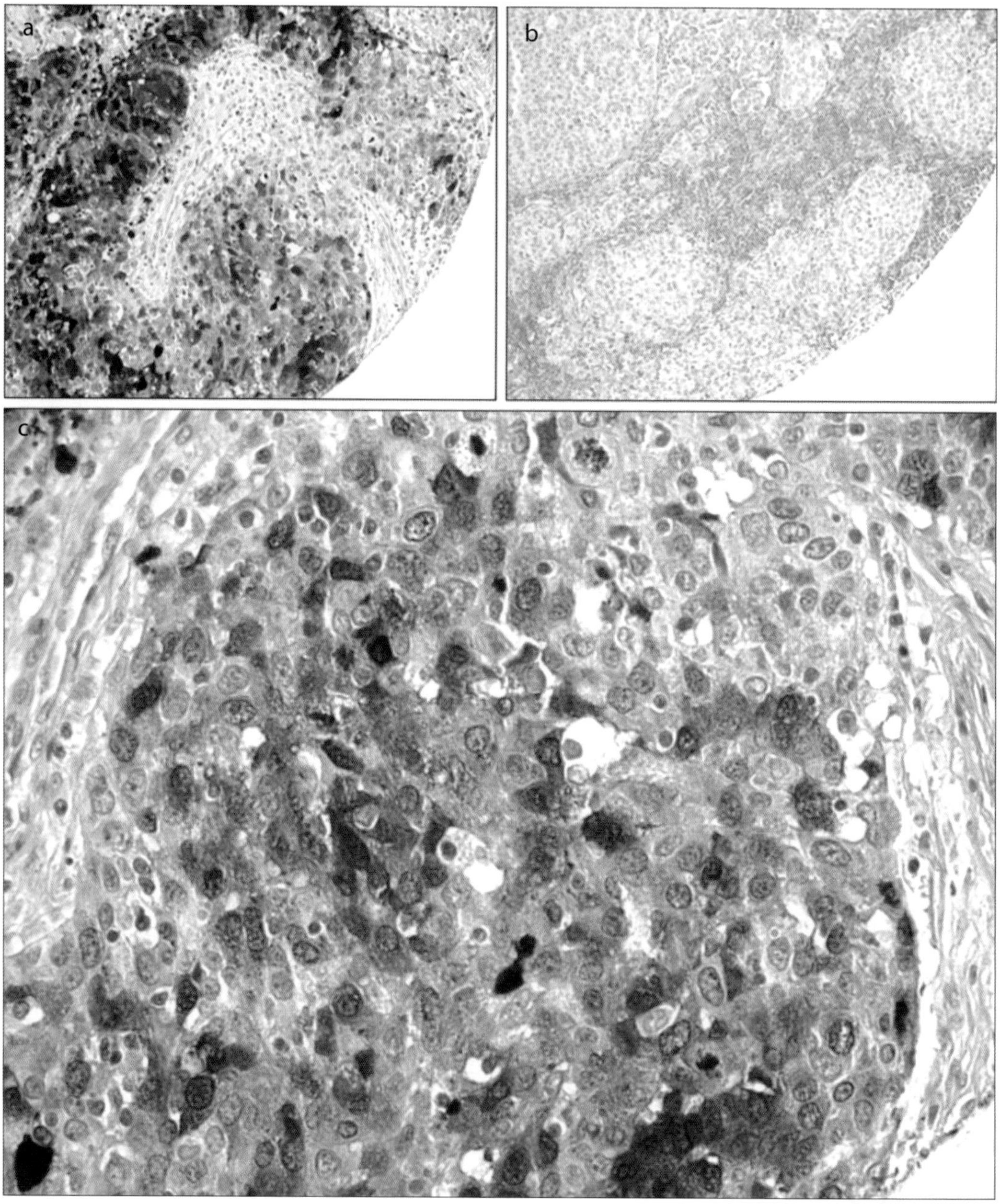

图 9.5

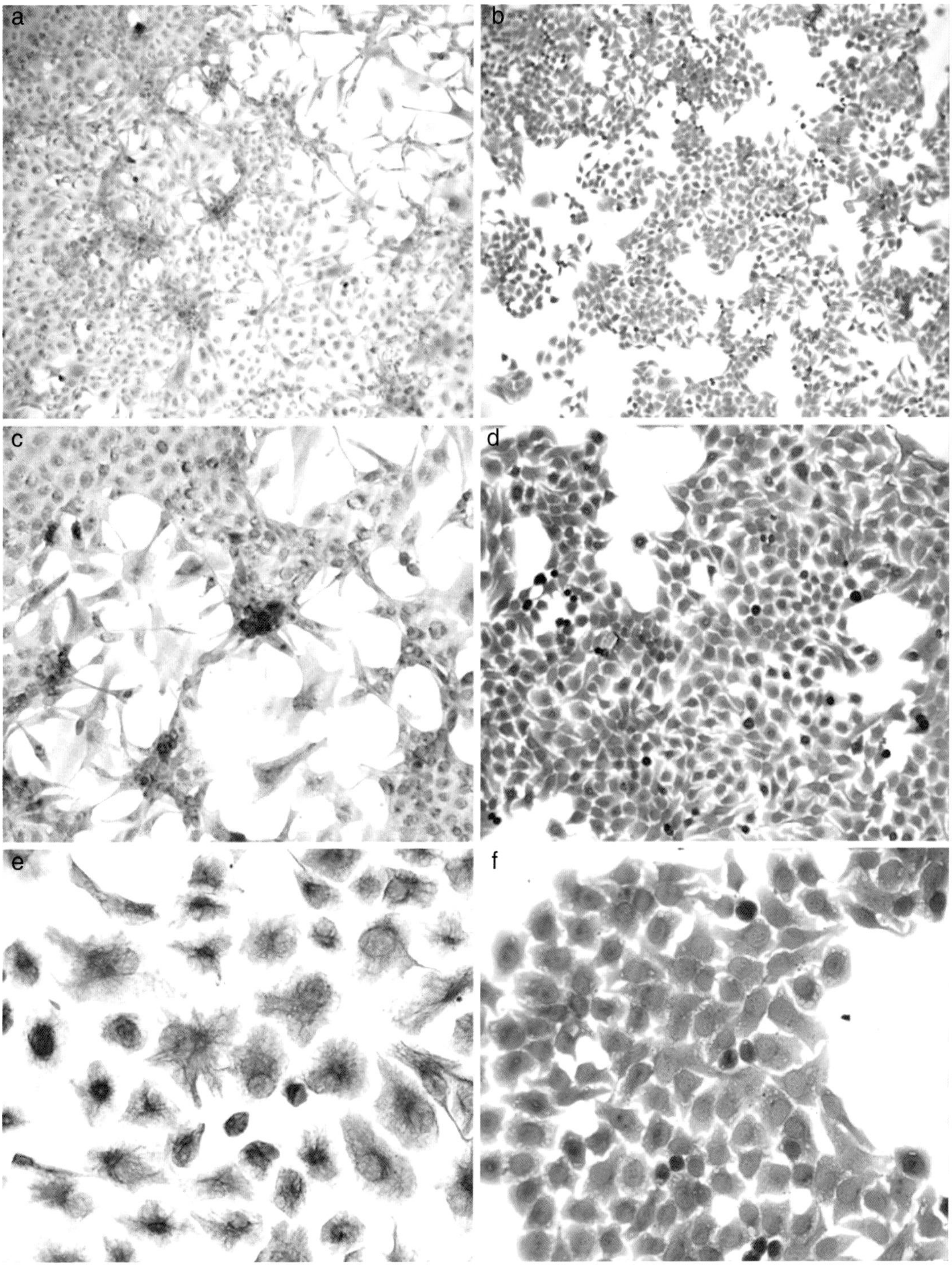

图 9.6

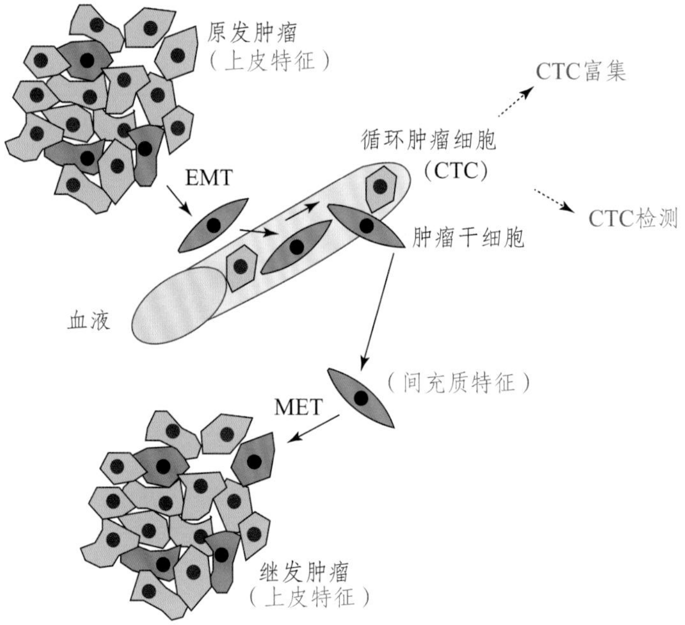

图 12.1

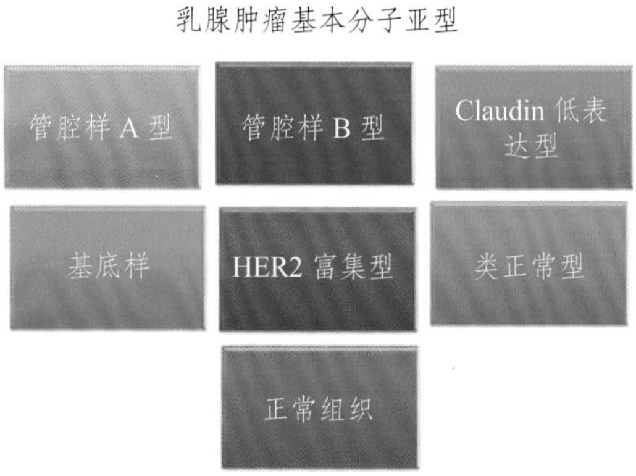

图 17.4

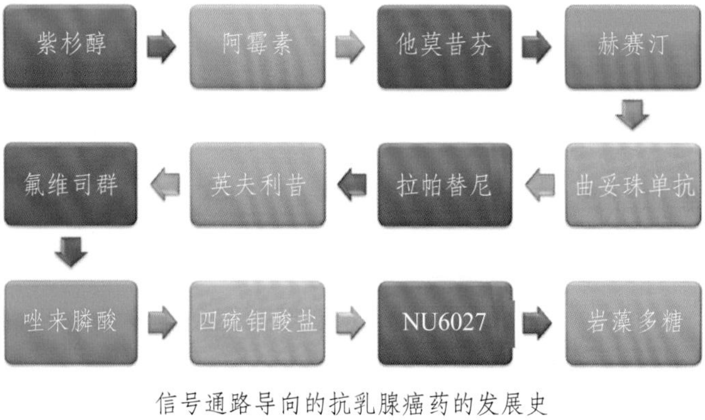

图 17.5

彩图 6

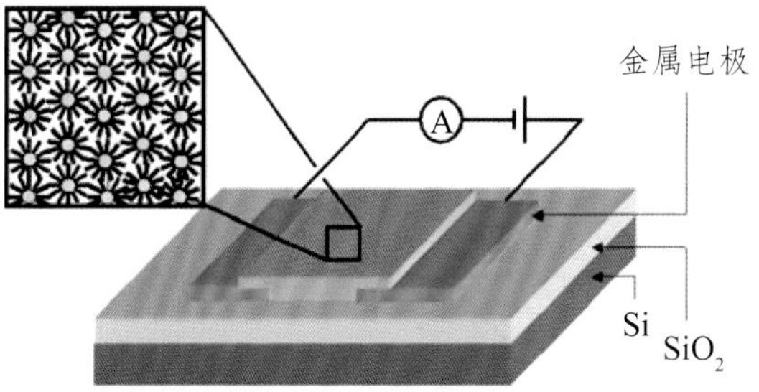

图 23.5

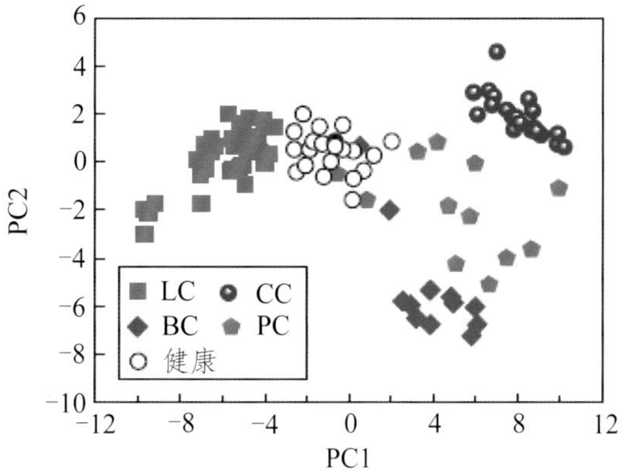

图 23.7

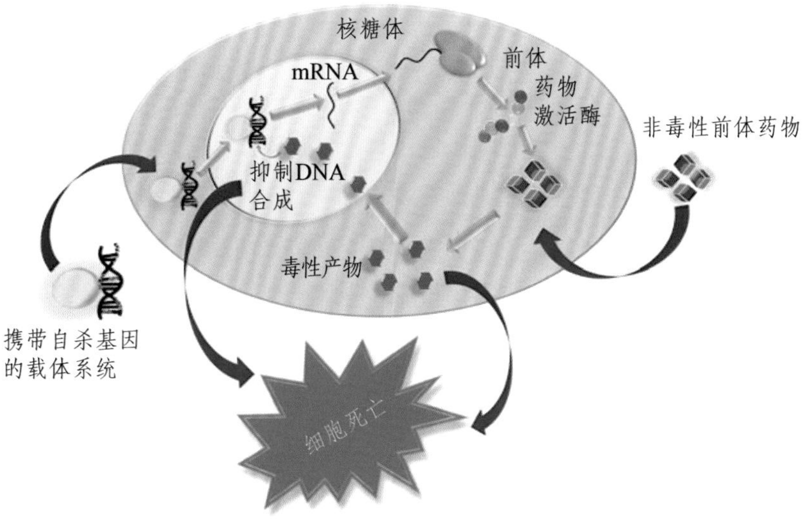

图 26.3

彩图 7

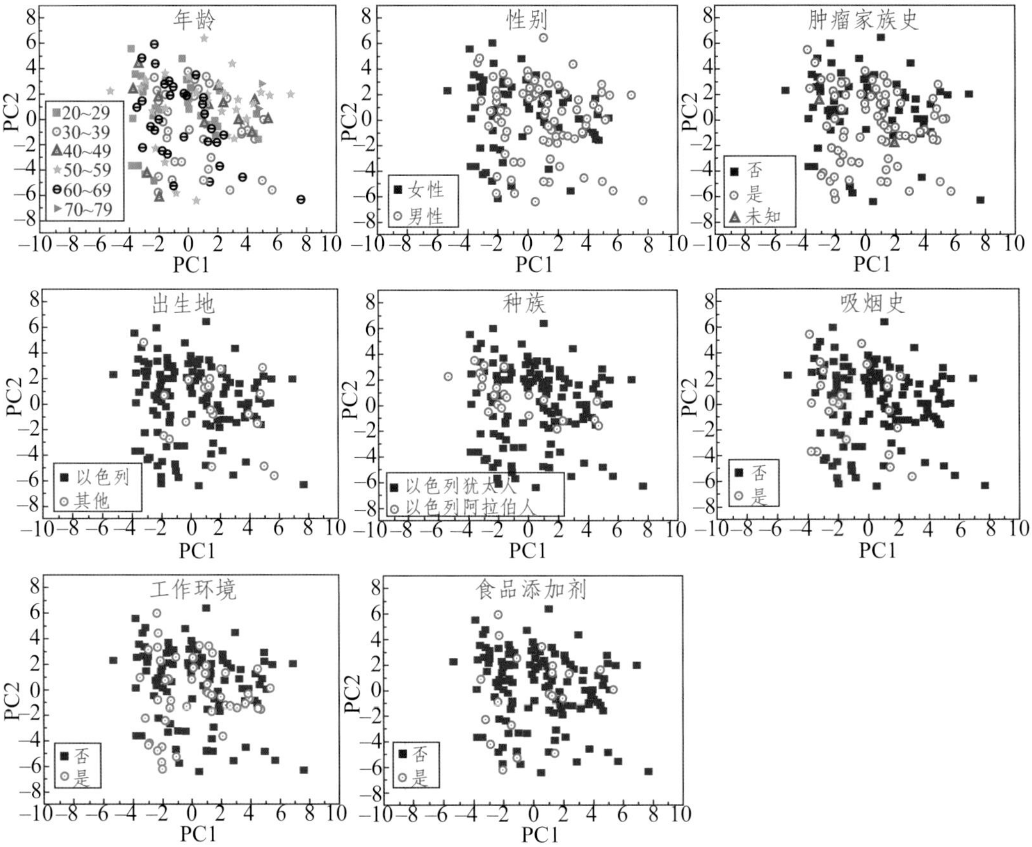

年龄
20~29
30~39
40~49
50~59
60~69
70~79
性别
女性
男性
肿瘤家族史
否
是
未知
出生地
以色列
其他
种族
以色列犹太人
以色列阿拉伯人
吸烟史
否
是
工作环境
否
是
食品添加剂
否
是
PC1
PC2

图 23.8